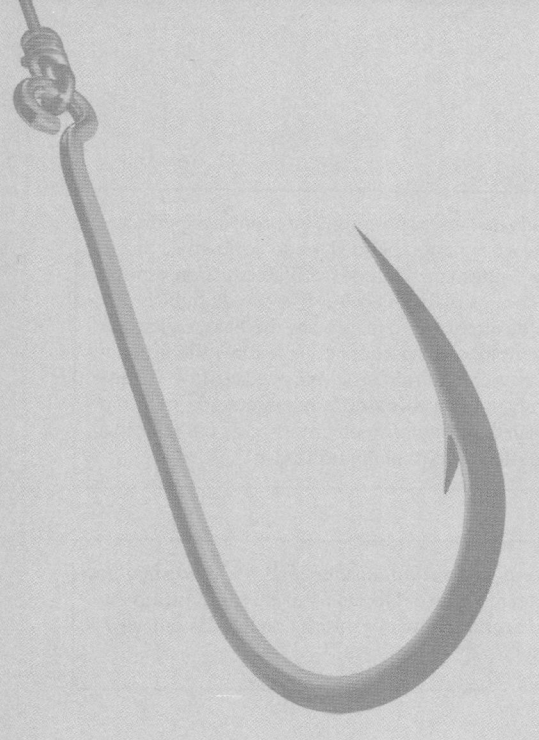

DEPENDÊNCIA QUÍMICA

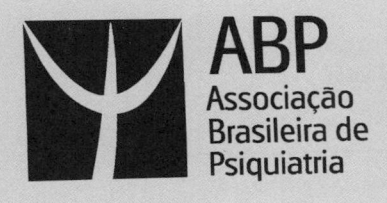

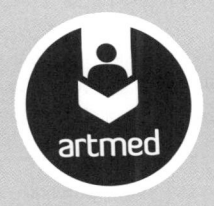

ABP
Associação
Brasileira de
Psiquiatria

artmed

A Artmed é a editora
oficial da ABP

Nota: A Medicina é uma ciência em constante evolução. À medida que novas pesquisas e a própria experiência clínica ampliam o nosso conhecimento, são necessárias modificações na terapêutica, onde também se insere o uso de medicamentos. Os autores desta obra consultaram as fontes consideradas confiáveis, num esforço para oferecer informações completas e, geralmente, de acordo com os padrões aceitos à época da publicação. Entretanto, tendo em vista a possibilidade de falha humana ou de alterações nas ciências médicas, os leitores devem confirmar estas informações com outras fontes. Por exemplo, e em particular, os leitores são aconselhados a conferir a bula completa de todo medicamento que pretendam administrar, para se certificar de que a informação contida neste livro está correta e de que não houve alteração na dose recomendada nem nas precauções e contraindicações para o seu uso. Essa recomendação é particularmente importante em relação a medicamentos introduzidos recentemente no mercado farmacêutico ou raramente utilizados.

Nota dos organizadores: Desde a publicação de sua quinta edição, o *Manual diagnóstico e estatístico de transtornos mentais* (DSM-5) aboliu, em seu texto, o uso do termo abuso. No entanto, ele foi mantido em vários trechos e citações que constam neste livro em função de remeterem a pesquisas realizadas anteriormente à publicação desse *Manual*.

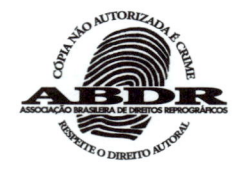

D419   Dependência química : prevenção, tratamento e políticas públicas / Organizadores, Alessandra Diehl, Daniel Cruz Cordeiro, Ronaldo Laranjeira. 2. ed. – Porto Alegre : Artmed, 2019.
xx, (550 p. ; índice I-6): il. ; 28 cm.

Capítulos eletrônicos estão disponíveis no site http://apoio.grupoa.com.br/dependencia2ed/

ISBN 978-85-8271-483-6

1. Psiquiatria – Dependência química. I. Diehl, Alessandra. II. Cordeiro, Daniel Cruz. III. Laranjeira, Ronaldo.

CDU 616.89

Catalogação na publicação: Karin Lorien Menoncin – CRB 10/2147

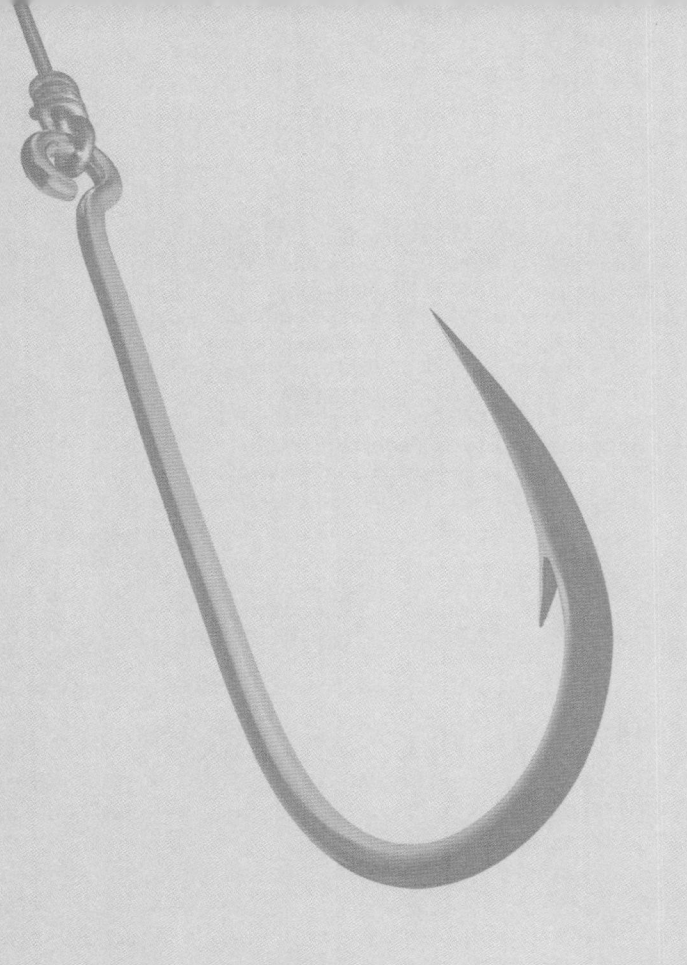

ALESSANDRA **DIEHL**
DANIEL CRUZ **CORDEIRO**
RONALDO **LARANJEIRA**

ORGANIZADORES

DEPENDÊNCIA QUÍMICA

PREVENÇÃO, TRATAMENTO E POLÍTICAS PÚBLICAS

2ª edição

Reimpressão 2022

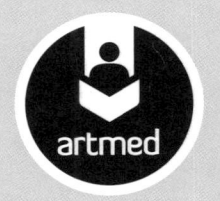

artmed

2019

© Grupo A Educação S.A., 2019

Gerente editorial: Letícia Bispo de Lima

Colaboraram nesta edição:

Coordenadora editorial: Cláudia Bittencourt

Capa: Paola Manica

Ilustrações: Gilnei da Costa Cunha

Preparação do original: Camila Wisnieski Heck

Editoração: Kaéle Finalizando Ideias

Reservados todos os direitos de publicação ao GRUPO A EDUCAÇÃO S.A.
(Artmed é um selo editorial do GRUPO A EDUCAÇÃO S.A.)
Av. Jerônimo de Ornelas, 670 – Santana
90040-340 – Porto Alegre – RS
Fone: (51) 3027-7000 Fax: (51) 3027-7070

SÃO PAULO
Rua Doutor Cesário Mota Jr., 63 – Vila Buarque
01221-020 – São Paulo – SP
Fone: (11) 3221-9033

SAC 0800 703-3444 – www.grupoa.com.br

É proibida a duplicação ou reprodução deste volume, no todo ou em parte, sob quaisquer formas ou por quaisquer meios (eletrônico, mecânico, gravação, fotocópia, distribuição na Web e outros), sem permissão expressa da Editora.

IMPRESSO NO BRASIL
PRINTED IN BRAZIL

Autores

Alessandra Diehl. Psiquiatra e educadora sexual. Especialista em Dependência Química pela Universidade Federal de São Paulo (Unifesp) e em Sexualidade Humana pela Universidade de São Paulo (USP). Mestre e Doutora em Ciências pela Unifesp. Diploma em Sexual and Reproductive Health and Adolescent Sexual and Reproductive Health pela Geneva Foundation for Medical Education and Research (GFMER). Preceptora da Residência Médica em Psiquiatria do Instituto Bairral de Psiquiatria (IBP). Pesquisadora do Departamento de Psiquiatria da Unifesp e do Grupo de Pesquisa Sexualidade Humana, do Centro Universitário Salesiano (Unisal/CNPq). Vice-presidente da Associação Brasileira de Estudos em Álcool e outras Drogas (ABEAD; gestão 2017-2019).

Daniel Cruz Cordeiro. Psiquiatra. Educador sexual pelo Centro Universitário Salesiano (Unisal). Especialista em Dependência Química pela Universidade Federal de São Paulo (Unifesp). Mestre em Psiquiatria pelo Institute of Psychiatry, King's College London, Inglaterra.

Ronaldo Laranjeira. Psiquiatra. Professor Titular de Psiquiatria da Escola Paulista de Medicina, da Universidade Federal de São Paulo (EPM/Unifesp). Coordenador da Unidade de Pesquisa em Álcool e Drogas (UNIAD/Unifesp).

Acioly Luiz Tavares de Lacerda. Psiquiatra. Doutor em Ciências Médicas pela Universidade de Campinas (Unicamp). Professor Adjunto Livre-docente do Departamento de Psiquiatria da Unifesp. Pós-doutorado no Laboratório de Neuroquímica Cerebral, University of Pittsburgh, Estados Unidos.

Alexandre Tzermias. Residente de Psiquiatria no IBP.

Alfredo Bosquero Piacentin. Residente de Psiquiatria no IBP.

Aline Coraça. Terapeuta ocupacional. Especialista em Saúde Mental e Dependência Química pela UNIAD/Unifesp.

Ana Carolina Schmidt de Oliveira. Psicóloga. Especialista em Dependência Química pela UNIAD/Unifesp. Doutoranda no Departamento de Psiquiatria e Psicologia Médica da Unifesp. Professora e supervisora pedagógica dos cursos de Pós-graduação da Vida Mental/Universidade Paulista (UNIP). Psicóloga na Vida Mental Serviços Médicos.

Ana Cecilia Petta Roselli Marques. Psiquiatra. Especialista em Dependência Química pela UNIAD/Unifesp. Mestre e Doutora em Ciências pela Unifesp. Professora Afiliada da Unifesp. Coordenadora do Conselho Consultivo da ABEAD.

Analice Gigliotti. Psiquiatra. Especialista em Dependência Química pela Unifesp. Mestre em Psiquiatria pela Unifesp. Chefe do Setor de Dependência Química da Santa Casa do Rio de Janeiro.

André Augusto Corrêa de Freitas. Acadêmico de Medicina. Pesquisador associado do Centro Regional de Referência em Drogas da Universidade Federal de Minas Gerais (UFMG).

André Brooking Negrão. Psiquiatra. Doutor em Ciências pela USP. Pesquisador colaborador do Laboratório de Psicofarmacologia, Psicopatologia Experimental e Terapêutica Psiquiátrica (LIM-23) do Instituto de Psiquiatria do Hospital das Clínicas da Faculdade de Medicina da USP (IPq-HCFMUSP).

André Luis Santos Borrego. Psicólogo clínico. Especialista em Dependência Química pela UNIAD/Unifesp. Formação em Terapia Cognitivo-comportamental pelo Instituto de Terapia Cognitiva (ITC).

André Q. C. Miguel. Psicólogo comportamental. Mestre em Dependências Patológicas pela Universidade de Pisa, Itália. Doutor em Ciências pelo Departamento de Psiquiatria da Unifesp. Pós-doutorado em Ciências em andamento no Departamento de Psiquiatra da Unifesp.

Anne Orgler Sordi. Psiquiatra. Especialista em Psicoterapia de Orientação Analítica pelo Centro de Estudos Luís Guedes (CELG). Doutora em Ciências Médicas pela Universidade Federal do Rio Grande do Sul (UFRGS). Chefe da Unidade de Psiquiatria de Adição do Hospital de Clínicas de Porto Alegre (HCPA).

Autores

Antonio Carlos Justino Cabral. Psiquiatra. Especialista em Dependência Química pelo IPq-HCFMUSP, e em Administração Hospitalar e Serviços de Saúde pela Fundação Getúlio Vargas (FGV-SP).

Antonio Waldo Zuardi. Psiquiatra. Doutor em Psicobiologia pela Unifesp. Professor Titular de Psiquiatria da Faculdade de Medicina de Ribeirão Preto (FMRP), USP.

Caio Borba Casella. Psiquiatra. Especialista em Psiquiatria da Infância e Adolescência pelo IPq-HCFMUSP. Coordenador da Equipe Médica do Hospital Dia – Infantil do IPq-HCFMUSP.

Carla Bicca. Psiquiatra. Especialista em Dependência Química pela Unifesp e em Terapia Cognitiva pelo Beck Institute. Mestre em Ciências Médicas pela UFRGS. Diretora da Villa Janus.

Clarice Mottola de Oliveira Oppermann. Psicóloga. Formação em Terapia dos Esquemas pela Wainer Psicologia. Especialista em Terapia Cognitivo-comportamental pelo Instituto IWP. Professora dos cursos de Pós-graduação no Instituto IWP e do Instituto Cyro Martins. Coordenadora de grupos no Centro de Recuperação e Estudos da Obesidade (CREEO/POA). Secretária da Associação de Terapias Cognitivas do Rio Grande do Sul (ATC-RS). Pesquisadora do Hospital Psiquiátrico São Pedro (HPSP).

Cláudio Jerônimo da Silva. Psiquiatra. Especialista em Dependência Química pela Unifesp. Doutor em Ciências pela Unifesp. Professor Afiliado do Departamento de Psiquiatria da Unifesp. Diretor Técnico da Associação Paulista para o Desenvolvimento da Medicina (SPDM).

Cristiane Sales. Psicóloga. Especialista em Dependência Química pela Unifesp.

Cynthia de Carvalho Wolle. Psicóloga e psicanalista. Especialista em Dependência Química pela UNIAD/Unifesp, em Psicologia Clínica e Teoria Psicanalítica pela Coordenadoria Geral de Especialização, Aperfeiçoamento e Extensão da Pontifícia Universidade Católica de São Paulo (COGEAE/PUC-SP). Mestre em Ciências pelo Departamento de Psiquiatria e Psicologia Médica da Unifesp. Psicóloga no Hospital Infantil Darcy Vargas.

Daniele R. Colosso Craveiro. Profissional de Educação Física. Especialista em Dependência Química pela UNIAD/Unifesp. Coordenadora Técnica da Área de Educação Física do IBP.

Edilaine Moraes. Psicóloga. Especialista em Dependência Química pela UNIAD/Unifesp. MBA em Economia e Gestão em Saúde pelo Grupo Interdepartamental de Economia da Saúde (GRIDES), Unifesp. Pós-doutorada em Psiquiatria e Psicologia Médica pela Unifesp. Coordenadora de cursos de Extensão a distância da Unidade de Aperfeiçoamento Profissional em Psicologia e Psiquiatria (UPPSI).

Elias Abdalla-Filho. Psiquiatra. Especialista em Psiquiatria Forense e Psicoterapia pela Associação Brasileira de Psiquiatria (ABP). Doutor em Ciências da Saúde – Bioética – pela Universidade de Brasília (UnB). Pesquisador colaborador pleno da UnB. Psicanalista, Membro Titular e Professor Titular da Sociedade de Psicanálise de Brasília e Membro Associado da Sociedade Brasileira de Psicanálise de São Paulo (International Psychoanalytical Association, IPA/London).

Elias Ajub Neto. Psiquiatra. Especialista em Dependência Química pela UNIAD/Unifesp. Preceptor da Residência Médica de Psiquiatria do IBP. Pesquisador do Instituto Sinapse de Neurociências Clínicas.

Elizabete Milagres. Assistente social. Especialista em Dependência Química pela UNIAD/Unifesp.

Érico Castro-Costa. Psiquiatra. Mestre e Doutor em Saúde Pública pela UFMG. Pesquisador do Núcleo de Estudos em Saúde Pública (NESPE), Centro de Pesquisa René Rachou (CPqRR), Fiocruz. Pós-doutorado no Institute of Psychiatry, King's College London, Inglaterra.

Felix Henrique Paim Kessler. Psiquiatra. Doutor em Psiquiatria pela UFRGS. Professor do Departamento de Psiquiatria e Medicina Legal e da Pós-graduação em Psiquiatria e Ciências do Comportamento da UFRGS. Coordenador do Núcleo de Pesquisa Clínico-biológica do Centro de Pesquisa em Álcool e Drogas (CPAD) do HCPA.

Fernanda de Paula Ramos. Psiquiatra. Especialista em Dependência Química pela Unifesp, e em Psicoterapia pela UFRGS. Diretora da Villa Janus. Diretora Tesoureira Adjunta da Associação de Psiquiatria do Rio Grande do Sul (APRS).

Flávio Henrique Barros De Simoni. Psiquiatra.

Frederico Garcia. Psiquiatra. Especialista em Psiquiatria pelo Hospital das Clínicas da UFMG. Doutor em Medicina Celular e Molecular pela Universidade de Rouen, França. Coordenador do Centro de Referência em Drogas da UFMG. Líder do Núcleo de Pesquisa em Drogas, Vulnerabilidade e Comportamentos de Risco a Saúde.

Geraldo M. Campos. Psicólogo clínico. Especialista em Dependência Química pela UNIAD/Unifesp. Gestor de Políticas Públicas no segmento de Álcool, Tabaco e Outras Drogas.

Gilberto Lucio da Silva. Psicólogo. Especialista em Antropologia pela Universidade Federal de Pernambuco (UFPE). Mestre em Psicologia pela Universidade Católica de Pernambuco (Unicap). Analista ministerial em Psicologia do Ministério Público de Pernambuco. Psicólogo do Tribunal de Justiça de Pernambuco. Membro do Grupo de Pesquisa Socius/CNPq.

Hewdy Lobo Ribeiro. Psiquiatra forense, psicogeriatra e psiquiatra da infância e adolescência pela ABP. Mestre em Administração de Empresas pela UNIP. Diretor da Vida Mental Serviços Médicos.

Homero Vallada. Professor, psiquiatra. Doutor em Medicina pela University of London, King's College London, Inglaterra.

Ilana Pinsky. Psicóloga. Doutora em Psicologia Médica pelo Departamento de Psiquiatria da Unifesp. Pesquisadora da Columbia University, Nova York, Estados Unidos.

Ísis Marafanti. Psiquiatra. Especialista em Psiquiatria Forense pelo IPq-HCFMUSP. Especialização em Terapia Sexual em andamento na Unisal. Médica assistente da Santa Casa de São Paulo e médica colaboradora do Núcleo de Estudos e Pesquisas em Psiquiatria Forense e Psicologia Jurídica (NUFOR), IPq-HCFMUSP.

Jaime Crowe. Teólogo. Diretor da Paróquia Santos Mártires e da Sociedade Santos Mártires.

Jair de Jesus Mari. Psiquiatra. Professor Titular do Departamento de Psiquiatria da Unifesp. PhD pelo Institute of Psychiatry, King's College London, Inglaterra.

Jerônimo Mendes-Ribeiro. Psiquiatra. Clinical Fellow in Women's Mental Health, McMaster University, Canadá. Professor Associado do Centro de Estudos Cyro Martins.

João Fábio Passos Braga. Enfermeiro em Saúde Mental e Psiquiatria. Especialista em Saúde Mental e Psiquiatria pela Escola Paulista de Enfermagem (EPE), Unifesp. Supervisor de Residentes de Enfermagem no Ambulatório Transcultural, IPq-HCFMUSP.

José Alexandre de Souza Crippa. Psiquiatra. Professor Titular e Chefe do Departamento de Neurociências e Ciências do Comportamento da FMRP/USP.

José Diogo dos Santos Souza. Acadêmico de Medicina. Vinculado ao Departamento de Neurociências e Ciências do Comportamento da FMRP/USP.

Julia Machado Khoury. Psiquiatra. Especialista em Psicogeriatria pelo Hospital das Clínicas da UFMG. Mestre em Medicina Molecular pela UFMG. Professora do Departamento de Saúde Mental da Faculdade de Medicina da UFMG. Pesquisadora do Centro Regional de Referência em Drogas da UFMG.

Juliana C. Santos Ribeiro. Terapeuta ocupacional.

Karina Diniz Oliveira. Psiquiatra, bacharel em Direito. Especialista em Dependência Química pela UNIAD/Unifesp. Mestre e Doutora em Ciências Médicas pela Faculdade de Ciências Médicas (FCM), Unicamp. Professora Doutora do Departamento de Psicologia Médica e Psiquiatria da Unicamp.

Laura Fracasso. Psicóloga clínica. Especialista em Dependência Química pela UNIAD/Unifesp. Mestranda em Psiquiatria e Psicologia Médica na Unifesp.

Leonardo Afonso dos Santos. Residente de Psiquiatria no IBP.

Leonardo Baldaçara. Psiquiatra. Especialista em Clínica Médica – Medicina de Urgência. Mestre e Doutor em Psiquiatria e Psicologia Médica pela Unifesp. Professor Adjunto da Universidade Federal do Tocantins (UFT). Coordenador da Comissão de Emergências Psiquiátricas da ABP.

Lilian Ribeiro Caldas Ratto. Psiquiatra. Especialista em Dependência Química pela UNIAD/Unifesp. Mestre em Medicina pela FMUSP. Doutor em Ciências pela FMUSP. Professora Assistente da Faculdade de Ciências Médicas da Santa Casa de São Paulo. Coordenadora da Unidade de Álcool e Drogas do Centro de Atenção Integral à Saúde da Mulher (CAISM), Santa Casa de Misericórdia de São Paulo. Médica Assistente do Centro Hospitalar do Sistema Penitenciário de São Paulo.

Lincoln Eduardo Cardoso. Enfermeiro. Especialista em Dependência Química pela UNIAD/Unifesp.

Luana Dongue Martinez. Psiquiatra.

Luca Santoro Gomes. Jornalista, terapeuta, professor. Especialista em Dependência Química pela Unifesp. Mestre em Psychodynamic Adult Counselling, Birkbeck College, University of London, Inglaterra. Professor Convidado no curso de Especialização em Saúde Mental da UNIP. Formador em Tratamento Comunitário na Rede Americana de Intervenções em Situação de Sofrimento Social (RAISSS). Capacitador dos serviços de abordagem a pessoas em situação de rua no Centro Expandido de São Paulo. Supervisor clínico institucional no Centro de Atenção Psicossocial - Álcool e Drogas (CAPS AD) Guaianases.

Luciane Ogata Perrenoud. Psicóloga. Especialista em Psicanálise pela Universidade Estadual de Londrina (UEL/PR), e em Dependência Química pela UNIAD/Unifesp. Doutoranda em Ciências na Unifesp.

Luís André P. G. Castro. Psiquiatra. Especialista em Dependência Química pela Unifesp. Doutor em Ciências pelo Departamento de Psiquiatria da Unifesp.

Manoel Antonio dos Santos. Psicólogo. Especialista em Psicologia Clínica e Psicologia Hospitalar pelo Conselho Federal de Psicologia (CFP), e em Terapia Familiar e de Casal pelo Instituto Familae, Ribeirão Preto. Mestre e Doutor em Psicologia Clínica pelo Instituto de Psicologia da USP. Livre-docente e Professor Associado 3 do Departamento de Psicologia da Faculdade de Filosofia, Ciências e Letras de Ribeirão Preto da USP.

Marcelo Melo. Terapeuta ocupacional. Especialista em Dependência Química pela EPM/Unifesp. MBA em Administração Hospitalar e Serviços de Saúde pela Faculdade de Medicina do ABC. Tutor do curso EaD Supera, nas edições 01, 08, 09, 10, 11, 12, e supervisor da 3ª edição do curso Fé na Prevenção, parceria entre SENAD e Unifesp. Gestor do CAPS AD II Sacomã e Coordenador das UAA – Unidades de Acolhimento Sacomã I e II.

Marcelo Niel. Psiquiatra. Especialista em Dependência Química pelo Programa de Orientação e Atendimento a Dependentes (PROAD), Unifesp. Mestre em Ciências pela Unifesp. Doutorando no Departamento de Saúde Coletiva da Unifesp.

Marcelo Ortiz de Souza. Psiquiatra. Especialista em Dependência Química pela UNIAD/Unifesp. Diretor Técnico do IBP.

Marcelo Ribeiro. Psiquiatra. Especialista em Dependência Química pela UNIAD/Unifesp. Mestre e Doutor em Ciências pela Unifesp. Diretor do Centro de Referência de Álcool, Tabaco e outras Drogas (CRATOD), Secretaria Estadual de Saúde (SES), São Paulo.

Márcia F. Elbreder. Enfermeira. Especialista em Enfermagem Psiquiátrica pela Unifesp, em Dependência Química pela UNIAD/ Unifesp, e em Administração Hospitalar pela FGV. Mestre em Saúde do Adulto pela Unifesp. Doutora em Ciências pela Unifesp.

Marco Antonio Bessa. Psiquiatra da infância e adolescência. Especialista em Dependência Química pela UNIAD/Unifesp. Mestre em Filosofia pela Universidade Federal de São Carlos (UFSCar). Doutor em Ciências pela Unifesp. Professor Adjunto de Psiquiatria do Departamento de Medicina Forense e Psiquiatria da Universidade Federal do Paraná (UFPR). Conselheiro do Conselho Regional de Medicina do Paraná (CRM-PR).

Marcos Henrique Mendanha. Médico. Especialista em Medicina do Trabalho pela Faculdade de Medicina de Itajubá, em Medicina Legal e Perícias Médicas pela Associação Brasileira de Medicina Legal e Perícias Médicas (ABMLPM), Associação Médica Brasileira (AMB). Professor do Centro Brasileiro de Pós-graduações (Cenbrap).

Marcos Zaleski. Psiquiatra. Especialista em Dependência Química pela UNIAD/Unifesp. Mestre em Psicofarmacologia do Sistema Nervoso Central pela Universidade Federal de Santa Catarina (UFSC). Doutor em Ciências Médicas – Psicologia Médica e Psiquiatria – pela Unifesp. Pesquisador associado do Instituto Nacional de Ciência e Tecnologia para Políticas do Álcool e Outras Drogas (INPAD).

Maria Carolina Pedalino Pinheiro. Psiquiatra. Especialista em Dependência Química pela UNIAD/Unifesp. Mestre em Ciências da Saúde pela Santa Casa de São Paulo. Médica primeira assistente da Santa Casa de São Paulo.

Maria Elisa Bezerra. Residente de Psiquiatria no IBP.

Marluce Mechelli de Siqueira. Enfermeira. Especialista em Enfermagem Psiquiátrica pela UFRGS, e em Promoção da Saúde e Prevenção do Uso de Álcool, Tabaco e outras Drogas pela Unifesp. Mestre em Enfermagem Psiquiátrica pela Escola de Enfermagem de Ribeirão Preto (EERP), USP. Doutora em Ciências Fisiológicas – Neurociências – pela Universidade Federal do Espírito Santo (UFES). Pós-doutorada em Psiquiatria pela Unifesp, e em Análise Quantitativa de Políticas Públicas pela University of Texas (UTEXAS), Estados Unidos.

Miguel Angelo Boarati. Psiquiatra. Especialista em Psiquiatria da Infância e Adolescência pelo IPq-HCFMUSP. Colaborador do Programa de Transtornos Afetivos na Infância e Adolescência do IPq-HCFMUSP.

Monica Zilberman. Psiquiatra. Doutora em Psiquiatria pela USP. Pós-doutorada pela Universidade de Calgary, no Canadá. Pesquisadora do LIM-23 do IPq-HCFMUSP.

Natália Priolli Jora Pegoraro. Enfermeira. Doutora em Ciências pela EERP/USP. Coordenadora do CAPS AD II, Ribeirão Preto.

Natália Saldanha. Residente de Psiquiatria no IBP.

Neide Zanelatto. Psicóloga clínica. Especialista em Dependência Química pela UNIAD/Unifesp. Mestre em Psicologia da Saúde pela Universidade Metodista de São Paulo (UMESP). Coordenadora e docente em cursos de Extensão da UPPSI.

Neliana Buzi Figlie. Psicóloga. Formação em Entrevista Motivacional pela University of New Mexico – Center on Alcoholism, Substance Abuse, and Addictions (CASAA) – membro do Motivational Interviewing Network of Trainers (MINT). Especialista em Dependência Química pela UNIAD/Unifesp. Mestre em Saúde Mental pela Unifesp. Doutora em Ciências pela Unifesp. Professora Afiliada, modalidade: Ensino/Assistencial, da EPM/Unifesp.

Nelson D. Fragoso. Psicólogo clínico. Especialista em Terapia Comportamental Cognitiva pela USP. Mestre e Doutor em Administração de Empresas pela Universidade Presbiteriana Mackenzie. Professor da Universidade Presbiteriana Mackenzie, responsável pela Incubadora de Empresas.

Nicole Ferraz Nunes. Residente de Psiquiatria no IBP.

Patricia de Saibro. Psiquiatra. Especialista em Dependência Química pela Unifesp. Psiquiatra no HCPA.

Patrícia França Proença. Psicóloga. Especialista em Promoção de Saúde e Prevenção ao Uso de Álcool e Drogas pela Unifesp.

Paulo Roberto O. H. Santana. Residente de Psiquiatria no IBP. Pós-graduando em Dependência Química na UNIAD/Unifesp.

Priscila Jacheta Lauri. Psicóloga. Especialista em Dependência Química pela UNIAD/Unifesp.

Priscila Previato de Almeida. Psicóloga clínica. Especialista em Avaliação Neuropsicológica pela Unifesp. Mestre e Doutora em Ciências pela EPM/Unifesp.

Quirino Cordeiro. Psiquiatra. Doutor em Psiquiatria pela USP. Professor Adjunto da Faculdade de Ciências Médicas da Santa Casa de São Paulo. Professor Afiliado da Unifesp. Coordenador-geral de Saúde Mental, Álcool e Outras Drogas do Ministério da Saúde.

Rafael Pereira da Silva. Residente de Psiquiatria do IBP.

Rafael Quintes Ducasble Gomes. Residente de Psiquiatria da FCM/Unicamp.

Raul Caetano. Psiquiatra. Especialista em Psiquiatria pelo Instituto de Psiquiatria da Universidade Federal do Rio de Janeiro (UFRJ). Mestre em Saúde Pública pela University of California, Berkeley, Estados Unidos. Doutor em Epidemiologia pela University of California, Berkeley. Senior Scientist, Prevention Research Center, Pacific Institute for Research and Evaluation, Oakland, Estados Unidos. Professor Emeritus de Epidemiologia, Escola de Saúde Pública, University of Texas, Estados Unidos.

Rayli Sales. Residente de Psiquiatria no IBP.

Renata Brasil Araujo. Psicóloga. Formação em Terapia dos Esquemas pelo Núcleo de Estudos e Atendimentos em Psicoterapias Cognitivas/International Society of Schema Therapy (NEAPC/ISST). Aperfeiçoamento especializado em Dependência Química pela Cruz Vermelha Brasileira (CVB-RS). Mestre em Psicologia Clínica pela PUCRS. Doutora em Psicologia pela PUCRS. Coordenadora e supervisora dos Programas de Dependência Química e Terapia Cognitivo-comportamental (TCC) do Hospital Psiquiátrico São Pedro. Professora em cursos de Especialização em TCC. Supervisora dos Estágios em Dependência Química e TCC em cursos de Especialização em Psiquiatria. Diretora do Modus Cognitivo – Núcleo de TCC.

Renata Cruz Soares de Azevedo. Psiquiatra. Doutora em Ciências Médicas – Saúde Mental – pela Unicamp. Professora Doutora e chefe do Departamento de Psiquiatria da Unicamp. Coordenadora do Ambulatório de Substâncias Psicoativas do Hospital das Clínicas da Unicamp.

Roberta Payá. Psicóloga, psicoterapeuta de família. Educadora sexual pela Unisal. Especialista em Terapia Familiar e de Casal pela PUC-SP, e em Dependência Química pela Unifesp. Mestre em Terapia Familiar pelo King's College London, Inglaterra. Doutora em Ciências pela Unifesp. Professora em cursos de Pós-graduação pela UPPSI e UNIP.

Rodrigo Affonseca Bressan. Psiquiatra. Mestre e Doutor em Psiquiatria pela Unifesp. PhD pelo King's College London, Inglaterra. Professor Adjunto do Departamento de Psiquiatria, EPM/Unifesp. Visiting Professor, Department of Psychosis Studies, Institute of Psychiatry, King's College London, Inglaterra.

Rodrigo Tadeu de Puy e Souza. Médico. Especialista em Anatomia Patológica pela Santa Casa de Misericórdia de Belo Horizonte. Pós-graduado em Medicina do Trabalho pelo Cenbrap, Advogado/Direito e Processo do Trabalho pela Faculdade de Ciências Gerenciais Padre Arnaldo Janssen (FAJANSSEN), e em Direito Médico pelo Centro Universitário Leonardo Da Vinci (UNIASSELVI). Mestre em Patologia pela UFMG. Membro da Sociedade Brasileira de Patologia (SBP). Membro da Associação Brasileira de Medicina do Trabalho (ANAMT). MBA em andamento em Auditoria em Saúde pela UNINTER. Professor de Medicina do Trabalho pelo Cenbrap.

Ronaldo Zacharias. Professor. Especialista em Educação Sexual pela Faculdade de Medicina do ABC. Mestre em Teologia Moral pela Accademia Alfonsiana, Roma, Itália. Doutor em Teologia Moral pela Weston Jesuit School of Theology, Cambridge, Estados Unidos. Reitor do Unisal. Secretário da Sociedade Brasileira de Teologia Moral (SBTM).

Rosemeri Siqueira Pedroso. Psicóloga. Mestre em Psicologia Clínica pela PUCRS. Doutora em Ciências Médicas – Psiquiatria – pela UFRGS.

Rosiane Lopes da Silva. Psicóloga clínica. Formação em Psicodrama e Sociodrama pela Associação Brasileira de Psicodrama e Sociodrama (ABPS). Especialista em Dependência Química pela UNIAD/Unifesp, e em Terapia Cognitiva pelo ITC. Mestranda no Departamento de Psiquiatria e Psicologia Médica da Unifesp. Psicóloga do CAPS AD Jardim Ângela. Tutora do Projeto Pós-curso Supera da Unifesp.

Sabrina Presman. Psicóloga. Especialista em Dependência Química pela UNIAD/Unifesp, e em Psicoterapia Breve pela Santa Casa de Misericórdia do Rio de Janeiro. Mestranda em Gestão de Serviços de Saúde na FGV/ISCTE. Presidente da ABEAD. Diretora da Clínica Espaço Clif.

Sandra Cristina Pillon. Enfermeira. Especialista em Dependência Química pela UNIAD/Unifesp. Mestre e Doutora em Ciências pela Unifesp. Pós-doutorada pela Faculty of Nursing, University of Alberta, Canadá. Professora Titular da EERP/USP. Pesquisadora associada do INPAD.

Sandra Scivoletto. Psiquiatra. Especialista em Psiquiatria da Infância e Adolescência pela ABP. Doutora em Psiquiatria pela FMUSP. Professora Assistente de Psiquiatria da Infância e Adolescência do Departamento de Psiquiatria da FMUSP. Chefe do Serviço de Psiquiatria da Infância e Adolescência do IPq-HCFMUSP.

Sérgio de Paula Ramos. Psiquiatra, psicanalista. Doutor em Medicina pela Unifesp. Membro Titular da Academia Sul-Rio-Grandense de Medicina. Membro do Conselho Consultivo da ABEAD.

Tadeu Lemos. Médico psicofarmacologista. Especialista em Dependência Química pela UNIAD/Unifesp. Mestre em Ciências pela Unifesp. Doutor em Neurociências pela Unifesp. Professor Associado de Farmacologia no Departamento de Farmacologia da UFSC. Preceptor da Residência Médica em Psiquiatria do Instituto de Psiquiatria do Estado de Santa Catarina.

Thiago Hartmann. Psiquiatra. Mestre em Ciências da Saúde pela Universidade Federal de Ciências da Saúde de Porto Alegre (UFCSPA). Psiquiatra do Serviço de Psiquiatria de Adição do HCPA. Responsável técnico da Emergência em Saúde Mental do IAPI.

Vilma Cecilia Rodriguez Rodriguez. Psiquiatra. Especialista em Dependência Química pela Unifesp. Mestre em Psicologia Social pela PUCRS. Psiquiatra do Pronto Psiquiatria/Centro Interdisciplinar de Saúde Mental (CISAME).

Yasmin A. Zeenni. Residente de Psiquiatria no Hospital das Clínicas da Unicamp.

Agradecimentos

Gostaria de agradecer à Artmed Editora e a toda sua equipe pela extrema dedicação e profissionalismo, além do carinho e do respeito de sempre para com seus autores.

Igualmente agradeço a nossos coautores, pessoas das mais diferentes formações, que dedicaram seu precioso tempo a rever seus capítulos ou a escrever capítulos novos com preciosismo e empenho. Sem eles nada disto seria possível.

Ao meu irmão de coração e alma, Daniel Cruz Cordeiro, com o qual tenho a honra de conviver há mais de 17 anos, convivência essa que me trouxe infinitas possibilidades em diversas dimensões, as quais vão muito além da profissional (felizmente para mim!). Daniel, sou grata por muitas e muitas coisas que já vivemos juntos, mas principalmente por tu seres este cara amoroso e que, em poucas palavras, é capaz de me acalmar, de dizer "tá tudo bem" e "eu estou dentro de suas viagens", malucas ou não! Não há palavras para expressar toda a minha admiração. Então, parafraseando Cazuza, "eu desejo para ti a sorte de um amor tranquilo" e, parafraseando Amy Winehouse, "eu sei que vai doer. Mas às vezes, na vida, a gente precisa fazer a coisa certa". Obrigada!

Gostaria, finalmente, de agradecer a minha maravilhosa equipe da diretoria no "Nós da ABEAD", com quem tenho a honra de dividir esta gestão e continuar cuidando da Associação Brasileira de Estudos em Álcool e outras Drogas (ABEAD), que muito admiro e à qual serei eternamente grata, sobretudo à líder nata em seleção e recrutamento de pessoas, a simpática e divertida Sabrina Presman, a criativa Renata Brasil Araújo, o moderador e educado Tadeu Lemos, ao "madrugador pensante" Luiz Guilherme Pinto e a nossa musa Selene Barreto.

Alessandra Diehl

A segunda edição deste livro exigiu esforços enormes e uma força de trabalho sem precedentes. Muito amor e dedicação estão envolvidos nestas páginas. Não é à toa que livros são comparados a filhos, e este, em especial, teve uma concepção planejada em seus mínimos detalhes, uma gestação acompanhada meticulosamente e com carinho excepcional. Agora que o parto se aproxima, vem-me à cabeça (e ao coração) uma vontade de agradecer à minha família, ou, melhor, às minhas famílias, pessoas que, de uma forma ou de outra, me ensinaram e continuam ensinando na escola da vida:

- iniciando pelos demais genitores desta obra: Alessandra Diehl (mãe atenta e zelosa, que emprestou útero, cérebro e muito tempo para que este livro chegasse até as nossas mãos) e Ronaldo Laranjeira (o paizão que me serviu como modelo e referência daquilo que queria para minha vida profissional), que juntamente com a família Artmed e todos os coautores deste livro, vêm fecundando tantas pessoas com aprendizado, mostrando os melhores caminhos a serem tomados.
- à família que constituí com Clayton, que me dá embasamento, aprendizado e força.
- à minha família biológica, os Cruz e os Cordeiro, que de perto ou de longe torcem pelo meu caminho: Linda Luz, Eliene, Karina, Leonardo e meus queridos sobrinhos, Rafael, Gabriela, Karine e Kamile.
- à família constituída pelos Demenciais, que, em meus momentos de total insanidade, me colocam um microfone na mão para eu recuperar a serenidade.
- à família Loveplan, que, por meio do amor, da dedicação e do conhecimento, vem me enriquecendo como ser humano.
- à família UPPSI, que recentemente (e irresponsavelmente) me adotou sem medir consequências.

- às famílias dos grupos de 12 passos, sempre de portas e braços abertos para me ensinar.
- aos irmãos que fiz durante a vida: os amigos, que eu não teria como nomear em um espaço tão pequeno de papel.
- aos alunos e pacientes, que, de formas diferentes, me estimulam a estudar e a continuar aprendendo.

Por fim, uma menção honrosa a duas pessoas que nos últimos anos trabalham para me deixar sem dores: Selma Bordin, que cuida da minha cabeça e do meu coração, e Bruna Massaroto, que pegou meu ombro para me dar um novo corpo.

Daniel Cruz Cordeiro

Apresentação

Nos últimos 30 anos, a produção, o consumo e o tráfico de substâncias ilegais, bem como a promoção, a comercialização e o consumo de substâncias legais (como tabaco e bebidas alcoólicas), se tornaram tema central da política pública mundial, gerando interesse sem precedentes tanto no público geral como entre pesquisadores, jornalistas, gestores e tomadores de decisão. A busca por soluções plausíveis, baseadas em evidências científicas e nos direitos humanos, para essas questões tem gerado discussões na sala de jantar de famílias afetadas ou preocupadas com as estatísticas que estão nos jornais e na internet todos os dias. O debate sobre o que fazer, quando, como e por que intervir extrapolou os limites acadêmicos, tornando-se um debate cidadão e político-econômico.

A avassaladora disponibilidade de informações na internet e nas redes sociais, que está relacionada ao interesse generalizado no consumo de drogas, na comparação entre elas e em seu impacto social e econômico, bem como nas alternativas para sua regulação, torna muito difícil distinguir o que é fato, teoria, comprovação científica ou mito sobre o assunto. Se, por um lado, o debate é necessário e se beneficia das múltiplas fontes de informação, das visões filosóficas, políticas e científicas existentes, bem como da experiência vivida por usuários, familiares e profissionais, por outro, ele pode rapidamente se transformar em discussões superficiais e que não levam a melhorias em relação aos problemas sanitários e sociais advindos do consumo de álcool e outras substâncias.

Este livro aborda de maneira integral e atualizada o conhecimento que é fundamental para tais discussões – políticas, científicas, clínicas e pessoais –, não só sobre a dependência química, mas sobre outras consequências do uso de substâncias tanto para quem consome como para quem é afetado pelo consumo de outras pessoas, em um só volume, escrito por profissionais de alta qualificação do Brasil.

Não existe uma solução única ou simples para o "problema das drogas"; a descrição precisa de qual é o problema por vezes é difícil, especialmente quando substâncias legais e ilegais são incluídas; no entanto, críticas sem base científica ou fatual têm norteado o debate por muitos anos e dificultado que decisões importantes, que beneficiariam a saúde individual e coletiva, sejam tomadas. Mesmo com a disseminação das melhores informações científicas disponíveis, ainda existirão muitas controvérsias que só poderão ser resolvidas com o debate respeitoso entre todos os atores da sociedade. "Drogas" é um tema político e continuará sendo influenciado por opiniões subjetivas e pelas perspectivas em relação à sociedade em que vivemos e à que queremos para o futuro. Mas o debate pode ser mais informado, democrático e com base na melhor evidência científica. E podemos melhorar a vida de milhões de pessoas que hoje sofrem aguda ou cronicamente, direta ou indiretamente, pelo uso de substâncias.

Maristela Goldnadel Monteiro, MD, PhD
Assessora Principal para Álcool e Outras Drogas
Organização Panamericana da Saúde

Prefácio

E chegamos finalmente à 2ª edição do livro "do anzol", como acabou sendo carinhosamente apelidada esta obra. Ao longo dos últimos anos, ouvimos dos leitores várias hipóteses a respeito do que estaria fazendo um anzol na capa de um livro sobre dependência química. Alguns falaram que se tratava da droga: "uma vez fisgado, sempre preso"; outros disseram que o anzol é aquilo que oferecemos ao paciente para fisgá-lo. Minha versão preferida é a de que o anzol é cada um de nós. Somos todos anzóis na tentativa de puxar pessoas para vidas melhores. Não necessariamente tirá-las da água, mas possibilitar-lhes a chance de escolha ao apontar águas menos poluídas, águas que façam menos mal, águas que sejam menos danosas. Parafraseando nossa querida amiga Maria Clara Schnaidman Suarez, viramos agentes multiplicadores em forma de anzol.

No intervalo de tempo desde a 1ª edição, muitas mudanças ocorreram no País. Mudanças em diversas frentes: políticas, sociais, na educação. Fomos sede de uma Copa do Mundo e de uma Olimpíada. O Brasil tem discutido seus caminhos. Estamos em plena ebulição de transformações. As pessoas têm tomado posicionamentos e vivenciam situações políticas que nunca foram vistas antes. O mundo também mudou e, aparentemente, não foi para melhor. Há velhas e novas guerras, e tratados de união e paz estão sendo desfeitos. O terrorismo tem se alastrado por países e cidades onde antes não estava presente. O número de mortos devido a atentados aumentou e, mesmo assim, a quantidade de pessoas que morreram devido a homicídios no Brasil é ainda maior.

Somos testemunhas do descaso do poder público com o dinheiro dos altos impostos a que somos submetidos. Obras inacabadas, serviços que não são capazes de atender à demanda e às necessidades da população. Educação, saúde, segurança e tantos outros serviços básicos estão na UTI. Nessa tempestade, aqueles que mais necessitam de atenção devido a suas fragilidades acabam por ficar ainda mais marginalizados em meio ao caos implementado por uma confusão de brigas partidárias, de cisão da população por visões extremistas e pelo sonho de um messias que tire a nação do estado em que se encontra.

Em situações de guerra, escolhas e decisões partem de princípios que são adotados unicamente nestas situações. Por exemplo, "primeiro mulheres e crianças", quando se encaminham pessoas para os botes salva-vidas enquanto um navio afunda. Na guerra em que estamos vivendo, os mais vulneráveis têm sido exatamente os últimos a entrar na fila da sobrevivência. Dependentes químicos estão no final dessa seleção "natural". Se estiverem em situação de rua, pior ainda. Se fizerem parte de minorias, a situação é ainda mais calamitosa. Mas não se engane, ninguém está imune ao julgamento raivoso e ruidoso. Mesmo astros da televisão estão à mercê da ignorância e da ira de uma população que é carente de informações a respeito desse problema. O julgamento e a condenação têm acontecido a céu aberto e bem em frente às câmeras.

A responsabilidade ao organizar esta 2ª edição se tornou, assim, ainda maior. Buscamos unir nosso melhor time de profissionais, os mais gabaritados, aqueles que não têm apenas a capacidade e o dom de escrever, mas que também vivem em suas práticas diárias as ideias que colocam no papel. Tivemos de nos adequar às mudanças ocorridas com o surgimento do DSM-5, com o fim do uso do termo "abuso" por este manual. Necessitamos atualizar tudo aquilo que foi dito na 1ª edição, mudar o que não está mais em voga, apontar novos direcionamentos, tapar as inúmeras brechas e falhas que obviamente percebemos ao longo de repetidas leituras. Como não falar de ética? Como não ter um capítulo sobre uso de substâncias e o ambiente de trabalho em uma época em que a crise deixou todos temerosos por seus empregos?

Quanto mais discutíamos sobre a nova edição, maior era a sensação de que muito precisava ser feito para manter esta obra de acordo com nossa pretensão inicial: um livro completo não apenas aos profissionais da área da saúde, como também para pessoas que tenham interesse no tema, e que pudesse englobar as tantas e tão variadas nuanças envolvidas.

Acreditamos que, após meses de trabalho, pesquisas, discussões, conversas, trocas, chegamos a um resultado de que todos que participaram se orgulharão e que os leitores, nosso foco maior, serão contemplados em suas expectativas. Mantivemos o formato, dividindo os temas entre os capítulos impressos e capítulos complementares disponíveis *on-line* a fim de oferecer ao leitor a maior quantidade de informação e no preço mais acessível possível. Estamos ansiosos por ouvir as impressões de cada um sobre este livro. Estejam todos convidados a mergulhar nesta obra.

Daniel Cruz Cordeiro

Sumário

PARTE I
Ciências básicas da dependência química

1. Neurobiologia e neuroimagem dos comportamentos relacionados ao uso de substâncias 2
   Priscila Previato de Almeida, Rodrigo Affonseca Bressan e Acioly Luiz Tavares de Lacerda
2. Etiologia dos transtornos relacionados ao uso de substâncias 9
   Luciane Ogata Perrenoud e Marcelo Ribeiro
3. Epidemiologia do uso de substâncias no Brasil 15
   Raul Caetano
4. Genética, genômica, epigenética e farmacogenética da dependência química 30
   André Brooking Negrão, Quirino Cordeiro e Homero Vallada
5. Ética, direitos humanos e dependência química 39
   Ronaldo Zacharias

PARTE II
Screening, avaliação, diagnóstico e complementação diagnóstica

6. A avaliação inicial: identificação, triagem e intervenção mínima para o uso de substâncias 50
   Ana Cecilia Petta Roselli Marques, Sérgio de Paula Ramos, Fernanda de Paula Ramos e Tadeu Lemos
7. Critérios diagnósticos e classificação 60
   Cláudio Jerônimo da Silva
8. Neuropsicologia e reabilitação cognitiva na dependência química 70
   Priscila Previato de Almeida
9. Comorbidades psiquiátricas 75
   Daniel Cruz Cordeiro, Alessandra Diehl e Jair de Jesus Mari

PARTE III
Drogas específicas

10. Álcool 92
    Alessandra Diehl, Daniel Cruz Cordeiro e Ronaldo Laranjeira
11. Nicotina 109
    Sabrina Presman e Analice Gigliotti
12. Maconha 125
    Antonio Waldo Zuardi, José Alexandre de Souza Crippa e José Diogo dos Santos Souza
13. Cocaína e *crack* 135
    Ísis Marafanti e Maria Carolina Pedalino Pinheiro
14. Benzodiazepínicos, hipnóticos e ansiolíticos 144
    Anne Orgler Sordi, Felix Henrique Paim Kessler, Vilma Cecilia Rodriguez Rodriguez, Patricia de Saibro e Thiago Hartmann

15. Opioides 155
    Luís André P. G. Castro

16. Estimulantes do tipo anfetamina 166
    Alessandra Diehl, Daniel Cruz Cordeiro e Tadeu Lemos

17. Alucinógenos 177
    Daniel Cruz Cordeiro

18. Anabolizantes 192
    Rayli Sales e Alessandra Diehl

19. Inalantes e outras drogas 200
    Daniel Cruz Cordeiro e Alessandra Diehl

20. Poliusuários de substâncias 214
    Renata Cruz Soares de Azevedo e Karina Diniz Oliveira

PARTE IV
Intervenções em dependência química

21. Intervenção breve 222
    Cláudio Jerônimo da Silva e André Q. C. Miguel

22. Terapias cognitivo-comportamentais aplicadas ao tratamento da dependência química 231
    Neide Zanelatto

23. Entrevista motivacional 247
    Neliana Buzi Figlie e Cristiane Sales

24. Prevenção da recaída 258
    Neide Zanelatto

25. Manejo de contingência 270
    André Q. C. Miguel

26. Terapia familiar e dependência química 278
    Roberta Payá

27. Psicoterapia de grupo 285
    Neliana Buzi Figlie, Rosiane Lopes da Silva e André Luis Santos Borrego

28. Os grupos de mútua ajuda para dependentes químicos e familiares 307
    Daniel Cruz Cordeiro e Alessandra Diehl

29. Como nós tratamos pacientes com dependência química? 317
    Fernanda de Paula Ramos e Sérgio de Paula Ramos

PARTE V
Populações especiais

30. Crianças e adolescentes 326
    Marco Antonio Bessa, Caio Borba Casella, Miguel Angelo Boarati e Sandra Scivoletto

31. Mulheres 346
    Cynthia de Carvalho Wolle e Monica Zilberman

32. Gestantes e perinatal 354
    Carla Bicca e Jerônimo Mendes-Ribeiro

33. Idosos 372
    Érico Castro-Costa e Alessandra Diehl

34. Lésbicas, *gays*, bissexuais, transexuais e intersexuais LGBTTQQIA + ... 381
    Alessandra Diehl

35. Médicos e profissionais da saúde 395
    Leonardo Afonso dos Santos, Alessandra Diehl e Ronaldo Laranjeira

36. Outras populações 407
    Alessandra Diehl e Daniel Cruz Cordeiro

PARTE VI
Tópicos de interesse especial

37. Psiquiatria forense aplicada à dependência química 424
Elias Abdalla-Filho, Hewdy Lobo Ribeiro e Antonio Carlos Justino Cabral

38. Suicídio e uso de substâncias 432
Leonardo Afonso dos Santos e Alessandra Diehl

39. Medicina do trabalho e a dependência química.. 445
Marcos Henrique Mendanha e Rodrigo Tadeu de Puy e Souza

40. O papel da equipe interdisciplinar na dependência química................................... 455
Sandra Cristina Pillon, Natália Priolli Jora Pegoraro e Manoel Antônio dos Santos

41. Complicações clínicas comuns em dependentes químicos 464
Nicole Ferraz Nunes e Natália Saldanha

42. Sexualidade, saúde sexual e dependência química.. 481
Alessandra Diehl, Flávio Henrique Barros De Simoni e Maria Elisa Bezerra

PARTE VII
Prevenção

43. Prevenção ao uso de substâncias 498
Alessandra Diehl, Neliana Buzi Figlie e Geraldo M. Campos

PARTE VIII
Políticas públicas

44. Políticas públicas para o controle de álcool, tabaco e outras drogas 518
Paulo Roberto O. H. Santana e Alessandra Diehl

45. Organização de serviços de tratamento em dependência química 535
Alessandra Diehl, Daniel Cruz Cordeiro e Ronaldo Laranjeira

46. Redução de danos 546
Julia Machado Khoury, André Augusto Corrêa de Freitas e Frederico Garcia

PARTE IX
Settings de intervenção e reabilitação

47. Unidade Básica de Saúde e atenção primária ....
Renata Brasil Araujo, Clarice Mottola de Oliveira Oppermann e Rosemeri Siqueira Pedroso

48. Pronto-socorro ....
Daniel Cruz Cordeiro e Leonardo Baldaçara

49. Tratamento ambulatorial..
Neide Zanelatto

50. Centro de Atenção Psicossocial – Álcool e Drogas (CAPS AD)................................
Marcelo Melo e Daniel Cruz Cordeiro

51. Hospital geral ....
Renata Cruz Soares de Azevedo, Yasmin A. Zeenni e Rafael Quintes Ducasble Gomes

52. Residências terapêuticas (ou *sober houses*) para dependência química ....
Alessandra Diehl, Márcia F. Elbreder e Ronaldo Laranjeira

53. Hospital-dia ....
Maria Carolina Pedalino Pinheiro e Lilian Ribeiro Caldas Ratto

54. Comunidades terapêuticas ....
Laura Fracasso

55. Visita domiciliar motivacional...
Edilaine Moraes, Geraldo M. Campos e Ronaldo Laranjeira

56. Internação em hospital psiquiátrico e clínica de recuperação ....
Alessandra Diehl, Aline Coraça, Priscila Jacheta Lauri, Juliana C. Santos Ribeiro,
Daniele R. Colosso Craveiro, Lincoln Eduardo Cardoso e Marcelo Ortiz de Souza

57. Consultório na rua ....
Daniel Cruz Cordeiro e João Fábio Passos Braga

PARTE X
Outras dimensões da dependência química

58. Aspectos históricos sobre o uso de drogas ....
Marcelo Niel

59. Aspectos transculturais, sociais e ritualísticos do consumo de substâncias ....
Daniel Cruz Cordeiro

60. Aspectos econômicos da dependência química ....
Edilaine Moraes, Geraldo M. Campos e Ronaldo Laranjeira

61. Cuidando de quem cuida: a equipe multidisciplinar também pode adoecer? ....
Roberta Payá, Patrícia França Proença e Ana Carolina Schmidt de Oliveira

62. Espiritualidade e dependência química ....
Ana Carolina Schmidt de Oliveira e Hewdy Lobo Ribeiro

63. Prevenção seletiva com filhos de dependentes químicos: o projeto Cuida ....
Neliana Buzi Figlie, Elizabete Milagres e Jaime Crowe

64. Dependência química no currículo da graduação e pós-graduação de profissionais da saúde:
dilemas e desafios da formação em saúde ....
Sandra Cristina Pillon, Marluce Mechelli de Siqueira, Cláudio Jerônimo da Silva e
Manoel Antonio dos Santos

65. Intervenções complementares na dependência química ....
Alfredo Bosquero Piacentin, Alexandre Tzermias, Luana Dongue Martinez e Elias Ajub Neto

66. Álcool, publicidade e propaganda ....
Ilana Pinsky e Nelson D. Fragoso

67. Mídia *advocacy*: estratégias de comunicação, articulação e empoderamento ....
Luca Santoro Gomes

68. Violência e uso de substâncias ....
Marcos Zaleski e Gilberto Lucio da Silva

69. Testes toxicológicos ....
Alessandra Diehl, Rafael Pereira da Silva e Alexandre Tzermias

Índice I-1

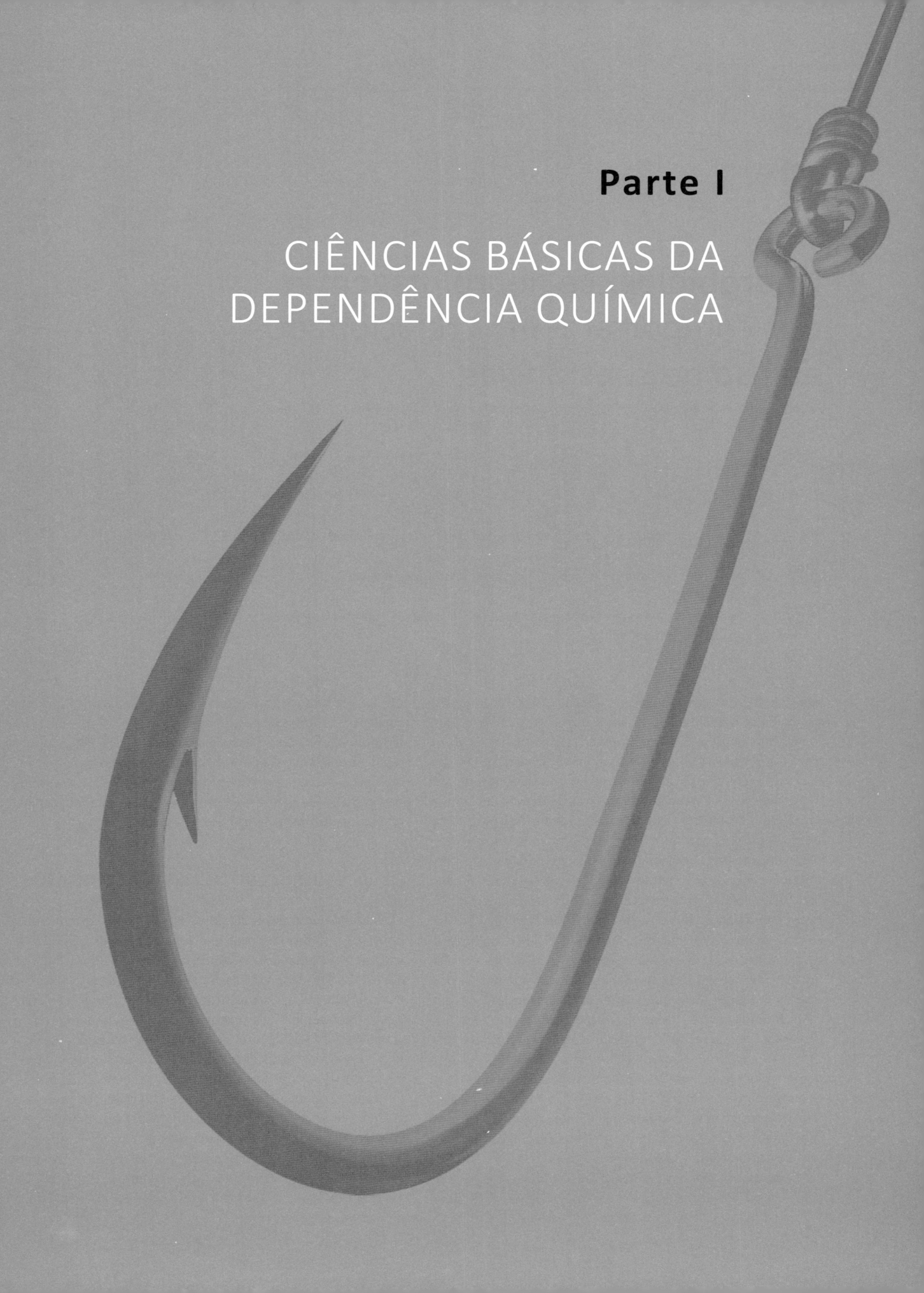

Parte I

CIÊNCIAS BÁSICAS DA DEPENDÊNCIA QUÍMICA

1

Neurobiologia e neuroimagem dos comportamentos relacionados ao uso de substâncias

Priscila Previato de Almeida, Rodrigo Affonseca Bressan e Acioly Luiz Tavares de Lacerda

PONTOS-CHAVE

- ✓ Estudos em neurociências são fundamentais para a compreensão da neurobiologia da dependência química.
- ✓ Alterações no sistema de recompensa podem ocorrer com a exposição a quantidades mínimas de substâncias.
- ✓ As regiões pré-frontais são as mais afetadas com o uso de substâncias e parecem intimamente ligadas ao processo de dependência.

Atualmente, os avanços científicos na área da dependência química permitem dizer que, assim como a ação do uso prolongado de substâncias com potencial de abuso no cérebro, aspectos sociais, culturais, educacionais e comportamentais têm papel central no desenvolvimento da síndrome de dependência. As bases neurobiológicas da dependência química têm recebido crescente atenção em inúmeras pesquisas, uma vez que um melhor entendimento dos mecanismos cerebrais ligados ao comportamento de dependência tem permitido a busca de tratamentos medicamentosos mais eficazes para o comportamento repetitivo de busca pela substância, assim como para a síndrome de abstinência.[1]

Um dos motivos que têm impedido o desenvolvimento de tratamentos farmacológicos efetivos para a maioria dos quadros de dependência reside na pouca compreensão das alterações bioquímicas que as substâncias promovem no cérebro humano, assim como da relação entre essas alterações cerebrais e as alterações comportamentais presentes na síndrome de dependência. Nesse contexto, o sistema dopaminérgico, sobretudo as vias dopaminérgicas envolvidas nos circuitos motores, límbicos e cognitivos dos núcleos da base, tem-se apresentado como potencialmente envolvido em mecanismos que desempenhariam um papel central nas síndromes de dependência e abstinência.[2]

O desenvolvimento de sofisticadas técnicas de neuroimagem tornou possível o estudo *in vivo* da anatomia, da função e da composição tecidual do cérebro, permitindo uma avaliação de alterações estruturais funcionais, moleculares e bioquímicas relacionadas ao uso de substâncias. Este capítulo tem como objetivo apresentar noções gerais das bases neurobiológicas dos comportamentos de dependência e as principais técnicas de neuroimagem utilizadas no estudo das alterações produzidas pelo uso de substâncias.

NEUROBIOLOGIA DO USO DE SUBSTÂNCIAS

O estudo da neurobiologia do uso de substâncias tem como objetivo primário compreender os mecanismos genéticos e epigenéticos, além dos mecanismos celulares e moleculares, envolvidos na dependência de substâncias. Esses mecanismos podem mediar a transição entre o padrão de uso chamado "recreacional" e um padrão caracterizado por perda de controle, comportamento de busca apesar de evidentes prejuízos em diferentes esferas, "fissura" e recaídas frequentes, tipicamente descritos nos quadros de dependência. Diferentes fontes de evidência têm sugerido que tal transição pode envolver a reprogramação de circuitos neuronais que processam a motivação, os comportamentos de recompensa, a memória, o condicionamento, a habituação, o funcionamento executivo e o controle inibitório, bem como a reatividade ao estresse. Assim, essa transição é fortemente influenciada por fatores genéticos, de neurodesenvolvimento e ambientais, como também suas respectivas interações, as quais irão determinar o curso e a gravidade da dependência.[3]

Esses circuitos neuronais compreendem:

a. o chamado sistema de recompensa cerebral, localizado no *nucleus accumbens*
b. a região envolvida com a motivação, localizada no córtex orbitofrontal
c. o circuito responsável pela memória e pela aprendizagem, localizado na amígdala e no hipocampo
d. controle e planejamento, localizados no córtex pré-frontal e no giro do cíngulo anterior

Esses quatro circuitos recebem inervação direta dos neurônios dopaminérgicos, mas são também ligados um ao outro por meio de projeções diretas ou indiretas, principalmente glutamatérgicas. Embora sejam identificadas regiões específicas do cérebro associadas com cada circuito, é possível observar que outras regiões do cérebro também estão envolvidas nesses circuitos (p. ex., o tálamo e a ínsula), que uma região pode participar de mais de um circuito (p. ex., o giro do cíngulo, participando tanto do controle quanto da motivação) e que outras regiões cerebrais (p. ex., o cerebelo) e outros circuitos (p. ex., circuitos da emoção e da atenção) também são suscetíveis em relação ao uso de substâncias.[4]

Grande parte das substâncias atua aumentando o tônus de neurotransmissão monoaminérgica (dopamina, norepinefrina e serotonina), sobretudo por meio do bloqueio da recaptação desses neurotransmissores. Além disso, ácido gama-aminobutírico (GABA), peptídeos opioides, acetilcolina, endocanabinoides e glutamato também parecem desempenhar um importante papel no processo inicial de dependência.

O SISTEMA DE RECOMPENSA

As conexões do sistema de recompensa envolvem a substância negra e a área tegmental ventral, onde os corpos celulares que produzem dopamina estão localizados. Esses corpos celulares projetam-se para o estriado, que inclui a área conhecida como o centro de recompensa, o *nucleus accumbens*, que faz parte do sistema límbico. Todas as substâncias, direta ou indiretamente, aumentam os níveis de dopamina no *nucleus accumbens*,[5] como ilustra a **Figura 1.1**.[6]

O sistema dopaminérgico é o principal alvo molecular na investigação de alterações neurobiológicas associadas ao uso de substâncias, sobretudo por desempenhar um papel central no sistema de recompensa cerebral. A dopamina tem papel fundamental em relação às respostas condicionadas. Segundo Bear e colaboradores,[7] o sistema dopaminérgico mesocorticolímbico tem importante papel na motivação de comportamentos, como, por exemplo, o ato de alimentar-se e a compulsão pelo consumo de substâncias. Em outras palavras, o uso repetido dessas substâncias ativa os mesmos sistemas cerebrais de motivação que costumam ser ativados por comportamentos essenciais, como os relacionados a alimentação, sexualidade e fuga de situações ameaçadoras. O cérebro passa a funcionar como se essas substâncias e seus estímulos associados fossem biologicamente necessários. Com a exposição repetida, a associação torna-se cada vez mais forte, desencadeando uma maior resposta comportamental e neuroquímica, conhecida como sensibilização de estímulo.[7]

A estimulação do sistema de recompensa produz sensação de bem-estar e euforia, aumentando o desejo de repetir tais sensações. Por isso, esse sistema parece desempenhar um papel central no desenvolvimento da dependência. Sabe-se, hoje, que alterações no sistema dopaminérgico podem causar mudanças ocasionais ou permanentes no sistema de recompensa após o uso de qualquer quantidade de substâncias. Tais alterações estão relacionadas ao comportamento impulsivo, que resulta em uma busca repetida de sensações prazerosas de maior intensidade relacionadas ao uso da substância.[8] A evitação dos sintomas relacionados à síndrome de abstinência e o *craving* (fissura) também explicam o comportamento repetido de busca. Essas alterações podem permanecer por meses após a interrupção do consumo. Elas também podem inibir o efeito euforizante associado ao uso da substância, quando o indivíduo deixa de sentir o prazer de outrora, mas continua impelido a buscá-la, uma vez que houve uma "adaptação funcional" de circuitos neuronais à presença desta (fenômeno de tolerância).[9]

OUTROS NEUROTRANSMISSORES RELACIONADOS AO USO DE SUBSTÂNCIAS

A serotonina é um neurotransmissor que está envolvido na mediação de mecanismos neurobiológicos relacionados à motivação e à resposta ao uso de substâncias. As substâncias interagem com a transmissão serotonérgica no cérebro de di-

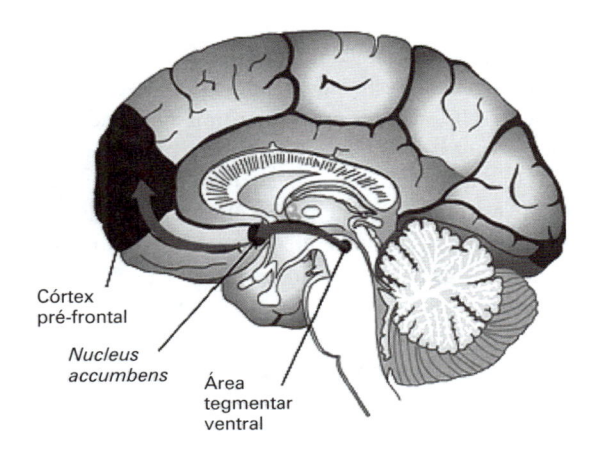

Figura 1.1 Circuito de recompensa cerebral.
Fonte: Silva.[6]

ferentes maneiras. A exposição ao álcool, aguda ou crônica, por exemplo, altera vários aspectos das funções sinápticas do sistema serotonérgico. Os níveis plasmáticos e urinários dos metabólitos de serotonina aumentam após exposição aguda, indicando um incremento do tônus desse sistema. Substâncias como a cocaína e as anfetaminas afetam a neurotransmissão serotonérgica e noradrenérgica. Além disso, lesões neurotóxicas seletivas dos neurônios serotonérgicos facilitam a autoadministração de cocaína em modelos animais.[10]

Os neurônios estriatais, que recebem inervações dopaminérgicas, são também inervados por vias glutamatérgicas provenientes do córtex pré-frontal, do hipocampo e da amígdala. Devido ao papel da amígdala e do hipocampo na aprendizagem e na memória, é provável que as vias glutamatérgicas ligadas a essas estruturas também influenciem o comportamento de autoadministração de substâncias.[11]

O GABA consiste no principal neurotransmissor inibitório do sistema nervoso central (SNC), mediando as ações inibidoras dos interneurônios locais no cérebro, podendo mediar a inibição pré-sináptica na medula espinal. Ele também atua no córtex cerebral e entre o núcleo caudado e a substância negra. Estudos pré-clínicos demonstraram que neurônios GABAérgicos modulam o sistema dopaminérgico e os efeitos recompensadores da cocaína. Além disso, a exposição crônica à cocaína pode afetar o funcionamento do sistema GABA. Indivíduos dependentes dessa substância podem ter aumento de receptores $GABA_A$. Tais mudanças nas respostas do GABA podem estar associadas à diminuição dos níveis de GABA no cérebro em dependentes de cocaína. Ambos os receptores, $GABA_A$ e $GABA_B$, são também possíveis alvos para o tratamento medicamentoso da dependência de cocaína.[12] Ademais, os mecanismos GABAérgicos no núcleo central da amígdala podem participar das ações de reforço agudo do álcool.[13]

O SNC também tem neurotransmissores (canabinoides endógenos) cujas moléculas são semelhantes à molécula de THC (Δ^9-tetra-hidrocanabinol), todos derivados do ácido aracdônico. Até hoje, três canabinoides endógenos foram identificados: a anandamida (N-aracdonil-etanolamina), o 2-aracdonilglicerol e o 2-aracdonilgliceril éter. A anandamida é a mais conhecida e estudada, sendo 4 a 20 vezes menos potente que o THC, além de apresentar uma meia-vida farmacológica menor.[14] Estudos com animais têm demonstrado que o THC e a anandamida aumentam a concentração de dopamina no estriado e no sistema mesolímbico. O THC aumenta a concentração de dopamina nas vias nigroestriatais, por meio da inibição da recaptação de dopamina pelo transportador dopaminérgico e da facilitação da liberação de dopamina.[15]

O sistema opioide, além das estruturas já mencionadas, inclui áreas como o núcleo arqueado, a amígdala, o *locus ceruleus* e a área cinzenta periaqueductal dorsal. Os receptores opioides são importantes na regulação normal da sensação da dor e do processamento emocional. Sua modulação é feita pelos neurotransmissores opioides endógenos, como as endorfinas e as encefalinas. Existem três tipos de receptores opioides: mµ, sigma e kappa. Os receptores mµ são os mais significativos na ação analgésica.[16]

ACHADOS DE NEUROIMAGEM E USO DE SUBSTÂNCIAS

TÉCNICAS E UTILIZAÇÕES

As técnicas de neuroimagem funcional e estrutural têm-se mostrado promissoras na investigação de eventuais prejuízos no funcionamento cerebral decorrentes do uso regular de substâncias. Entretanto, na prática clínica, o uso da neuroimagem tem indicação restrita, relacionada sobretudo à exclusão de etiologias não psiquiátricas em casos de alterações de comportamento do paciente. No campo da pesquisa, novas técnicas têm permitido a investigação de aspectos funcionais e anatômicos *in vivo* e se apresentado como instrumentos potencialmente úteis no estudo dos efeitos neurotóxicos relacionados ao uso de substâncias.

Com o desenvolvimento dessas modernas tecnologias de imagem e uma variedade de radiotraçadores, é possível visualizar e quantificar muitos aspectos da farmacocinética e farmacodinâmica das substâncias diretamente no cérebro humano, além de relacionar esses parâmetros às propriedades tóxicas dessas substâncias.[17] Existem cinco técnicas principais de neuroimagem, cada uma com aplicações e objetivos próprios, as quais se encontram descritas de forma resumida no **Quadro 1.1**.[18]

A imagem de ressonância magnética estrutural permite a análise do volume e da forma de várias regiões do cérebro. Pode indicar, também, a presença de alterações no tecido cerebral.

A técnica de ressonância magnética funcional produz mapas dos níveis de atividade celular em uma determinada região do cérebro. Estudos comparando diferentes grupos (p. ex., grupo de usuários de substâncias *versus* indivíduos saudáveis) podem revelar diferenças em padrões de atividade cerebral quando da execução de determinada tarefa cognitiva.

A técnica de ressonância magnética por espectroscopia permite a quantificação da composição tecidual de determinada região do cérebro. Para "ser visível" em uma imagem, o elemento químico deve responder de uma única maneira à estimulação por um campo magnético e deve estar presente em uma concentração significativa na região examinada.

A base da neuroimagem molecular são os radiotraçadores, ligantes marcados com isótopos radioativos que permitem a quantificação *in vivo* de neurotransmissores, transportadores e receptores do SNC. Diversos radiotraçadores têm sido desenvolvidos e utilizados em técnicas de neuroimagem molecular de tomografia por emissão de pósitrons (PET) e tomografia por emissão de fóton único (SPECT). Ambas as

QUADRO 1.1
Técnicas de neuroimagem usadas em pesquisas sobre dependência de substâncias

Técnica	Imagem de ressonância magnética estrutural (RM)	Imagem de ressonância magnética funcional (RMf)	Ressonância magnética por espectroscopia	Tomografia por emissão de pósitrons (PET)	Tomografia por emissão de fóton único (SPECT)
Aplicações principais	Permite a visualização da anatomia e a medida de volume das estruturas cerebrais.	Permite a avaliação da atividade cerebral regional por meio da medição da variação da saturação de oxiemoglobina.	Permite avaliar a composição dos tecidos cerebrais e quantificar metabólitos.	Permite a quantificação do metabolismo e do fluxo sanguíneo cerebral regional, de receptores, enzimas transportadoras e outras moléculas cerebrais por meio de radioligantes específicos. Técnica de alta resolução e alto custo.	Permite a quantificação do metabolismo e do fluxo sanguíneo cerebral regional, de receptores, enzimas transportadoras e outras moléculas cerebrais por meio de radioligantes específicos. Técnica de resolução inferior e de custo mais baixo em relação à PET.

Fonte: Elaborado com base em Fowler e colaboradores.[18]

técnicas podem detectar moléculas cerebrais com boa sensibilidade. Porém, a técnica de PET apresenta melhor resolução espacial e maior sensibilidade na detecção dessas substâncias quando comparada à SPECT, mas ainda é um exame de alto custo.[19] Atualmente, os estudos sobre substâncias utilizando PET e SPECT têm apresentado um avanço considerável em razão da crescente disponibilidade de uma variedade de radiotraçadores, os quais apresentam especificidade por diferentes componentes celulares relacionados a dopamina cerebral e outros sistemas de neurotransmissão.

COMO E ONDE AS SUBSTÂNCIAS AGEM NO CÉREBRO?

Para entender por que o uso de substâncias pode gerar alterações comportamentais, é necessário responder a duas questões primárias:

1. "como", ou por meio de quais mecanismos
2. "onde", em que áreas específicas as substâncias agem, ocasionando prejuízos no funcionamento cerebral

Em relação à primeira questão, várias evidências têm mostrado que o uso de substâncias pode produzir prejuízos neuropsicológicos e comportamentais por meio de diversos mecanismos de ação. Primeiro, podem ocasionar alterações neuroestruturais, como diminuição no volume, redução na porcentagem de substância cinzenta, alargamento do espaço pericortical e dos ventrículos laterais, diminuição do tamanho dos neurônios e necrose ou atrofia cerebral.[20] Além disso, o uso dessas substâncias pode produzir efeitos deletérios no metabolismo e na reorganização de circuitos sinápticos como consequência dos processos de tolerância e abstinência. Conforme já explicitado, as substâncias com potencial de dependência provocam adaptações e alterações bioquímicas nos sistemas dopaminérgico, serotonérgico e noradrenérgico, entre outros. Também podem induzir alterações na vascularização cerebral, como vasoconstrição, hemorragia subaracnoide e isquemia cerebral.[21]

No que se refere à segunda questão, as áreas frontais têm sido mais consistentemente descritas como as mais afetadas pelo uso de substâncias, em especial o córtex pré-frontal. Este estabelece conexões recíprocas com quase todo o encéfalo: com todas as áreas corticais; com os gânglios da base e o cerebelo (envolvidos em vários aspectos do controle motor e dos movimentos); com o núcleo talâmico dorsomedial (principal estação de integração neural com o tálamo); com o hipocampo (relacionado às funções de memória); com a amígdala (relacionada às emoções); com o hipotálamo (responsável pelo controle das funções homeostáticas vitais); e com o tronco encefálico (responsável pela ativação e estimulação).

Constituído por uma dezena de áreas citoarquitetônicas diferentes, o córtex pré-frontal é dividido em três grandes regiões funcionais:[22]

1. a região ventromedial, envolvida com o planejamento de ações e o raciocínio e com a tomada de decisão e o ajuste social do comportamento
2. a região dorsolateral, envolvida com a memória operacional, a atenção seletiva, a formação de conceitos e a flexibilidade cognitiva
3. a região do cíngulo anterior, envolvida no processamento emocional e na afetividade

Lesões nas áreas corticais pré-frontais podem ocasionar alterações de comportamento e a desorganização de processos cognitivos, conhecidos como síndromes disexecutivas.[23] Déficits no controle, na regulação e na integração de atividades cognitivas predominam em pacientes com lesões dorsolaterais. O córtex pré-frontal dorsolateral tem função de processamento da informação *on-line*, ou seja, tem a memória operacional a serviço de várias funções cognitivas. Esses processos são mediados por múltiplos circuitos neurais das áreas sensoriais, motoras e límbicas, as quais estão envolvidas no processamento da atenção, da memória, da motricidade e possivelmente de dimensões afetivas do comportamento.[24] Lesões na região do cíngulo anterior ou lesões subcorticais que envolvam vias conectando o córtex e os centros de integração afetiva no diencéfalo afetam o comportamento social e emocional por diminuir ou anular a capacidade motivacional para atividades sociais e o interesse sexual, assim como necessidades básicas como alimentação e ingestão de água.[25] O córtex pré-frontal ventromedial desempenha um importante papel no controle de impulsos e na regulação e manutenção do comportamento. Danos nessa região ocasionam aumento da impulsividade e desinibição, aspectos associados a transtornos comportamentais como agressividade e promiscuidade. Além disso, ocorre uma interrupção na capacidade de antever as consequências futuras dos atos praticados, o que gera um prejuízo na capacidade de tomada de decisão.[26]

De acordo com o *Manual diagnóstico e estatístico de transtornos mentais* (DSM-5),[27] dos 11 critérios para transtornos por uso de substâncias, os sintomas centrais na síndrome de dependência de substâncias são a exposição compulsiva à substância e o desejo intenso de usá-la apesar das consequências desse comportamento em curto ou longo prazo. Nesse sentido, o processo de dependência parece ser mediado por anormalidades estruturais e funcionais nos circuitos que são modulados pela dopamina, incluindo o córtex pré-frontal. Diferentes evidências corroboram essa hipótese. Estudos de neuroimagem estrutural utilizando imagens de ressonância magnética, por exemplo, identificaram diferenças na concentração de substância cinzenta frontal em usuários de cocaína quando comparados a não usuários.[28] Outro estudo, que examinou usuários de *crack* e de *crack* associado a álcool abstinentes há seis semanas, verificou uma redução do volume do córtex pré-frontal nesse grupo, quando comparado ao grupo de não usuários.[29]

Estudos com o radiotraçador para PET [F^{18}] fluorodeoxiglicose (FDG), que mede o metabolismo de glicose cerebral, mostraram uma diminuição na atividade do córtex orbitofrontal em dependentes químicos, incluindo aqui os dependentes de álcool, cocaína, *crack* e maconha. Especificamente nos usuários de cocaína, metanfetamina e álcool, essa redução parece estar associada à diminuição da disponibilidade de receptores de dopamina (D_2) na região do estriado.[30] Estudos de neuroimagem que investigaram os efeitos do uso crônico de metanfetamina sobre o sistema dopaminérgico também verificaram perda significativa no transportador de dopamina (DAT), medida indireta da atividade do sistema dopaminérgico. Nesses estudos, foram utilizados *in vivo* os radiotraçadores para PET [^{11}C]WIN 35428 e [^{11}C]d-treo-metilfenidato. Essas perdas de DAT em usuários de metanfetamina podem estar associadas a redução da atividade motora e prejuízos na aprendizagem.[4]

Em um estudo envolvendo o uso crônico de opioides, em que foi utilizado o marcador de fluxo sanguíneo para SPECT ^{99m}Tc-hexametazina (HMPAO), também foram observadas anormalidades na perfusão cerebral no córtex orbitofrontal.[31] Bolla e colaboradores,[32] utilizando PET (H ^{15}O), compararam 13 usuários de cocaína a 13 controles em relação à ativação do cíngulo anterior e do córtex pré-frontal dorsolateral durante a execução do teste de Stroop, medida relacionada ao controle inibitório. Esse teste tem o nome de seu idealizador, o norte-americano John Ridley Stroop, sendo considerado um teste-padrão na avaliação neuropsicológica. Um dos modelos do teste consiste na apresentação, ao paciente avaliado, de um cartão com retângulos de cores variadas, como preto, azul, verde, por exemplo, nos quais, no entanto, estão escritos nomes de outras cores. A tarefa do paciente é dizer, o mais rápido que puder, as cores que vê no retângulo, e não as cores que estão escritas neles. Houve uma correlação negativa entre a quantidade de cocaína usada por semana e a ativação dessas regiões cerebrais, as quais estão intimamente ligadas ao funcionamento executivo. A existência de prejuízos nessas áreas influencia a maneira como o indivíduo lida com as propriedades de reforço da substância, assim como a deficiência no controle dos mecanismos de respostas e a qualidade de tomada de decisões.

É interessante observar que o uso repetido de cocaína pode levar a um processo de neuroadaptação da função dopaminérgica e de outros sistemas.[33] Um exemplo ocorre com a suprarregulação dos transportadores de dopamina, que retorna aos níveis normais após alguns meses de abstinência. Essas neuroadaptações podem vir a interferir com a conectividade funcional de diversas regiões do cérebro, sabidamente moduladas pela dopamina, acarretando diminuição na sensibilidade de recompensa, aumento na reatividade ao estresse e disfunção executiva e cognitiva.

É também provável que as diferentes substâncias tenham uma ação distinta em relação às áreas frontais descritas. Em um estudo conduzido por Verdejo-Garcia e colaboradores[34] com usuários de diferentes substâncias, abstinentes por no mínimo duas semanas, foi utilizada como medida uma escala de comportamento relacionada aos sistemas frontais (Frontal Systems Behavior Scale), a qual avalia apatia, disfunção executiva e controle de impulsos, aspectos ligados respectivamente ao cíngulo anterior, ao córtex pré-frontal dorsolateral e ao córtex pré-frontal ventromedial. Os achados mostraram que o uso pesado de maconha está associado de modo consistente a apatia e disfunção executiva, situação semelhante à observada em usuários de álcool e heroína. Em contraste, o uso pesado de cocaína parece estar mais associado a problemas relacionados ao controle dos impulsos (ver **Fig. 1.2**).

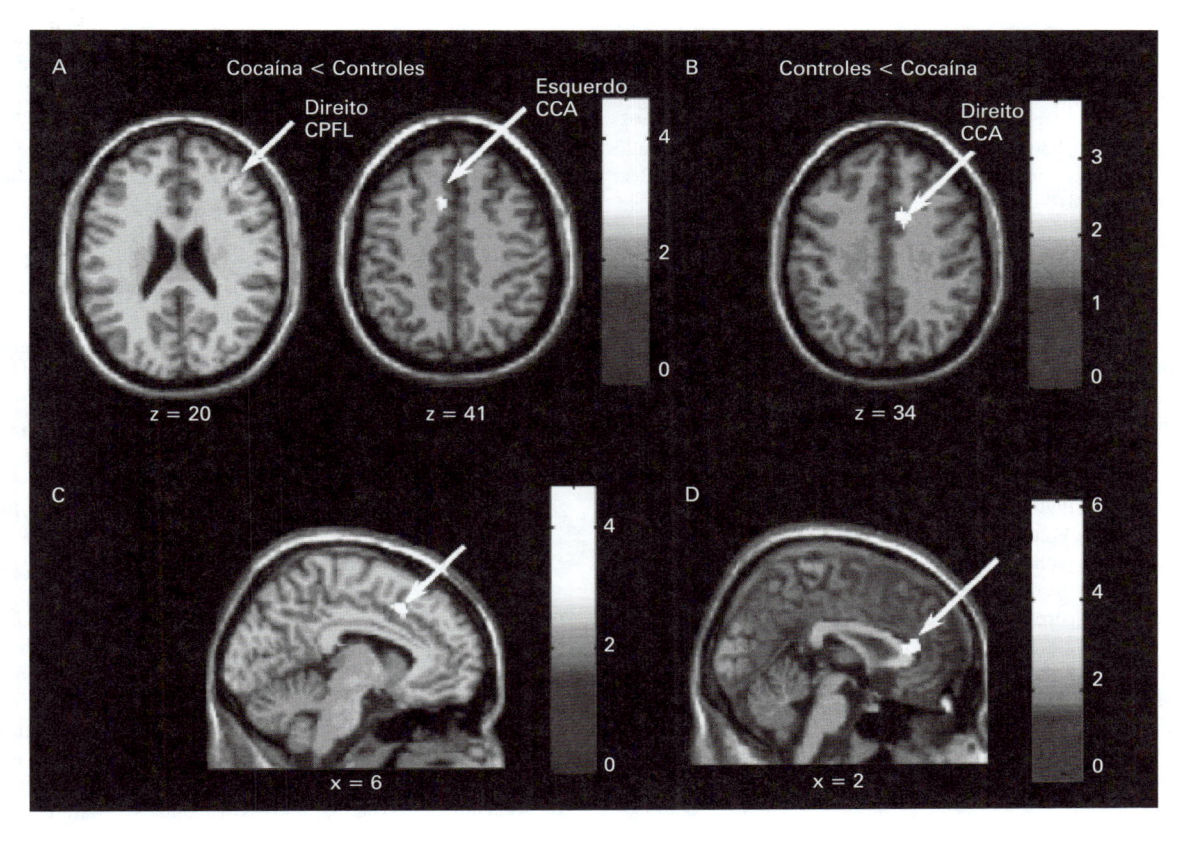

Figura 1.2 (A) Regiões do cérebro mostrando ativação significativamente menor nos dependentes de cocaína, em comparação a controles, com o paradigma de Stroop. Córtex pré-frontal lateral (CPFL) à direita (x = 38, y = 34, z = 20), e, à esquerda, córtex cingulado anterior (CCA) (x = -6, y = 18, z = 41). (B) Regiões do cérebro mostrando maior ativação em usuários de cocaína do que em controles, no CCA à direita (x = 10, y = 11, z = 34). (C) CCA caudal, mostrando menor ativação nos dependentes de cocaína do que nos controles (x = 6, y = 18, z = 41) durante a execução da tarefa de Stroop. (D) Ativação do CCA rostral (x = 2, y = 33, z = 8), em que a ativação foi negativamente correlacionada ao número de gramas de cocaína usado por semana (r = -0,88).

CONSIDERAÇÕES FINAIS

Nos últimos anos, as técnicas de neuroimagem têm sido uma importante ferramenta para a pesquisa na área de neurociências, incluindo a relacionada aos transtornos por uso de substâncias. Tais estudos têm fornecido valiosas informações sobre os efeitos neurobiológicos e potenciais mecanismos fisiopatológicos da dependência química. Porém, muitas questões ainda permanecem não respondidas, e muitos dos achados que têm-se mostrado consistentes não podem ser totalmente atribuídos à síndrome de dependência. Não se pode descartar, por exemplo, que alterações neuroestruturais presentes em usuários crônicos de substâncias estejam presentes em um período pré-mórbido, significando uma predisposição em vez de uma consequência do uso de substâncias.

Apesar dos inquestionáveis avanços, são necessárias mais pesquisas utilizando desenhos mais apropriados, com o uso concomitante de técnicas de neuroimagem estrutural e funcional e testes neuropsicológicos mais sensíveis, que possam, a partir de uma convergência de achados, auxiliar na melhor compreensão das consequências deletérias do uso de substâncias. Avanços no entendimento dos mecanismos fisiopatológicos envolvidos na síndrome de dependência também possibilitarão o desenvolvimento de alternativas mais eficazes de tratamento.

REFERÊNCIAS

1. Figlie NB, Bordin S, Laranjeira RR. Aconselhamento em dependência química. 2. ed. São Paulo: Roca; 2010.
2. Volkow ND, Fowler JS, Wang GJ. Positron emission tomography and single-photon emission computed tomography in substance abuse research. Semin Nucl Med. 2003;33(2):114-28.
3. 3. Koob GF, Volkow ND. Neurocircuitry of addiction. Neuropsychopharmacol. 2010;35(1):217-38.
4. Volkow ND, Fowler JS, Wang GJ. The addicted human brain: insights from imaging studies. J Clin Invest. 2003;111(10): 1444-51.
5. Wexler BE, Gottschalk CH, Fulbright RK, Prohovnik I, Lacadie CM, Rounsaville BJ, et al. Functional magnetic resonance imaging of cocaine craving. Am J Psychiatry. 2001;158(1):86-95.

6. Silva CJ, Garbe GG. Circuito de recompensa cerebral [Internet]. São Paulo: UNIFESP; c1997.
7. Bear MF, Connors BW, Paradiso MA. Neurociencia: explorando el cerebro. Barcelona: Masson-Williams & Wilkins; 1998. p.662.
8. Volkow ND, Fowler JS. Addiction, a disease of compulsion and drive: involvement of the orbitofrontal cortex. Cereb Cortex. 2000;10(3):318-25.
9. Volkow ND, Fowler JS, Wolf AP, Schlyer D, Shiue CY, Alpert R, et al. Effects of chronic cocaine abuse on postsynaptic dopamine receptors. Am J Psychiatry. 1990;147(6):719-24.
10. Ross S, Peselow E. The neurobiology of addictive disorders. Clin Neuropharmacol. 2009;32(5):269-76.
11. Sofuoglu M, Kosten TR. Emerging pharmacological strategies in the fight against cocaine addiction. Expert Opin Emerg Drugs. 2006;11(1):91-8.
12. Brunton LL, Lazo JS, Parker KL. Goodman & Gilman: as bases farmacológicas da terapêutica. 9. ed. Rio de Janeiro: McGraw-Hill; 1996.
13. Kalivas PW, Volkow N, Seamans J. Unmanageable motivation in addiction: a pathology in prefrontal-accumbens glutamate transmission. Neuron. 2005;45(5):647-50.
14. Iversen L. Neurotransmitter transporters: fruitful targets for CNS drug discovery. Mol Psychiatry. 2000;5(4):357-62.
15. Sakurai-Yamashita Y, Kataoka Y, Fujiwara M, Mine K, Ueki S. Delta 9-tetrahydrocannabinol facilitates striatal dopaminergic transmission. Pharmacol Biochem Behav. 1989;33(2):397-400.
16. Lingford-Hughes A, Nutt D. Neurobiology of addiction and implications for treatment. Br J Psychiatry. 2003;182:97-100.
17. Volkow ND, Chang L, Wang GJ, Fowler JS, Ding YS, Sedler M, et al. Low level of brain dopamine D2 receptors in methamphetamine abusers: association with metabolism in the orbitofrontal cortex. Am J Psychiatry. 2001;158(12):2015-21.
18. Fowler JS, Volkow ND, Kassed CA, Chang L. Imaging the addicted human brain. Sci Pract Perspect. 2007;3(2):4-16.
19. Brooks DJ. Positron emission tomography and single-photon emission computed tomography in central nervous system drug development. NeuroRx. 2005;2(2):226-36.
20. Bartzokis G, Beckson M, Lu PH, Edwards N, Rapoport R, Wiseman E, et al. Age-related brain volume reductions in amphetamine and cocaine addicts and normal controls: implications for addiction research. Psychiatry Res. 2000;98(2):93-102.
21. Goldstein RZ, Volkow ND. Drug addiction and its underlying neurobiological basis: neuroimaging evidence for the involvement of the frontal cortex. Am J Psychiatry. 2002;159(10):1642-52.
22. Goldberg E. O cérebro executivo. Rio de Janeiro: Imago; 2002.
23. Saboya E, Franco CA, Mattos P. Relationship among cognitive processes in executive functions. J Bras Psiquiatr. 2002;51(2):91-100.
24. Goldman-Rakic PS. The cortical dopamine system: role in memory and cognition. Adv Pharmacol. 1998;42:707-11.
25. Barrash J, Tranel D, Anderson SW. Acquired personality disturbances associated with bilateral damage to the ventromedial prefrontal region. Dev Neuropsychol. 2000;18(3):355-81.
26. Bechara A, Damasio AR, Damasio H, Anderson SW. Insensitivity to future consequences following damage to human prefrontal cortex. Cognition. 1994;50(1-3):7-15.
27. American Psychiatric Association. Manual diagnóstico e estatístico de transtornos mentais: DSM-5. 5. ed. Porto Alegre: Artmed; 2014.
28. Matochik JA, London ED, Eldreth DA, Cadet JL, Bolla KI. Frontal cortical tissue composition in abstinent cocaine abusers: a magnetic resonance imaging study. Neuroimage. 2003;19(3):1095-102.
29. Fein G, Di Sclafani V, Meyerhoff DJ. Prefrontal cortical volume reduction associated with frontal cortex function deficit in 6-week abstinent crack-cocaine dependent men. Drug Alcohol Depend. 2002;68(1):87-93.
30. Volkow ND, Fowler JS, Wang GJ, Baler R, Telang F. Imaging dopamine's role in drug abuse and addiction. Neuropharmacolgy. 2009;56(1):3-8.
31. Botelho MF, Relvas JS, Abrantes M, Cunha MJ, Marques TR, Rovira E, et al. Brain blood flow SPET imaging in heroin abusers. Ann N Y Acad Sci. 2006;1074:466-77.
32. Bolla K, Ernst M, Kiehl K, Mouratidis M, Eldreth D, Contoreggi C, et al. Prefrontal cortical dysfunction in abstinent cocaine abusers. J Neuropsychiatry Clin Neurosci. 2004;16(4):456-64.
33. Tomasi D, Volkow ND, Wang R, Carrillo JH, Maloney T, Alia-Klein N, et al. Disrupted functional connectivity with dopaminergic midbrain in cocaine abusers. PLoS ONE. 2010;5(5):e10815.
34. Verdejo-Garcia A, Rivas-Perez C, Lopez-Torrecillas F, PerezGarcia M. Differential impact of severity of drug use on frontal behavioral symptoms. Addict Behav. 2006;31(8):1373-82.

2

Etiologia dos transtornos relacionados ao uso de substâncias

Luciane Ogata Perrenoud e Marcelo Ribeiro

PONTOS-CHAVE

✓ A etiologia estuda como múltiplos fatores interagem para a formação da dependência de substâncias.
✓ Os modelos etiológicos da dependência são teorias cientificamente embasadas que buscam explicar os motivos e a manutenção do uso de diversas substâncias.
✓ Não existe um modelo etiológico único que responda a todas as questões da dependência de substâncias.
✓ A eficácia do tratamento dependerá do contexto e das características de cada indivíduo.

A etiologia é o ramo do conhecimento que busca determinar as causas e origens de um determinado fenômeno. Nesse sentido, os modelos etiológicos são teorias cientificamente embasadas que objetivam explicar, guiar e orientar nossas observações acerca do mundo natural. A finalidade dessas teorias é oferecer uma base para que as mesmas observações possam ser constatadas por outros pesquisadores e, assim, possibilitar a predição dos fenômenos para fundamentar intervenções.

Assim, os modelos etiológicos sobre dependência de substâncias tentam explicar o surgimento da dependência, mas também outros fatores importantes, como os motivos para o primeiro episódio de consumo, a permanência do uso ocasional, a manutenção do uso e o surgimento de padrões de uso dependentes.

Nesse contexto, este capítulo tem por objetivo traçar um histórico sobre os modelos etiológicos iniciais que tentam explicar a origem e o desenvolvimento de problemas relacionados ao uso de substâncias até os modelos mais contemporâneos e suas implicações para a prática clínica.

ANTECEDENTES HISTÓRICOS

O conceito de dependência química é extremamente recente se comparado ao consumo de substâncias pela humanidade, que compreende vários milênios.[1] Entretanto, problemas relacionados ao consumo sempre existiram. Uma das primeiras descrições acerca do uso indevido de álcool foi feita por Aristóteles no século IV a.C. Em seu relato, afirmou que a virtude em beber está no equilíbrio entre a sobriedade e o exagero, denominando como "vício" o uso extremado da substância.[2] Outros relatos e observações de padrões alterados no consumo de álcool e seus efeitos foram igualmente referidos em trechos bíblicos.[3] Aspectos como tolerância à substância, ou seja, aumento progressivo do consumo, e influência de aspectos psicológicos, genéticos, ambientais e morais nas situações de beber abusivo também foram encontrados.[4] Na literatura médica, por volta do ano 385 a.C., Hipócrates descreveu o uso de álcool como um fator predisponente a várias doenças, chegando a relatar fenômenos a respeito do *delirium tremens* – condição clínica mais grave da abstinência de álcool – em seu livro sobre as epidemias.[5] Já no século XIV, o poeta inglês Geoffrey Chaucer se referiu ao álcool como uma substância que leva o indivíduo à perda do controle sobre seus atos.[6]

Como filósofo, Aristóteles achava que o uso desregrado era uma escolha pessoal, ou seja, uma atitude consciente, e que tais comportamentos deveriam receber sanções ou punições sociais sempre que ocorressem.[2] Essa concepção aristotélica permaneceu durante toda a Idade Média (séculos VI a XVI). O excesso, portanto, passou a ser considerado pecado, e o uso de qualquer outra substância psicoativa, heresia, visto que outrora faziam parte de rituais pagãos. O papel da Igreja na formação dessas atitudes foi determinante, pois o cristianismo condenava qualquer comportamento aberrante ou excessivo.[7] No século XIII, em alguns países como Estados Unidos e Inglaterra, por exemplo, aqueles que se embriagavam em demasia eram colocados dentro de barris e insultados em praça pública.[8]

O consumo nesse período era restrito, geralmente se dava apenas em rituais religiosos e festivos. A disponibilidade das substâncias era escassa devido aos poucos métodos de produção em larga escala. Após o advento da destilação, em um período de grandes transformações socioeconômicas (como a obtenção da tecnologia agrícola e as Grandes Navegações), as bebidas com altas concentrações alcoólicas (de 30 a 70%) começaram a ser comercializadas, e o consumo passou a ser mais intenso e abusivo.[3,8] Posteriormente, com a Revolução Industrial (século XVIII) e a Revolução Científica (século XIX), foi possível isolar princípios ativos de substâncias para serem comercializados nas farmácias do mundo todo.[1,8]

A partir do século XVII, um novo fenômeno de consumo em massa teve início com a disponibilidade em grande quantidade dessas substâncias altamente concentradas, com acesso facilitado e preços razoáveis.[3] O inchaço das cidades e uma legião de pessoas desempregadas vivendo em cortiços e guetos em situações miseráveis também contribuíram para a disseminação do uso.[9] Assim, uma grande quantidade de indivíduos começou a apresentar problemas relacionados ao consumo de álcool, opiáceos e cocaína.[9]

OS PRIMEIROS MODELOS ETIOLÓGICOS DA DEPENDÊNCIA QUÍMICA

Modelo moral

O modelo moral foi a primeira tentativa da sociedade contemporânea de entender e controlar o uso de substâncias. Esse modelo enfatiza a escolha pessoal como o fator de causa primordial.[10] Dessa forma, foi uma reedição de tudo o que fora concebido acerca do uso excessivo do álcool desde a Antiguidade, pois o modelo entendia o uso excessivo como uma violação consciente das normas sociais, sendo, por isso, passível de castigos e penitências. Somente a partir de 1790, com as teorias dos médicos Benjamin Rush[11] (1745-1813) e Thomas Trotter (1761-1832), foi possível desenvolver ideias congruentes com a Idade da Razão, ou Iluminismo, em contraponto ao obscurantismo dos séculos anteriores.[8]

Modelo da temperança

Para Rush e Trotter, o beber excessivo não era pecado, mas um hábito a ser desaprendido.[7] Trotter considerava a embriaguez uma doença, e ambos concordavam que o resultado era uma perda de controle e comprometimento do equilíbrio corporal. Segundo Rush, o consumo "começa com uma escolha, torna-se um hábito e depois uma necessidade".[11] Pela primeira vez, consideraram que a intensidade do consumo variava ao longo de um *continuum* de gravidade e que os problemas decorrentes do uso ocorriam ao longo do tempo, ou seja, tinham uma história natural.[12]

Modelo da degenerescência neurológica

As ideias de Rush e Trotter revolucionaram o pensamento da época, e, em 1849, na Suécia, após a publicação do trabalho de Magnus Huss denominado *Alcoolismus Choronicus*, o termo "alcoolismo" foi usado pela primeira vez como sinônimo de "ebriedade". O alcoolismo era, então, entendido como doença, e o conceito foi difundido pelo mundo.

O novo conceito enfatizava sobretudo as alterações clínicas decorrentes do uso prolongado do álcool, dando pouca atenção às suas repercussões psíquicas e comportamentais. O modelo da degenerescência neurológica, utilizado com frequência no período,[5,13,14] indicava internações prolongadas e tratamento físico, como tônicos, banhos a vapor e até uso de sanguessugas, para "tonificar as células nervosas".[7]

Na maior parte do século XIX, a abordagem religiosa continuava a predominar. Porém, nesse período, surge, nos Estados Unidos, um movimento social denominado "temperança",[15] liderado por leigos ligados à maioria das igrejas cristãs, em especial às igrejas livres.[7] Ele pregava às massas a abstinência, oferecendo ajuda individual ao bebedor. Os regenerados, após se salvarem da degradação advinda do consumo excessivo do álcool, eram apresentados em praças públicas como espetáculos.[12] Na temperança, o ex-bebedor podia encontrar apreço e uma nova identidade.[7]

Na década de 1920, esse movimento evoluiu para a radicalização, acreditando não ser possível nem mesmo o consumo moderado, pois este necessariamente levaria os indivíduos a situações predisponentes ao abuso do álcool. O movimento culminou com a proibição da fabricação e do uso da substância por meio da Lei Seca, que perdurou por 13 anos (1920-1933). Um movimento contrário levou à revogação dessa lei pelo então presidente Franklin D. Roosevelt.[14]

O COLAPSO DOS MODELOS INICIAIS E SEUS DESDOBRAMENTOS CONTEMPORÂNEOS

Com o fim do proibicionismo, não era mais possível considerar o álcool um mal *per se*. Assim, os indivíduos e a relação que estabeleciam com a substância se tornaram alvos de observações e pesquisas. Na primeira metade do século XIX, os tratamentos para complicações decorrentes do uso crônico do álcool tentavam abolir os estigmas social e moral ainda existentes.[16] Ao fim desse século, outras substâncias também estavam sendo estudadas, como os opiáceos, o tabaco e o café. O comportamento relacionado ao consumo abusivo dessas substâncias era, então, conceituado como algo genérico e relacionado a vulnerabilidade biológica individual herdada ou adquirida.[14,17] Na década de 1950, o alcoolismo foi incluído nos manuais diagnósticos de uso mundial[18,19] em três categorias: dependência, episódios de beber excessivo e beber excessivo habitual.

Em 1960, Jellinek publicou o livro *The Disease Concept of Alcoholism*, no qual classifica subtipos de alcoolismo, configurando-o como doença e não doença.[20] E, assim, a doença do alcoolismo se separa ainda mais das concepções morais e se aproxima da medicina, passando a ser tratada como uma doença progressiva.[21]

Em 1970, Edwards e Gross[21] propuseram o conceito mais amplo de "síndrome de dependência do álcool". Dependência passou a ser reconhecida como um conjunto de sinais e sintomas, e sua etiologia, como advinda de aspectos físicos, psicológicos e sociais individuais. Então, em 1977, a Organização Mundial da Saúde (OMS) definiu um novo sistema conceitual que perdura até os dias atuais. Nessa perspectiva, a dependência de álcool é vista como uma síndrome com um *continuum* de gravidade, fazendo distinção entre o abuso e a dependência da substância.

Por conseguinte, modelos etiológicos da dependência química considerando também o indivíduo e suas idiossincrasias começaram a aparecer na tentativa de propor tratamentos eficazes. Originados das teorias ditas contemporâneas, esses novos modelos são subdivididos em: teorias moralistas, teorias naturais, teorias biológicas, teorias psicológicas, teorias sociais e teorias espirituais, incluindo, ainda, o modelo de saúde pública e o ecletismo informado.

MODELOS CONTEMPORÂNEOS

MODELO DO ACONSELHAMENTO CONFRONTATIVO

Na década de 1960, com raízes no modelo moralista, o aconselhamento confrontativo, ou modelo Synanon, criado por Charles Dederich, pregava que o dependente era um indivíduo que recebera muitas provisões no decorrer da vida, sem aprender a compartilhar quando adulto. Dessa maneira, o método propunha a vida comunitária rigidamente hierarquizada entre os dependentes, utilizando-se da terapia denominada "choque".[22]

O modelo confrontativo teve grande aceitação durante a década de 1960, perdendo influência de forma progressiva nas décadas seguintes, quando estudos baseados em abordagens centradas na empatia e na motivação demonstraram maior eficácia.[23] O dependente deixou de ser um indivíduo acometido por um transtorno da personalidade *sui generis*, no qual a negação e a resistência dominam suas atitudes, para se tornar portador de uma doença passível de tratamento. "Como foi que passamos a acreditar que um certo tipo de ser humano apresenta uma condição única que exige que utilizemos confrontação agressiva se desejamos ajudá-lo?", indagou William Miller, o principal teórico da entrevista motivacional, considerando absurda a estratégia terapêutica baseada na coerção,[23] um modelo nitidamente anacrônico e prejudicial, mas que ainda não foi totalmente abandonado e perdura até os dias atuais.

MODELOS NATURAIS

As primeiras teorias naturais embasavam-se no conceito de que os homens têm uma tendência inata e universal ao consumo de drogas. O dependente, por sua vez, era visto como "fraco" diante da incapacidade de se controlar.[24]

Apesar de mais distante do moralismo, a teoria natural responsabiliza os usuários por suas escolhas pelo excesso, ainda que evoque os tabus sociais e culturais como participantes de tal desvirtude. Desse modo, inúmeros são os questionamentos acerca dessas teorias, pois não elucidam como comportamentos ditos universais resultam em incontáveis tipos de preferências e padrões de uso, tampouco explicam como indivíduos podem ser responsabilizados por suas "tendências inatas".[24]

MODELOS BIOLÓGICOS

Esses modelos partem do aspecto orgânico na tentativa de explicar as alterações físicas e psíquicas da dependência química. Essas teorias sugerem uma predisposição biológica para o desenvolvimento do uso indevido de substâncias. Entre elas, há modelos em desuso por ausência de evidência científica, como o modelo constitucional, que acreditava que diferenças constitucionais entre dependentes e não dependentes os impediam de beber de forma moderada, como se nascessem dependentes de álcool, portadores de uma "alergia" à substância, faltando apenas o primeiro contato com ela.[10] Entretanto, outras teorias desse modelo, como as explicações neurobiológicas e genéticas, trouxeram avanços incontestáveis para o entendimento atual da dependência.

Pesquisas neurobiológicas têm obtido significativos avanços utilizando-se de inovações para melhor compreender o fenômeno da dependência, como a neuroimagem e a farmacoterapia.[25] Nessa perspectiva, o consumo de substâncias estimula regiões cerebrais límbicas, principalmente o sistema de recompensa, gerando estímulos de prazer e aumentando a propensão a um novo episódio de uso. Com o uso crônico, o organismo adapta-se à presença constante da substância, gerando o fenômeno da tolerância, e, assim, com a diminuição ou a cessação do uso, os sintomas da abstinência surgem, deixando o indivíduo mais propenso a repetir o uso para evitar o desconforto da falta.[26]

A existência de uma base genética para a dependência química vem sendo demonstrada por meio de estudos epidemiológicos e moleculares. Os primeiros utilizam modelos de agregação familiar, de gêmeos e de adoção. A observação de famílias mostra que há uma relação direta entre o risco de dependência e o número de membros da família com esse mesmo desfecho. Já os resultados de pesquisas com gêmeos, apesar de alguma controvérsia, demonstram que a probabilidade de concomitância de dependência em gêmeos monozigóticos é maior do que entre dizigóticos, sendo o risco de concomitância entre os últimos maior se comparados à população em geral. Nos casos de adoção, os estudos epidemiológicos mostram uma maior probabilidade de dependência entre filhos de dependentes criados por famílias não dependentes do que o inverso.[27]

Modelos psicológicos

As teorias psicológicas estão focadas nos indivíduos, bem como nos processos que os conduziram ao consumo desregrado de substâncias. Nesse sentido, procuram entender, por meio da psicoterapia, a natureza e a qualidade da experiência individual que aumentam a probabilidade e o risco do desenvolvimento de dependência. Assim, várias linhas de atuação da psicologia propuseram explicações e intervenções que pudessem tratar a dependência decorrente do uso indevido de substâncias.

Entre elas, as explicações psicanalíticas sugerem que a dependência de substâncias é resultante de um desenvolvimento anormal da personalidade, oriundo, muitas vezes, das experiências infantis. Isto é, propõem que cada estágio do desenvolvimento infantil tem seus desafios e necessidades, e o fracasso em superá-los acarreta dificuldades para suplantar os estágios posteriores. Dessa maneira, o consumo de substâncias aparece como um mecanismo para aliviar as frustrações resultantes da inabilidade de ajustamento aos conflitos vigentes.[10] A ausência de modelos específicos de abordagem, somada a ideias de difícil alcance para a maioria dos profissionais, fez essas teorias terem pouca utilidade para o entendimento dos problemas oriundos da dependência.[28] No entanto, elas são válidas para pacientes selecionados com critério e podem ser essenciais para melhorar a manutenção e a qualidade da abstinência, fator fundamental na recuperação.[7]

As primeiras teorias psicológicas da personalidade dependente utilizavam um modelo caracteriológico e determinista, afirmando que o dependente tende a apresentar uma personalidade pró-dependência ou antissocial.[10] Em contraste com os demais estudos contundentes atuais, essa vertente está em desuso por trazer dados empíricos e pouco elucidativos. Contudo, teorias posteriores acreditam haver traços de personalidade que aumentam o risco de desenvolvimento da dependência.[24] Ainda assim, críticas a esse modelo permanecem, pela dificuldade em distinguir quais traços da personalidade estão envolvidos na dependência, já que pessoas com comportamentos de busca correm maior risco para o uso, mas o próprio uso indevido de substâncias é um comportamento de busca.

Outra teoria do modelo psicológico propõe a observação não só do indivíduo e de suas características inerentes como também de seus ambientes e suas relações pessoais e familiares. A teoria sistêmica sugere que o comportamento do dependente seja integrado a um sistema social mais amplo. Com isso, para um tratamento eficaz, é necessária uma intervenção sobre a família e os outros grupos em que o dependente se insere.[10]

As teorias comportamentais compreendem a dependência como um comportamento estruturado a partir da presença de estímulos de reforço específicos: reforços positivos e reforços negativos.[24] Os positivos procedem da atuação farmacológica na ação cerebral provocada pelo uso de substâncias (sensação de prazer) e de situações ou objetos associados ao uso. O reforço negativo está ligado à busca de alívio para os sintomas de abstinência. Esse comportamento estruturado instaura-se por meio desses estímulos, e o indivíduo fica condicionado ao uso. Para reverter esse estado, o modelo de tratamento propõe que os estímulos sejam descondicionados ou dessensibilizados. O estímulo positivo condicionado (cheiro ou gole de álcool) deveria ser pareado com um estímulo não condicionado (p. ex., náusea induzida por injeção de emetina), a fim de estabelecer uma aversão condicionada ao álcool (descondicionamento).[7]

A abordagem da teoria cognitivo-comportamental baseia-se na mesma premissa da teoria comportamental, que se refere ao problema do uso indevido de substâncias em contraposição à visão psicanalítica do uso como sintoma.[7] Esse conceito foi ampliado por Lazarus,[28] que identificou que a emoção estava relacionada com muitas reações e que, portanto, a cognição e o comportamento não deveriam ser vistos separadamente. Nessa proposta, a dependência é vista como um hábito adquirido ou comportamento aprendido, automático e passível de ser modificado ou desaprendido.[29] O padrão mal-adaptativo do comportamento deve, então, ser substituído por um padrão mais apropriado, por meio de correção de pensamentos e crenças disfuncionais.

Modelos sociais

A terapia cognitivo-comportamental foi avaliada por vários estudos e se mostrou eficaz para o tratamento da dependência.[6] Outras técnicas foram desenvolvidas a partir desse referencial teórico, como a prevenção da recaída,[30] o beber moderado, a exposição a sugestões, a terapia comportamental para casais/famílias, as terapias aversivas, a abordagem de reforço da comunidade (ARC) e o treinamento de habilidades sociais.[7,14] Esta última mistura-se aos princípios das teorias do aprendizado social, que entendem que interações sociais são agentes capazes de moldar hábitos (reforçadores sociais), incluindo o de consumo de substâncias,[10,24] sobretudo quando há exposição a culturas de consumo que definem o uso como positivo. Assim, o treinamento de habilidades é focado no desenvolvimento de habilidades de asserção e comunicação para expressar sentimentos e pensamentos[7] de forma mais eficaz e proporcionar ao indivíduo os recursos de que necessita para enfrentar as dificuldades pessoais e promover mudanças em seu estilo de vida.

Outra vertente do modelo social é a teoria de controle social. Semelhante ao que já foi descrito, sugere que o ambiente cultural exerce influência sobre os hábitos de consumo individuais.[24] Desse modo, a regulamentação do consumo e o controle do comércio de bebidas e cigarros (com taxações e licenças) seriam formas eficientes de prevenção do uso nocivo e da dependência, uma vez que restringem o acesso e punem a venda irresponsável (venda para menores de idade e/ou a indivíduos já embriagados).

Modelos espirituais

Segundo Sanchez e Nappo,[30] a espiritualidade é uma característica única e responsável pela ligação do indivíduo com o universo e com os outros. Está além da religiosidade e da religião, podendo até prescindir do culto a uma divindade. A religiosidade, no entanto, representa a crença e a prática dos fundamentos propostos por uma religião.

As autoras revisaram a literatura científica disponível sobre o assunto e concluíram que há uma possível influência positiva da espiritualidade na recuperação dos dependentes de drogas. O principal exemplo disso são os Alcoólicos Anônimos (AA) e seus congêneres. Surgido em 1933, em uma vertente cristã evangélica,[7] o grupo tornou-se mundialmente conhecido por propor tratamento por intermédio da participação em grupos de ajuda mútua,[14] considerando o alcoolismo uma doença e o dependente incapaz de recuperar-se sozinho. Diversas visões históricas convergiram para o AA; o cristianismo é uma delas, e continua como base, acrescido de influências do movimento de temperança.[7,14]

Modelo de saúde pública

O modelo de saúde pública correlaciona a interação entre sujeito, ambiente e substância psicoativa para explicar a dependência.[10] Para isso, fatores como controle (disponibilidade, promoção, etc.) e aprendizado social (justiça e inclusão social), bem como os estados biológico (hereditariedade genética, tolerância, sensibilidade cerebral, etc.), psicológico (resiliência, disposições psíquicas, etc.) e espiritual do indivíduo, são levados em conta para compreender a suscetibilidade ao uso e o processo de evolução do consumo. Tais aspectos organizam-se em um sistema inter-relacionado de fatores de proteção e risco que influencia o modo de consumo individual, de forma a aumentar ou diminuir a probabilidade do uso indevido.[31] Diante de uma variedade de intervenções possíveis para entender e intervir na dependência de substâncias, as disputas conceituais se tornam evidentes. Entretanto, conforme foi apresentado neste capítulo, não existem linhas teóricas ou escolas que possam elucidar de forma definitiva os mecanismos envolvidos na dependência, tampouco capazes de apresentar alternativas de tratamento totalmente eficazes. Desse modo, as abordagens escolhidas dependerão do contexto e das características de cada indivíduo.

Ecletismo informado

Assim como o modelo de saúde pública, o ecletismo informado reúne os fatores biológicos, psicológicos, sociais e da própria substância envolvidos na gênese do uso indevido de drogas. O modelo entende que cada indivíduo requer uma abordagem especialmente desenhada e que leve em consideração seu estágio de tratamento e suas idiossincrasias. Esse modelo define-se como uma abertura para a assimilação de uma variedade de abordagens com embasamento científico, tendo como princípio o reconhecimento dos valores potenciais de cada tipo de teoria e suas propostas terapêuticas.[10]

De acordo com Marques,[14] um tratamento eficiente dependerá de uma boa avaliação de cada caso por meio de um diagnóstico meticuloso. É com esse diagnóstico que será possível estabelecer um pareamento mais adequado desse indivíduo com os vários tipos de tratamentos atualmente existentes.

CONSIDERAÇÕES FINAIS

A evolução histórica dos modelos etiológicos apresentados nos permite estabelecer duas conclusões importantes. Primeiro, há um passado incômodo advindo de uma visão moralista e determinista que, apesar de detectado e combatido, ainda persiste e influencia de forma negativa boa parte dos profissionais e outros participantes do processo terapêutico (educadores, familiares, pacientes, etc.). Tal concepção prejudica o paciente e seu processo de recuperação e deve sempre ser combatida. Segundo, existem diversos modelos etiológicos para a dependência química que se refletem, sozinhos ou em combinação, em inúmeras abordagens e estratégias de tratamento. Nenhum deles, porém, é terapêutico por si só, e, por isso, devem ser combinados considerando suas evidências de sucesso e aplicabilidade. Isso aumenta a eficácia e as chances de abstinência estável para muitos indivíduos, além de aproximar os profissionais envolvidos no assunto. Todas as práticas cientificamente embasadas funcionam quando bem aplicadas às necessidades do paciente, e *a priori* não há uma abordagem melhor do que outra. Também não existem estratégias simples e isoladas que conduzam à cura simples e conclusiva de uma condição altamente complexa como a dependência de substâncias.[7]

Não existe, portanto, uma abordagem superior para o tratamento de todo e qualquer indivíduo. Contudo, é possível desenhar uma abordagem individualizada, levando em consideração as características e limitações de cada um, visando sempre otimizar o tratamento proposto.

REFERÊNCIAS

1. Escohotado A. Historia de las drogas. Madrid: Alianza; 1995.
2. Aristotle. Nicomachean ethics. Cambridge: Harvard University; 1933.
3. Carneiro H. Pequena enciclopédia da história das drogas e bebidas. Rio de Janeiro: Campus; 2005.
4. Mathew VM. Alcoholism in Biblical prophecy. Alcohol Alcohol. 1992;27(1):89-90.
5. Fortes JRA. Conceito e definição de alcoolismo. In: Fortes JRA, Gatto CBF. Alcoolismo. São Paulo: Sarvier; 1975. p.11-27.
6. Miller NS. History and review of contemporary addiction treatment. In: Miller NS, editor. Treatment of the addictions: applications of outcome research for clinical management. New York: Haworth; 1995. p. 1-22.
7. Edwards G, Marshall EJ, Cook CCH. O tratamento do alcoolismo: um guia para profissionais da saúde. 4. ed. Porto Alegre: Artmed; 2005.
8. Edwards G. Alcohol: the ambiguous molecule. London: Penguin; 2000.
9. Laranjeira R, Ribeiro M. A evolução do conceito de dependência química. In: Gigliotti A, Guimarães A. Dependência, compulsão e impulsividade. Rio de Janeiro: Rubio; 2007. p. 9-13.
10. Miller WR, Hester RK. Treatment for alcohol problems: toward informed eclecticism. In: Hester RK, Miller WR, editors. Handbook of alcoholism treatment approaches: effective alternatives. 3rd ed. Boston: Allyn & Bacon; 2002.
11. Rush B. An inquiry into the effects of ardent spirits upon the human body and mind: with an account of the means of preventing, and of the remedies for curing them. 8th ed. Brookfield: E. Merriam & Co; 1814.
12. Crowley JW. Drunkard's progress: narratives of addiction, despair and recovery. Baltimore: Johns Hopkins University; 1999.
13. Edwards G, Taylor C. A test of the matching hypothesis: alcohol dependence, intensity of treatment, and 12-month outcome. Addiction. 1994;89(5):553-61.
14. Marques ACPR. O uso do álcool e a evolução do conceito de dependência de álcool e outras drogas e tratamento. IMESC. 2001;3:73-86.
15. Room R. Sociology and the disease concept of alcoholism. In: Smart RG, Glaser FB, Israel Y, Kalant H, Popham RE, Schmidt W. Research advances in the alcohol and drugs problems. New York: Plenum; 1983;7:47-91.
16. Jaffe JH. The concept of dependence: historical reflections. Alcohol Health Res W. 1993;17(3):188-9.
17. Jellinek EM. The disease concept of alcoholism. New Brunswick: Hill House; 1960.
18. Jellinek EM. Phases of alcohol addiction. Q J Stud Alcohol. 1952;13(4):673-84.
19. American Psychiatric Association. Manual diagnóstico e estatístico de transtornos mentais: DSM-IV-TR. 4. ed. rev. Porto Alegre: Artmed; 2002.
20. World Health Organization. Classificação de transtornos mentais e de comportamento da CID-10: diretrizes diagnósticas e de tratamento para transtornos mentais em cuidados primários. Porto Alegre: Artmed; 1993.
21. Edwards G, Gross MM. Alcohol dependence: provisional description of a clinical syndrome. Brit Med J. 1976;1(6017):1058-61.
22. Miller WR, Rollnick S. Entrevista motivacional: preparando as pessoas para a mudança de comportamentos aditivos. Porto Alegre: Artmed; 2001.
23. Faupel CE, Horowitz AM, Weaver GS. Theoretical explanations for drug use and addiction. In: The sociology of American drug use. Boston: McGraw-Hill; 2004. p. 107-34.
24. Organização Mundial da Saúde. Neurociências: consumo e dependência de substâncias psicoativas. Genebra: UNODC; 2004.
25. Volkow ND. What do we know about drug addiction? Am J Psychiatry. 2005;162(8):1401-2.
26. Messas GP, Vallada-Filho H. O papel da genética na dependência do álcool. Rev Bras Psiquiatr. 2004;26(1):54-8.
27. Vaillant GE. Dangers of psychotherapy in the treatment of alcoholism. In: Bean MH, Zymberg NE. Dynamic approaches to the understanding and treatment of alcoholism. New York: Free; 198. p. 36-54.
28. Lazarus RS. Cognitive behavior therapy as psychodynamics revisited. In: Mahoney MJ. Psychotherapy process: current issues and future directions. New York: Plenum; 1980. p. 121-6.
29. Marlatt GA, Gordon JR. Relapse prevention: maintenance strategies in the treatment of addictive behaviors. New York: Guilford; 1985.
30. Sanchez ZVDM, Nappo SA. A religiosidade, a espiritualidade e o consumo de drogas. Rev Psiquiat Clín. 2007;34(1):73-81.
31. Souza MCM, Schenker M, Minayo MCS. Fatores de risco e proteção para o uso de drogas na adolescência. Ciênc Saúde Coletiva. 2005;10(3):707-17.

3
Epidemiologia do uso de substâncias no Brasil

Raul Caetano

PONTOS-CHAVE

✓ A epidemiologia do uso de substâncias avançou consideravelmente no Brasil a partir de 2006, com o desenvolvimento de vários estudos nacionais, entre eles o Sistema de Vigilância de Fatores de Risco e Proteção para Doenças Crônicas por Inquérito Telefônico (VIGITEL), repetido a cada ano.

✓ Essa vigilância epidemiológica é mais completa em relação ao uso e abuso de álcool e ao ato de dirigir após beber. Outros importantes indicadores epidemiológicos, como, por exemplo, o transtorno por uso de álcool, não são cobertos.

✓ Os indicadores epidemiológicos sinalizam estabilidade de uso abusivo de álcool e de dirigir após beber no Brasil entre 2006 e 2015.

✓ A vigilância epidemiológica não cobre o uso, o abuso e os transtornos por uso de drogas ilícitas ou lícitas usadas sem prescrição médica. Essa área foi coberta por dois estudos acadêmicos, em 2006 e 2012, e por um único estudo nacional entre universitários, em 2010. Infelizmente, esses estudos não são periódicos.

Este capítulo discute a epidemiologia do uso, do uso abusivo e os transtornos por uso de substâncias psicoativas no Brasil entre adultos a partir dos 18 anos de idade. Os adolescentes não estão inclusos. O uso e os problemas a ele relacionados neste grupo etário são importantes e merecem atenção. A não inclusão de adolescentes se dá apenas porque, em geral, esta é uma literatura epidemiológica separada daquela que estuda os adultos. O capítulo também não foi escrito com a intenção de oferecer uma revisão sistemática ou selecionada da literatura sobre a epidemiologia das substâncias publicada no Brasil. A intenção é oferecer um texto em que o leitor interessado possa encontrar facilmente dados comparativos de levantamentos epidemiológicos nacionais que, de modo geral, estão à disposição dos interessados de forma fragmentada. Os dados apresentados são de estudos nacionais ou de estudos de grandes áreas administrativas do Brasil (p. ex., um conjunto de cidades). As taxas discutidas cobrem o uso e a frequência do uso e, para o álcool, o uso abusivo (4+/5+ doses em uma ocasião para mulheres/homens). Sempre que possível, os dados são apresentados por sexo e por grupos etários. Alguns dados são apresentados por sexo, raça/cor ou escolaridade.

O transtorno por uso de substâncias é definido na 5ª edição do *Manual diagnóstico e estatístico de transtornos mentais* (DSM-5), da American Psychiatric Association (APA).[1] O DSM-IV identificava abuso e dependência, que serão revistos também neste capítulo, já que muitos dados epidemiológicos anteriores ao ano de 2013, quando a 5ª edição foi publicada, se referem a abuso e dependência.

EPIDEMIOLOGIA: DEFINIÇÃO E ALGUNS CONCEITOS

A epidemiologia é o estudo da distribuição de doenças e fatores de risco na população.[2] O conhecimento desses dados é importante para todos os técnicos de saúde, incluindo os que trabalham no campo da saúde pública e aqueles que tratam de pacientes em clínicas gerais e especializadas. Para os profissionais da saúde pública, esse conhecimento é fundamental para que possam ter uma visão completa da saúde da população, seja nacional, estadual ou de uma comunidade em particular. Para os profissionais que trabalham em locais clínicos, o conhecimento dos problemas de saúde na comunidade é necessário, já que pacientes em tratamento por problemas associados ao uso de substâncias psicoativas legais ou ilegais vivem em comunidades afetadas pelo uso dessas substâncias.

A maioria das pessoas afetadas pelo uso de substâncias psicoativas mantém contato com clínicos concomitantemente à vida que todos têm como cidadãos na comunidade.

Mais especificamente, o conhecimento da epidemiologia do álcool e de outras substâncias é importante para: a) identificar áreas e subgrupos populacionais de baixa e alta prevalência e reconhecer fatores de proteção ou de risco associados à prevalência; b) desenvolver iniciativas de tratamento que respondam às necessidades da população que precisa de cuidados clínicos; c) estabelecer prioridades na implementação de políticas públicas do controle de substâncias psicoativas; d) elaborar estratégias de prevenção mais eficazes por meio do conhecimento do perfil do público-alvo e dos tipos de problemas mais comuns gerados pelo uso dessas substâncias.

TIPOS DE ESTUDOS EPIDEMIOLÓGICOS

A maioria dos dados de prevalência do uso e do transtorno por uso de substâncias vem de estudos epidemiológicos transversais. Trata-se de estudos que, de modo geral, entrevistam amostras de população na comunidade. As pessoas entrevistadas são selecionadas aleatoriamente, de forma que os resultados dos estudos são generalizáveis para a população da qual a amostra foi selecionada. As entrevistas são idealmente feitas pessoalmente, em uma ocasião apenas, mas também há muitos estudos nos quais as pessoas selecionadas são entrevistadas por telefone. No Brasil, um bom exemplo do primeiro tipo de estudo é o Levantamento Nacional de Álcool e Drogas I e II (LENAD I e II), de 2006 e 2012.[3] O segundo método de entrevista, pelo telefone, é empregado pelo VIGITEL, um grande estudo epidemiológico anual desenvolvido pelo Ministério da Saúde desde 2006 nas 26 capitais de Estados e no Distrito Federal.[4] O VIGITEL mede a prevalência de enfermidades crônicas e fatores de risco na população brasileira e também indicadores de uso de álcool e tabaco.

Estudos epidemiológicos também podem ser longitudinais, quando o mesmo grupo de indivíduos selecionados no início do estudo é entrevistado repetidamente a intervalos regulares. No entanto, raramente os estudos epidemiológicos nacionais são longitudinais, sobretudo em países grandes como o Brasil, porque são financeiramente custosos e complicados de conduzir. É difícil manter contato com todos os indivíduos entrevistados no início do estudo para que se possa entrevistá-los novamente no futuro.

A epidemiologia define a prevalência como a taxa de doença que ocorre na população em determinado momento.[2] As taxas de prevalência têm sempre um marco temporal de referência. Em geral, são anuais, cobrindo a doença que ocorreu na população nos 12 meses que antecederam o estudo. Essas taxas também podem usar como referência temporal "a vida", ou seja, a doença aconteceu em algum tempo na vida dos indivíduos entrevistados no estudo. Em certos estudos nacionais de uso de substâncias, a taxa de prevalência usa como referência os 30 dias anteriores à entrevista. Bons exemplos desse caso no Brasil são o VIGITEL e a Pesquisa Nacional de Saúde de 2013.[4,5] No campo do álcool e drogas, frequentemente se estuda a prevalência do uso, dos problemas relacionados com o uso (p. ex., direção de veículos enquanto intoxicado, problemas familiares, problemas de saúde) e do transtorno por uso de substâncias.

A epidemiologia também usa estudos de tendências, que são estudos que comparam dados de prevalência ao longo de vários anos para identificar as tendências nas taxas de prevalência de ano para ano. Assim, é possível identificar se o uso de uma substância em particular está aumentando ou diminuindo e talvez reconhecer as causas potenciais do aumento ou da redução no consumo. No Brasil, por exemplo, é possível estabelecer tendências de uso de álcool e de transtornos por uso de álcool entre 2006 e 2012 por meio de comparações entre o LENAD I e o II, que foram implementados nesses dois anos. O VIGITEL também permite análise de tendências, pois é realizado anualmente. Neste capítulo, são examinadas as tendências em taxas de prevalência de uso de álcool e dirigir após beber de 2006 a 2015 com dados do VIGITEL.

LEVANTAMENTOS SOBRE USO DE SUBSTÂNCIAS PSICOTRÓPICAS NO BRASIL

Sabe-se que coletar dados em um país grande como o Brasil é um desafio. Todavia, existem atualmente dados nacionais e regionais sobre vários indicadores de uso de álcool, tabaco e drogas ilícitas provenientes de levantamentos tanto nacionais quanto de populações específicas do País. Entre eles, destacam-se os levantamentos domiciliares e de estudantes do Centro Brasileiro de Informações sobre Drogas Psicotrópicas (CEBRID), com seis coletas desde 1987.[6,7] Há, também, o projeto MEGACITY, de 2012,[8] os inquéritos telefônicos sobre saúde do VIGITEL (anuais desde 2006)[4] e as duas versões do LENAD, já mencionadas, em 2006 e 2012, do Instituto Nacional de Ciência e Tecnologia para Políticas Públicas de Álcool e Outras Drogas, da Universidade Federal de São Paulo (INPAD/Unifesp).[3,9] A maioria desses estudos representa populações específicas, seja de estudantes, seja de moradores de capitais e do Distrito Federal. Os dois levantamentos sobre consumo de substâncias de representatividade nacional realizados no Brasil até o presente momento são a Pesquisa Nacional de Saúde (PNS)[5] e o LENAD. O primeiro não cobre drogas ilícitas, apenas alguns indicadores do uso e abuso de álcool e do uso de produtos do tabaco. O segundo cobre álcool e as outras drogas.[9]

A seguir, será descrita a prevalência do uso de álcool na população brasileira estimada com base nos dados do LENAD I e II. Depois, serão discutidas tendências no uso de álcool desde 2006 com dados do VIGITEL, e, em seguida, serão apresentados os dados sobre uso de álcool obtidos na PNS de 2013.[5] Na sequência, serão discutidos os dados de consumo de substâncias entre universitários brasileiros, coletados pela Secretaria Nacional de Políticas sobre Drogas (SENAD) em colaboração com o Grupo Interdisciplinar de Estudos de Álcool e Drogas da Faculdade de Medicina da Universidade de São Paulo (GREA/FMUSP).[10]

USO DE ÁLCOOL E PROBLEMAS ASSOCIADOS

Consumir bebidas alcoólicas é um comportamento relativamente comum na maior parte do mundo, com exceção dos países da comunidade islâmica, onde o álcool é proibido. Todavia, esse consumo pode trazer consequências sociais e também problemas de saúde e morte. Ainda que seja uma droga legal, o álcool tem poder de intoxicação e de produzir dependência. Esses são dois mecanismos importantes que dão origem aos problemas agudos e crônicos associados ao beber em excesso.[11] Devido ao seu uso tão aceito pela sociedade, a proporção de usuários problemáticos de álcool é significativamente maior que a de qualquer outra substância, o que torna seu consumo um dos maiores problemas de saúde pública no Brasil.

Indicadores selecionados do uso de álcool no Brasil: LENAD I e II

A **Tabela 3.1** mostra dados sobre indicadores selecionados do uso de álcool no Brasil coletados pelo LENAD em 2006 e 2012. Primeiro, é importante ressaltar que aproximadamente metade da população brasileira se absteve do uso de álcool tanto em 2006 como em 2012. Como é bem sabido, a proporção de bebedores é maior entre os homens do que entre as mulheres. Bebedores são aquelas pessoas entrevistadas que informaram ter bebido pelo menos uma dose de bebida alcoólica nos 12 meses anteriores à entrevista. Assim, como mostra a **Tabela 3.1**, a taxa de bebedores entre os homens é mais ou menos 1,5 vez mais alta que a taxa entre as mulheres em 2006 e 2012. As diferenças que se veem na **Tabela 3.1** entre 2006 e 2012 para a proporção de bebedores não são estatisticamente significativas.

De 2006 para 2012, houve diminuição na proporção de bebedores de ambos os sexos que consumem regularmente quatro doses de álcool. Tanto entre homens como entre mulheres, a proporção desses bebedores em 2012 é 10 pontos percentuais mais baixa que a proporção em 2006. Consequentemente, pode-se ver um aumento na taxa de bebedores de ambos sexos que têm como consumo habitual cinco ou mais doses de álcool na semana. Esses bebedores representam 50% dos homens e mais ou menos um quarto das mulheres que bebem.

Entre os homens que bebem, houve um aumento de 20% na proporção de bebedores frequentes (bebem uma vez por semana ou mais), que subiu de 45 para 54%. Destaca-se um aumento mais significativo entre as mulheres, que foi de 29%, em 2006, para 39%, em 2012. O beber abusivo (quatro ou mais doses de álcool para mulheres e cinco ou mais para homens em um período curto de tempo, 2 horas) aumentou de 2006 a 2012, na população brasileira, de 24 para 29%. O aumento entre os homens foi maior do que entre as mulheres.

A **Tabela 3.1** também mostra dados populacionais para a taxa de prevalência nos últimos 12 meses de abuso e depen-

TABELA 3.1

Indicadores selecionados do uso de álcool e consequências do uso nos últimos 12 meses, população adulta (18+) no Brasil: LENAD 2006 e 2012

	2006			2012		
	Todos	Homens	Mulheres	Todos	Homens	Mulheres
Proporção de bebedores	52	65	41	50	62	40
Proporção de bebedores com quantidade habitual de:						
• até 4 doses	71	62	83	61	53	73
• 5+ doses	29	38	17	39	47	27
Proporção de bebedores com frequência de consumo:						
• menos de 1 vez/semana	58	46	73	47	37	62
• 1 vez +/semana	42	54	27	53	63	38
População que bebeu em *binge*	24	34	15	29	41	19
Proporção da população com:						
• Abuso de álcool, DSM-IV	3	5	1	2	3	1
• Dependência de álcool, DSM-IV	8	13	3	7	10	4
Proporção da população com:						
• Transtorno por uso do álcool, DSM-5	13	21	6	10	14	6

Fonte: Laranjeira e colaboradores.[3]

dência de álcool definidos pelo DSM-IV. A proporção de homens e mulheres identificados como abusando do álcool se manteve estável entre 2006 e 2012. A proporção identificada como dependente de álcool caiu de 13 para 10% entre os homens e se manteve estável entre as mulheres. A aplicação da definição de transtorno por uso de álcool de acordo com o DSM-5 aos dados do LENAD leva a um aumento de todas as taxas de prevalência, porque o diagnóstico baseado no DSM-5 é mais inclusivo que aquele baseado no DSM-IV. O DSM-5 baseia o diagnóstico em um ponto de corte de dois ou mais indicadores presentes (três ou mais no DSM-IV) e considera juntamente indicadores tanto de abuso como de dependência.[1] Assim, pode-se ver que mais ou menos 1 em cada 10 pessoas no Brasil foi identificada, tanto em 2006 como em 2012, como apresentando um transtorno por uso de álcool. No entanto, a taxa para homens caiu 7 pontos percentuais entre 2006 e 2012. Já a taxa para as mulheres se manteve estável.

Por fim, ainda com dados do LENAD I e II,[12] foram investigadas possíveis mudanças no uso de álcool no Brasil com relação ao avanço econômico do País entre 2006 e 2012. Em 2011, o Brasil era a sexta economia mundial em tamanho do produto nacional bruto, reflexo de um crescimento econômico constante durante os 10 anos anteriores. Por exemplo, de 2006 a 2011, o produto doméstico bruto *per capita* no Brasil aumentou de $5,795 a $12,594.[13]

Os resultados dessa análise mostraram aumento da prevalência do uso de álcool em praticamente todos os grupos etários, sendo particularmente grande em grupos jovens e entre as mulheres. Tanto homens como mulheres aumentaram o número médio de doses de álcool consumidas por semana (homens: 12,8, 2006; 15,8, 2012; p < 0,01; mulheres: 4,9, 2006; 7,7, 2012; p < 0,001) e também houve aumento na proporção de bebedores abusivos (homens: 57%, 2006; 66%, 2012; p < 0,05; mulheres: 39%, 2006; 48%, 2012; p < 0,05). Problemas sociais e de saúde relacionados ao uso de álcool diminuíram entre os homens (37%, 2006; 26%, 2012; p < 0,001), mas permaneceram estáveis entre as mulheres (13%, 2006; 14%, 2012). O transtorno por uso de álcool definido pelo DSM-5 diminuiu entre os homens (34%, 2006; 24%, 2012; p < 0,01) e permaneceu estável entre as mulheres (14%, 2006; 16%, 2012). Caetano e colaboradores[12] concluíram que o desenvolvimento econômico brasileiro entre 2006 e 2011 e seu concomitante reflexo nas famílias brasileiras talvez tenham criado um senso de otimismo na população, o que inibiu o desenvolvimento de problemas de álcool no período mesmo em presença do aumento do beber.

TENDÊNCIAS NO USO DE ÁLCOOL ENTRE 2006 E 2015: VIGITEL

O VIGITEL é um grande estudo epidemiológico da população adulta brasileira (18 anos ou mais) residente nas 26 capitais do País e no Distrito Federal. O estudo tem sido desenvolvido anualmente desde 2006. Os dados completos mais recentes já publicados são para o ano de 2015. Entre 2006 e 2015, o número de pessoas entrevistadas variou entre 40.853 e 54.448, com seleção conduzida por meio de um processo de amostragem em conglomerados.[4,14-18] Os dados são colhidos por entrevistadores treinados do Instituto Brasileiro de Geografia e Estatística (IBGE). As taxas de resposta variam entre 65 e 76,4%. O foco do VIGITEL é a vigilância epidemiológica de doenças crônicas não transmissíveis e de fatores de risco associados a elas, entre os quais o uso de álcool e de produtos de tabaco.

CONSUMO ABUSIVO: QUATRO OU MAIS DOSES PARA MULHERES E CINCO OU MAIS DOSES PARA HOMENS

Observa-se, na **Tabela 3.2**, que o consumo nos últimos 30 dias de quatro ou mais doses em uma ocasião, entre as mulheres, e de cinco ou mais doses, entre os homens, tem sido estável nas áreas urbanas investigadas desde 2006. Os homens têm consumo mais alto do que as mulheres durante todo o período: aproximadamente um quarto dos homens brasileiros e um décimo das mulheres consumiram as doses investigadas nos 30 dias que precederam as entrevistas. A última fila de dados na tabela, para o Brasil todo, mostra que, de modo geral, menos de um quinto da população adulta brasileira consumiu as quantidades investigadas. Essas taxas são difíceis de comparar com as de outros países em virtude de diferenças em métodos de coleta e publicação. Nos Estados Unidos, o Levantamento Nacional de Uso de Drogas e Saúde de 2014 tem taxas sobre os mesmos dados de 37,7% para as pessoas de 18 a 25 anos e de 22,5% para as pessoas de 26 anos de idade ou mais.[19]

Os dados por idade na **Tabela 3.2** mostram que os grupos etários mais jovens, 18 a 44 anos de idade, têm consumo maior do que os demais grupos. O grupo de maior consumo é aquele entre 25 e 34 anos de idade. Mais de um terço dos homens nesse grupo consumiu cinco ou mais doses de álcool em uma ocasião nos últimos 30 dias entre 2006 e 2015. Os dados permanecem estáveis entre os homens no período investigado. A distribuição de consumo entre as mulheres é semelhante à dos homens. A proporção de mulheres mais jovens, entre 18 e 34 anos de idade, que consumiram quatro ou mais doses em uma ocasião nos últimos 30 dias é maior do que a proporção entre as mulheres com mais idade. Assim como entre os homens, os dados para as mulheres são estáveis entre 2006 e 2015.

Dirigir após beber

A **Tabela 3.3** mostra um dado importante na epidemiologia do álcool no Brasil: a proporção total da população e a proporção de homens e mulheres que dirigiram veículo motorizado (carro, motocicleta, trator) após consumir 4/5 ou mais do-

TABELA 3.2

Proporção total, por sexo e idade, de quem bebeu mais de 4 doses (mulheres) ou mais de 5 doses (homens) em uma mesma ocasião nos últimos 30 dias: VIGITEL 2006 a 2015

Homens

Idade	2006	2008	2010	2012*	2014	2015
18-24	28	29	26	29	23	24
25-34	32	36	34	36	34	33
35-44	28	31	30	26	28	29
45-54	22	28	24	23	23	24
55-64	14	18	18	17	19	18
65+	5	9	9	9	7	6
Todas	25	29	25	28	25	25

Mulheres

Idade	2006	2008	2010	2012*	2014	2015
18-24	10	14	15	13	12	15
25-34	12	12	13	15	13	14
35-44	9	12	10	11	10	11
45-54	6	8	10	9	9	9
55-64	2	5	5	6	5	6
65+	1	2	2	2	2	2
Todas	8	10	11	10	9	9
Brasil Total	16	19	18	18	16	17

*Em 2012, a pergunta sobre dirigir após beber foi mudada. O referencial passou a ser "dirigir após beber qualquer quantidade". Em 2006 e 2008, o referencial era "dirigir após beber abusivo".
Proporções ponderadas para ajustar a amostra do VIGITEL à população adulta das cidades na amostra.
Fonte: Elaborada com base em Ministério da Saúde (BR).[4,14-18]

TABELA 3.3

Proporção total, por sexo e idade, de quem dirigiu um veículo motorizado após beber nos últimos 30 dias: VIGITEL 2008 a 2015

Homens

Idade	2008	2010	2012*	2014	2015
18-24	2	3	10	8	7
25-34	4	4	16	16	14
35-44	4	3	15	13	12
45-54	3	3	12	10	8
55-64	2	1	9	7	6
65+	0,5	0,1	5	4	5
Todas	3	3	13	10	10

Mulheres

Idade	2008	2010	2012*	2014	2015
18-24	0,3	0,3	2	1	2
25-34	0,7	0,4	4	4	3
35-44	0,3	0,2	1	0,5	2
45-54	0,2	0,2	1	0,5	1
55-64	0,1	5	6	5	0,6
65+	0	0,1	0,6	0,3	0,3
Todas	0,3	0,2	2,3	1,7	2
Brasil Total	1,5	1,5	7	5,9	5

*Em 2012, a pergunta sobre dirigir após beber foi mudada. O referencial passou a ser "dirigir após beber qualquer quantidade". Em 2006 e 2008, o referencial era "dirigir após beber abusivo".
Proporções ponderadas para ajustar a amostra do VIGITEL à população adulta das cidades na amostra.
Fonte: Elaborado com base em Ministério da Saúde (BR).[14-18]

ses para mulheres/homens em uma mesma ocasião nos 30 dias anteriores à entrevista. Os dados começam em 2008 porque o VIGITEL não usou essa pergunta no levantamento de 2006. Observa-se um aumento considerável na proporção após 2012, porque nesse ano a pergunta feita aos entrevistados mudou de "dirigir veículo motorizado após beber 4+/5+ doses" para "dirigir após beber qualquer quantidade". Com essa mudança na pergunta, a proporção de brasileiros que responderam positivamente aumentou de 1,5%, em 2010, para 7%, em 2012 (veja última fila da tabela). Aumentos consideráveis podem ser vistos também nas taxas totais para homens e mulheres.

A mudança na pergunta em 2012 coincide com o ano em que o limite legal de álcool no sangue para dirigir veículos no Brasil passou a ser ,01. Acima desse nível, os motoristas recebem uma ofensa administrativa que acarreta multa e suspensão da licença para dirigir. Um conteúdo de álcool no sangue acima de ,06 é uma ofensa criminal que acarreta multa mais alta e até mesmo tempo de prisão. Para uma discussão mais detalhada a respeito desse tema, veja Andreuccetti e colaboradores,[20] Campos e colaboradores[21] e Pechansky e colaboradores.[22] Para os homens, os dados por idade mostram que o grupo entre 25 e 44 anos de idade é o que tem a maior proporção de bebedores que declararam dirigir após beber. Após os 44 anos, e sobretudo após os 55 anos de idade, esse comportamento diminui consideravelmente entre os homens. De modo geral, os dados mostram uma pequena redução na taxa, que varia entre 1 e 2% entre os vários grupos etários. Entre as mulheres, a proporção que dirigiu após beber é bem menor do que entre os homens. As taxas também são um pouco mais altas entre as mulheres mais jovens, especialmente entre as de 25 a 34 anos de idade. A tendência das taxas entre as mulheres após 2012, ano em que a pergunta foi mudada, é de estabilidade. Assim, ainda que a proporção de brasileiros que declaram dirigir após beber não pareça ter diminuído com a chamada "lei seca", essa taxa pelo menos se manteve estável.

As **Tabelas 3.4** e **3.5** mostram dados do VIGITEL por escolaridade, que podem ser vistos como um indicador simples de situação econômica pessoal no Brasil. Na **Tabela 3.4**, a proporção de mulheres/homens que bebeu 4/5 ou mais doses nos últimos 30 dias entre os indivíduos com mais escolaridade é maior do que a proporção entre os com menos escolaridade, especialmente após 2010. A tendência dos dados

TABELA 3.4

Proporção, por sexo e escolaridade, de quem bebeu mais de 4 doses (mulheres) ou mais de 5 doses (homens) em uma mesma ocasião nos últimos 30 dias: VIGITEL 2006 a 2015

Homens						
Anos de escolaridade	2006	2008	2010	2012	2014	2015
0-8	24	29	24	24	20	21
9-11	26	30	28	29	28	26
12+	27	30	31	32	28	30
Mulheres						
0-8	7	9	9	7	6	6
9-11	9	12	12	11	10	11
12+	9	12	14	14	13	14

Proporções ponderadas para ajustar a amostra do VIGITEL à população adulta das cidades na amostra.
Fonte: Elaborado com base em Ministério da Saúde (BR).[4, 14-18]

TABELA 3.5

Proporção, por sexo e escolaridade, de quem dirigiu um veículo motorizado após beber nos últimos 30 dias: VIGITEL 2008 a 2015

Homens					
Anos de escolaridade	2008	2010	2012*	2014	2015
0-8	2	2	8	6	6
9-11	4	3	13	11	10
12+	6	5	19	16	14
Mulheres					
0-8	0,3	0,1	0,5	0,1	0,1
9-11	0,2	0,2	2	1,2	1
12+	0,9	0,8	6	5	4

*Em 2012, a pergunta sobre dirigir após beber foi mudada. O referencial passou a ser "dirigir após beber qualquer quantidade". Em 2006 e 2008, o referencial era "dirigir após beber abusivo".
Proporções ponderadas para ajustar a amostra do VIGITEL à população adulta das cidades na amostra.
Fonte: Elaborada com base em Ministério da Saúde (BR).[14-18]

para homens e mulheres desde 2006 mostra que a proporção de pessoas que bebem 4/5 doses ou mais diminuiu após 2010 entre os de menor escolaridade, mantendo-se estável entre aqueles com 12 ou mais anos de escolaridade.

As taxas de dirigir após beber na **Tabela 3.5** mostram tendências diferentes daquelas na **Tabela 3.4**. Na **Tabela 3.5**, os dados mostram estabilidade a partir de 2012, quando a pergunta no levantamento foi mudada e a lei que impôs um nível legal de álcool no sangue mais baixo foi adotada. Existe também uma diferença entre os dados para homens e mulheres. A tendência entre os homens é de uma pequena redução na taxa em todos os três níveis de escolaridade após 2012. Entre as mulheres, as taxas permanecem estáveis de 2012 a 2015.

Uso de álcool no Brasil: Pesquisa Nacional de Saúde (PNS), 2013

A PNS também é organizada pelo IBGE.[5] Foi feita pela primeira vez em 2013 e está planejada para ser lançada periodicamente a cada cinco anos. As pessoas entrevistadas são adultos de 18 anos de idade ou mais, selecionados aleatoriamente por meio de uma amostra conglomerada em três estágios (setores censitários, domicílios, residentes) em todo o território nacional. Assim, então, os dados da PNS são representativos de toda a população brasileira adulta, o que não é o caso dos dados do VIGITEL, que são obtidos apenas em áreas urbanas selecionadas. Em 2013, foram entrevistadas 62.986 pessoas, com uma taxa de resposta de 77%. As pessoas selecionadas são entrevistadas nas suas residências por entrevistadores treinados do IBGE que utilizam um questionário estandardizado programado em um *personal digital assistant*.

A **Tabela 3.6** mostra cinco indicadores diferentes de uso de álcool cobertos pela PNS por sexo para o Brasil e Regiões. Primeiro, pouco mais de um terço dos homens no Brasil consumiu álcool pelo menos uma vez por semana nos últimos 30 dias. A taxa varia de um terço, no Norte, a dois quintos dos homens no Sul do País. A idade média de início de beber não varia muito no Brasil como um todo e para as cinco diferentes Regiões. Ela está pouco abaixo da idade legal para consumir bebidas alcoólicas. Dirigir após beber é relativamente comum entre os homens, como já observado com os dados do VIGITEL. Os dados da PNS, no entanto, são diferentes porque a pergunta feita nesta pesquisa é diferente daquela no VIGITEL. Na PNS, os entrevistados são perguntados sobre dirigir "logo após" beber. Os dados na **Tabela 3.6** mostram que a proporção de homens e mulheres que responderam afirmativamente à pergunta no Brasil como um todo foi de 27 e 12%, respectivamente. A comparação desses dados com os do VIGITEL para o ano 2014, que está próximo ao ano de coleta de dados da PNS, mostra que os dados do VIGITEL são mais baixos, 10% para homens e 5,9% para mulheres. Essa diferença é difícil de explicar. Primeiro, a pergunta do VIGITEL é mais ampla. O referencial é dirigir "após beber qualquer quantidade", sem referência ao tempo entre o beber e o dirigir. A pergunta da PNS é mais restrita, porque se refere a dirigir "logo após beber". Assim, a PNS deveria ter taxas mais baixas que o VIGITEL. No entanto, a PNS entrevista pessoas em áreas urbanas e rurais, enquanto o VIGITEL somente o faz em áreas urbanas. Se a taxa de dirigir após beber é mais alta em áreas rurais, isso poderia explicar a diferença entre os dois levantamentos. Segundo, as entrevistas na PNS são feitas pessoalmente; no VIGITEL, elas são feitas pelo telefone. É possível que os entrevistados se sintam mais confortá-

TABELA 3.6

Indicadores selecionados de consumo de álcool por sexo no Brasil e Regiões: Pesquisa Nacional de Saúde, 2013						
Homens						
	Brasil	Norte	Nordeste	Sudeste	Sul	Centro-Oeste
Bebeu uma vez ou mais por semana	36	29	36	36	42	37
Idade de início do beber	17,9	17,8	17,7	18,0	17,8	17,8
Dirigiu logo após beber	27	29	32	23	27	34
Bebeu 5+ doses em uma ocasião nos últimos 30 dias	22	23	25	20	18	24
Bebeu 5+ doses em uma ocasião 4+ vezes nos últimos 30 dias	10	10	12	10	6	11
Mulheres						
	Brasil	Norte	Nordeste	Sudeste	Sul	Centro-Oeste
Bebeu uma vez ou mais por semana	13	9	11	14	16	15
Idade de início do beber	20,6	20,7	20,0	20,9	20,2	21,2
Dirigiu logo após beber	12	21	13	11	10	15
Bebeu 4+ doses em uma ocasião nos últimos 30 dias	7	6	7	7	5	9
Bebeu 4+ doses em uma ocasião 4+ vezes nos últimos 30 dias	2	2	3	3	0,6	3

Fonte: Ministério da Saúde (BR).[5]

veis em declarar que dirigiram após beber a um entrevistador em pessoa do que no telefone.

Os outros dois indicadores de uso de álcool na PNS são o de beber abusivo, quatro ou mais doses para mulheres e cinco ou mais doses para homens, coletados com duas frequências distintas, uma vez apenas ou quatro ou mais vezes nos últimos 30 dias. A primeira taxa mostra que, no Brasil como um todo, aproximadamente um quinto dos homens e menos de um décimo das mulheres beberam 5/4 doses em uma ocasião nos últimos 30 dias. Dados semelhantes do VIGITEL de 2014, na **Tabela 3.2**, mostram uma taxa semelhante para os homens, 25%, mas a taxa para as mulheres é mais alta, 16%. Isso poderia ser explicado pelas mesmas diferenças amostrais e da coleta de dados entre o VIGITEL e a PNS já discutidas. Em se considerando as Regiões do Brasil, a taxa mais baixa para homens está na Região Sul, e a mais alta, no Nordeste. Para as mulheres, as taxas são equivalentes para as Regiões Norte, Nordeste e Sudeste. A taxa para a Região Centro-Oeste é quase duas vezes mais alta que a taxa para a Região Sul.

As taxas de beber 5+/4+ quatro vezes ou mais nos últimos 30 dias são inevitavelmente mais baixas que as taxas referentes a uma ocasião nos últimos 30 dias. No Brasil todo, um décimo dos homens e apenas 2% das mulheres informam beber 5/4 ou mais doses quatro ou mais vezes nos últimos 30 dias. As taxas para as Regiões não mostram muitas diferenças, com uma exceção: entre homens e mulheres, a taxa é mais baixa para a Região Sul. Por exemplo, entre os homens, a taxa no Nordeste é duas vezes mais alta que no Sul do País; entre as mulheres, a taxa no Nordeste é cinco vezes mais alta do que a taxa no Sul.

TABACO

O tabagismo é considerado um problema de saúde pública, com sua prática enfaticamente desaconselhada e restrita. O tabaco é comprovadamente o principal fator de risco para uma série de doenças crônicas, como câncer e doenças pulmonares e cardiovasculares. No âmbito nacional, o LENAD e o VIGITEL indicam ter havido uma diminuição considerável no consumo de tabaco nos últimos anos. Essa diminuição é fruto provável de uma ampla iniciativa de prevenção que, felizmente, atingiu tanto adultos como adolescentes do Brasil. Os dados do LENAD mostram que a prevalência de fumantes é maior entre os homens, tanto em 2006 (27%) como em 2012 (21%), enquanto, entre as mulheres, 15% se declaravam fumantes em 2006 e 13% em 2012.[3] A seguir, serão apresentados os dados do VIGITEL de 2006 a 2015 e da PNS de 2013.

TENDÊNCIAS NO USO DE TABACO ENTRE 2006 E 2015: VIGITEL

A **Tabela 3.7** mostra dados do VIGITEL de 2006 a 2015 com a proporção de homens e mulheres fumantes na população adulta das 26 capitais e do Distrito Federal. Entre os homens,

TABELA 3.7

Proporção total, por sexo e idade, de fumantes na população adulta (18+): VIGITEL 2006 a 2015

Homens

Idade	2006	2008	2010	2012	2014	2015
18-24	18	20	13	12	9	10
25-34	19	21	23	16	16	13
35-44	22	18	17	16	12	14
45-54	26	20	20	18	15	13
55-64	20	17	20	20	13	16
65+	13	13	11	11	10	10
Todas	20	19	18	15	12	12

Mulheres

Idade	2006	2008	2010	2012	2014	2015
18-24	10	10	12	4	6	4
25-34	11	11	12	8	8	8
35-44	16	13	14	11	8	7
45-54	19	17	16	14	12	12
55-64	11	13	13	12	12	11
65+	7	7	6	5	6	7
Todas	13	12	13	9	9	8
Brasil	16	15	15	12	11	9

Proporções ponderadas para ajustar a amostra do VIGITEL à população adulta das cidades na amostra.
Fonte: Elaborada com base em Ministério da Saúde (BR).[4, 14-18]

TABELA 3.8

Proporção, por sexo e escolaridade, de fumantes na população adulta (18+): VIGITEL 2006 a 2015

Homens

Anos de escolaridade	2006	2008	2010	2012	2014	2015
0-8	24	25	22	21	16	17
9-11	16	13	14	12	13	12
12+	14	12	11	12	8	9

Mulheres

Anos de escolaridade	2006	2008	2010	2012	2014	2015
0-8	15	15	15	12	12	12
9-11	11	8	10	8	8	7
12+	9	9	9	7	6	6

Proporções ponderadas para ajustar a amostra do VIGITEL à população adulta das cidades na amostra.
Fonte: Elaborada com base em Ministério da Saúde (BR).[4, 14-18]

os dados por idade mostram uma queda da taxa de fumantes em todos os grupos etários e na taxa total. As taxas nos grupos 18-24 e 45-54 em 2015 são aproximadamente metade das taxas em 2006. As reduções entre as mulheres não são tão grandes quanto as dos homens porque as mulheres já tinham taxas consideravelmente mais baixas que os homens em 2006. No Brasil todo, a taxa de fumantes caiu 7 pontos percentuais, um decréscimo de 44%.

A **Tabela 3.8** mostra dados significativos porque nela se vê que a queda na taxa de fumantes está presente em todos os grupos de escolaridade e entre homens e mulheres. No entanto, há ainda uma diferença importante por escolaridade, já que as taxas entre o grupo com 0-8 anos de escolaridade são duas vezes mais altas que as do grupo com maior escolaridade, 12 anos ou mais, tanto entre homens como entre mulheres.

Uso de tabaco no Brasil: Pesquisa Nacional de Saúde (PNS), 2013

A **Tabela 3.9** mostra indicadores selecionados do uso de produtos de tabaco no Brasil e Regiões coletados pela PNS de 2013. Entre os homens, verifica-se que as taxas urbanas de uso de tabaco são de 2 a 4 pontos percentuais mais baixas do que as taxas rurais. Entretanto, todas as taxas de uso nas primeiras três filas da tabela mostram que cerca de um quinto da população de homens no Brasil é fumante atual de tabaco em geral, fumante diário e fumante atual de cigarro. Fumante, na PNS, é qualquer pessoa que faz uso de um produto de tabaco que produz fumaça. Essas mesmas taxas não variam muito em magnitude nas várias Regiões brasileiras. Aproximadamente pouco mais de metade da população de fumantes no Brasil tentou parar de fumar nos últimos 12 meses, mas a maioria o fez por conta própria, pois uma proporção muito menor chegou a procurar tratamento.

Os dados para mulheres mostram taxas de fumantes atuais, fumantes diários e fumantes de cigarros que são mais baixas que as taxas dos homens para o Brasil todo e para as Regiões. No entanto, as taxas urbanas e rurais não são diferentes, o que não é o caso entre os homens. Com relação às diferenças nas várias Regiões brasileiras, as taxas de fumantes diários e fumantes de cigarro são mais baixas no Norte do que nas outras Regiões. A proporção de mulheres que tentou parar de fumar nos 12 meses anteriores à entrevista é 5 ou 10 pontos percentuais maior que a proporção de homens no Brasil todo e em todas as Regiões, com exceção da Centro-Oeste. Com relação à busca de tratamento, entre as mulheres, essas taxas são um pouco mais altas nas Regiões Sudeste, Sul e Centro-Oeste do que nas demais.

A **Figura 3.1** mostra a proporção de pessoas de 18 anos ou mais que usou produtos derivados do tabaco de acordo com dados da PNS de 2013. Os dados mostram que a taxa de uso é mais alta entre os homens do que entre as mulheres, entre as pessoas de 40 a 59 anos de idade, entre as pessoas de cor/raça negra ou parda e entre os de menor escolaridade. De fato, esta última característica parece uma das mais importantes na determinação do uso de produtos de tabaco no País.

TABELA 3.9

Indicadores selecionados do uso de produtos de tabaco entre pessoas de 18 anos ou mais por sexo e idade no Brasil e Regiões: Pesquisa Nacional de Saúde, 2013

Homens

	Brasil Urbano	Rural	Norte	Nordeste	Sudeste	Sul	Centro-Oeste
Proporção de fumantes atuais de tabaco	18	22	19	19	19	19	17
Proporção de fumantes diários	16	19	13	16	17	17	15
Proporção de fumantes atuais de cigarro	18	22	18	19	19	19	16
Proporção de fumantes que tentou parar/12 meses	48	46	45	51	46	48	48
Proporção que procurou tratamento	7	2	4	3	7	9	9

Mulheres

	Brasil Urbano	Rural	Norte	Nordeste	Sudeste	Sul	Centro-Oeste
Proporção de fumantes atuais	11	11	8	10	11	13	10
Proporção de fumantes diários	10	9	6	8	10	12	9
Proporção de fumantes de cigarro	11	10	7	9	11	13	10
Proporção de fumantes que tentou parar/12 meses	55	60	60	58	55	58	50
Proporção que procurou tratamento	13	7	4	7	13	17	17

Fonte: Ministério da Saúde (BR).[5]

Figura 3.1 Proporção de pessoas de 18 anos ou mais usuárias atuais de produtos de tabaco por sexo, idade, cor ou raça e escolaridade: PNS Brasil, 2013.
Fonte: Ministério da Saúde (BR).[5]

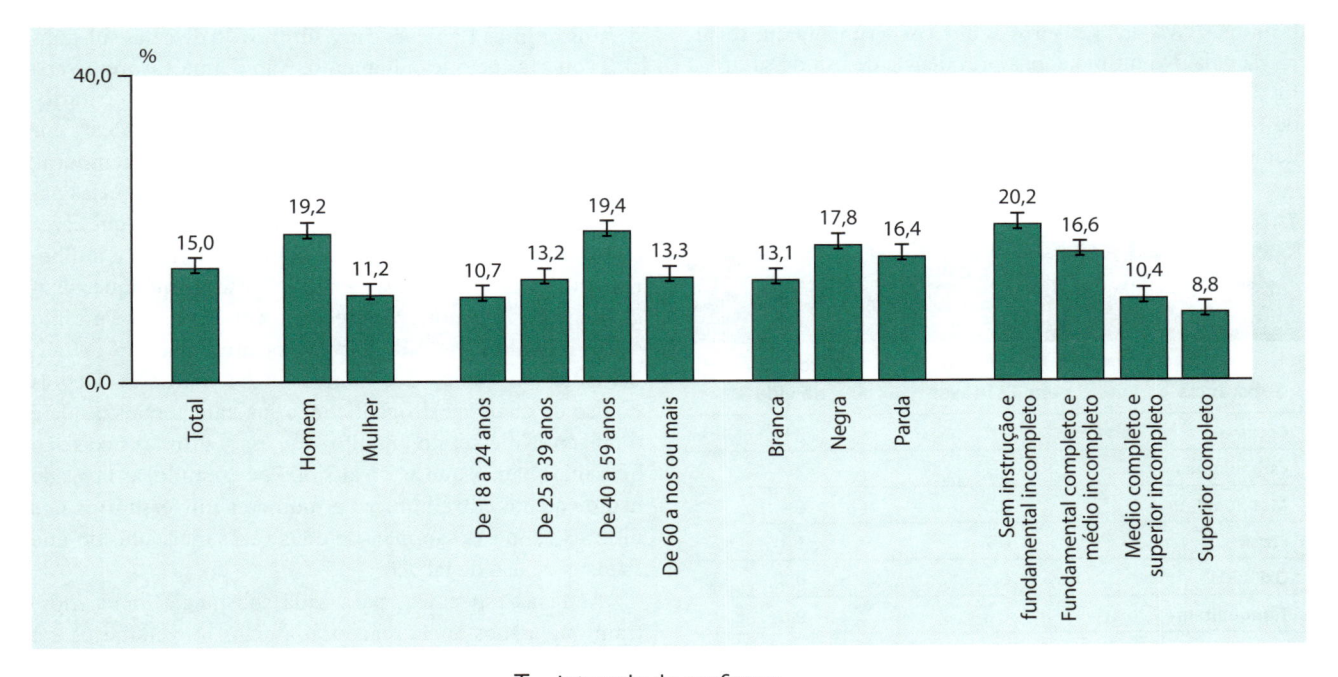

Valores do gráfico: Total 15,0; Homem 19,2; Mulher 11,2; De 18 a 24 anos 10,7; De 25 a 39 anos 13,2; De 40 a 59 anos 19,4; De 60 anos ou mais 13,3; Branca 13,1; Negra 17,8; Parda 16,4; Sem instrução e fundamental incompleto 20,2; Fundamental completo e médio incompleto 16,6; Medio completo e superior incompleto 10,4; Superior completo 8,8.

I Intervalo de confiança

USO DE SUBSTÂNCIAS ILÍCITAS: LENAD 2012

O Brasil tem mais dados nacionais sobre o uso de álcool e produtos de tabaco do que sobre o uso de drogas ilícitas ou drogas lícitas, mas usadas sem prescrição médica, porque várias pesquisas nacionais de vigilância epidemiológica entre adultos brasileiros, como o VIGITEL e a PNS, não cobrem o uso dessas substâncias. O levantamento nacional de 2010 entre universitários nas 26 capitais do Brasil cobre tanto drogas lícitas, como álcool e tabaco, quanto drogas ilícitas e psicotrópicos usados sem prescrição. Esse levantamento é discutido a seguir.

Nesta seção, serão discutidos os dados do LENAD II, de 2012, que cobrem o uso de drogas ilícitas e psicotrópicos sem prescrição entre adultos de 18 anos de idade e mais. Infelizmente, os dados coletados pelo LENAD de 2006 não podem ser comparados com os dados de 2012, porque a metodologia de coleta de informações sobre essas substâncias foi diferente entre as duas ondas do levantamento. A Tabela 3.10 mostra a taxa de uso na vida e nos últimos 12 meses de substâncias ilícitas e psicotrópicos sem prescrição. As drogas mais usadas tanto na vida como nos últimos 12 meses são os tranquilizantes. Essas drogas têm uma taxa de prevalência na vida e nos últimos 12 meses que são 2,4 e 1,4 vezes mais altas, respectivamente, do que as taxas de uso de maconha. Depois dessas, as drogas mais usadas são a maconha, a cocaína e os estimulantes.

A substância ilícita com maior prevalência de uso na população brasileira adulta é a maconha. Analisando o uso nos últimos 12 meses e na vida, 2,5 e 6,8% dos brasileiros adultos declaram tê-la usado. O uso de cocaína e *crack* tem-se tornado muito mais visível no Brasil nos últimos anos. Como se pode observar na Tabela 3.10, os dados de LENAD II mostram que 3,8% de brasileiros adultos experimentaram cocaína na vida. No último ano, a prevalência de uso dessa droga foi de 1,7% entre os adultos. A taxa de prevalência do *crack* é de 1,3% dos adultos. Ou seja, mais ou menos 1 em cada 100 adultos usou *crack* nos últimos 12 meses.

TABELA 3.10

Proporção de pessoas de 18 anos de idade ou mais que usaram determinadas substâncias psicotrópicas nos últimos 12 meses e na vida: LENAD II, 2012

Substância	% com uso em 12 meses	% com uso na vida
Cocaína	1,7	3,8
Estimulantes	1,1	2,7
Metilfenidato	0,3	0,4
Crack	0,7	1,3
Oxi	0,3	0,3
Tranquilizantes	6	9,6
Solventes	0,5	2,2
Ecstasy	0,2	0,7
Morfina	0,6	0,8
Heroína	0,2	0,2
Esteroides	0,3	0,6
Alucinógenos	0,5	0,9
Anestésicos	0,3	0,6
Cristal	0,3	0,3
Maconha	2,5	6,8

Fonte: Laranjeira e colaboradores.[3]

USO DE ÁLCOOL, TABACO E OUTRAS DROGAS E O USO DE RISCO ENTRE UNIVERSITÁRIOS NO BRASIL

USO NA VIDA, NOS ÚLTIMOS 12 MESES E NOS ÚLTIMOS 30 DIAS

O uso de drogas lícitas e ilícitas por jovens universitários é uma preocupação de saúde pública em muitos países. De modo geral, jovens universitários têm taxas altas de uso de todos os tipos de drogas. Esse uso é um fator de risco importante para vários problemas de saúde e acadêmicos, mas também acidentes de tráfego e mortes acidentais. No Brasil, o estudo mais completo do uso de drogas lícitas e ilícitas entre jovens universitários foi completado em 2010 pela SENAD em colaboração com o GREA/FMUSP.[10] O estudo entrevistou 12.711 universitários em 26 capitais do Brasil e no Distrito Federal. A amostra foi aleatória, constituída por dois estágios (instituição universitária e turmas em cada instituição). Os entrevistados responderam a um questionário estandardizado distribuído por pessoal treinado durante o horário de classe nas universidades.

A Tabela 3.11 mostra as taxas, por sexo, de uso na vida, nos últimos 12 meses e nos últimos 30 dias das substâncias cobertas pelo levantamento. Não é uma surpresa verificar que a substância de maior uso entre os universitários brasileiros é o álcool, com taxas de uso de 90,3 a 55,8% entre homens e mulheres, dependendo do marco temporal. Depois do álcool, as taxas mais altas de uso são aquelas para qualquer tipo de droga ilícita, o que demonstra que cerca de metade da população universitária de homens e mulheres já usou drogas ilícitas na vida. O uso de qualquer droga ilícita nos últimos 12 meses também é alto, e até mesmo o uso nos últimos 30 dias, que é positivo para aproximadamente um quarto dos homens e das mulheres. Depois do uso de qualquer droga ilícita, a substância mais usada é o tabaco. Note-se, no entanto, que essas últimas taxas são bem mais baixas que as do álcool. Por exemplo, as taxas de uso de álcool entre homens e mulheres universitários nos últimos 12 meses são mais de duas vezes mais altas do que as taxas de uso de tabaco.

As taxas específicas para cada substância ilícita mostram que a substância mais usada pelos universitários é a maconha/haxixe/*skank*. Aproximadamente um terço dos homens e um quinto das mulheres já usaram essas substâncias na vida. As taxas para uso nos últimos 12 meses e nos últimos 30 dias são mais ou menos duas vezes mais altas entre os homens do que entre as mulheres. Depois da maconha, as substâncias mais usadas pelos homens são, em ordem de uso, os inalantes e os solventes, a cocaína em pó, os tranquilizantes e ansiolíticos, os esteroides e os anfetamínicos. As substâncias mais usadas pelas mulheres são diferentes. Em ordem de uso, são os anfetamínicos, os inalantes e solventes e os tranquilizantes e ansiolíticos. Como

TABELA 3.11

Uso na vida, nos últimos 12 meses e nos últimos 30 dias de substâncias psicotrópicas, por sexo, entre universitários brasileiros: 2010

Substância Psicotrópica/ Gênero	Uso na vida (%)		Uso nos últimos 12 meses (%)		Uso nos últimos 30 dias (%)	
	Masculino	Feminino	Masculino	Feminino	Masculino	Feminino
Álcool	90,3	83,1	77,3	68	66,6	55,8
Produtos de tabaco	51,7	42,9	31,8	24,8	23,5	20,1
Uso de drogas ilícitas	52,8	45,6	36,9	35	25,4	26,3
Maconha/haxixe/*skank*	34,5	19,9	19,8	9,2	13	6,1
Inalantes e solventes	25,5	16,6	9,1	4,7	3,6	2,4
Cocaína (pó)	11,3	5	4,8	1,6	2,4	1,4
Merla	1,3	0,3	0,2	0,1	0,1	0,1
Crack	2,1	0,5	0,3	0,1	0,3	0,1
Alucinógenos	11	4,9	6	3,4	3,4	2,4
Cetamina®	0,6	0,9	0,4	0,8	0,4	0,8
Chá de *ayahuasca*	1,9	1	0,9	0,8	0,2	0,1
Ecstasy	11	4,9	4,7	1,9	2,8	1,3
Esteroides anabolizantes	8,1	0,4	2	0,2	1,1	0
Tranquilizantes e ansiolíticos	9,3	14,7	5,6	10,3	3,5	7,4
Sedativos ou barbitúricos	1,4	1,9	0,4	1,6	0,2	1,4
Analgésicos opiáceos	4,4	6,3	2,2	4,8	1	2,7
Xaropes à base de codeína	2,3	2,9	0,8	1,2	0,2	1,1
Anticolinérgicos	1,1	1,2	0,6	0,6	0,2	0,5
Heroína	0,5	0	0,1	0	0,1	0
Anfetamínicos	8,1	18,1	5,5	14,1	4,4	11,7
Drogas sintéticas	2,7	1,8	1	1,1	0,5	1

Fonte: Secretaria Nacional de Políticas sobre Drogas.[10]

era de se esperar, tanto entre homens como entre mulheres, a taxa de uso de todas as substâncias cai consideravelmente quando os marcos referenciais de tempo de uso são mais curtos, como 12 meses ou 30 dias. Assim, por exemplo, a taxa de uso de cocaína em pó na vida cai de 11,3 e 5% entre homens e mulheres para 2,4 e 1,4%, respectivamente, para o uso nos últimos 30 dias.

A comparação das taxas entre os universitários com as da população em geral no informe da SENAD[10] (dados não apresentados em tabela) mostra que as taxas de uso de substâncias entre os primeiros são mais altas que as da população em geral. Essa diferença está presente até mesmo quando a comparação é restrita à faixa etária de 18 a 24 ou 25 a 34 anos, o grupo etário que forma 83% da amostra de universitários estudada. Por exemplo, para taxas de uso na vida, a maconha/haxixe/*skank* foi usada por 27% dos universitários de 18 a 24 anos e por 17% da população em geral no mesmo grupo etário. No grupo de 25 a 34 anos, a taxa para os universitários é de 29%, enquanto para a população em geral é de 13%.

Uso nos últimos 12 meses por jovens universitários nas Regiões do Brasil

A **Tabela 3.12** mostra que o uso de álcool, de produtos de tabaco e de drogas ilícitas varia entre as Regiões do Brasil. O uso de álcool, produtos de tabaco, qualquer droga ilícita e maconha/haxixe/*skank*, alucinógenos, tranquilizantes e ansiolíticos e analgésicos opiáceos é maior na Região Sul. Os inalantes e solventes são mais usados na Região Nordeste; o uso de *ecstasy* é semelhante nas Regiões Sudeste, Sul e Centro-Oeste; e os anfetamínicos são mais usados na Região Sudeste.

Uso de substâncias psicotrópicas com risco moderado ou alto

A **Tabela 3.13** mostra a proporção de universitários que usou substâncias psicotrópicas com risco moderado ou alto. O risco foi avaliado com o Teste de Triagem de Envolvimento com Álcool, Tabaco e Outras Substâncias (ASSIST).

TABELA 3.12

Uso nos últimos 12 meses de substâncias psicotrópicas no Brasil e Regiões entre universitários: 2010

Substância psicotrópica/ Região administrativa	Uso nos últimos 12 meses (%)					
	Total	Norte	Nordeste	Sudeste	Sul	Centro-Oeste
Álcool	72	56,8	70,6	72,3	86,3	73,3
Produtos de tabaco	27,8	17,9	18,1	30,7	32,2	24
Uso de drogas ilícitas	35,8	21,3	28,3	38,3	45,9	30,6
Maconha/haxixe/*skank*	13,8	7	8,6	14,8	24,5	14,4
Inalantes e solventes	6,5	1,7	9,4	6,3	2,8	6
Cocaína (pó)	3	1,3	2	3,2	4,2	3,7
Merla	0,1	0,3	0	0,1	0,2	0,3
Crack	0,2	0,1	0,2	0,2	0,2	0,1
Alucinógenos	4,5	1,4	2,5	4,9	9,2	5,2
Cetamina®	0,6	0,1	0,1	0,8	0	0,4
Chá de *ayahuasca*	0,9	0,7	0,2	1,1	0,6	0,4
Ecstasy	3,1	0,9	1,5	3,5	3,8	3,2
Esteroides anabolizantes	0,9	1,1	1,2	0,8	0,3	0,9
Tranquilizantes e ansiolíticos	8,4	4,2	7,5	8,8	11,1	6,2
Sedativos ou barbitúricos	1,1	0,4	0,6	1,4	0,6	0,6
Analgésicos opiáceos	3,8	4	3,4	3,6	7,4	4,3
Xaropes à base de codeína	1	1,4	0,8	0,9	1,9	1,9
Anticolinérgicos	0,6	0,6	0,4	0,6	0,4	0,9
Heroína	0,1	0	0,2	0	0,3	0,3
Anfetamínicos	10,5	3,5	3,3	13,1	6,8	4,9
Drogas sintéticas	1,1	0,8	0,2	1,3	1,6	0,7

Fonte: Secretaria Nacional de Políticas sobre Drogas.[10]

Esse questionário usa perguntas sobre frequência, problemas relacionados ao uso, preocupação com o uso por pessoas próximas ao entrevistado, problemas na execução de tarefas esperadas, tentativas falhas para cessar ou reduzir o uso, sentimento de compulsão e uso por via injetável para avaliar o risco no uso de substâncias. O ASSIST foi validado para uso na população brasileira por Henrique e colaboradores.[23] A maconha/haxixe/*skank* é a substância que gera risco moderado na maior proporção de universitários. Aproximadamente um décimo dos homens e 5% das mulheres usam a maconha de forma a gerar risco moderado. As demais drogas geram risco moderado em proporções que variam de 3,7 (anfetaminas) a 0% (merla), entre os homens, e de 5,9 (anfetaminas) a 0,1% (*crack*, cetamina, esteroides, heroína), entre as mulheres. O risco alto é raro entre os universitários. A maconha/haxixe/*skank* gera risco alto em 0,4% das mulheres; os tranquilizantes/ansiolíticos geram risco alto em 0,5% das mulheres; e os sedativos/barbitúricos geram risco alto em 0,1% das mulheres.

CONSIDERAÇÕES FINAIS

O conteúdo deste capítulo se restringiu propositalmente aos levantamentos governamentais descritos, já que os levantamentos acadêmicos, como o LENAD I e II, ainda que mais completos em cobertura do que os levantamentos governamentais, não têm periodicidade garantida. Portanto, esses levantamentos não podem, até o momento, ser vistos como sistemas estabelecidos de vigilância epidemiológica sobre o consumo de substâncias no Brasil. Ainda com essa restrição, o Brasil fez considerável progresso nos últimos 10 anos na coleta de dados sobre indicadores epidemiológicos de consumo de álcool e tabaco na população em geral de 18 anos de idade ou mais. Ambos os sistemas de vigilância epidemiológica existentes no momento, o VIGITEL e a PNS, entrevistam amostras aleatórias da população periodicamente. O VIGITEL tem sido conduzido anualmente desde 2006. No entanto, é mais limitado que a PNS, porque só coleta dados em capitais estaduais e no Distrito Federal. A PSN só foi feita uma vez até o

TABELA 3.13

Uso de substâncias com risco moderado ou alto, por sexo, segundo o ASSIST entre universitários brasileiros: 2010						
	ASSIST					
	Risco moderado (%)			Risco alto (%)		
Substância psicotrópica	Total	Masculino	Feminino	Total	Masculino	Feminino
Maconha/haxixe/*skank*	7,8	10,5	5,6	0,6	0	0,4
Solventes ou inalantes	1,2	1,5	1	0	0	0
Cocaína	1,8	2,4	1,3	0	0	0
Merla	0,1	0	0,2	0	0	0
Crack	0,1	0,1	0,1	0	0	0
Alucinógenos	1,3	1,3	1,3	0	0	0
Cetamina®	0,2	0,3	0,1	0	0	0
Chá de *Ayahuasca*	0,2	0,2	0,2	0	0	0
Ecstasy	1,6	2,2	1,2	0	0	0
Esteroides anabolizantes	0,5	1,1	0,1	0	0	0
Tranquilizantes/Ansiolíticos	3	1,9	3,8	0,4	0	0,5
Sedativos ou barbitúricos	0,3	0,2	0,4	0	0	0,1
Analgésicos opiáceos	0,9	0,4	1,3	0	0	0
Xaropes à base de codeína	0,4	0,4	0,3	0	0	0
Anticolinérgicos	0,2	0,1	0,3	0	0	0
Heroína	0,1	0,1	0,1	0	0	0
Anfetaminas	3,7	1,1	5,9	0	0	0
Drogas sintéticas	1	0,7	1,2	0	0	0

Fonte: Secretaria Nacional de Políticas sobre Drogas.[10]

momento, em 2013, com um segundo levantamento planejado para 2018. Implementar esses levantamentos periodicamente é importante para identificar tendências no consumo de álcool e outras drogas lícitas e ilícitas no País.

No momento, os dois sistemas mencionados têm excelentes níveis de participação, mas o VIGITEL está mais sujeito a dificuldades no futuro, caso a população brasileira abandone em grandes proporções o uso de linhas telefônicas residenciais fixas para limitar-se ao uso de telefones celulares. Por exemplo, nos Estados Unidos, apenas 53% das residências mantinham linhas telefônicas fixas em 2015.[24] Para enfrentar essa dificuldade metodológica, o VIGITEL provavelmente terá de mudar a estrutura da amostra e passar a incluir telefones celulares para, assim, manter a representatividade dos dados que coleta. Uma segunda dificuldade em potencial é a queda na taxa de participação nas entrevistas. Novamente, usando os Estados Unidos como exemplo, levantamentos pelo telefone nesse país têm taxas de participação no máximo ao redor de 50%, o que pode criar limitações na validade dos dados colhidos e na representatividade da amostra. Essas dificuldades potenciais não afetam a PNS, dado que sua amostra é nacional, entrevistando face a face pessoas em zonas urbanas e rurais.

Tanto o VIGITEL como a PNS têm limitações nos indicadores que cobrem no momento. Existe cobertura da frequência do beber e da idade média de início do beber. A cobertura do beber abusivo é importante. No entanto, essa definição tem recebido críticas recentemente na literatura científica de língua inglesa. Os críticos argumentam, entre outros fatores, que a medida tem capacidade limitada de predizer futuro comportamento de beber e limitada utilidade na clínica. Dizem, também, que a medida leva a uma falsa divisão da população entre os que bebem e os que não bebem em *binge*.[25] A cobertura de dirigir sob os efeitos do álcool também é importante, mas esse é apenas um dos muitos problemas associados com o uso de álcool na população.

Todavia, um dos mais importantes indicadores que não está coberto pelos sistemas de vigilância na área de substâncias psicoativas no Brasil é o transtorno por uso dessas substâncias como definido pelo DSM-5. A ausência desse indicador cria uma lacuna importante na área de uso que traz danos à população. Essa ausência cria também lacunas em outras áreas, como, por exemplo, utilização de tratamento e estimativa de custos associados com transtornos por uso. Assim, os dados epidemiológicos nacionais revisados neste capítulo oferecem uma visão parcial, incompleta, do consumo de substâncias no Brasil. Essa visão parcial sugere que o consumo de álcool entre adultos no Brasil tem-se mantido estável nos últimos 10 anos, especialmente no que se refere à proporção da população que usa álcool, à idade média de início do beber e à proporção da população que usa álcool de forma abusiva (4+/5+ para mulheres/homens). O panorama relacionado a dirigir veículos sob os efeitos do álcool é mais complexo. Desde a mudança das leis sobre o conteúdo legal de álcool no sangue para dirigir, em 2012, a tendência dos dados não é claramente a favor de um efeito positivo de redução na taxa desse indicador.

O uso de produtos de tabaco tem uma situação especial, uma vez que os dados epidemiológicos mostram uma diminuição considerável de uso no Brasil, especialmente se esses dados são vistos por níveis de escolaridade. No entanto, a diferença de uso entre os que têm mais e menos escolaridade é preocupante, já que indica que uma proporção considerável da população brasileira ainda está exposta ao fumo como um fator de risco para a saúde.

A cobertura de uso de drogas ilícitas deixa a desejar. O VIGITEL e a PNS não cobrem drogas ilícitas e drogas lícitas usadas sem prescrição médica. No Brasil, essa informação em âmbito nacional foi coletada pelo LENAD II, em 2012, ou seja, há alguns anos. O levantamento de estudantes universitários organizado pela SENAD/GREA, em 2010, cobriu drogas ilícitas e lícitas para essa população. Esse foi um levantamento complexo, com taxas altas de participação e com uma cobertura de dados rica em detalhes do consumo também de álcool e tabaco e consumo de risco de álcool e outras drogas. Este último indicador deveria ser coberto também entre a população de adolescentes e adultos.

O que deveria, então, ser feito para ampliar a vigilância epidemiológica no Brasil sobre o consumo de álcool, tabaco e outras substâncias? Idealmente, o Brasil deveria ter um levantamento amplo, com amostra nacional residencial aleatória de adolescentes (12 a 17 anos) e adultos (mais de 18 anos), exclusivamente dedicado à vigilância da prevalência e das tendências no uso de substâncias. Essa vigilância anual também deveria ser estendida aos universitários e estudantes de nível médio. Seria importante cobrir os seguintes indicadores epidemiológicos:

Cobertura anual:

1. quantidade e frequência de consumo de álcool na vida, nos últimos 12 meses e nos últimos 30 dias
2. frequência de consumo de quatro ou mais doses de álcool, para mulheres, e cinco ou mais doses, para homens, em uma ocasião, na vida, nos últimos 12 meses e nos últimos 30 dias
3. frequência de consumo de 8 a 11 doses de álcool, e de 12 doses ou mais na vida, nos últimos 12 meses e nos últimos 30 dias
4. idade média de início do uso de bebidas alcoólicas
5. frequência e quantidade de uso habitual de tabaco e outras drogas
6. presença de problemas de saúde e problemas sociais (p. ex., dirigir veículos após uso de bebidas alcoólicas ou outras drogas, problemas com a família, na escola, no trabalho) relacionados ao uso de álcool, tabaco e outras drogas
7. transtorno por uso de substâncias, seguindo definições estandardizadas como aquela do DSM-5

Cobertura a cada três anos:

1. razões para o uso de álcool e outras substâncias
2. atitudes e normas relacionadas ao uso de álcool e outras substâncias
3. facilidade de acesso e compra de drogas lícitas sem prescrição médica e drogas ilícitas
4. frequência e quantidade de consumo de álcool e outras drogas em vários contextos (bares, festas, residência, parques, praias, etc.)

Se levantamentos com enfoque específico nessas substâncias não são possíveis, então os levantamentos existentes devem ampliar os indicadores cobertos para incluir principalmente o transtorno por uso de substâncias baseado em definições estandardizadas existentes, como o DSM-5. Dados coletados na América Latina, em São Paulo e Porto Rico mostram que esse conceito tem a mesma propriedade unidimensional verificada em dados nos Estados Unidos[26,27] e pode ser aplicado a populações latinas. Essa medida, no entanto, será de difícil condução no VIGITEL, já que entrevistas telefônicas não são o meio ideal para coletar informação sobre esse transtorno.

REFERÊNCIAS

1. American Psychiatric Association. Diagnostic and statistical manual of mental disorders: DSM-5. 5th ed. Washington: American Psychiatric Association; 2013.
2. Rothman KJ, Greenland S, Lash TL. Modern epidemiology. Philadelphia: Lippincott Williams & Wilkins; 2008.
3. Laranjeira R, Madruga C, Pinsky I, Caetano R, Mitsuhiro SS. II Levantamento Nacional de Álcool e Drogas – consumo de álcool do Brasil: tendências entre 2006/2012. São Paulo: INPAD; 2013.
4. Ministério da Saúde (BR). VIGITEL Brasil 2006: vigilância de fatores de risco e proteção para doenças crônicas por inquérito telefônico. Brasília: Ministério da Saúde; 2007.
5. Ministério da Saúde (BR). Instituto Brasileiro de Geografia e Estatística. Pesquisa nacional de saúde 2013: percepção do estado de saúde, estilos de vida e doenças crônicas. Rio de Janeiro: IBGE; 2014.
6. Carlini EA, Galduróz JCF, Noto AR, Fonseca AM, Carlini CM, Oliveira LG, et al. II Levantamento domiciliar sobre o uso de drogas psicotrópicas no Brasil: estudo envolvendo as 108 maiores cidades do país – 2005. Brasília: Secretaria Nacional Antidrogas; São Paulo: Centro Brasileiro de Informações sobre Drogas Psicotrópicas; 2007.
7. Galduróz JCF, Noto AR, Fonseca AM, Carlini EA. V Levantamento nacional sobre o consumo de drogas psicotrópicas entre

estudantes do ensino fundamental e médio da rede pública de ensino nas 27 capitais brasileiras. Brasília: Secretaria Nacional Antidrogas; São Paulo: Centro Brasileiro de Informações sobre Drogas Psicotrópicas; 2004.
8. Andrade LH, Wang Y-P, Andreoni S, Silveira CM, Alexandrino-Silva C, Siu ER, et al. Mental disorders in megacities: findings from the São Paulo megacity mental health survey, Brazil. PLoS one. 2012;7(2).
9. Laranjeira R, Pinsky I, Zaleski M, Caetano R. I Levantamento nacional sobre padrões de consumo de álcool na população brasileira. Brasília: Secretária Nacional Antidrogas Brasil; 2007.
10. Secretaria Nacional de Políticas sobre Drogas. I Levantamento nacional sobre o uso de álcool, tabaco e outras drogas entre universitários das 27 capitais brasileiras. Brasília: Secretaria Nacional de Políticas sobre Drogas; 2010.
11. Babor TF, Caetano R, Casswell S, Edwards G, Giesbrecht N, Graham K, et al. Alcohol: no ordinary commodity: research and public policy. 2nd ed. Oxford: Oxford University; 2010.
12. Caetano R, Mills B, Madruga C, Pinsky I, Laranjeira R. Discrepant trends in income, drinking, and alcohol problems in an emergent economy: Brazil 2006 to 2012. Alcohol Clin Exp Res. 2015;39(5):863-71.
13. United Nations Statistics Division. Brazil: per capita GDP at current prices - US dollars. Geneva: United Nations; 2013.
14. Ministério da Saúde (BR). VIGITEL Brasil 2008: vigilância de fatores de risco e proteção para doenças crônicas por inquérito telefônico. Brasília: Ministério da Saúde; 2009.
15. Ministério da Saúde (BR). VIGITEL Brasil 2010: vigilância de fatores de risco e proteção para doenças crônicas por inquérito telefônico. Brasília: Ministério da Saúde; 2011.
16. Ministério da Saúde (BR). VIGITEL Brasil 2012: vigilância de fatores de risco e proteção para doenças crônicas por inquérito telefônico. Brasília: Ministério da Saúde; 2013.
17. Ministério da Saúde (BR). VIGITEL Brasil 2014: vigilância de fatores de risco e proteção para doenças crônicas por inquérito telefônico. Brasília: Ministério da Saúde; 2015.
18. Ministério da Saúde (BR). VIGITEL Brasil 2015: saúde suplementar: vigilância de fatores de risco e proteção para doenças crônicas por inquérito telefônico. Brasília: Ministério da Saúde; 2017.
19. Center for Behavioral Health Statistics and Quality (US). National survey on drug use and health. Ann Arbor: Inter-university Consortium for Political and Social Research; 2016.
20. Andreuccetti G, Carvalho HB, Cherpitel CJ, Ye Y, Ponce JC, Kahn T, et al. Reducing the legal blood alcohol concentration limit for driving in developing countries: a time for change? results and implications derived from a time series analysis (2001–10) conducted in Brazil. Addiction. 2011;106(12):2124-31.
21. Campos VR, de Souza e Silva R, Duailibi S, dos Santos JF, Laranjeira R, Pinsky I. The effect of the new traffic law on drinking and driving in são Paulo, Brazil. Accid Anal Prev. 2013;50:622-7.
22. Pechansky F, Chandran A. Why don't northern American solutions to drinking and driving work in southern America? Addiction. 2012;107(7):1202-6.
23. Henrique IFS, De Micheli D, Lacerda RB, Lacerda LA, Formigoni MLOS. Validação da versão brasileira do teste de triagem do envolvimento com álcool, cigarro e outras substâncias. Rev Assoc Med Bras. 2004;50(2):199-206.
24. Blumberg SJ, Luke JV. Wireless substitution: early release estimates from the National Health Interview Survey, January-June 2015. Whashington, DC: US Department of Health and Human Services. Centers for Disease Preventions and Control. National Center for Health Statistics; 2015.
25. Ceballos NA, Babor TF. Binge drinking and the evolving language of alcohol research. J Stud Alcohol Drugs. 2017;78(4):488-90.
26. Caetano R, Vaeth PAC, Santiago K, Canino G. The dimensionality of DSM5 alcohol use disorder in Puerto Rico. Addict Behav. 2016;62:20-4.
27. Castaldelli-Maia JM, Wang Y-P, Borges G, Silveira CM, Siu ER. Investigating dimensionality and measurement bias of DSM-5 alcohol use disorder in a representative sample of the largest metropolitan área in South America. Drug Alcohol Depend. 2015;152:124-130.

4

Genética, genômica, epigenética e farmacogenética da dependência química

André Brooking Negrão, Quirino Cordeiro e Homero Vallada

PONTOS-CHAVE

✓ Há um componente de transmissão genética claro das dependências químicas entre gerações.
✓ A dependência de álcool e cocaína tem herdabilidade maior que doenças físicas.
✓ Portadores de certos marcadores genéticos estão protegidos contra a dependência de álcool.
✓ A farmacogenética auxiliará, em breve, a personalização no tratamento do tabagismo.

É consenso que as dependências químicas estão mais presentes em certas famílias do que em outras, e sabe-se que parte do que é herdado está contido em porções específicas da molécula do ácido desoxirribonucleico (DNA). Os avanços técnicos na área de genética são constantemente propalados, e com isso surge a expectativa da descoberta de genes, as tais porções do DNA que serão determinantes para certa doença. No entanto, a descoberta dos genes responsáveis pela maioria das doenças crônicas da sociedade, entre elas o diabetes melito, a hipertensão e as dependências químicas, não é tão simples assim.

Um aspecto primordial é ter sempre em mente que as dependências químicas são, na sua origem, doenças resultantes da relação entre o acervo genético do indivíduo e necessariamente ao menos um fator ambiental – o consumo da substância. Ou seja, evolutivamente, é impossível pensar em uma predisposição para esta ou aquela dependência, e sim no quanto o contato de indivíduos suscetíveis com a substância leva a padrões mal-adaptativos de consumo. Nesse sentido, os pesquisadores da área entendem que os transtornos por uso de substâncias são o produto da interação de múltiplos genes com fatores ambientais ao longo de diferentes estágios do uso até a dependência química.

HERANÇA GENÉTICA E TIPOS DE ESTUDOS

As evidências iniciais de agregação familiar na dependência química vêm da demonstração de que ela se apresenta em taxas mais altas nos pais e parentes de indivíduos afetados do que entre indivíduos-controle.[1,2] Esses estudos demonstraram, por exemplo, que filhos de pais com diferentes tipos de dependência, incluindo álcool, tinham chance oito vezes maior do que filhos de pais-controle de desenvolvê-la. No entanto, esses dados não provam que haja uma transmissão genética, uma vez que a agregação familiar pode se dar por fatores tanto genéticos como ambientais – por exemplo, o costume de beber em reuniões familiares.

Duas ordens de evidências são a prova definitiva de herança genética: os estudos de adoção e os estudos com gêmeos. Os estudos de adoção para alcoolismo demonstraram que filhos de pais biológicos diagnosticados com dependência de álcool, quando adotados, tiveram um risco quatro vezes maior de desenvolver alcoolismo do que filhos adotados de pais biológicos sem dependência química.[3] Os estudos com gêmeos, além de reforçarem o papel dos genes na transmissão das dependências, possibilitam a quantificação desse papel. Nesses estudos, compara-se a taxa de concordância do diagnóstico da dependência em gêmeos monozigóticos (idênticos geneticamente) com a taxa em gêmeos dizigóticos (50% de afinidade genética). Para que se comprove a influência genética, espera-se que mais duplas afetadas sejam vistas entre os monozigóticos do que entre os dizigóticos. Mais ainda, a partir dos estudos com gêmeos, pode-se quantificar um valor que expressa a influência genética sobre uma doença, a herdabilidade. A **Tabela 4.1** apresenta os valores da herdabilidade para dependências químicas de diferentes substâncias.

A maioria dos estudos com gêmeos foi feita para uma estimativa da herdabilidade para álcool ou nicotina e para gêmeos do sexo masculino.[4]

Nunca é demais ressaltar alguns pontos: nenhuma dependência de substância é 100% determinada geneticamente; parte do que contribui para a dependência é de ordem ambiental (disponibilidade, estresses ambientais, etc.); e as taxas de hereditariedade são mais altas do que as de outras doenças crônicas, como diabetes melito tipo 2 (entre 41 e 55%) e colite ulcerativa (50%).[5,6]

Uma vez determinado o quanto da suscetibilidade para determinada dependência química é de origem genética, os investigadores, ao longo dos anos, têm-se dedicado a investigar regiões ou endereços específicos ao longo do genoma humano. Calcula-se que temos 3 bilhões de pares de bases, porém cada indivíduo parece diferir do outro em apenas 0,1% desse total. Ou seja, é nessa fração que se pode achar diferenças entre indivíduos suscetíveis e não suscetíveis. Essas regiões podem estar contidas em genes que codificam proteínas ou em regiões reguladoras de genes ou mesmo sem função conhecida. Nos dias atuais, há duas metodologias na área da genética molecular para se encontrar tais regiões: os estudos de associação do tipo gene-candidato e os do tipo associação genômica ampla (GWAS).

No estudo do tipo gene-candidato, o pesquisador levanta a hipótese de que uma determinada proteína codificada por um determinado gene está envolvida na fisiopatologia de um transtorno. A partir daí, verifica se a frequência de uma determinada variação ou alteração na estrutura desse gene (gene-candidato) no grupo de afetados pelo transtorno é diferente da frequência nos controles sadios. O teste estatístico utilizado é um qui-quadrado, no qual se avalia a frequência da variação genética na população de afetados em comparação à de não afetados. Busca-se, portanto, determinar se há uma associação entre a condição de afetado e aquela variação no gene. Esse tipo de estratégia tem a vantagem de poder detectar genes que apresentam efeitos discretos ou moderados na determinação de um transtorno, o que a torna mais adequada nas doenças poligênicas, como se acredita ser o caso das dependências químicas.

Mais recentemente, o GWAS tornou-se a regra na pesquisa molecular em genética de doenças complexas. Cada GWAS avalia de milhares a milhões de marcadores genéticos de uma vez, testando a associação do transtorno com milhares de genes, em uma abordagem sem uma hipótese definida previamente, como é o caso dos estudos do tipo gene-candidato. A seguir, serão apresentados os principais estudos do tipo gene-candidato de cada substância, bem como os respectivos GWAS.

GENÉTICA E GENÔMICA DO USO DE SUBSTÂNCIAS

ÁLCOOL

O primeiro artigo publicado com algum achado positivo de associação genética no alcoolismo foi feito por Blum e colaboradores, em 1990.[7] Houve uma grande repercussão internacional e um otimismo precoce quanto ao encontro de um gene para o alcoolismo. Esses autores encontraram uma associação entre uma variante do gene do receptor dopaminérgico do tipo 2 (*DRD2*) e alcoolismo. No entanto, o otimismo inicial logo foi atenuado pela incapacidade de outros centros em replicar o resultado, sugerindo que a resolução do problema não poderia resumir-se à procura de genes únicos.[7]

Enzimas metabolizadoras do álcool

Um dos achados mais robustos dentro da genética psiquiátrica é a associação entre a variante genética inativa da enzima aldeído-desidrogenase 2 (ALDH2) e a proteção para o desenvolvimento da dependência de álcool. Para compreender esse achado, é preciso que seja descrita aqui a principal via de degradação do álcool. Essa via se encontra no fígado e envolve a conversão do álcool em acetaldeído e depois em acetato. Essas reações são metabolizadas por um grupo de enzimas, a álcool-desidrogenase (ADH) e a ALDH2. O acetaldeído é uma substância que provoca importantes reações desagradáveis ao indivíduo que consome álcool. Assim, pessoas que apresentam variantes genéticas que metabolizam mal essa substância terão uma chance menor de desenvolver dependência do álcool, pois sempre que o utilizarem experimentarão os efeitos desagradáveis ocasionados pelo acetaldeído elevado. Contrariamente, quem tem variantes genéticas que metabolizam normalmente o álcool terão níveis de acetaldeído que não são aversivos.[7] De fato, populações de etnia oriental, nas quais a frequência do alelo que inativa a enzima é mais alta, apresentam taxas baixas de dependência de álcool. De forma interessante, esse gene se encontra no braço longo do cromossomo 4, na mesma região apontada nos estudos de ligação relevantes para a dependência de álcool.

TABELA 4.1

Herdabilidade para as dependências químicas (medida como a porcentagem da contribuição herdada sobre a variância total) em estudos com gêmeos

Substância	Herdabilidade (%)
Álcool	50-70
Cocaína	79
Maconha	34-78
Nicotina	53-72

Fonte: Adaptada de Agrawal e Lynskey.[4]

Sistema dopaminérgico e álcool

O sistema dopaminérgico é o sistema de neurotransmissor mais estudado entre os circuitos neurais envolvidos no sistema de recompensa cerebral com o modelo de caso-controle para genes candidatos. A seguir, será descrita brevemente a investigação de variações genéticas ou polimorfismos nos genes dos receptores para dopamina.

a. **DRD2** – a associação entre alelos desse gene e dependência de drogas vem sendo bastante estudada, fornecendo resultados consistentes nessa área de pesquisa. Uma metanálise compreendendo 15 estudos norte-americanos e europeus, em um total de 1.015 alcoolistas e 898 controles, encontrou prevalência três vezes maior do alelo A1 do polimorfismo TaqI A do gene do *DRD2* em alcoolistas graves em relação a controles, mas não entre controles e alcoolistas leves. O estudo encontrou também associação entre o alelo B1 do polimorfismo TaqI B do gene do *DRD2* e dependência de álcool.[8] No entanto, em nosso meio, homens com problemas associados ao uso de álcool deixaram de ter uma associação com o polimorfismo TaqI A quando comparados a controles sem problemas pelo uso de álcool em um estudo de caso-controle recente.[9]

b. **DRD3** – esse receptor dopaminérgico apresenta presença majoritária em regiões límbicas e, portanto, possível papel na regulação de emoções. Thome e colaboradores encontraram prevalência significativamente maior do alelo A1 do polimorfismo BalI em pacientes alcoolistas em relação a controles, enquanto outros três estudos não encontraram nenhuma associação.[10]

c. **DRD4** – o interesse nesse gene vem da observação de sua influência na gênese do transtorno de déficit de atenção/hiperatividade, traço envolvido na vulnerabilidade às dependências químicas. Os estudos realizados investigando dependências apresentam resultados controversos.[7]

Outros sistemas e álcool

O sistema GABAérgico, principal sistema inibitório cerebral, recebe grande atenção em estudos recentes, já que representa boa parte do sítio de ação do álcool. Alguns resultados têm apontado associação significativa entre polimorfismos no gene do receptor alfa-2 do ácido gama-aminobutírico, localizado no cromossomo 4p, e dependência de álcool.[7] Análises de outros genes desse sistema têm mostrado resultados conflitantes. Apesar de evidências preliminares da participação de polimorfismos genéticos dos sistemas cerebrais opioide, adrenérgico, serotonérgico e colinérgico com comportamentos de risco para uso de álcool, tais achados aguardam melhores investigações para a confirmação de seu papel.[7]

GWAS para comportamentos relacionados ao uso de álcool

O primeiro estudo do tipo GWAS para o alcoolismo foi feito em 2009 por Treutlein e colaboradores, investigando se havia associação entre 500 mil marcadores do tipo polimorfismo de nucleotídeo simples (SNP) com 476 casos de dependência de álcool comparados a controles sadios.[11] Ao longo dos anos, os GWAS seguiram a sofisticação vista em outras áreas da medicina, e o estudo mais recente em alcoolismo incluiu mais de 5 mil casos de dependência de álcool e próximo a um milhão de SNPs.[7]

Muitos dos estudos do tipo GWAS em usuários de álcool confirmaram a relevância dos genes responsáveis pela metabolização da substância como fatores de proteção genética. Por exemplo, variantes funcionais do gene da enzima ADH1B estão associadas a transtornos relacionados ao álcool, e esse achado foi reproduzido em diferentes populações nesses GWAS. Até hoje, ter ou não ter um marcador genético associado ao metabolismo enzimático do álcool é um dos achados replicados e mais contundentes em GWAS nas dependências químicas como um todo.[7] No entanto, os genes classicamente usados em estudos do tipo gene-candidato, como, por exemplo, o gene para *DRD2*, não foram vistos como associados ao consumo de álcool nos GWASs feitos até agora.[12]

NICOTINA

Assim como outras drogas, a nicotina também aumenta a liberação de dopamina nas vias cerebrais relacionadas ao sistema de recompensa. Além disso, modula a liberação de outros neurotransmissores, como a serotonina e o GABA, através dos receptores nicotínicos localizados predominantemente na região pós-sináptica. Assim, receptores, transportadores e enzimas envolvidos na síntese e degradação desses neurotransmissores são possíveis candidatos para estudos moleculares com usuários de nicotina.

Sistema dopaminérgico e nicotina

O polimorfismo genético do sistema dopaminérgico mais estudado em relação ao tabagismo é o polimorfismo TaqI A para *DRD2*.[13] O alelo A1 desse polimorfismo tem sido associado não só a maior risco para o tabagismo como também a uma idade de início mais precoce e menores períodos de abstinência. Entretanto, nem todos os estudos conseguiram replicar esses achados. Investigações de genes de outros receptores dopaminérgicos são muito escassas.[13] Em todas elas, os resultados mostraram alguma associação entre os polimorfismos estudados e o tabagismo.

Sistema serotonérgico e nicotina

Um polimorfismo (T102C) no gene para o receptor de serotonina 5-HT$_{2A}$ (*HTR2A*) demonstrou estar associado com dependência de e outros fenótipos relacionados ao uso de nicotina. O polimorfismo para o gene *HTR2A* foi visto como associado ao hábito de fumar em um estudo caso-controle feito no Brasil, com 625 indivíduos no total.[14] Já outro estudo caso-controle, também em nosso meio, com 135 fumantes e controles não fumantes, olhando o T102C (rs6313) e o A-1438G (rs6311) como possíveis polimorfismos associados ao tabagismo, teve resultados não coincidentes.[15] A frequência entre os genótipos foi a mesma nos grupos de estudo, mas os autores puderam observar associações entre alelos desses polimorfismos e a manutenção do hábito. A associação entre tabagismo e o polimorfismo A-1438G para o gene *HTR2A* foi confirmada em outra amostra de fumantes brasileiros.[16] De forma interessante, nesse estudo, a associação dos marcadores em fumantes foi feita em indivíduos que faziam uso de álcool, uma comorbidade comum em tabagistas, tornando os resultados desse estudo mais abrangentes do ponto de vista epidemiológico.

Receptores nicotínicos

A liberação de dopamina na área mesolímbica mediada pela nicotina é modulada pela ativação dos receptores acetilcolinérgicos nicotínicos, os quais são constituídos por combinações de várias subunidades, como, por exemplo, a A5/A3/B4. Seguramente, um dos achados genéticos mais consistentes na dependência de nicotina é sua associação com dois marcadores no gene que codifica a subunidade α5 para o receptor acetilcolinérgico nicotínico (*CHRNA5*).[17] Em vários estudos, esses marcadores estão associados à intensidade do tabagismo, diretamente medida pelo número de cigarros fumados por dia.[17] De forma interessante, um dos marcadores no *CHRNA5*, o rs16969968, encontra-se altamente associado à presença e à precocidade do aparecimento de câncer de pulmão em tabagistas.[17]

Metabolismo da nicotina

Cerca de 80% da nicotina é convertida em cotinina por meio da enzima hepática CYP2A6. Polimorfismos que influenciam o metabolismo da nicotina e, consequentemente, alteram seus níveis plasmáticos e cerebrais poderiam influenciar o comportamento de fumar e as chances de um indivíduo tornar-se dependente de nicotina. Assim, estudos investigando polimorfismos genéticos da enzima hepática CYP2A6 vêm sendo realizados. Os resultados de diversos estudos têm mostrado, de fato, uma associação entre variantes genéticas que determinam uma atividade lenta ou até mesmo ausente da enzima CYP2A6 e riscos variados do uso de tabaco, quantidade de cigarros por dia e chance de parar o uso de tabaco.[17] Porém, nem todos os estudos conseguiram replicar esses achados. Por sua vez, ao se avaliar exclusivamente adolescentes tabagistas, encontrou-se uma relação inversa entre menor intensidade de metabolização de nicotina e risco de dependência da substância.[18] Assim, nessa população específica, quanto mais lenta foi a metabolização de nicotina, maior foi a chance de se tornar dependente, talvez pelo fato de adolescentes serem mais sensíveis à nicotina que adultos.[18]

GWAS para comportamentos relacionados ao consumo de tabaco

Os GWAS relacionados ao consumo de tabaco têm achado, de modo consistente, os mesmos marcadores no aglomerado de genes *CHRNA5/A3/B4* pesquisados em estudos do tipo caso-controle. Os marcadores genéticos no *CHRNA5* têm sido replicados em populações de diferentes etnias, incluindo um estudo recente em hispânicos/latinos.[19]

Os achados em GWAS para tabagismo abriram uma nova seara na elucidação dos mecanismos moleculares da dependência de nicotina. Uma vez que os achados de polimorfismos passaram a ser consistentes no aglomerado de genes *CHRNB4-CHRNA3-CHRNA5*, as investigações se voltaram para o papel molecular dessas alterações no consumo de nicotina. Uma variante genética, o SNP rs16969968 no *CHRNA5*, tem recibo atenção especial dos pesquisadores porque leva a uma alteração funcional do receptor nicotínico em modelos experimentais.[20] Fazendo uso de modelos celulares e camundongos *knockout*, observou-se que o receptor nicotínico, produto desse aglomerado, regula a corrente transmembrana particularmente em neurônios na habênula medial.[20]

Essa região já havia sido implicada na dependência de substâncias de modo marginal, e o que se descobriu recentemente é que uma atividade aumentada dos neurônios dessa região leva a uma aversão aos efeitos da nicotina, dificultando o estabelecimento do condicionamento necessário para o comportamento de busca.[21] Mais do que isso, o marcador genético que leva a uma alteração na subunidade α5 reduz o fluxo transmembrana plasmática e, consequentemente, a atividade desses neurônios. O resultado comportamental disso é a modulação do efeito aversivo da nicotina. Cabe relembrar que o marcador genético rs16969968, responsável pela unidade α5 alterada no receptor citado, é um dos achados mais consistentes em GWAS sobre tabagismo. Além dos efeitos desse aglomerado genético e do papel da habênula medial no estabelecimento do comportamento condicionado do uso da nicotina, descobriu-se também que manipulações daquele receptor e dessa região cerebral são responsáveis pelas manifestações vistas na abstinência de nicotina em modelos animais.[21]

COCAÍNA

A maioria dos estudos procurando marcadores genéticos para a adição à cocaína foi feita usando o desenho experimental do gene-candidato em estudos de associação caso-controle. Em comparação a outras doenças complexas, são raros os estudos em que o fenótipo de dependência de cocaína foi analisado exclusivamente. Uma vez que há dois grupos de pesquisadores em nosso meio que têm dedicado sua pesquisa à procura de marcadores genéticos para a dependência de *crack*/cocaína, será feita uma breve descrição dos trabalhos publicados por eles até hoje.[22]

Até o momento, existem nove publicações de estudos de associação para um total de 10 genes-candidatos, feitas a partir de uma amostra de usuários de cocaína do banco de amostras biológicas do Programa de Genética e Farmacogenética (PROGENE) do Instituto de Psiquiatria da Faculdade de Medicina da Universidade de São Paulo (USP). Na primeira publicação, em 2005, não foi vista a associação entre os marcadores genéticos e os genes dos receptores dos subtipos D2 e D3 da dopamina.[22] Nesse estudo, não se levou em conta a estratificação populacional da amostra, que pode levar a um viés de amostragem, porque há variações nas frequências alélicas existentes em diferentes etnias que compõem as amostras estudadas. Já a partir da segunda publicação, ainda em 2005, quando foi vista uma associação de polimorfismos para alelos do gene que codifica a enzima glutationa-S-transferase, foi feita a correção para estratificação populacional, demonstrando que a associação encontrada não era devida a um viés de seleção com base na etnia dos grupos de caso e controles (**Tab. 4.2**).[22]

Em 2006, foi feita outra publicação com base nessa amostra. No entanto, tratou-se de um estudo descritivo no qual os autores conseguiram fazer uma distinção na amostra total de dois subfenótipos: usuários que faziam uso de cocaína tanto na forma aspirada (cloridrato de cocaína) como inalada (*crack*) e usuários que faziam uso de um único modo de administração da substância.[23] Essa distinção foi feita com base nos dados sociodemográficos e em variáveis associadas a aspectos clínicos da dependência – idade de início, prisão decorrente do uso, etc. Nas três publicações seguintes, foi feita a correção para estratificação populacional, e usaram-se aqueles subfenótipos gerados na análise descritiva de 2006. Em nenhuma dessas três publicações houve influência da associação da variável confundidora no resultado, ou seja, estratificação populacional e os subfenótipos não interferiram nos resultados de associação positiva, como no caso do gene do transportador de dopamina. Duas publicações subsequentes acompanharam uma tendência recente, a de supor que há alterações em receptores de neurotransmissores e mecanismos de transdução intracelular comuns a vários tipos de dependências químicas. Verificou-se uma associação de marcadores polimórficos no gene da proteína quinase dependente de calmodulina/Ca+2 e no gene do *GABRA2*.[24,25]

A cocaína é metabolizada por vários sistemas enzimáticos, e uma dessas enzimas, a butirilcolinesterase, é responsável por degradar parte expressiva da cocaína circulante, reduzindo sua ação no cérebro. Uma vez que é sabido que há pessoas que carregam uma alteração genética no gene da butirilcolinesterase e que isso leva a uma pior metabolização da cocaína, investigou-se, na amostra de usuários de *crack*/cocaína, a frequência dessa alteração genética. De forma interessante, os usuários exclusivos de *crack* carregavam com mais frequência o marcador genético associado à forma menos ativa da enzima, levando os autores a especular que o consumo de *crack* nesses indivíduos era favorecido por um acúmulo de cocaína circulante, quando comparados a usuários de cocaína inalada.[26]

Por fim, três estudos foram feitos, em amostras de usuários de *crack* também em nosso meio, investigando a associação entre o uso da substância com marcadores genéticos ligados à resposta neuro-hormonal ao estresse. Os autores

TABELA 4.2

Estudos de associação genética do tipo gene-candidato com uma amostra de usuários de *crack* e cocaína residentes na cidade de São Paulo

Gene	N	Resultado*	Correção
DRD2 e DRD3	730	NS	Não houve
GST-Pi	654	0,01	EP
–	699	< 0,01	Subfenótipo
DAT	699	0,0008	EP; subfenótipo
GRK3	711	NS	EP; subfenótipo
DBH	689	NS	EP; subfenótipo
CAMK4	670	0,0005	EP; subfenótipo
GABRA2	699	0,0008	EP; subfenótipo
BCHE	698	0,027	EP; subfenótipo

BCHE, gene da enzima butirilcolinesterase; *DRD2/DRD3*, genes dos receptores dos subtipos D2 e D3 da dopamina, respectivamente; *GST-Pi*, gene da glutationa-S-transferase; *DAT*, gene do transportador de dopamina; *GRK3*, gene do receptor acoplado à proteína-G quinase; *CAMK4*, gene da proteína quinase dependente de calmodulina/Ca+2; *GABRA2*, gene do receptor GABA$_A$, subunidade α2. N, número de indivíduos da amostra; NS, não significativo estatisticamente; EP, estratificação populacional.
*Significância estatística.

demonstraram que variantes em genes participantes da resposta ao estresse, como para o receptor de glicocorticoide e para o hormônio regulador da liberação de corticotropina, modularam os níveis séricos de fator neurotrófico derivado do cérebro (BDNF) em usuários e não usuários. Porém, foi verificado que a condição de ser usuário de *crack*/cocaína atenuou os efeitos desses genes sobre o BDNF detectado no soro.[27] Investigando a presença de sintomas depressivos em mulheres com diagnóstico de dependência de *crack*, verificou-se que a intensidade dos sintomas estava associada a marcadores genéticos para o receptor de glicocorticoides.[28] Um estudo de interação entre marcadores genéticos para o receptor de mineralocorticoides e traumas na infância evidenciou uma interação desses fatores levando a um aumento na presença de problemas associados ao uso de *crack*/cocaína.[29] Esses estudos reforçam a tese da ação isolada em genes ligados à resposta ao estresse, bem como de sua interação com eventos adversos no ambiente na apresentação do quadro de problemas associados ao uso de *crack*/cocaína, ainda mais em amostras oriundas de nosso meio.

Em resumo, a estratégia de análise de associação dos marcadores genéticos para dependência de cocaína nesses estudos acompanhou a evolução do conhecimento e das limitações dos estudos em genética molecular em amostras clínicas nesses últimos anos. Incorporou-se o possível efeito da estratificação populacional na análise; por meio de subfenótipos, tornou-se a amostra mais homogênea; e fatores ambientais foram levados em conta. Tais ajustes são propostos por vários autores como meio para fundamentar os resultados dos estudos de associação no futuro.

GWAS para comportamentos relacionados ao uso de cocaína

O primeiro GWAS para cocaína foi feito em 2005, e, guardadas suas limitações (baixa cobertura de marcadores genéticos e amostra com poder estatístico insuficiente), foi encontrado um único marcador próximo à significância estatística de um gene que previamente não sugeriria um papel na neurobiologia da dependência química: o gene *MANEA*, que codifica uma enzima que participa da regulação metabólica de carboidratos, a alfa-endomanosidase.[30] Achados como esses são comuns em GWAS e, excetuando-se a possibilidade de serem falso-positivos, podem apontar para novas vias bioquímicas na suscetibilidade a doenças. Embora em menor número do que os estudos para o álcool e a nicotina, os GWAS feitos em amostras com usuários diagnosticados com dependência de cocaína, com sintomas associados ao uso, e com poliusuários em que a cocaína era uma das drogas de uso revelaram novos marcadores genéticos de risco.[30] A elucidação do papel desses marcadores genéticos, alguns deles com expressão exclusiva em tecido cerebral, será o objeto de pesquisas futuras.

EPIGENÉTICA

A procura de genes de suscetibilidade deve levar em conta que a transição para a dependência implica a modificação da constituição original do indivíduo. Essa modificação deve ser de tal ordem que consolida o padrão de uso a despeito dos prejuízos associados; além disso, essa modificação é duradoura porque é rapidamente ativada mesmo após longos períodos sem contato com a droga. Convém lembrar que a sequência dos nucleotídeos de um indivíduo, seu DNA, é igual em todas as células do corpo e não se altera ao longo da vida. Porém, sua atividade é regulada, ou seja, uma determinada sequência de nucleotídeos, contendo ou não genes, pode ser preferencialmente ativada ou inativada ao longo do tempo. Dá-se o nome de epigenética ao fenômeno no qual fatores externos ao DNA interferem em sua atividade, causando modificações duradouras, seja na célula, seja no organismo como um todo. Quando se pensa em termos de comportamentos, a epigenética é o conjunto de mecanismos mediadores de mudanças prolongadas na função cerebral agindo por meio da expressão gênica sem que haja alteração do código genético.[31]

Historicamente, a epigenética teve como objeto primordial de investigação a procura dos mecanismos pelos quais os traços celulares eram perpetuados sem que houvesse mudanças na sequência de DNA – por exemplo, neurônios e células musculares de um mesmo indivíduo são diferentes nas suas funções e no seu arcabouço bioquímico, mas são idênticas no seu DNA. Nos dias atuais, já existe um corpo sólido de evidências dos mecanismos epigenéticos celulares em várias situações (resposta a cocaína, antipsicóticos, estresse).[31] Há muito se sabe que a cocaína administrada aguda ou cronicamente leva a um perfil de expressão genética único, particularmente nos neurônios do *nucleus accumbens* (NAc), uma região-chave do sistema de recompensa.[31] Mais recentemente, vários estudos têm investigado os mecanismos moleculares que geram esse perfil de expressão único mesmo durante meses de abstinência. Entre eles, a modificação da estrutura da cromatina neural tem sido o mais investigado e será descrito aqui, embora a metilação do DNA também tenha sido implicada na progressão para a dependência química.[31]

A cromatina é o conjunto composto de proteínas globulares, as histonas, envolvidas pela fita de DNA. Para que o DNA seja transcrito, ou seja, lido, e a informação contida na sua sequência de bases vire uma proteína – por exemplo, o receptor de dopamina em células no NAc –, é necessário que o contato físico entre a fita de DNA e as histonas seja frouxo, de modo a permitir a entrada das moléculas responsáveis pela transcrição desse segmento do DNA. Um modo de influenciar a intensidade das ligações químicas entre as histonas e o DNA é por meio do acréscimo ou da retirada de grupos químicos acetil. Via de regra, a histona acetilada favorece um estado de transcrição ativa, e a histona desacetilada reprime a transcrição do mesmo trecho de DNA. Estudos recentes demonstraram que a cocaína regula a estrutura da cromatina no NAc por meio de uma indução direta da cocaína sobre as enzimas que modificam o estado de acetilação das histonas.[31] Mais especificamente, a cocaína levou a uma expressão diminuída da enzima histona metiltransferase G9a, ou seja, a estrutura da cromatina ficou aberta, permitindo o aumento da expressão gênica, que foi acompanhada temporalmente por uma sensibilização comportamental aos efeitos da cocaína e, em um plano celular, pelo aumento da árvore dendrítica no NAc. Assim, o controle regulatório exercido por conta das remodelações da cromatina, bem como o caráter potencialmente estável dessas modificações, faz da regulação epigenética um forte candidato na mediação das alterações na transcrição e plasticidade neurais, que se acredita fundamentarem muitos dos comportamentos vistos na dependência química.

Colocando em perspectiva o histórico de uma dependência de *crack*/cocaína e a epigenética, teremos o seguinte cenário: uma vez que um indivíduo passa por uma fase de experimentação, depois ao uso frequente, até chegar ao padrão de uso mal-adaptativo, existe a possibilidade de a cocaína exercer modificações duradouras na expressão gênica, por meio de sua influência na atividade das histonas, no sentido de estabelecer e perpetuar a dependência de cocaína. A descoberta da ação da cocaína sobre as histonas se deu em modelos animais e em tecido cerebral humano *post-mortem*.

FARMACOGENÉTICA

A personalização de intervenções terapêuticas com base no acervo genético individual já é uma realidade em algumas especialidades da medicina, e acredita-se que logo isso será uma realidade na saúde mental.[32] Um instrumento para guiar a personalização de tratamentos é a identificação de fatores preditivos de boa ou má resposta. Com o avanço das técnicas de genotipagem, a farmacogenética é um novo campo de investigação que tem como objetivo identificar marcadores genéticos preditivos da resposta diante de uma intervenção terapêutica. Mais especificamente, no tratamento farmacológico da dependência química do álcool e da nicotina, fatores preditivos genéticos têm sido encontrados em marcadores que refletem a neurobiologia subjacente a essas duas condições.

No alcoolismo

Os estudos mais promissores na farmacogenética do alcoolismo dizem respeito à resposta terapêutica a antagonistas de opioides, particularmente a naltrexona.[33] A eficácia da naltrexona no aumento dos dias de abstinência e na redução dos dias de beber exagerado é atestada por várias revisões sistemáticas. No entanto, a taxa de respondedores é de apenas 36%.[34] Ou seja, há que se indagar se é possível encontrar, dentro do genoma, conjunto de toda informação genética do indivíduo, fatores preditivos de resposta positiva à naltrexona e de resposta ausente, a fim de evitar seu uso de modo desnecessário. Um dado que tem impulsionado os estudos sobre as respostas diferenciais à naltrexona é a existência do polimorfismo conhecido como A118G no gene para o receptor opioide do tipo mi (*OPRM1*). Essa alteração na sequência de nucleotídeos do *OPRM1* leva a uma substituição do aminoácido aspargina (Asn40) para aspartato (Asp40) na molécula do receptor. Essa substituição aumenta a ligação do agonista, gerando aumento da atividade do receptor *in vitro*. São vários, atualmente, os estudos farmacogenéticos da naltrexona e do alcoolismo. No mais extenso deles, os pacientes que portavam o alelo Asp40 (GG ou GA) tinham um número maior de dias abstinentes e uma taxa menor de dias de beber pesado em comparação aos portadores homozigotos do alelo Asn40 (AA) depois de 16 semanas de 100 mg diários de naltrexona.[34] No único estudo prospectivo em que os pacientes com uso de álcool foram alocados de acordo com os genótipos do polimorfismo A118G, a resposta à naltrexona foi a mesma entre os diferentes genótipos.[35] Tal achado contrasta com uma metanálise na qual o efeito da naltrexona foi o dobro nos portadores do alelo Asp40 comparados com os demais portadores.[36] De modo geral, o conjunto de evidências até o momento aponta para uma resposta favorável dos portadores de ao menos uma cópia do alelo Asp40 ao uso da naltrexona quando comparados a pacientes dependentes de álcool homozigotos para o alelo Asn40, embora estudos prospectivos com amostras maiores ainda sejam necessários.

Outro estudo farmacogenético partiu de uma abordagem distinta dos estudos listados anteriormente.[37] Em vez de adotar a estratégia de genes-candidatos dos estudos citados, Kierfer e colaboradores escolheram marcadores que atingiram os maiores índices de significância oriundos de um GWAS em alcoolismo. A partir desses marcadores selecionados, eles pesquisaram o marcador que teria uma associação com resposta favorável ao acamprosato, outro dos três medicamentos aprovados para o tratamento da dependência de álcool no mercado norte-americano. Os autores desse estudo verificaram que existe uma associação entre a presença de marcadores para o gene do fator de transcrição do peptídeo natriurético atrial e uma redução do risco de recaída para alcoolistas em uso de acamprosato. Apesar da eficácia do dissulfiram no tratamento do alcoolismo, seu baixo custo e uso generalizado, não há estudos farmacogenéticos a seu respeito.

No que tange às abordagens psicossociais, há estudos, na área do alcoolismo, que fazem uso da farmacogenética na identificação de fatores preditivos de resposta. Em um estudo multicêntrico para alcoolistas, 812 pacientes foram alocados para três abordagens psicossociais distintas, que incluíram terapia motivacional, terapia cognitivo-comportamental e reforço para a participação em grupos de mútua ajuda.[38] Nesse estudo, foi pesquisada a influência na variabilidade de respostas terapêuticas dos alelos de risco para o gene *GABRA2*, mencionado anteriormente. Os autores verificaram que a presença do alelo de menor risco para o alcoolismo ajudou a diferenciar a resposta do grupo como um todo para as três abordagens. Os autores postularam que o alelo de menor risco poderia ajudar a diferenciar a resposta dos sujeitos submetidos a abordagens psicossociais.

NO TABAGISMO

A personalização do tratamento para o tabagismo tem ido em duas direções, no que diz respeito aos tipos de marcadores genéticos de valor preditivo da resposta: os genes para as subunidades dos receptores acetilcolinérgicos nicotínicos e o complexo P450. Os marcadores genéticos nos genes *CHRNA5/A3/B4*, isoladamente ou em combinação, participam do sucesso das intervenções farmacológicas direcionadas à parada do uso de cigarros em estudos feitos na Europa e nos Estados Unidos.[17] Em vários estudos, verificou-se que fumantes que portavam os marcadores de risco para esses genes tinham melhor resposta a tratamento como reposição de nicotina ou vareniclina do que pessoas que não portavam os alelos de risco. Fumantes portadores do genótipo do CYP2A6, que leva a uma metabolização mais rápida da nicotina, apresentaram resposta melhor ao tratamento do que portadores da forma lenta da enzima. Já pacientes que receberam aconselhamento e abordagem farmacológica em nosso meio tiveram uma resposta favorável a duas condições de portador.[39] Aqueles pacientes com a variante CYP2B6*4, outra enzima do complexo P450, tiveram uma resposta mais favorável em comparação a pacientes não portadores dessa variante quando medicados com bupropiona.[39] Outro estudo feito em nosso meio verificou que fumantes em tratamento recebendo vareniclina teriam uma resposta favorável se fossem portadores de uma variante do gene *CHRNA4*.[40] Embora existam estudos que vão na direção contrária à dos achados citados, há autores que antecipam a utilização de variantes genéticas, tanto do complexo *CHRNA5/A3/B4* como do P450, no tratamento farmacológico do tabagismo em um futuro próximo.[17]

Esses resultados indicam que já se encontra madura e disponível a exploração de marcadores genéticos de suscetibilidade para o tratamento do alcoolismo e do tabagismo. Um cuidado importante nos estudos de suscetibilidade genética é que eles tomam como premissa a frequência dos marcadores genéticos em uma determinada população. Os resultados mais reproduzidos até agora se concentraram em amostras homogêneas do ponto de vista de marcadores de etnia.[17] Ora, a população brasileira não só é sabidamente miscigenada como não é comparável com a distribuição étnica dos estudos citados. Nesse sentido, é necessária a realização de mais estudos autóctones, de modo a verificar se os achados já vistos na farmacogenética do alcoolismo em amostras em que uma única etnia era estudada serão reproduzidos ou não na população brasileira. Por fim, a relevância dessa área do conhecimento é de tal ordem que é proposta a coleta de material genético com o intuito de incrementar o potencial analítico de qualquer novo ensaio clínico sobre alcoolismo.[33] Mais especificamente, a combinação do ensaio clínico com a farmacogenética tem como uma de suas finalidades otimizar o uso de agentes farmacológicos/intervenções psicossociais nas dependências químicas, uma vez que nem todos os sujeitos respondem de modo favorável a uma mesma intervenção.

CONSIDERAÇÕES FINAIS

Os estudos epidemiológicos têm demonstrado que o uso/dependência de substâncias apresenta um componente genético em sua origem. Essa influência provavelmente envolve interações entre múltiplos genes em diferentes vias biológicas. Entretanto, algumas questões ainda precisam ser esclarecidas, como, por exemplo, se a vulnerabilidade genética é específica para uma determinada substância ou para várias e quanto de cada componente está presente em cada indivíduo.

Os estudos genético-moleculares já têm identificado variantes genéticas associadas às dependências químicas. Particularmente, os GWAS têm apontado para vias biológicas que vão além do NAc, como é o caso da participação da habênula medial no tabagismo. A expectativa é a de que os próximos GWAS, contando com amostras de indivíduos cada vez maiores, façam novas descobertas de impacto para a neurobiologia das dependências químicas. Do ponto de vista da prática clínica, há avanços na farmacogenética, em especial na farmacoterapia do tabagismo, apontando para uma medicina personalizada no tratamento dos transtornos associados ao uso de substâncias no futuro próximo.

REFERÊNCIAS

1. Bierut LJ, Dinwiddie SH, Begleiter H, Crowe RR, Hesselbrock V, Nurnberger Jr JI, et al. Familial transmission of substance dependence: alcohol, marijuana, cocaine, and habitual smoking: a report from the Collaborative Study on the Genetics of Alcoholism. Arch Gen Psychiatry. 1998;55(11):982-8.
2. Boyle MH, Sanford M, Szatmari P, Merikangas K, Offord DR. Familial influences on substance use by adolescents and young adults. Can J Public Health. 2001;92(3):206-9.
3. Goodwin DW, Schulsinger F, Moller N, Hermansen L, Winokur G, Guze SB. Drinking problems in adopted and nonadopted sons of alcoholics. Arch Gen Psychiatry. 1974;31(2):164-9.
4. Agrawal A, Lynskey MT. Are there genetic influences on addiction: evidence from family, adoption and twin studies. Addiction. 2008;103(7):1069-81.
5. Malecki MT, Klupa T. Type 2 diabetes mellitus: from genes to disease. Pharmacol Rep. 2005;57:20-32.
6. Tysk C, Lindberg E, Jarnerot G, Floderus-Myrhed B. Ulcerative colitis and Crohn's disease in an unselected population of monozygotic and dizygotic twins: a study of heritability and the influence of smoking. Gut. 1988;29(7):990-6.
7. Tawa EA, Hall SD, Lohoff FW. Overview of the genetics of alcohol use disorder. Alcohol Alcohol. 2016;51(5):507-14.

8. Wang F, Simen A, Arias A, Lu QW, Zhang H. A large-scale meta-analysis of the association between the ANKK1/DRD2 Taq1A polymorphism and alcohol dependence. Hum Genet. 2013;132(3):347-58.
9. Vasconcelos AC, Neto Ede S, Pinto GR, Yoshioka FK, Motta FJ, Vasconcelos DF, et al. Association study of the SLC6A3 VNTR (DAT) and DRD2/ANKK1 Taq1A polymorphisms with alcohol dependence in a population from northeastern Brazil. Alcohol Clin Exp Res. 2015;39(2):205-11.
10. Thome J, Weijers HG, Wiesbeck GA, Sian J, Nara K, Boning J, et al. Dopamine D3 receptor gene polymorphism and alcohol dependence: relation to personality rating. Psychiatr Genet. 1999;9(1):17-21.
11. Lee SH, Ripke S, Neale BM, Faraone SV, Purcell SM, Perlis RH, et al. Genetic relationship between five psychiatric disorders estimated from genome-wide SNPs. Nat Genet. 2013;45(9):984-94.
12. Olfson E, Bierut LJ. Convergence of genome-wide association and candidate gene studies for alcoholism. Alcohol Clin Exp Res. 2012;36(12):2086-94.
13. Yang J, Li MD. Converging findings from linkage and association analyses on susceptibility genes for smoking and other addictions. Mol Psychiatry. 2016;21(8):992-1008.
14. do Prado-Lima PA, Chatkin JM, Taufer M, Oliveira G, Silveira E, Neto CA, et al. Polymorphism of 5HT2A serotonin receptor gene is implicated in smoking addiction. Am J Med Genet B Neuropsychiatr Genet. 2004;128b(1):90-3.
15. Ramos Neto ES, Magulas JO, Sousa JJ, Moura AC, Pinto GR, Yoshioka FK, et al. Study of polymorphic variants of the serotonin 2A receptor gene (5-HT2A) and its possible effects on smoking habits of a population from northeastern Brazil. Genet Mol Res. 2014;13(4):8268-77.
16. Polina ER, Contini V, Hutz MH, Bau CH. The serotonin 2A receptor gene in alcohol dependence and tobacco smoking. Drug Alcohol Depend. 2009;101(1-2):128-31.
17. Chen LS, Horton A, Bierut L. Pathways to precision medicine in smoking cessation treatments. Neurosci Lett. 2016.
18. O'Loughlin J, Paradis G, Kim W, DiFranza J, Meshefedjian G, McMillan-Davey E, et al. Genetically decreased CYP2A6 and the risk of tobacco dependence: a prospective study of novice smokers. Tob Control. 2004;13(4):422-8.
19. Saccone NL, Emery LS, Sofer T, Gogarten SM, Becker DM, Bottinger EP, et al. Genome-wide association study of heavy smoking and daily/nondaily smoking in the Hispanic Community Health Study / Study of Latinos (HCHS/SOL). Nicotine Tob Res. 2017.
20. Frahm S, Slimak MA, Ferrarese L, Santos-Torres J, Antolin-Fontes B, Auer S, et al. Aversion to nicotine is regulated by the balanced activity of beta4 and alpha5 nicotinic receptor subunits in the medial habenula. Neuron. 2011;70(3):522-35.
21. Antolin-Fontes B, Ables JL, Gorlich A, Ibanez-Tallon I. The habenulo-interpeduncular pathway in nicotine aversion and withdrawal. Neuropharmacology. 2015;96(Pt B):213-22.
22. Cordeiro Q, Souza BR, Correa H, Guindalini C, Hutz MH, Vallada H, et al. A review of psychiatric genetics research in the Brazilian population. Rev Bras Psiquiatr. 2009;31(2):154-62.
23. Guindalini C, Vallada H, Breen G, Laranjeira R. Concurrent crack and powder cocaine users from Sao Paulo: do they represent a different group? BMC Public Health. 2006;6:10.
24. Dixon CI, Morris HV, Breen G, Desrivieres S, Jugurnauth S, Steiner RC, et al. Cocaine effects on mouse incentive-learning and human addiction are linked to alpha2 subunit-containing GABAA receptors. Proc Natl Acad Sci U S A. 2010;107(5):2289-94.
25. Bilbao A, Parkitna JR, Engblom D, Perreau-Lenz S, Sanchis-Segura C, Schneider M, et al. Loss of the Ca2+/calmodulin-dependent protein kinase type IV in dopaminoceptive neurons enhances behavioral effects of cocaine. Proc Natl Acad Sci U S A. 2008;105(45):17549-54.
26. Negrao AB, Pereira AC, Guindalini C, Santos HC, Messas GP, Laranjeira R, et al. Butyrylcholinesterase genetic variants: association with cocaine dependence and related phenotypes. PLoS One. 2013;8(11):e80505.
27. Rovaris DL, Schuch JB, Grassi-Oliveira R, Sanvicente-Vieira B, da Silva BS, Walss-Bass C, et al. Effects of crack cocaine addiction and stress-related genes on peripheral BDNF levels. J Psychiatr Res. 2017;90:78-85.
28. Rovaris DL, Aroche AP, da Silva BS, Kappel DB, Pezzi JC, Levandowski ML, et al. Glucocorticoid receptor gene modulates severity of depression in women with crack cocaine addiction. Eur Neuropsychopharmacol. 2016;26(9):1438-47.
29. Rovaris DL, Mota NR, Bertuzzi GP, Aroche AP, Callegari-Jacques SM, Guimaraes LS, et al. Corticosteroid receptor genes and childhood neglect influence susceptibility to crack/cocaine addiction and response to detoxification treatment. J Psychiatr Res. 2015;68:83-90.
30. Jensen KP. A Review of genome-wide association studies of stimulant and opioid use disorders. Mol Neuropsychiatry. 2016;2(1):37-45.
31. Maze I, Nestler EJ. The epigenetic landscape of addiction. Ann N Y Acad Sci. 2011;1216(1):99-113.
32. Malhotra AK, Zhang JP, Lencz T. Pharmacogenetics in psychiatry: translating research into clinical practice. Mol Psychiatry. 2012;17(8):760-9.
33. Kranzler HR, Edenberg HJ. Pharmacogenetics of alcohol and alcohol dependence treatment. Curr Pharm Des. 2010;16(19):2141-8.
34. Anton RF, O'Malley SS, Ciraulo DA, Cisler RA, Couper D, Donovan DM, et al. Combined pharmacotherapies and behavioral interventions for alcohol dependence: the COMBINE study: a randomized controlled trial. JAMA. 2006;295(17):2003-17.
35. Oslin DW, Leong SH, Lynch KG, Berrettini W, O'Brien CP, Gordon AJ, et al. Naltrexone vs placebo for the treatment of alcohol dependence: a randomized clinical trial. JAMA Psychiatry. 2015;72(5):430-7.
36. Chamorro AJ, Marcos M, Miron-Canelo JA, Pastor I, Gonzalez-Sarmiento R, Laso FJ. Association of micro-opioid receptor (OPRM1) gene polymorphism with response to naltrexone in alcohol dependence: a systematic review and meta-analysis. Addict Biol. 2012;17(3):505-12.
37. Kiefer F, Witt SH, Frank J, Richter A, Treutlein J, Lemenager T, et al. Involvement of the atrial natriuretic peptide transcription factor GATA4 in alcohol dependence, relapse risk and treatment response to acamprosate. Pharmacogenomics J. 2011;11(5):368-74.
38. Bauer LO, Covault J, Harel O, Das S, Gelernter J, Anton R, et al. Variation in GABRA2 predicts drinking behavior in project MATCH subjects. Alcohol Clin Exp Res. 2007;31(11):1780-7.
39. Tomaz PR, Santos JR, Issa JS, Abe TO, Gaya PV, Krieger JE, et al. CYP2B6 rs2279343 polymorphism is associated with smoking cessation success in bupropion therapy. Eur J Clin Pharmacol. 2015;71(9):1067-73.
40. Rocha Santos J, Tomaz PR, Issa JS, Abe TO, Krieger JE, Pereira AC, et al. CHRNA4 rs1044396 is associated with smoking cessation in varenicline therapy. Front Genet. 2015;6:46.

5

Ética, direitos humanos e dependência química

Ronaldo Zacharias

PONTOS-CHAVE

✓ O ser humano só se realiza na relação e por meio da relação com o outro.
✓ A dignidade humana, além de ser uma categoria antropológica, expressa também um conteúdo ético.
✓ Os direitos humanos são a expressão mais concreta do respeito absoluto à dignidade humana.
✓ A ética do cuidado se caracteriza por um estilo de presença que põe no centro a pessoa mais frágil e vulnerável.
✓ A prevenção da dependência implica o combate a toda forma de desigualdade, discriminação, indiferença, exclusão e injustiça.

Pode o respeito à dignidade do ser humano estar condicionado ou sujeito ao que a pessoa faz? Pelo simples fato de ser "pessoa", o ser humano não é digno de respeito? Não é verdade que, como pessoa, o ser humano busca se autorrealizar, isto é, vive em constante tensão para corresponder às exigências da sua natureza que clama por realização e humanização? Essa busca, e o consequente direito que dela deriva, são próprios de todos os humanos ou privilégio de alguns? Não nascendo pronto, o ser humano não teria o direito de construir sua história de acordo com o sentido que, na liberdade, ele confere a sua vida? Renunciar à dimensão de sentido não seria o mesmo que reduzir a própria existência a um puro dado biológico? Não é o ser humano sujeito da própria história, de modo que ela se converte em tarefa nas suas mãos? Não é isso que faz o ser humano ser digno de respeito?

A reflexão aqui proposta procurará, a partir da resposta a essas questões, evidenciar a relação entre a dependência química e os direitos fundamentais do ser humano. Ela será estruturada em cinco tópicos: a essência do ser humano; o significado da dignidade humana; os direitos humanos como caminho concreto de respeito à dignidade humana; a relação entre liberdade, dependência e direitos humanos; a prevenção entendida como educação para o cuidado. As orientações éticas que concluirão a reflexão, distantes da pretensão de "solução" para a grave questão da dependência química, pretendem ser a indicação de um possível caminho a ser percorrido para que a ação de profissionais de várias áreas resulte mais eficaz, uma vez fundamentadas em convicções, princípios e valores que não abrem mão de dar prioridade à pessoa cuja realização e direitos se encontram mais comprometidos.

O SER HUMANO, UM SER-HISTÓRICO-EM-RELAÇÃO

A pessoa humana pode ser compreendida como um ser histórico, psíquico-corporal, aberto à transcendência, isto é, como subjetividade encarnada em um determinado contexto sociocultural, que não se reduz nem ao passado nem ao presente, mas que se projeta em direção ao futuro. Na qualidade de ser histórico, a pessoa humana não se define simplesmente pelo que é no presente nem pelo que foi no passado, mas, sobretudo, pela imagem projetada de si no futuro, como possibilidade de vir-a-ser mais humana. Sendo subjetividade encarnada, a pessoa humana se situa no mundo e em relação a ele com certo grau de autonomia, liberdade, conhecimento e consciência. É gradativamente que ela vai adquirindo maior consciência de si e da realidade e, assim, compreendendo melhor que a autonomia é sempre relativa, a liberdade deve ser sempre responsável, e o conhecimento, sempre limitado.

Além de ter o direito de dar um significado à própria existência, o ser humano sabe que é único, não repetível, insubstituível, que tem valor em si mesmo, que goza de dignidade por ser pessoa. Sendo a pessoa um ser-em-relação, ela sabe que foi precedida por uma relação e é sustentada por uma infinidade de relações que, além de a projetar continuamente para fora de si, lhe possibilita estabelecer com os outros relações de reciprocidade. Sendo um ser-em-relação, a pessoa humana só se realiza se superar tanto a independência quanto a dependência dos demais para viver na interdependência de uma comunidade de interesses e destino. A pessoa humana caracteriza-se, portanto, pela alteridade; ela não apenas vive com os outros ou ao lado dos outros, mas é interpelada continuamente por suas urgências e necessidades e percebe que o caminho de humanização passa pelo compromisso e pela solidariedade com os demais.

Além de se constituir na relação com o outro, a pessoa humana também aprende a ser pessoa, graças ao empenho concreto de "abertura recíproca ao outro, reconhecido como seu semelhante, como expressão disso mesmo que cada um é como pessoa. Nesse sentido, descobre-se a própria dignidade quando se reconhece essa mesma dignidade espelhada no outro. O respeito à dignidade acontece no mútuo reconhecimento e na responsabilidade recíproca".[1] É por isso que podemos afirmar que a violação e o desrespeito à dignidade do outro não são um problema dele, mas de todos nós; é a dignidade de todos que resulta negada. Vale a pena recordar, aqui, que o respeito, na sua etimologia latina, significa *olhar* (*respicere*). Não há respeito quando não olho o outro e o reconheço como sujeito e, portanto, fim-em-si; quando cedo à tentação de reduzir o outro, pelo olhar, a objeto; quando não permito, pelo modo de olhar para o outro, que ele seja o que é e o que pode vir-a-ser.[2]

A DIGNIDADE HUMANA, UM *A PRIORI* ÉTICO

A dignidade não é algo que se confere ou se atribui a alguém, como se fosse um atributo outorgado e sujeito a critérios subjetivos e até mesmo a interesses ideológicos.[2]*Ela é uma qualidade própria do ser humano, "é um *a priori* ético comum a todos os seres humanos",[2]**compreendido pelos atributos fundamentais do humano, como capacidade de pensar, de julgar, de ser livre, de decidir, de atribuir significado às coisas, etc.; ela "qualifica o ser humano como portador de uma exigência".[2]***O *a priori*, aqui, significa que a dignidade ética do ser humano não pode ser explicitada em toda a sua riqueza de significado e ação por nenhuma formulação jurídica. É, portanto, esse *a priori* que deve oferecer condições para o encontro de formulações jurídicas de direitos que permitam a realização da pessoa humana, livre e responsável. Para Renaud, "é a fundamentação ética que justifica a formulação histórica dos direitos humanos do homem; mas é a aceitação histórica dessa declaração que dá consistência e visibilidade sociopolítica à dignidade do ser humano".[2]

Do mesmo modo, a dignidade não se situa na esfera do mais ou menos. Não se tem mais ou menos dignidade como costumamos pensar. Em geral, acreditamos que as pessoas são mais ou menos "pessoa" dependendo do que fazem ou do que são e, por isso, acabamos usando a dignidade como critério por excelência de exclusão. Pelo contrário, é a dignidade, como qualidade axiológica do ser humano, o critério de inclusão. Somos todos "pessoa", somos todos dignos de ser quem somos e, portanto, respeitados como pessoas. O respeito incondicional à pessoa expressa a exigência ética própria do conceito de dignidade."****

A dignidade humana é uma categoria e um imperativo ético. É ela que fundamenta a exigência ética do respeito à pessoa. Se, por um lado, todas as pessoas são dignas de respeito pelo fato de serem pessoas, por outro, há pessoas cuja dignidade está comprometida, desfigurada e até mesmo diminuída em sua expressão. É por isso que, "em sua significação práxica, a categoria ética de dignidade tem uma orientação preferencial" em relação a essas pessoas.[1] Em outras palavras, torna-se mais urgente ajudar/colaborar no processo de humanização das pessoas desumanizadas, pois correm mais o risco de comprometer a realização do sentido da própria existência e, consequentemente, o próprio processo de humanização.

OS DIREITOS HUMANOS COMO CONCRETIZAÇÃO DO RESPEITO À DIGNIDADE HUMANA

O respeito à dignidade humana é absoluto. Não há nada, em nenhuma situação, que nos autorize a violar, aviltar, agredir,

---

* Para Maria Grazia Ardita, "o termo 'dignidade' indica um atributo universalmente comum a todos os homens, sem cujo reconhecimento não poderá haver liberdade nem, muito menos, justiça ou paz, uma característica específica nossa e que nos coloca num grau superior em relação a todos os outros seres existentes na Terra".[3]

** Por isso é que podemos afirmar que a dignidade, além de ser uma categoria antropológica, expressa também um conteúdo ético, isto é, levanta exigências éticas.

*** Valeria a pena, aqui, aprofundar a questão do fundamento da dignidade humana, mas isso nos afastaria do objetivo proposto. Indico as reflexões propostas por Junges[1;4]. Para Junges, "o fundamento último da dignidade humana está na categoria de autor-

realização. Todo ser humano tem o direito de autoconstituir-se a partir do seu dado natural, realizando o seu itinerário histórico de expressar-se como pessoa. Por isso, o ser humano é fim em si mesmo e nisso consiste justamente a sua dignidade. Ninguém tem o direito de privá-lo ou impedi-lo de realizar esse itinerário de autorrealização como fim da sua existência, tornando-o meio para alcançar outros fins".[4]

**** A compreensão da diferença entre o substantivo "dignidade" e o adjetivo "digno" nos ajuda a captar mais profundamente o sentido da dignidade como dimensão ética do humano. A dignidade não precisa de nenhum complemento; ela é um valor intrínseco. O adjetivo, por sua vez, exige complemento; somos dignos de alguma coisa. A exigência de respeito, por exemplo, pelo fato de sermos pessoa, é a tradução concreta da exigência própria do conceito de dignidade.

diminuir a dignidade humana. Mas esse respeito só pode ser garantido e, assim, alcançar maior força se for expresso em normas concretas de ação, que, no dizer de Renaud, não são outra coisa senão a "necessidade de pôr uma fronteira aquém da qual se cai na degradação humana".[2]

A humanidade percorreu um caminho que lhe possibilitou formular as exigências fundamentais para se garantir o respeito à dignidade humana e chegou, assim, a definir os direitos fundamentais que asseguram a realização de toda pessoa.[1]*Não podemos negar que essa definição constitui um grande passo da humanidade, ao expressar a consciência que se tem sobre dignidade humana. Embora condicionados a circunstâncias históricas e culturais, temos de admitir que os direitos humanos são a expressão concreta do respeito absoluto à dignidade humana. Segundo Renaud, "os direitos humanos pormenorizam e exemplificam, em relação a situações concretas e a determinados campos de ação, essa exigência geral de respeito pelo ser humano" e, "enquanto conteúdo concreto de uma exigência inerente à existência humana, eles são atravessados por um dinamismo que lhes confere um valor absoluto".[2]** São os direitos humanos que concretizam as implicações éticas do respeito à dignidade humana.*** Mais ainda, "é a dignidade do ser humano que está na base dos direitos inalienáveis do homem".[2]

Podemos partir do princípio de que a vida é um dom, pelo simples fato de ninguém a dar a si mesmo. Uma vez recebido tal dom – não entrando aqui no mérito de "como" resultou tal dom, se por uma palavra de amor pronunciada entre duas pessoas, por exemplo, ou por uma palavra de violência e abuso –, ele fica sob a responsabilidade de quem o possui. Se existe um apelo inerente à natureza humana de buscar realização, humanização, "cabe à pessoa dar mais qualidade à vida própria e à dos outros" e/ou "lutar pela qualidade da vida, pelo direito de viver com dignidade", sobretudo em contextos em que a vida vale pouco ou está continuamente ameaçada pela morte.[4]

Lutar pela qualidade da vida é uma das expressões do direito de viver com dignidade. Há condições que tornam a vivência da vida menos digna, e são essas condições que devem ser mudadas. Embora haja quem se oponha à defesa da qualidade da vida como critério de decisão moral, é importante reconhecer que "a valorização ética da vida deve ser uma valorização qualitativa que tende ao aperfeiçoamento básico de toda a vida".[4] Em outras palavras, não é necessário recorrer ao argumento da sacralidade da vida para responsabilizar a pessoa.****

Sendo tarefa nas mãos da pessoa, à luz de um sentido dado à própria vida, a exigência ética que deriva consiste em buscar o que realiza e humaniza a pessoa, e não o contrário. Como afirma Junges, "a vida é, então, a história de uma contínua autoexpressão e, portanto, uma prolongada personalização. Assim, o sentido da vida está no próprio conquistar-se a si mesmo, como sujeito".[4]*****

---

* Assumo aqui a definição de direitos humanos proposta por Fernando Torres: "Por direitos humanos entendemos a existência de uma série de prerrogativas que afetam toda pessoa humana pelo simples fato de ser humana, independentemente das circunstâncias de tempo, lugar, cultura, religião, sexo, etc. Esses direitos não partem tanto da realidade do que é hoje a pessoa humana, mas sobretudo daquilo que deveria ser, se levarmos em conta o ideal da pessoa humana. Tem, portanto, uma irrenunciável base ética, de onde nasce a realidade jurídica atual. Isto é, esses direitos se impõem como princípio regulador dos diversos elementos que configuram a ordem estatal e social".[5]

** É evidente que os direitos humanos podem ser revistos, "não no sentido de voltar aquém do seu teor, mas em vista a formular de modo mais adequado para os nossos tempos a exigência de respeito absoluto pelo ser humano".[2] É importante considerar, também, que os direitos, por serem históricos, vão emergindo à medida que as pessoas lutam por sua emancipação e pela transformação das próprias condições de vida. É por isso que a comunidade internacional tem a obrigação não apenas de defendê-los, mas de aperfeiçoá-los.[6] Apesar de a Declaração de 1948 ser de suma importância, ela nunca teve pretensão de ser definitiva. Em um processo de contínuo desenvolvimento e de amadurecimento, a Declaração de 1948 tem suscitado constantemente o compromisso internacional de proteger indivíduos e grupos contra ações ou omissões dos governos que atentem contra a dignidade humana, sobretudo das minorias. Isso explica o surgimento de várias outras declarações universais e/ou internacionais nas últimas décadas, como, por exemplo, o Pacto Internacional sobre os Direitos Civis e Políticos, o Pacto Internacional sobre os Direitos Econômicos, Sociais e Culturais, a Convenção Internacional sobre a Eliminação de Todas as Formas de Discriminação Racial, a Convenção sobre a Eliminação de Todas as Formas de Discriminação Contra as Mulheres, a Convenção sobre os Direitos da Criança, a Convenção Contra a Tortura e Outras Penas ou Tratamentos Cruéis, Desumanos ou Degradantes, a Convenção Internacional sobre a Proteção dos Direitos de Todos os Trabalhadores Migrantes e dos Membros das suas Famílias, a Convenção Internacional para a Proteção de Todas as Pessoas Contra os Desaparecimentos Forçados, a Convenção sobre os Direitos das Pessoas com Deficiência, a Convenção Interamericana sobre a Proteção dos Direitos Humanos dos Idosos, a Resolução da ONU sobre Direitos Humanos, Orientação Sexual e Identidade de Gênero.

*** Isso explica por que a formulação jurídica de tais direitos pode ser revista e enriquecida continuamente, pois fundamenta-se eticamente na dignidade da pessoa humana, e é este o absoluto. Segundo Junges, "a formulação jurídica dos direitos humanos dependeu de circunstâncias históricas e culturais que encarnaram as implicações éticas do respeito absoluto à pessoa humana. Os direitos como expressão não esgotam a validade absoluta da dignidade. Daí a necessidade de uma contínua atualização dos direitos, de acordo com os novos contextos socioculturais".[1]

**** Vale a pena considerar perspectivas de abordagem que caminham em outra direção: Joas H. The sacredness of the person: a new genealogy of human rights. Washington: Georgetown University Press; 2013; e Gushee DP. The sacredness of human life: why an ancient biblical vision is key to the world´s future. Cambridge: Wm. B. Eerdmans Publishing Co.; 2013.

***** Vale a pena considerar o que Diego Gracia[7] diz sobre a pluralidade de ideias de bem e a diversidade de projetos de perfeição e felicidade e a proposta que faz sobre a abordagem do tema na perspectiva do bem comum e das obrigações públicas de justiça.

LIBERDADE, DEPENDÊNCIA QUÍMICA E DIREITOS HUMANOS

Para compreendermos a relação existente entre liberdade, dependência química e direitos humanos, é preciso aprofundar o significado da vida como um bem e da liberdade como um chamado a preservar esse bem.

A vida é um bem, e não apenas um valor

De acordo com Junges,[4] "o valor da vida humana consiste em ser a base de suporte de uma existência pessoal, o lugar da liberdade que se plasma a si mesma, o pressuposto e o substrato de uma história irrepetível, a condição de possibilidade de relações intersubjetivas. Portanto, a vida é o bem básico e fundamental em relação a todos os outros bens e valores da pessoa humana".

É preciso, contudo, considerar a distinção entre bem e valor. O bem é uma realidade pré-moral, isto é, uma realidade que existe independentemente da conduta e da vontade da pessoa. Nesse sentido, o bem adquire moralidade quando há relação e intencionalidade para com ele. A vida, por exemplo, assim como a saúde, a sexualidade, a família e a procriação, é um bem pré-moral, isto é, um bem que não depende da consideração do sujeito e que deve ser defendido juridicamente.

O valor, por sua vez, é uma qualificação do objeto em relação e da intencionalidade dada a ele. Ele não tem sentido independentemente da relação e da conduta humana. A justiça, a fidelidade, a honestidade, a veracidade são valores, isto é, são qualidades do agir. É em base a eles que orientamos nossa conduta; são eles as motivações do nosso agir. Os valores são, portanto, essencialmente morais. Não sendo dados *a priori*, mas uma qualificação do agir, eles só podem ser apreendidos nos atos em que a pessoa esteja envolvida. A pessoa, por meio da ação, apropria-se do sentido do valor e o transforma em atitude concreta. Não há dúvida de que esse processo está condicionado ao *ethos* em que a pessoa vive e à capacidade de sensibilidade do sujeito para deixar-se tocar pela ação e responder às exigências que dela derivam. Assim, algo pode *ter* valor para a pessoa ou *ser* um valor para ela. No primeiro caso, o valor é algo relativo, subjetivo; no segundo, absoluto e universal.

Não há dúvida de que um bem pode adquirir valor, mas isso depende da ação empreendida diante dele. A vida, por exemplo, sendo um bem pré-moral, pode adquirir valor e tornar-se moral dependendo da intencionalidade da ação, isto é, ela pode ser fim ou objeto; a ação, nesse caso, pode ser de defesa, promoção, cuidado ou de uso, posse e abuso.

Se os bens podem ser conflitantes, e se pode haver conflito entre bens e valores, o mesmo não se pode dizer dos valores. Sendo a moralidade intrínseca a eles, nunca se pode ir contra os valores e nem haver conflito de valores. Existe uma hierarquia quanto aos bens e uma urgência quanto aos valores.[4] No entanto, tanto os bens quanto os valores relacionam-se mutuamente, pois se referem à dignidade da pessoa humana. A dignidade é respeitada e efetivada se os diferentes bens são respeitados e concretizados. É nessa perspectiva que se entende a finalidade (*thelos*) mais profunda dos direitos humanos: cabe a eles defender os bens e possibilitar sua consecução. Em outras palavras, não é possível falar de respeito à dignidade sem promoção e defesa dos direitos fundamentais do humano.

Quanto aos valores morais, eles também se referem a um bem que se quer preservar. Quando, por exemplo, a vida se encontra ameaçada, a justiça, o respeito, a solidariedade são as expressões mais evidentes do apreço pela dignidade humana, bem primordial de cada ser humano.

A vida, portanto, é um bem em si e por si. Sendo a base de todos os outros bens, não é "medida" em relação a eles. Ela goza de valorização que não depende de circunstâncias e situações. Aprecia-se a vida de todos, sem discriminação.

A vida tem essencialmente uma dimensão corporal

Quando nos referimos ao ser humano como pessoa, estamos nos referindo ao humano na sua totalidade e integridade, corpo, psique e espírito. "A pessoa subsiste no corpo, e, portanto, a dimensão psíquica e espiritual da pessoa subsiste no corpo. Ele é a manifestação da pessoa em sua totalidade."[4] Praticamente, isso significa que, sendo a integridade física um bem da pessoa, ela só pode ser posta em risco "para alcançar um bem maior na perspectiva de uma compreensão mais global da vida" e só se justifica se tal risco estiver fundado "num consentimento autônomo e na intencionalidade de solidariedade e beneficência".[4] Portanto, a dimensão física do nosso existir é o suporte da nossa vida humana. Disso deriva a exigência ética de defesa da subsistência e da integridade física do ser humano, direitos fundamentais de toda pessoa humana.

Sendo corpórea a expressão da nossa humanidade, é a saúde que manifesta a qualidade da nossa vida. Mais ainda, a saúde é uma qualidade da vida. Para Junges:[4]

> saúde é um processo de reação diante dos influxos perturbantes que levam a um debilitamento da vida por parte do próprio organismo, do eu psíquico ou do ambiente social. Nesse sentido, *sadia* é aquela pessoa que consegue de tal maneira integrar na própria vida uma perturbação do bem-estar físico, psíquico e social que possa realizar-se como pessoa, não perdendo o sentido da própria dignidade e lutando para modificar aquelas coisas que sejam possíveis de mudar e integrando aquelas que sejam um dado imodificável.*

---

* Embora a definição de saúde proposta pela Organização Mundial da Saúde – "um estado de completo bem-estar físico, mental e social, e não apenas a ausência de doença ou enfermidade" – tenha superado a visão unilateral e simplista de saúde como ausência de doenças,

Nesse processo, a pessoa vai descobrindo que a bondade moral de um determinado comportamento, como, por exemplo, o esforço para preservar a saúde, depende do conteúdo do valor que dá sentido a esse esforço: é bom o comportamento que humaniza, isto é, que efetiva a dignidade humana em si e nos outros, que respeita a própria dignidade e a dignidade do outro. É mau o comportamento que desumaniza, que desrespeita a dignidade humana e que atenta contra os direitos fundamentais do humano. Se a saúde é um bem, ela tem de ser protegida e promovida como condição para a realização da pessoa humana.

A AUTONOMIA É SEMPRE RESPONSÁVEL, E A LIBERDADE, CORRESPONSÁVEL

A ética consiste em um processo de humanização, isto é, um processo que ajuda o ser humano a ser mais do que é, a crescer em humanidade. Por isso, toda proposta ética pressupõe que a pessoa dê um sentido à própria existência, sentido capaz de orientar suas opções para crescer como gente, para se realizar como pessoa. Renaud tem plena razão quando afirma que "o primeiro *dever* ético consiste [...] em preservar, em mim tal como nos outros, a possibilidade de conferir um sentido à existência".[2] Trata-se de um grande desafio para a própria liberdade, visto que, nessa tarefa, é impossível prescindir das categorias histórico-culturais que muitas vezes não apenas influenciam, mas limitam nossa liberdade. Mais ainda, a pessoa que tem a responsabilidade de dar um sentido à própria existência é caracterizada por ser frágil, vulnerável, limitada e, por isso mesmo, suscetível de optar por um sentido que a desumanize. A proposta ética tem o papel de orientar a liberdade da pessoa para que possa alcançar a perfeição, isto é, se realizar plenamente como pessoa.

Se a natureza humana clama por "perfeição", por "realização", o ser humano será autenticamente livre toda vez que abraçar aquilo que o realiza como pessoa. "Mais do que fazer o que se quer, ceder a uma espontaneidade cega ou a um comportamento anárquico, a liberdade se concretiza pela possibilidade de optar por aquilo que responde às exigências mais profundas da natureza humana."[8] Do contrário, não se está correspondendo, de forma autenticamente livre, às exigências da própria natureza. Se, como humano, tenho o dever ético de conferir um sentido à existência, como se explica o fato de que, para muitas pessoas, esse sentido seja absurdo, isto é, desprovido de conteúdo, indiferente em relação à qualidade da vida, alienado quanto aos próprios direitos? Aqui reside, ao mesmo tempo, a grandeza e a limitação da ética. "A ética não obriga senão o sujeito que se deixa obrigar. É por isso mesmo que o sujeito ético, apesar da exigência ética que o habita, pode fracassar na procura do sentido ético."[2]

Uma proposta ética também se caracteriza pelo conflito entre real e ideal. Lidando sempre com ideais, a reflexão ética tem de considerar que tais

> ideais são propostos a pessoas que vivem em determinados contextos socioculturais que podem favorecer a realização de tais ideais ou até mesmo dificultá-los e impedi-los de serem realizados. Levantam-se, aqui, dois aspectos a serem considerados: o ideal tem uma dimensão objetiva: é ideal em si mesmo; e uma dimensão subjetiva: o ideal deve ser ideal para alguém numa determinada realidade concreta. Em segundo lugar, diante do objeto – nesse caso, o ideal –, a prioridade é sempre do sujeito, aquele que vive numa determinada realidade concreta. O fato de a pessoa não conseguir abraçar o ideal que lhe é proposto não significa que as suas ações careçam de significatividade ético-moral.[8]

Não podemos negar: o que somos e o que somos chamados a ser – chamado entendido aqui como apelo da própria natureza – são experiências que se reclamam mutuamente. Assim como a liberdade se caracteriza pela capacidade de optar por aquilo que humaniza, a responsabilidade consiste em responder positivamente aos apelos de uma natureza que clama por potencialização e efetivação da dignidade humana em si e nos outros. É nesse sentido que a liberdade é sempre corresponsável. Não está em jogo apenas a minha realização, mas a realização de todos. No entanto, quem faz tais opções é a pessoa autônoma, capaz de responder aos apelos de humanização da própria natureza com convicção e responsabilidade. Isso implica um esforço tremendo para poder agir o menos possível por pressão externa, isto é, poder agir dando razões às próprias escolhas.

Autonomia, liberdade, responsabilidade são valores da pessoa humana, porém muitas vezes condicionados por inúmeros fatores sociais, econômicos, culturais, religiosos. Há situações em que abraçar o ideal ético será apenas um pio desejo, e outras em que a vivência de tal ideal será apenas parcialmente alcançada.

> Enquanto o ideal se situa na esfera do desejável, o real se situa na esfera do possível. O desejável é que todos se realizem plenamente como pessoas, com tudo o que isso implica (de acordo com um sentido profundo dado à própria existência e no exercício mais autêntico possível da própria liberdade). Mas isso nem sempre é possível. E o fato de não ser possível não significa que passos concretos não estejam sendo dados em direção a uma vida mais humana, mesmo se esses passos forem os primeiros e, consequentemente, não expressarem o sentido último da existência nem o exercício autêntico da liberdade.[8]

---

ela ainda é reducionista, porque não considera a vida como desenvolvimento, processo, história; parece mais uma visão estática e ilusória que descontextualiza a pessoa.

Nessa perspectiva, além de ideais a serem alcançados, os direitos humanos constituem o caminho possível a ser percorrido por todos em vista de uma maior humanização.

O CUIDADO DA VIDA

A reflexão feminina de gênero introduziu um novo paradigma para se abordar questões éticas, o paradigma do cuidado.[9] Graças a esse paradigma, compreendemos que é impossível prescindir das categorias de vulnerabilidade e interdependência da pessoa, se quisermos, de fato, ser mais precisos e justos na abordagem ética de questões que dizem respeito ao ser humano.[1]

VULNERABILIDADE

Não apenas somos vulneráveis como podemos, conscientes dessa realidade, assumir a vulnerabilidade como "princípio de autocompreensão",[1] isto é, reconhecer que não nos bastamos a nós mesmos, necessitamos de relações e de um sentido à própria existência se quisermos nos constituir como sujeitos em referência às nossas estruturas básicas de corpo, psique e espírito.[1]

A dependência química pode ser uma metáfora existencial da vulnerabilidade humana. Ela significa uma mudança nas várias dimensões da existência humana; além de alterar a percepção sobre si mesmo e sobre a realidade, mexe com as emoções e os sentimentos e acaba pondo em xeque o sentido da própria existência. Por isso, a dependência química tem um "significado antropológico" e em hipótese alguma pode ser reduzida a mera questão de saúde ou, pior ainda, de polícia.* Na condição de dependente químico, dá-se uma alteração tanto da percepção de si mesmo quanto das relações estabelecidas e, certamente, também quanto aos valores que dão sentido à própria vida. Tudo parece perder o foco ou ser visto de forma desfocada.

Se a dependência química é uma metáfora existencial da vulnerabilidade, o sofrimento é sua manifestação mais visível. Junges tem razão quando afirma: "O sofrimento, mais do que a enfermidade, é o rosto concreto e vulnerável do ser humano. [...] A dor é a desnudez e o despojamento existencial. Na intempérie do sofrimento, o ser humano está exposto ao arbítrio das circunstâncias alheias, não é dono de si, tudo pode danificá-lo. Não é possível distanciar-se, porque se encontra arraigado no sofrimento".[1]

Se a dependência pode ser pontual, isto é, caracterizar um período da vida da pessoa, o sofrimento que ela provoca tende a se prolongar no tempo, inclusive muito além do período de dependência. É difícil negar o papel positivo que o sofrimento pode representar na vida de uma pessoa no sentido de favorecer seu amadurecimento, autoconhecimento e experiência de solidariedade; mas não é nesse sentido que ele é abordado aqui. O sofrimento provocado pela dependência química, muitas vezes, se transforma em exclusão e marginalização, e não em oportunidade de inclusão e solidariedade.

INTERDEPENDÊNCIA

Se o animal facilmente se adapta ao meio e conquista rapidamente relativa independência, o mesmo não se dá com o ser humano. Este, diferentemente do animal, nasce em um contexto em que as estruturas não estão integradas em uma unidade pessoal. À medida que cresce e se desenvolve é que vai se tornando sujeito de tais estruturas "por sua configuração numa unidade de consciência".[1] O processo de adaptação e maturação é muito mais lento no ser humano do que nos demais seres. Por isso é que, embora mais inteligente para aprender a cuidar de si e se proteger, resulta muito mais frágil e vulnerável.

Pode parecer contraditório, mas, ao mesmo tempo que a pessoa humana vive a vida toda buscando ser autônoma e independente, é por meio da interdependência que ela se realiza. Sendo um ser-em-relação, a fragilidade e a vulnerabilidade próprias da pessoa abrem para ela a possibilidade de saída de si, abertura ao outro e, nesse mecanismo, vivência de relações de reciprocidade e solidariedade. A dependência química, pelo fato de inserir a pessoa em um quadro de dependência – da substância, do recurso que possibilita adquiri-la e de quem a fornece –, acaba comprometendo a autonomia da pessoa, que não age mais por convicção pessoal, mas por necessidade; compromete também o sentido de reciprocidade, pois a pessoa se torna limitada na capacidade de dar e receber com liberdade e consciência.

CUIDADO

Sendo a pessoa vulnerável e interdependente, ela é necessitada de cuidado. E o cuidado nada mais é do que a atitude de quem se coloca diante do outro para estabelecer com ele uma relação vital, um diálogo de presenças, e ajudá-lo, dessa forma, "em sua edificação".[1] O cuidado, para Nilo Ribeiro, "nasce de uma inquietação em relação ao destino do outro e de uma preocupação lancinante pela dor e pela morte do outro".[11] O cuidado visa ao bem do outro; bem em sentido integral, isto é, somático, psíquico e espiritual. Cuidar pressupõe responsabilidade pelo outro, requer um exercício de reciprocidade, exige dedicação, gera vínculos. Estabelece-se uma relação comunicativa em que a linguagem verbal torna-se secundária. O cuidado é um estilo de presença que põe

---

* Como não será possível, aqui, abordar temas como conceito, tipos, efeitos, causas e tratamento da dependência química, sugere-se a leitura de: Maciá Antón D. Drogas: conhecer e educar para prevenir. São Paulo: Scipione; 2000.[10]

no centro a pessoa mais frágil e vulnerável, isto é, aquela mais ferida. Vale a pena ter presente que vulnerabilidade deriva de *vulnus* (*vulneris*), que significa "ferida"; por isso, pode ser definida como a capacidade de ser ferido.[12] Se, por um lado, todos somos vulneráveis, por outro, há aqueles que, pelos contextos em que vivem e pelas condições desumanas em que se encontram, são mais passíveis de serem feridos do que outros. Estes necessitam de mais cuidado.

Quanto maior a vulnerabilidade, maior deve ser a proteção. Devido às consequências que a dependência química provoca na vida da pessoa, é impossível negar a ela o devido cuidado apelando para o argumento de que ela tinha consciência dos efeitos das substâncias usadas e, mesmo assim, quis, por livre disposição de sua vontade, entrar nesse mundo. Uma vez dependente, o outro precisa de cuidado; é a necessidade dele que interpela. Diante do outro que sofre, o cuidado se expressa por meio do respeito, da estima, da solicitude, do reconhecimento.[13*] É o cuidado "que confere ao ser humano a sua humanidade. É, portanto, um existencial básico".[14] O cuidado pressupõe o cultivo da sensibilidade, entendida como capacidade de sair de si e prestar atenção ao outro, sem turvar o olhar com preconceito. Diante do outro, somos chamados a entrar na dinâmica da alteridade e a comprometer-nos com ele, decidindo por tornarmo-nos próximos dele. O cuidado, na qualidade de "um modo-de-ser, uma maneira de existir das pessoas que gera nelas comportamentos e atitudes permanentes",[15] nos faz realizar a experiência de fazermo-nos próximos de quem mais precisa. Nessa experiência, descobrimos também que "próximo não é aquele que se coloca no nosso caminho, e sim, aquele em cujo caminho nós nos colocamos".[16]

ALGUMAS ORIENTAÇÕES ÉTICAS

Situar a reflexão sobre dependência química na perspectiva da dignidade humana e dos direitos humanos leva-nos a algumas conclusões práticas:

a. Os direitos humanos consideram o que a pessoa deveria ser, isto é, o ideal de pessoa humana e, consequentemente, de vivência humana. Portanto, não dependem tanto da realidade do que é hoje a pessoa humana, no caso, dependente ou não dependente de substâncias químicas. São direitos da pessoa e, ao mesmo tempo, "exigências ideais que apontam para a realização mais plena da pessoa humana" e, por isso, mesmo sendo subjetivos, "são imprescritíveis, universais, inalienáveis, irrenunciáveis".[5] Em outras palavras, mesmo que a pessoa viva em condições sub-humanas, seus direitos têm de ser reconhecidos e, consequentemente, respeitados. Mais ainda, sendo eles anteriores a qualquer reconhecimento jurídico, cabe ao Estado propiciar as condições para que as pessoas possam assumi-los como caminho de realização humana. Isso significa que a pessoa dependente de substâncias químicas, especialmente as mais vulneráveis, gozam de proteção legal e, sobretudo, do direito a condições que favoreçam maior qualidade da vida.

b. O fato de os direitos humanos evoluírem durante a história não significa que sejam relativos. Eles podem adquirir novos conteúdos à medida que mudam as circunstâncias socioculturais e a compreensão científica sobre o ser humano, assim como de determinados fenômenos. Quando precisam ser afirmados com vigor é porque se tornou mais clara a compreensão da dignidade da pessoa humana. Hoje, as pessoas enfrentam problemas com os quais nem sonhavam ontem. Nesse sentido, os direitos humanos têm uma função crítica da realidade. A serviço da dignidade humana, eles não podem ser manipulados ou usados ideologicamente. Diminuir o significado dos direitos humanos apelando para o fato de as pessoas serem "viciadas", "perigosas", "bandidas" significa negar que sejam direitos de todas as pessoas e da pessoa toda, independentemente da situação na qual vive.

c. O lugar a partir de onde se elabora a reflexão sobre os direitos humanos condiciona, e muito, o modo de ver e interpretar a realidade. Considerar os direitos humanos a partir dos mais vulneráveis, isto é, dos que têm mais chance de serem feridos, excluídos e descartados, implica lutar por eles e até mesmo no lugar deles, visto que, muitas vezes, se encontram em situação tão degradante que não podem ou não conseguem ser protagonistas da luta por aquilo que lhes pertence, que são direitos seus. Torna-se evidente que a prioridade, nessa perspectiva, é dada ao direito do outro que não pode se defender pelas condições nas quais se encontra. Entretanto, a condição fundamental para que isso seja possível é a de que eu não renuncie, mas coloque em segundo plano, a defesa dos meus próprios direitos.[5]

d. Se o exercício autêntico da liberdade, como foi dito, refere-se à capacidade de fazer opções que humanizam, como considerar a liberdade para o consumo de substâncias que conduzem à dependência? Eticamente, podemos dizer que tal consumo é "gravemente ilícito em razão das consequências que traz para a pessoa e para a sociedade, contrária à integridade física e à própria vida dos envolvidos".[17] Elio Sgreccia tem razão quando afirma que a gravidade moral do consumo de tais substâncias deve ser avaliada em razão dos males que elas provocam. Excluem-se, evidentemente, dessa avaliação aquelas situações em que o uso de tais substâncias tem uma razão que o justifique (medicinal ou terapêutica). Excetuando esses casos, nos demais, o uso de tais substâncias é totalmente voluntário, isto é, os danos que podem gerar não resultam em nenhuma compensação benéfica que os justifiquem. Some-se a isso o fato de o consumo de tais substâncias, muitas vezes, promover

---

* Vale a pena considerar o artigo de Constança Marcondes Cesar sobre a noção de cuidado em Paul Ricoeur.[13]

o tráfico, a violência, o desrespeito total aos seus direitos fundamentais.* Por isso, é justo afirmar que ninguém tem o direito de introduzir na própria vida algo que comprometa sua realização e sua qualidade se não for por razões que se justifiquem.

e. E o que dizer da obrigatoriedade do tratamento? A pessoa dependente tem o direito de se opor a ele? Quem tem o dever de cuidar da pessoa dependente tem o direito de forçá-la a se tratar? É evidente que seria mais respeitoso da dignidade humana persuadir e induzir a pessoa a se tratar, já que esta é autônoma, livre e responsável em relação ao significado dado à própria existência. Há quem defenda que, excetuando a iminência de o dependente químico causar grave dano a si ou a outros, não se deveria usar de coerção física para obrigar alguém a se tratar. Contudo, há quem defenda existir a obrigatoriedade ética do tratamento quando a própria saúde estiver comprometida e quando a dependência resulta em prejuízos e encargos para a família e a sociedade. É muito difícil um consenso em relação a essa questão. Valem, aqui, todos os princípios chamados em causa anteriormente. Além disso, é evidente que, em ambos os casos, o princípio de subsidiariedade** deve levar o Estado a tomar as devidas providências para que processos de tratamento, educação, acompanhamento, reabilitação e readaptação social sejam oferecidos às pessoas dependentes e às suas famílias. Mas o Estado também não pode ignorar a necessidade de prevenção social, de repressão eficaz à distribuição e à venda de substâncias e de solidariedade civil. Não adiantam atitudes repressivas e punitivas à pessoa dependente se medidas preventivas não fizerem parte de uma nova cultura em favor da qualidade da vida e dos direitos de todos, especialmente dos mais vulneráveis.[17]

f. No horizonte de sentido em que somos chamados a edificar nossa existência, vale reconhecer que, embora sejamos livres para provar o que quisermos, nem sempre somos livres para deixar o que provamos. Há um limite entre o poder e o dever. Em outras palavras, se, por um lado, é verdade que nem todo usuário de substância química é dependente, por outro, é fato que todo dependente um dia foi usuário. Podemos decidir se vamos ou não usar determinada substância, mas nem sempre podemos decidir deixar de usá-la quando nos tornamos dependentes, pois a dependência química é consequência de alterações cerebrais complexas e de difícil reversão.[18] Ter isso presente significa ao menos ter clareza de que a mera decisão da vontade, em certas situações, não basta para mudar a direção tomada. Isso aumenta o grau de responsabilidade diante de escolhas que põem em risco a própria realização e comprometem o exercício da liberdade e, consequentemente, da consciência da pessoa. O limite para quem acredita que "tudo é possível" é o de que "nem tudo é conveniente"; o risco de dependência é motivo suficiente para "prevenir" o uso de determinadas substâncias. No entanto, sabemos que, embora significativo, esse argumento é apenas racional. Se a pessoa não tiver interiorizado determinados valores, dificilmente se deixará guiar por eles.

g. Não é possível negar que o uso de substâncias químicas está ligado ao prazer que elas proporcionam. Na qualidade de humanos, somos seres de desejo, "e um dos desejos mais exacerbados é o do prazer e o da sensação de bem-estar, ainda que temporários".[18] A satisfação do desejo, quando desintegrada de um projeto de vida, leva a despreocupar-se com os riscos, inclusive com o risco da possível dependência. Uma vez dependente, mesmo a consciência do que está perdendo em relação a outros prazeres que a vida proporciona não é suficiente para uma mudança radical de vida. Integrar as próprias opções em um horizonte de sentido significa reconhecer que o prazer tem múltiplos significados, e poder experienciá-lo desta ou daquela forma é, sim, uma possibilidade, mas possibilidade que nem sempre convém, pelos bens e valores que compromete e/ou sacrifica. É nessa perspectiva que somente a prevenção pode ser o caminho mais certeiro para se evitar as várias repressões a que a pessoa, uma vez dependente, se submete ou às quais é submetida.

h. Prevenção, além da integração das próprias opções em um horizonte de sentido, pressupõe esforços conjuntos para a redução da oferta e da demanda. Em outras palavras, sem atingir as causas que levam/geram dependência, é muito difícil encontrar "soluções" adequadas e efetivas. Diego Macià Antón está certo quando afirma que "a prevenção mais eficaz é aquela que estabelece como um de seus objetivos a recusa da primeira oferta de drogas".[10] Para que isso seja possível, a tarefa educativa deve centrar-se na pessoa em sua integralidade e levar em conta os determinantes que subjazem a todo um conjunto de condutas problemáticas

---

* Esse argumento não corrobora, de forma alguma, a reivindicação feita por aqueles que acreditam que a liberação de tais substâncias diminuiria, enfraqueceria ou até acabaria com o tráfico, tampouco a tese de que são um produto como todos os outros ou de que algumas delas são mais seguras do que outras. Tais argumentos soam falsos ao prescindirem do fato de que, além dos prejuízos causados à vida, à saúde e às relações das pessoas, há consequências para a ordem social, também no que se refere à economia sanitária. É nessa perspectiva que deveriam ser considerados também o consumo de álcool e o uso do tabaco, que representam, sem dúvida, dois grandíssimos problemas clínicos e de saúde pública no mundo. Além dos danos à saúde, das mortes provocadas direta ou indiretamente, da periculosidade da vinculação com o tráfico e a corrupção, devem ser consideradas também as consequências indiretas para as famílias e o fato de que as pessoas chegam a determinadas patologias por caminhos diferentes e pela combinação de uma série de fatores que nem sempre dependem do autocontrole, da decisão, da vontade ou da clareza de informação a respeito do assunto para que o uso não seja abusivo ou compulsivo.

** Trata-se de um princípio da filosofia social segundo o qual todas as sociedades de ordem superior devem pôr-se em atitude de ajuda (*subsidium*), isto é, de apoio, promoção e incremento em relação às menores.

que podem se manifestar bem antes de a pessoa optar por provar e, em seguida, ver-se vítima da manutenção do uso.*

i. Se o objeto da reflexão ética é a proteção do mais frágil e vulnerável, é preciso que a sociedade combata firmemente toda expressão de violência e negligência em relação a quem mais precisa, pelo fato de a vida ser mais frágil ou ter-se tornado mais fragilizada. É violenta toda ação que não respeita a dignidade da pessoa e seus direitos fundamentais, que invade sua privacidade sem o devido consentimento, que manipula seus ideais de vida, que usa da força de modo maleficente ou injusto. Mas também é violenta toda omissão que possa tornar a vida mais frágil ou aumentar a fragilidade da pessoa e, consequentemente, desconsiderar ou desrespeitar seus direitos. Violência e negligência quase sempre andam de mãos dadas. Se ser negligente (do latim *negligo*) significa menosprezar, ser indiferente, não cuidar nem fazer caso, ser diligente (do latim *diligo*) significa apreciar, zelar, cuidar, prestar atenção, amar. Negligência só se combate com diligência, e violência, com respeito. E o respeito ao mais frágil ou àquele cuja vida resulta mais fragilizada implica, obrigatoriamente, empenho para que toda forma de desigualdade, discriminação, indiferença, exclusão e injustiça seja combatida.[7]

CONSIDERAÇÕES FINAIS

É por meio da educação que plasmamos nossa humanidade e edificamos uma nova cultura.[11] Sendo o processo educativo um processo de humanização longo e permanente, envolvendo e comprometendo a liberdade da pessoa, cabe a ele a tarefa de "persuadir" a pessoa a se tornar cada vez mais humana:

> Se o compromisso da educação, em geral, é formar um cidadão a partir de sua humanidade, e não um ser voltado simplesmente ao mundo do trabalho ou à eficiência intelectual, então os conteúdos formativos do caráter e do bem pensar devem ser prioritários. Sob esse ponto de vista, devemos entender que temos o compromisso de formar pessoas capazes de compreender e desejar para si os conceitos mais fundamentais da convivência humana, conceitos que estão intrinsecamente ligados à Declaração Universal dos Direitos Humanos.[19]

Por sua vez, as atuações educativas devem se estender também a outras áreas de intervenção, além do plano individual e pessoal, como aos contextos familiar, escolar e social, e devem ser diferenciadas de acordo com cada situação, variando quanto à amplitude e à intensidade em cada contexto.[10] Em outras palavras, partindo do pressuposto de que estamos lidando com uma questão complexa e que implica a inter-relação de vários fatores – como é a questão da dependência química –, a intervenção educativa deve ser "simultânea a outros tipos de atuação, legais e sociais, para que o trabalho de prevenção se complete. Um programa educacional é absolutamente indispensável, mas é um entre muitos outros".[10]

REFERÊNCIAS

1. Junges JR. Bioética: hermenêutica e casuística. São Paulo: Loyola; 2006.
2. Renaud M. A dignidade do ser humano como fundamentação ética dos direitos do homem. Brotéria. 1999;148(2):135-54.
3. Ardita MG. Dignidade humana. In: Leone S, Privitera S, Cunha JT. Dicionário de bioética. Vila Nova de Gaia: Editorial Perpétuo Socorro. Santuário; 2001. p. 275.
4. Junges JR. Bioética: perspectivas e desafios. São Leopoldo: UNISINOS; 1999.
5. Torres F. Direitos humanos. In: Vidal M. Ética teológica: conceitos fundamentais. Petrópolis: Vozes; 1999. p. 610-26.
6. Bobbio N. A era dos direitos. Rio de Janeiro: Campos; 1992.
7. Gracia D. Bioética clínica. Bogotá: Editorial El Búho; 2001. p. 131-8.
8. Zacharias R. Direitos humanos: para além da mera retórica ingênua e estéril. In: Trasferetti JA, Millen MIC, Zacharias R. Introdução à ética teológica. São Paulo: Paulus; 2015. p. 134.
9. Noddings N. Caring: a feminine approach to ethics and moral education. Berkeley: University of California; 1984.
10. Macià Antón D. Drogas: conhecer e educar para prevenir. São Paulo: Scipione; 2000. p. 16.
11. Ribeiro Jr N. Ética e alteridade: a educação como sabedoria da paz. In: Cescon E, Nodari PC, organizadores. Filosofia, ética e educação: por uma cultura da paz. São Paulo: Paulinas; 2011. p. 88.
12. Zuben NA. Vulnerabilidade e finitude: a ética do cuidado do outro. Síntese Rev Filosofia. 2012;39(125):433-56.
13. Cesar CM. A noção de cuidado em Paul Ricoeur. In: Trasferetti JA, Zacharias R, organizadores. Ser e cuidar: da ética do cuidado ao cuidado da ética. Aparecida: Santuário. Centro Universitário São Camilo; 2010. p. 79-87.
14. Boff L. Saber cuidar: ética do humano:compaixão pela terra. Petrópolis: Vozes; 1999. p. 34-89.
15. Pegoraro OA. Existência humana é existência cuidadosa. In: Trasferetti JA, Zacharias R, organizadores. Ser e Cuidar. Da ética do cuidado ao cuidado da ética. Aparecida: Santuário. Centro Universitário São Camilo; 2010. p. 92.
16. Fechio LG. Suicídio e ética: uma apreciação em nossos dias à luz da Gaudium et Spes [dissertação]. São Paulo: Pontifícia Faculdade Nossa Senhora da Assunção; 2008. p. 105.
17. Sgreccia E. Manual de bioética II: aspectos médico-sociais. São Paulo: Loyola; 1997. p. 162.
18. Millen MIC, Millen JC. Drogas: interpelações à teologia moral. In: Pessini L, Zacharias R, organizadores. Ética teológica e juventude: interpelações recíprocas; diversidade sexual: drogas, violência, redes sociais virtuais. Aparecida: Santuário; 2013. p. 232.
19. Franklin K. Direitos humanos na educação: superar os desafios. In: Cescon E, Nodari PC, organizadores. Filosofia, ética e educação: por uma cultura da paz. São Paulo: Paulinas; 2011. p. 373-400.

---

* Tais determinantes podem ser pessoais, microssociais e ambientais globais.[10]

Parte II

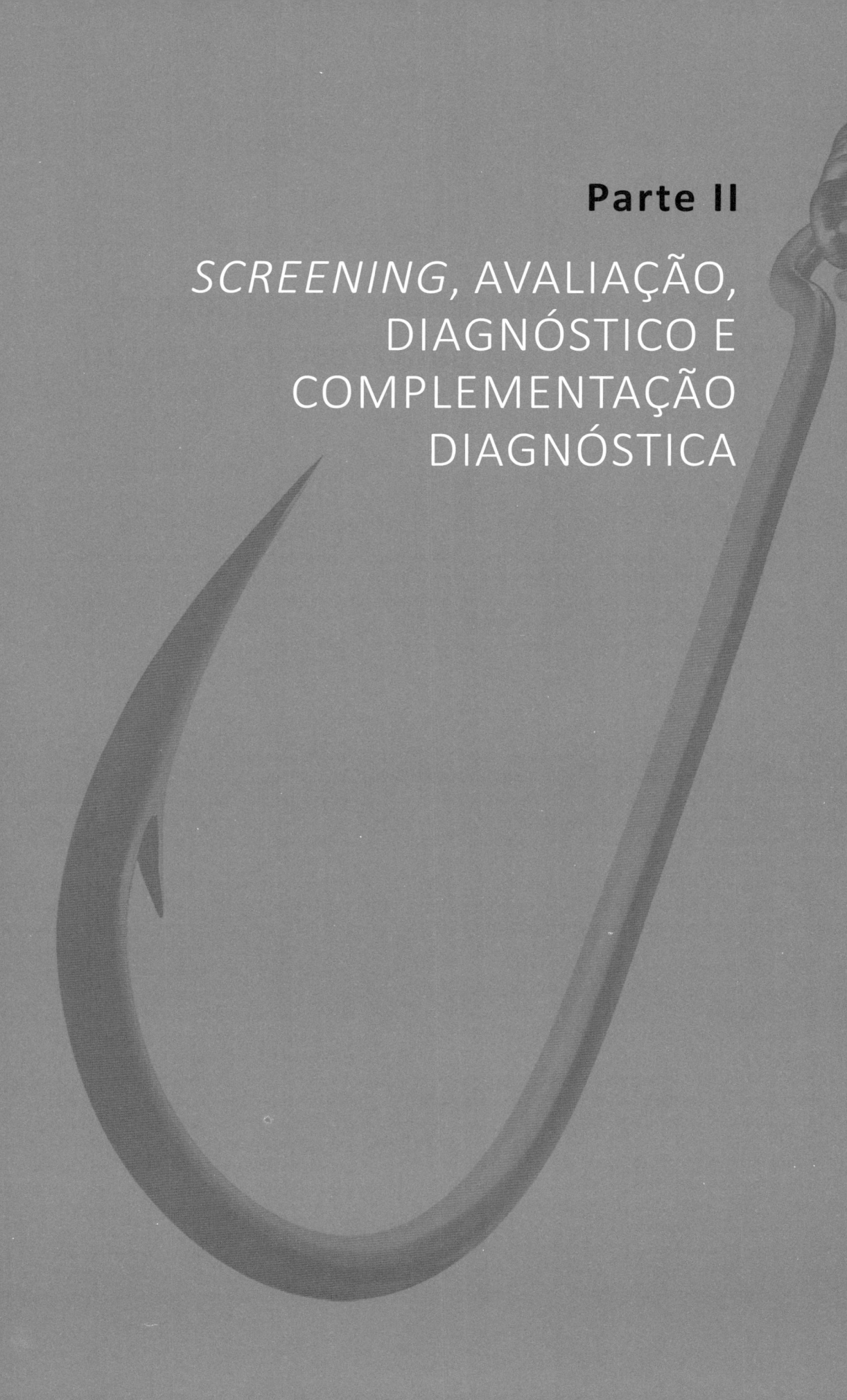

SCREENING, AVALIAÇÃO, DIAGNÓSTICO E COMPLEMENTAÇÃO DIAGNÓSTICA

6

A avaliação inicial: identificação, triagem e intervenção mínima para o uso de substâncias

Ana Cecilia Petta Roselli Marques, Sérgio de Paula Ramos, Fernanda de Paula Ramos e Tadeu Lemos

PONTOS-CHAVE

✓ O sucesso do tratamento da dependência de álcool, tabaco e outras drogas depende de uma investigação ampla que conclua sobre a relação específica do indivíduo com a droga.

✓ A triagem, ou o rastreamento, sobre o consumo de drogas deve incluir uma investigação sobre o padrão, assim como uma avaliação de sua gravidade.

✓ A motivação é um aspecto importante na avaliação inicial, pois dela depende a construção do vínculo ou o encaminhamento.

Qualquer avaliação inicial em saúde tem como objetivo coletar dados do indivíduo para identificá-lo social, demográfica e economicamente, pesquisar sobre seu estado de saúde e suas possíveis alterações, investigar sua história clínica, seus antecedentes familiares e, então, desenvolver a hipótese diagnóstica e planejar seu cuidado.

Algumas justificativas devem ser consideradas para o desenvolvimento de uma avaliação com triagem específica quanto a uso e dependência de drogas por profissionais da saúde:

- Não existe uso seguro de substâncias.[1]
- O uso e a dependência de álcool e outras drogas são pouco diagnosticados.[2-4]
- O que ocorre com mais frequência é a abordagem das complicações clínicas.[5]
- A demora em fazer o diagnóstico piora o prognóstico.[6]
- Existe uma deficiência no conhecimento e na formação dos profissionais sobre o assunto.[7]

Com o objetivo de detectar usuários problemáticos ou de risco de álcool, tabaco e outras substâncias, a entrevista inicial deve ser conduzida de forma clara, simples, breve, flexível e ampla, e apenas ao final focar os hábitos do indivíduo em relação a seu uso de substâncias. Segundo o Institute of Medicine (IOM) dos Estados Unidos, na entrevista inicial, é possível utilizar questionários e escalas que corroborem o diagnóstico clínico, o que dá mais consistência à intervenção e melhora a adesão.[6] Essas escalas são simples e rápidas, realizam uma triagem mínima e podem ser aplicadas também nas unidades básicas e/ou em outras situações de contato com os usuários de substâncias, por qualquer membro de uma equipe multidisciplinar.

Nos serviços especializados, assim como o diagnóstico das complicações (p. ex., morbidades psiquiátricas), a avaliação será mais aprofundada, pois o diagnóstico precisa ser elucidado para aplicação do melhor tratamento ao caso. O médico especialista em álcool e drogas é o profissional ideal para aplicar essa avaliação nesses serviços.

Alguns sintomas mais frequentes são considerados sinalizadores de uso problemático de substâncias, como os descritos no **Quadro 6.1**, e podem ser detectados ao longo da história do problema atual e durante o exame psíquico, que deve ser realizado.[8] Após a história do problema até a queixa atual, isto é, a anamnese completa, é processado também o exame físico. É muito importante pesquisar o início do consumo e outros eventos relacionados, como último uso, via de administração, quantidade, ambiente, etc. Sinais comuns do uso de drogas que podem ser detectados no exame físico estão relacionados no **Quadro 6.2**.[8]

O **Quadro 6.3** apresenta um exemplo de formulário geral de como investigar o uso de algumas drogas de forma contextualizada e ampla, sem eliciar a resistência do indivíduo.

QUADRO 6.1
Sintomas de uso problemático de substâncias (*red flags*)

- Distúrbio do sono
- Depressão
- Ansiedade
- Humor instável
- Irritabilidade exagerada
- Alterações da memória e da percepção da realidade
- Faltas frequentes ao trabalho ou à escola ou diante de compromissos sociais
- Alterações da pressão arterial
- Problemas gastrintestinais
- História de trauma e acidente frequentes
- Disfunção sexual

QUADRO 6.2
Sinais físicos comuns do uso de drogas (*red flags*)

- Tremor leve (sugestivo de uso de diferentes substâncias)
- Pressão arterial lábil (sugestiva de síndrome de abstinência de álcool, nicotina, cocaína)
- Hipertensão arterial
- Taquicardia e/ou arritmia cardíaca (uso de estimulantes ou síndrome de abstinência)
- Aumento do fígado
- Irritação nasal (sugestiva de inalação de cocaína ou de uso de droga fumada)
- Irritação das conjuntivas (sugestiva de uso de maconha, álcool, nicotina, *crack*)
- Odor de álcool
- Odor de maconha ou nicotina nas roupas
- "Síndrome da higiene bucal" (disfarce do odor de álcool ou tabaco)
- Uso frequente de colírio ocular

QUADRO 6.3
Exemplo de formulário para pesquisa sobre uso de drogas

Data: _____

Nome: _____

Idade: _____

Por que você está aqui hoje?
O que está errado com você?

Outros problemas
Desde seus 18 anos

Teve fratura?	☐ Sim	☐ Não

Teve um acidente no trânsito?
Teve traumatismo na cabeça?
Teve problemas decorrentes de brigas?
Teve problemas após beber álcool?

Exercícios físicos
Você exercita-se regularmente?	☐ Sim	☐ Não

Estresse
Você sente-se estressado?
 (Constantemente, frequentemente, eventualmente ou raramente)

Com quem vive?
 (Sozinho, com cônjuge, outros parentes, amigos)

Tabaco
Você fuma?	☐ Sim	☐ Não

Quantos cigarros por dia? _____

Dieta
Você cuida de sua dieta para:

Colesterol?	☐ Sim	☐ Não
Sal?	☐ Sim	☐ Não
Calorias totais/dia ou gorduras?	☐ Sim	☐ Não

Uso de álcool

Você tem observado algum problema com seu consumo de bebida alcoólica?	☐ Sim	☐ Não
Alguém de sua família tem problemas com bebida?	☐ Sim	☐ Não
Você já sentiu que deveria diminuir o consumo de bebida?	☐ Sim	☐ Não
As pessoas que convivem com você se incomodam com o fato de beber?	☐ Sim	☐ Não
Você já se sentiu mal por ter bebido?	☐ Sim	☐ Não
Você tem bebido logo pela manhã para poder iniciar seu dia ou para melhorar da ressaca?	☐ Sim	☐ Não

Sono

Você dorme bem?	☐ Sim	☐ Não
Você faz uso de calmantes para dormir?	☐ Sim	☐ Não
Há quanto tempo?	☐ Sim	☐ Não
Você usa alguma outra droga?	☐ Sim	☐ Não

Não existem análises bioquímicas específicas ou patognomônicas para o uso de drogas, mas há algumas dosagens enzimáticas no sangue para avaliar o funcionamento hepático e o risco cardiovascular, assim como exames complementares relacionados às complicações, podem contribuir para o diagnóstico mais aprofundado. Para cada indivíduo, um planejamento terapêutico individualizado deverá ser realizado com atitudes médicas compatíveis com o grau do problema.[9]

Um aspecto bastante importante é observar o estágio de motivação do indivíduo durante a entrevista, pois é fundamental iniciar o estabelecimento de um vínculo, que facilitará a adesão e a efetividade do tratamento. A minoria dos indivíduos com problemas relacionados ao uso de drogas busca ajuda, por isso o momento da a avaliação inicial é muito especial.

Em razão dessa evidência, alguns pesquisadores se aprofundaram no estudo dos estágios motivacionais e criaram um modelo de Prontidão para Mudança.[10] A mudança cognitiva acontece em fases: pré-contemplação, contemplação, determinação, ação, manutenção e recaída. Cada usuário pode estar em diferentes estágios de prontidão, sendo que a minoria se encontra pronta para a ação. Cerca de 80% estão em pré-contemplação e contemplação.[11]

Conseguindo manter o indivíduo colaborativo e percebendo que naquele momento inicia um novo processo, o diagnóstico relacionado ao uso de substâncias poderá ser realizado com mais qualidade. Para apresentar o primeiro diagnóstico para o usuário, qualquer que seja sua relação com a droga, sete etapas devem ser seguidas:[12]

1. ter clareza dos critérios positivos e/ou negativos
2. explicar sobre o método adotado
3. afirmar que estar com o problema não é culpa do indivíduo
4. definir que a partir de agora ele(a) será responsável pela etapa subsequente
5. apresentar o plano de tratamento mínimo ou encaminhamento
6. sugerir a participação de um familiar ou amigo – no caso de adolescentes, explicar sobre a necessidade da participação de um responsável
7. planejar o retorno

Ao final da avaliação inicial, e realizado o rastreamento dos problemas relacionados ao uso de substâncias, o diagnóstico poderá ser:[1]

- **Uso sem problemas**, mas, nesse caso, recomenda-se informar que não há uso seguro de drogas, além de retomar a história familiar.
- **Uso com problemas, mas sem dependência**, para o qual é necessário reduzir o consumo, assumindo a responsabilidade em mudar o comportamento e retornando para nova avaliação.
- **Uso dependente**, quando são detectados sinais e sintomas de tolerância e problemas em consequência do uso, sendo que uma investigação aprofundada realizada por um especialista revelará o diagnóstico.

Utiliza-se a *Classificação internacional de doenças e problemas relacionados à saúde* (CID-10) da Organização Mundial da Saúde (OMS) para classificar o uso ou a dependência de substâncias.[13]

A AVALIAÇÃO DOS FATORES DE RISCO RELACIONADOS A TRANSTORNO POR USO DE SUBSTÂNCIAS

Por muito tempo, a infância esteve resguardada pela predominância de fatores de proteção que compensavam os fatores de risco relacionados a TUS (TUS), diferentemente do que é observado hoje. Fatores de risco são situações ou condições vividas que produzem efeitos negativos para o bem-estar do indivíduo, que alteram a homeostase.[14-19] Isto é, características individuais sob ação de condições desfavoráveis podem determinar o desenvolvimento de comportamentos de risco no futuro.[20-24]

A adolescência é uma fase na vida do indivíduo em que ele, naturalmente, se afasta da família e adere ao seu grupo de iguais. Se esse grupo estiver experimentando drogas, como álcool e tabaco, entre outras, ocorre uma pressão dos pares para que ele também use. Nessa etapa do desenvolvimento, ao entrar em contato com as diferentes drogas, todos se expõem a muitos riscos.[25]

São vários os fatores de vulnerabilidade que predispõem um jovem a consumir drogas, sendo os mais prevalentes: 1) genética, 2) exposição fetal a álcool, tabaco e outras drogas, 3) prejuízo das funções parentais, 4) transtornos mentais na infância e adolescência, 5) uso precoce de álcool, 6) amigos usuários e 7) ambiente familiar e comunitário facilitador de consumo de substâncias.[26]

Estudos que levam em conta a herdabilidade dos TUS evidenciam um aumento de 3 a 4 vezes na prevalência de alcoolismo em parentes de primeiro grau de dependentes do álcool se comparados com a população em geral.[27,28] Tais achados foram corroborados em recente metanálise, que encontrou que o alcoolismo é 50% hereditário.[29] Os estudos sobre tabagismo têm achados na mesma direção: pessoas adotadas têm probabilidade 2 a 5 vezes maior de se tornar fumantes se os irmãos biológicos (mesmo criados em ambientes separados) forem fumantes.[30]

Outro fator de vulnerabilidade é a exposição fetal às drogas. Uma revisão sistemática de 2011 evidencia uma associação entre exposição ao álcool durante a gravidez e transtorno por uso de álcool (TUA) na adolescência.[31] Essa associação persiste mesmo quando se trata de uso de baixas doses de álcool e relaciona-se também ao uso de tabaco e drogas ilícitas na adolescência.[32]

Além dos fatores constitucionais, existem variáveis relevantes que influenciam o surgimento de TUS, por exemplo, no ambiente, incluindo desde os cuidados parentais, o ambiente escolar/comunitário, até a influência de amigos. Prejuízos nos cuidados parentais associam-se com o aumento na prevalência do consumo de drogas.[33] Mas, quando mediados por acolhimento caloroso e disciplina, são capazes de diminuir tal ocorrência, mesmo na presença de genética positiva.[34-36]

A expectativa dos filhos em relação às atitudes dos pais tem também um peso na definição de seus próprios comportamentos.[37] Em levantamento realizado no Brasil, 59,9% dos entrevistados disseram conviver com fumantes, e 29,8% têm pelo menos um dos responsáveis fumante. Em ambos os casos, as meninas são mais vulneráveis do que os meninos e mostram taxas maiores de fumar no mesmo período estudado. Entre os jovens que fumaram nos 12 meses anteriores à pesquisa, a maioria (65,4%) já havia tentado largar o cigarro.[38]

Sobre a influência dos amigos, as evidências sugerem que, se não usuários, podem desempenhar um papel relevante na prevenção do consumo de maconha,[39] mas, ao contrário, se usuários, associam-se com consumo precoce (antes dos 13 anos) de álcool, que, por sua vez, como antes exposto, prediz futuro alcoolismo e/ou envolvimento com outras drogas.[40] Adolescentes que têm amigos que usam drogas sofrem uma pressão importante para a iniciação.

Brook e Brook descrevem o efeito de *loops*, em que adolescentes que estão usando drogas têm mais chance de estar associados a pares que usam drogas, e essa associação, por sua vez, aumenta a chance de que mantenham ou incrementem seu envolvimento com drogas.[41] Achados na mesma direção foram encontrados entre grupos e tabaco: a maioria dos adolescentes estava com amigos usuários quando experimentou o primeiro cigarro.[42,43]

O ambiente mais próximo do adolescente é fator de risco relevante. A violência doméstica leva a doença mental e uso de drogas na adolescência e no adulto jovem, comprovadamente,[44,45] assim como o trabalho na adolescência pode ser um fator de estresse e maior exposição ao comportamento de fumar.[46] O grupo de adolescentes brasileiros que mostrou maior risco para fumar se concentra na faixa etária entre 14 e 15 anos, é negro, está no início da escolarização e tem pais fumantes, mais pobre e com pouca educação, e vive em regiões que não adotam medidas de controle social.[38]

A iniciação é influenciada sobretudo pelas normas familiares e sociais.[47] Um dos preditores mais potentes para uso frequente de drogas são as variáveis relacionadas a um estilo de vida não convencional, como a busca de sensações, rebeldia, tolerância a comportamentos desviantes e baixa escolaridade do adolescente e de seus familiares. Estudos mostram que adolescentes que fumam são nove vezes mais suscetíveis a receber o diagnóstico de abuso de álcool e dependência e 13 vezes mais suscetíveis a receber o diagnóstico de abuso e dependência de outras drogas, comparados com aqueles que não fumam,[48] o que corrobora os achados de autores que estudaram o fenômeno no fim da década de 1990: a experimentação de álcool, tabaco e maconha aumenta a taxa de adolescentes que estão expostos e usam outras drogas.[49,50] No Brasil, até os 10 anos, as crianças não fumam e não têm ideia de fumar, diferentemente do que acontece com a bebida alcoólica, que já parece estar no imaginário de crianças e adolescentes, que dizem que "em algum momento na vida irão beber".[51]

Saffer, ao discutir mitos culturais e símbolos utilizados em propaganda sobre álcool, conclui que a mídia efetivamente influencia o consumo.[52] A sociedade como um todo adota atitudes paradoxais perante o tema: por um lado, condena o uso de álcool pelos jovens, por outro, é permissiva ao estímulo do consumo por meio da propaganda, ambivalência que atingiria os mais vulneráveis. Um estudo realizado em Porto Alegre (RS) mostra que os meninos compram o produto, sendo que 21,9% deles adquirem o álcool em mercados, lojas, bares ou supermercados, e as meninas ganham sua dose em festas (44,4%) ou encontros com amigos (23%); 10,2% do total encontra bebida na própria casa.[53]

O preço aparece como um fator de grande impacto em diversos estudos: para 10% de aumento, houve 2 a 5% de redução no consumo *per capita* para adultos e adolescentes.[54]

A relação entre TUS e outras doenças psiquiátricas é complexa. Copeland e colaboradores, em um estudo recente, encontraram que a presença de qualquer diagnóstico psiquiátrico na infância ou na adolescência aumenta em cinco vezes o risco de ulterior envolvimento com drogas, em comparação com controles.[55] Ademais, no subgrupo dos transtornos externalizantes, ou seja, aqueles que o observador percebe – como transtorno do controle de impulsos, transtorno de déficit de atenção/hiperatividade (TDAH), transtorno de oposição desafiante e transtorno da conduta –, os estudos apontam uma robusta associação entre a presença de tais transtornos e o ulterior envolvimento com drogas.[56] É mais comum que pessoas com transtornos psiquiátricos façam uso de drogas e que apresentem maior prevalência de transtornos psiquiátricos que os controles. De fato, apenas a título de exemplo, Cerullo e colaboradores encontraram que 40% das pessoas com transtorno bipolar do humor apresentam TUS.[57]

Mota e colaboradores reforçam o conceito de que os fatores de risco apontados neste capítulo atuam de maneira probabilística, e não determinística. Ou seja, em qualquer situação, existe espaço para prevenção, ou, tendo o problema já se instalado, uma intervenção mais ajustada à necessidade do indivíduo a fim de evitar a progressão do comportamento para um transtorno pode ser aplicada na avaliação inicial do caso. Merecem destaque a necessidade de limitar a exposição precoce ao álcool na infância e na adolescência, além do monitoramento dos pais e o manejo precoce dos transtornos externalizantes.[28]

CRITÉRIOS DIAGNÓSTICOS PARA USO PROBLEMÁTICO/NOCIVO OU DE RISCO

A OMS define uso problemático/nocivo como um padrão de uso de substâncias que esteja causando dano à saúde, podendo ser este de natureza física, mental ou social. A intoxicação aguda, ou "ressaca", por si só, não é considerada dano à saúde. A presença da síndrome de abstinência ou de transtornos mentais relacionados ao consumo (p. ex., demência alcoólica) exclui esse diagnóstico. Os critérios diagnósticos estão relacionados no **Quadro 6.4**.

Em resumo, a avaliação inicial em qualquer ambiente direcionada para o uso de álcool, tabaco e outras drogas deve incluir as seguintes premissas:[58-64]

1. Todos os indivíduos devem ser questionados sobre o uso de substâncias, e deve-se analisar um amplo espectro de problemas por meio de:
    a. anamnese geral detalhada
    b. anamnese focal, breve, empática e flexível sobre o uso de drogas e o aparecimento de problemas
    c. análise de frequência de uso
    d. análise de quantidade
    e. identificação de via de administração
    f. identificação do último uso e de sinais e sintomas de intoxicação ou síndrome de abstinência
2. Deverá haver avaliação da motivação e uma intervenção mínima para mantê-la.
3. Há necessidade de diagnóstico claro do uso nocivo ou aprofundamento do diagnóstico em um serviço especializado, com investigação de outras morbidades associadas.
4. Deverá ser feito exame psíquico e físico.
5. Deverá ocorrer devolutiva dos resultados das escalas aplicadas.
6. Deverá ser definido seguimento:
    a. se orientado e encaminhado para outro serviço, agendar a contrarreferência, mantendo um contato com o serviço para o qual o paciente foi referendado
    b. se aplicada a intervenção mínima, organizar as sessões seguintes para continuar a avaliação das metas, da motivação e de outras necessidades

RECOMENDAÇÕES GERAIS SOBRE A AVALIAÇÃO INICIAL EM QUALQUER SERVIÇO DE SAÚDE

- Todo profissional da saúde deve investigar o uso de substâncias nos indivíduos que buscam assistência, com atenção especial para crianças e adolescentes.
- Os indivíduos usuários com ou sem problemas devem receber orientação básica sobre os conceitos de uso e dependência de drogas.
- Intervenções breves, como a entrevista motivacional, podem ser eficazes. Técnicas de confronto devem ser evitadas.
- Caso o profissional não se sinta apto a intervir, deve motivar o paciente a procurar ajuda especializada, realizando o encaminhamento. A seguir, deve estabelecer um sistema de referência e contrarreferência para cada caso.

Uso e dependência de álcool

Existem aspectos relevantes na avaliação inicial do usuário de bebidas alcoólicas em relação ao consumo. Deve-se elucidar o padrão de consumo, observar o ritual e, se o diagnóstico for uso problemático ou dependente, propor, no momento da avaliação, mudanças do consumo e início de um tratamento especializado.[65] A **Tabela 6.1** fornece dados sobre a equivalência de doses.

A relação entre os diferentes tipos de bebidas alcoólicas, a concentração alcoólica e o número de unidades presentes encontradas em bebidas alcoólicas brasileiras, descrita na **Tabela 6.2**, auxilia o profissional da saúde e o usuário de álcool na avaliação da intensidade do seu beber e da associação com problemas. Cada dose contém 2 unidades (U) de álcool.

De acordo com a alcoolemia e com o grau de tolerância, os seguintes sintomas e sinais podem nortear a abordagem da intoxicação:[66]

- de 20 a 99 mg%: falta de coordenação muscular e alteração do humor, da personalidade e do comportamento
- de 100 a 199 mg%: falta de coordenação motora mais grave, com ataxia, piora do humor e dos reflexos sensitivos e cognitivos
- de 200 a 299 mg%: piora da ataxia, náuseas e vômitos

QUADRO 6.4
Critérios da CID-10 para uso nocivo (abuso) de substância[13]

- O diagnóstico requer que um dano real tenha sido causado à saúde física e mental do usuário.
- Padrões nocivos de uso são com frequência criticados por outras pessoas e estão associados a consequências sociais diversas. O fato de um padrão de uso ou uma substância em particular não serem aprovados por outra pessoa, pela cultura, ou terem levado a consequências socialmente negativas, como prisão ou brigas conjugais, não é evidência de uso nocivo.
- A intoxicação aguda ou a "ressaca" não são evidência suficiente do dano à saúde requerido para codificar uso nocivo.
- O uso nocivo não deve ser diagnosticado se a síndrome de dependência, um transtorno psicótico ou outra forma específica de transtorno relacionado ao uso de drogas ou álcool estiverem presentes.

TABELA 6.1

Equivalência de doses: concentração de álcool no sangue meia hora após a ingestão de bebida alcoólica			
O que cada dose de álcool significa	Para uma pessoa de 60 kg	Para uma pessoa de 70 kg	Para uma pessoa de 80 kg
Uma lata de cerveja (em torno de 355 mL) Um copo de vinho tinto (80-140 mL) Uma dose de uísque (40-50 mL)	0,27 g de álcool	0,22 g de álcool	0,19 g de álcool
Duas latas de cerveja Dois copos de vinho tinto Duas doses de uísque	0,54 g de álcool	0,44 g de álcool	0,38 g de álcool
Três latas de cerveja Três copos de vinho tinto Três doses de uísque	0,81 g de álcool	0,66 g de álcool*	0,57 g de álcool

* Dosagem superior ao limite permitido por lei (0,57 g de álcool por litro de sangue)[22]

TABELA 6.2

Unidades de álcool em cada dose		
Bebida	Concentração	Quantidade
Vinho tinto	12%	90 mL = 10 g = 1 u
Cerveja	5%	350 mL = 17 g = 1,7 u
Destilado	40%	50 mL = 20 g = 2 u

- de 300 a 399 mg%: disartria, amnésia, hipotermia até anestesia (estágio I)
- de 400 a 799 mg%: coma e morte por bloqueio respiratório central ou outra complicação

TRIAGEM OU RASTREAMENTO POR MEIO DE ESCALAS OU QUESTIONÁRIO

Em serviços de atenção primária à saúde, recomenda-se a aplicação de questionários de triagem para determinação de uso problemático ou de risco. O questionário CAGE (*Cut down/Annoyed/Guilty/Eye-opener Questionnaire*) é um dos mais indicados, pois é de fácil aplicação (**Quadro 6.5**).[67] Ele não faz diagnóstico, mas aponta os prováveis casos de dependência, detectando os bebedores problemáticos ou de risco, para os quais se deve propor uma intervenção.[68] Apresenta boa sensibilidade e especificidade para duas respostas positivas,[69] acrescentando-se perguntas simples, como:

1. Você já teve problemas relacionados ao uso de álcool?
2. Você bebeu nas últimas 24 horas?

Esse questionário apresenta sensibilidade de 92%.[70]

A partir dessa avaliação inicial, podem ser aplicados critérios da CID-10 para o diagnóstico diferencial entre abuso e dependência de álcool, como já apontado.

USO, ABUSO E DEPENDÊNCIA DE NICOTINA

Todos os indivíduos que chegam aos serviços de saúde devem ser questionados quanto ao hábito de fumar.[71] Isso pode ser feito a partir de algumas questões a serem incluídas na investigação geral sobre a história do indivíduo, conforme mostrado. Sobre o uso do tabaco, deve-se pesquisar frequência, quantidade de cigarros fumados por unidade de tempo (dia) e tentativas anteriores para interromper o hábito, assim como o tempo de abstinência.

Recomenda-se a utilização da CID-10 para o diagnóstico da síndrome de dependência de nicotina.[58] O **Quadro 6.6** apresenta o Questionário de Tolerância de Fagerström, que pode ser aplicado para a avaliação da gravidade da dependência de nicotina.[72] Se o indivíduo fumar, deve ser aconselhado a interromper o uso de tabaco.[73] Caso não seja possível

---

QUADRO 6.5
CAGE (*Cut down/Annoyed/Guilty/Eye-opened Questionnaire*)

Códigos: 0 – Não   1 – Sim

1. Alguma vez o(a) sr.(a) sentiu que deveria diminuir a quantidade de bebida ou parar de beber? ☐
2. As pessoas o(a) aborrecem porque criticam seu modo de beber? ☐
3. O(A) sr.(a) sente-se culpado(a) (chateado consigo mesmo) pela maneira como costuma beber? ☐
4. O(A) sr.(a) costuma beber pela manhã para diminuir o nervosismo ou a ressaca? ☐

aconselhar adequadamente, o melhor é encaminhá-lo a um serviço especializado.[74]

A intoxicação aguda, ou "ressaca", por si só, não era considerada situação causadora de dano à saúde até a quarta revisão do *Manual diagnóstico e estatístico de transtornos mentais*, da American Psychiatric Association (APA). Já no DSM-5, publicado em 2013, a dependência é descrita como sendo resultante da interação de aspectos genéticos, neurobiológicos e psicossociais, tendo como característica essencial a presença de sintomas cognitivos, comportamentais e fisiológicos que alteram os circuitos cerebrais, levando a recaídas e fissura, com o indivíduo fazendo uso contínuo da substância a despeito de problemas significativos relacionados. O DSM-5 também reclassificou o transtorno relacionado ao abuso, antigo uso nocivo ou problemático, como TUS grau leve ou inicial, incluindo como dependentes indivíduos antes considerados sem transtorno.[75]

O TUS abrange 10 classes: (1) álcool; (2) cafeína; (3) *Cannabis*; (4) alucinógenos (com categorias distintas para fenciclidina [ou arilciclo-hexilaminas de ação similar] e outros alucinógenos); (5) inalantes; (6) opioides; (7) sedativos, hipnóticos e ansiolíticos; (8) estimulantes (substâncias tipo anfetamina, cocaína e outros estimulantes); (9) tabaco; e (10) outras substâncias (ou substâncias desconhecidas). Todas, direta ou indiretamente, ativam o sistema de recompensa do cérebro, reforçando os comportamentos de uso e a produção de memórias, a ponto de favorecerem a ocorrência de atividades disfuncionais em detrimento das funcionais (normais). Indivíduos com baixo nível de autocontrole (reflexo de deficiências nos mecanismos cerebrais de inibição) podem ser particularmente predispostos a desenvolver o transtorno.[76]

São propostos quatro grupos de critérios diagnósticos, sendo que basta identificar dois critérios de qualquer um dos quatro grupos para o indivíduo receber o diagnóstico de dependência. O que varia, em um *continuum*, é sua gravidade: leve (2 ou 3 critérios), moderada (4 ou 5) ou grave (6 ou mais). Seu curso pode ser classificado como um transtorno em remissão inicial, sustentada, em terapia de manutenção, em ambiente protegido.

O primeiro grupo de critérios (A) avalia o controle sobre o uso da substância:

1. O indivíduo pode consumir a substância em quantidades maiores ou ao longo de um período maior de tempo do que pretendido originalmente.
2. O indivíduo pode expressar um desejo persistente de reduzir ou regular o uso da substância e pode relatar vários esforços malsucedidos para diminuir ou descontinuar o uso.
3. O indivíduo pode gastar muito tempo para obter a substância, usá-la ou recuperar-se de seus efeitos. Em alguns casos de transtornos mais graves por uso de substância, praticamente todas as atividades diárias do indivíduo giram em torno da substância.
4. A fissura se manifesta por meio de um desejo ou necessidade intensos de usar a droga que podem ocorrer a qualquer momento, mas com maior probabilidade quando em um ambiente onde a droga foi obtida ou usada anteriormente.

O segundo grupo (B), composto por mais três critérios, avalia o prejuízo social:

5. O uso recorrente de substâncias pode resultar no fracasso em cumprir as principais obrigações no trabalho, na escola ou no lar.
6. O indivíduo pode continuar o uso da substância apesar de apresentar problemas sociais ou interpessoais persistentes ou recorrentes causados ou exacerbados por seus efeitos.
7. Atividades importantes de natureza social, profissional ou recreativa podem ser abandonadas ou reduzidas devido ao uso da substância. O indivíduo pode afastar-se da família ou de atividades para usar a substância.

O uso arriscado da substância, mesmo sem dano, constitui o terceiro grupo de critérios (C) e compreende:

QUADRO 6.6
Questionário de tolerância de Fagerström

Tabagista? ☐ Sim ☐ Não

1. Quanto tempo depois de acordar você fuma seu primeiro cigarro? ☐
   - 0 Após 60 minutos
   - 1 31 – 60 minutos
   - 2 6 – 30 minutos
   - 3 Nos primeiros 5 minutos
2. Você encontra dificuldades em evitar fumar em lugares onde é proibido, como, por exemplo, igrejas, local de trabalho, cinemas, *shoppings*, etc.? ☐
   - 0 Não
   - 1 Sim
3. Qual é o cigarro mais difícil de largar ou de não fumar? ☐
   - 0 Qualquer um
   - 1 O primeiro da manhã
4. Quantos cigarros você fuma por dia? ☐
   - 0 10 ou menos
   - 1 11 a 20
   - 2 21 a 30
   - 3 31 ou mais
5. Você fuma com mais frequência nas primeiras horas do dia do que durante o resto do dia? ☐
   - 0 Não
   - 1 Sim
6. Você fuma mesmo estando doente a ponto de ficar acamado a maior parte do dia? ☐
   - 0 Não
   - 1 Sim

Pontuação

Leve	0 a 4
Médio	5 a 7
Alto	8 a 10

8. Uso recorrente da substância em situações que envolvam risco à integridade física.
9. O indivíduo continua o uso apesar de estar ciente de apresentar problemas físicos e/ou psicológicos persistentes ou recorrentes causados pelo uso. Aqui, o critério é o fracasso em abster-se mesmo diante da constatação do problema.

O grupo (D) abrange os critérios farmacológicos:

10. A tolerância é sinalizada quando uma dose acentuadamente maior da substância é necessária para obter o efeito desejado ou quando um efeito acentuadamente reduzido é obtido após o consumo da dose habitual. Pode variar com a substância e de um indivíduo para o outro.
11. Abstinência é uma síndrome que ocorre quando as concentrações de uma substância no sangue ou nos tecidos diminuem em um indivíduo que manteve uso intenso prolongado. Após desenvolver sintomas de abstinência, o indivíduo tende a consumir a substância para aliviá-los.

Não foi documentada abstinência significativa em seres humanos após o uso repetido de fenciclidina, de outros alucinógenos e de inalantes. Portanto, esse critério não foi incluído no caso dessas substâncias. A ocorrência de tolerância e de manifestações de abstinência não é necessária para o diagnóstico de TUS.

Os transtornos induzidos por substâncias podem se apresentar em quadros de intoxicação ou abstinência. A intoxicação (não se aplica ao tabaco) se caracteriza por (A) uso recente e em maior quantidade do que o organismo pode suportar, (B) resultando em vários sintomas e sinais físicos e psíquicos, (C) não explicados por nenhuma condição médica ou transtorno mental agudos ou crônicos. A abstinência refere-se a (A) quadros que se instalam quando seu uso é reduzido ou interrompido, (B) com sofrimento, (C) não relacionado a qualquer outra condição médica.

CONSIDERAÇÕES FINAIS

Em resumo, a avaliação inicial de usuários de drogas consiste na obtenção de três perfis básicos: (1) o padrão de consumo e a presença de critérios de dependência; (2) a gravidade do padrão de consumo (como ele impacta outras áreas da vida), (3) a motivação para a mudança e (4) os fatores de risco pré-mórbidos. Para cada indivíduo, cabem orientações específicas e compatíveis com o grau de problema.[77,78]

REFERÊNCIAS

1. National Institute on Drug Abuse. Principles of drug addiction treatment: a research-based guide. 2nd ed. Bethesda: National Institute on Drug Abuse; 2009.
2. Clark WD. Alcoholism: blocks to diagnosis and treatment. Am J Med. 1981;71(2):275-86.
3. Bradley KA. The primary care practitioner's role in the prevention and management of alcohol problems. Alcohol Health Res W. 1994;18(2):97-104.
4. Donovan DM. Assessment strategies and measures in addictive behaviors. In: McGrady BS, Epstein EE. Addictions: a comprehensive guidebook. Oxford: Oxford University; 1999.
5. Lubin B, Brady K, Woodward L, Thomas EA. Graduate professional psychology training in alcoholism and substance abuse: 1984. Prof Psychol Res PR. 1986;17(2):151-4.
6. Institute of Medicine (US). Broadening the base of treatment for alcohol problems. Washington: National Academy; 1990.
7. Sobell LC, Sobell MB, Nirenberg TD. Behavioral assessment and treatment planning with alcohol and drug abusers: a review with an emphasis on clinical application. Clin Psychol Rev. 1988;8(1):19-54.
8. Schultz JE, Parran JT. Principles of identification and intervention. In: Graham AW, Schultz TK, Wilford BB. Principles of addiction medicine. 2nd ed. Chevy Chase: American Society of Addiction Medicine; 1998. p. 249-61.
9. Allen JP, Litten RZ. Screening instruments and biochemical screening tests. In: Graham AW, Schultz TK, Wilford BB. Principles of addiction medicine. 2nd ed. Chevy Chase: American Society of Addiction Medicine; 1998. p. 266-7.
10. Prochaska JO, DiClemente CC. Stages and processes of self-change of smoking: toward an integrative model of change. J Consult Clin Psychol. 1983;51(3):390-5.
11. Prochaska JO. Strong and weak principles for progressing from precontemplation to action on the basis of twelve problem behaviors. Health Psychol. 1994;13(1):47-51.
12. Whitfield CL, Barker LR. Alcoholism. In: Barker LR, Burton JR, Zieve PD, editors. Principles of ambulatory medicine. Baltimore: Williams & Wilkins; 1995. p. 204-31.
13. World Health Organization. The ICD-10 classification of mental and behavioral disorders: clinical descriptions and diagnostic guidelines. Geneva: WHO; 1992.
14. Maia JMD, Williams LCA. Fatores de risco e fatores de proteção ao desenvolvimento infantil: uma revisão da área. Temas em Psicologia. 2005;13(2):91-103.
15. Schenker M, Minayo MCS. Fatores de risco e de proteção para o uso de drogas na adolescência. Cienc Saúde Coletiva. 2005;10(3):707-17.
16. Sapienza G, Pedromônico MRM. Risco, proteção e resiliência no desenvolvimento da criança e do adolescente. Psicologia em estudo. 2005;10(2):209-16.
17. Buu A, Dipiazza C, Wang J, Puttler LI, Fitzgerald HE, Zucker RA. Parent, family, and neighborhood effects on the development of child substance use and other psychopathology from preschool to the start of adulthood. J Stud Alcohol Drugs. 2009;70(4):489-98.
18. Nigg JT, Wong MM, Martel MM, Jester JM, Puttler LI, Glass JM, et al. Poor response inhibition as a predictor of problem drinking and illicit drug use in adolescents at risk for alcoholism and other substance use disorders. J Am Acad Child Adolesc Psychiatry. 2006;45(4):468-75.
19. Wong MM, Brower KJ, Fitzgerald HE, Zucker RA. Sleep problems in early childhood and early onset of alcohol and other drug use in adolescence. Alcohol Clin Exp Res. 2004;28(4):578-87.
20. Accomero VH, Anthony JC, Morrow CE, Xue L, Mansoor E, Johnson AL, et al. Estimated effect of prenatal cocaine exposure on

examiner-rated behavior at age 7 years. Neurotoxicol Teratol. 2011;33(3):370-8.
21. Pfinder M, Liebig S, Feldmann R. Adolescents' use of alcohol, tobacco and illicit drugs in relation to prenatal alcohol exposure: modifications by gender and ethnicity Alcohol Alcohol. 2014;49(2):143-53.
22. Ryan SM, Jorn AT, Lubman DI. Parenting factors associated with reduced adolescent alcohol use: a systematic review of longitudinal studies. Aust NZJ Psychiatry. 2010;44(9):774-83.
23. Storr CL, Wagner FA, Chen CY, Anthony JC. Childhood predictors of first chance to use and use of cannabis by young adulthood. Drug Alcohol Depend. 2011;117(1):7-15.
24. Zucker RA, Donavan JE, Masten AS, Mattson ME, Moss HB. Early developmental processes and the continuity of risk for underage drinking and the problem of drinking. Pediatrics. 2008;121(4):s252-72.
25. Kramer JR, Chan G, Dick DM, Kuperman S, Bucholz KK, Edenberg HJ, et al. Multiple-domain predictors of problematic alcohol use in young adulthood. J Stud Alcohol Drugs. 2008;69(5):649-59.
26. Mota NR, Ramos SP, Campana AAM, Bau CHD. Infância e vulnerabilidades. In: Garcia F, Costa MR, Guimarães LP, Castro M. Vulnerabilidades e o uso de drogas. Belo Horizonte: CRR/UFMG; 2016. p. 379.
27. Bierut LI, Dinwiddie SH, Begleiter H, Crowe RR, Hesselbrock V, Nurnberger Jr JI, et al. Familial transmission of substance dependence: alcohol, marijuana, cocaine and habitual smoking: a report from the collaborative study on the genetics of alcoholism. Arch Gen Psychiatry. 1998;55(11):982-8.
28. Tyndale RF. Genetics of alcohol and tobacco use in humans. Ann Med. 2003;35(2):94-121.
29. Verhulst B, Nealem C, Kender KS. The heritability of alcohol use disorders: a meta-analysis of twin and adoption studies. Psychol Med. 2015;45(5):1061-72.
30. Osler M, Holst C, Prescott E, Sorensen TI. Influence of genes and family environment on adult smoking behavior assessed in an adoption study. Genet Epidemiol. 2001;21(3):193-200.
31. Foltan F, Gregori D, Franchin L, Verduci E, Giovannini M. Effect of alcohol consumption in prenatal life, childhood and adolescence on child development. Nutr Ver. 2011;69(11):642-59.
32. Pfinder M, Liebig S, Feldmann R. Adolescent's use of alcohol, tobacco, and illicit drugs in relation to prenatal alcohol exposure: modifications by gender and ethnicity. Alcohol Alcohol. 2014;49(2):143-53.
33. Gerra G, Zaimovic A, Castaldini L, Garofano L, Manfredini M, Somaini M, et al. Relevance of perceived childhood neglect, 5-HTT gene variants and hypothalamus-pituitary-adrenal axis dysregulation to substance abuse susceptibility. Am J Med Genet B Neuropsychiatr Genet. 2010;153B(3):715-22.
34. Molina BS, Donavan JE, Belendiuk KA. Familial loading for alcoholism and offspring behavior: mediating and moderating influences. Alcohol Clin Exp Res. 2010;34(11):1972-84.
35. Ryan SM, Jorm AF, Lubman DI. Parenting factors associated with reduced adolescent alcohol use: a systematic review of longitudinal studies. Aust N ZJ Psychiatry. 2010;44(9):774-83.
36. Bohnert KM, Anthony JC, Breslau N. Parental monitoring at age 11 and subsequent onset of cannabis use up to age 17: results from a prospective study. J Stud Alcohol Drugs. 2012;73(2): 173-7.
37. Jackson C, Bee-Gates DJ, Henriksen L. Authoritative parenting, child competencies, and initiation of cigarette smoking. Health Educ Q. 1994;21(1):103-16.
38. Instituto Brasileiro de Geografia e Estatística. Pesquisa nacional de saúde escolar e o uso de tabaco, álcool e outras drogas de abuso (PeNSE) 2012. Rio de Janeiro: IBGE; 2013.
39. Porath-Waller AJ, Beasley E, Beirness DJ. A meta-analytic review of school-based prevention for cannabis use. Health Educ Behav. 2010;37(5):709-23.
40. Mason WA, Spoth RL. Sequence of alcohol involvement from early onset to Young adult alcohol abuse: differential predictors and moderation by Family-focused preventive intervention. Addiction. 2012;107(12):2137-48.
41. Brook JS, Brook DW. Risk and protective factors for drug use. In: Mcoy CB, Metsch LR, Inciardi JA, editors. Intervening with drug-involved youth. Thousand Oaks: Sage Publications; 1996. p. 23-43.
42. Glynn TJ. Improving the health of U.S. children: the need for early interventions in tobacco use. Prev Med. 1993;22(4):513-9.
43. Sussman S, Miyano J, Rohrbach LA, Dent CW, Sun P. Six-month and one year effects of Project EX-4: A classroom-based smoking prevention and cessation intervention program. Addict Behav. 2007;32(12):3005-14.
44. Schilling EA, Aseltine RH, Jr, Gore S. Adverse childhood experiences and mental health in young adults: a longitudinal survey. BMC Public Health. 2007:7-30.
45. Maggs JL, Patrick ME, Feinstein L. Childhood and adolescent predictors of alcohol use and problems in adolescence and adulthood in the National Child Development Study. Addiction. 2008;103(1):7–22.
46. Kumpfer KL. Children and adolescents and drug and alcohol abuse and addiction: review of prevention strategies. In: Miller NS, editor. Comprehensive handbook of drug and alcohol addiction. New York: Marcel Dekker; 1991.
47. Choi WS, Gilpin EA, Farkas AJ, Pierce JP. Determining the probability of future smoking among adolescents. Addiction. 2001;96(2):313-23.
48. Lule E, Rosen JE, Singh S, Knowles JC, Behrman JR. Adolescent health programs. In: Jamison DT, Breman JG, Measham AR, Alleyne G, Claeson M, Evans DB, et al, editors. Disease control priorities in developing countries. 2nd ed. Washington: World Bank; 2006. p. 1109-25.
49. Obot IS, Wagner FA, Anthony JC. Early onset and recent drug use among children of parents with alcohol problems: data from a national epidemiologic survey. Drug Alcohol Depend. 2001;65(1):1-8.
50. Martini S, Wagner FA, Anthony JC. The association of tobacco smoking and depression in adolescence: evidence from the United States. Subst Use Misuse. 2002;37(14):1853-67.
51. Pinsky I, Silva MTA. A frequency and content analysis of alcohol advertising on Brazilian television. J Stud Alcohol. 1999;60(3):394-9.
52. Saffer H. Alcohol advertising bans and alcohol abuse: an international perspective. J Health Econ. 1991;10(1):65-79.
53. Pechansky F, Barros F. Problems related to alcohol consumption by adolescents living in the city of Porto Alegre, Brazil. J Drug Issu. 1995;25(4):735-50.
54. Emery S, White MM, Pierce JP. Does cigarette price influence adolescent experimentation? J Health Econ. 2001;20(2):261-70.
55. Copeland WE, Wolke D, Shanahan L, Costello EJ. Adult functional outcomes of common childhood psychiatric problems: a prospective, longitudinal study. JAMA Psychiatry. 2015;72(9):892-9.

56. Ruiz MA, Pincus AL, Schinka JA. Externalizing pathology and the five-factor model: a meta-analysis of personality traits associated with antisocial personality disorder, substance use disorders, and their co-occurrence. J Pers Disord. 2008;22(4):365-88.
57. Cerullo MA, Strakowski SM. The prevalence and significance os substance use disorders in bipolar type I and II disorder. Subst Abuse Treat Prev Policy. 2007;2:29.
58. Allen JP, Columbus M, Fertig JB. Assessment in alcoholism treatment: an overview. In: Allen JP, Columbus M, editors. Assessing alcohol problems: a guide for clinicians and researchers. Bethesda: National Institute on Alcohol Abuse and Alcoholism; 1995.
59. Committee on Quality of Health Care in America. Crossing the quality chasm: a new health system for the 21st century [Internet]. Washington: National Academies; 2001 [capturado em:14 ago. 2017]. Disponível em: http://www.nap.edu/openbook.php?record_id=10027&page=R1.
60. Projeto diretrizes: diretrizes do volume II. São Paulo: Associação Médica Brasileira; 2003.
61. World Health Organization. Global status report on alcohol 2004 [Internet]. Geneva: WHO; 2004 [capturado em 10 dez. 2005]. Disponível em: http://www.who.int/substance_abuse/publications/global_status_report_2004_overview.pdf?ua=1.
62. American Society of Addiction Medicine. Practice guidelines. Chevy Chase; c2005.
63. World Health Organization. Office on drugs and crime: principles of drug dependence treatment [Internet]. Geneva: United Nations Office on Drugs and Crime; 2008 [capturado em 15 dez. 2008]. Disponível em: http://www.who.int/substance_abuse/publications/principles_drug_dependence_treatment.pdf.
64. National Institute on Drug Abuse. Principles of drug abuse treatment for criminal justice populations: a research-based guide [Internet]. 2nd ed. Washington: U.S. Department of Health and Human Services; 2009. [capturado em 15 ago. 2017]. Disponível em: http://www.drugabuse.gov/PODAT/PODATIndex.html.
65. National Institute on Alcohol Abuse and Alcoholism. The physicians' guide to helping patients with alcohol problems. Rockville: U.S. Dept of Health and Human Services. Public Health Service; 1995.
66. Mayo-Smith MF, Beecher LH, Fischer TL, Gorelick DA, Guillaume JA, Hill A, et al. Management of alcohol withdrawal delirium. Arch Intern Med. 2004;164:1405-12.
67. Mayfield D, McLeod G, Hall P. The CAGE questionnaire: validation of a new alcoholism screening instrument. Am J Psychiatry. 1974;131(10):1121-3.
68. National Institute on Alcohol Abuse and Alcoholism. How to cut down on your drinking. Rockville: National Institutes of Health; 1996.
69. Beresford TP, Blow FC, Hill E, Singer K, Lucey MR. Comparison of CAGE questionnaire and computer-assisted laboratory profiles in screening for covert alcoholism. Lancet. 1990;336(8713):482-5.
70. Cyr MG, Wartman SA. The effectiveness of routine screening questions in the detection of alcoholism. JAMA. 1988;259(1):51-4.
71. Fiore MC, Novotny TE, Pierce JP, Giovino GA, Hatziandreu EJ, Newcomb PA, et al. Methods used to quit smoking in the United States. Do cessation programs help? JAMA. 1990;263(20):2760-5.
72. Fagerstrom KO, Schneider NG. Measuring nicotine dependence: a review of the Fagerstrom Tolerance Questionnaire. J Behav Med. 1989;12(2):159-82.
73. Foulds J. Strategies for smoking cessation. Br Med Bull. 1996;52(1):157-73.
74. Greenfield SF, Hennessy G. Assessment of the patient. In: Galanter M, Kleber HD. The american psychiatric publishing textbook of substance abuse treatment. 4th ed. Arlington: American Psychiatric; 2008. p. 55-71.
75. American Psychiatric Association. Manual diagnóstico e estatístico de transtornos mentais: DSM-5. 5. ed. Porto Alegre: Artmed; 2014.
76. Koob GF, Volkow ND. Neurobiology of addiction a neurocircuitry analisis. Lancet Psychiatry. 2016;3(8):760-73.
77. Connors GJ, Donovan DM, Diclemente CC. Substance abuse treatment and the stages of change: selecting and planning interventions. New York: Guilford Press; 2001.
78. Batra A, Müller CA, Mann K, Heinz A. Alcohol dependence and harmful use of alcohol. Dtsch Arztebl Int. 2016;113(17):301-10.

7
Critérios diagnósticos e classificação

Cláudio Jerônimo da Silva

PONTOS-CHAVE

✓ Embora reducionistas, as classificações têm o propósito de uniformizar a linguagem e prover ferramentas para o direcionamento terapêutico.

✓ Todos os profissionais que tratam pessoas com transtornos por uso de substâncias, independentemente de sua formação, devem conhecer os critérios diagnósticos oficiais em vigência.

✓ A *Classificação internacional de doenças e problemas relacionados à saúde* (CID-10, Organização Mundial da Saúde) e o *Manual diagnóstico e estatístico de transtornos mentais* (DSM-5, American Psychiatric Association) são os sistemas de classificação utilizados atualmente e devem ser amplamente divulgados aos profissionais da saúde.

✓ O *Research Domain Criteria* (RDoC, National Institute of Mental Health) apresenta um novo paradigma em classificação, que aproxima a biologia dos comportamentos, mas ainda é mais utilizado em pesquisa.

A necessidade de uniformizar a linguagem e contabilizar dados estatísticos acerca das doenças, estabelecendo critérios para classificá-las, faz-se presente desde os primórdios da medicina.[1] Em psiquiatria, chegar a um consenso sobre quais seriam os critérios que melhor definem as doenças mentais é sempre um desafio, por dois motivos particulares:[1]

1. as doenças mentais são compreendidas à luz dos sintomas (do que os pacientes se queixam), e a classificação dos sintomas se faz à luz da fenomenologia, que depende da subjetividade de quem examina; e
2. os mecanismos fisiopatológicos das doenças mentais são, na maioria, desconhecidos ou multifatoriais.

Essa dificuldade de consenso é potencializada pelo fato de que classificação é sempre uma redução na qual um fenômeno complexo é organizado em categorias de acordo com critérios predefinidos e estabelecidos com um ou mais propósitos.[1] Os propósitos das classificações das doenças mentais envolvem uniformizar a comunicação, controlar as doenças por meio do conhecimento de sua ocorrência e da modificação de seu curso mediante tratamento, bem como compreender os processos envolvidos no desenvolvimento e na manutenção das doenças.

Exatamente por serem de múltiplas causas e por exigirem tratamento de profissionais de áreas distintas, como psicologia e medicina, é que os transtornos relacionados ao uso de substâncias necessitam de uniformização de critérios e de linguagem para descrevê-los. Para que um tratamento seja eficaz, os diversos profissionais precisam estar de acordo com o diagnóstico e utilizar uma linguagem para descrevê-lo que seja compreendida por todos os envolvidos e que não tenha significados diversos. Dessa forma, é fundamental que não apenas médicos, mas todos os profissionais envolvidos no tratamento da dependência química, conheçam os sistemas de classificação diagnóstica vigentes.

Até os anos de 1800, a classificação dos transtornos relacionados ao uso de álcool e drogas recebeu pouca atenção. Só no início do século XIX é que termos como "dipsomania" e "insanidade decorrente de intemperança" foram usados para descrever problemas relacionados ao uso de álcool.[2] Huss, em 1849, foi quem primeiro utilizou o termo "alcoolismo".[1] Já em relação às outras drogas, a história é mais vaga. Há registro do termo "narcomania", utilizado no século XIX, pela escola francesa.

Em 1960, Emil Jellinek formulou pela primeira vez uma classificação para o uso de álcool.[3] Seu clássico trabalho *The Disease Concept of Alcoholism* postulava a existência de cinco tipos de alcoolismo:

1. **alcoolismo alfa** — caracterizado por dependência psicológica, sem desenvolvimento de dependência fisiológica;
2. **alcoolismo beta** — caracterizado por complicações físicas, envolvendo um ou mais sistemas orgânicos, com enfraquecimento geral da saúde e tempo de vida reduzido;
3. **alcoolismo épsilon** — beber paroxístico, beber compulsivo; às vezes referido como dipsomania;
4. **alcoolismo gama** — caracterizado por aumento da tolerância, perda de controle e síndrome de abstinência após interrupção do consumo de álcool;
5. **alcoolismo delta** — caracterizado por aumento de tolerância, sintomas de abstinência e incapacidade de abster-se.

Como se pode notar, os tipos gama e delta claramente envolviam um processo de dependência, enquanto os tipos alfa, beta e épsilon, não.

Outro marco importante para a história das classificações dos transtornos relacionados ao uso de substâncias se deu em 1976, quando Griffith Edwards e Milton Gross[4,5] propuseram o conceito de síndrome de dependência do álcool (SDA). Esse conceito influenciou as classificações recentes da Organização Mundial da Saúde (OMS) – CID-10 – e da American Psychiatric Association (APA) – DSM-5 – e merece ser revisto aqui.

A SÍNDROME DE DEPENDÊNCIA

A SDA[5] é uma síndrome clínica caracterizada por sinais e sintomas comportamentais, fisiológicos e cognitivos.

Com esse conceito, Griffith Edwards e Milton Gross propunham:[5] a) um diagnóstico dimensional, avaliando-se a frequência e a intensidade dos sintomas ao longo de um *continuum*; b) uma validação clínica, embasada em pesquisas empíricas; c) uma distinção entre uso nocivo, dependência e problemas associados ao uso de álcool; d) um entendimento do comportamento de uso de substância que envolve processos de aprendizagem (aprendizagem social, condicionamento operante e clássico) no desenvolvimento e na manutenção da dependência; e) a influência de fatores plásticos (p. ex., cultura e personalidade) na expressão clínica da dependência do álcool.

Os sinais e sintomas clínicos que compõem a SDA compreendem:

1. o estreitamento de repertório
2. a tolerância
3. a síndrome de abstinência
4. o alívio ou a evitação da abstinência pelo uso do álcool
5. a sensação subjetiva de necessidade de beber
6. a saliência do comportamento de uso
7. a reinstalação da síndrome após abstinência[5]

Estreitamento do repertório do beber: é caracterizado pela tendência a ingerir bebidas alcoólicas da mesma forma, isto é, o paciente passará a beber a mesma quantidade de álcool, seja sozinho ou acompanhado, seja em dias úteis ou fins de semana, apesar das restrições sociais. À medida que a dependência avança, o padrão de beber torna-se cada vez mais rígido, estreitado e estereotipado, já que os dias de abstinência ou de consumo baixo vão se tornando mais raros. Inicialmente, o consumo de álcool é influenciado por fatores sociais e psicológicos. Posteriormente, o paciente dependente grave passa a beber o dia inteiro com vistas a manter um nível alcoólico no sangue que previna a instalação de uma síndrome de abstinência. As influências sociais e psicológicas que o fariam beber começam a não ser levadas em consideração.

Tolerância: é a perda ou diminuição da sensibilidade aos efeitos iniciais do álcool. Nessas ocasiões, os pacientes aumentam a quantidade de álcool ingerida para compensar a tolerância que se estabelece aos efeitos agradáveis da substância. Outra definição comumente utilizada é a necessidade de usar o álcool em quantidade cada vez maior para atingir os mesmos efeitos desejados. Ocorre, ao longo do tempo, uma diminuição dos seus efeitos agradáveis quando se consome a mesma quantidade de álcool. Na prática clínica, a tolerância é identificada quando o paciente consegue exercer – mesmo com prejuízo do desempenho – várias atividades (p. ex., dirigir automóveis) com uma concentração sanguínea de álcool tão elevada que normalmente incapacitaria o bebedor normal.

Síndrome de abstinência: são sinais e sintomas físicos e psíquicos que aparecem em decorrência da diminuição ou interrupção do uso de álcool. Inicialmente, os sintomas de abstinência são leves e intermitentes. Posteriormente, com agravamento da síndrome de dependência, a frequência e a gravidade dos sintomas aumentam, passando a ser persistentes.

Alívio ou evitação dos sintomas de abstinência pelo uso do álcool: para aliviar ou evitar os sintomas desagradáveis e intensos da abstinência, os pacientes passam a ingerir álcool apesar das consequências psíquicas e físicas adversas. Na história clínica, devem ser valorizados os seguintes aspectos: a) início da relação entre o beber e o alívio dos sintomas de abstinência; b) tempo entre o despertar e a primeira dose de álcool do dia; c) cultura do paciente; d) personalidade do paciente.

Sensação subjetiva de necessidade de beber: é o desejo subjetivo e intenso de fazer uso de álcool – *craving*, ou fissura.

Saliência do comportamento de uso: a saliência do comportamento de uso do álcool caracteriza-se clinicamente por (1) perda do controle sobre o próprio consumo (p. ex., uso em maiores quantidades ou por um tempo mais prolongado do que se pretendia inicialmente), (2) desejo persistente e tentativas frustradas para controlar, interromper ou diminuir o consumo. Nesse tipo de padrão de consumo, os pacientes gastam grande parte de seu tempo procurando bebidas alcoólicas, ingerindo álcool e recuperando-se dos seus efeitos, apesar das consequências psíquicas e físicas adversas. Todas as suas atividades passam a girar em torno da procura, do consumo e da recuperação dos efeitos do álcool. As atividades sociais, profissionais e recreativas são abandonadas em prol do uso da substância. Apesar dos problemas psicológicos, médicos e psicossociais, os pacientes persistem com o consumo, o que caracteriza a prioridade que a substância passa a assumir na vida dos usuários. Na prática clínica, pode-se identificar a saliência do comportamento de busca do álcool investigando-se a ingestão da substância em situações socialmente inaceitáveis – como no trabalho, quando se está doente, quando falta dinheiro, dirigindo automóveis, etc. Os pacientes abandonam progressivamente os prazeres e/ou interesses diversos em favor do uso do álcool, aumentam a quantidade de tempo necessário para obter, tomar e se recuperar de seus efeitos e persistem no consumo, apesar das consequências, como problemas médicos e psicossociais. Além disso, têm dificuldade para controlar o início, o término e o nível de consumo do álcool.

Reinstalação da síndrome após abstinência: na reinstalação da síndrome de dependência após abstinência, o paciente retoma rapidamente, após um período de abstinência, o padrão mal-adaptativo de consumo de álcool.

O USO NOCIVO

Griffith[5] também deu grande contribuição para o desenvolvimento do conceito de uso nocivo na medida em que diferenciou problemas decorrentes do uso e da dependência. Esse conceito também merece ser revisto aqui.

Existem duas dimensões distintas: de um lado, a psicopatologia do beber e que seria a dependência propriamente dita, de outro, uma dimensão enfocando todos os problemas que decorrem do uso ou da dependência do álcool. A **Figura 7.1** ilustra essas duas dimensões: no eixo horizontal, a dependência, e no eixo vertical, os problemas variando ao longo de um *continuum*. No quadrante I, estariam os indivíduos que, à medida que têm aumentada a gravidade de dependência, têm aumentada a probabilidade de desenvolver problemas dos mais diversos. No quadrante II, estaria a condição na qual o indivíduo, embora não seja dependente, já pode apresentar problemas decorrentes do uso de bebidas alcoólicas – como beber e dirigir, podendo sofrer acidentes. No quadrante III, estariam os indivíduos que não apresentam nem problemas, nem dependência – são aqueles que fazem um uso de bebida alcoólica considerado normal ou de baixo risco. O quadrante IV inexiste (dependência sem problemas).

Dessa forma, estão inclusos no uso nocivo aqueles indivíduos do quadrante II do gráfico.[5]

OS CÓDIGOS INTERNACIONAIS VIGENTES PARA CLASSIFICAÇÃO DAS DOENÇAS MENTAIS

A OMS[6] publicou pela primeira vez uma seção dedicada aos transtornos mentais na sexta revisão da *Classificação interna-*

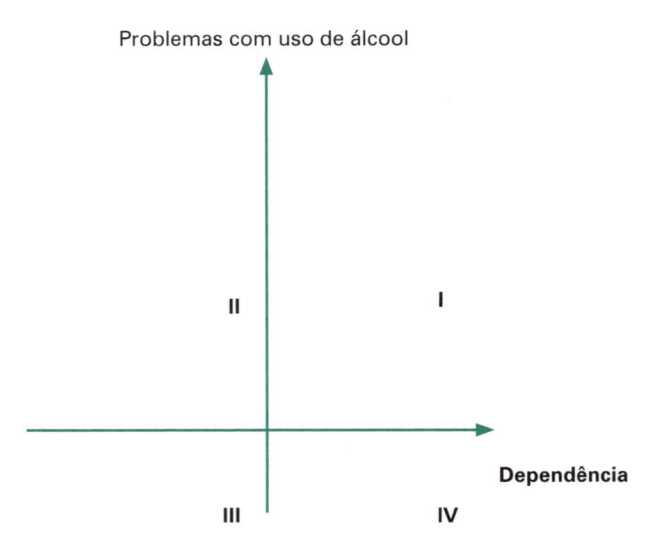

FIGURA 7.1 Desenho esquemático da relação entre dependência e problemas associados ao uso do álcool.[5]

cional das doenças e problemas de saúde (CID-6). Ela incluía 10 categorias de psicose, 9 de psiconeurose e 7 de transtornos de caráter, de comportamento e inteligência.

Em 1952, a APA publicou uma variante da CID-6 – a primeira edição do *Manual diagnóstico e estatístico de transtornos mentais* (DSM-I).

Desde então, uma série de modificações ocorreu periodicamente nos dois códigos. Atualmente, estão em vigor a décima revisão da CID e a quinta revisão do DSM. Está em curso uma décima primeira revisão da CID (CID-11), com previsão de finalização em meados de 2018. Concentraremos nossos esforços, portanto, na CID-10 e no DSM-5.

Transtorno por Uso de Substâncias: CID-10, DSM-5 e RDoC

Tanto a CID-10[6] como o DSM-5[7] e o DSM-IV[8] pautaram-se no conceito de síndrome de dependência para desenvolver os critérios de uso nocivo e dependência de drogas. Note-se que os mesmos critérios descritos originalmente para o uso do álcool são usados para descrever dependência e uso nocivo para todas as drogas. Embora possa haver críticas, esses critérios têm sido mantidos nas revisões atuais, com algumas variantes. Por exemplo, o DSM-5,[7] diferentemente da CID-10,[6] não classifica em dependência e uso nocivo. Ele se utiliza dos mesmos critérios para descrever uma única categoria de transtorno, o transtorno por uso de substância (TUS), e classifica a gravidade dos sintomas em leve, moderada e grave, sendo que no TUS leve há a presença de 2 sintomas, no TUS moderado, de 4 ou 5 sintomas, e no TUS grave, de 6 ou mais sintomas.

É importante ressaltar que, embora as classificações da CID e do DSM diferenciem-se entre si pelas categorias descritas, elas utilizam o mesmo conceito: da apresentação sintomatológica com base na fenomenologia.

O RDoC,[9] proposto pelo National Institute of Mental Health (NIMH), é uma mudança de paradigma nesse modo de compreensão da doença mental. A crítica do NIMH é a de que os sistemas de classificação atuais (CID e DSM) se distanciaram da biologia na medida em que se preocuparam com a apresentação (sintomas) das doenças, e não com a etiologia. Dessa forma, vários transtornos psiquiátricos apresentam tratamentos farmacológicos semelhantes justamente porque a barreira entre normal e patológico ficou bastante imprecisa com a compreensão fenomenológica e porque, do ponto de vista da neurociência, há um fator comum que conduz aos diagnósticos diferentes. Estudos atuais mostram que a maioria das variantes genéticas é a mesma para diversas doenças mentais, assim como várias alterações morfológicas em neuroimagem são as mesmas e comuns em vários transtornos. Dessa forma, o sistema RDoC propõe uma mudança de paradigma: é preciso partir de um novo modelo de compreensão, cujo ponto de partida não seja o fenômeno psicopatológico tal e qual ele se apresenta na clínica, mas a alteração bioquímica ou neurobiológica que gerou aquela alteração (os biomarcadores). Assim, a psiquiatria se aproxima das outras ciências biológicas e pode desenvolver novos tratamentos.

O RDoC, como será abordado mais adiante, não é propriamente uma classificação, mas um novo vocabulário, ainda mais útil em pesquisa. Ele visa buscar a etiopatologia das doenças psiquiátricas e, a partir dela, desenvolver uma nova classificação, mais próxima dos fenômenos neurobiológicos.

Outra diferença entre as classificações atuais é o modo como elas são desenvolvidas e os aspectos e populações considerados em cada sistema. A CID-11, assim como a CID-10, leva em consideração grandes populações em todas as regiões do mundo, bem como variantes culturais nos sintomas classificados. O grupo de trabalho envolvido nas validações dos critérios (desde estudos clínicos como confiabilidade, utilidade, assim como validação acerca da facilidade de compreensão e de uso) contou com muitos países e um grupo de cerca de 14 mil profissionais no mundo todo, entre eles o Brasil. O DSM-5, desenvolvido pela APA, considera majoritariamente as populações e profissionais dos Estados Unidos, enquanto o RDoC envolve um grupo menor, composto principalmente de pesquisadores do NIMH, a principal agência federal norte-americana para pesquisa em doenças mentais, e, portanto, seu uso está, por enquanto, mais restrito à pesquisa do que à clínica.

A ORGANIZAÇÃO DA CID-10, DO DSM-5 E DO RDoC

CID-10

A CID-10[7] está organizada de maneira que o primeiro caractere designa o grupo de doenças que será descrito – a letra F designa os transtornos mentais e de comportamento. O segundo caractere designa o subgrupo de transtornos descritos. O número 1 após a letra F indica o subgrupo de transtornos decorrentes do uso de substância. O terceiro caractere se refere à classe de substância. Assim, F10 é utilizado para transtornos relacionados ao álcool; F11, para opioides; e assim por diante (**Quadro 7.1**). O quarto caractere – o primeiro número após o ponto – diz respeito ao transtorno decorrente do uso daquela substância definida no caractere anterior ao ponto – por exemplo, F1x.1 para uso nocivo; F1x.2 para dependência (**Quadro 7.2**).

Note-se que: (1) os transtornos definidos pelo segundo caractere são os mesmos para qualquer que seja a dro-

---

QUADRO 7.1
Organização dos transtornos relacionados ao uso de substâncias segundo a classe de drogas, pela CID-10

F 10.___	Transtornos mentais e de comportamento decorrentes do uso de álcool
F 11.___	Transtornos mentais e de comportamento decorrentes do uso de opioides
F 12.___	Transtornos mentais e de comportamento decorrentes do uso de canabinoides
F 13.___	Transtornos mentais e de comportamento decorrentes do uso de sedativos ou hipnóticos
F 14.___	Transtornos mentais e de comportamento decorrentes do uso de cocaína
F 15.___	Transtornos mentais e de comportamento decorrentes do uso de outros estimulantes, incluindo cafeína
F 16.___	Transtornos mentais e de comportamento decorrentes do uso de alucinógenos
F 17.___	Transtornos mentais e de comportamento decorrentes do uso de tabaco
F 18.___	Transtornos mentais e de comportamento decorrentes do uso de solventes voláteis
F 19.___	Transtornos mentais e de comportamento decorrentes do uso de múltiplas drogas e outras substâncias psicoativas

Fonte: World Health Organization.[6]

QUADRO 7.2
Organização das categorias diagnósticas segundo os transtornos relacionados ao uso de substâncias, pela CID-10

F 1x.0	Intoxicação aguda
F1x.1	Uso nocivo
F1x.2	Síndrome de dependência
F1x.3	Estado de abstinência
F1x.4	Estado de abstinência com *delirium*
F1x.5	Transtorno psicótico
F1x.6	Síndrome amnéstica
F1x.7	Transtorno psicótico residual e de início tardio
F1x.8	Outros transtornos mentais e de comportamento
F1x.9	Transtornos mentais e de comportamento, não especificados

Fonte: World Health Organization.[6]

ga; e (2) diferentemente do que ocorre com o DSM-IV, aqui não se especifica se há ou não dependência fisiológica. Dessa forma, a classificação da OMS, nesse critério, se aproxima mais do conceito de síndrome de dependência descrito anteriormente.

Um quinto caractere descreve ou as complicações associadas àquele diagnóstico, ou o curso da doença ou, ainda, o subtipo do transtorno. Para cada transtorno, a CID descreve um conjunto de subclassificações, como apresentado no **Quadro 7.3**. Para uma descrição completa dos critérios, consultar CID-10.*

Exemplo: Paciente com sintomas da síndrome de dependência de álcool, atualmente em uso, apresenta quadro psicótico manifestado por delírio de ciúme. A codificação pela CID-10 seria:

F10.25 – Síndrome de dependência do álcool em uso contínuo

F10.51 – T. psicótico pelo uso de álcool predominantemente delirante

DSM-5

O DSM-5[7] rompeu a classificação multiaxial usada até o DSM-IV-TR.[8] Antes, os transtornos da personalidade e o retardo mental, por exemplo, eram classificados no Eixo II, e agora se uniram.[7,8] Os estressores ambientais, antes classificados no Eixo IV, continuam sendo atenção no DSM-5,

---

* *Site* oficial: http://www.who.int/classifications/icd/en/index.html

mas recomenda-se que essas condições sejam classificadas no capítulo "Outras condições que podem ser foco da atenção clínica".

Os transtornos relacionados ao uso de substâncias deixaram de ser classificados com os termos "dependência" ou "abuso", devido ao estigma associado a essas palavras, mas, na prática, o abuso (ou o equivalente a uso nocivo) passou a ser classificado como transtorno por uso (TU) de substância leve, e a dependência passou a ser classificada como TU de substância moderado ou grave, tanto que os TU moderado e grave têm o mesmo código (p. ex., TU álcool moderado – 303.9 e TU álcool grave – 303.9, igualmente).

Os transtornos induzidos por uso de substâncias passaram a ser classificados no DMS-5 no capítulo que descreve a doença em questão – por exemplo, a depressão associada ao uso de álcool é descrita no capítulo "Transtorno depressivo" como um subtipo de depressão: "Transtorno depressivo induzido por substância/medicamento" –, porque, do ponto de vista sintomatológico, os sintomas são os mesmos de um transtorno depressivo maior, diferindo apenas pelo fato de serem induzidos pelo uso de substância. Portanto, para essa classificação, foram adicionados alguns critérios que vinculam os sintomas ao uso, conforme descrito mais adiante.[7]

O DSM-5[7] classifica os TUS de acordo com a substância utilizada pelo paciente: (1) TU álcool; (2) TU cafeína; (3) TU *Cannabis*; (4) TU alucinógenos; (5) TU inalantes; (6) TU opioides; (7) TU sedativos, hipnóticos ou ansiolíticos; (8) TU estimulantes; (9) TU tabaco; (10) TU outras substâncias. Diferentemente do DSM-IV, as fenciclidinas estão classificadas entre os alucinógenos. O transtorno do jogo (TJ) também seguiu a mesma lógica classificatória das substâncias: TJ de gravidade leve, moderada e grave, de acordo com o número de sintomas presentes. O Critério A define a necessidade de um padrão problemático de uso de (álcool, maconha, cocaína, etc.), levando a comprometimento ou sofrimento clinicamente significativo, manifestado por pelo menos 2 dos 11 critérios, ocorrendo durante um período de 12 meses. O **Quadro 7.4** ilustra os critérios diagnósticos do DSM-5.

O **Quadro 7.5** exemplifica as categorias diagnósticas do DSM-5.

Exemplo: O mesmo paciente, descrito anteriormente, dependente de álcool em uso contínuo e com transtorno psicótico manifestado por delírio de ciúme, receberia a seguinte codificação pelo DSM-5:

303.9 T. por uso de álcool – moderado ou grave
298.8 T. do espectro da esquizofrenia ou transtorno psicótico induzido por substância/medicamento

O **Quadro 7.6** resume as principais mudanças realizadas no DSM-5, e o **Quadro 7.7** ilustra as principais diferenças entre a CID e o DSM.

QUADRO 7.3
Categorias diagnósticas segundo o transtorno associado ao uso de substâncias e suas respectivas subclassificações pela CID-10

F1x.0 (Intoxicação aguda)	F1x.00	Não complicada
	F1x.01	Com trauma ou lesão corporal
	F1x.02	Com outra complicação médica
	F1x.03	Com *delirium*
	F1x.04	Com distorções perceptivas
	F1x.05	Com coma
	F1x.06	Com convulsões
	F1x.07	Intoxicação patológica
F1x.1 (Uso nocivo)		Não tem subclassificações
F1x.2 (Síndrome de dependência)	F1x.20	Atualmente abstinente
	F1x.21	Atualmente abstinente em ambiente protegido
	F1x.22	Atualmente abstinente clinicamente protegido
	F1x.23	Atualmente abstinente com drogas aversivas
	F1x.24	Atualmente usando a substância
	F1x.25	Uso contínuo
	F1x.26	Uso episódico
F1x.3 (Estado de abstinência)	F1x.30	Sem complicações
	F1x.31	Com complicações
F1x.4 (Estado de abstinência com *delirium*)	F1x.40	Sem convulsão
	F1x.41	Com convulsão
F1x.5 (T. psicótico)	F1x.50	Esquizofreniforme
	F1x.51	Predominantemente delirante
	F1x.52	Predominantemente alucinatório
	F1x.53	Predominantemente polimorfo
	F1x.54	Predominantemente depressivo
	F1x.55	Predominantemente maníaco
	F1x.56	Misto
F1x.6 (Síndrome amnéstica)		Não tem subclassificações
F1x.7 (T. psicótico residual e de início tardio)	F1x.70	*Flashbacks*
	F1x.71	T. personalidade ou comportamento
	F1x.72	T. afetivo residual
	F1x.73	Demência
	F1x.74	Outro comportamento cognitivo persistente
	F1x.75	T. psicótico de início tardio
F1x.8 (Outros T. mentais e de comportamento)		Não tem subclassificações
F1x.9 (T. mentais não especificados)		Não tem subclassificações

Fonte: World Health Organization.[6]

RDoC – Research Domain Criteria

A estrutura do RDoC[9] é centrada em construções dimensionais biológicas que são relevantes e comuns a diversos comportamentos humanos. Ela se sustenta em eixos fisiológicos e circuitos neurológicos conhecidos que, por sua vez, estão relacionados aos tipos específicos de células, moléculas e sequências de genes.

Diferentemente dos sistemas classificatórios atuais, seus construtos partem dos genes, moléculas e circuitos para explicar os comportamentos. Ele aproxima a biologia do comportamento e, com isso, pretende contribuir para a pesquisa e o desenvolvimento de novas terapias que, atuando nas moléculas, nas células e nas sequências gênicas, modifiquem eixos fisiológicos e neurobiológicos subjacentes ao comportamento.

Por exemplo, a sequência gênica Apoe4 tem alterado DMN,[10] estando relacionada à produção e à deposição das

QUADRO 7.4
Critérios diagnósticos do DSM-5

- Uso em quantidades maiores ou por mais tempo que o planejado
- Desejo persistente ou incapacidade de controlar o desejo
- Gasto importante de tempo em atividades para obter a substância
- Fissura importante
- Deixar de desempenhar atividades sociais, ocupacionais ou familiares devido ao uso
- Continuar o uso apesar de apresentar problemas sociais ou interpessoais
- Restrição do repertório de vida em função do uso
- Manutenção do uso apesar de prejuízos físicos
- Uso em situações de exposição a risco
- Tolerância
- Abstinência

QUADRO 7.5
Categorias diagnósticas para transtorno por uso de substâncias segundo o DSM-5

TU de álcool	305.00	Leve
	303.90	Moderado
	303.90	Grave
Intoxicação por álcool	303.00	
Abstinência de álcool	291.81	
Outros transtornos induzidos por álcool	291.9	
TU *Cannabis*	305.20	Leve
	304.30	Moderado
	304.30	Grave
Intoxicação por *Cannabis*	292.89	
Abstinência de *Cannabis*	292.0	
Transtorno relacionado a *Cannabis* não especificado	292.9	
TU alucinógenos	305.90	Leve
	304.60	Moderado
	304.60	Grave
Intoxicação por fenciclidina	292.89	
Intoxicação por outros alucinógenos	292.89	
Transtorno persistente da percepção induzido por alucinógenos	292.89	
TU inalantes	305.90	Leve
	304.60	Moderado
	304.60	Grave
Intoxicação por inalantes	292.89	
Outros transtornos induzidos por inalantes		

(continua)

(continuação)

TU opioides	305.50	Leve
	304.00	Moderado
	304.00	Grave
Intoxicação por opioides	292.89	
Abstinência de opioides	292.0	
Outros transtornos induzidos por opioides		
TU sedativos, hipnóticos ou ansiolíticos	305.40	Leve
	304.10	Moderado
	304.10	Grave
Intoxicação por sedativos, hipnóticos ou ansiolíticos	292.89	
Abstinência de sedativos, hipnóticos ou ansiolíticos	292.0	
TU estimulantes	305.70	Leve Anfetamina
	305.60	Leve Cocaína
	305.70	Leve Outros
	304.40	Moderado Anfetamina
	304.20	Moderado Cocaína
	304.40	Moderado Outros
	304.40	Grave Anfetamina
	304.20	Grave Cocaína
	304.40	Grave Outros
Intoxicação por estimulantes	292.89	
Abstinência de estimulantes	292.0	
TU tabaco	305.1	Leve
	305.1	Moderado
	305.1	Grave
Abstinência de tabaco	292.0	
TU outras substâncias	305.90	Leve
	304.90	Moderado
	304.90	Grave
Intoxicação por outra substância	292.89	
Abstinência de outras substâncias	292.0	

Fonte: American Psychiatric Association.[7]

moléculas amiloides com DMN e níveis de GABA[11,12] associados à alteração negativa do sinal BOLD no pré-frontal medial.[13,14] Esses aspectos biológicos modulam todo e qualquer comportamento relacionado à recuperação da memória episódica, ao processamento autorreferencial, entre outros.[14]

Utilizando-se desse princípio, os construtos foram classificados em cinco domínios: (1) sistema de valência positiva; (2) sistema de valência negativa; (3) sistemas cognitivos; (4) sistemas para processos sociais; (5) sistemas regulatórios e excitatórios.[9]

Resumidamente, o sistema de valência positiva é responsável por respostas a situações ou contextos motivacionais positivos, como busca de recompensa, comportamentos de consumo, aprendizado de recompensa e hábitos. O sistema de valência negativa envolve genes, moléculas e circuitos que estão associados a qualquer resposta a situações ou contextos aversivos, como medo, ansiedade e perda.

> **QUADRO 7.6**
> **Principais mudanças realizadas no DSM-5**
>
> - Elimina o uso nocivo de substância. A dicotomia entre os diagnósticos de abuso e de dependência de substância deixou de existir
> - Além disso, a história de problemas com a lei em decorrência do uso de substâncias não faz mais parte dos 11 critérios diagnósticos, em seu lugar, entrou a presença de fissura (*craving*)
> - Inclui a síndrome de abstinência de maconha e de cafeína entre os transtornos induzidos pelo uso de substâncias
> - Acrescenta especificadores que tentam dar uma característica mais dimensional, e não apenas categórica para o diagnóstico

QUADRO 7.7
Principais diferenças entre a CID e o DSM

CID	DSM
Produzida pela agência de saúde global da ONU	Produzido por uma única associação profissional nacional
Recurso gratuito e aberto a promover o bem público	Fornece grande proporção da receita da APA
Para países e profissionais da saúde	Para psiquiatras
Global, multidisciplinar, desenvolvimento multilíngue	Dominado pelos Estados Unidos, perspectiva do idioma inglês
Aprovada pela Assembleia Mundial de Saúde	Aprovado pelo Conselho de Curadores da APA
Cobre todas as condições de saúde	Cobre apenas transtornos mentais

Os sistemas cognitivos são responsáveis por todos os processos cognitivos, como atenção, percepção, memória, linguagem e controle cognitivo, que modula outros sistemas cognitivos e emocionais. Os sistemas para processos sociais medeiam respostas em contextos interpessoais, incluídas a percepção ou a interpretação do comportamento dos outros. Os sistemas regulatórios e excitatórios são responsáveis por gerar a ativação de sistemas neuronais apropriados aos diversos contextos, fornecendo relação homeostática, como equilíbrio emocional e sono.

O RDoC ainda é um sistema em evolução, porque depende de pesquisas básicas para explicar os comportamentos e, portanto, serve muito mais para propósitos de pesquisa. A maior crítica ao sistema é ainda a distância da prática clínica, porque ele muda o paradigma de avaliação, mas não prevê ferramentas para dimensionar o tratamento, como fazem os sistemas classificatórios atuais.

Todas as pesquisas e o desenvolvimento desse novo vocabulário em saúde mental podem ser acompanhados no *site* do NIH.*

CONSIDERAÇÕES FINAIS

Tradicionalmente, os sistemas de classificação usam o mesmo conceito utilizado na prática clínica para a realização do exame psicopatológico. Utilizando-se da fenomenologia, o examinador apreende o estado psíquico no momento do exame e o classifica, observando os aspectos evolutivos da condição avaliada. Tanto a CID-10 como o DSM-5 classificam os sintomas de acordo com essa lógica: partem dos sintomas e dos sinais apreendidos pelo examinador e os classificam tomando como base o que se estabeleceu normal considerando a base estatística que retrata o comportamento da maioria das pessoas, sendo que o comportamento mais frequente é tomado como base de normalidade.

Esse raciocínio dos sistemas classificatórios segue a mesma racionalidade usada na clínica e, portanto, é bastante fácil de praticar. A CID e o DSM são as classificações de referência para a prática clínica e a pesquisa.

Entretanto, em 2010, surgiu um novo modelo classificatório, cuja lógica é totalmente diferente daquela utilizada pela CID e pelo DSM. O RDoC aproxima os sintomas da base neurobiológica e genética que o sustenta, criando um novo vocabulário e um novo paradigma no modo de pensar as doenças em psiquiatria. Ainda em evolução, o RDoC serve muito mais para o propósito da pesquisa do que da prática clínica, por enquanto, mas deve ser entendido por todos porque deve ser o futuro das classificações.

REFERÊNCIAS

1. Zimmerman M, Spitzer RL. Classification in Psychiatry. In: Kaplan H, Sadock BJ, Sadock VA. Comprehensive textbook of psychiatry. Philadelphia: Lippincott Williams & Wilkins; 2005.
2. Grant BF, Dawson DA. Alcohol and drug use, abuse and dependence: classification, prevalence, and comorbidity. In: McCrady BS, Epstein EE. Addictions: a comprehensive guidebook. New York: Oxford University; 1999.
3. Babor TF, Caetano R. Subtypes of substance dependence and abuse: implications for diagnostic classification and empirical research. Addictions. 2006;101(Suppl 1): 104-10.

---

* Disponível em: https://www.nimh.nih.gov/research-priorities/rdoc/definitions-of-the-rdoc-domains-and-constructs.shtml#part_154191

4. Goldberg D. Should our major classifications of mental disorders be revised? Br J Psychiatry. 2010;196(4):255-6.
5. Edward G, Gross MM. Alcohol dependence: provisional description of a clinical syndrome. Brit Med J. 1976;1(6017):1058-61.
6. World Health Organization. The ICD-10 classification of mental and behavioural disorders: diagnostic criteria for research. Geneva: WHO; 1993.
7. American Psychiatric Association. Diagnostic and statistical manual of mental disorders: DSM-5. 5th ed. Washington: American Psychiatric Publishing; 2013.
8. American Psychiatric Association. Manual diagnóstico e estatístico de transtornos mentais: DSM-IV-TR. 4. ed. rev. Porto Alegre: Artmed; 2002.
9. National Institute of Mental Health. Research domin criteria [Internet]. 2016 [capturado em 4 jun. 2017]. Disponível em: https://www.nimh.nih.gov/research-priorities/rdoc/index.shtml.
10. Sheline YI, Morris JC, Snyder AZ, Price JL, Yan Z, D'Angelo G, et al. APOE4 allele disrupts resting state fMRI connectivity in the absence of amyloid plaques or decreased CSF Aβ42. J Neuro. 2010;30(50):17035-40.
11. Buckner RL, Snyder AZ, Shannon BJ, LaRossa G, Sachs R, Fotenos AF, et al. Molecular, structural, and functional characterization of Alzheimer's disease: evidence for a relationship between default activity, amyloid, and memory. J Neuro. 2005;25(34):7709-17.
12. Vlassenko AG, Vaishnavi SN, Couture L, Sacco D, Shannon BJ, Mach RH, et al. Spatial correlation between brain aerobic glycolysis and amyloid-β (Aβ) deposition. Proc Natl Acad Sci U S A. 2010;107(41):17763-7.
13. Northoff G, Walter M, Schulte RF, Beck J, Dydak U, Henning A, et al. GABA concentrations in the human anterior cingulate cortex predict negative BOLD responses in fMRI. Nat Neurosci. 2007;10(12):1515-7.
14. Hagmann P, Cammoun L, Gigandet X, Meuli R, Honey CJ, Wedeen VJ, et al. Mapping the structural core of human cerebral cortex. PLoS Biol. 2008;6(7):e159.

8

Neuropsicologia e reabilitação cognitiva na dependência química

Priscila Previato de Almeida

PONTOS-CHAVE

✓ A avaliação neuropsicológica auxilia na investigação de aspectos clínicos e cognitivos.
✓ O uso de substâncias pode alterar o funcionamento cognitivo.
✓ Prejuízos cognitivos podem influenciar o prognóstico e a adesão ao tratamento.
✓ A reabilitação cognitiva é uma importante ferramenta no tratamento da dependência química e envolve aspectos que vão além dos déficits cognitivos encontrados, visando a promoção da qualidade de vida do paciente usuário de substâncias.

CONCEITOS FUNDAMENTAIS

O QUE É NEUROPSICOLOGIA?

A neuropsicologia é um conceito amplo, que visa estabelecer relações entre o cérebro e o comportamento. É a ciência que estuda as alterações cognitivas e comportamentais decorrentes de algum dano/agravo cerebral, por meio do estudo de processos cerebrais que podem ser direta ou indiretamente observados.[1]

Para isso, utiliza conhecimentos provenientes de diversas disciplinas ligadas às neurociências, como neuroanatomia, neurofarmacologia e neurofisiologia. Além disso, depende de técnicas específicas empregadas pelo profissional psicólogo, como psicometria, psicologia cognitiva, clínica e experimental.

As duas principais utilizações da neuropsicologia compreendem a avaliação neuropsicológica e a reabilitação cognitiva.

A AVALIAÇÃO NEUROPSICOLÓGICA

A avaliação neuropsicológica é realizada por meio da aplicação de testes psicométricos, os quais permitem avaliar quantitativamente o funcionamento cognitivo, sua integridade e suas relações com os comportamentos.[2]

Os testes neuropsicológicos são ferramentas padronizadas que permitem analisar o desempenho cognitivo dos sujeitos, comparando ao que é esperado para a média populacional, considerando aspectos como sexo, idade, nível cognitivo e sociocultural.[3]

A entrevista de anamnese também é parte importante da avaliação. Nela são colhidos dados da história clínica do paciente a respeito de seu funcionamento pré-mórbido, bem como é investigado o impacto dos transtornos neuropsicológicos em sua vida diária atual.[4]

Os principais dados que devem ser observados referem-se a características do desenvolvimento biológico, escolaridade, sociabilidade, aspectos afetivos e sociais. Dessa forma, a avaliação neuropsicológica deve contemplar a investigação sobre o desempenho cognitivo do sujeito de forma quantitativa, em conjunto com os dados da anamnese, de forma que essa investigação diagnóstica seja compreendida de forma integral.

As principais funções avaliadas são atenção, memória, linguagem, funções executivas, raciocínio, visuoconstrução, motricidade e percepção, além de alterações afetivas e de personalidade. Podem-se destacar algumas características básicas da avaliação neuropsicológica:[5]

- descreve e identifica alterações, faz correlatos neurobiológicos com os resultados dos testes, determinando se tais alterações estão ou não ligadas a questões neurológicas ou psiquiátricas
- avalia o quadro ao longo de sua progressão e estabelece prognósticos

- encaminha para programa de reabilitação e orientação
- orienta a família sobre cuidados e prognóstico
- pode ser utilizada em protocolos de pesquisa científica
- elabora laudos e pareceres

A avaliação neuropsicológica na dependência química

O conhecimento das alterações cognitivas decorrentes do uso de substâncias é primordial para o entendimento do processo de dependência e suas implicações na vida do sujeito. É comum observarmos, em usuários de drogas, alterações comportamentais não só em decorrência do uso agudo, mas também do uso crônico de determinadas substâncias.[6]

Geralmente, podem-se notar comportamentos inadequados, dificuldades no controle de impulsos e prejuízos na habilidade de executar de forma eficiente tarefas antes realizadas pelo sujeito, como estudar, trabalhar e se relacionar. Essas alterações comportamentais, emocionais e de personalidade nesses indivíduos devem ser consideradas em um processo de tratamento e reabilitação.

As drogas vão impactar de maneira diferente o desempenho cognitivo dos sujeitos, ou seja, os efeitos neurotóxicos e as possíveis alterações comportamentais decorrentes do uso de substâncias vão depender do tipo de droga ingerida, bem como do tempo de uso e da quantidade consumida. Além disso, esses déficits podem ser leves ou moderados, possivelmente reversíveis com a abstinência, ou também ser caracterizados como danos graves e irreversíveis.[7]

A avaliação neuropsicológica também é utilizada quando há a demanda de um diagnóstico diferencial entre outras comorbidades, já que transtorno por uso de substâncias (TUS) é o transtorno coexistente mais frequente entre pessoas com transtornos mentais, sendo de importância fundamental para a elaboração de um diagnóstico correto.[8]

Entre os transtornos mentais coexistes ao TUS mais comuns, estão os transtornos do humor, como a depressão, tanto unipolar como bipolar, os transtornos de ansiedade, os transtornos da conduta e de déficit de atenção/hiperatividade e a esquizofrenia. Os transtornos alimentares e os transtornos da personalidade também podem ser associados ao uso de substâncias.[9]

Para saber se a substância alterou o desempenho cognitivo do sujeito ou se os prejuízos encontrados já o acompanhavam desde a infância, torna-se necessária a investigação do potencial cognitivo do indivíduo anterior ao uso, ou seja, seu funcionamento pré-mórbido.[10] Para isso, deve-se considerar o processo histórico de construção da identidade do sujeito, incluindo o momento passado e presente do uso de substâncias, as características de personalidade, a dinâmica familiar e outras questões culturais relativas ao uso.

Uma história clínica bem formulada, investigando o desenvolvimento cognitivo, é fundamental para estipular uma linha de base que possa ser usada como parâmetro de comparação do desempenho do indivíduo na avaliação neuropsicológica.

Além disso, existem instrumentos capazes de estimar o nível cognitivo pré-mórbido, chegando a uma análise detalhada das habilidades e conhecimentos prévios da pessoa. Nesses testes, é possível observar um padrão de desempenho, o qual se mantém preservado praticamente durante toda a vida, mesmo após uma lesão cerebral.[11]

REABILITAÇÃO NEUROPSICOLÓGICA

A reabilitação neuropsicológica, também chamada de reabilitação cognitiva, compreende um conjunto de intervenções que visa favorecer uma melhora de possíveis prejuízos cognitivos, emocionais e sociais decorrentes de uma lesão, doença ou fatores neurotóxicos, auxiliando o sujeito a ter maior independência e melhor qualidade de vida.[12] Dessa forma, tem como objetivo alcançar e manter os aspectos funcionais mais favoráveis tanto no contexto físico como social, psicológico, cognitivo e sensorial, sempre visando manter a autonomia do sujeito.[13]

As primeiras tentativas de reabilitação neuropsicológica surgiram durante a Primeira Guerra Mundial, por conta de soldados com lesões cerebrais. Um dos precursores da reabilitação neuropsicológica foi o alemão Walter Poppelreuter, que usava estratégias de substituição (compensação) em pacientes de um hospital militar. Já na Segunda Guerra, os profissionais começaram a se preocupar também com a melhora da capacidade de desempenho das atividades da vida diária desses pacientes.[14] Nessa época, Alexander Luria, na antiga União Soviética, e Oliver Zangwill, na Inglaterra, começaram a usar o princípio da adaptação funcional, ou seja, utilizava-se uma habilidade intacta para compensar outra prejudicada.[15]

Na década de 1980, Prigatano enfatizou a integração das intervenções terapêuticas em um processo de reabilitação, levando em consideração não apenas os déficits cognitivos do sujeito, mas também aspectos relacionados com sua subjetividade, como motivação para o tratamento e emoções. Nessa perspectiva, o paciente teria um papel ativo na sua recuperação, sendo sua motivação um dos aspectos mais relevantes para o processo de reabilitação.[16]

Sabe-se, hoje, que o cérebro é um órgão plástico, sendo capaz de se reorganizar consideravelmente, o que é essencial no tratamento, já que o processo de reabilitação vai depender das relações entre crescimento dendrítico, estimulação do meio ambiente e a recuperação das funções perdidas.[17]

Segundo a Organização Mundial da Saúde (OMS), as doenças ligadas ao funcionamento cerebral constituem a maior causa de deficiências no mundo.[18] Assim, a procura por serviços de reabilitação neuropsicológica vem aumentando no mundo todo, inclusive no Brasil.

Apesar disso, a maior parte das intervenções em reabilitação neuropsicológica adotadas nos serviços de neuropsicologia no Brasil baseia-se em procedimentos usados em outros países, muitas vezes não adequados ao contexto brasileiro.

Wilson[19] aponta que as principais dificuldades para se desenvolver estratégias de intervenção padronizadas referem-se a fatores como a diversidade da população a ser estudada, os diferentes tipos de lesões e as características peculiares de determinados prejuízos, além do fato de ainda não existir um consenso no âmbito da neuropsicologia quanto a teorias capazes de elucidar como as funções neuropsicológicas se desenvolvem e se organizam no contexto da população em geral. A criação adequada de estratégias em reabilitação tem a necessidade de se basear em evidências e conhecimentos específicos sobre determinada função ou patologia para ter maior efetividade.

O desenvolvimento da tecnologia tem influenciado a reabilitação, na medida em que computadores, celulares e outros dispositivos podem ser conectados a outros sistemas e ampliar a forma como o sujeito com prejuízos cognitivos ou limitações físicas se conecta com o mundo.

As intervenções devem ter como alvo o aumento do conhecimento do sujeito sobre sua condição, a criação de um ambiente de conscientização e a facilitação do cumprimento dos objetivos, sendo o terapeuta aquele que medeia o processo para que isso ocorra.

No contexto da dependência química, pode-se observar que prejuízos cognitivos decorrentes do uso de substâncias podem influenciar a resposta ao tratamento, assim como o prognóstico.

Principais funções cognitivas

As funções cognitivas são desempenhadas em várias áreas cerebrais, as quais trabalham de forma cooperativa por meio de vias de conexão neuronal. A seguir, de forma sucinta e didática, serão destacadas algumas funções.[20]

Atenção

Refere-se à capacidade ou processo em que o organismo se torna receptivo aos estímulos internos e externos. Proporciona habilidades que orientam o organismo a mudar o estímulo, trocar o foco e/ou sustentá-lo, inibindo estímulos internos (pensamentos e memórias) e externos (sensações).

A atenção é subdividida em diferentes tipos:

- **Amplitude atencional** – quantidade de informação que pode ser processada ao mesmo tempo, sendo um processo que tende a ser resistente aos efeitos da idade e a muitas desordens cerebrais.
- **Atenção seletiva** – capacidade de selecionar uma ou mais informações em um determinado momento, enquanto outras são ignoradas; ou seja, é necessário suprimir a presença de estímulos distratores concorrentes ou presentes nesse mesmo tempo.
- **Atenção sustentada** – capacidade de manter uma atividade atencional por um período de tempo determinado.
- **Atenção dividida** – capacidade de executar duas ou mais tarefas simultaneamente, dentro de uma tarefa complexa.
- **Atenção alternada** – implica a disposição para mudar de foco e de tarefa.

Memória

A memória consiste na capacidade de adquirir (aquisição), armazenar (consolidação) e recuperar (evocação) informações. A memória não é um sistema único, dividindo-se em dois tipos: memória de curto prazo (ou operacional) e memória de longo prazo. A memória operacional permite que um indivíduo mantenha uma conversa enquanto seu foco de atenção está no assunto; contudo, assim que ele presta atenção em outra situação, as informações podem ser perdidas. A memória de longo prazo refere-se às informações que ficam guardadas na mente mesmo que não se esteja prestando atenção nessas informações.

A memória de longo prazo também pode ser dividida em dois subtipos: memória declarativa e memória de procedimento. A memória declarativa envolve lembrar-se de fatos, eventos e conhecimentos gerais. A memória de procedimento envolve o conhecimento de uma ação mesmo que não nos lembremos de como aprendemos ou que não saibamos descrever o processo (p. ex., andar de bicicleta). Como a memória não é um sistema único, é possível que um tipo de memória esteja prejudicado enquanto outro tipo esteja preservado.

Funções executivas

As funções executivas permitem ao homem desempenhar, de forma independente e autônoma, atividades dirigidas a um objetivo específico, estritamente relacionado ao comportamento humano. Essas funções englobam ações complexas que dependem da integridade de vários processos cognitivos, emocionais, motivacionais e volitivos, os quais estão intimamente associados ao funcionamento dos lobos frontais. Desse modo, as funções executivas podem ser divididas em quatro componentes fundamentais: volição, planejamento, ação propositiva e desempenho efetivo.

A volição é a capacidade de gerar comportamentos intencionais, necessita de motivação, iniciativa e autoconsciência. A perda da capacidade volitiva acarreta um importante comprometimento funcional, quando o indivíduo pode se tornar apático e sem iniciativa.

O planejamento requer capacidade de abstração, pensamento antecipatório, capacidade de organizar uma sequência de passos, controle de impulsos, realização de escolhas, sustentar a atenção e memória preservada, além de motivação e autoconsciência.

A ação propositiva demanda a capacidade de iniciar, manter, alterar e interromper sequências de comportamentos complexos de maneira integrada e ordenada, além de flexibilidade para mudança de *set* perceptivo, cognitivo e comportamental. Já o desempenho efetivo compreende a automonitoração e a autorregulação.

Assim, o funcionamento executivo pode ser definido como a capacidade de se extrair informações de diversos sistemas cerebrais, verbais ou não verbais, e agir sobre essas informações de modo a produzir novas respostas, fornecendo orientações aos sistemas funcionais para um processamento eficiente das informações. Os processos cognitivos que sustentam as funções executivas são: memória operacional, *set* preparatório e controle inibitório. A memória operacional é a capacidade de manter e manipular a informação de curto prazo para gerar uma ação em um futuro próximo. O *set* preparatório se define como prontidão de estruturas sensoriais e, principalmente, motoras para o desempenho de um ato contingente a um evento prévio, representado na memória operacional. O controle inibitório é um processo que objetiva suprimir influências internas ou externas que possam interferir na sequência comportamental em curso.

O comprometimento das funções executivas, mesmo quando outras funções se encontram preservadas, vai influenciar o desempenho dos indivíduos em atividades complexas, seja no contexto laboral, seja no contexto social. O tipo de manifestação comportamental ou cognitiva vai depender da circuitaria afetada.[21]

Quando o circuito que envolve o cíngulo anterior e estruturas subcorticais é comprometido, as principais manifestações são apatia, desinibição de respostas instintivas, dificuldades de atenção. Já quando a região envolvida é a pré-frontal dorsolateral, as principais dificuldades observadas referem-se a memória operacional, planejamento, solução de problemas, flexibilidade cognitiva, abstração e capacidade de julgamento. Os circuitos pré-frontais orbitofrontais relacionam-se com alterações de personalidade, dificuldade de controle inibitório e tomada de decisão.

Há uma interdependência dos processos relacionados com a atenção, a memória e as funções executivas derivada de uma associação funcional e do compartilhamento de neurocircuitaria. Nesse sentido, é difícil avaliar essas funções de maneira independente, pois, por exemplo, quando um sujeito está usando sua capacidade de planejamento e organização para realizar certa atividade, como fazer uma tarefa doméstica, ele requisita e utiliza também processos relacionados com memória e atenção.[22]

Além de as habilidades cognitivas se sobreporem umas às outras, elas são influenciadas por dificuldades emocionais (p. ex., ansiedade, depressão), dificuldades comportamentais (p. ex., impulsividade) e problemas físicos. Assim, a neuropsicologia deve focar em uma abordagem ampla, tendo o indivíduo e suas peculiaridades como alvo principal.

Funcionamento executivo e dependência

A existência de prejuízos em diversos aspectos do funcionamento executivo observada em usuários de diferentes substâncias envolve a maneira como o indivíduo lida com as propriedades de reforço da substância, a despeito das consequências desse comportamento em curto ou longo prazos, o que pode ser considerado uma falha no controle dos mecanismos de respostas e na qualidade de tomada de decisão.[23]

Por exemplo, sujeitos que tendem a ser depressivos, impulsivos e irritáveis e que demonstram dificuldades em relação ao autocontrole e à autorregulação, mesmo após o período crítico de síndrome de abstinência, podem apresentar comportamentos socialmente inadequados, tendência compulsiva a continuar o uso da substância e altos índices de recaída, aspectos que podem ser explicados, ao menos parcialmente, por alterações no funcionamento executivo. Além disso, prejuízos em funções cognitivas, como o controle de impulsos, podem predispor alguns sujeitos a passar do uso recreacional para um processo de dependência.

Dessa maneira, as funções executivas desempenham um importante papel no processo de dependência, no impulso de usar a droga e nas dificuldades para interromper o uso. Nesse caso, prejuízos em tais funções apresentariam uma potencial importância etiológica ou, pelo menos, influenciariam a cronicidade do problema.[24]

A REABILITAÇÃO NEUROPSICOLÓGICA NO CONTEXTO DA DEPENDÊNCIA QUÍMICA

Teorias da neurociência sobre a dependência química sugerem que o uso crônico de substâncias está ligado à deterioração de dois sistemas complementares: (1) o sistema relacionado ao processo de saliência, que transforma informações sensoriais sobre a recompensa em incentivos atraentes e diminui a resposta para outros estímulos reforçadores; (2) o sistema executivo, que falha em inibir respostas e se antecipar às consequências do uso.

De acordo com esses critérios, Verdejo-Garcia e colaboradores[25] fizeram uma revisão em que encontraram evidências disponíveis para quatro abordagens de treinamento cognitivo: modificação de viés cognitivo, treinamento de inibição de resposta, treinamentos de memória de trabalho (incluindo abordagens de múltiplos componentes) e treinamentos dirigidos a metas.

A modificação de viés cognitivo foi desenvolvida inicialmente para o controle da ansiedade. Utiliza programas ou aplicativos nos quais imagens ou palavras positivas e negativas são exibidas em conjunto, e o usuário é solicitado a selecionar a palavra ou a imagem positiva. Esse processo simples de selecionar consciente e repetidamente informações positivas sobre informações negativas ajuda o usuário a desenvolver, aos poucos, um viés positivo – uma tendência a se concentrar mais em informações positivas em sua vida cotidiana.

O treinamento de inibição de respostas visa modificar as respostas motoras ante o estímulo, como fotografias de uso de álcool, por exemplo. Trata-se de uma tarefa do tipo *go/no go*.

Em relação aos treinamentos de memória de trabalho, existem vários pacotes de *softwares* disponíveis. Um dos mais utilizados é o Cogmed, um programa desenvolvido para treinar a manutenção e a manipulação de componentes da memória de trabalho verbal e visual.

Por fim, o treinamento dirigido a metas usa exercícios complexos de funções executivas, como atividades de multitarefas, e enfatiza a relação entre tomada de decisão e resultados potenciais, ou seja, a ligação entre estímulo-desfecho.

A maioria dos estudos encontrados foi realizada com usuários de álcool, e, segundo o autor, as estratégias de modificação de viés cognitivo e de treinamento de inibição de respostas melhoram o sistema relacionado com a saliência, enquanto as estratégias de reabilitação que envolvem a melhora da memória de trabalho e o treinamento de metas influenciam a tomada de decisão.[26]

Existem ainda poucas evidências a respeito de quais técnicas de reabilitação são mais eficazes com dependentes químicos. Apesar de estudos preliminares mostrarem resultados promissores, ainda são necessárias mais pesquisas e o desenvolvimento de novas metodologias para essa linha de investigação.

CONSIDERAÇÕES FINAIS

A identificação precoce das alterações cognitivas possibilita o aumento das chances de adequar uma intervenção ao dependente químico. Além disso, auxilia no complemento do diagnóstico, esclarecendo possíveis dificuldades que o indivíduo possa enfrentar para se manter abstinente ou evitar uma recaída.

A reabilitação cognitiva na clínica da dependência química objetiva auxiliar o sujeito a lidar com as demandas do tratamento, levando em conta suas limitações e as dificuldades inerentes a sua condição.

Um grande desafio para o futuro é oferecer uma rede de tratamento para o dependente químico que reúna as várias frentes de intervenção em uma equipe interdisciplinar que inclua o enfoque neuropsicológico.

REFERÊNCIAS

1. Howieson D, Lezak M. A avaliação neuropsicológica. In: Yudofsky S, Hales R. Compêndio de neuropsiquiatria. Porto Alegre: Artmed; 1992.
2. Anastasi A, Urbina S, Veronese MAV. Testagem psicológica. Porto Alegre: Artmed; 2000.
3. Hebben N, Milberg W. Essentials of neuropsychological assessment. New York: Wiley; 2002.
4. Spreen O, Strauss EA. Compendium of neuropsychological tests: administration, norms and commentary. Oxford: Oxford University; 1998.
5. Lezak MD. Neuropsychological assessment. 3th ed. New York: Oxford University; 1995.
6. Verdejo-Garcia A, Lopez-Torrecillas F, Gimenez CO, Perez-Garcia M. Clinical implications and methodological challenges in the study of the neuropsychological correlates of cannabis, stimulant, and opioid abuse. Neuropsychol Rev. 2004;14(1):1-41.
7. Hessen E, Lossius MI, Reivang I, Gjerstad L. Influence of major antiepileptic drugs on neuropsychological function: results from a randomized, double-blind, placebo-controlled withdraw study of seizure-free epilepsy patients on monotherapy. J Int Neuropsychol Soc. 2007;13(3):393-400.
8. Zaleski M, Laranjeira RR, Marques ACPR, Ratto L, Romano M, Alves HNP, et al. Diretrizes da Associação Brasileira de Estudos do Álcool e outras Drogas (ABEAD) para o diagnóstico e tratamento de comorbidades psiquiátricas e dependência de álcool e outras substâncias. Rev Bras Psiquiatr. 2006;28(2):142-8.
9. Lima MA. Depressão associada a outros transtornos mentais. In: Lafer B, Almeida OP, Fraguas Jr R, Miguel EC. Depressão no ciclo de vida. Porto Alegre: Artmed; 2000. p.174-5.
10. Kolling NM, Silva CR, Carvalho JCN, Cunha SM, Kristensen CH. Avaliação neuropsicológica em alcoolistas e dependentes de cocaína. Avaliação Psicológica. 2007;6(2):127-37.
11. Andrade VM, Santos FH, Bueno OFA. Neuropsicologia hoje. São Paulo: Artes Médicas; 2004.
12. Wilson BA. Reabilitação das deficiências cognitivas. In: Nitrini R, Caramelli P, Mansur LL, organizadores. Neuropsicologia: das bases anatômicas à reabilitação. São Paulo: HCFMUSP; 2003.
13. 13. Wilson BA. The theory and practice of neuropsychological rehabilitation: an overview. In: Wilson BA, editor. Neuropsychological rehabilitation: theory and practice. Lisse: Swets & Zeitlinger; 2003. p.1-10.
14. Wilson BA. Neuropsychological rehabilitation. Annu Rev Clin Psychol. 2008;4:141-62 .
15. Luria AR. Human brain and psychological processes. Nova York: Harper & Row; 1966.
16. Prigatano G. Disordered mind, wounded soul: the emerging role of psychotherapy in rehabilitation after brain injury. J Head Trauma Rehab.1994; 9:91-102.
17. Greenwood PM. Functional plasticity in cognitive aging: review and hypothesis. Neuropsychology. 2007;21(6):657-73.
18. World Health Organization. The world health report 2000. Geneva: WHO; 2000.
19. Wilson BA. Theory, assessment and treatment in neuropsychological rehabilitation. Neuropsychology. 1991;5(4):281-91.
20. Saboya E, Franco C A, Mattos P. Relationship among cognitive processes in executive functions. J Bras Psiquiatr. 2002;51(2):91--100.
21. Malloy-Diniz LF, Fuentes D, Sedó M, Leite WB. Funções executivas. In: Fuentes D, Malloy-Diniz LF, Camargo CHP. Neuropsicologia: teoria e prática. Porto Alegre: Artmed; 2008.
22. Mateer CA, Kerns KA, Eso KL. Management of attention and memory disorders following traumatic brain injury. J Learn Disabil. 1996; 29(6):618-32.
23. Verdejo-Garcia AJ, Lopez-Torrecillas F, Aguilar de Arcos F, Perez-Garcia M. Differential effects of MDMA, cocaine, and cannabis use severity on distinctive components of the executive functions in polysubstance users: a multiple regression analysis. Addict Behav. 2005;30(1):89-101.
24. Verdejo-Garcia A, Rivas-Perez C, Lopez-Torrecillas F, Perez-Garcia M. Differential impact of severity of drug use on frontal behavioral symptoms. Addict Behav. 2006;31(8):1373-82.
25. Verdejo-Garcia, A. Cognitive training for substance use disorders: neuroscientific mechanisms. Neurosci Biobehav Rev. 2016;68:270-81.
26. Houben K, Havermans RC., Nederkoorn C, Jansen A. Beer a no-go: learning to stop responding to alcohol cues reduces alcohol intake via reduced affective associations rather than increased response inhibition. Addiction. 2012;107(7):1280-7.

9
Comorbidades psiquiátricas

Daniel Cruz Cordeiro, Alessandra Diehl e Jair de Jesus Mari

PONTOS-CHAVE

✓ O uso de drogas pode causar outra doença mental. A doença mental pode levar ao uso de substâncias. E ambos podem ser causados por outro fator de risco em comum.

✓ A comorbidade entre dependência química e as doenças mentais graves é a regra, e não a exceção.

✓ Transtornos mentais associados a dependência química cursam com mais hospitalizações, piora de sintomas psicóticos, pobre adesão à terapia medicamentosa e, portanto, piores prognósticos para ambas as doenças.

✓ O melhor tratamento para comorbidade é realizado quando se integram atenções para o consumo de substâncias e para o transtorno mental.

Uma série de desafios relacionados aos cuidados de dependentes de álcool e outras drogas está presente no que diz respeito ao tratamento desses pacientes, indo desde diminuição da disponibilidade de serviços até falta de conhecimento por parte dos profissionais da saúde e também daqueles que cuidam de comportamentos aditivos. Esses desafios tornam-se ainda maiores quando o paciente, além de usar substâncias, tem um quadro psiquiátrico associado, o que constitui uma comorbidade, ou seja, a ocorrência de duas doenças que acometem um mesmo indivíduo, em que uma tende a dificultar o diagnóstico da outra, tornando difícil, por vezes, a identificação e, consequentemente, o tratamento e o prognóstico de ambas.[1]

Apesar de o termo em inglês (*comorbidity*) ter tido grande aceitação nos meios científicos, ainda há outras denominações para esse evento, como *dual diagnose*, nos Estados Unidos, ou *concurrent disorders*, no Canadá. *Co-occuring disorders* é outra denominação encontrada na língua inglesa para designar a presença de duas doenças concomitantes em um indivíduo, e, mais recentemente, temos notícias da terminologia "patologia dual", inserida sobretudo pelos colegas espanhóis, que também pode ser compreendida como sinônimo de comorbidade.[2]

O uso de substâncias e os prejuízos relacionados a elas aumentam as chances de surgimento de outros transtornos. Rush e colaboradores[3] apresentaram, após estudarem uma população canadense, uma razão de chances (RC) de ocorrência de outro transtorno mental de acordo com a intensidade do uso de substâncias (ver **Fig. 9.1**).[3]

Na psiquiatria, em muitos casos o avaliador e o avaliado são os únicos instrumentos disponíveis, e a presença de substâncias pode mimetizar, atenuar ou piorar os sintomas físicos, cognitivos, emocionais ou comportamentais de outros transtornos psiquiátricos, tornando o diagnóstico ainda mais difícil.[4] Esses são os motivos pelos quais diagnósticos de comorbidade podem ser menos realizados, podendo existir,

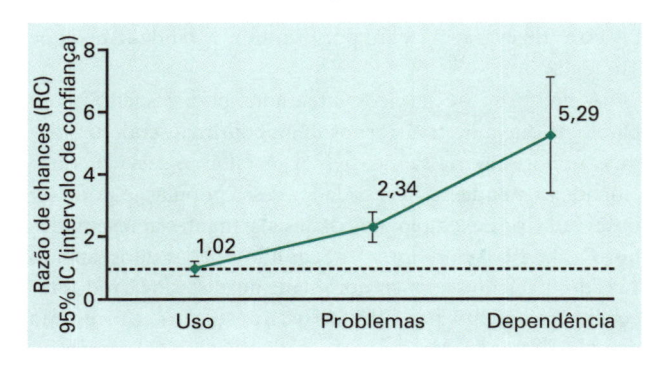

Figura 9.1 Razão de chances (RC) de envolvimento com o consumo de substâncias e as chances aumentadas para outros transtornos psiquiátricos. IC = intervalo de confiança.
Fonte: Rush e colaboradores.[3]

portanto, uma prevalência de casos maior do que os estudos epidemiológicos apontam. Outras causas para o subdiagnóstico se devem à grande heterogeneidade dos pacientes, que podem ter sintomatologias muito diversificadas, dependendo da doença psiquiátrica, da droga de uso e da interação dessas entre elas; à possibilidade de omissão de informações, voluntária ou involuntariamente, por parte dos pacientes; ou à investigação inapropriada por parte do profissional.[1] Isso resulta em menores chances de tratamento e menor resposta terapêutica aos medicamentos, diminuindo a probabilidade de recuperação. Além disso, há maior chance de danos neuropsicológicos, diminuição na produtividade, aumento de desemprego, aumento de chances de pobreza, disfunção social, aumento de violência, encarceramento e vulnerabilidade à situação de rua. Quanto à saúde, há aumento de chances de infecção pelos vírus da hepatite e do HIV, tendo como resultado final um pior prognóstico e uma má qualidade de vida.[4]

Um contraponto recente vem sendo exposto por Goldberg.[5] O autor ressalta a crescente identificação e "medicalização" de transtornos subclínicos por meio dos manuais diagnósticos atuais, gerando, assim, "novos" transtornos e o aumento de diagnósticos comórbidos, que possivelmente seriam apenas sintomas do transtorno de base, o que ele tem chamado de "indústria da comorbidade"?[5]

O fato é que é comum encontrar, associados ao consumo de álcool e drogas, transtornos como esquizofrenia, transtornos do humor, de ansiedade, alimentares, da personalidade, da conduta e de déficit de atenção/hiperatividade (TDAH). Em pessoas com transtornos mentais graves (como transtorno bipolar [TB] e esquizofrenia), mesmo que em pequenas doses e de modo casual, o consumo de substâncias pode gerar piores consequências em comparação às causadas a pessoas sem tais transtornos.[1,6]

Em ensaios clínicos, em geral os pesquisadores preferem selecionar pacientes sem duplo diagnóstico, excluindo as comorbidades devido à necessidade de uso de outros medicamentos (que provocariam dúvidas em razão da possibilidade de interação das diferentes terapêuticas). Por isso, há carência de ensaios clínicos randomizados nessa população, e as altas taxas de evasão acabam por diminuir a validade dos que são realizados.

A prestação de serviços integrados para pacientes com patologia dupla ou transtornos duais continua sendo um desafio importante na saúde mental. A falta de serviços direcionados a atender às necessidades dessa população pode ser observada, por exemplo, nos dados alarmantes apresentados por Drake e colaboradores.[6-7] Segundo seus estudos, apenas 12% dos pacientes com comorbidade nos Estados Unidos recebem tratamento para ambos os transtornos. Um estudo conduzido por Szerman e colaboradores[8] com 659 profissionais, a maioria psicólogos (43,4%) ou psiquiatras (32,9%), sobre as percepções dos profissionais da saúde e seu conhecimento do estado atual de recursos específicos para pacientes com patologia dual na Espanha, mostrou que apenas 26,8% relataram que havia programas ambulatoriais para a patologia dual; 30,4% relataram que havia internações específicas; 16,9%, internações para quadros reagudizados; 34,2%, recursos intermediários ambulatoriais; 15,5%, hospitais-dia; e 21,5%, centros diurnos de convivência, evidenciando algo que também ocorre em outros locais do mundo, incluindo o Brasil. Assim, apesar da necessidade de recursos específicos de atenção à saúde para o manejo da comorbidade, estes são atualmente insuficientes, sendo necessários, portanto, esforços e estratégias adicionais para o tratamento de indivíduos com transtornos comórbidos.

Assim, são objetivos deste capítulo apresentar os modelos causais que tentam explicar tais associações, os principais transtornos associados ao consumo de substâncias e o impacto dos quadros comórbidos, bem como as sugestões gerais de diretrizes para o diagnóstico e o tratamento das comorbidades.

CAUSAS

Muitas teorias já foram desenvolvidas buscando uma explicação para o surgimento da doença secundária ou de associações entre as duas doenças. O **Quadro 9.1** resume os principais motivos pelos quais o uso de drogas e os transtornos mentais geralmente co-ocorrem. Quatro são as teorias que têm recebido alguma atenção nas últimas décadas.

Hipótese da etiologia comum

Seriam dois transtornos resultantes de uma mesma raiz neurobiológica. O transtorno primário e o comórbido seriam apresentações da mesma doença em formas e estágios diferentes e resultariam de fatores extrínsecos e intrínsecos associados a uma predisposição genética.[1] Estudos nesse campo tentam entender o quanto vulnerabilidades genéticas e/ou ambientais para um determinado transtorno aumentam as chances de surgimento de um ou outro. Um exemplo de fator ambiental que gera transtornos psiquiátricos e transtornos relacionados ao uso de substâncias é o uso de álcool durante a gravidez, situação em que a mãe pode gerar disfunções tanto pela ação direta do álcool como por possíveis genes associados ao consumo de bebidas alcoólicas.[10] A **Figura 9.2** apresenta um exemplo esquemático dessa hipótese.

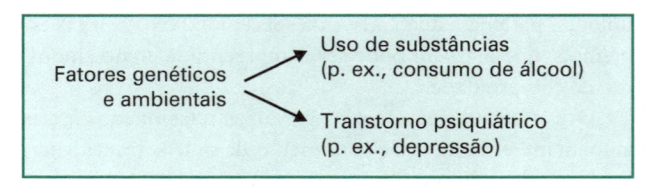

Figura 9.2 Exemplo da hipótese de etiologia de fator comum.

QUADRO 9.1
Por que o uso de drogas e os transtornos mentais geralmente co-ocorrem?

Sobreposição de vulnerabilidades genéticas	Evidências sugerem que fatores genéticos comuns podem predispor os indivíduos a desenvolver transtornos mentais e dependência de substâncias ou a ter um risco maior de desenvolver um transtorno depois que o primeiro aparece. Um exemplo é o gene COMT, conhecido por modular o risco para esquizofrenia, o qual pode ser apresentado em duas formas: metionina e valina. Indivíduos com uma ou duas cópias da variante valina são mais suscetíveis ao desenvolvimento de sintomas de psicose e até mesmo de transtornos do tipo esquizofrenia se usarem *Cannabis* durante a adolescência.
Sobreposição de gatilhos ambientais	A sobreposição de gatilhos ambientais pode ser observada com estresse, trauma (p. ex., abuso físico ou sexual, maus-tratos físicos e emocionais) e exposição precoce às drogas, que são fatores comuns que podem levar a dependência e doenças mentais, particularmente naqueles com maiores vulnerabilidades genéticas subjacentes.
Envolvimento de regiões cerebrais semelhantes	Algumas áreas do cérebro são afetadas tanto pelo uso de drogas como pelos transtornos mentais. Por exemplo, circuitos cerebrais ligados ao processamento de recompensa, assim como aqueles ligados a respostas ao estresse, são afetados pelo uso de substâncias e também exibem anomalias específicas nos transtornos mentais.
O uso de drogas e os transtornos mentais são doenças desenvolvimentais	O que explica isso é o fato de geralmente começarem na adolescência ou mesmo na infância, períodos em que o cérebro ainda está passando por drásticas mudanças de desenvolvimento. A exposição precoce ao uso de substâncias pode mudar o cérebro de maneira a aumentar o risco de doença mental, assim como sintomas precoces de um transtorno mental podem aumentar a vulnerabilidade ao uso de drogas.

Fonte: National Institute on Drug Abuse.[9]

HIPÓTESE BIDIRECIONAL

A presença de um determinado transtorno resultaria no surgimento de outro, e, depois, independentemente de qual iniciou primeiro, ambos se influenciariam durante seus cursos. O surgimento do primeiro transtorno causaria fragilidades que facilitariam o aparecimento do segundo. O consumo de substâncias e os transtornos psiquiátricos teriam causas diferentes, porém, um transtorno aumentaria a vulnerabilidade do outro.[11] Por exemplo, estudos apontam para a dinâmica entre o consumo de álcool e os transtornos de ansiedade, como o de pânico: a dependência de álcool aumenta os níveis de ansiedade, gerando mais crises de pânico, e estas, por sua vez, têm relação com maiores recaídas ao consumo de álcool.[10] A **Figura 9.3** apresenta um exemplo esquemático dessa hipótese.

HIPÓTESE DO USO DE SUBSTÂNCIAS SECUNDÁRIO AO TRANSTORNO PSIQUIÁTRICO

Nessa hipótese, a condição psiquiátrica causaria sofrimentos que seriam atenuados ou aliviados pelo uso de substâncias. Determinadas substâncias seriam especificamente "escolhidas" por sua capacidade de produzir melhora de um sintoma.[10] Por exemplo, pacientes com sintomas depressivos podem relatar diminuição de desânimo, de baixa autoestima e de insônia ao consumir bebidas alcoólicas, ou pacientes com TB relatam redução da disforia ao consumirem maconha.[12] Importante nessa teoria é que tanto os sintomas podem ser melhorados com o consumo de determinada substância como o consumo constante pode ser causado pela presença ou ausência desta (como nas síndromes de abstinência) (**Fig. 9.4**).[10]

HIPÓTESE DO TRANSTORNO PSIQUIÁTRICO SECUNDÁRIO AO USO DE SUBSTÂNCIAS

Bastante documentada, essa teoria apresenta força quando o consumo da substância antecede o surgimento da doença psiquiátrica. O consumo de álcool, por exemplo, aumenta em quatro vezes a chance de o indivíduo desenvolver depressão, seja pelas propriedades químicas do álcool, seja pelas consequências sociais/profissionais decorrentes de seu consumo.[10] Outro exemplo seria o consumo constante de maconha durante a adolescência, em doses regulares, resultando em sintomatologia psicótica no adulto jovem (**Fig. 9.5**).[12]

PRINCIPAIS COMORBIDADES PSIQUIÁTRICAS ASSOCIADAS À DEPENDÊNCIA QUÍMICA

Encontrar semelhanças entre a população de pacientes com diagnóstico de comorbidade é tarefa árdua, e os estudos epi-

| Consumo de álcool | ⟷ | Transtorno de pânico |

Figura 9.3 Exemplo da hipótese bidirecional.

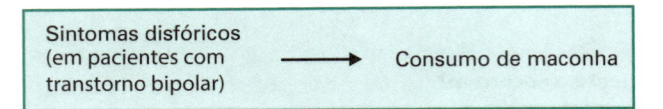

```
┌─────────────────────────┐
│ Sintomas disfóricos     │
│ (em pacientes com       │ ──────▶  Consumo de maconha
│ transtorno bipolar)     │
└─────────────────────────┘
```

Figura 9.4 Exemplo da hipótese de uso de substâncias secundário ao transtorno psiquiátrico.

```
┌─────────────────────┐
│ Consumo de maconha  │ ──────▶  Esquizofrenia
└─────────────────────┘
```

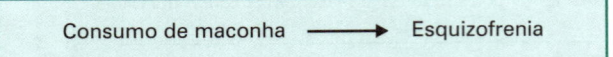

Figura 9.5 Exemplo da hipótese do transtorno psiquiátrico secundário ao uso de substâncias.

demiológicos apresentam resultados bem divergentes dependendo das variáveis escolhidas. Em um grande estudo norte-americano, foi constatado que os transtornos psiquiátricos mais comumente associados ao consumo de álcool ou outras drogas foram transtorno de ansiedade (28%), transtorno do humor (26%), transtorno da personalidade antissocial (18%) e esquizofrenia (7%).[13] Esses números podem ser diferentes se o estudo for clínico, em vez de epidemiológico. Questões como tipo de serviço escolhido para o estudo ou oferta de drogas na população a ser estudada, entre outras variáveis, poderão fornecer informações diferentes. A seguir, será relatada a epidemiologia dos transtornos mencionados e sua relação com álcool e outras drogas.

ESQUIZOFRENIA

A esquizofrenia é uma síndrome que envolve alterações no cérebro em que os pacientes apresentam delírios e alucinações, sintomas que se refletem em falta de disposição e prazer, comprometimento cognitivo e estados depressivos. Por ser um transtorno de neurodesenvolvimento, o uso de drogas durante a adolescência, período de maturação cerebral, pode prejudicar a sintonia fina dos circuitos cerebrais necessária ao equilíbrio emocional. Talvez a mudança mais fundamental de reconceituar a esquizofrenia como um transtorno do neurodesenvolvimento é a noção de trajetória da doença. Se o transtorno começa na vida pré-natal ou perinatal, a psicose da adolescência tardia não deve ser vista como o início, mas como uma fase tardia da doença.[14] Uma possibilidade é que haja interferência da droga no processo de regulação dos circuitos cerebrais, como o ajuste fino de sinapses excitatórias e sinapses inibitórias no córtex pré-frontal, que pode afetar um equilíbrio mais preciso, necessário no fim da adolescência.[15]

Entre as comorbidades relacionadas à esquizofrenia, o consumo de substâncias é a mais observada. Essa associação implica internações mais frequentes e prolongadas, maiores taxas de recaída e de baixa adesão e maiores riscos para violência, desemprego, infecção por HIV e suicídio.[16,17]

O diagnóstico de esquizofrenia e psicose induzida por substâncias pode ser tarefa muito difícil, visto que drogas tanto podem causar alucinações e delírios como aumentar esses mesmos sintomas preexistentes. Em quadros agudos de esquizofrenia, obter informações do paciente sobre o consumo de álcool ou outras drogas pode não ser possível devido a peculiaridades da própria doença, como, por exemplo, sintomatologia persecutória, que faz o entrevistador ser percebido como uma possível ameaça, diminuindo a confiabilidade do relato desse paciente.[1] Metade dos pacientes com esse diagnóstico tem problemas no decorrer da vida relacionados ao uso de substâncias, e, destes, 50% apresentam atualmente quadros de dependência de substâncias, não incluindo aqui o tabaco, que, quando acrescentado, torna esse número ainda maior.[17]

O tabaco é a substância lícita mais relacionada à esquizofrenia. O uso de nicotina é feito por cerca de 80% dessa população, ou seja, um índice três vezes maior do que o da população em geral.[17] Existem várias associações entre nicotina e esquizofrenia. Pacientes que fumam apresentam padrão com maior importância dos sintomas positivos e sintomatologia negativa mais discreta. Os pacientes também referem melhora dos sintomas extrapiramidais, porém, parecem ter mais discinesia tardia do que aqueles não fumantes. O tabagismo de indivíduos com esquizofrenia apresenta maior gravidade quando estes são jovens, tomam maiores doses de antipsicóticos, tiveram início precoce da doença e maior número de hospitalizações.[18] Uma possível explicação para essa associação é a função neuromoduladora da nicotina nos sistemas dopaminérgicos e glutamatérgicos.

Já o consumo de bebidas alcoólicas associado à esquizofrenia pode fazer surgir sentimentos de desconfiança, persecutoriedade e ciúmes patológicos ou aumentar-lhes a importância. Estudos apontam que 34% desses pacientes apresentam problemas relacionados com o consumo de álcool, e a facilidade de obtenção da substância pode ser um dos maiores responsáveis por essa associação.[1] No Brasil, segundo Ratto, esses números apresentam algumas diferenças; dos pacientes com transtornos mentais graves que utilizam serviços psiquiátricos apresentavam problemas devido ao consumo de álcool, 23% têm diagnóstico no espectro da esquizofrenia e 17%, no espectro esquizoafetivo.[19]

A maconha tem duplo papel na esquizofrenia; além de ser uma das drogas mais usadas por essa população, pode estar relacionada com o desenvolvimento da doença em usuários sadios. O consumo de maconha atualmente vem sendo considerado fator independente para o surgimento de psicoses crônicas, sendo que as chances de ter esquizofrenia são 2,8 vezes maiores para os seus usuários, em especial para aqueles com maiores vulnerabilidades. Estudos relatam que 42% dos pacientes com esquizofrenia fizeram uso na vida da substância e 23% fazem uso corrente.[12]

Durante a adolescência, os receptores canabinoides atingem sua máxima densidade, sendo o consumo precoce de maconha a possível explicação para alterações irreversíveis no sistema canabinoide, o que gera déficits neurocognitivos e sociais. Mesmo em indivíduos cujo consumo se iniciou após o surgimento da esquizofrenia, podem ocorrer mais sintomas positivos e piora dos sintomas negativos, dificultando a adesão ao tratamento e aumentando as chances de reagudizações e novas hospitalizações.[12]

A *Cannabis* contém mais de cem canabinoides, sendo os mais importantes o tetra-hidrocanabinol (THC) e o canabidiol (CBD). O uso recreativo é disponível como erva (marijuana, grama, ervas daninhas) ou resina (haxixe, *hash*). Em alguns países, como Estados Unidos e Brasil, é fumada por si só, enquanto em grande parte da Europa é fumada com tabaco. O THC é responsável pela sensação de bem-estar e relaxamento, com sentimentos de aumento da sociabilidade e perspicácia, "o barato" que os usuários gostam de apreciar. Estudos experimentais mostram que uma dose intravenosa elevada de THC pode induzir sintomas psicóticos de curta duração, incluindo paranoia e alucinações. O CBD é desprovido dos efeitos psicológicos típicos do THC e tem evidência para efeitos ansiolíticos, sedativos, analgésico e anticonvulsivante, antagonizando os efeitos do THC quando administrados concomitantemente.[20] Nos últimos anos, tem havido evidência consistente de que a proporção de THC vem aumentando de forma substancial (era de 3% em 1980 e passou para 12% em 2012),[21] enquanto o CBD se mantém praticamente constante, aumentando, assim, os potenciais efeitos psicóticos do THC, particularmente quando o início do uso ocorre na adolescência.[15,22] Um estudo de coorte fornece evidência de que um polimorfismo funcional no gene da COMT interage com o uso de *Cannabis* na adolescência, aumentando o risco de desenvolver transtorno psiquiátrico na vida adulta, sobretudo transtornos esquizofreniformes. Os portadores do alelo valina para o gene da catecol-O-metiltransferase, no uso de *Cannabis* durante a adolescência, seriam mais vulneráveis a desenvolver transtornos psicóticos na vida adulta.[23] O uso de *Cannabis* como fator de risco para psicoses tem sido confirmado em vários estudos longitudinais.[24] Os epidemiologistas examinaram exaustivamente a literatura para avaliar possíveis fatores de confusão, vieses, erros de classificação, nexo de causalidade e explicações alternativas para a associação entre uso de *Cannabis* e aumento do risco para esquizofrenia.

A conclusão é que os estudos epidemiológicos fornecem evidências fortes o suficiente para justificar um alerta de saúde pública de que o consumo de *Cannabis*, especialmente seu uso regular e/ou da *Cannabis* de alta potência e/ou CBDs sintéticos, sobretudo na exposição precoce, pode aumentar o risco para transtornos esquizofreniformes.[25]

TRANSTORNOS DO HUMOR

Cerca de 40% dos pacientes que procuram tratamento para problemas devido ao álcool apresentam algum transtorno do humor, e, relacionado ao consumo de outras drogas, esse valor sobe para 60%. Quando a investigação é feita com pessoas que procuram serviços devido a quadros de humor, 20% referem problemas associados ao consumo de drogas e, de forma mais importante, ao de álcool. Essa associação justifica a grande importância da investigação de sintomas de humor por psiquiatras que tratam dependência química e explica a necessidade de os demais psiquiatras e clínicos que tratam transtornos do humor averiguarem a existência de consumo de substâncias por esses pacientes.[26] A seguir, serão apresentados aspectos específicos dos dois transtornos do humor mais comuns: depressão e TB.

Depressão

Os dados brasileiros referentes ao tipo de patologia associado ao consumo de álcool entre os pacientes com transtornos do humor variam. Foi observado que 6,2% dos pacientes com depressão grave e 8,7% dos com TB apresentam problemas devido ao consumo de álcool.[19]

Os problemas relacionados a álcool e a depressão são as duas doenças psiquiátricas, isoladamente, mais comuns. Também estão entre as doenças que mais custam aos cofres públicos. Além disso, nos casos de depressão com comorbidade, o álcool é a droga mais associada, produzindo complicadores importantes, como maior impulsividade, o que pode ser representado pelo aumento de tentativas de suicídio, por exemplo.[27]

Devido à grande capacidade do álcool de produzir sintomatologia semelhante à da depressão e também de mascará-la, o diagnóstico desta deve ser feito com cautela e de preferência após um período mínimo de abstinência. É importante atentar para que sintomas depressivos não sejam confundidos com os prejuízos decorrentes do consumo de álcool (p. ex., é esperado que o paciente se sinta triste por ter perdido o emprego devido ao consumo de álcool ou ter sido deixado pelo cônjuge, e isso não necessariamente ser sintoma de depressão). Estar abstinente aumenta a chance de sucesso terapêutico para o tratamento da depressão.[1,27] O uso do álcool em *binge* também tem mostrado relação com surgimento de sintomas depressivos, independentemente da frequência do consumo, ou seja, beber pesado mesmo que de forma esporádica é um fator de risco para depressão.[28]

Estudos vêm apontando também a relação entre tabagismo e depressão. Acredita-se que ambos teriam um fator comum com provável determinação genética. Sintomas depressivos são relatados durante episódios de abstinência de tabaco, sendo mais comuns em pacientes com história prévia de depressão. Ademais, esses sintomas estão relacionados com piores taxas de sucesso durante o tratamento da dependência de tabaco.[18] Parece existir uma relação entre sintomas depressivos moderados e o consumo do tabaco (talvez uma relação mais importante do que nos sintomas depressivos graves). Alguns estudos apontam para a relação entre o tabagismo e sintomas moderados de depressão com curso mais prolongado, como nos casos de distimia.[29]

Também é comum cocaína e *crack* estarem associados aos sintomas depressivos, porém, suas ações no sistema nervoso central (SNC) são capazes de mimetizar a sintomatologia durante a síndrome de abstinência dessas drogas. Já opioides, além de produzirem sintomas depressivos, podem exacerbar sintomas preexistentes.[1] Existe associação entre maior gravidade dos sintomas depressivos e aumento de compartilhamento de seringas e agulhas entre usuários de drogas injetáveis. Tal comportamento aumenta os riscos de infecções virais, como por HIV e hepatites. A depressão para esses pacientes parece estar relacionada a fatores como promover comportamento passivamente suicida, diminuindo, assim, as atitudes preventivas, e reduzir ainda mais a atenção e a capacidade de lidar com o estresse.[30]

Transtorno bipolar

TB é o transtorno psiquiátrico do Eixo I mais relacionado ao consumo de substâncias. No estudo *Epidemiologic Catchment Area* (ECA),[13] um dos mais abrangentes e citados estudos populacionais, a prevalência de dependência de drogas associada a esse transtorno foi de 27%. Já a prevalência de dependência de álcool é de 31% em bipolares do tipo I. Pacientes com quadros relacionados ao tipo II apresentaram menores taxas, mas também significativas.

Os transtornos afetivos com maior gravidade apresentam mais complicações clínicas, mais casos de suicídio e de tentativas de suicídio, maior tempo de remissão das crises e maior incidência de episódios mistos e de ciclagem rápida. Entre os fatores relacionados à gravidade desses transtornos, estão consumo de substâncias, pais com antecedentes de dependência de álcool e drogas e menor nível ocupacional. O uso de substâncias parece surgir após o estabelecimento do TB, porém, o consumo de álcool ou outras drogas parece provocar quadros mais precoces de mania ou de depressão.[11]

Estudos têm apontado que, apesar de os quadros relacionados ao TB antecederem o consumo de substâncias, pacientes que consomem álcool e drogas, de modo geral, têm crises em idades mais jovens do que aqueles que têm o diagnóstico, mas não consomem substâncias. Em resumo, o TB é um fator de risco para o consumo de álcool e outras drogas, e o uso destas complica a evolução, o tratamento e, por fim, o prognóstico de pacientes com TB. Quanto mais cedo o transtorno se inicia, maior a chance do consumo de substâncias.[11] Além disso, o consumo de substâncias parece aumentar os sintomas depressivos e de mania e diminuir as chances de sucesso de abordagens medicamentosas e psicossociais, aumentando o número e o período de internações.[11]

Nessa população, o consumo é cinco vezes maior do que na população em geral e aumenta os riscos de quadros de impulsividade, labilidade de humor, agressividade, crises de mania ou depressivas, tentativas de suicídio e internações mais frequentes. Em episódios de mania, o consumo de álcool aumenta em 25%, e, nos episódios de depressão, em 15%.[1]

A maconha apresenta duas versões quanto às suas propriedades. É descrita por essa população como uma forma de alívio dos sintomas de mania e de euforia devido aos efeitos sedativos e ansiolíticos presentes nos canabinoides.[31] Entretanto, parece ter relação muito maior com o surgimento de quadros depressivos, uma vez que a chance de ocorrência desses quadros é quatro vezes maior em indivíduos saudáveis e com história de consumo. Nos quadros de TB, o consumo da substância aumenta as chances de crises com maior período de duração, maior intensidade e maior desorganização.[11] Alguns autores defendem a utilização de canabinoides sintéticos, como o nabilone e o dronabinol, em estudos com pacientes com esse transtorno, na tentativa de encontrar benefícios desses compostos nessa população.[31]

O consumo de cocaína era antes percebido como uma forma de tratar os sintomas depressivos; no entanto, hoje, esse uso é percebido como uma maneira de manter ou potencializar os sintomas de mania. O principal problema dos pacientes com essa comorbidade é a adesão ao tratamento.[11]

TRANSTORNOS DE ANSIEDADE

O consumo de álcool e drogas aumenta em 2 a 3 vezes os riscos para um transtorno de ansiedade. Os sintomas de ansiedade podem estar relacionados com o modo como age cada substância no SNC. Drogas depressoras causam ansiedade durante a abstinência, drogas estimulantes provocam ansiedade na vigência da intoxicação, e drogas perturbadoras podem causar sintomas de ansiedade transitórios.[1]

O consumo de maconha está relacionado com o surgimento precoce de sintomatologia ansiosa, sobretudo crises de pânico em indivíduos com maior vulnerabilidade. O oposto também pode ser observado. Indivíduos com queixas de ansiedade podem utilizar a maconha para produzir relaxamento, evoluindo com piora dos sintomas preexistentes e com instalação de dependência dessa substância.[12]

A nicotina, por meio de ações sobre o sistema adrenérgico, produz efeitos sedativos. Tabagistas associam o cigarro com a sensação de alívio da ansiedade provocada por sintomas de abstinência. Por isso, podem recorrer ao cigarro como maneira de manejar outros sintomas de ansiedade. Estudos têm apontado que a sintomatologia ansiosa de fumantes evoluiria para crises de pânico. A prevalência entre tabagismo e os transtornos de ansiedade é de 47%.[18]

O álcool é a substância mais utilizada para diminuir sintomas de ansiedade. Alguns sintomas relacionados à ansiedade, como tensão muscular, insônia, sentimentos de culpa e irritabilidade, podem ser aliviados com a ingestão de doses pequenas de bebida alcoólica. Esses quadros, porém, também podem provocar surgimento de sintomatologia ansiosa devido à ausência dessa substância. É comum usuários crônicos de álcool relatarem melhora de sintomas de ansiedade após o consumo de bebidas alcoólicas; no entanto, nesses casos, o que é aliviado é o quadro de ansiedade associado à síndrome de abstinência alcoólica.[1]

Drogas estimulantes, como cocaína, *crack* e anfetaminas, são capazes de produzir sintomas importantes de ansiedade. Usuários desse tipo de droga são com frequência atendidos em caráter de emergência devido a queixas de dor no peito, tremores, taquicardia, sudorese e sensação iminente de morte, sintomas que também estão presentes em transtornos de ansiedade, como no de pânico. Sintomas físicos da abstinência, como tremores e sudorese, também podem produzir ansiedade. Pacientes que já apresentam esses quadros podem ter sua sintomatologia intensificada e a frequência aumentada pelo consumo dessas substâncias.[32]

Transtorno de déficit de atenção/hiperatividade (TDAH)

O TDAH tem prevalência de 6 a 8% em crianças e de 4 a 5% em pessoas adultas, sendo mais comum em meninos. Cerca de 40 a 60% das crianças com TDAH permanecem sintomáticas na adolescência e na idade adulta e apresentam grandes chances de evoluir para quadros comórbidos, incluindo transtornos associados a álcool, tabaco e drogas.[33] Os transtornos psiquiátricos relacionados com mais frequência ao TDAH são os do humor (19-37%), de ansiedade (25-50%), por uso de álcool (32-53%) e outras substâncias, como maconha e cocaína (8-32%), e os da personalidade (10-20%).[34]

Adolescentes e adultos com esse diagnóstico podem ter os mesmos sintomas presentes na infância, como aumento de impulsividade, desorganização, diminuição da atenção e instabilidade emocional, podendo esta ter relação com problemas decorrentes da infância.[35] Adultos têm prevalência muito maior para o consumo de substâncias, sendo que um terço dos indivíduos com esse transtorno apresenta problemas relacionados aos diferentes quadros associados ao consumo de álcool, e cerca de 20% apresentam problemas com outras drogas, sendo as mais comuns maconha, estimulantes e cocaína.[6]

Parece haver uma associação direta entre essas duas entidades patológicas, na qual o TDAH seria um importante fator de risco para o uso de substâncias, visto que seus sintomas muitas vezes são perceptíveis antes do consumo de qualquer droga.[36] Um estudo comparando adultos que tiveram diagnóstico de TDAH na infância com adultos sem esse diagnóstico quando crianças mostrou que ter o transtorno na infância dobrou o risco para esse problema. Entre as substâncias mais utilizadas, estão o álcool, em primeiro lugar, seguido de maconha, estimulantes e cocaína.[37] Um fator de agravamento desse problema é o fato de indivíduos com TDAH começarem a usar substâncias mais precocemente e apresentarem maior gravidade quando comparados à população sem esse diagnóstico.[1] Estudos comparando pacientes com TDAH que receberam e que não receberam tratamento farmacológico para o transtorno encontraram redução de 85% do risco de uso de substâncias para o grupo tratado.[36]

Estudos recentes com populações femininas têm demonstrado que o diagnóstico de TDAH em mulheres, assim como em homens, aumenta os riscos para vários tipos de transtornos psiquiátricos, como os do humor, alimentares e de ansiedade, incluindo os relacionados ao consumo de álcool e drogas.[38] Em estudos com populações de ambos os gêneros, os dados apontam que homens com TDAH apresentam maior risco para uso de substância e para situações de criminalidade; já mulheres com esse diagnóstico têm maiores riscos para quadros associados a transtornos alimentares e do humor.[39] No entanto, não se deve esquecer que, devido ao fato apresentarem menor sintomatologia relacionada a quadros de transtornos da conduta e, em consequência, provocarem menores incômodos, as meninas acabam recebendo menos encaminhamentos para tratamentos psiquiátricos.[34]

A intensidade dos sintomas de TDAH parece estar relacionada com maiores chances de se ter quadros comórbidos, incluindo problemas relacionados ao consumo de substâncias.[39] Atualmente vem sendo discutida a possibilidade de existir uma elevada porcentagem de dependentes de álcool e drogas com quadro de TDAH não diagnosticado e o quanto isso pode estar relacionado com o início, o tipo e a gravidade da dependência química.[34]

Do ponto de vista fisiopatológico, a alta prevalência do uso de substâncias por essa população poderia ser explicada pela ação das drogas em aliviar os sintomas do TDAH. É provável que isso ocorra porque as substâncias estimulam a liberação de neurotransmissores, como a dopamina. Por exemplo, a cocaína elevaria a concentração pós-sináptica de dopamina, causando, assim, alívio de sintomas do TDAH. O álcool poderia agir diminuindo outros sintomas, como insônia. O tabaco, agindo no *nucleus accumbens*, produziria efeitos similares aos do metilfenidato (um dos principais medicamentos usados no tratamento do TDAH).[35] Essas substâncias também têm modelos de risco semelhantes em relação a aspectos como alterações da função dopaminérgica, disfunção executiva e do sistema de recompensa, gerando menor capacidade de antecipação e planejamento e maior necessidade de gratificações imediatas.[36]

O fato de a nicotina melhorar desempenhos pode ser a explicação para uma predominância de tabagismo nos pacientes com prejuízo de atenção, se comparados àqueles com características mais voltadas a hiperatividade. A desatenção nesses pacientes chega a aumentar em 2,2 vezes o risco de tornar-se fumante. Adultos não tratados têm maior chance de desenvolver dependência de tabaco e mais dificilmente aderem a tratamentos voltados à abstinência.[18]

O diagnóstico e o tratamento precoces do TDAH podem ser de grande importância para reduzir as chances de transtornos relacionados ao consumo dessas substâncias.[34] Para pacientes diagnosticados com TDAH e uso de drogas, é recomendado que a abordagem inicial seja voltada para o consumo de substâncias, e o mais cedo possível deve ser avaliada a necessidade de medicar o TDAH, para que sua sintomatologia não interfira de maneira danosa na evolução do processo de abstinência.[36]

Um dos mais recentes dados a respeito do tratamento do TDAH tranquiliza um antigo temor de que crianças tratadas com estimulantes do SNC, mais tarde, na adolescência, teriam maiores chances de se tornar dependentes de drogas com propriedades semelhantes, como cocaína. Estudos têm mostrado que esse tratamento funciona, diminuindo o risco de diagnóstico de dependência de drogas, até mesmo tabaco.[33]

Transtornos da personalidade

A associação entre uso de substâncias e os transtornos da personalidade (TPs) vem sendo constatada há muitos anos, em especial os TPs antissocial e *borderline*. Em um estudo com pacientes internados, a taxa de prevalência de TP antissocial que apresenta comorbidade com o uso de substância costuma ser de 95%. Já para pacientes com TP *borderline*, essa prevalência é de 76%.[6]

Alguns comportamentos apresentados por usuários de substâncias podem ser confundidos com sintomatologia dos quadros de TP (p. ex., atitudes para obtenção das substâncias podem ser confundidas com quadros antissociais, como negação, mudanças de valores morais e sociais, vitimização, isolamento social, grandiosidade, minimização de problemas e raiva).[1] É importante lembrar que usuários de substâncias podem apresentar, durante o período inicial de tratamento, sintomas de abstinência com variada sintomatologia física e psíquica, que podem resultar em ansiedade, inquietação, irritabilidade, hipersonia e agressividade. Todos esses sintomas dificultam a adesão a qualquer tipo de abordagem e aumentam as chances de produzir contratransferência negativa, ampliando, assim, a possibilidade de o paciente vir a receber erroneamente o diagnóstico de TP.[1] É mais fácil isso ocorrer com mulheres, porque os comportamentos sociais relacionados ao consumo dessas substâncias têm menor aceitação por parte da sociedade quando produzidos pelo gênero feminino.[1]

Transtornos alimentares

Das mulheres diagnosticadas com algum tipo de transtorno alimentar, um quarto tem ou teve uso ou dependência de álcool. O uso de álcool entre pacientes com bulimia é maior do que entre aqueles com anorexia. Um terço dessas pacientes utiliza outras substâncias, como as anfetaminas.[6]

Em um estudo realizado em 2005, 33% dos pacientes usuários de substâncias apresentaram transtornos alimentares clínicos, e 21%, subclínicos. O transtorno alimentar mais prevalente foi o de compulsão alimentar periódica, sendo que 63% das pacientes eram dependentes de álcool, e 36%, de outras drogas.[40]

Dependentes de drogas com transtornos alimentares formam um grupo de maior gravidade, sendo constituído por pacientes mais jovens. Apresentam piores índices no consumo de álcool e maior tendência a consumir outras drogas e a apresentar TB. Pacientes com transtornos alimentares demoram mais para evoluir tanto no funcionamento global quanto no relacionamento familiar quando em tratamento de dependência química.[40]

Ciúme patológico

O ciúme é um sentimento natural do ser humano, assim como raiva, alegria e medo, e, em alguns momentos da vida, esse sentimento pode estar presente, sendo considerado normal quando leve e transitório.[40]

Otelo, de William Shakespeare, e Dom Casmurro, de Machado de Assis, são exemplos de personagens muito provavelmente acometidos pelo chamado ciúme patológico, ou seja, indivíduos que não ficaram doentes por se tornarem ciumentos, mas porque não conseguiram superar o ciúme e atravessaram, assim, a fronteira que separa a normalidade do transtorno mental ou do patológico.[41]

Entre as principais características do ciúme patológico, citam-se:

1. suspeita infundada de infidelidade do parceiro, a ponto de modificar pensamentos, emoções e comportamentos
2. sofrimento, quer do sujeito com ciúme, quer da parceria
3. controle e verificação dos deslocamentos e das intenções da parceria (p. ex., por meio de inspeção de trajes, bolsas, escuta telefônica)
4. tendência a limitar as ocasiões em que se poderiam encontrar rivais presumidos
5. facilidade de perder o controle sobre as próprias emoções, motivo pelo qual brigas e acusações podem com frequência resultar em violência física e verbal[41]

O ciúme patológico pode coexistir com qualquer diagnóstico psiquiátrico. No entanto, nos últimos anos, tem havido crescente interesse nos aspectos forenses ligados a essa patologia e ao uso e à dependência de álcool concomitantes, uma vez que em muitos casos resultam em violência grave.[41] A prevalência do ciúme patológico pode estar entre 27 e 34% dos pacientes com TP.

No alcoolismo, são bastante conhecidos os delírios de ciúme, a ponto de esse sintoma ter sido considerado, durante algum tempo, característico dos dependentes de álcool.[41] Acreditava-se que os sentimentos de inferioridade e rejeição e o desenvolvimento de ideias de infidelidade estivessem relacionados à disfunção erétil advinda do longo e pesado uso de álcool.[41] O ciúme patológico entre dependentes dessa substância costuma ocorrer mais em homens do que em mulheres. O tipo de ciúme delirante é uma condição mais rara, incluída entre os transtornos psicóticos, sendo que a sintomatologia em geral tem início de forma súbita.[42]

O ciúme patológico, além da estreita relação com uso de substâncias, tem relação com violência física, abuso psicológico, suicídio e homicídio. Este último revela cifras alarmantes, sobretudo dirigidas à mulher. Acredita-se que até 70% dos homicídios femininos ocorrem por parceiro ou ex-companheiro, e a cada 8 minutos, no mundo, uma mulher é morta por associação passional.[41] No filme *Dormindo com o inimigo*,[43] a atriz Julia Roberts, que interpreta Laura, esposa perseguida pelo obsessivo marido, Martim, não teve o mesmo fim dessas infinitas e assustadoras cifras de mulheres mencionadas. O filme retrata um típico relacionamento de ciúme patológico, no qual ele assume o controle ao pressionar a esposa (agressão psicológica), passando do comportamento amoroso para o comportamento sádico, crítico e ofensivo. De alguma forma, a personagem não assumiu, como a maioria das esposas dos ciumentos patológicos, a total falta de amor próprio, pois conseguiu vencer e fugir desse ciclo.

Quanto ao tratamento, ainda não há evidência científica sólida o bastante indicando qual seria o mais eficaz para esse quadro. Contudo, encontra-se na literatura a combinação de medicações com psicoterapias de orientação analítica, comportamental e terapia de casal. Entre os medicamentos que já receberam alguma avaliação, estão a pimozida e a fluoxetina. Internações compulsórias já foram descritas para alguns casos.[41]

Transtornos do sono

Problemas relacionados ao sono são frequentemente associados com o uso de substâncias, em especial o álcool e os benzodiazepínicos. Para dependentes de álcool, esse problema é maior do que na população em geral, ou seja, as taxas de insônia encontradas variam de 58 a 91%. Pode ser observada como uma queixa nos períodos iniciais de abstinência ou como preditora de recaídas e, em ambos os casos, pode prejudicar a evolução do tratamento proposto. Porém, sabe-se que existe tolerância cruzada entre álcool e benzodiazepínicos, o que poderia resultar em dependência dessas substâncias durante o tratamento das queixas relacionadas ao sono. Tal evidência pode ocasionar reticência por parte dos médicos ao prescreverem esses medicamentos para tal população.[44]

Transtornos parafílicos

O sofrimento e os prejuízos decorrentes de parafilias (entre elas pedofilia, exibicionismo, voyeurismo, travestismo fetichista, sadomasoquismo, fetichismo) parecem ter forte relação com o uso de substâncias, sobretudo o consumo de álcool. Essa prevalência é observada na metade dos casos.

Em um estudo envolvendo 26 indivíduos, alguns com parafilias e outros com transtornos relacionados a parafilias, Kafka e Prentky encontraram em ambos os grupos uma prevalência elevada de transtornos do humor (76,7%), uso de substâncias (46,7%), sobretudo álcool (40,0%), e transtornos de ansiedade (46,7%), especialmente fobia social (31,6%). Em outro estudo, envolvendo 60 homens, os mesmo autores encontraram em ambos os grupos uma prevalência de transtornos do humor (71,7%), transtornos de ansiedade (43,3%), transtornos por uso de substâncias (45,0%) e transtornos do impulso não especificados (16,7%).[45,46]

Atualmente, há um consenso na terapêutica de que os medicamentos devem estar associados a intervenções psicológicas e supervisão intensiva comunitária.[47]

Compulsão sexual/dependência de sexo/ transtorno hipersexual

O comportamento hipersexual tem sido documentado em ambientes tanto clínicos quanto de pesquisa ao longo das últimas décadas. Apesar das recentes pesquisas sobre o tema e das repercussões associadas a essa condição, muitas perguntas ainda permanecem sem uma resposta objetiva. Uma delas seria: qual a melhor forma de definir e classificar o comportamento hipersexual?[48,49] Essa condição foi conceituada, de início, como primariamente um distúrbio do desejo sexual não parafílico com um componente de impulsividade.[50] No *Manual diagnóstico e estatístico de transtornos mentais* (DSM-5),[51] a condição não está descrita nem na Seção III, que corresponde a condições para estudos posteriores, enquanto na futura 11ª edição da *Classificação internacional de doenças e problemas relacionados à saúde* (CID-11)[52] o termo "impulso sexual excessivo", atualmente pertencente às condições descritas em transtornos do desejo sexual no capítulo das disfunções sexuais, possivelmente deverá receber uma recolocação, uma vez que a condição não parece ser um construto que curse apenas com aumento de desejo sexual.[49] As conceituações existentes tendem a favorecer uma estrutura latente categórica; outras especulam que o comportamento hipersexual é uma condição que estaria dentro de uma visão mais dimensional, variando dentro de um espectro[49,53] Essa é outra maneira de dizer que a hipersexualidade está organizada ao longo de um *continuum* de aumento e diminuição da frequência sexual e preocupações com a atividade sexual.[49,54] Esse fenômeno tem íntima relação com o prazer e a gratificação cerebral e está bastante associado de forma comórbida ao transtorno por uso de substâncias. Trata-se de um construto ainda controverso no meio científico, subdiagnosticado na população em geral, com tratamento a longo prazo, e que acarreta sofrimento e dificuldade real à intimidade do indivíduo e pode estar associado a uma série de desfechos negativos, incluindo comportamento de alto risco para aquisição de HIV/aids.[49] O **Quadro 9.2** mostra uma proposta de critérios diagnósticos feita por Martin Kafka, mas não incorporada ao DSM-5, que pode ajudar a nortear melhor o diagnóstico até que essa condição seja de fato mais bem elucidada.

Tratamentos medicamentosos para a dependência de sexo[49]

- **Inibidores seletivos da recaptação de serotonina (ISRSs)**: em doses mais altas que aquelas utilizadas habitualmente para tratar a depressão, com a finalidade de diminuir libido e promover algum grau de diminuição de impulsos, como fluoxetina, 80 mg/dia; sertralina, 100 a 200 mg/dia; paroxetina, 60 a 80 mg/dia, este último mais associado ao aumento de retardo ejaculatório, desejável nessa condição.
- **Reguladores do humor**: topiramato, 200 mg/dia; lamotrigina, 200 mg/dia. Ambos necessitam de escalonamento das doses, a fim de evitar os efeitos colaterais, como alterações do SNC (atenção, concentração), com o topiramato, e *rash* cutâneo, com a lamotrigina.
- **Naltrexona (Revia®)**: trata-se de um antagonista opioide que tem sido utilizado com sucesso para tratar uma série de transtornos em que o comportamento problemático de características compulsivas é a característica central, como alcoolismo, jogo patológico, comer compulsivo, entre outros. Em um estudo de série de casos, a naltrexona reduziu os desejos e comportamentos associados à compulsão sexual.[36]
- **Associações de ISRSs com naltrexona (diminui fissura)**: doses de 150 mg/dia.
- **Associação de ISRSs com reguladores do humor**.
- **Associações de bupropiona (300 mg/dia) e ISRSs**.

Entre as abordagens psicossociais mais conhecidas para o tratamento da dependência de sexo, estão os grupos de mútua ajuda, baseados no modelo de 12 Passos, como o Dependentes de Amor e Sexo Anônimos (DASA) e o Compulsivos Sexuais Anônimos. Trata-se de irmandades orientadas pelos 12 Passos e as 12 Tradições, com base no modelo original de Alcoólicos Anônimos (AA) e Narcóticos Anônimos (NA), e adaptadas para a dependência de sexo. Esses grupos ensinam os indivíduos a lidar com seu comportamento sexual fora de controle de forma a serem honestos consigo mesmos e com seus pares em uma atmosfera acolhedora e empática e sem julgamento, vivendo um dia de cada vez em uma vivência de programação de 12 passos.[49]

Nesse caso, a abstinência de sexo não parece ser uma meta desejável nos pacientes acometidos por essa condição, visto que a sexualidade é um marcador de qualidade de vida importante, ou seja, uma dimensão constitutiva dos indivíduos bastante significativa. A meta é diminuir comportamentos de alto risco e melhorar as relações interpessoais, buscando o estabelecimento de vínculos afetivos mais saudáveis, ressignificando, assim, a atividade sexual na vida do paciente.

DIAGNÓSTICO

Como o próprio conceito de comorbidade anuncia, existe uma sobreposição de sintomas entre os transtornos apresentados. O consumo de substâncias pode promover sintomatologia semelhante à de outras patologias psiquiátricas; o álcool, por exemplo, aparece como produtor de vários sintomas característicos de outros quadros psiquiátricos.

Para aumentar as chances de um diagnóstico mais preciso, deve-se incluir investigação acerca da história familiar (de

---

QUADRO 9.2
Critérios diagnósticos propostos para transtorno hipersexual segundo Martin Kafka

a. Apresentar intensas e recorrentes fantasias sexuais, impulsos sexuais ou comportamentos sexuais em associação com 3 ou mais dos 5 seguintes critérios, por um período mínimo de 6 meses:
  1. O tempo gasto com fantasias, impulsos e comportamentos sexuais repetidamente interfere com outros objetivos, atividades e obrigações (não sexuais) importantes.
  2. Repetidamente se engaja em fantasias, impulsos e comportamentos sexuais em resposta aos estados de humor disfóricos (p. ex., ansiedade, depressão, tédio, irritabilidade).
  3. Repetidamente se engaja em fantasias, impulsos e comportamentos sexuais em resposta a eventos estressantes da vida.
  4. Repetidos esforços sem sucesso para controlar ou reduzir significativamente essas fantasias, impulsos e comportamentos.
  5. Repetidamente se engaja em comportamentos sexuais a despeito do risco de dano físico ou emocional para si próprio ou outros.

b. Há angústia pessoal ou prejuízo no funcionamento social, ocupacional ou em outras áreas importantes de funcionamento clinicamente significativos associados à frequência e à intensidade de fantasias sexuais, impulsos ou comportamentos.

c. Essas fantasias sexuais, impulsos ou comportamentos não são decorrentes de efeitos fisiológicos diretos de uma substância (p. ex., droga ou medicamento).

Especificar se:
- Masturbação
- Pornografia
- Comportamento sexual consensual com adultos
- Sexo pela internet (*cibersexo*)
- Sexo por telefone
- Clubes de *strip-tease*
- Outros

Fonte: Diehl e Vieira,[49] Kafka.[50]

preferência, interrogando membros da família), exames laboratoriais e, se possível, *screenings* toxicológicos para drogas (com exames de urina, sangue ou cabelo), além de entrevistas e questionários gerais e específicos, como o Alcohol Use Disorders Identification Test (AUDIT) e o Cut down/Annoyed/Guilty/Eye-opener Questionnaire (CAGE), e testes psicológicos. Por fim, faz-se o diagnóstico utilizando a CID[52] ou o DSM,[51] em suas versões mais atuais.[6,16]

Esse tempo mínimo sem o uso de álcool e outras drogas é uma das dificuldades relacionadas aos diagnósticos nos quadros de comorbidade. O próprio transtorno por consumo de substâncias pode dificultar o período de abstinência (p. ex., um indivíduo que teme sintomas de síndrome de abstinência e, por isso, não interrompe o uso), como os outros transtornos psiquiátricos podem ser fator para que o paciente não consiga estabelecer um período mínimo sem a utilização de álcool ou outras drogas (p. ex., um indivíduo com quadro de ansiedade e que precisa beber para exercer suas funções diárias sem sentir sintomas pode não conseguir estabelecer períodos sem consumo). Isso ocorre de forma mais frequente com pacientes que estão em tratamento ambulatorial, cuja probabilidade de consumir algum tipo de substância é maior do que para aqueles internados. Esse é um dos motivos pelos quais a internação pode ser um importante instrumento para diagnósticos mais rápidos e precisos quando há suspeita de comorbidade.

Resultados positivos para detecção de drogas em exames laboratoriais ou *screenings* simples de urina, por si só, não determinam que pacientes possam receber determinados diagnósticos sem o devido tempo mínimo de abstinência. Nesses casos, ter um exame positivo é apenas mais um dado que contribui para que o profissional fique atento à presença de substâncias e possa concluir que o quadro apresentado pode estar sendo causado, intensificado ou amenizado por essa droga.[1]

Diagnóstico diferencial

A utilização de critérios presentes na CID e no DSM é essencial, pois aponta os possíveis quadros diferenciais que podem cursar com a mesma sintomatologia de um paciente. É sempre importante lembrar que um transtorno psiquiátrico só é diagnóstico viável após serem descartadas possibilidades clínicas para determinados quadros. Na CID, há uma série de diagnósticos relacionados a quadros orgânicos, como alucinose orgânica, transtornos orgânicos do humor, transtorno orgânico de ansiedade, etc. Por exemplo, quadros de *delirium* podem resultar em sintomatologia psicótica; lesões cerebrais podem causar transtornos depressivos; e doenças sistêmicas (como feocromocitoma) podem gerar quadros de ansiedade, entre tantos outros.[52]

O DSM aponta para a necessidade de, ao se fazer um diagnóstico de um transtorno psiquiátrico, os sintomas não serem explicados pela presença de uma condição clínica geral ou por efeitos fisiológicos diretos de algum tipo de substância. Ou seja, no momento de discutir possíveis diagnósticos diferenciais para uma determinada patologia psiquiátrica, deve-se descartar a presença de doenças clínicas e/ou substâncias capazes de produzir o mesmo quadro.[51]

Exames complementares

Exames complementares são úteis para descartar doenças clínicas; isto é, exames complementares para comorbidades, assim como para quaisquer outros transtornos psiquiátricos, são apenas para exclusão de doenças orgânicas. Por exemplo, em um paciente com quadro depressivo, é útil solicitar hemograma, hormônios tireoidianos, dosagens de vitamina B^{12}, sorologia para HIV e sífilis, eletrocardiograma ou tomografia computadorizada, para que seja possível descartar anemias, hipotireoidismo, hipovitaminoses, infecções por HIV ou sífilis e tumores, alguns exemplos de quadros orgânicos capazes de produzir sintomas depressivos. O **Quadro 9.3** apresenta de modo simplificado uma complexa rede de condições que podem cursar com sintomas semelhantes aos de um determinado transtorno psiquiátrico – aqui, como exemplo, os sintomas depressivos.[1,55]

QUADRO 9.3
Diagnósticos diferenciais na depressão[39]

Exemplos de diagnósticos diferenciais – depressão

- *Psiquiátricos*: transtornos de adaptação, de ansiedade, da personalidade, esquizofrenia, demências, anorexia, etc.
- *Neurológicos*: doença de Parkinson, quadros cerebrovasculares, tumores, traumatismo craniencefálico, hidrocefalia, epilepsia, etc.
- *Endócrinos*: síndrome de Cushing, quadros pós-parto, quadros tireoidianos e paratireoidianos, diabetes.
- *Neoplasias*: pâncreas, carcinomatoses.
- *Diversos*: lúpus eritematoso sistêmico, artrite reumatoide, déficit de vitaminas, anemias.
- *Uso de medicamentos*: sulfametoxazol, corticosteroides; retiradas – morfina e anfetamina, sedativos.
- *Drogas*: álcool, cocaína/*crack*, solventes, inalantes.

Os exames deverão ser solicitados visando uma estratégia de investigação, na qual o médico responsável deve pensar em hipóteses de diagnósticos diferenciais. Mais uma vez, ressalta-se a necessidade de uma anamnese apurada que possibilite levantar questionamentos, a fim de buscar uma investigação diagnóstica precisa, utilizando também os exames complementares mais adequados para cada situação.

TRATAMENTO

Um dos maiores problemas associados ao tratamento de pacientes com comorbidades é a possibilidade de o atendimento dos diferentes transtornos ocorrer no mesmo serviço. Parece haver um consenso de que o atendimento para esses pacientes deve ser integrado, visando o tratamento conjunto de ambas as patologias, com abordagens que possam aumentar a adesão e programas psicoeducacionais para atendimento familiar.[6,16] Tratamentos paralelos, nos quais cada transtorno é tratado em um local/serviço diferente e por diferentes equipes, têm piores prognósticos.[7]

O **Quadro 9.4** ilustra um resumo de boas práticas e barreiras para o tratamento da comorbidade entre dependência química e transtornos mentais.

Segundo as diretrizes da Associação Brasileira de Estudos do Álcool e outras Drogas (ABEAD), as seguintes estratégias devem ser seguidas para uma melhor abordagem no tratamento desses pacientes:[6]

- O melhor método de tratamento deve ser escolhido levando em consideração a interação do estágio de motivação para o tratamento do transtorno relacionado a álcool ou drogas e a outra patologia comórbida.
- Deve ser aventada a hipótese da utilização de medicamentos para auxiliar tanto a desintoxicação e a fase inicial do

QUADRO 9.4
Boas práticas e barreiras para o tratamento da comorbidade entre dependência química e transtorno mental

Barreiras para o tratamento da comorbidade entre dependência química e transtornos mentais	Como a comorbidade entre dependência química e transtornos mentais deveria ser tratada?
Diferentes sistemas de tratamento abordam separadamente os transtornos por uso de drogas e outras doenças mentais. Os médicos são, na maioria das vezes, a linha de frente do tratamento para os transtornos mentais, enquanto o tratamento da dependência química é fornecido em locais variados por uma gama de profissionais da saúde e conselheiros em dependência química com diferentes *backgrounds* de formação. Parece claro que nenhum dos dois sistemas pode ter conhecimentos suficientemente amplos para abordar toda a gama de problemas apresentados pelos pacientes.	Um princípio fundamental emergente da pesquisa científica é a necessidade de tratar concomitantemente as comorbidades – o que pode ser uma proposta difícil. Pacientes que têm tanto um transtorno por uso de substâncias quanto outra doença mental apresentam frequentemente sintomas que são mais persistentes, graves e resistentes ao tratamento em comparação com pacientes que têm qualquer transtorno sozinho.
Existe um viés persistente que permanece em alguns centros de tratamento de substâncias – principalmente em modelos de algumas comunidades terapêuticas – que se posiciona contra o uso de quaisquer medicamentos, incluindo os necessários para tratar transtornos mentais graves, como a depressão e a esquizofrenia. Além disso, muitos programas de tratamento de substâncias não empregam profissionais qualificados para prescrever, dispensar e monitorar medicamentos.	Existem medicamentos eficazes para o tratamento de transtornos por uso de opioides, álcool e dependência de nicotina e para aliviar os sintomas de muitos outros transtornos mentais, mas a maioria não foi bem estudada em populações comórbidas. Alguns medicamentos podem beneficiar vários problemas. Claramente, mais pesquisas são necessárias para entender e avaliar completamente as ações de medicamentos combinados ou dualmente eficazes.
Muitas das pessoas que necessitam de tratamento estão no sistema de justiça criminal. Estima-se que cerca de 45% dos infratores em prisões nos Estados Unidos tenham um problema de saúde mental comórbido ao uso de substâncias. No entanto, serviços de tratamento adequados para ambos, o transtorno por uso de drogas e a doença mental, são extremamente insuficientes nesses cenários, incluindo o Brasil. Embora a provisão de tratamento possa ser onerosa para o sistema de justiça criminal, ela oferece uma oportunidade de afetar positivamente a saúde e a segurança dessa população. O tratamento de transtornos comórbidos pode reduzir não apenas as complicações médicas associadas, mas também os desfechos sociais negativos, ao mitigar o retorno ao comportamento criminoso e o reencarceramento.	O tratamento comportamental (sozinho ou em combinação com medicamentos) é uma das pedras angulares para resultados bem-sucedidos para muitos indivíduos com transtornos por uso de drogas ou outras doenças mentais. Também tem aumentado a evidência científica das terapias comportamentais, como o manejo de contingências, para esse público, sendo que várias estratégias mostraram-se promissoras no tratamento de condições específicas de comorbidade.

Fonte: National Institute on Drug Abuse.[9]

tratamento e prevenção de recaídas quanto o tratamento do transtorno psiquiátrico associado.
- Técnicas psicossociais devem ser utilizadas no intuito de favorecer a motivação para o tratamento, bem como aumentar a resolubilidade de problemas ambientais e o manejo de situações difíceis.
- A família deve ter atendimento de apoio e deve ser orientada acerca dos transtornos em questão. Grupos de mútua ajuda podem ser de suma importância para fornecer tratamento adicional.
- Deve haver acompanhamento psiquiátrico para melhor controle de sintomas psicóticos, depressivos e de mania, mesmo sem risco de suicídio.[6]

Tratamento medicamentoso

A utilização de psicofármacos deverá ter os mesmos parâmetros dos tratamentos de transtorno psiquiátrico; no entanto, um período mínimo para desintoxicação é necessário para evitar diagnósticos precipitados e, com isso, a iatrogenia medicamentosa. Sintomatologia psicótica, por exemplo, costuma sofrer rápida remissão. Durante a desintoxicação, é consenso medicar imediatamente os sintomas considerados graves e que colocam o paciente e o tratamento em risco, como ideação suicida, auto ou heteroagressividade e quadros psicóticos.[6]

Em pacientes com quadro de TP, o mais recomendável é o uso de antipsicóticos em baixas doses associado a antidepressivos serotonérgicos. A obra *Tratamentos farmacológicos para dependência química: da evidência à prática clínica* traz com detalhes recomendações de tratamento medicamentoso para todos os transtornos aqui relatados.[47]

Tratamento psicoterápico

Entrevista motivacional, terapia cognitivo-comportamental e tratamento psicossocial são diferentes modalidades que podem ser propostas e que têm mostrado bons resultados. Nas fases iniciais e durante o curso do tratamento dessa população, a entrevista motivacional é um importante instrumento tanto para aumentar a adesão quanto para promover mudanças no comportamento, sobretudo nos pacientes que não reconhecem motivos para tratar o consumo de substâncias.[6,16] Intervenções comportamentais são de grande contribuição no tratamento dos que estão motivados para obter ou manter a abstinência.[16]

Para pacientes com esquizofrenia, programas que evitam confronto direto e combinam abordagens cognitivo-comportamentais, elementos motivacionais e psicoeducação têm mostrado bons resultados. Eles impedem novas crises psicóticas, diminuem sua gravidade, quando ocorrem, e reduzem o consumo de substâncias.[16]

Na Inglaterra, o tratamento sugerido é dividido em quatro etapas e feito por equipe multidisciplinar. As etapas são engajamento, motivação para mudança, tratamento ativo e prevenção de recaídas e treinamento de habilidades sociais.[6]

O serviço integrado para o tratamento de comorbidades é complexo, necessita de vários elementos para seu adequado funcionamento e exige mudanças em diversos níveis, e não apenas inclusão de um único componente, como, por exemplo, a implementação de terapia cognitiva para o tratamento de depressão.[56]

Em um estudo realizado por Brunette e colaboradores,[56] foram apresentados os diferentes níveis em que podem ser encontradas dificuldades na criação e manutenção de serviços para atendimento de pacientes com comorbidade. Esses níveis, cada um com maior ou menor importância, dependendo de seu funcionamento, poderão auxiliar a fundamentação do serviço ou mesmo condená-lo ao mau funcionamento:[56]

1. **nível clínico**: relacionado com competência pessoal e volume de trabalho
2. **nível de administração**: organização e nível de liderança do líder administrativo, do consultor e controle pelo supervisor
3. **nível de implementação do modelo**: consulta, treinamento e *feedback*
4. **meio ambiente**: dificuldades relacionadas, como, por exemplo, facilidade de compra de álcool e drogas na população
5. **autoridades governamentais**: financiamento e envolvimento da autoridade de saúde mental com o projeto

Outra estratégia que vem mostrando resultados favoráveis são as residências terapêuticas. Evidências científicas vêm mostrando que, para comorbidades, há uma relação entre melhores resultados com tratamentos de maior duração. Em média, os programas têm duração de 6 a 12 meses e são direcionados aos pacientes que não obtiveram resultados eficientes em outros níveis de tratamento, sendo um meio caminho entre o tratamento ambulatorial e aquele desenvolvido em internações.[47] Para mais detalhes, ver Capítulo 52.

PROGNÓSTICO

A heterogeneidade dos pacientes com transtornos comórbidos produz grandes diferenças em seus prognósticos. É claro que indivíduos com doenças mentais graves (como esquizofrenia e TB) ou usuários de substâncias que produzam prejuízos mais rapidamente (como *crack*) terão prognósticos mais reservados. O tratamento integrado também está ligado de forma direta a um melhor prognóstico, sobretudo nos casos mais graves. Além disso, quanto mais cedo o diagnóstico é realizado e o tratamento é iniciado, maiores são as chances de um desfecho favorável, como exemplificado no caso de pessoas com TDAH. Dessa forma, mesmo os pacientes com diagnósticos iguais e comorbidades semelhantes devem receber gerenciamento individualizado.

CONSIDERAÇÕES FINAIS

Atualmente, a psiquiatria do desenvolvimento vem estudando estratégias voltadas para ações em crianças e adolescentes e intervenções para prevenir transtornos mentais em adultos. A problemática relacionada às comorbidades envolvendo o consumo de substâncias poderá ser atenuada e mesmo evitada se for possível um reconhecimento precoce das vulnerabilidades de indivíduos com maiores chances de desenvolver condições psiquiátricas.

REFERÊNCIAS

1. Ratto L, Cordeiro D. Principais comorbidades psiquiátricas na dependência química. In: Figlie NB, Bordin S, Laranjeira R. Aconselhamento em dependência química. São Paulo: Roca; 2010. p.199-217.
2. Luis San BA, Miquel Bernardo MA. Why a dual pathology clinical guideline? analysis of the evidence. Rev Psiquiatr Salud Ment. 2016;9(2):67-9.
3. Rush B, Urbanoski K, Bassani D, Castel S, Wild TC, Strike C, et al. Prevalence of co-occurring substance use and other mental disorders in the Canadian population. Can J Psychiatry. 2008;53(12):800-9.
4. Sanches RF, Assunção S, Hetem LAB. Impacto da comorbidade no diagnóstico e tratamento do transtorno bipolar. Rev Psiquiatr Clín. 2005;32(Supl 1):71-7.
5. Goldberg D. The classification of mental disorder: a simpler system for DSM–V and ICD–11. Adv Psychiatr Treat. 2010;16(1):14-9.
6. Zaleski M, Laranjeira RR, Marques ACPR, Ratto L, Romano M, Alves HNP, et al. Diretrizes da Associação Brasileira de Estudos do Álcool e outras Drogas (ABEAD) para o diagnóstico e tratamento de comorbidades psiquiátricas e dependência de álcool e outras substâncias. Rev Bras Psiquiatr. 2006;28(2):142-8.
7. Drake RE, Mueser KT, Brunette MF. Management of persons with co-occurring severe mental illness and substance use disorder: program implication. World Psychiatric. 2007;6(A):131-6.
8. Szerman N, Vega P, Grau-López L, Barral C, Basurte-Villamor I, Mesías B, et al. Dual diagnosis resource needs in Spain: a national survey of professionals. J Dual Diagn. 2014;10(2):84-90.
9. National Institute on Drug Abuse. Comorbity: addiction and other mental disorders [Internet]. NIDA; 2007. [capturado em: 03 out 2017]. Disponível em: https://d14rmgtrwzf5a.cloudfront.net/sites/default/files/drugfacts_comorbidity.pdf.
10. Corradi-Webster CM. Uso problemático de álcool entre pacientes psiquiátricos ambulatoriais [dissertação]. São Paulo: Universidade de São Paulo; 2004.
11. Ribeiro M, Laranjeira R, Cividanes G. Transtorno bipolar do humor e uso indevido de substâncias psicoativas. Rev Psiquiatr Clín. 2005;32(Supl 1):78-88.
12. Diehl A, Cordeiro DC, Laranjeira R. Abuso de cannabis em pacientes com transtornos psiquiátricos: atualização para uma antiga evidência. Rev Bras Psiquiatr. 2010;32(Supl 1):5415.
13. Regier FK. Comorbidity of mental disorders with alcohol and other drug abuse: results from the epidemiologic catchment area (ECA) study. JAMA. 1990;264(19):2511-8.
14. Insel TR. Rethinking Schizophrenia. Nature. 2010;468(7321):187-93.
15. Volkow ND, Compton WM, Weiss SR. Adverse health effects of marijuana use. N Engl J Med. 2014;371(9):879.
16. Falkai P, Wobrock T, Lieberman J, Glenthoj B, Gattaz WF, Möller HJ. Diretrizes da Federação Mundial das Sociedades de Psiquiatria Biológica para o tratamento biológico da esquizofrenia, parte 1: tratamento agudo. Rev Psiquiatr Clín. 2006;33(Supl 1):7-64.
17. Buckley PF, Meyer JM. Substance abuse in schizophrenia. Schizophr Bull. 2009;35(2):383-402.
18. Malbergier A, Oliveira Jr HP. Dependência de tabaco e comorbidade psiquiátrica. Rev Psiquiatr Clín. 2005;32(5):276-82.
19. Ratto LRC. Prevalência da comorbidade entre transtornos mentais graves e transtornos devido ao uso de substâncias psicoativas em São Paulo, Brasil [dissertação]. São Paulo: Universidade de São Paulo; 2000.
20. Zuardi AW, Shirakawa I, Finkelfarb E, Karniol IG. Action of cannabidiol on the anxiety and other effects produced by delta 9-THC in normal subjects. Psychopharmacology. 1982;76(3):245-50.
21. ElSohly MA. Potency monitoring program quarterly report no.123 — reporting period: 09/16/2013-12/15/2013. Oxford: University of Mississippi. National Center for Natural Products Research; 2014.
22. Mehmedic Z, Chandra S, Slade D, Denham H, Foster S, Patel AS, et al. Potency trends of D-9 THC and other cannabinoids in confiscated cannabis preparations from 1993 to 2008. J Forensic Sci. 2010;55(5):1209-17.
23. Caspi A, Moffitt TE, Cannon M, McClay J, Murray R, Harrington H, et al. Moderation of the effect of adolescent-onset cannabis use on adult psychosis by a functional polymorphism in the catechol-O-methyltransferase gene: longitudinal evidence of a gene X environment interaction. Biol Psychiatry. 2005;57(10):1117-27.
24. Marconi A, Di Forti M, Lewis CM, Murray RM, Vassos E. Meta-analysis of the association between the level of cannabis use and risk of psychosis. Schizophr Bull. 2016;42(5):1262-9.
25. Gage SH, Hickman M, Zammit S. Association between cannabis and psychosis: epidemiologic evidence. Biol Psychiatry 2016;79(7):549-56.
26. Grant BF, Stinson FS, Dawson DA, Chou P, Dufour MC, Compton W, et al. Prevalence and co-occurrence of substance use disorders and independent mood and anxiety disorders. Arch Gen Psychiatry. 2004;61(8):807-16.
27. Nunes EV, Levin FR. Treatment of depression in patients with alcohol or other drug dependence: a meta-analysis. JAMA. 2004;291(15):1887-96.
28. Manninen L, Poikolainen K, Vartiainen E, Laatiakinen T. Heavy drinking occasions and depression. Alcohol Alcohol. 2006;41(3):293-9.
29. Dieker LC, Avenevolli S, Stolar M, Merikangas KR. Smoking and depression: an examination of mechanisms of comorbidity. Am J Psychiatry. 2002;159(6):947-53.
30. Stein MD, Solomon DA, Herman DS, Anderson BJ, Miller I. Depression severity and drug injection HIV risk behaviors. Am J Psychiatry. 2003;160(9):1659-62.
31. Ashton CH, Moore PB, Gallagher P, Young AH. Cannabinoids in bipolar affective disorder: a review and discussion of their therapeutic potential. J Psychopharmacol. 2005;19(3):293-300.

32. Bordin S, Figlie NB, Laranjeira R. Cocaína e crack. In: Figlie NB, Bordin S, Laranjeira R. Aconselhamento em dependência química. São Paulo: Roca; 2010. p. 77-104.
33. Wilens TE, Adamson J, Monuteaux MC, Faraone SV, Schillinger M, Westerberg D, et al. Effect of prior stimulant treatment for attention-deficit/hyperactivity disorder on subsequent risk for cigarette smoking and alcohol and drug use disorders in adolescents. Arch Pediatr Adolesc Med. 2008;162(10):916-21.
34. Souza CC, Oliveira MS. Transtorno de déficit de atenção e hiperatividade em adolescentes usuários de drogas. Arq Bras Psiquiatr Neurol Med leg. 2005;99(3):10-7.
35. Ohlmeier MD, Peters K, Wldt BTT, Zedler M, Ziegenbein M, Wiese B, et al. Comorbidity of alcohol and substance dependence with attention-deficit/hyperactivity disorder (ADHD). Alcohol Alcohol. 2008;43(3):300-4.
36. Szobot CM, Romano M. Co-ocorrência entre transtorno de déficit de atenção/hiperatividade e uso de substâncias psicoativas J Bras Psiquiatr. 2007;56(Supl 1):39-44.
37. Biederman J, Wilens T, Mick E, Milberger S, Spencer TJ, Faraone SV. Psychoactive substance use disorders in adults with attention deficit hyperactivity disorder (ADHD): effects of ADHD and psychiatric comorbidity. Am J Psychiatry. 1995;152(11):1652-8.
38. Biederman J, Petty CR, Monuteaux MC, Fried R, Byrne D, Mirto T, et al. Adult psychiatric outcomes of girls with attention deficit hyperactivity disorder: 11-year follow up in a longitudinal case-control study. Am J Psychiatry. 2010;167(4):409-17.
39. Rasmussen K, Levander S. Untreated ADHD in adults. J Atten Disord. 2009;12(4):353-60.
40. Brasiliano S. Comorbidade entre dependência de substâncias psicoativas e transtornos alimentares: perfil e evolução de mulheres em um tratamento específico para dependência química [tese]. São Paulo: Universidade de São Paulo; 2005.
41. Marazziti D. E viveram ciumentos e felizes para sempre: uma abordagem do ciúme no cotidiano e de como lidar com ele de forma saudável. Porto Alegre: Luminara; 2009.
42. Stankovic M, Saveljic JD. Patological jealousy among alcoholics: a case report. Ann Gen Psychiatry. 2008;7(1):S188.
43. Ruben J, diretor. Dormindo com o inimigo [filme]. New York: 20th Century Fox Film Corporation; 1991. 90 min.
44. Arnedt JT, Conroy DA, Brower KJ. Treatment options for sleep disturbances during alcohol recovery. J Addict Dis. 2007;26(4):41-54.
45. Kafka MP, Prentky RA. Preliminary observations of DSM-III-R Axis I comorbidity in men with paraphilias and paraphilia-related disorders. J Clin Psychiatry 1994;55(11):481–7.
46. Kafka MP, Prentky RA. Attention-deficit/hyperactivity disorder in males with paraphilias and paraphilia-related disorders: a comorbidity study. J Clin Psychiatry 1998;59(7):388–96.
47. Diehl A, Palhares HNA. Tratamentos farmacológico e psicossocial da comorbidade entre transtornos mentais e dependência química. In: Diehl A, Cordeiro DC, Laranjeira R. Tratamentos farmacológicos para dependência química: da evidencia cientifica à prática clínica. Porto Alegre: Artmed; 2010. p.327-46.
48. Kor A, Fogel Y, Reid RC, Potenza MN. Should hypersexual disorder be classified as an addiction? Sex Addict Compulsivity. 2013;20(1-2).
49. Diehl A, Vieira DL. Sexualidade do prazer ao sofrer. 2. ed. Rio de Janeiro: Roca; 2017.
50. Kafka MP. Hypersexual disorder: a proposed diagnosis for DSM-V. Arch Sex Beahav. 2010;39(2):377-400.
51. American Psychiatric Association. Manual diagnóstico e estatístico de transtornos mentais. 5. ed. Porto Alegre: Artmed; 2014.
52. World Health Organization. Classificação de transtornos mentais e de comportamento da CID-10. Porto Alegre: Artmed; 1992.
53. Graham FJ, Walters GD, Harris DA, Knight RA. Is hypersexuality dimensional or categorical? Evidence from male and female college samples. J Sex Res. 2016;53(2):224-38.
54. Walters GD, Knight RA, Langström N. Is hypersexuality dimensional? evidence for the DSM-5 from general population and clinical samples. Arch Sex Behav, 2011;40(6):1309-21.
55. Sadock BJ, Sadock VA. Compêndio de psiquiatria. 9. ed. Porto Alegre: Artmed; 2007.
56. Brunette MF, Asher D, Whitley R, Lutz WJ, Wieder BL, Jones AM, et al. Implementation of integrated dual disorders treatment: a qualitative analysis of facilitators and barriers. Psychiatr Serv. 2008;59(9):989-95.

Parte III

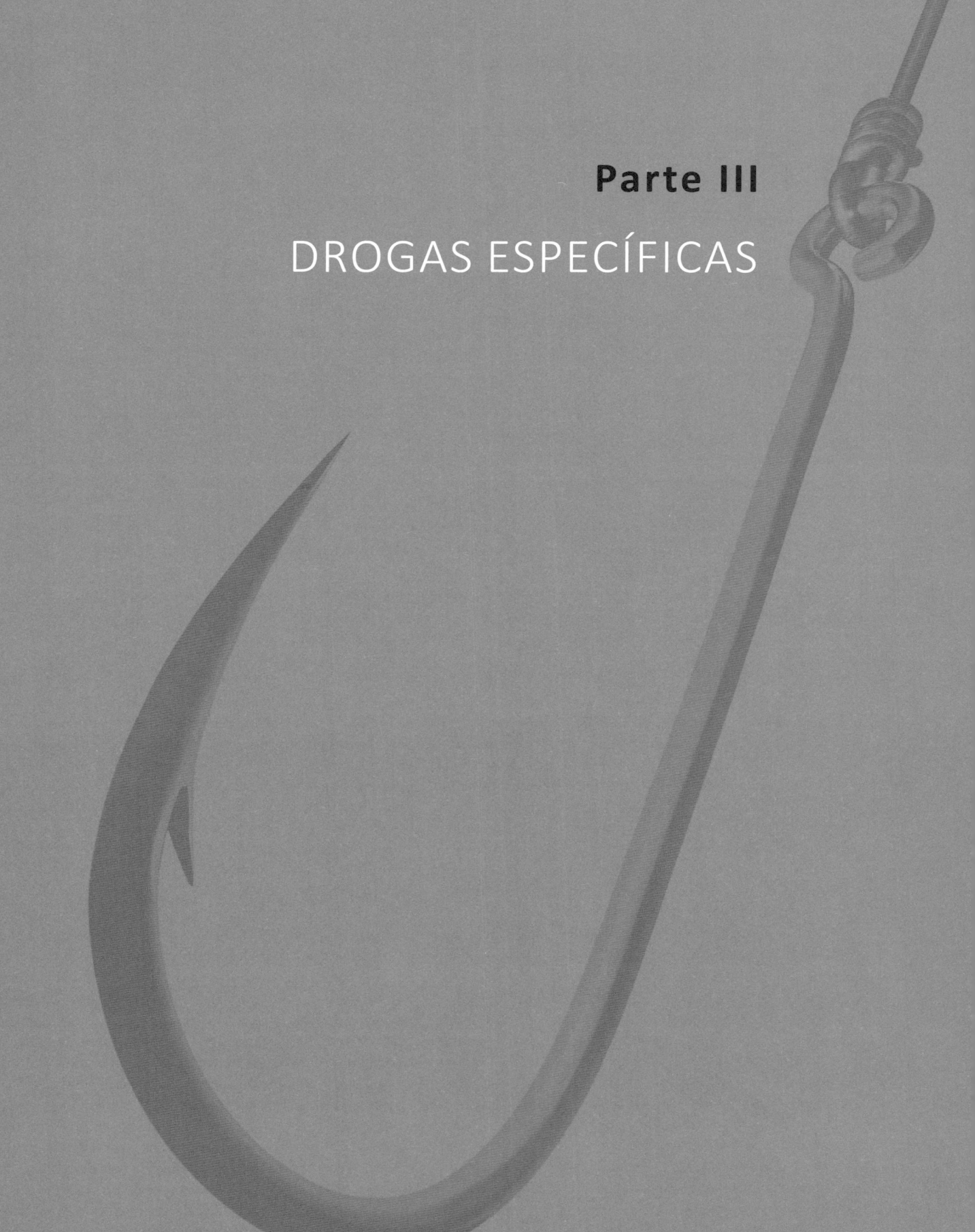

DROGAS ESPECÍFICAS

10
Álcool

Alessandra Diehl, Daniel Cruz Cordeiro e Ronaldo Laranjeira

> **PONTOS-CHAVE**
>
> ✓ Não existe consumo de álcool isento de riscos.
> ✓ Apesar de significativos avanços científicos na área da dependência química, a identificação e o diagnóstico de dependência de álcool seguem abaixo do ideal.
> ✓ A síndrome de abstinência de álcool é passível de tratamento ambulatorial. Vitaminas e benzodiazepínicos (BDZs) são as bases desse tratamento.
> ✓ Os principais medicamentos para tratamento da dependência de álcool são dissulfiram, naltrexona, acamprosato e nalmefeno.

O álcool é um depressor do sistema nervoso central (SNC) que, dependendo da quantidade ingerida, causa leve euforia e progressiva sedação, tendo, também, propriedades afrodisíacas. Atua, sobretudo, em neurotransmissores do sistema GABA e no glutamato, e, segundo estudos mais recentes, também nos neurotransmissores de monoamina e do transportador de monoaminas pré-sinápticos – como o transportador de monoamina vesicular 1 (VMAT1) –, incluindo principalmente dopamina e 5-hidroxitriptamina, que desempenham papéis importantes na ocorrência, no desenvolvimento e na disfunção neural da síndrome de dependência de álcool.[1,2]

O consumo de álcool pela humanidade data de mais de 8 mil anos. Sua produção inicialmente era feita por meio da fermentação, passando, a partir da revolução industrial, no século 18, a ser produzido em larga escala. Em uma das passagens do Antigo Testamento da Bíblia (Gênesis 9.21), Noé, após o dilúvio, plantou vinha e fez o vinho. Fez uso da bebida alcoólica a ponto de se embriagar. A Bíblia diz que Noé gritou, tirou a roupa e desmaiou. Momentos depois, seu filho Cam o encontrou "tendo à mostra as suas vergonhas". Talvez esse tenha sido o primeiro relato de que se tem conhecimento sobre um caso de embriaguez.[3]

Em 1791, Benjamin Rush (1945-1813), considerado o pai da psiquiatria norte-americana, cunhou a célebre frase que, de certa forma, ajudou a fundamentar o atual conceito de dependência química: "beber começa como um ato de vontade, caminha para um hábito e finalmente afunda na necessidade".[4] Rush já evidenciava, na época, que, diferentemente da maioria das pessoas, alguns indivíduos iriam desenvolver uma relação problemática com a bebida alcoólica. Além disso, antecipava o debate que nos últimos 200 anos vem ocorrendo no mundo com relação ao uso e ao abuso de álcool, uma vez que apontava que 30% das internações psiquiátricas nos Estados Unidos se deviam a problemas relacionados ao abuso dessa substância. Ele também propunha medidas comunitárias para o controle do uso de álcool, por considerá-lo um problema de saúde pública.[4,5]

O alcoolismo, compreendido cientificamente como síndrome de dependência de álcool (SDA), é sem dúvida um grave problema de saúde pública, sendo um dos transtornos mentais mais prevalentes na sociedade. Trata-se de uma morbidade de caráter crônico, passível de muitas recaídas e responsável por inúmeros prejuízos clínicos, sociais, trabalhistas, familiares e econômicos. Ademais, é com frequência associado a situações de violência (sexual, doméstica, suicídio, assalto, homicídio), acidentes de trânsito e traumas.[6]

Em âmbito global, o consumo de álcool tem aumentado nas últimas décadas, com predominância de avanço entre adolescentes. Esse aumento tem sido mais frequente em países onde existe pouca tradição de políticas sociais de controle do uso de álcool, assim como em métodos de prevenção e tratamento.[7] O consumo mundial de álcool em 2010 foi equivalente a 6,2 litros de álcool puro por pessoa com 15 anos ou mais, o que se traduz em 13,5 gramas de álcool puro por dia. Em todo o mundo, cerca de 16% de bebedores com 15 anos ou mais de idade se envolveram em pelo menos um episódio de beber pesado ou em *binge* (ingestão de grandes quantidades em pouco tempo). Os dados mais recentes da Organização Mundial da Saúde (OMS) mostram que os níveis de consumo mundial mais elevados continuam a ser encontrados no mundo desenvolvido, em particular na Europa e nas Américas. Níveis intermediários de consumo encontram-se na região do Pacífico Ocidental e na África, enquanto os níveis mais baixos de consumo são observados no Sudeste da Ásia e, particularmente, na região do Mediterrâneo Oriental.[8]

O primeiro estudo brasileiro sobre os padrões de consumo de álcool foi desenvolvido com uma amostra de 2.346 indivíduos maiores de 18 anos, cuidadosamente selecionados em todo o território nacional. Por meio de procedimento probabilístico em múltiplos estágios, foi apontado que 48% da população adulta é abstêmia. Entre os entrevistados que beberam alguma quantidade de álcool no último ano, 29% consumiam em geral cinco ou mais doses por ocasião. Na amostra total, 28% beberam em *binge*, 25% relataram pelo menos um tipo de problema relacionado ao consumo dessa substância, 3% satisfizeram critérios para uso nocivo e 9% para dependência de álcool.[9] Surpreendentemente, contrariando a "fama" ou a "reputação" de que brasileiros são muito adeptos à bebida de álcool, é possível observar que o grau de abstinência da população, se comparado ao de outros países, é considerado alto. No entanto, os bebedores apresentam elevado nível de consumo de risco. A prevalência de problemas relacionados ao uso, ao abuso e à dependência de álcool também é significativa.[9] O estudo mostrou ainda que o número anual de unidades de álcool consumidas por adultos de ambos os gêneros, de qualquer idade e região do País é composto quase que 60% por cerveja, evidenciando-a como preferência nacional, apesar de o Brasil ter como produto de exportação mundialmente conhecido a cachaça.[9]

Em 2013, foi feito o II Levantamento Nacional de Álcool e Drogas (LENAD) no Brasil, que contou com uma amostra de 4.607 indivíduos de 14 anos de idade ou mais, entrevistados em suas casas entre novembro de 2011 e março de 2012.[10] Os dados revelaram que, apesar do número de pessoas não consumidoras de álcool permanecer o mesmo (a diferença não foi estatisticamente relevante, sendo 50% em 2006 e 52% em 2012), houve um aumento do comportamento de uso nocivo. Foi observado um aumento de 20% de bebedores frequentes, sendo que, entre o gênero feminino, o aumento foi de 34,5%. O beber em *binge*, quando o indivíduo ingere grandes quantidades de álcool em curto espaço de tempo (5 doses para homens e 4 para mulheres em uma única ocasião, em um período de 2 horas), também apresentou um aumento de 31,1% de 2006 a 2012. Em relação aos padrões de consumo, 32% apresentaram um beber moderado e 16%, uso nocivo. No II LENAD, a dependência de álcool na população foi de 6,8%, sendo 10,5% entre os homens e 3,6% entre as mulheres.[10]

Infelizmente, a dependência de álcool é subdiagnosticada, além de ter difícil tratamento.[11] Outro fator problemático são o diagnóstico e o estabelecimento de tratamento adequado tardios, o que piora o prognóstico e propicia a falsa ideia de que pacientes dependentes de álcool raras vezes se recuperam. Quanto mais precoces o diagnóstico e o tratamento, melhores são as chances de resultados satisfatórios.[11]

Alguns dos desafios futuros a serem superados pelos gerenciadores de saúde são a capacitação de profissionais da saúde e o estabelecimento de uma eficiente rede integrada de serviços que ofereça apoio assistencial para a demanda de atendimento primário, secundário e terciário, que será revelada de modo inevitável à medida que as equipes de saúde se tornem mais habilitadas a reconhecer e tratar os problemas relacionados ao uso de álcool.[11,12] Há até pouco tempo, internação em hospital psiquiátrico e grupos de mútua ajuda eram as únicas alternativas terapêuticas no tratamento do alcoolismo e do uso problemático de álcool. Atualmente, o aprimoramento das intervenções psicossociais, associado ao surgimento de novos fármacos, a redução do caráter moral na compreensão do alcoolismo e o incentivo à participação da família no processo de tratamento têm contribuído para que uma parcela cada vez maior de pacientes seja tratada por não especialistas, sobretudo em ambientes ambulatoriais.[11,13,14] Assim, as políticas públicas nacionais devem levar em consideração fatores como qual o tipo de bebida mais consumida, a frequência e a quantidade de consumo, as variáveis sociodemográficas (p. ex., idade, gênero, *status* econômico), bem como diferenças regionais, capacitação, ampliação e matriciamento da rede de assistência ao dependente de álcool no Brasil.[6,9]

CONCEITOS IMPORTANTES RELACIONADOS AO BEBER

UNIDADES DE ÁLCOOL

O consumo de álcool é medido por um conceito denominado unidades de álcool. Cada unidade da substância equivale a 10 gramas de álcool puro.[15,16] Para obter as unidades equivalentes, é necessário multiplicar a quantidade de bebida por sua concentração alcoólica.[15,16] Na prática, há dificuldades de obter esses valores com precisão, uma vez que existem variedades de bebidas com diferentes apresentações alcoólicas, as quais nem sempre são condizentes ou reveladas no rótulo.[12] Além disso, o tamanho das doses não é padronizado. Pode-se citar como exemplo a cachaça de produção artesanal ou oriunda de alambiques clandestinos, cuja concentração alcoólica pode chegar a 76%.[12] A quantidade de uma dose também pode ser influenciada por diversos fatores, como tamanho do copo, quantidade de gelo, quantidade oferecida para "o santo" e o famoso "chorinho". A **Figura 10.1** ilustra as concentrações de álcool dos diferentes tipos de bebidas em suas respectivas doses-padrão/usuais.

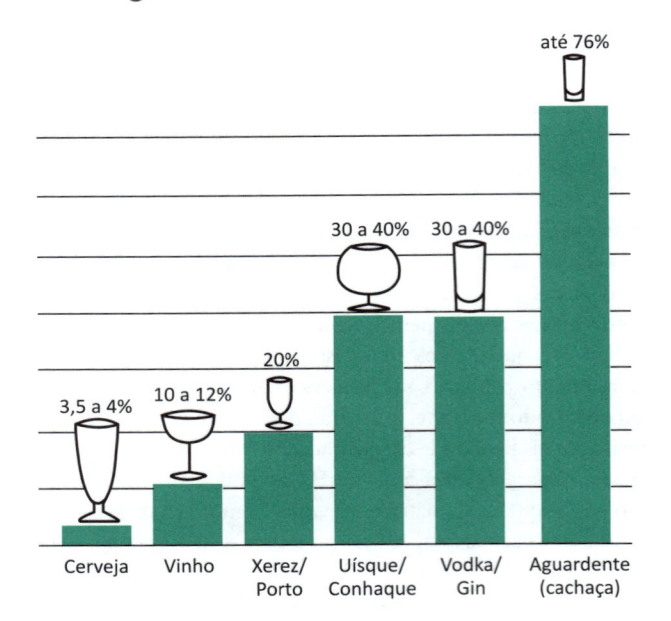

Figura 10.1 Concentração alcoólica em diferentes tipos de bebidas.

Para fazer o cálculo, por exemplo, de uma pessoa que bebe três doses de uísque por dia, é preciso considerar os seguintes aspectos: cada dose de uísque tem em média 50 mL, logo, essa pessoa estaria ingerindo 150 mL de uma bebida alcoólica destilada cuja concentração é cerca de 40%.[12]

Se uma unidade de álcool equivale a 10 gramas de álcool puro, isso significa que a pessoa do exemplo ingeriu 60 gramas de álcool. Ao longo da semana, essa pessoa ingeriria 42 unidades de álcool, ultrapassando, em grande escala, a faixa do beber de baixo risco (**Fig. 10.2**).[16]

BEBER DE BAIXO RISCO E BEBER EM *BINGE*

Beber de baixo risco

É consenso entre especialistas que não existe consumo de álcool isento de riscos.[15,17] Sabe-se que o uso do álcool está associado a diversos problemas, mas qual seria a quantidade de consumo necessária para que isso ocorra? Apesar de essa ser uma questão bastante polêmica e não claramente respondida, existe um nível de consumo associado a baixo risco de desenvolver problemas. Esse consumo é diferente para o sexo masculino (21 unidades de álcool no período de uma semana) e para o feminino (14 unidades de álcool no período de uma semana),[15,16] como ilustram as **Figuras 10.2a** e **10.2b**.

Beber em *binge*

A palavra *binge*, proveniente do idioma inglês, traduzida literalmente significa "bebedeira" ou "farra". Na literatura científica, esse termo tem sido usado para expressar um padrão de beber no qual a quantidade é de cinco doses para homens e quatro para mulheres, em uma só ocasião.[18] Em outras pa-

Figura 10.2 (a) Sexo masculino. (b) Sexo feminino.

lavras, seria beber uma quantidade igual ou acima dessa em um curto período de tempo (em geral dentro de 2 horas).[19] Devido aos elevados custos sociais e aos danos para a saúde relacionados, o "beber em *binge*", mesmo que esporádico, tem chamado mais a atenção de autoridades e pesquisadores do que propriamente o uso de álcool pelos pacientes que já têm dependência estabelecida.[20]

Os efeitos do beber em *binge* podem ser influenciados por uma série de fatores, como:[15,16]

- **Peso**: quanto maior o peso de um indivíduo, menor é a concentração sanguínea de álcool.
- **Idade**: quanto mais precoce o início do consumo de bebidas alcoólicas, maiores são as chances de danos cerebrais e problemas relacionados ao beber.
- **Velocidade de consumo**: quanto mais rápido o consumo de bebida alcoólica, maior o tempo de metabolização e eliminação do conteúdo alcoólico ingerido.
- **Presença de alimento no estômago**: diminui as chances de rápida intoxicação alcoólica.
- **Número de doses consumidas**: quanto maior o número de doses consumidas, maior a tendência à intoxicação.

O beber em *binge* tem sido associado a um padrão típico de adultos jovens e adolescentes. Internacionalmente, o fenômeno vem recebendo atenção por meio de campanhas que alertam sobre os perigos relacionados a esse tipo de consumo. Na Inglaterra, por exemplo, diversos meios de comunicação alertam sobre homicídios, assalto, violência doméstica, agressões físicas e violência sexual relacionados ao beber.[20]

Dependência *versus* problemas

Existem duas dimensões distintas entre dependência de álcool e problemas relacionados ao seu consumo. De um lado está a psicopatologia do beber (a dependência propriamente dita, com todos os seus sinais e sintomas, incluindo as alterações neuroadaptativas); do outro, uma dimensão que enfoca os problemas que decorrem do uso ou da dependência de álcool (absenteísmo por "ressaca", dirigir intoxicado, brigas domésticas).[16] A **Figura 10.3** ilustra as duas dimensões: no eixo horizontal, a intensidade do consumo e, no vertical, os problemas dele decorrentes.

QUADRO CLÍNICO E MANEJO DOS PRINCIPAIS TRANSTORNOS MENTAIS RELACIONADOS AO USO DE ÁLCOOL

Intoxicação alcoólica aguda

A intoxicação alcoólica aguda é uma condição clínica transitória decorrente da ingestão de bebidas alcoólicas acima do nível tolerado pelo indivíduo, o que produz alterações psíquicas e físicas suficientes para interferir em seu funcionamento normal.[16,17] Seus estágios variam de embriaguez leve a anestesia, coma, depressão respiratória e, mais raramente, morte.[17] É importante observar que as mulheres atingem níveis sanguíneos mais elevados do que os homens devido a seu maior grau de gordura.

As alterações de comportamento decorrentes da intoxicação alcoólica aguda incluem exposição moral, comportamento sexual de risco, agressividade, labilidade de humor, diminuição do julgamento crítico, funcionamento social e ocupacional prejudicados. Mais especificamente, a intoxicação pode provocar alterações variáveis no afeto (excitação, alegria, irritabilidade), na fala (fala pastosa ou arrastada), no comportamento (impulsividade, agressividade, diminuição do desempenho motor e ataxia) e no pensamento (pensamento lento, redução da capacidade de raciocínio e juízo crítico),[17,21] além de hálito etílico, conjuntivas hiperemiadas e marcha ébria.[21]

Frequência de problemas relacionados ao consumo

Uso nocivo Quadrante II Consumo eventual Alta incidência de problemas	Dependência Quadrante I Consumo em altas quantidades Alta incidência de problemas
Quadrante III Consumo em baixas quantidades Baixa incidência de problemas Consumo de baixo risco	Quadrante IV Consumo em altas quantidades Baixa incidência de problemas Situação inexistente

Intensidade do consumo

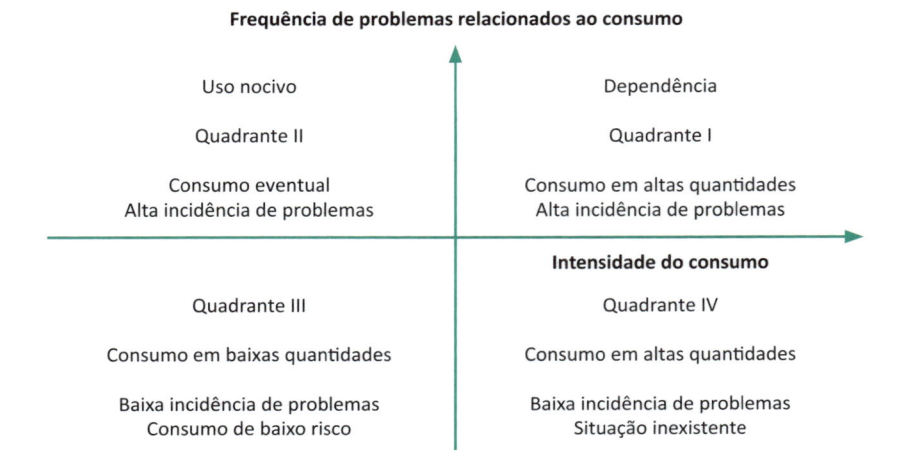

Figura 10.3 Desenho esquemático da relação entre dependência e problemas associados ao uso do álcool.

Há também um aumento da suscetibilidade a acidentes de trânsito, violência, ideação suicida e tentativa de suicídio.[17] O beber está fortemente associado a ideação suicida, e, em mulheres, isso pode ocorrer até mesmo com o beber ocasional.[22] Cherpitel e colaboradores, em uma revisão da literatura sobre o uso agudo de álcool e o comportamento suicida, observaram uma gama extensiva de casos álcool-positivos tanto para suicídio (10 a 69%) como para tentativas de suicídio (10 a 73%).[23]

Manejo da intoxicação alcoólica aguda

A intoxicação aguda por álcool é autolimitada. Muitas vezes, apenas assegurar a interrupção da ingesta de álcool, posicionar o paciente em decúbito lateral para evitar broncoaspiração de vômitos, e proporcionar um ambiente seguro e livre de estímulos podem ser medidas efetivas.[17,21]

Em outras ocasiões, o paciente pode apresentar agitação psicomotora e heteroagressividade. Nesses casos, é importante mobilizar a equipe de contenção, que deve ser previamente treinada para eventual imobilização do paciente, visando protegê-lo, proteger a equipe, outras pessoas e o patrimônio do local de atendimento.[21,24] (Ver **Figura 10.4a-j**.)

O exame físico deve ser feito o quanto antes, a fim de detectar sinais e sintomas de complicações clínicas agudas (p. ex., crises hipertensivas, traumatismos craniencefálicos, sangramentos, hipoglicemia) ou complicações clínicas relacionadas à cronicidade da patologia (p. ex., hepatomegalias e desnutrição).[17] Para essa avaliação, recomenda-se aferição de pressão arterial, de glicemia capilar e temperatura axilar, ausculta cardíaca e pulmonar, inspeção de integridade cutânea

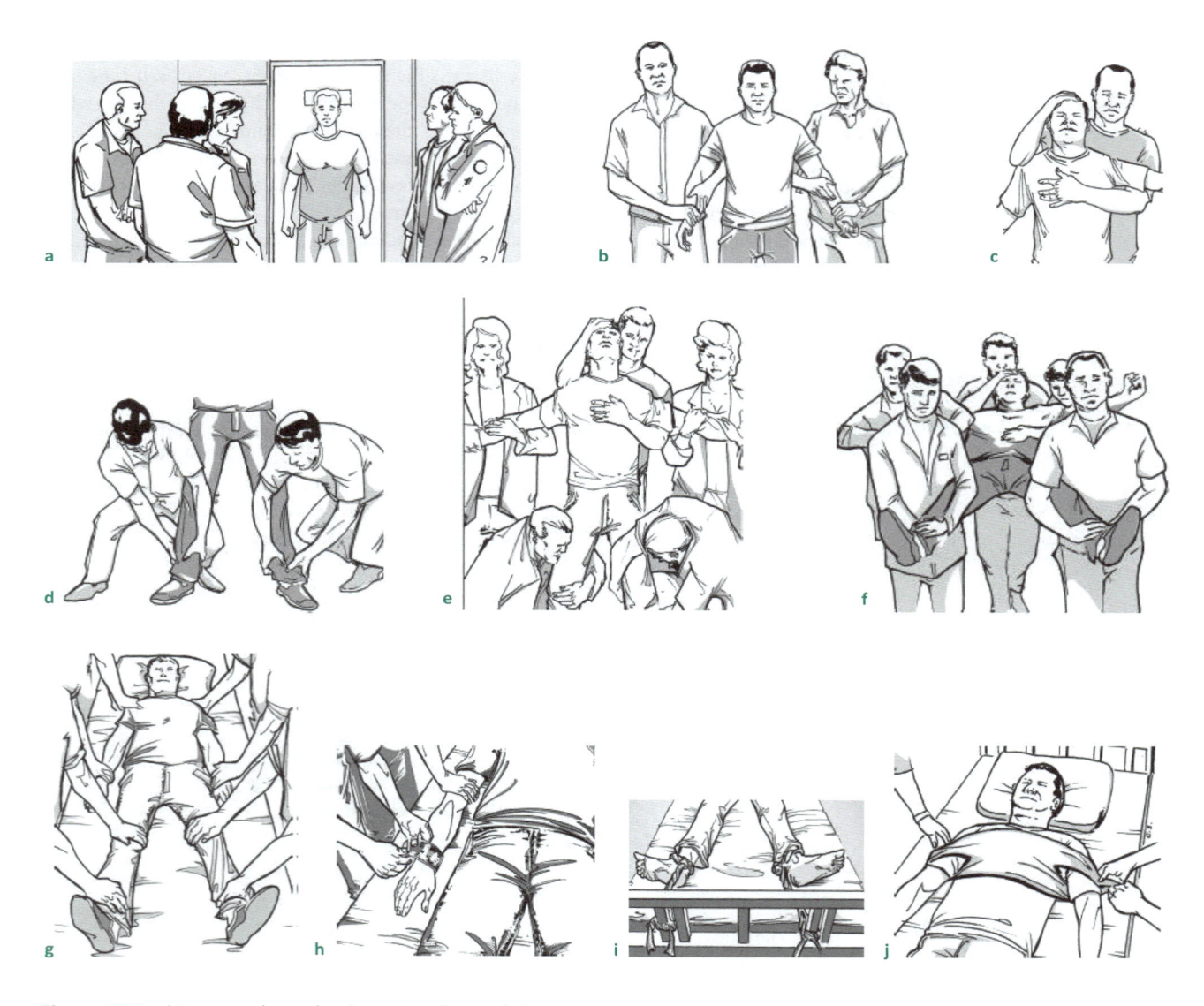

Figura 10.4a-j Formas adequadas de contenção mecânica.

e exame neurológico sumário. Os exames laboratoriais são necessários, sendo hemograma, exames de função hepática, função renal e eletrólitos os indicados. Exames complementares (p. ex., radiografia de tórax, ultrassonografia abdominal, tomografia computadorizada de crânio) serão solicitados conforme a apresentação clínica do paciente avaliado.[6,17,21]

Para todos os pacientes está indicado o uso de tiamina 300 mg intramuscular (IM) como profilaxia da síndrome de Wernicke-Korsakoff, sempre 30 minutos antes da aplicação de glicose hipertônica endovenosa, se indicada.[6,16] Deve-se lembrar que a instalação de soro fisiológico e glicose hipertônica endovenosa é conduta utilizada somente se o paciente estiver desidratado e hipoglicêmico, não sendo prática recomendada para interrupção da intoxicação ou para abreviar o tempo de permanência do paciente no pronto-socorro.[16,21] É importante também evitar medicações que possam ter efeito cruzado com o álcool, como BDZs e histamínicos (prometazina). Em casos de agitação psicomotora e heteroagressividade, dar preferência aos antipsicóticos de alta potência, como haloperidol 5 mg IM, com intervalos de 30 minutos entre uma dose e outra, até a sedação.[16,21]

O pidolato de piridoxina (Metadoxil®) foi alerdeado pela mídia não especializada como uma medicação a ser utilizada na intoxicação aguda pelo álcool. O medicamento teve destaque devido a seu baixo custo, baixo perfil de efeitos colaterais e por ser uma estratégia para quem quer beber demais e não ficar de "ressaca" ou ser pego no teste de bafômetro. No entanto, não há evidência científica suficiente de que possa ser utilizado em casos de intoxicação aguda. No entanto, ele tem sido associado a tratamento coadjuvante da esteatose hepática (fígado gorduroso), com uma tendência a desfechos satisfatórios.[14] Na Europa, a mesma medicação é conhecida como metadoxina. A posologia recomendada é de 1 a 4 comprimidos de 500 mg ao dia, sendo contraindicada para pacientes que fazem uso de medicamentos parkinsonianos.[14]

Intoxicação patológica

Intoxicação patológica é a intoxicação alcoólica seguida de uma reação de extrema agressividade, violência e fúria, sem um motivo específico, não apresentada normalmente pelo indivíduo. Em pessoas mais suscetíveis, esse tipo de reação pode ocorrer com a ingestão de pequenas quantidades de álcool (p. ex., após duas latas de cerveja), o que é insuficiente para produzir intoxicação na maioria das pessoas. O comportamento violento e agressivo em geral inicia de forma súbita após o consumo de álcool. Outras características importantes são:

a. amnésia dos eventos que ocorreram durante o estado de intoxicação
b. longo período de sono após o episódio de agressividade
c. perda do controle dos impulsos[25]

Como sinais e sintomas, pode haver rebaixamento do nível de consciência até atingir estágios nos quais haja perda da orientação e da crítica. Não há, no entanto, ocorrência de coma, a não ser que exista alguma doença de base.[14,26] Alguns estudos enfatizam anormalidades eletrencefalográficas e outros sinais de dano cerebral, sobretudo disfunção do lobo frontal. Outras possíveis causas subjacentes são hipoglicemia induzida pelo álcool ou transtornos da personalidade.[27]

O diagnóstico de intoxicação patológica é eminentemente clínico e muito difícil de ser fornecido com exatidão, uma vez que não há uma explicação neurológica para o fenômeno que se aplique a todos os indivíduos.[26]

Além disso, acredita-se que a intoxicação patológica seja um diagnóstico raro e, por não existirem exames específicos, um diagnóstico de exclusão.[26]

Manejo da intoxicação patológica

Esse quadro clínico também costuma ser autolimitado. Muitas vezes, apenas proporcionar um ambiente seguro e livre de estímulos pode ser uma medida efetiva na vigência da crise. Em outras ocasiões, será necessária a utilização de medicações para diminuir episódios de agitação psicomotora. Nesse caso, sempre dar preferência para antipsicóticos que não diminuam o limiar convulsivante, como o haloperidol (Haldol®), 5 mg IM.[17,21] Recomenda-se seguir investigação com especialista e buscar avaliação neurológica. O paciente deve ser orientado à abstinência completa de álcool, pelo menos até que toda a investigação clínica seja concluída.[26]

Uso nocivo de álcool

O uso nocivo de álcool pode ser diagnosticado como um padrão de beber disfuncional ou mal-adaptativo capaz de interferir na vida do indivíduo, provocando:

a. problemas interpessoais
b. problemas legais
c. problemas psicológicos
d. problemas clínicos associados ao padrão de consumo, em um período igual ou superior a um ano, mas que, no entanto, não satisfaçam critérios para dependência de álcool[11]

A **Tabela 10.1** ilustra os valores de alguns marcadores biológicos que podem ser indicativos de uso nocivo de álcool.

Manejo do uso nocivo de álcool

A oportunidade de tratar o uso nocivo de álcool é um momento bastante apropriado para realizar qualquer tipo de intervenção e evitar uma evolução para um padrão de depen-

TABELA 10.1
Valores de marcadores biológicos sugestivos de uso nocivo de álcool

Marcador	Homem	Mulher	Acurácia
Transferrina deficiente em carboidratos (TDC)	> 2,0 U/L	> 2,6 U/L	Muito boa
Volume corpuscular médio (VCM)	> 91µm^3	> 91µm^3	Boa
Gama-glutamil transferase (GGT)	> 35 U/L	> 30 U/L	Muito boa
Transaminase glutâmico-pirúvica (TGP)	> 40 U/L	> 33 U/L	Fraca
Transaminase glutâmico-oxalacética (TGO)	> 46 U/L	> 35 U/L	Fraca
Ácido úrico	> 8,0 mg/dL	> 6,2 mg/dL	Fraca

Fonte: Adaptada de Myrick e Wright.[11]

QUADRO 10.1
Passos da intervenção breve

Primeiro passo da intervenção breve
- Avaliação: investigar o padrão de uso e problemas relacionados
- Aplicar o CAGE – 1970 – 4 perguntas
- Ou aplicar o AUDIT* – 1980 – OMS – 10 questões – não faz diagnóstico, mas identifica prováveis casos de dependência

Primeiro passo
- "Como seu médico, estou preocupado com a forma que o Sr. vem bebendo".
- "Você está bebendo em um nível que o coloca em sérios riscos de problemas".
- "O Sr. sabia que menos de 1% dos homens bebem assim como você está fazendo?"
- *Feedback* direto: danos físicos, resultados de exames, relacionamentos, prejuízo em geral

Segundo passo
- 1 - Negociação:
  – "Parece importante que você possa reduzir sua bebida. O que acha de reduzir de 3 doses para 2 por semana?"
- 2 - Estabelecimento de metas
  – Bebedor problema: redução
  – Dependente: abstinência

Terceiro passo
- Técnicas de modificação de comportamento
- Examinar situações de risco:
  – "Aqui estão as situações que você apontou como de perigo, vamos conversar de que forma você pode evitá-las."
  – "Existe algum membro da sua família que pode ajudá-lo?"
- Diário de beber: anotar o padrão de consumo
- Quadro de vantagens e desvantagens sobre o comportamento de beber

Quarto e quinto passos
- Biblioterapia:
  – Fornecer material informativo de fácil leitura que enfoque o uso de álcool e problemas associados
- Seguimento e manutenção:
  – agendar retornos para observar mudanças. Pode-se incluir visitas domiciliares

*Ambas as versões – CAGE e AUDIT – validadas no Brasil.

---

dência. Esforços de atuação nesse tipo de bebedor devem sempre ser incentivados.[11]

A polêmica discussão que aqui se impõe é: para quais desses indivíduos com uso nocivo seria indicado beber moderadamente no futuro? A moderação parece apropriada para aqueles que experimentaram algum tipo de consequência negativa em decorrência do padrão de consumo de bebida, mas não crises vitais importantes, para os que não são alcoolistas ou aditos ou para os que não têm herança genética de dependência de álcool conhecida. Deve-se objetivar a abstinência para os bebedores nocivos que já apresentaram alguma doença hepática, problemas gastrintestinais, doença cardíaca ou outros problemas físicos que possam ser agravados até mesmo pelo beber controlado (p. ex., gestantes, pessoas com uso de medicamentos contínuo).[13]

A abordagem psicossocial mais indicada para esse tipo de quadro clínico é a intervenção breve.[28] Essa intervenção tem tempo limitado e usa estratégias de aconselhamento por meio de cinco passos, utilizando 3 ou 4 visitas com duração de 5 a 10 minutos cada.

O Quadro 10.1 mostra os cinco passos para a realização da intervenção breve, principalmente na atenção primária de saúde.

Além disso, pode-se utilizar recursos das abordagens farmacológicas, que serão descritas para o quadro clínico de dependência de álcool.[14] É importante identificar nesse tipo de indivíduo comorbidades psiquiátricas associadas e fatores psicológicos, emocionais ou estressores que possam estar funcionando como "gatilho" para tal uso problemático de álcool. Por exemplo, indivíduos em estado depressivo podem abusar de álcool na tentativa de melhorar o humor. Já fóbicos sociais podem abusar na tentativa de ficar mais descontraídos ao falar em público ou tentar uma aproximação a outras pessoas. Ou, ainda, o álcool pode ser usado como recurso para ajudar a dormir, no caso daqueles que sofrem de insônia devido a preocupações com o trabalho.[25]

SÍNDROME DE ABSTINÊNCIA DE ÁLCOOL

A síndrome de abstinência de álcool (SAA) caracteriza-se por um conjunto de sinais e sintomas que surgem já nas primeiras 6 horas após a diminuição ou a interrupção do uso de álcool, sendo o tempo e a intensidade desse uso diretamente proporcionais à gravidade de sua apresentação. A SAA tem curso flutuante e autolimitado, com pico de duração de 24 a 48 horas após o início dos sintomas, podendo durar de 5 a 7 dias.[17,29] Seu quadro clínico está relacionado com o aumento da atividade autonômica, podendo incluir tremores de extremidades e da língua, ansiedade, sudorese, taquicardia, aumento da pressão arterial, insônia, alteração do humor, cefaleia, vômitos, náuseas, inquietação, aumento da sensibilidade ao som e cãibras musculares.[14]

Internação *versus* tratamento ambulatorial

Antes da década de 1970, a desintoxicação alcoólica era realizada exclusivamente em hospitais ou centros policiais, locais para onde eram conduzidas as pessoas encontradas em estado de embriaguez nas ruas. Foi na Inglaterra e nos Estados Unidos que a prática de desintoxicação ambulatorial para casos leves e moderados de SAA começou a ser realizada com mais frequência.[30]

Entre as opções de tratamento da SAA, podem-se citar as modalidades: ambulatorial, internação domiciliar, hospital-dia e internação em regime fechado (p. ex., hospital geral, hospital psiquiátrico).[17,31] Esses e outros *settings* terapêuticos serão discutidos em detalhes em capítulos específicos deste livro. O local de tratamento da SAA depende basicamente da gravidade dos sinais e sintomas apresentados pelo paciente, dos insucessos em tratamentos anteriores, da presença de uma rede social de apoio continente e, sobretudo, da avaliação das condições clínicas do paciente, como desidratação, história de traumatismo craniencefálico (TCE), sintomas neurológicos, complicações clínicas (hipertensão arterial sistêmica [HAS] grave, insuficiência renal, sangramento digestivo, etc.), *delirium tremens* (DT), convulsões e sintomas psicóticos. Todas essas condições são tratadas de forma mais adequada em hospital geral.[21] A desintoxicação ambulatorial apresenta algumas vantagens se comparada ao tratamento antes realizado (quase que de forma exclusiva) em hospitais, como a redução de até um terço dos custos e o aumento no número de pessoas que buscam tratamento, possibilitando aos pacientes continuar exercendo normalmente suas atividades laborais e/ou domésticas.[11,30]

Manejo da síndrome de abstinência de álcool

É possível classificar a gravidade da SAA nos níveis leve/moderado e grave. De forma mais objetiva, esse dado pode ser obtido a partir da aplicação de um instrumento chamado Clinical Withdrawal Assessment Revised (CIWA-Ar) (**Fig. 10.5**). Trata-se de uma escala com 10 itens, que requer apenas 2 a 5 minutos para aplicação, e cujo escore final classifica a gravidade da SAA, fornecendo subsídios para o planejamento da estratégia terapêutica mais adequada. Escores de 0 a 9 indicam SAA leve; de 10 a 18, moderada; e maiores que 18, grave.

Nível leve/moderado

Os sinais e sintomas e as características apresentadas pelo indivíduo com SAA leve/moderada são:

a. leve agitação psicomotora, tremores finos de extremidades, sudorese discreta, cefaleia, náuseas sem vômitos e sensopercepção inalterada
b. orientação no tempo e no espaço; contato e juízo crítico da realidade preservados; ansiedade leve, sem episódios de auto ou heteroagressividade
c. paciente com rede social continente
d. ausência de complicações e/ou comorbidades clínicas e/ou psiquiátricas graves no exame geral

Nesse caso, o tratamento ambulatorial pode ser indicado. Deve-se orientar a família e o paciente sobre a natureza do problema, o tratamento e a evolução do quadro, e propiciar ambiente calmo, confortável e com pouca estimulação audiovisual. A dieta é livre, com atenção à hidratação.[16,17,21] Especial atenção também deve ser direcionada à reposição vitamínica, com o objetivo principal de evitar a síndrome de Wernick (tríade clássica de sintomas de ataxia, confusão mental e anormalidades de movimentação ocular extrínseca). Além disso, a reposição vitamínica posterga os prejuízos da síndrome de Wernick-Korsakoff (fase crônica), resultando em melhora relativa dos quadros de demência.

Recomenda-se tiamina (Benerva®) (1 amp. IM ao dia) nos primeiros 7 a 15 dias; após esse período, a administração passa a ser via oral (VO), em dose de 300 mg/dia.[33] Quanto aos BDZs, a prescrição deve se basear nos sintomas. Diazepam (Diazepem® 10 mg): 20 mg VO ao dia, com retirada gradual ao longo de uma semana; ou clordiazepóxido (Psicossedim® 25 mg), até 100 mg VO ao dia, com retirada gradual ao longo de uma semana. Ambos os BDZs são os mais indicados por terem meia-vida longa e, assim, protegerem o paciente por mais tempo. Nos casos de hepatopatias graves, recomenda-se lorazepam (Lorax® 2 mg), 4 mg VO ao dia, com retirada gradual em uma semana.[16,17]

Nível grave

Os sinais e sintomas e as características apresentadas pelo indivíduo com SAA grave são:

a. agitação psicomotora intensa, com tremores generalizados, sudorese profusa, cefaleia, náuseas com vômitos, sensibilidade visual intensa e quadros similares a crises convulsivas ou história de crises convulsivas pregressas

| Nome: _____ | | Data: _____ |
| Pulso ou FC: _____ | PA: _____ | Hora: _____ |

1. Você sente mal-estar no estômago (enjoo)? Você tem vomitado?

0	Não
1	Náusea leve e sem vômito
4	Náusea recorrente com ânsia de vômito
7	Náusea constante, ânsia de vômito e vômito

2. Tremor com os braços estendidos e os dedos separados:

0	Não
1	Não visível, mas sente
4	Moderado com os braços estendidos
7	Grave, mesmo com os braços estendidos

3. Sudorese:

0	Não
4	Facial
7	Profusa

4. Tem sentido coceiras, sensação de insetos andando no corpo, formigamentos, pinicações? Código da questão 8.

5. Você tem ouvido sons a sua volta? Algo perturbador, sem detectar nada por perto? Código da questão 8.

6. As luzes têm parecido muito brilhantes? De cores diferentes? Incomodam os olhos? Você tem visto algo que lhe tem perturbado? Você tem visto coisas que não estão presentes?

0	Não
1	Muito leve
2	Leve
3	Moderado
4	Alucinações moderadas
5	Alucinações graves
6	Extremamente graves
7	Contínuas

7. Você se sente nervoso(a)? (Observação)

0	Não
1	Muito leve
4	Leve
7	Ansiedade grave, um estado de pânico, semelhante a um episódio psicótico agudo

8. Você sente algo na cabeça? Tontura, dor, apagamento?

0	Não
1	Muito leve
2	Leve
3	Moderado
4	Moderado/grave
5	Grave
6	Muito grave
7	Extremamente grave

9. Agitação: (Observação)

0	Normal
1	Um pouco mais do que a atividade normal
4	Moderada
7	Constante

10. Que dia é hoje? Onde você está? Quem sou eu? (Observação)

0	Orientado
1	Incerto sobre a data, não responde com segurança
2	Desorientado em relação à data, mas não mais do que dois dias
3	Desorientado em relação à data, com mais de dois dias
4	Desorientado em relação a lugar e pessoa

Escore: _____

Figura 10.5 Instrumento de avaliação da gravidade da síndrome de abstinência de álcool (CIWA-Ar).
Fonte: Laranjeira e colaboradores.[32]

b. desorientação no tempo e no espaço, contato e juízo crítico da realidade comprometidos, ansiedade intensa; história de violência auto e heteroagressiva, com alteração do pensamento, podendo apresentar conteúdo delirante e alucinações auditivas, táteis ou visuais (microzoopsias)

c. rede social de apoio inexistente ou ambiente facilitador ao uso de bebidas alcoólicas

d. complicações e/ou comorbidades clínicas e/ou psiquiátricas graves (p. ex., depressão grave com risco de suicídio)

Nesse caso, o tratamento em hospital geral é indicado. O monitoramento do paciente deve ser frequente, e sua locomoção, restrita. O ambiente de tratamento deve ser calmo, com relativo isolamento, de modo a reduzir estímulos audiovisuais. Quanto à dieta, optar por alimentação leve, se aceita pelo paciente. É importante que os pacientes em estado de confusão mental permaneçam em jejum, devido ao risco de aspiração e consequentes complicações respiratórias ou, até mesmo, óbito. Em tais situações, proceder a hidratação endovenosa (EV) com 1.000 mL de solução glicosada 5%, acrescida de 20 mL de NaCl 20% e 10 mL de KCl 19,1%, a cada 8 horas. A reposição vitamínica é a mesma recomendada para o nível leve/moderado.[32]

A prescrição de BDZs deve se basear em sintomas, avaliados preferencialmente a cada hora. Recomenda-se diazepam (Diazepem®), 10 a 20 mg VO a cada hora (máximo de 60 mg/dia). Nos casos de hepatopatias graves, é indicado lorazepam (Lorax®), 2 a 4 mg VO a cada hora (máximo de 12 mg/dia). A administração de BDZs via EV requer técnica específica e estar de sobreaviso para manejo de eventual parada respiratória. Deve-se administrar, no máximo, 10 mg de diazepam, durante 4 minutos, sem diluição.[16] Os BDZs são considerados medicamentos seguros; com apresentação oral e parenteral, eles têm ação anticonvulsivante e auxiliam na profilaxia de DT; entretanto, a absorção muscular é errática, e apresentam metabolismo hepático com potencial de desenvolver dependência.[33]

A contenção física deverá ser utilizada somente nos casos de agitação intensa, com riscos para o próprio paciente e para terceiros, ou quando não é possível administrar as medicações. Especial cuidado deve ser tomado para evitar lesão de plexo braquial.[32]

Delirium tremens

É uma das formas mais graves e complicadas da abstinência de álcool, potencialmente fatal e que se desenvolve em geral de 1 a 4 dias após a instalação da SAA. A mortalidade nos pacientes que apresentam DT é de 5 a 25%.[16,29,32] Trata-se de uma psicose orgânica que pode ser reversível em 2 a 10 dias. Caracteriza-se por um estado de confusão mental agudo,[28] com rebaixamento do nível de consciência, desorientação temporal e espacial, estreitamento do campo vivencial e desatenção. O comportamento pode ficar desorganizado, pode ocorrer agitação intensa, a fala pode ser ininteligível, com presença de agressividade verbal e física e humor disfórico.[21] Uma característica do DT, nem sempre presente, são alucinações táteis e visuais. Em geral, o paciente relata visão de insetos ou pequenos animais próximos a ele ou caminhando por seu corpo. Esse tipo de alucinação pode evoluir para estado de agitação e violência na tentativa de afastar as microzoopsias. Podem ocorrer delírios, mas estes não são sistematizados.[17]

Manejo do *delirium tremens*

O DT é uma condição clínica que deve ser tratada em ambiente de hospital geral, uma vez que a mortalidade é de 10%. O tratamento medicamentoso consiste em diazepam, 10 a 20 mg VO de hora em hora, ou lorazepam (Lorax®), 2 a 4 mg VO de hora em hora (sobretudo para hepatopatas). A redução é gradual, conforme a melhora clínica. Se necessário, administrar diazepam EV, 10 mg em 4 minutos, e estar de sobreaviso para manejo de eventual parada respiratória.15 Se necessário, administrar 5 mg/dia IM de haloperidol (Haldol®). Hidratar sempre que necessário e promover reposição vitamínica para outros níveis de desintoxicação.[14] Monitorar sinais vitais e solicitar exames laboratoriais.

ALUCINOSE ALCOÓLICA

Os pacientes com alucinose alcoólica caracterizam-se clinicamente pela presença de alucinações visuais ou auditivas vívidas e de início agudo (p. ex., cliques, ruídos imprecisos, trechos de músicas, rugidos, barulhos de sinos, cânticos e vozes) que principiam após a suspensão ou a diminuição do consumo excessivo de álcool.[27] As alucinações verbais consistem em vozes que podem falar diretamente com o paciente ou fazer comentários sobre ele. As alucinações podem ser imperativas, ordenando-lhe que realize alguma atividade contra sua vontade (p. ex., tentativa de suicídio), também podem aparecer ou desaparecer de forma súbita ou ocorrer de forma mais ou menos constante.[27] Uma característica clínica importante é a ausência de alterações do nível de consciência, ou seja, as alucinações ocorrem em um cenário de clara consciência, podendo ser acompanhadas por ilusões, delírios, ideias de referência e alterações do afeto. Os delírios são, na verdade, tentativas de explicar as alucinações. Não há alterações da forma do pensamento, sistema delirante complexo e afeto inapropriado. Há avaliação crítica de que as vozes são imaginárias, e o teste da realidade está preservado. Mesmo os pacientes que perdem o *insight* podem recuperá-lo quando as vozes diminuem. Na maioria dos casos, os sintomas remitem em horas, dias ou semanas, sendo que alguns podem persistir por meses, caracterizando quadros permanentes.[27] Os pacientes não evoluem com hiperatividade autonômica. Alguns podem expressar medo, ansiedade e agitação psicomotora em resposta às experiências alucinatórias.[27]

Manejo da alucinose alcoólica

Recomenda-se a utilização de BDZs conforme o nível da SAA, e é indicado o uso do haloperidol 5 mg/dia VO. A reposição vitamínica é a mesma recomendada para os quadros psicopatológicos já descritos.[15,17]

Síndrome de dependência de álcool

A síndrome de dependência de álcool (SDA) é uma condição clínica caracterizada por sinais e sintomas comportamentais, fisiológicos e cognitivos na qual o uso de álcool alcança uma grande prioridade na vida do indivíduo, estando as demais atividades em um plano secundário.[16] Edwards e Gross descreveram o conceito psicopatológico para dependência, conhecido SDA, propondo:[16,34]

a. um diagnóstico dimensional, avaliando frequência e intensidade dos sintomas ao longo de um *continuum*
b. uma validação clínica, embasada em pesquisas empíricas
c. uma distinção entre uso nocivo, dependência e problemas associados ao uso de álcool
d. um entendimento do desenvolvimento e da manutenção da dependência que envolva processos de aprendizagem (aprendizagem social, condicionamento operante e clássico) e influência de fatores plásticos (p. ex., cultura e personalidade) na expressão clínica da dependência de álcool
e. que os sinais e sintomas clínicos que compõem a SDA incluam estreitamento de repertório, tolerância, abstinência, alívio ou evitação da abstinência pelo uso do álcool, desejo de consumir álcool e reinstalação da síndrome após abstinência (descritos em detalhe no Cap. 8)

Manejo da síndrome de dependência do álcool

Alguns medicamentos podem ser utilizados junto com intervenções psicossociais. É importante lembrar que, para o tratamento ser eficaz, um fármaco deve ser administrado com regularidade. A não adesão medicamentosa é um problema muito comum na prática médica, não ficando restrita a pacientes com dependência de substâncias psicoativas. As razões para a não adesão ao tratamento incluem negação da doença, efeitos colaterais desagradáveis e falsas crenças sobre a medicação (em geral relacionadas a impotência sexual, dependência, ficar "chapado" ou "babando", ou medo de engordar). Assim, parte da intervenção farmacológica deve abranger uma intervenção pró-ativa que ajude o paciente a aderir ao regime medicamentoso diário, pois, embora pareça lógico, ele precisa ser constantemente lembrado de que o medicamento só ajuda se usado conforme a prescrição.[14]

Dissulfiram

O dissulfiram (DSF) é um fármaco utilizado no tratamento do alcoolismo desde 1951 nos Estados Unidos, sendo o primeiro medicamento aprovado pela Food and Drug Administration (FDA) para o tratamento da SDA.[35] No Brasil, é o único sensibilizante ao álcool atualmente disponível. É comercializado com o nome de Antietanol® (Laboratório Avents Fharma) e em caixas com comprimidos de 250 mg, ou com o nome comercial de Sarcoton® (Laboratório Medley), apresentando conteúdo de 10 mg de pó contendo DSF e metronidazol.[14] A medicação é acessível, pois tem baixo custo.

Age no metabolismo hepático do álcool, inativando especificamente a enzima acetaldeído-desidrogenase, responsável pela conversão do acetaldeído em ácido acético, e levando a um acúmulo no organismo do primeiro quando o álcool é ingerido.[35] Esse acúmulo causa a reação conhecida como "efeito antabuse", caracterizada por rubor facial, cefaleia, taquipneia, precordialgia, náuseas, vômitos, sudoreses e cansaço. Quando a quantidade de álcool ingerida é grande, a reação pode progredir para visão turva, vertigem, confusão mental, hipotensão, rebaixamento do nível de consciência e, nos casos mais graves, coma e morte. A reação pode durar de 30 minutos a algumas horas e dependerá da sensibilidade de cada paciente. Sabe-se que pode ocorrer com níveis inferiores a 50 a 100 mg/mL de álcool no sangue. Portanto, o DSF age como um "freio externo", devido ao conhecimento prévio do aparecimento de reações desagradáveis consequentes ao ato de beber.[14,33] Um estudo conduzido por Elbreder e colaboradores[36] com 810 pacientes atendidos de forma ambulatorial na Unidade de Pesquisa de Álcool e Drogas (UNIAD) da Universidade Federal de São Paulo (Unifesp), nos anos de 2000 a 2006, mostrou que a adesão ao dissulfiram no primeiro ano de tratamento foi preditora de melhores taxas de abstinência.

Orientações clínicas

O DSF deve ser iniciado somente 12 horas após a última ingestão de álcool, podendo ser prescritos inicialmente 500 mg/dia, por 1 a 2 semanas. Na manutenção, poderão ser usadas doses menores, cerca de 250 mg/dia. O tempo de tratamento é definido pelos padrões de melhora no *status* psicossocial do

---

QUADRO 10.2
O que não fazer na síndrome de abstinência ao álcool?

- A administração de glicose, indiscriminadamente, por risco de ser precipitada a síndrome de Wernicke. A glicose só deve ser aplicada parenteralmente após a administração de tiamina
- O uso rotineiro de difenil-hidantoína (fenitoína) parental, a chamada "hidantalização", uma vez que o uso desse anticonvulsivante não parece ser eficaz no controle de crises convulsivas da SAA
- A administração de clorpromazina e outros neurolépticos sedativos de baixa potência para controle de agitação, uma vez que podem induzir convulsões. O haloperidol é a indicação mais adequada
- A contenção física inadequada e indiscriminada, que provoque lesões nos pacientes

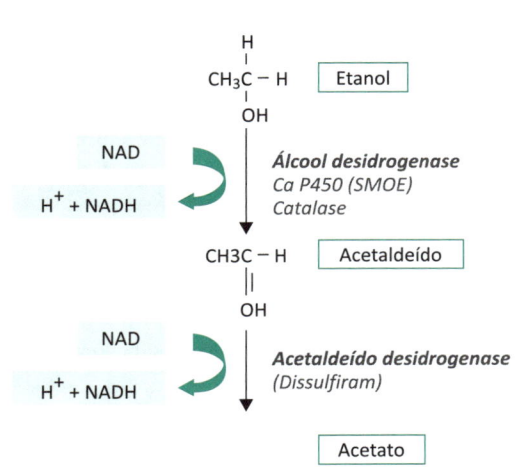

Figura 10.6 Mecanismo de ação do dissulfiram.

paciente e pela aquisição do autocontrole do comportamento de beber. Antes do uso, é importante solicitar testes de glicemia de jejum, funções hepática e tireoidiana e eletrocardiograma (ECG).[14]

As reações adversas mais comuns com sua administração são letargia, tontura (no período inicial), gosto metálico, mal-estar gastrintestinal. Já as menos comuns são cansaço, cefaleia, convulsões, diminuição da libido, hepatite, impotência, *rash* cutâneo, odor corporal, reações psicóticas, neuropatia periférica e óptica e tremor.[12] É importante advertir o paciente de que, mesmo que interrompa a medicação, antecipando uma recaída, o DSF permanece na corrente sanguínea por aproximadamente uma semana, visto que a eliminação renal é muito lenta. Assim, podem ocorrer os sinais e sintomas descritos no efeito antabuse em graus/respostas individualizados.[14]

Outra questão relevante com relação ao DSF que deve ser levada ao conhecimento do paciente se refere aos alimentos ou produtos dos quais ele deve se abster para que não haja reação adversa. Citam-se, por exemplo, desodorantes ou perfumes que contenham álcool, condimentos com álcool e/ou vinagre e produtos de limpeza que contenham álcool. Essas informações devem constar no contrato escrito, em duas vias, que o paciente assina em concordância com sua família, o que parece aumentar a adesão medicamentosa e o compromisso com o tratamento.[14] A **Figura 10.7** apresenta um exemplo de contrato.

Em relação ao contrato, é importante lembrar:

1. Fazer duas cópias. Uma para o paciente lembrar do contrato, dos efeitos da medicação e dos cuidados que devem ser tomados e outra para armazenar em seu prontuário.
2. Dependendo do nível de escolaridade, os termos médicos devem ser substituídos por outros de mais fácil compreensão.
3. O tempo de eliminação da medicação é, em média, de 7 dias. Entretanto, pacientes idosos ou com complicações clínicas podem ter metabolismo lentificado, por isso, há necessidade de ampliar esse período de alerta sobre a eliminação.

Naltrexona

O cloridrato de naltrexona (NTX) é um antagonista opioide utilizado como coadjuvante das intervenções psicossociais no tratamento da SDA. Em 1995, a FDA aprovou o NTX para o tratamento do alcoolismo. É o primeiro medicamento a ser aprovado desde a introdução do DSF. No Brasil, é comer-

---

CONTRATO DE CONSENTIMENTO DE USO DE DISSULFIRAM

Eu, _____ concordo com a introdução do medicamento dissulfiram como estratégia coadjuvante em meu tratamento do alcoolismo (F10.2,CID-10). Fui alertado e devidamente orientado por meu(minha) médico(a) dr(a) _____ que, durante sua utilização, não poderei consumir bebidas contendo álcool, nem qualquer outro produto comestível contendo a mesma substância (como bombons licorosos, molhos, patos e sobremesas contendo álcool, e até mesmo vinagre não deve ser consumido). A utilização de produtos de limpeza e higiene contendo álcool (como desodorantes, loções pós-barba, perfumes, etc.) também está proibida. Sei que se consumir álcool com o dissulfiram poderei apresentar uma variedade de reações, como rubor facial, sudorese, cefaleia, taquipneia, precordialgia, náuseas e vômitos, podendo piorar com visão turva, vertigem, hipotensão, rebaixamento do nível de consciência, coma e morte. Também estou ciente de que a ingesta da medicação só pode ser iniciada após um período mínimo de 12 horas depois da última dose de bebidas alcoólicas que ingeri e que, mesmo interrompendo a medicação, sua eliminação pode durar de 7 a 14 dias. Portanto, ainda estarei sob risco de ter efeitos desagradáveis caso venha a ingerir álcool ou produtos derivados.

Paciente _____
Familiar responsável _____
Médico(a) responsável _____
Local e data _____

Figura 10.7 Exemplo de contrato de consentimento de uso de dissulfiram.

cializado pelo laboratório Cristália com o nome de Revia®, na apresentação de comprimidos de 50 mg.[14] O fármaco pode ser encontrado na rede pública de muitas cidades brasileiras, como, por exemplo, em São Paulo.

Os ensaios clínicos com NTX recomendam um período de 12 semanas de tratamento. A NTX mantém a redução das taxas de recaída até o quinto mês após sua suspensão. Evidências apontam taxas similares de recaída entre os grupos de tratamento e o grupo-placebo após 4 meses da suspensão do agente. Os efeitos terapêuticos sobre as taxas de recaída são mais importantes nos primeiros 42 dias de tratamento.[14]

As principais contraindicações ao uso de NTX são doenças hepáticas agudas e crônicas.[14] O principal efeito adverso do medicamento é a náusea. Hepatotoxicidade baseada no aumento das transaminases hepáticas (3 a 19 vezes os valores normais) foi observada em pacientes tratados com doses elevadas de NTX (acima de 300 mg/dia). Nas dosagens abaixo de 200 mg/dia, não foi encontrado aumento das enzimas hepáticas. Entretanto, é importante o controle mensal dos valores de bilirrubina total e fracionada e das transaminases hepáticas nos três primeiros meses, e a cada 3 meses. Seguimentos mais frequentes devem ser indicados quando as transaminases hepáticas (TGO, TGP, GGT) estiverem elevadas. A NTX deve ser suspensa quando as elevações das enzimas hepáticas persistirem, exceto se forem leves e atribuídas ao consumo de álcool.[14]

Orientações clínicas

A posologia recomendada de NTX no tratamento do alcoolismo é de 50 mg/dia. O esquema terapêutico consiste na prescrição de 25 mg/dia (meio comprimido VO) na primeira semana de tratamento, com o objetivo de minimizar os efeitos adversos. Após esse período, aumenta-se a dose para 50 mg/dia.[14]

Acamprosato

Desde 1996, o acamprosato (acetil-homotaurinato de cálcio) vem sendo muito utilizado, sobretudo em países europeus (Lab Merck), no tratamento da dependência de álcool.[14] Estudos sugerem que sua eficácia decorra do antagonismo na neurotransmissão do receptor N-metil-D-aspartato (via excitatória), especificamente no sítio da glicina. É possível que a diminuição no consumo de álcool esteja associada a redução de sintomas de abstinência, uma vez que uma hiperexcitação do SNC acompanha e se supõe que cause a síndrome de retirada. O acamprosato é um fármaco seguro que não interage com álcool ou com diazepam e parece não causar dependência. Tem se mostrado eficaz em alguns ensaios clínicos. No entanto, na prática clínica e em longo prazo, já aparecem relatos de ser menos efetivo que o DSF.[37] Os dados são provenientes de um estudo alemão do tipo naturalístico com 5 anos de seguimento de 353 pacientes dependentes de álcool. Tal estudo sustenta a tese de que o DSF supervisionado é um importante componente do tratamento de alcoolismo, e parece ser mais eficaz do que o acamprosato, sobretudo em indivíduos com longa história de dependência de álcool.[37]

Orientações clínicas

A dose é de 1.332 mg por dia (um comprimido VO três vezes ao dia) para um peso corporal abaixo de 60 kg e de 1.998 mg para um peso corporal acima de 60 kg. Não deve ser prescrito para indivíduos com insuficiência hepática ou renal.[14]

Topiramato

Nos últimos anos, o topiramato, medicamento inicialmente utilizado no tratamento de alguns tipos de epilepsia[11,13] e nos gatilhos da cefaleia *migraine*, tem se mostrado uma possibilidade de intervenção farmacológica também no tratamento das dependências químicas, apesar de poucos ensaios clínicos controlados comprovarem sua eficácia. Foi introduzido no mercado em dezembro de 2000 pelo laboratório Janssen-Cilag, com o nome comercial de Topamax®.[14] Ainda não foi aprovado pela FDA para o tratamento do alcoolismo, mas tem recebido crescente atenção em ensaios clínicos conduzidos por um grupo de pesquisadores norte-americanos.[14]

Orientações clínicas

A dosagem recomendada para adultos é de 200 a 400 mg/dia. A recomendação é iniciar com 25 mg/dia e aumentar de forma gradual em 3 a 8 semanas, até atingir a dose de 300 ou 400 mg/dia. Alguns autores sugerem que, nesses casos, o escalonamento da dose de forma mais lenta minimiza as queixas de efeitos colaterais (tontura, diminuição do apetite, alterações neuropsicológicas do SNC).[14]

Nalmefeno

O nalmefeno é um antagonista opioide com perfil estrutural similar ao da naltrexona e que também vem sendo avaliado em ensaios clínicos, com resultados positivos na redução dos dias de beber pesado entre dependentes de álcool, sem intervenção psicossocial ou apenas com abordagem mínima.[14] Suas vantagens, quando comparado à naltrexona, são não ser dose-dependente em relação aos efeitos hepatotóxicos, ter grande biodisponibilidade oral, ter longo efeito da ação antagonista, com meia-vida de cerca de 11 horas e ligação mais competitiva com os vários subtipos de receptores opioides, os quais se acredita estarem associados ao reforço de beber e ao jogo patológico.[14]

QUADRO 10.3
Resumo das 14 principais orientações clínicas para o tratamento da síndrome de dependência de álcool

1. O tratamento da dependência de álcool consiste em programas de desintoxicação e de manutenção, com metas de abstinência ou programas de redução de consumo (menos eficazes).
2. O objetivo terapêutico é o resultado de uma decisão tomada em conjunto pelo médico/equipe multidisciplinar e seu paciente.
3. Para a desintoxicação de álcool, BDZs são recomendados como primeira linha.
4. A dosagem do BDZ deve ser guiada pela adequada avaliação e monitorização clínica.
5. A desintoxicação em regime de internação está indicada para pacientes com um histórico de convulsões, DT, comorbidade psiquiátrica instável ou uso de outras substâncias associadas.
6. O uso de BDZ por um período superior a 1 semana só se justifica no caso de sintomas de abstinência persistentes ou dependência prévia de BDZ associada.
7. O uso de BDZ não deve ser continuado por mais de 4 semanas.
8. A dosagem e a duração do uso de tiamina (vitamina B1) durante a desintoxicação devem ser adaptadas ao estado nutricional.
9. Para a prevenção de recaídas, acamprosato e naltrexona são recomendados como medicamentos de primeira linha.
10. O dissulfiram pode ser proposto como opção de segunda linha em pacientes com informações suficientes a respeito da medicação, sem danos cognitivos importantes e que tenham uma mínima continência de supervisão.
11. Para reduzir o consumo de álcool, o nalmefeno está indicado como primeira linha.
12. Durante a gravidez, a abstinência do álcool é altamente recomendada. Se a desintoxicação de álcool é realizada durante a gravidez, o uso de BDZ pode ser recomendado. Nenhuma medicação que não seja para desintoxicação de álcool deve ser iniciada em mulheres grávidas ou lactantes. Outras medicações devem ser avaliadas caso a caso quanto a riscos e benefícios à gestante e ao feto.
13. BDZs de meia-vida curta devem ser preferidos para a desintoxicação de pacientes idosos.
14. Um programa de cessação do tabagismo deve ser oferecido a quaisquer fumantes envolvidos em um programa de tratamento de álcool.

Fonte: Rolland e colaboradores.[40]

Perspectivas futuras no tratamento da síndrome de dependência de álcool

Ondansetron

O ondansetron (Zofran®) é um antagonista 5-HT3 aprovado para alívio de náuseas e fadiga, mas que também tem sido indicado, pelo menos em dois ensaios clínicos, para o tratamento de alcoolistas em estágios iniciais de dependência.[14]

Orientações clínicas

O medicamento é fabricado pela GlaxoSmithKline, apresentado em embalagem com cinco ampolas (4 mg/2 mL ou 8 mg/4 mL) e com 10 comprimidos (4 e 8 mg).[14] Entre os efeitos colaterais estão: cefaleia, sensação de calor ou rubor na cabeça e no epigástrio e aumento ocasional, transitório e assintomático nas aminotransferases, além de constipação.

Baclofen

O baclofen (Lioresal® ou Kemstro®) é um estimulante de receptores GABA-B aprovado para o tratamento da espasticidade dos músculos esqueléticos na esclerose múltipla e que tem reduzido o beber em alguns pequenos ensaios clínicos na dose de 30 mg/dia.[38] O Lioresal® é produzido pelo laboratório Novartis, com formulações injetáveis e em comprimidos de 5, 10 e 25 mg.

A medicação tem ganhado repercussão em diversas mídias, principalmente após o lançamento do livro do "Dr. Baclofen" – como tem sido chamado informalmente o médico francês Dr. Olivier Ameisen, cujo livro foi traduzido para o nosso idioma como *O fim do meu vício*. Nessa obra, o autor faz um relato pessoal da sua dependência de álcool e de como utilizou a medicação até a dose de 270 mg/dia para alcançar a sobriedade.[39]

No entanto, precauções devem ser tomadas com pacientes que também apresentem esquizofrenia, transtornos psicóticos, transtorno bipolar, estados confusionais ou doença de Parkinson, pois pode haver exacerbação dessas condições quando tratadas concomitantemente ao uso de baclofen.[14] Entre os efeitos colaterais estão: sedação, fraqueza, fadiga, alucinações e confusão mental, além de dificuldades com o equilíbrio e a marcha. Em doses elevadas, foram relatados casos de distúrbios respiratórios e de alterações renais e cardíacas.[14]

Pesquisas recentes têm sugerido que o sistema neuronal mediado por respostas comportamentais de estresse pode ser um alvo bastante útil para possíveis farmacoterapias no tratamento do alcoolismo. Um dos muitos neurotransmissores com alta expressão cerebral em áreas envolvidas com respostas ao estresse é a substância P, que é preferencialmente ligada aos receptores de neuroquinina 1 (NK1R). Em estudos pré-clínicos, foi demonstrado que o bloqueio (antagonismo) de receptores NK1R leva a diminuição de estresse e de consumo de álcool.[14]

Um bloqueador dos receptores da neuroquinina 1 (NK1), que teve recente avaliação em estudo de fase II pelo Eli Lilly e Co e pelo National Institute of Alcohol and Alcohol Abuse (NIAAA) em pacientes dependentes de álcool, mostra resultados promissores.[14,38]

DEFICIÊNCIAS COGNITIVAS/SÍNDROMES DEMENCIAIS ASSOCIADAS AO ÁLCOOL

Deficiências cognitivas ou síndromes demenciais associadas ao álcool caracterizam-se por prejuízo da memória recente, com tendência a confabulações (preenchimento de lacunas de memória) e sem alteração do nível de consciência. O álcool pode provocar lesões difusas no cérebro, prejudicando, além da memória, a capacidade de julgamento, de abstração e o comportamento.[14,16,17]

As características clínicas de comprometimento cerebral associado ao uso de álcool variam de perdas cognitivas leves, detectadas somente em testes neuropsicológicos, até danos graves que produzem demência. Em geral, o comprometimento cerebral global é mais comum do que as lesões localizadas, como no caso da síndrome de Wernicke-Korsakoff (síndrome de amnésia crônica). As alterações psicológicas e radiológicas são parcialmente reversíveis após meses de abstinência. Mesmo pacientes com demência estabelecida podem ter melhora cognitiva durante a abstinência.[27]

Nos pacientes dependentes com quadro de demência, os principais achados neuropsicológicos são prejuízo de leve a moderado na memória de curto e longo prazo, na aprendizagem, na organização e na abstração visuoespacial, além de dificuldade na manutenção da tendência cognitiva e no controle dos impulsos. Os resultados desses testes podem melhorar com a abstinência. Entretanto, algumas perdas cognitivas podem persistir por pelo menos 5 anos.[16]

Manejo das síndromes de deficiências cognitivas associadas ao álcool

É indicado o uso de até 300 mg/dia de tiamina até 12 meses. Contudo, a reversão do quadro é rara, e a melhora não é total.[3] O uso parenteral da tiamina tem tido papel relevante mesmo em casos crônicos e persistentes de demência álcool-induzida.[41]

DIAGNÓSTICO DIFERENCIAL

Nos quadros de intoxicação alcoólica aguda, é importante descartar intoxicações por outras drogas (BDZs, maconha, *crack*) ou outras condições médicas gerais, como hipoglicemia.[17] A dificuldade do médico e da equipe de plantão geralmente é tomar decisões rápidas e assertivas diante de quadros clínicos de intoxicação alcoólica que muitas vezes podem estar mascarados ou exacerbados por outras intercorrências clínicas (p. ex., processos infecciosos, alterações metabólicas, traumas, etc.), por traumas intencionais (p. ex., tentativa de suicídio) ou pelo uso de outras substâncias psicoativas além do álcool, não relatadas ou não identificadas no momento da avaliação inicial.[17]

Nos quadros de abstinência de álcool, é importante observar que muitos sintomas presentes na síndrome de abstinência podem também estar presentes na abstinência de outras drogas ou em outras condições psiquiátricas, como ansiedade e depressão. A "ressaca" não deve ser confundida com síndrome de abstinência. Visto que a SAA pode ser confundida com diversas outras condições, devem fazer parte do diagnóstico diferencial as tireotoxicoses, os envenenamentos e as intoxicações por anticolinérgicos.[17,32] Já no DT, o diagnóstico diferencial exclui TCE e epilepsias.[21] Nos quadros de intoxicação patológica, faz-se o diagnóstico diferencial com as seguintes condições clínicas:[27]

a. intoxicação alcoólica grave
b. fenômeno epiléptico
c. DT
d. distúrbio de comportamento após traumatismo craniano
e. transtorno conversivo

Nos quadros de alucinose alcoólica, os diagnósticos diferenciais devem ser feitos com:[27]

a. DT
b. síndrome de abstinência alcoólica
c. transtorno delirante do tipo paranoide
d. abuso de outras drogas, particularmente anfetaminas
e. esquizofrenia paranoide

EXAMES COMPLEMENTARES

A avaliação dos quadros associados ao uso de álcool é sobretudo clínica. No entanto, alguns exames complementares podem auxiliar na avaliação de disfunções ou danos orgânicos causados pelo uso prolongado de álcool. Esses exames auxiliam também no seguimento clínico do paciente, na abordagem clínica quando ele minimiza o uso de álcool, na elucidação do consumo simultâneo de outras substâncias psicoativas ou, ainda, nas patologias clínicas que podem estar associadas ao uso de álcool.[17] Os principais exames complementares são:

- eletrólitos (Mg, Na, K, Ca)
- hemograma completo
- TGO, TGP, GGT
- tempo de protrombina
- albumina e proteína total
- ureia e creatinina

- ácido úrico
- glicemia de jejum
- perfil lipídico
- amilase
- ECG
- radiografia de tórax
- sorologias para hepatite B e C
- sorologia para sífilis (VDRL)
- anti-HIV
- exames toxicológicos para detecção de substâncias psicoativas

O PAPEL DOS GRUPOS DE MÚTUA AJUDA

Este tema será discutido com maior profundidade em outro capítulo. Entretanto, é importante reforçar que grupos de mútua ajuda, como Alcoólicos Anônimos (AA) para os pacientes e Al-Anon para seus familiares, são recursos valiosos que devem ser, sempre que possível, aliados às estratégias psicológicas e medicamentosas disponíveis para tratar a síndrome de dependência de álcool.

PROGNÓSTICO

O período médio entre o primeiro problema decorrente do consumo de álcool e a primeira intervenção profissional é de cinco anos.[4,15] Em 2 a 3 anos de seguimento de tratamento, somente 20 a 30% dos pacientes se mantêm abstinentes. O diagnóstico tardio piora o prognóstico e tende a reforçar a ideia de que alcoolistas raramente se recuperam, por isso a importância de diagnóstico e intervenção precoces no uso problemático de álcool.[11]

Soma-se, ainda, o fato de que a dependência de álcool tem sido observada em idades cada vez mais precoces. Entre os brasileiros de 12 a 17 anos, a SDA aumentou de 5% em 2001 para 7% em 2005. Portanto, está-se falando de crianças e adolescentes que provavelmente tenham tremores matinais devido ao uso de álcool.[42,43] É importante destacar que essa prevalência não é um padrão nocivo, mas de dependência. Isso sem dúvida tende a piorar o prognóstico, uma vez que se sabe que o álcool, assim como qualquer outra substância psicoativa atuando em um cérebro ainda em formação, acarretará prejuízos inevitáveis.

CONSIDERAÇÕES FINAIS

Dois dados interessantes no contexto de tratamento do alcoolismo merecem ser apontados para validar a prerrogativa referida a seguir. O primeiro é proveniente do Substance Abuse Mental Health Services Administration,[44] que apontou que, entre as principais razões para dependentes de álcool não receberem o tratamento do alcoolismo, era citado que 42% não estavam prontos para interromper o uso de álcool e que 34,5% enfrentaram barreiras de custos, acessibilidade e questões ligadas aos seguros de saúde. Portanto, a prerrogativa que aqui se impõe é que, como profissionais da saúde, nosso papel é promover a facilitação de acesso ao tratamento, ampliar a informação sobre onde e como buscar ajuda tanto para os nossos pacientes quanto para seus familiares e, sobretudo, mover a "roda da vida" da motivação de dependentes de álcool para iniciar tratamento. Sendo o alcoolismo um dos 10 mais importantes problemas de saúde considerados prioridade na atenção primária,[45] somando a comprovada efetividade da intervenção breve, justifica-se sua implementação nos serviços assistenciais como parte integrante da rotina do atendimento oferecido na rede primária, a qual é considerada a "porta de entrada" do Sistema Único de Saúde (SUS) no Brasil.[10,41]

REFERÊNCIAS

1. Yang X, Zhang H, Lai J. [Alcohol dependence mediated by monoamine neurotransmitters in the central nervous system]. Yi Chuan. 2014;36(1):11-20.
2. Zhu X, Dutta N, Helton SG, Schwandt M, Yan J, Hodgkinson CA, et al. Resting-state functional connectivity and presynaptic monoamine signaling in' Alcohol Dependence. Hum Brain Mapp. 2015;36(12):4808-18.
3. Bíblia on. Gênesis 9 [Internet]. Bíblia Online, c2009-2016 [capturado em 25 out. 2016]. Disponível em: https://www.bibliaon.com/genesis_9/
4. Rush B. An inquiry into the effects of ardent spirits upon the human body and mind, with an account of the means of preventing and of the remedies for curing them. New York: C. Davis; 1811.
5. Laranjeira R. Dependência química: das clínicas à Saúde Pública [Internet]. São Paulo: Universidade Federal de São Paulo; 2008 [capturado em 25 dez. 2008]. Disponível em: www.youtube.com/watch?v=O5EqmFUUikE&feature=player_embedded.
6. Seibel SD. Dependência de drogas. 2. ed. São Paulo: Atheneu; 2010.
7. World Health Organization. Alcohol [Internet]. Geneva: WHO; c2010 [capturado em 13 jun. 2010]. Disponível em: http://www.who.int/substance_abuse/facts/alcohol/en/index.html.
8. World Health Organization. Global status report on alcohol and health 2014 [Internet]. Geneva: WHO; 2014 [capturado em 25 out. 2016]. Disponível em: http://www.who.int/substance_abuse/publications/global_alcohol_report/msb_gsr_2014_1.pdf?ua=1
9. Laranjeira R, Pinsky I, Sanches M, Zaleski M, Caetano R. Alcohol use patterns among Brazilian adults. Rev Bras Psiquiatr. 2010;32(3):231-41.
10. Instituto Nacional de Ciências e Tecnologias para Políticas Públicas para o Álcool e as Drogas. II Levantamento Nacional de Álcool e Drogas (LENAD) [Internet]. São Paulo: INPAD; 2012 [capturado em 25 out. 2016]. Disponível em: http://inpad.org.br/lenad/cocaina-e-*crack*/resultados-preliminares/.
11. Myrick H, Wright T. Clinical management of alcohol abuse and dependence. In: Galanter M, Kleber HD. The American Psychiatric publishing textbook of substance abuse treatment. 4th ed. Washington: American Psychiatric; 2008. p.129-42.

12. da Silva CJ. Impacto de um curso em diagnóstico e tratamento do uso nocivo e dependência do álcool sobre a atitude e conhecimento de profissionais da rede de atenção primária à saúde [tese]. São Paulo: Universidade de São Paulo; 2005.
13. Kadden RM, Cooney NL. Tratando problemas relativos ao uso de álcool. In: Marlatt GA, Donovan DM. Prevenção de recaída: estratégias de manutenção no tratamento de comportamentos adictivos. 2. ed. Porto Alegre: Artmed; 2009. p. 67-88.
14. Diehl A, Cordeiro DC, Laranjeira R. Tratamentos farmacológicos para dependência química: da evidência científica a prática clinica. Porto Alegre: Artmed; 2010.
15. Gigliotti A, Guimarães A. Diretrizes gerais para tratamento dependência química. Rio de Janeiro: Rubio; 2010.
16. Conselho Regional de Medicina do Estado de São Paulo. Usuários de substâncias psicoativas: abordagem, diagnóstico e tratamento. 2. ed. São Paulo; 2003.
17. 19. Ribeiro M, Laranjeira R, Dunn J. Álcool e drogas: emergência e psiquiátrica. In: Botega NJ, organizador. Prática psiquiátrica no hospital geral: interconsulta e emergência. 2. ed. Porto Alegre: Artmed; 2006.
18. Wechsler H, Lee JE, Kuo M, Lee H. College binge drinking in the 1990s: a continuing problem. Results of the Harvard School of Public Health 1999 College Alcohol Study. Am Coll Health. 2000;48(5):199-210.
19. Carlini EA, Galduroz JCE, Noto AR, Nappo SA. II Levantamento Domiciliar sobre o Uso de Drogas Psicotrópicas no Brasil: estudo envolvendo as 108 maiores cidades do país. São Paulo: Páginas & Letras; 2005.
20. Measham F, Brain K. Binge drinking, British alcohol policy and thee new culture of intoxication. Crime Media Culture. 2005;1:262-83.
21. Cordeiro DC, Baldaçara L. Emergências psiquiátricas. São Paulo: Roca; 2007.
22. Conner KR, Li Y, Meldrum S, Duberstein PR, Conwell Y. The role of drinking in suicidal ideation: analyses of Project MATCH data. J Stud Alcohol. 2003;64(3):402-8.
23. Cherpitel CJ, Borges GL, Wilcox HC. Acute alcohol use and suicidal behavior: a review of the literature. Alcohol Clin Exp Res. 2004;28(5 Suppl):18S-28S.
24. Estelmhsts P, Brusamarello T, Borille D, Maftum MA. Mental health emergencies: nursing team practice during the period of internment. Rev Enferm UERJ. 2008;16(3):399-403.
25. Abrams K, Kushner M, Medina KL, Voight A. The pharmacologic and expectancy effects of alcohol on social anxiety in individuals with social phobia. Drug Alcohol Depend. 2001;64(2):219-31.
26. O que é intoxicação patológica pelo álcool? São Paulo: Albert Einstein: Sociedade Beneficente Israelita Brasileira; c2009 [capturado em 19 dez. 2009]. Disponível em: http://aed.one2one.com.br/novosite/atualizacoes/ps_119.htm.
27. Laranjeira RR, Nicastri S. Abuso e dependência de álcool e drogas. In: Almeida OP, Dractu L, Laranjeira RR. Manual de psiquiatria. Rio de Janeiro: Guanabara Koogan; 1996.
28. Marques ACPR, Furtado EF. Intervenções breves para problemas relacionados ao álcool. Rev Bras Psiquiatr. 2004;26(Supl I):28-32.
29. Cordeiro DC, Figlie NB, Laranjeira R. Boas práticas no tratamento do uso e dependência de substâncias. São Paulo: Roca; 2007. p. 33-40.
30. Sawicki WC, Pillon SC, Dunn J, Laranjeira RR. Análise dos pacientes portadores de síndrome de abstinência alcoólica submetidos a desintoxicação ambulatorial por enfermeiras. Acta Paul Enf. 1996;9(3):38-46.
31. Cruz MS. Internação versus tratamento ambulatorial. In: Silveira DX, Moreira FG. Panorama atual de drogas e dependências. São Paulo: Atheneu; 2006. p.113-22.
32. Laranjeira R, Nicastri S, Jerônimo C, Marques AC. Consenso sobre a síndrome de abstinência do álcool (SAA) e o seu tratamento. Rev Bras Psiquiatr. 2000;22(2):62-71.
33. Focchi GRA, Leite MC, Laranjeira R, Andrade AG. Dependência química: novos modelos de tratamento. In: Abuso e dependência do álcool: diagnóstico e tratamento farmacológico. São Paulo: Roca; 2001.
34. Edwards G, Marshall EJ, Cook CCH. O tratamento do alcoolismo: um guia para profissionais da saúde. 3. ed. Porto Alegre: Artmed; 1999.
35. Suh JJ, Pettinati HM, Kampman KM. The status of disulfiram a half of a century later. J Clin Psychopharmacol. 2006;26(3):290-302.
36. Elbreder MF, de Humerez DC, Laranjeira R. The use of disulfiram for alcohol-dependent patients and duration of outpatient treatment. Eur Arch Psychiatry Clin Neurosci. 2010;260(3):191-5.
37. Diehl A, Ulmer L, Mutschler J, Herre H, Krumm B, Croissant B, et al. Why is disulfiram superior to acamprosate in the routine clinical setting? A retrospective long-term study in 353 alcohol-dependent patients. Alcohol Alcohol. 2010;45(3):271-7.
38. Miller G. Tackling alcoholism with drugs. Psychopharmacology. 2007;320(5873):168-70.
39. Ameisen O. O fim do meu vício. Rio de Janeiro: Fontanar; 2010.
40. Rolland B, Paille F, Gillet C, Rigaud A, Moirand R, Dano C, et al. Pharmacotherapy for alcohol dependence: The 2015 Recommendations of the French Alcohol Society, Issued in Partnership with the European Federation of Addiction Societies. CNS Neurosci Ther. 2016;22(1):25-37.
41. Tanev KS, Roether M, Yang C. Alcohol dementia and thermal dysregulation: a case report and review of the literature. Am J Alzheimers Dis Other Demen. 2008;23(6):563-70.
42. World Health Organization. Global status report on alcohol 2004 [Internet]. Geneva: WHO; 2004 [capturado em 25 out. 2016]. Disponível em: http://www.who.int/substance_abuse/publications/global_status_report_2004_overview.pdf
43. Carlini E, Galduróz JCF, Noto AR, Nappo AS. I Levantamento Domiciliar sobre o Uso de Drogas Psicotrópicas no Brasil de 2001. São Paulo: Centro Brasileiro de Informações sobre Drogas Psicotrópicas da Universidade Federal de São Paulo; 2002.
44. National Survey on Drug use and Health. NSDUH report: alcohol treatment: need, utilization, and barriers [Internet]. Rockville; 2009 [capturado em 15 jun. 2010]. Disponível em: http://www.oas.samhsa.gov/2k9/AlcTX/AlcTX.pdf.
45. Ministério da Saúde (BR). Agentes comunitários de saúde: equipes de saúde da família e equipes de saúde bucal. Brasília: MS; 2005.
46. Saltz R, Horton NJ, Sullivan LM. Addressing alcohol problems in primary care: a cluster randomized, controlled trial of a systems intervention. Ann Intern Med. 2003;138(5):372-82.

11

Nicotina

Sabrina Presman e Analice Gigliotti

PONTOS-CHAVE

✓ O tabagismo é uma pandemia.

✓ O consumo de tabaco e seus derivados está associado a uma série de prejuízos para a saúde física das pessoas e a consequências sociais e também econômicas para os países.

✓ A prevenção continua sendo uma meta a perseguir, protegendo os não fumantes da poluição ambiental tabágica.

✓ Entre os possíveis tratamentos do tabagismo, estão as intervenções psicossociais e as terapias medicamentosas, como a terapia de reposição de nicotina (TRN), a bupropiona e a vareniclina.

O tabagismo é considerado uma pandemia, sendo a maior causa de morte evitável no mundo. Mesmo com o avanço no conhecimento em relação aos malefícios do fumo, ainda em 2015, mais de 1,1 bilhão de pessoas fumam no mundo, sendo a prevalência muito maior em homens do que em mulheres.[1] Embora o tabagismo esteja declinando de maneira global na maior parte dos países, parece estar aumentando na Região Leste Mediterrânea e na África.[1]

A consequência do consumo dos produtos de tabaco é tão grave que o número de mortes por doenças relacionadas ao tabaco ultrapassa 5 milhões por ano desde 1990.[2] O tabagismo foi o segundo maior fator de risco para morte prematura e incapacidade no mundo em 2015.[3] Seus efeitos negativos se estendem muito além das questões relacionadas à saúde do indivíduo ou da população. Todos os anos, R$ 56,9 bilhões são gastos pelo Brasil com despesas médicas e em perda de produtividade provocadas pelo tabagismo, sendo que o País arrecada anualmente apenas R$ 13 bilhões em impostos sobre a venda de cigarros, valor que cobre apenas 23% dos gastos com os males causados pela epidemia do tabaco. Embora diversas políticas de controle de tabaco venham sendo implementadas nos últimos anos, a reação da indústria do tabaco com novas estratégias para não perder mercado torna ainda mais necessário o reforço dessas ações não só pelo governo, mas também pela sociedade civil. Se as tendências atuais forem mantidas, estima-se que 8 milhões de mortes ocorrerão em 2030, 80% delas em países em desenvolvimento.[4]

Além das mortes provenientes do consumo direto do tabaco, sabe-se atualmente que o risco para não fumantes também é alto. O tabagismo passivo, que pode ser definido pela inalação da fumaça derivada do tabaco, como cigarro, charuto, cachimbo, cigarrilha ou narguilé, por indivíduos não fumantes em ambientes fechados também está relacionado com o aumento de morbimortalidade nas pessoas expostas à poluição tabágica ambiental (PTA). Segundo dados do Instituto Nacional de Câncer (INCA), o fumo passivo domiciliar mata sete pessoas por dia no Brasil, aumentando em 30% o risco de câncer de pulmão, em 24% o risco de infarto agudo do miocárdio e em 50% o risco de doenças respiratórias em crianças. A implantação de políticas de ambientes 100% livres de fumo é a única forma de proteger as gerações presentes e futuras do adoecimento pela exposição à PTA.[5]

No Brasil, embora a prevalência venha diminuindo nas últimas décadas,[6] apresentando queda acentuada entre 1989 (31,7%) e 2016 (10,2%), em 2016[7] o controle do tabaco ainda representa um grande desafio à sociedade.

O País apresenta lugar de destaque mundial na produção do tabaco, sendo um dos principais produtores, junto com China, Índia, Estados Unidos, Zimbábue e Indonésia, além de ser o principal exportador da folha do tabaco. Tamanha é a importância do tabaco na cultura e na sociedade que sua folha está imortalizada no Brasão da República.

Os principais desafios a serem enfrentados para conter a epidemia do tabagismo no Brasil referem-se a sua ampla propaganda, ao baixo preço dos cigarros, ao mercado ilegal desses produtos, ao fácil acesso de crianças e adolescentes aos produtos do tabaco, aos aditivos incluídos nos cigarros, como produtos com sabor de chocolate, menta, etc., aos riscos decorrentes da exposição à poluição tabágica ambiental, ao *lobby* da indústria do tabaco, à manutenção da fumicultura, ao aumento da experimentação do tabaco entre meninas, à falta de acesso da população a tratamento para o tabagismo, bem como à criação de novos produtos derivados do tabaco.

DEFINIÇÃO DE TABAGISMO

O termo "tabagismo" pode ser utilizado para denominar o consumo de qualquer produto derivado do tabaco. O cigarro industrializado é a forma de consumo de tabaco mais prevalente na sociedade brasileira. Porém, vale ressaltar que o tabaco pode ser usado de diversas maneiras de acordo com sua forma de apresentação: inalada (cigarro, charuto, cigarro de palha, narguilé), aspirada (rapé), mascada (fumo-de-rolo). Muitas vezes, os pacientes têm a falsa crença de que outros produtos derivados da folha do tabaco que não cigarros industrializados oferecem menos risco à saúde.

O tabaco usado para produzir cigarros é ácido, e, por isso, o fumante precisa tragar para que a nicotina seja absorvida nos pulmões; já o tipo de tabaco usado para cachimbo e charuto é alcalino, permitindo que a nicotina seja absorvida pela mucosa oral. Isso explica por que os fumantes destes dois últimos não têm tanta necessidade de tragar o fumo para se satisfazer. No entanto, em todos os casos, há absorção de substâncias, como alcatrão, nicotina e monóxido de carbono, entre outras, aumentando as taxas de morbimortalidade.

É fundamental o esclarecimento ao paciente de que não existem níveis seguros de consumo dessas substâncias. Uma estratégia da indústria do tabaco para reduzir a percepção do fumante dos riscos acarretados pelo consumo de seus produtos foi a criação dos cigarros *light*. No entanto, o consumo desse produto não garante a redução dos malefícios do fumo. Ao fumar cigarros com baixos teores, o fumante passa a usar alguns artifícios para alcançar a sensação de satisfação, com tragadas mais profundas, aumento do número de tragadas por cigarro ou até mesmo do número de cigarros fumados por dia. Outro artifício é o bloqueio dos orifícios de ventilação dos filtros com os dedos, aumentando a concentração de fumaça inalada durante a tragada. Outras estratégias utilizadas pela indústria estão relacionadas ao lançamento de outros produtos, uma vez que a regulamentação do cigarro afeta o uso em ambientes fechados e a ampla divulgação de seus malefícios influencia a relação do usuário com o produto.

NARGUILÉ

Também conhecido como cachimbo d'água, *shisha* ou *Hookah*, é um dispositivo para fumar no qual o tabaco é aquecido, e a fumaça gerada passa por um filtro de água antes de ser aspirada pelo fumante, por meio de uma mangueira, o que leva à crença de que os mecanismos de filtragem diminuem os danos à saúde (**Fig. 11.1**). Uma sessão de narguilé dura, em média, de 20 a 80 minutos, o que corresponde à exposição a todos os componentes tóxicos presentes na fumaça de 100 cigarros,[8,9] sendo seu uso também relacionado ao desenvolvimento de dependência.[10]

CIGARRO ELETRÔNICO

Comumente chamado de *e-cigarretes*, *electronic*, *e-ciggy*, *ecigar* ou *ends*, o cigarro eletrônico é um aparelho composto de (**Fig. 11.2**):

- um reservatório que contém um líquido, geralmente rico em nicotina
- um atomizador, que é o dispositivo responsável por aquecer o líquido e gerar o vapor

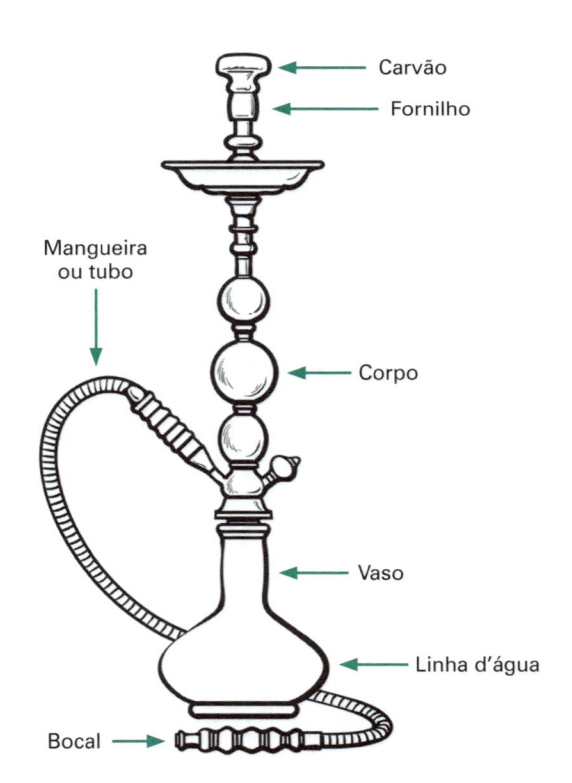

Figura 11.1 Narguilé.
Fonte: ©shutterstock.com/Sabelskaya/Hookah, pack, ashtray, electronic cigarette and tobacco e-liquid, sketch vector illustration isolated on white background. Hand drawn hookah, electronic and usual cigarettes, ashtray

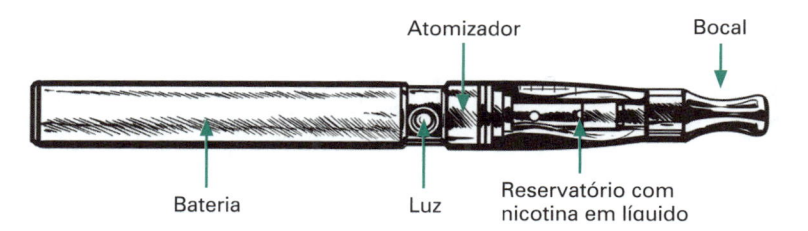

Figura 11.2 Cigarro eletrônico e seus componentes.
Fonte: ©shutterstock.com/Sabelskaya/Hookah, pack, ashtray, electronic cigarette and tobacco e-liquid, sketch vector illustration isolated on white background. Hand drawn hookah, electronic and usual cigarettes, ashtray

- um sensor que ativa o atomizador toda vez que o usuário faz uma inalação (alguns funcionam por meio de um botão)
- uma bateria
- um recarregador de bateria

Sua fabricação está na terceira geração, tendo mudado de formato e características ao longo dos anos, mas sempre mantendo um apelo para os jovens. O teor de nicotina contido no e-líquido costuma variar de 0 até 36 mg/mL. As concentrações mais comuns são as de 6 mg/mL, 12 mg/mL, 18 mg/mL ou 24 mg/mL. Sua comercialização é proibida no Brasil.

Vários estudos têm sido realizados nos últimos anos não só sobre os efeitos do cigarro eletrônico na saúde como sobre seu uso como estratégia para a cessação do tabagismo. Uma metanálise do grupo Cochrane concluiu que alguns estudos indicam que o cigarro eletrônico pode auxiliar na cessação se comparado ao cigarro eletrônico placebo, porém a conclusão dos autores é que há poucas evidências sobre isso e que mais estudos precisam ser feitos.[11]

A mesma conclusão vale para os possíveis efeitos à saúde em longo prazo: mais estudos longitudinais são necessários.[12]

Tabaco aquecido

A resposta mais recente da indústria do cigarro aos avanços nas políticas de controle de tabaco foi o lançamento de novos cigarros de tabaco aquecido não queimados (*heat-not-burn* – HNB). A Philip Morris International (PMI) criou o IQOS (*I-Quit-Ordinary-Smoking*), bastões de tabaco descartáveis são inseridos em um suporte no cigarro HNB no qual o tabaco é aquecido com uma lâmina elétrica a 350° C. Os cigarros são comercializados pela PMI como uma "tecnologia revolucionária que aquece o tabaco sem queimá-lo, dando-lhe o verdadeiro sabor do tabaco, sem fumaça, sem cinzas e com menos cheiro".[13] Em muitos países, as leis que protegem as pessoas somente de fumaça passiva aplicam-se aos produtos de tabaco defumado. A PMI alega que o ideia por trás do *heat-not-burn* é que o aquecimento do tabaco, em vez de queimá-lo, reduz ou elimina a formação de muitos dos compostos que são produzidos nas altas temperaturas associadas à combustão.[14]

Não há pesquisas suficientes para fornecer uma visão equilibrada sobre isso.

QUADRO CLÍNICO

Em 1997, a dependência de nicotina foi incorporada à *Classificação internacional de doenças e problemas relacionados à saúde* (CID-10), e a presença de três ou mais destas características no último ano configura dependência:

1. forte desejo ou senso de compulsão para consumir a substância
2. dificuldade em controlar o comportamento de consumir a substância em termos de seu início, término ou níveis de consumo
3. estado de abstinência fisiológico quando o uso da substância cessou ou foi reduzido, como evidenciado por síndrome de abstinência característica para a substância ou uso da mesma substância (ou de uma substância intimamente relacionada) com a intenção de aliviar ou evitar sintomas de abstinência
4. tolerância, ou seja, o aumento das doses da substância é requerido para alcançar efeitos originalmente produzidos por doses mais baixas
5. abandono progressivo de prazeres ou interesses alternativos em favor de uso de substância, aumento da quantidade de tempo necessário para obter ou tomar a substância ou para se recuperar de seus efeitos
6. persistência do uso da substância, a despeito da evidência clara de consequências manifestamente nocivas

DIAGNÓSTICO E AVALIAÇÃO DO FUMANTE

A avaliação é parte fundamental da abordagem ao fumante. É por meio dela que será possível definir com o paciente o tratamento mais adequado para o momento em que se encontra. A avaliação inicial deve ser feita individualmente e, no primeiro momento, sem a presença de familiares ou outras pessoas. Além dos tópicos a serem avaliados, descritos a seguir, é fundamental dar *feedback* para o paciente sobre sua avaliação e sobre as possibilidades disponíveis para ajudá-lo.

É fundamental que o paciente saia desse contato confiante de que o tratamento pode ajudá-lo e de que o profissional entende o quão difícil é deixar de fumar.

A avaliação deve abranger os seguintes tópicos:

1. **História do tabagismo**: é fundamental conhecer a relação do paciente com o cigarro. Deve-se colher a história de como e quando o paciente começou a fumar, que produtos derivados do tabaco consome regularmente, como são seus hábitos em relação a fumar. Uma pergunta interessante é: "Como é um dia típico seu com o cigarro?".
2. **Tentativas anteriores**: a maioria dos pacientes tenta deixar de fumar diversas vezes antes de efetivamente conseguir. Uma frase célebre do escritor Mark Twain exemplifica bem: "Deixar de fumar é fácil. Eu mesmo já deixei mais de cem vezes". Conhecer as tentativas anteriores ajuda a entender quais as maiores barreiras e dificuldades encontradas pelo paciente, auxiliando a introduzir, nessa nova tentativa, elementos para ajudá-lo a lidar com esses aspectos. Por exemplo, o relato de um paciente que voltou a fumar após um mês em uma situação de estresse no trabalho indica a importância de se trabalhar no manejo de estresse. Outro caso, no qual a recaída do paciente se deu em um ambiente de festa, sugere a importância de reforçar habilidades sociais e a construção de uma rede de apoio entre os amigos. Conhecer também os métodos que ajudaram nas tentativas anteriores pode ser uma excelente estratégia para aumentar a eficácia do paciente. Caso ele tenha usado um medicamento que sentiu que auxiliou ou relate a criação de outras estratégias cotidianas percebidas por ele como importantes no processo de cessação, como exercício físico ou ingestão de água, deve-se incentivar a utilização nessa nova tentativa.
3. **Comorbidades clínicas**: a investigação de comorbidades clínicas é uma excelente oportunidade para um aconselhamento claro, personalizado e impactante. Caso o paciente já apresente uma doença relacionada ao tabaco ou história familiar, esse pode ser um importante motivador. Porém, em alguns casos, quando o quadro clínico é grave, como um câncer de pulmão, pode-se encontrar o efeito oposto, ou seja, em vez de motivar o paciente à abstinência, pode haver a crença de que não vale mais a pena deixar o cigarro.
4. **Comorbidades psiquiátricas**: investiga-se se o paciente já se tratou anteriormente com psicólogo ou psiquiatra e se atualmente está em uso de algum medicamento. A utilização de escalas diagnósticas de depressão e alcoolismo é fundamental no processo de avaliação. O uso de escalas de avaliação de sintomas de ansiedade também pode ser interessante.
5. **Apoio social**: identificar os principais apoiadores e possíveis sabotadores no processo de abstinência auxilia o paciente a reconhecer a importância de pedir ajuda e identificar quem efetivamente pode ajudá-lo. Investigar se o paciente convive com fumantes em casa, no trabalho ou em sua rede social pode indicar a importância de desenvolver estratégias para lidar com a presença de produtos derivados do tabaco em seu cotidiano.
6. **Grau de motivação**: identificar o estágio de motivação em que o paciente se encontra é fundamental para definir quais estratégias são necessárias para auxiliá-lo nesse momento (Quadro 11.1; ver também Cap. 23).
7. **Dependência**: o Teste de Fagerström caracteriza a dependência como uma variável contínua e apresenta uma linha divisória, que permite diferenciar fumantes com alto grau de dependência física daqueles com menor grau de dependência.[15] Uma soma acima de 05 pontos nesse ins-

QUADRO 11.1
Discursos relacionados aos estágios de motivação

Pré-contemplação	"Meu avô é fumante pesado, daqueles inveterados, há mais de 60 anos e tem uma saúde de ferro." "Todo mundo vai morrer um dia; prefiro morrer fumando." "Minha saúde é ótima. Pra mim, o cigarro não faz mal."
Contemplação	"Seria importante deixar de fumar. Minha filha me pede tanto, e também minha saúde já não está muito boa. Mas, ao mesmo tempo, fumar é tão prazeroso, e me sinto tão sozinha quando chego em casa à noite."
Preparação para ação	"Amanhã vou ao médico pedir um medicamento para me ajudar a ficar sem fumar. Vou também tirar os cinzeiros de casa e trocar os lençóis para ficar cheirosos no meu 'dia D'. Já contei para todo mundo que vou deixar de fumar."
Ação	"Hoje eu não fumo mais."
Manutenção	"A cada dia que passa, vou aprendendo a lidar com a falta do cigarro. A vontade de fumar até vem, mas tento me distrair e fazer algo para não ceder à vontade."
Recaída	"Puxa, já estou há tanto tempo sem fumar... Acho que só unzinho não vai fazer mal. Queria ver só qual é o gosto do cigarro. Será que eu vou gostar ou ficar enjoado?"

trumento indica que provavelmente o indivíduo sentirá os sintomas da síndrome de abstinência de forma mais intensa (**Quadro 11.2**).

A síndrome de abstinência da nicotina é um conjunto de sintomas variáveis e de forte intensidade, podendo ocorrer em abstinência total ou até mesmo na diminuição ou restrição de nicotina por um determinado período. O estado de abstinência pode ser considerado a adaptação do organismo à retirada da nicotina, apresentando duração limitada. Os principais sintomas são inquietação, irritabilidade, dificuldade de concentração, sonolência ou insônia, ansiedade, tristeza, frequência cardíaca diminuída, aumento do apetite (**Fig. 11.3**).

Além da dependência física, mensurada pelo Teste de Fagerström, deve-se avaliar os aspectos psicológicos e comportamentais do consumo de tabaco.

Na dependência comportamental, o fumante estabelece uma rotina, criando hábitos que se tornam gatilhos do desejo de fumar. Nesses momentos, em que em geral o fumante consome tabaco, a vontade de fumar costuma acontecer automaticamente pela lembrança do consumo naquela situação. O condicionamento normalmente acontece com a repetição da associação do hábito de fumar com algum comportamento.

A dependência psicológica se caracteriza pela associação dos sentimentos com o cigarro. Além de prazeroso, fumar muitas vezes torna-se um amortecedor de emoções e cria a ilusão, para o fumante, de sentir-se melhor diante de algum problema ou até mesmo de acompanhá-lo em uma situação prazerosa (**Quadro 11.3**).

QUADRO 11.2
Teste de Fagerström

1. Quanto tempo após acordar você fuma seu primeiro cigarro?
   - Dentro de 5 minutos (3)
   - Entre 6 e 30 minutos (2)
   - Entre 31 e 60 minutos (1)
   - Após 60 minutos (0)

2. Você acha difícil não fumar em lugares proibidos, como igrejas, bibliotecas, etc.?
   - Sim (1)
   - Não (0)

3. Qual o cigarro do dia que traz mais satisfação?
   - O primeiro da manhã (1)
   - Outros (0)

4. Quantos cigarros você fuma por dia?
   - Menos de 10 (0)
   - De 11 a 20 (1)
   - De 21 a 30 (2)
   - Mais de 31 (3)

5. Você fuma mais frequentemente pela manhã?
   - Sim (1)
   - Não (0)

6. Você fuma mesmo doente, quando precisa ficar de cama a maior parte do tempo?
   - Sim (1)
   - Não (0)

0-2 – Muito baixo; 2-4 – Baixo; 5 – Moderado;
6-8 – Elevado; 8-10 – Muito elevado

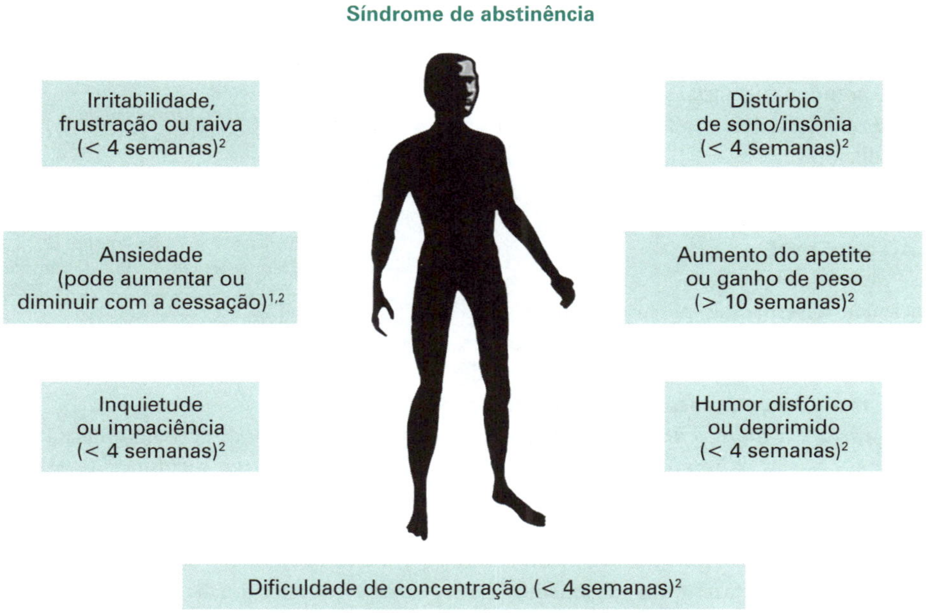

Síndrome de abstinência

- Irritabilidade, frustração ou raiva (< 4 semanas)[2]
- Ansiedade (pode aumentar ou diminuir com a cessação)[1,2]
- Inquietude ou impaciência (< 4 semanas)[2]
- Distúrbio de sono/insônia (< 4 semanas)[2]
- Aumento do apetite ou ganho de peso (> 10 semanas)[2]
- Humor disfórico ou deprimido (< 4 semanas)[2]
- Dificuldade de concentração (< 4 semanas)[2]

Figura 11.3 Duração dos sintomas de abstinência.
Fonte: West e colaboradores.[16]

QUADRO 11.3
Principais hábitos associados e aspectos psicológicos do fumar

Fatores comportamentais	Fatores psicológicos
• Após as refeições • Após o consumo de café • Ao falar no telefone • Ao ir ao banheiro • Ao dirigir • Antes de iniciar uma nova atividade • Ao término de uma atividade • Antes de dormir • Ao consumir bebidas alcoólicas	• Estresse • Solidão • Facilitar interações sociais • Preencher vazios internos • Relaxar • Comemorar algo positivo • Tristeza • Estimulação cotidiana

Com base nos aspectos da dependência de nicotina já expostos, dois autores propuseram uma escala com o propósito de identificar os motivos predominantes que levariam diferentes indivíduos a fumar. A Escala Razões para Fumar (ERPF) foi traduzida e adaptada para o português e pode auxiliar no diagnóstico das principais crenças associadas ao fumar (**Quadro 11.4**).[17]

EXAMES COMPLEMENTARES

Rotina básica: radiografia de tórax, espirometria pré e pós-broncodilatador, eletrocardiograma, hemograma completo, bioquímica sérica e urinária. Medidas do monóxido de carbono expirado e da cotinina (urinária, sérica ou salivar) são úteis na avaliação e no seguimento do fumante e devem ser utilizadas, quando disponíveis.

ABORDAGEM AO FUMANTE

Profissionais da saúde devem estar preparados para abordar questões relacionadas ao tabagismo a cada encontro com seus pacientes. É fundamental que haja conscientização de que o tabagismo é uma doença crônica que precisa ser tratada. Infelizmente, ainda é comum o desconhecimento, por parte dos profissionais, acerca da importância de deixar de fumar para a saúde do paciente, além dos aspectos relacionados à dependência do fumante. Há profissionais que aconselham o paciente a deixar de fumar, mas não orientam como fazê-lo, ou mesmo aqueles que fazem um julgamento relacionando a manutenção do hábito de fumar à falta de força de vontade. Uma pesquisa realizada em 2017 com 900 estudantes de medicina de uma universidade paulista revelou que apenas 48% discutiram em sala de aula os mecanismos da dependência de nicotina.[18] O primeiro desafio na abordagem do fumante é envolver os profissionais da saúde, já que a maioria dos fumantes vai a pelo menos uma consulta por ano. Sabe-se que 80% dos fumantes querem deixar de fumar e que aproximadamente dois terços que recaem pretendem parar de fumar novamente.[19] No Brasil, segundo o Conselho Federal de Medicina, existem atualmente cerca de 330 mil médicos. Se cada médico atender 10 pacientes por sema-

QUADRO 11.4
Escala Razões para Fumar, traduzida e adaptada para o português

1. Eu fumo cigarros para me manter alerta.
2. Manusear um cigarro é parte do prazer de fumá-lo.
3. Fumar dá prazer e é relaxante.
4. Eu acendo um cigarro quando estou bravo com alguma coisa.
5. Quando meus cigarros acabam, acho isso quase insuportável até eu conseguir outro.
6. Eu fumo cigarros automaticamente, sem mesmo me dar conta disso.
7. É mais fácil conversar e me relacionar com outras pessoas quando estou fumando.
8. Eu fumo para me estimular, para me animar.
9. Parte do prazer de fumar um cigarro vem dos passos que eu tomo para acendê-lo.
10. Eu acho os cigarros prazerosos.
11. Quando eu me sinto desconfortável ou chateado com alguma coisa, acendo um cigarro.
12. Quando eu não estou fumando um cigarro, fico muito atento a isso.
13. Eu acendo um cigarro sem perceber que ainda tenho outro aceso no cinzeiro.
14. Enquanto estou fumando me sinto mais seguro com outras pessoas.
15. Eu fumo cigarros para me "pôr para cima".
16. Quando fumo um cigarro, parte do prazer é ver a fumaça que eu solto.
17. Eu desejo um cigarro especialmente quando estou confortável e relaxado.
18. Eu fumo cigarros quando me sinto triste ou quando quero esquecer minhas obrigações ou preocupações.
19. Eu sinto uma vontade enorme de pegar um cigarro se fico um tempo sem fumar.
20. Eu já me peguei com um cigarro na boca sem lembrar de tê-lo colocado lá.
21. Eu fumo muito mais quando estou com outras pessoas.

As alternativas e o peso das respostas para cada questão são:
( ) Nunca [1]   ( ) Raramente [2]   ( ) Às vezes [3]
( ) Frequentemente [4]   ( ) Sempre [5]

Fonte: Souza e colaboradores.[17]

na, verá, ao ano, 480, sendo em média 120 fumantes. Se ajudarem 5% deles a parar de fumar, serão, ao fim do ano, quase 2 milhões de ex-fumantes, o que causa um enorme impacto na saúde pública com baixo custo.

Além da abordagem médica, a abordagem ao tabagista pode ser desenvolvida por qualquer profissional da saúde – enfermeiro, psicólogo, assistente social, terapeuta ocupacional, fonoaudiólogo, entre outros.

Aconselhamento breve versus aconselhamento intensivo

Diversos estudos revelam que o aconselhamento por um profissional da saúde aumenta as taxas de cessação do tabagismo. Uma metanálise com 49 estudos, englobando 19 mil pacientes, mostrou evidência sólida de que a abordagem intensiva pode aumentar em 40 a 60% as chances de abstinência se comparada com o aconselhamento breve.[20]

Em um estudo com uma amostra de 10.801 fumantes que visitaram um profissional da saúde nos últimos 12 meses, 6,3% relataram que receberam aconselhamento mais medicação no último ano. Outros métodos foram: medicação (19,6%), aula ou programa (3,8%), aconselhamento presencial individual (3,7%) e aconselhamento por telefone (2,6%). Aqueles que receberam os 5 As, descritos adiante, foram mais propensos a utilizar algum dos métodos se comparados aos que receberam apenas um dos As ou nenhum.[21]

O **Quadro 11.5** apresenta o modelo dos 5 As, também traduzido na literatura nacional como PAAPA (Pergunte, Aconselhe, Avalie, Prepare e Acompanhe). Seu objetivo é sistematizar a abordagem ao fumante, auxiliando o profissional da saúde a aproveitar as consultas periódicas de seus pacientes para abordar o tabagismo.

Para os pacientes que não desejam parar de fumar imediatamente, deve-se utilizar a estratégia dos 5 Rs, com o objetivo de aumentar a motivação (**Quadro 11.6**).

QUADRO 11.5
Modelo dos 5 As

Arguir	Pergunte a todos os pacientes em cada consulta se são ou não fumantes e registre no prontuário. Pergunte também se desejam deixar de fumar.
Aconselhar	Aconselhe o paciente a deixar de fumar. O conselho deve ser claro, personalizado e impactante.
Avaliar	Avalie o grau de motivação e dependência do paciente.
Assistir	Para os pacientes que desejam parar de fumar, utilize uma abordagem cognitivo-comportamental e discuta as opções de tratamento farmacológico.
Acompanhar	Marque uma consulta de *follow-up* na primeira semana após a parada.

QUADRO 11.6
Estratégia dos 5 Rs

Relevância	Auxilie o paciente a identificar por que deixar de fumar é relevante. A importância que o paciente dá à mudança é fundamental para a motivação. Nesse caso, quanto mais específica a relevância, melhor. Ou seja, o paciente deve encontrar seus próprios motivos para deixar de fumar.
Risco	Ajude o paciente a identificar os potenciais riscos em sua vida em consequência do consumo de tabaco.
Recompensas	Ajude o paciente a identificar os benefícios de parar de fumar e reforce-os. Benefícios comuns relacionados à abstinência são: melhora do paladar e olfato, melhora na respiração e disposição, melhora na saúde, economia de dinheiro, sensação de liberdade, melhora na aparência, bom exemplo para os filhos, roupas, casa, carro e hálito com odor mais agradável.
Resistências	Identifique as principais barreiras que dificultam a parada. As principais são: medo de ganho de peso, sintomas de abstinência, depressão, falta de apoio, falta de conhecimento acerca de métodos eficazes para deixar de fumar, conviver com fumantes.
Repetição	Repita a intervenção todas as vezes que um paciente pouco motivado for à consulta. Pacientes que tentaram e não conseguiram devem ser encorajados a tentar novamente e informados de que a maioria das pessoas precisa de algumas tentativas até se abster.

ESTRATÉGIAS DE TRATAMENTO

TRATAMENTO FARMACOLÓGICO

Diversos estudos mostram que a associação de aconselhamento com medicação é mais efetiva do que a utilização de um dos dois isoladamente. Recomenda-se o tratamento farmacológico para todo fumante com mais de 18 anos, com consumo maior do que 10 cigarros/dia. Essa é uma medida efetiva para a cessação do tabagismo e o tratamento dos sintomas de abstinência.

Os medicamentos que auxiliam na interrupção do uso de tabaco podem ser divididos em duas categorias: nicotínicos e não nicotínicos.

Nicotínicos

A terapia de reposição de nicotina tem como objetivo a diminuição dos sintomas de abstinência e da intensidade da fissura. O tempo médio de uso varia de 8 a 12 semanas, podendo ser estendido por até um ano, devendo ser introduzida assim que o paciente para de fumar.

Atualmente, existem seis formas de TRN: adesivos transdérmicos, goma, pastilha, inalador, *spray* e comprimidos sublinguais, sendo que apenas os três primeiros estão disponíveis no mercado brasileiro.

Todas as formas de TRN parecem ter eficácia similar, e a escolha de qual usar deve basear-se na existência de contraindicações, suscetibilidade de efeitos colaterais e escolha do paciente.

Adesivo de nicotina

O adesivo de nicotina é uma forma de liberação lenta e contínua de nicotina. Os adesivos devem ser trocados diariamente e preferencialmente na mesma hora do dia e aplicados na região do tronco ou braços, fazendo um rodízio do local de aplicação a cada 24 horas. A região deve estar protegida da exposição direta do sol, e deve-se evitar local com muito pelo. Não há restrição quanto ao uso na água. Os pacientes com grande dependência do primeiro cigarro devem colocar o adesivo logo ao despertar. Caso o paciente relate insônia, deve retirar o adesivo ao deitar.

No Brasil, os adesivos transdérmicos se apresentam nas dosagens de 7, 14 e 21 mg. A dosagem deve ser prescrita de acordo com o número de cigarros fumados, devendo-se considerar 1 mg para cada cigarro fumado. Em casos de fumantes de mais de um maço, pode-se utilizar dois adesivos de 21 mg, a critério médico, desde que não haja contraindicações.

Contraindicações: doenças dermatológicas que impeçam aplicação do adesivo (psoríase, dermatites de contato), período de 15 dias após episódio de infarto agudo do miocárdio, durante gestação e amamentação.

Goma de nicotina

A goma de nicotina promove a liberação rápida da substância, sendo bastante eficaz em situações de fissura.

A goma deve ser mastigada com força algumas vezes, até sentir formigamento, ou o sabor da nicotina. Nesse momento, deve-se parar de mastigar e repousar a goma entre a bochecha e a gengiva, até o formigamento passar. Após, voltar a mastigar com força e repetir a operação por 30 minutos, quando se deve jogar fora a goma de mascar. Durante o uso da goma, não se pode beber nenhum líquido, mesmo água. A dose máxima recomendada é de 15 gomas por dia. A goma está disponível em dosagens de 2 e 4 mg. Há evidências de que fumantes muito dependentes apresentam taxas de abstinência maiores com o uso de 4 mg.[22]

Os efeitos colaterais mais comuns são hipersalivação, náuseas, ulceração nas gengivas e dor na articulação da mandíbula, podendo chegar a amolecimento dos dentes. A maior dificuldade para adesão do paciente é o gosto desagradável da goma. As principais contraindicações são incapacidade de mascar, lesões na mucosa oral, gastrite, úlcera péptica e uso de próteses dentárias móveis.

Spray nasal

Aprovado pela Food and Drug Administration (FDA) para tratamento do tabagismo, apresenta rápida absorção, com possibilidade de atingir níveis plasmáticos mais elevados que as demais TRN. Dessa forma, age mais efetivamente na fissura, porém aumenta as chances de desenvolvimento de dependência.

Os efeitos colaterais mais comuns são irritação nasal e na garganta, aumento da secreção nasal e lacrimejamento. Raramente esses efeitos colaterais justificam a suspensão do tratamento. Deve-se iniciar com uma ou duas doses por hora, mas não exceder cinco doses por hora ou 40 doses por dia. Cada dose significa um *spray* em cada narina. A maioria dos pacientes usa, em média, 15 doses por dia, fazendo um decréscimo gradual no número de doses com o passar do tempo.[23]

Inalador

Embora a absorção da nicotina seja menor, o inalador apresenta um dispositivo com formato similar a um cigarro, por onde a nicotina é inalada em forma de vapor através de um tubo de plástico. Alguns pacientes se sentem confortáveis usando esse medicamento, uma vez que ele pode simular todo o ritual comportamental envolvido na dependência da nicotina. São necessárias aproximadamente 80 "baforadas" durante 20 minutos para que se obtenham 2 mg de nicotina (metade da quantidade máxima contida em cada cápsula). A dose inicial recomendada é entre 6 e 16 cápsulas por dia.[24]

Pastilha de nicotina e comprimido sublingual

A pastilha de nicotina e o comprimido sublingual contêm propriedades farmacocinéticas semelhantes às da goma de nicotina. Ambos oferecem rápida absorção da nicotina pela mucosa oral, provocando um pico na concentração da substância que decresce com o tempo. Apresentam-se em 2 e 4 mg. Costumam ser mais eficazes, visto que sua utilização é mais simples.

Não nicotínicos

Bupropiona

Aprovada pela FDA em 1997, a bupropiona foi o primeiro medicamento não nicotínico a se mostrar eficaz para o tratamento da dependência de nicotina. É um antidepressivo atípico com ação sobre os centros dopaminérgicos. Pesquisas mostram que a bupropiona tem igual efeito para cessação do tabagismo independentemente de história pregressa de depressão, o que sugere que esse medicamento atue por outro mecanismo, além do antidepressivo.

O tratamento com a bupropiona inicia-se uma semana antes de o paciente parar de fumar, com um comprimido de 150 mg pela manhã durante três dias. Do quarto dia em diante, um comprimido, na mesma dosagem, duas vezes ao dia, com intervalo de 8 horas (**Tab. 11.1**). A dose máxima recomendada é de 300 mg/dia.

Contraindicações: história de convulsões; epilepsia; anorexia nervosa; bulimia; etilismo pesado; história de trauma do sistema nervoso central (SNC): acidente vascular cerebral (AVC), traumatismo craniencefálico (TCE), câncer de cérebro; gravidez e amamentação; utilização de inibidores da monoaminoxidase (IMAOs) – parar 14 dias antes.

Precauções: uso de carbamazepina, cimetidina, barbitúricos, fenitoína, antipsicóticos, antidepressivos, teofilina, corticosteroides sistêmicos, pseudoefedrina; diabetes melito em uso de hipoglicemiante oral ou insulina; hipertensão não controlada.

Vareniclina

A vareniclina tem sido considerada uma substância eficaz, segura e bem tolerada nas doses recomendadas para os pacientes em processo de cessação do tabagismo. Enquanto a nicotina age no SNC, onde se liga a receptores e desencadeia a liberação de dopamina, a vareniclina pode ligar-se a alguns desses receptores, os receptores acetilcolina-nicotínicos α4β2.

Devido a sua propriedade de agonista parcial do receptor de nicotina α4β2, reduz a fissura e os sintomas de abstinência. Além disso, o efeito antagonista diminui a satisfação de fumar. A vareniclina é a primeira de uma classe de medicamentos que traz esse duplo benefício,[25] e, assim como a bupropiona, inicia-se o uso antes da parada de fumar (**Tab. 11.2**).

Seu uso ainda não é recomendado para gestantes e lactantes, assim como não deve ser usado em pacientes com menos de 18 anos. Não existe segurança quanto ao seu uso em pacientes com história de epilepsia.

Nortriptilina

É um antidepressivo tricíclico indicado como terapia de segunda linha na abordagem do fumante. Age na inibição da recaptação de norepinefrina e dopamina no SNC. Os efeitos colaterais mais comuns são boca seca, constipação e sonolência. O tratamento é iniciado 2 a 4 semanas antes da suspensão do fumo, com doses progressivas, partindo de 25 mg por dia até alcançar 75 mg.

Clonidina

Também considerada de segunda linha, não é usada com muita frequência, devido à possibilidade de causar hipotensão arterial, principalmente ortostática. A dose recomendada é de 0,1 até 0,75 mg/dia. Ela alivia os sintomas da abstinência, como ansiedade, irritabilidade e fissura.

A terapia combinada apresenta maiores taxas de abstinência do que a monoterapia e deve ser estendida caso o paciente apresenta sintomatologia de abstinência com o uso da monoterapia, tenha história de fracasso em tentativas anteriores ou caso se sinta mais seguro com a associação.[14] O uso da terapia estendida, ou seja, por mais de três meses, também deve ser considerado em pacientes com risco maior de recaída. As **Tabelas 11.3** e **11.4** apresentam resultados encontrados com monoterapia e com terapia combinada, respectivamente.

TABELA 11.1

Tratamento com bupropiona		
Fase do tratamento	Manhã	8 horas após
1º ao 3º dia	1 comp. de 150 mg	
4º dia a 12ª semana	1 comp. de 150 mg	1 comp. de 150 mg

TABELA 11.2

Tratamento com vareniclina		
Etapa do tratamento	Manhã	Noite
1º ao 3º dia	1 comp. de 0,5 mg	
4º ao 7º dia	1 comp. de 0,5 mg	1 comp. de 0,5 mg
2ª à 12ª semana	1 comp. de 1,0 mg	1 comp. de 1,0 mg

TABELA 11.3

Resultados encontrados com monoterapia no tratamento para cessação do tabagismo

Medicações	Razão de chances
Placebo	1,0
Vareniclina (2 mg/dia)	3,1 (2,5-3,8)
Spray nasal de nicotina	2,3 (1,7-3,0)
Adesivo com altas doses	2,3 (1,7-3,0)
Goma de nicotina em longo prazo (> 14 semanas)	2,2 (1,5-3,2)
Vareniclina (1 mg/dia)	2,1 (1,5-3,0)
Inalador de nicotina	2,1 (1,5-2,9)
Clonidina	2,1 (1,2-3,7)
Bupropiona	2,0 (1,8-2,2)
Adesivo de nicotina a longo prazo (> 14 semanas)	1,9 (1,7-2,3)
Nortriptilina	1,8 (1,3-2,6)
Goma de nicotina (6 a 14 semanas)	1,5 (1,2-1,7)

Fonte: Phillip Morris International Science.[14]

TABELA 11.4

Resultados encontrados com terapia combinada no tratamento para cessação do tabagismo

Medicações	Razão de chances
Placebo	
Adesivo de nicotina em longo prazo (> 14 semanas) + TRN ad. lib.	3,6 (2,5-5,2)
Adesivo de nicotina + bupropiona	2,5 (1,9-3,4)
Adesivo de nicotina + nortriptilina	2,3 (1,3-4,2)
Adesivo de nicotina + antidepressivo de segunda geração	2,0 (1,2-3,4)

Fonte: Phillip Morris International Science.[14]

Selecionando o melhor tipo de tratamento para o paciente

Fumantes diferentes fumam por razões específicas, consomem quantidades desiguais de nicotina, experimentam sintomas de abstinência distintos e também apresentam características específicas, como idade, presença de comorbidades clínicas ou psiquiátricas, nível de escolaridade, classe socioeconômica, etc. Portanto, os tratamentos também devem ser individualizados. As seguintes questões devem ser consideradas na escolha do tratamento farmacológico:

- *O que o paciente deseja que lhe seja prescrito?* É fundamental, para o sucesso do tratamento, que o paciente participe ativamente dele e que o profissional da saúde investigue os métodos que ele já usou. Não se deve repetir tratamentos exatamente iguais aos que já fracassaram. Depois, deve-se mostrar ao paciente todas as opções terapêuticas disponíveis, com suas vantagens e desvantagens, e deixar que ele escolha seu tratamento. Isso aumenta o investimento do indivíduo em seu processo de parada.
- *O paciente já teve algum efeito colateral grave com algum método?*
- *Apresenta alguma contraindicação a algum deles?*
- *Quão eficaz é a medicação sozinha ou em combinação com outras?*
- *Quão dependente de nicotina é o paciente?*

ESTRATÉGIAS NÃO FARMACOLÓGICAS

O aconselhamento individual e em grupo e o aconselhamento telefônico pró-ativo são eficazes e devem ser utilizados na abordagem ao fumante.

O uso de materiais personalizados de autoajuda, impressos ou via internet, também apresenta resultados positivos no apoio à cessação.

É fundamental a compreensão de que cada fumante desenvolve uma relação específica com o cigarro, e as funções e os motivos que levam cada um a manter o hábito variam de pessoa para pessoa. Durante o trabalho de aconselhamento, o foco deve ser identificar as crenças e os comportamentos associados ao hábito de fumar e ajudar o paciente a desfazer tais associações.

Identificação dos comportamentos e crenças relacionados ao fumar

Propor ao paciente um monitoramento durante alguns dias, de preferência um durante a semana e outro no fim de semana, como mostra o **Quadro 11.7**.

Mudança de hábitos

Depois de o paciente identificar os principais hábitos relacionados a fumar, discutir mudanças na rotina para que a memória não fique tão clara. Por exemplo, pode-se mudar a rotina da manhã, trocando a hora do café com a do banho.

QUADRO 11.7
Exemplo de registro do hábito de fumar

Hora do cigarro	O que estava fazendo
7:00	No banheiro
7:40	Arrumando-se com pressa
8:30	No trânsito

Identificando crenças que mantêm o hábito de fumar

Um dos principais motivos da manutenção do hábito de fumar está relacionado a crenças que os fumantes têm dos aspectos positivos do hábito de fumar e aos negativos em relação à interrupção. As principais crenças são abordadas a seguir.

"Fumar me ajuda a controlar o peso, e, se eu parar, vou ficar gorda!"

O ganho de peso muitas vezes aparece como uma barreira na cessação do tabagismo, sobretudo em mulheres, e também é relatado como uma motivação para iniciar o consumo.

A maioria dos pacientes engorda em média até 4 kg ao deixar de fumar, mas existem relatos de ganhos de até 10 kg. Mulheres, fumantes de mais de um maço e pessoas com menos de 55 anos tendem a ganhar mais peso.[26]

Além disso, algumas recomendações são importantes:

- O ganho de peso pós-cessação é menos prejudicial à saúde do que continuar a fumar.
- O tratamento farmacológico pode adiar o ganho de peso e é recomendado nesses casos, mas, em geral, o paciente apresenta ganho de peso similar àqueles que não utilizaram esse tratamento após a retirada do medicamento.
- O profissional da saúde nunca deve negar a possibilidade de ganho de peso ou minimizar a importância dessa questão para o paciente. Deve-se dar as informações reais sobre o que pode acontecer e prepará-lo para lidar com as possíveis consequências da abstinência. O paciente pode ganhar peso mesmo sem aumentar a ingestão calórica e precisa estar preparado para isso.
- Deve-se discutir com o paciente os fatores que influenciam o ganho de peso: alterações metabólicas, melhora do paladar e olfato, aumento de apetite, ansiedade e necessidade de se premiar por conta da sensação de privação.
- Durante o tratamento, o profissional deve ajudar o paciente a lidar com essa questão ou encaminhá-lo a um profissional que o faça.
- Deve-se incentivar o paciente a adotar um estilo de vida saudável, com a ingestão de frutas e verduras, prática de exercício físico e consumo limitado de álcool.

"Fumar é meu único prazer."

Muitas vezes, o cigarro representa para o fumante uma válvula de escape, o momento em que ele pode fazer o que quiser, e isso está intimamente relacionado ao prazer. É fundamental identificar novas atividades prazerosas que ele possa introduzir em sua rotina.

"Fumar ajuda a lidar com o estresse."

A maioria dos fumantes relata usar o cigarro para lidar com o estresse, e muitas vezes acreditam que ele apresente alguma propriedade química para promover relaxamento. Isso se dá por conta de diversos aspectos, como condicionamento, já que muitos fumam sempre nas situações estressantes, e sintomas de abstinência, que somem ao fumar.

Além disso, a hora de fumar é uma parada no tempo e, muitas vezes, nas situações estressantes, propiciando um intervalo ao paciente. Por exemplo, se, ao aborrecer-se porque o computador não está funcionando, o indivíduo dá um tempo para sair para fumar, ele se distrai, e o estresse diminui nesse momento.

É importante que o paciente tenha consciência de que o cigarro não tem nenhuma substância relaxante e de que é um objeto inanimado. Não resolve os problemas, não paga contas ou faz o trânsito fluir mais rápido.

"Sem cigarro eu vou passar muito mal."

Crenças em relação aos sintomas de abstinência são muito comuns. Deve-se esclarecer ao paciente o que é síndrome de abstinência, os principais sintomas, o tempo de duração e os apoios farmacológicos para minimizar seus efeitos.

"Sem cigarro não vou conseguir produzir. Fico burro."

A nicotina pode melhorar a concentração, que fica, em geral, pior no momento inicial da abstinência. Deve-se ajudar o paciente a se planejar para adiar tarefas mais criativas na primeira semana e discutir as razões pelas quais ele deve priorizar a si mesmo nesse primeiro momento. No caso de ele não estar produzindo tanto quanto gostaria, deve aceitar a situação, sem se cobrar. Deixar de fumar é um passo importante para a vida dele, e um período pequeno com dificuldade de concentração não pode ser mais prejudicial do que fumar.

"A vontade de fumar não vai embora nunca."

Fornecer informações sobre fissura e mostrar ao paciente que vontade é coisa que dá e passa são estratégias efetivas para desfazer a crença. Pode-se perguntar a ele o que acontece em momentos em que tem vontade de fumar, mas está impossibilitado por algum motivo, e informar que a fissura do cigarro dura, em média, de 2 a 5 minutos. Quanto mais tempo ele ficar em abstinência, menos intensa e frequente será a vontade.

"Não vou conseguir me divertir sem cigarro."

Pode-se pedir ao paciente para que pense em lugares a que já foi em que não era permitido fumar. Como ele se sentiu? Como é que amigos que não fumam conseguem se divertir sem cigarro? Recomenda-se desenvolver juntos estratégias para os momentos de fissura, como procurar um amigo, mascar uma pastilha ou goma SOS, ocupar-se com alguma coisa. Enfim, deve-se discutir com o paciente as mudanças em seus comportamentos em relação às restrições do fumo em ambientes fechados, como o fato de ter-se adaptado a não fumar na sala de trabalho, por exemplo. No começo, as mudanças podem ser difíceis, mas acabamos por nos adaptar.

"Não vou conseguir ir ao banheiro sem cigarro."

Muitas vezes, ao associarmos uma ação a outra, ou seja, sempre que vou ao banheiro fumo, é difícil perceber que são ações que podem acontecer de forma independente.

Pode-se perguntar ao paciente quais são os indícios de que ele não conseguirá mais ir ao banheiro, se ele se lembra de como era antes de começar a fumar e quais são os hábitos de pessoas próximas a ele. Deve-se informar que é possível que, em um primeiro momento, ele tenha mais dificuldade, inclusive apresentando constipação. É importante que o paciente esteja preparado para isso e que entenda que é passageiro.

Motivação

É fundamental, durante todo o tratamento, trabalhar junto com o paciente quais são os motivos para deixar de fumar e permanecer abstinente. Muitas vezes, os profissionais da saúde estão focados em investigar a motivação na avaliação inicial, não valorizando a motivação durante o tratamento. A manutenção da mudança de comportamento precisa acontecer todo dia, ou seja, a cada nova fissura, ele deve decidir se permanece sem fumar ou não. Por isso, a importância de permanecer sem fumar deve estar sempre clara para o paciente. Além da motivação inicial, vale também ir apontando para o paciente outros ganhos para a construção de novos motivadores.

Formas de cessação do tabagismo

É importante que o profissional da saúde informe ao fumante as formas de cessação do tabagismo:

- *Abrupta*: é a chamada parada de estalo. O fumante deve escolher uma data e cessar totalmente o consumo de cigarros de um momento para outro. É fundamental auxiliar o paciente na escolha da data, investigando, por exemplo, se em fins de semana ele tem mais apoio do que em dias de semana, ou vice-versa. Deve-se ajudá-lo a programa a data e ter um plano para ocupar seu dia. Sair da rotina pode ajudar a despistar a dependência de hábito.
- *Gradual*: é dividida em dois tipos:
  - *Redução*: o fumante deve passar a fumar um número menor de cigarros a cada dia/semana, até o dia em que não fumará mais, ao término de uma semana, preferencialmente.
  - *Adiamento*: o fumante deve adiar a hora em que começa a fumar o primeiro cigarro do dia, até o dia em que não fumará mais, ao término de uma semana, preferencialmente.

Recaída

As estratégias de prevenção de recaída são abordadas no Capítulo 24, mas vale ressaltar algumas questões em relação à recaída do tabaco. Os principais motivos que podem levar a uma recaída estão relacionados a ganho de peso, sintomas psiquiátricos, estados emocionais negativos, conflitos interpessoais, pressão social direta e indireta, associação com bebida alcoólica, sintomas de abstinência, excesso de autoconfiança e experiências negativas ao parar de fumar.

Caso o paciente tenha um lapso ou recaída, deve-se aceitar sem culpa. Perguntas do tipo "Em que situação você acendeu o primeiro cigarro?", "Como estava se sentindo?", "O que poderia ter feito de diferente?" ajudam o paciente a se preparar para a próxima vez em que enfrentar uma situação de risco similar.

Deve-se rever a tentativa de parada, identificando quais os aspectos que ele acredita terem ajudado ou não nesse período, e incentivá-lo a retomar o processo de abstinência, utilizando a recaída como oportunidade de aprendizagem.

POPULAÇÕES ESPECIAIS

Portadores de HIV/aids

O tratamento para as pessoas portadoras de HIV/aids tem avançado significativamente, a ponto de a morte já não ser o resultado inevitável do diagnóstico. A terapêutica antirretroviral tornou a infecção pelo HIV não mais uma condição terminal, e sim uma doença crônica tratável, e o principal objetivo a ser buscado na próxima década é a melhora da saúde e da qualidade de vida desses pacientes. Mais da metade dos portadores de HIV é fumante e apresenta pior qualidade de vida em comparação a portadores de HIV não fumantes.[27]

Além disso, o fumo está associado, nessa população, a aumento de infecções oportunistas, doenças pulmonares e complicações cardiovasculares. Outro aspecto importante a ser considerado é que esses pacientes tendem a minimizar os efeitos do fumo em sua saúde, já que muitas vezes não acreditam que terão uma expectativa de vida longa, além de relatar que fumar ajuda a lidar com estresse de sua doença.

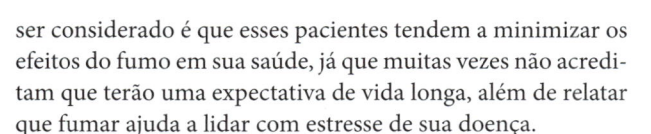

Poucos estudos até a presente data avaliaram a eficácia de uma intervenção de cessação do tabagismo voltada especificamente para essa população.

Tuberculosos

Evidências científicas dos últimos anos apontam para uma associação positiva entre tabagismo e tuberculose. Fumar aumenta significativamente o risco de adoecimento e morte por tuberculose, sendo que mais de 20% da incidência global da doença pode ser atribuída ao tabagismo. O controle da epidemia de tabaco pode ajudar a controlar a epidemia da tuberculose. Fumar é um fator de risco para a doença independentemente do uso de álcool e de outros fatores socioeconômicos. Fumar aumenta em mais de duas vezes e meia o risco de adoecer por tuberculose.[28]

O momento do tratamento da tuberculose é uma oportunidade única para o aconselhamento e a abordagem do fumo, visto que o paciente vai com frequência inicial diária e posteriormente semanal à unidade de saúde.

Mulheres

Atualmente, a tendência epidemiológica do consumo do tabaco aponta para o aumento da prevalência nas mulheres. As principais causas de morte na população feminina são as cardiovasculares (infarto agudo do miocárdio e AVC), seguidas das neoplasias – mama, pulmão e colo do útero – e das doenças respiratórias, sendo que todas podem estar relacionadas ao consumo de cigarros. Além disso, o risco de infarto do miocárdio, embolia pulmonar e tromboflebite em mulheres jovens que usam anticoncepcionais orais e fumam chega a ser 10 vezes maior em comparação àquelas que não fumam e usam esse método de controle da natalidade.

Mulheres podem enfrentar barreiras diferentes das dos homens, como questões ligadas ao ciclo hormonal, maior prevalência de sintomas de depressão e ansiedade, o estresse provocado pela dupla jornada de trabalho ou mesmo por questões estéticas, como o medo do ganho de peso.[29]

Como aspecto positivo, as mulheres buscam mais apoio para deixar de fumar que os homens e têm motivações específicas, como fertilidade, gravidez e prevenção de efeitos da menopausa. Embora as mulheres se beneficiem das mesmas intervenções que os homens, os aspectos relatados anteriormente devem ser abordados no tratamento. Alguns estudos sugerem que a TRN pode ser menos eficaz em mulheres, devendo se considerar outras medicações de primeira linha.[30]

Pacientes com comorbidade psiquiátrica

Adultos com transtorno mental ou por uso de substâncias fumam mais do que aqueles que não apresentam tais transtornos[31] e morrem cerca de cinco anos antes,[32] muitos por causas relacionadas ao tabaco, sendo as mais frequentes problemas cardíacos, câncer e doenças pulmonares.[33] Usuários de drogas que fumam são quatro vezes mais propensos a morrer de forma prematura do que aqueles que não fumam.[34]

Outra questão importante é que, embora a prevalência de tabagismo tenha diminuído nos últimos anos na população em geral, o mesmo não é observado entre os pacientes com transtornos psiquiátricos.[35] Transtornos mentais estão associados com tabagismo pesado, maior grau de dependência de nicotina, aumento dos sintomas de abstinência e menores taxas de abstinência.[36]

Embora abster-se do tabaco possa ser difícil para essa população, um dos fatores que certamente influenciam esse fato é o desconhecimento, por parte de muitos profissionais de saúde mental, do tema e dos mitos associados a ele. Acredita-se que pacientes com transtorno mental e por uso de substâncias não tenham interesse em deixar de fumar ou não sejam capazes de fazê-lo. Outra crença comum é a de que o tabaco não é tão prejudicial como outras substâncias e de que se abster de seu uso pode prejudicar a abstinência de outras drogas. Muitos profissionais, infelizmente, ainda acreditam que o uso do tabaco é necessário como automedicação e que o estresse da abstinência pode ser prejudicial.

Entretanto, com o suporte apropriado, intervenções para cessação do tabagismo podem e devem fazer parte do tratamento de saúde mental.[33]

As principais estratégias que devem ser implementadas nessa área são:

- Clínicas de saúde mental devem ser ambientes livres de tabaco, e isso deve estender-se aos funcionários, que devem ser proibidos de fumar.[37]
- Os profissionais de saúde mental devem perguntar a todos os pacientes sobre seus hábitos de fumar e seu desejo de abter-se.[38]
- A prática de usar cigarros como recompensa deve ser descontinuada, e os profissionais de saúde mental não devem fumar junto com os pacientes.[39]
- Deve ser oferecido maior suporte, incluindo aconselhamento intensivo, tratamento farmacológico por um tempo maior ou combinado e *follow-up*.[33]

População LGBT

A população LGBT adulta tem de 40 a 70% mais chance de fumar. Nos adolescentes que relatam atração pelo mesmo sexo, a prevalência de tabagismo é de 45% nas mulheres e de 35% nos homens, sendo esta uma população-alvo do *marketing* da indústria do tabaco.⁴⁰ Pesquisas futuras são necessárias para avaliar a aceitabilidade e a acessibilidade ao tratamento, bem como a efetividade de aconselhamentos e intervenções personalizadas.

Crianças e adolescentes

O tabagismo é considerado uma doença pediátrica, visto que 90% dos fumantes consumiram seu primeiro cigarro antes dos 21 anos. A experimentação nessa faixa etária se dá por diversas razões, entre elas influência dos pares e parentes fumantes, curiosidade, *marketing* da indústria focado nos jovens, como propaganda e filmes, controle do peso, contestação de valores, facilidade de acesso. A dependência de nicotina é rapidamente estabelecida ainda na adolescência. Diante desse panorama, deve-se incluir na rotina do atendimento pediátrico e posterior informações sobre o tabagismo, com o objetivo de prevenir a iniciação e motivar a cessação daqueles que já iniciaram o consumo.

Jovens em geral subestimam os malefícios do tabaco e são mais propensos a acreditar que podem deixar de fumar a qualquer hora,[41] porém apenas 4% dos fumantes com idades entre 12 e 19 anos alcançam a abstinência a cada ano.

Embora adolescentes pensem em parar de fumar, e o tratamento aumente as chances de sucesso,[42] poucos efetivamente buscam apoio, o que indica a necessidade de tratamentos específicos para essa população, visto que esses jovens parecem não aderir aos tratamentos convencionais.

Estudos demonstram que a TRN é segura para adolescentes, mas há poucas evidências sobre a efetividade de medicamentos para a dependência de nicotina nessa população. A maioria dos estudos não encontrou diferença entre o uso do placebo e a TRN, sendo necessários mais estudos para entender melhor seus benefícios.

Vale ressaltar também a importância de oferecer aconselhamento aos pais dessas crianças e adolescentes nas visitas às unidades de saúde. A diminuição do consumo de cigarros na família, além de reduzir os riscos causados à saúde pelo fumo passivo, também é uma forma de minimizar a exposição a modelos de comportamento que envolvem o hábito de fumar. Informações sobre os riscos que esse comportamento representa à vida do filho podem ser um importante motivador nesse processo.

Gestantes

Fumar na gravidez representa risco tanto para a saúde da mulher quanto do feto; está associado a aborto espontâneo, bebê de baixo peso, nascimento prematuro, deslocamento de placenta e morte súbita. Um único cigarro fumado por uma gestante é capaz de acelerar, em poucos minutos, os batimentos cardíacos do feto, devido ao efeito da nicotina sobre seu aparelho cardiovascular. Além disso, filhos de mulheres que fumaram durante a gravidez têm mais chances de se tornar dependentes caso experimentem o cigarro do que filhos de mulheres que não consumiram cigarros no período gestacional. O fumo na gestação está associado, ainda, a problemas cognitivos e de comportamento nas crianças.[43] Mulheres com gravidez não planejada tendem a fumar mais do que aquelas que planejaram a gestação.[44]

Embora a interrupção do tabagismo no início da gestação traga mais benefícios à gestante e ao feto, deixar de fumar em qualquer etapa diminui os riscos de complicações para ambos, o que indica que o aconselhamento à gestante deve se iniciar na primeira consulta do pré-natal e manter-se até o fim do período da amamentação.

O aconselhamento deve ser oferecido mesmo às gestantes que já tiverem interrompido o hábito, com o objetivo de prevenção de recaída, visto que muitas retornam ao hábito após o período gestacional, acreditando que não estarão mais prejudicando o filho. Informações sobre os riscos do tabagismo passivo na infância devem ser disponibilizadas para tais pacientes.

A segurança e a eficácia da farmacoterapia para cessação do tabagismo durante a gravidez não foram estabelecidas, e ainda não existem recomendações definitivas a serem feitas sobre o tema. Alguns estudos demonstram que o uso do cigarro teria mais efeitos negativos para o feto do que o uso da TRN, porém há publicações que indicam aumento de complicações com o uso do medicamento. Além disso, em algumas análises, não está claro o aumento das taxas de abstinência em comparação ao uso do placebo.[45]

Com base nesses resultados e no fato de que todos os medicamentos têm algum risco, as intervenções psicossociais devem ser a primeira opção de tratamento para fumantes grávidas. São necessárias pesquisas adicionais para determinar os riscos e os benefícios das diversas farmacoterapias para deixar de fumar durante a gravidez.

Pacientes hospitalizados

A internação hospitalar é uma oportunidade única para intervenção. Em geral, as doenças relacionadas ao tabaco são um dos maiores motivos de internação hospitalar, e esse pode ser um momento em que o paciente esteja mais mobilizado e disposto a fazer mudanças em seu estilo de vida por conta da saúde. Durante as internações, os pacientes muitas vezes são forçados a se abster do tabaco – devido à proibição nos hospitais –, geralmente sem receber orientações, sem estar preparados, independentemente da fase de motivação em que se encontram.

Mesmo com a proibição do fumo, um estudo internacional mostrou que 25% dos pacientes fumam dentro do hospital e que 55% referem sintomas de abstinência da nicotina.[46] Como as políticas de ambientes livres de fumo em hospitais no Brasil não são rigorosas, provavelmente esse número é ainda maior em nossa realidade.

A equipe de acompanhamento na internação deve estar capacitada a oferecer abordagem ao fumante e apoio farmacoterápico para auxiliar nesse processo. É incoerente não permitir ao paciente o consumo sem ajudá-lo a lidar com os sintomas de abstinência e outros mecanismos psicológicos e comportamentais da dependência.

CONSIDERAÇÕES FINAIS

O tabagismo é uma doença complexa multifatorial que envolve diversos aspectos, e, portanto, seu tratamento e sua abordagem devem seguir a mesma linha.

Ajudar alguém a parar de fumar é a medida mais importante para a melhora da saúde do paciente. O tabagismo acarreta, em média, perda de 10 anos de vida, e deixar de fumar nas idades de 30, 40, 50 e 60 anos reduz a perda de anos de vida em 10, 9, 6 ou 3 anos de vida, respectivamente. Ou seja, em qualquer idade, é importante deixar o cigarro, e quanto mais cedo, melhor.

Para tanto, o apoio de profissionais da saúde é fundamental, já que apenas 33% das pessoas que deixam de fumar sozinhas permanecem abstinentes por um período superior a dois dias, e menos de 5% mantém-se abstinente por mais de um ano. Metade dos fumantes com aproximadamente 20 anos de idade e 84% dos fumantes mais velhos preenchem os critérios de dependência.

REFERÊNCIAS

1. World Health Organization. WHO global report on trends in prevalence of tobacco smoking 2015. Geneva: WHO; 2015.
2. Fong GT, Hyland A, Borland R, Hammond D, Hastings G, McNeill A, et al. Reductions in tobacco smoke pollution and increases in support for smoke-free public places following the implementation of comprehensive smoke-free workplace legislation in the Republic of Ireland: findings from the ITC Ireland/UK Survey. Tob Control. 2006;15(3):iii51-8.
3. Forouzanfar MH, Afshin A, Alexander LT, Anderson HR, Bhutta ZA, Biryukov S, et al. Global, regional, and national comparative risk assessment of 79 behavioural, environmental and occupational, and metabolic risks or clusters of risks, 1990–2015: a systematic analysis for the Global Burden of Disease Study 2015. Lancet. 2016;388(10053):1659–724.
4. Ministério da Saúde (BR). Instituto Nacional de Câncer José Alencar Gomes da Silva. Aliança de Controle do Tabagismo. Evidências científicas sobre tabagismo para subsídio ao poder judiciário. São Paulo: Associação Médica Brasileira; 2013.
5. Ministério da Saúde (BR). Agência Nacional de Saúde Suplementar. Diretrizes clínicas na saúde suplementar: tabagismo [Internet]. Brasília: ANSAMB; 2012. [capturado em 13 ago. 2014]. Disponível em: http://www.projetodiretrizes.org.br/ans/diretrizes/tabagismo.pdf
6. Iglesias R, Jha P, Pinto M, Costa e Silva V, Godinho J. Controle do tabagismo no Brasil. Washington: Health Nutrition and Population; 2007.
7. Ministério da Saúde (BR). Vigitel Brasil 2016: vigilância de fatores de risco e proteção para doenças crônicas por inquérito telefônico: estimativas sobre frequência e distribuição sociodemográfica de fatores de risco e proteção para doenças crônicas nas capitais dos 26 estados brasileiros e no Distrito Federal em 2016. Brasília: Ministério da Saúde; 2017.
8. Kim KH, Kabir E, Jahan SA. Waterpipe tobacco smoking and its human health impacts. J Hazard Mater. 2016;317:229-36.
9. American Lung Association. Hookah smoking: a growing threat to public health issue brief [Internet]. Chicago: Smokefree Communities Project; 2011 [capturado em 17 ago. 2017]. Disponível em: http://www.lung.org/assets/documents/tobacco/hookah-policy-brief-updated.pdf.
10. Aboaziza E, Eissenberg T. Waterpipe tobacco smoking: what is the evidence that it supports nicotine/tobacco dependence? Tob Control. 2015;24(1):i44–i53.
11. Mcrobbie H, Bullen C, Hartmann-Boyce J, Hajek P. Electronic cigarettes for smoking cessation and reduction. Cochrane Database Syst Rev. 2014;(12).
12. Instituto Nacional de Câncer José Alencar Gomes da Silva. Cigarros eletrônicos: o que sabemos? Estudo sobre a composição do vapor e danos à saúde, o papel na redução de danos e no tratamento da dependência de nicotina. Rio de Janeiro: INCA; 2016.
13. World Health Organization. Further development of the partial guidelines for implementation of Articles 9 and 10 of the WHO FCTC. Geneva: WHO; 2016. p. 5-6.
14. Phillip Morris International Science. Heat not burn [Internet]. [capturado em 16 ago. 2017]. Disponível em: https://www.pmiscience.com/platform-development/platform-portfolio/heat-not-burn.
15. Pomerleau OF. Nicotine dependence. In: Bolliger CT, Fagerstrom KO, editors. The tobacco epidemic: progress in respiration research. Basel: S. Karger; 1997. p. 122-31.
16. West RW, Shiffman S. Fast facts: smoking cessation. Oxford: Health Press Limited; 2004.
17. Souza EST, Crippa JAS, Pasian SR, Martinez JAB. Escala razões para fumar modificada: tradução e adaptação cultural para o português para uso no Brasil e avaliação da confiabilidade teste-reteste. J Bras Pneumol. 2009;35(7):683-9.
18. Martins SR, Paceli RB, Bussacos MA, Fernandes FLA, Prado GF, Lombardi SEM, et al. Medidas eficazes de controle do tabagismo: concordância entre estudantes de medicina. J Bras Pneumo. 2017;43(3):202-7.
19. Fu SS, Partin MR, Snyder A, An LC, Nelson DB, Clothier B, et al. Promoting repeat tobacco dependence treatment: are relapsed smokers interested? Am J Manag Care. 2016;12(4):235-43.
20. Lancaster T, Stead LF. Individual behavioural counselling for smoking cessation. Cochrane Database Syst Rev. 2017;3.
21. Kruger J, O'Halloran A, Rosenthal AC, Babb SD, Fiore MC. Receipt of evidence-based brief cessation interventions by health professionals and use of cessation assisted treatments among current adult cigarette-only smokers: National Adult Tobacco Survey, 2009–2010. BMC Public Health. 2016;16.
22. Sachs DPL. Effectiveness of the 4-mg Dose of Nicotine Polacrilex for the Initial Treatment of High-Dependent Smokers. Arch Intern Med. 1995;155(18):1973-80.

23. Dale LC, Hurt RD, Hays JT. Drug therapy to aid smoking cessation. Tips on maximizing patients' chances for success. Postgrad Med. 1995;104(6):75-84.
24. Hjalmarson A, Nilsson F, Sjostrom L, Wiklund O. The nicotine inhaler in smoking cessation. Arch Intern Med. 1997;157(15):1721-8.
25. Jorenby DE, Hays JT, Rigotti N, Azoulay S, Watsky KE, Williams E, et al. Efficacy of Varenicline, an alpha4beta2 nicotinic acetylcholine receptor partial agonist, vs placebo or sustained-release bupropion for smoking cessation: a randomized controlled trial. JAMA. 2006;296(1):56-63.
26. Parsons, A, Shraim M, Inglis J, Aveyard P, Hajek P. Interventions for preventing weight gain after smoking cessation. Cochrane Database Sys Rev. 2009;(1).
27. Vijayaraghavan M, Penko J, Vittinghoff E, Bangsberg DR, Miaskowski C, Kushel MB, et al. Smoking behaviors in a community-based cohort of HIV-infected indigent adults. AIDS Behav. 2014;18(3):535-43.
28. World Health Organization. A WHO/The Union monograph on TB and Tobacco control: joining efforts to control two related global epidemics. Geneva: WHO; 2007.
29. Borges MTT, Barbosa RHS. As marcas de gênero no fumar feminino: uma aproximação sociológica do tabagismo em mulheres. Cienc Saúde Coletiva. 2009;14(4):1129-39.
30. Clinical Practice Guideline Treating Tobacco Use and Dependence 2008 Update Panel, Liaisons, and Staff. A clinical practice guideline for treating tobacco use and dependence: 2008 update. A U.S. Public Health Service report. Am J Prev Med. 2008;35(2):158-76.
31. Substance Abuse and Mental Health Services Administration. The adults with mental illness or substance use disorder account for 40 percent of all cigarettes smoked: NSDUH report. Rockville: SAMSHA; 2013.
32. Centers for Disease Control and Prevention (US). Vital signs: current cigarette smoking among adults aged ≥18 years with mental illness - United States, 2009-2011 [Internet]. Morb Mortal Wkly Rep. 2013;62(05):81-7 [capturado em 16 ago. 2017]. Disponível em: https://www.cdc.gov/mmwr/preview/mmwrhtml/mm6205a2.htm?s_cid=mm6205a2_w.
33. Centers for Disease Control and Prevention (US). Vital signs fact sheet: adult smoking focusing on people with mental illness [Internet]. Atlanta: National Center for Chronic Disease and Health Promotion; 2013 [capturado em 16 ago. 2017]. Disponível em: https://www.cdc.gov/vitalsigns/smokingandmentalillness/index.html.
34. Smoking Cessation Leadership Center. Fact sheet: the tobacco epidemic among people with behavioral health disorders. San Francisco: University of California; 2015.
35. Prochaska J, Das S, Young-Wolff KC. Smoking, mental illness, and public health. Annu Rev Public Health. 2017;38:165-85.
36. Bowden JA, Miller CL, Hiller JE. 2011. Smoking and mental illness: a population study in South Australia. Aust N Z J Psychiatry. 2011;45(4):325–3.
37. Centers for Disease Control and Prevention (US). Best practices user guide: health equity in tobacco prevention and control [Internet]. Atlanta: Department of Health and Human Services; 2015 [capturado em 16 ago. 2017]. Disponível em: https://www.cdc.gov/tobacco/stateandcommunity/best-practices-health-equity/index.htm.
38. Substance Abuse and Mental Health Services Administration. Tobacco use cessation during substance abuse treatment counseling. SAMHSA Advisory. 2011;10(2):1-8.
39. Substance Abuse and Mental Health Services Administration. The N-SSATS report: tobacco cessation services. Rockville: SAMHSA; 2013.
40. Ryan H, Wortley PM, Easton A, Pederson L, Greenwood G. Smoking among lesbians, gays, and bisexuals: a review of the literature. Am J Prev Med. 2001;21(2):142-9.
41. Al-Delaimy WK, White MM, Pierce JP. Adolescents' perceptions about quitting and nicotine replacement therapy: findings from the California Tobacco Survey. J Adolesc Health. 2006;38(4):465–8.
42. Hollis JF, Polen MR, Lichtenstein E, Whitlock EP. Tobacco use patterns and attitudes among teens being seen for routine primary care. Am J Health Promot. 2003;17(4):231–9.
43. American College of Obstetricians and Gynecologists. Smoking cessation during pregnancy. Comitte Opinion. 2005;106:883–8.
44. Hellerstedt WL, Pirie PL, Lando HA, Curry SJ, McBride CM, Grothaus LC. Differences in preconceptional and prenatal behaviors in women with intended and unintended pregnancies. Am J Public Health. 1998;88(4):663-6.
45. Oncken CA, Kranzler HR. What do we know about the role of pharmacotherapy for smoking cessation before or during pregnancy? Nicotine Tob Res. 2009;11(11):1265-73.
46. Rigotti NA, Arnsten JH, McKool KM, Wood-Reid KM, Pasternak RC, Singer DE. Smoking by patients in a smoke-free hospital: prevalence, predictors, and implications. Prev Med. 2000;31(2-1):159-66.

12
Maconha

Antonio Waldo Zuardi, José Alexandre de Souza Crippa e José Diogo dos Santos Souza

PONTOS-CHAVE

✓ A maconha é a droga ilícita mais utilizada no mundo.

✓ Dependendo da dose e do indivíduo, o uso agudo da maconha pode levar algumas pessoas a desenvolver sintomas psiquiátricos e alterações cognitivas transitórias.

✓ O uso recreativo crônico da maconha, dependendo da dose, da frequência e da precocidade do início, pode induzir alterações cognitivas, facilitar quadros psiquiátricos e produzir dependência em usuários vulneráveis.

✓ As intervenções terapêuticas – farmacológicas e não farmacológicas – atualmente disponíveis demonstraram eficácia apenas modesta, sendo que o desenvolvimento de novas intervenções ainda é necessário e oportuno.

A *Cannabis sativa* está entre as plantas mais antigas cultivadas pelo homem, com indicações arqueológicas e históricas do cultivo da planta, para obtenção de fibras, desde 6 mil anos atrás, na China. Os chineses a utilizavam também como medicamento, há 2.700 anos antes de Cristo, e seus grãos como alimento, prática que persiste até hoje em partes do Nepal, na fabricação de óleo comestível. Os efeitos psicoativos da maconha são descritos na mais antiga farmacopeia chinesa, indicando que eram conhecidos antes da Era Cristã.[1]

Ao longo da história e em diferentes culturas, a maconha tem sido utilizada como fornecedora de fibras, como alimento, com propósitos religiosos ou recreativos e como medicamento. Seu uso tem sido estimulado ou condenado, dependendo da época, do contexto e do segmento da população.

No fim do século XIX e início do século XX, extratos da maconha foram comercializados por grandes laboratórios farmacêuticos com múltiplas indicações, entre elas como sedativo, hipnótico, analgésico, anti-inflamatório e estimulante do apetite. Coincidindo com esse uso médico, o interesse pelo estudo científico da planta aumentou na segunda metade do século XIX, tendo sido publicados mais de cem trabalhos sobre ela. Nessa época, os princípios ativos da maconha não haviam sido isolados, e os extratos da planta tinham seus efeitos dependentes de muitos fatores (onde a planta foi cultivada, partes da planta utilizadas, modo de preparação, etc.), o que dificultava sua replicação. Ao lado disso, vários medicamentos foram introduzidos, como analgésicos e vacinas para diversas moléstias infecciosas, com eficácia bem estabelecida para indicações da maconha. Dessa forma, o interesse médico pela maconha diminuiu nas primeiras décadas do século XX. Nesse período, aumentaram as restrições legais ao seu uso, e sua utilização como medicamento foi praticamente abolida no Ocidente.[1]

Até o fim da primeira metade do século XX, o uso da maconha com propósitos recreativos estava restrito a grupos isolados, como intelectuais europeus, imigrantes negros e hispânicos na América do Norte e grupos rurais negros e de baixa renda no Brasil. Nos anos de 1960, o uso recreativo da planta teve uma rápida expansão no estrato mais jovem da população em todo o Ocidente. Nos Estados Unidos, a porcentagem de adultos jovens que haviam usado maconha pelo menos uma vez aumentou de 5%, em 1967, para 44, 49 e 68%, nos anos de 1971, 1975 e 1980, respectivamente.[2,3] Esse uso tem-se mantido em níveis elevados até os dias atuais, sendo a droga ilícita mais utilizada no mundo. As maiores taxas de prevalência estão na África Central Ocidental, na América do Norte e na Oceania[4] (**Fig. 12.1**).

No Brasil, a prevalência é de 2,5% na população adulta e de 3,5% na população adolescente, enquanto o uso durante a vida é de 4,3% entre os adolescentes e de 6,8% entre os adultos.[5]

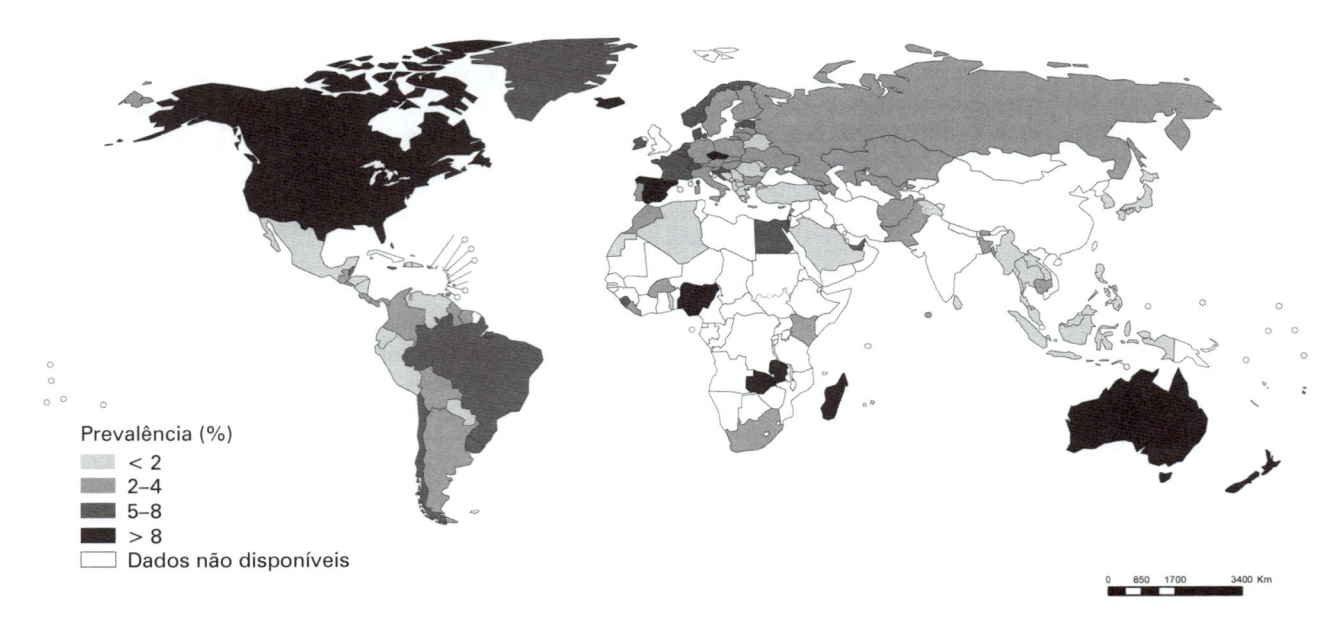

Figura 12.1 Representação global de 2013 da prevalência do uso de maconha na população de 15 a 64 anos.
Fonte: United Nations Office on Drugs and Crime.[4]

É importante ressaltar que, com essas taxas de prevalência de uso e com o aumento na flexibilização do consumo da maconha, a percepção de risco referente ao seu uso tem diminuído na população global,[6] o que se torna um grande desafio à saúde pública, na tentativa de conter danos.

FARMACOLOGIA

A planta *Cannabis sativa* tem suas folhas do terço superior e, principalmente, suas flores, das plantas femininas, recobertas por pelos secretores. No topo desses pelos, existe uma glândula, que concentra uma grande quantidade de substâncias, com uma estrutura terpeno fenol, não detectada em outras plantas. Tais substâncias recebem a denominação de fitocanabinoides, ou simplesmente canabinoides. O rompimento dessas glândulas libera canabinoides ativos, que constituem a resina que as recobre.[7] A preparação mais potente da maconha, que recebe o nome de haxixe, é constituída da resina que recobre as flores femininas da planta.

Na primeira metade dos anos de 1960, o grupo do professor Rafael Mechoulam, de Israel, determinou a estrutura dos principais canabinoides, incluindo o Δ^9-tetra-hidrocanabinol (Δ^9-THC), responsável pelos efeitos psicoativos da planta. Hoje são conhecidos cerca de cem canabinoides, com pouca ou nenhuma psicoatividade, porém com outros efeitos, muitos deles com potencial terapêutico.[8] O canabidiol (CBD), um canabinoide que chega a constituir até 40% do extrato da maconha, apresenta vários efeitos opostos aos do Δ^9-THC, como efeito ansiolítico e antipsicótico.[9] Dessa forma, o efeito de uma amostra de maconha não reflete apenas a atividade de sua concentração de Δ^9-THC, mas a proporção deste com a de outros canabinoides, especialmente de CBD.

A primeira demonstração da existência de receptores específicos para canabinoides no sistema nervoso foi possível com o desenvolvimento de um ligante radioativo com grande afinidade por membranas do córtex cerebral de ratos ([^{3}H] CP-55940) e que podia ser deslocado de forma estereosseletiva por diversos canabinoides, em uma ordem de afinidade que se correlacionava com a potência para a indução de feitos farmacológicos.[10] Logo em seguida, em 1990, foi clonado o DNA que codifica um receptor acoplado à proteína G, com todas as propriedades de um receptor para canabinoides.[11]

Essas descobertas propiciaram a procura por um ligante endógeno para esses receptores. Em 1992, foi identificado pela primeira vez um ligante endógeno para os receptores canabinoides, a etanolamina do ácido aracdônico, ou aracdonoil-etanolamina, que recebeu a denominação de anandamida, oriunda do sânscrito *ananda*, que significa êxtase ou felicidade suprema.[12] Pouco depois, foi identificado outro canabinoide endógeno, o 2-aracdonoil-glicerol, e desde então várias substâncias foram propostas como pertencentes a essa categoria.[13] Hoje não se tem mais dúvidas da existência de um sistema canabinoide, que compreende canabinoides endógenos derivados do ácido aracdônico e que se ligam a uma família de receptores acoplados à proteína G.

Os receptores mais conhecidos são o CB_1, e o CB_2, de acordo com sua ordem de descoberta. O receptor CB_1 distribui-se amplamente no encéfalo, localizando-se no terminal pré-sináptico, e é o responsável pelos principais efeitos psicoativos dos canabinoides. O receptor CB_2 é responsável, principalmente, pela mediação de efeitos periféricos, com ênfase em sua expressão no sistema imune. O Δ^9-THC é um agonista parcial dos receptores CB_1, e o CBD, embora tenha pouca afinidade pelo receptor CB_1, pode agir como antagonista CB_1/CB_2, além de apresentar outras ações, como bloqueio da recaptação de anandamida, agonista 5-HT_{1A}, diminuição da captação de adenosina, estímulo de receptores vaniloides e ação antioxidante.[14]

Os canabinoides endógenos, diferentemente dos neurotransmissores clássicos, não são armazenados em vesículas, mas sintetizados a partir de fosfolipídeos de membrana, em resposta ao estímulo produzido pela elevação do Ca^{2+} intracelular ("sob demanda"), difundindo-se para o meio extracelular. Uma vez liberados na fenda sináptica, os endocanabinoides agem em receptores que estão localizados no neurônio pré-sináptico. Essa neurotransmissão retrógrada regula a transmissão de circuitos neurais excitatórios ou inibitórios, pela modulação da liberação de neurotransmissores do neurônio pré-sináptico. Os principais sistemas neurais regulados pelos endocanabinoides são o GABAérgico (inibitório) e o glutamatérgico (excitatório). Nesses dois sistemas, o acoplamento com o receptor CB_1 inibe a liberação dos neurotransmissores. Os endocanabinoides interagem, também, com outros neurotransmissores, entre eles a dopamina, cuja liberação no *nucleus accumbens* parece ser estimulada por agonistas de receptores CB_1. A remoção dos endocanabinoides de seus locais de ação se dá pela captação pelas células e pela degradação por enzimas, sendo a hidrolase de amidas de ácidos graxos (*fatty-acid amide hydrolase* – FAAH) a mais importante. Uma ilustração da ação dos endocanabinoides na fenda sináptica é apresentada na **Figura 12.2**.

A maior densidade de receptores CB_1 em determinadas regiões cerebrais pode justificar o envolvimento desse sistema de neurotransmissão com os principais efeitos dos canabinoides. Uma representação dessa distribuição é apresentada na **Figura 12.3**. A elevada densidade do receptor CB_1 nos núcleos da base e no cerebelo poderia mediar as alterações motoras induzidas pelos canabinoides. Sua presença no hipocampo e em diversas regiões do córtex cerebral poderia justificar os déficits cognitivos e a amnésia anterógrada. A mediação dos efeitos hedônicos e reforçadores se justificaria pela presença desse receptor no estriado ventral (*nucleus accumbens*), enquanto a presença na amígdala e na matéria cinzenta periaquedutal poderia explicar as alterações emocionais e a analgesia. Nos diversos núcleos do hipotálamo, esses receptores poderiam mediar a hipotermia e o aumento de apetite. A escassa distribuição em estruturas do tronco cerebral responsáveis pelo controle respiratório e cardiovascular explicaria a reduzida propensão dos canabinoides de induzir alterações significativas nesses sistemas.[15]

QUADRO CLÍNICO

A maconha, tipicamente, é fumada na forma de cigarro, popularmente conhecido como "baseado", mas também pode ser fumada no *pipe* (cachimbo) ou no *bong*, instrumento que contém água e aumenta a concentração da fumaça. Outra forma de uso, que tem se difundido nos últimos anos, é o vaporizador, que, por meio de vaporização de baixa temperatura, apresenta mais segurança em relação à droga queimada de forma convencional, por fornecer menos componentes de alto peso molecular. Entretanto, essa ainda não é uma prática usada no Brasil, devido ao seu alto custo (**Fig. 12.4**).[16]

O uso de maconha em situações sociais em geral produz efeitos subjetivos, como relaxamento, leve euforia, intensificação de experiências sensoriais (ouvir músicas ou ver imagens) e alterações na percepção, especialmente na avaliação do tempo (o tempo passa mais lentamente). Essas alterações subjetivas podem ser acompanhadas de alterações fisiológicas, como taquicardia, aumento da pressão arterial, quando sentado, seguido de queda, no levantar, e enrubescimento das conjuntivas.[17]

EFEITOS DE CURTO PRAZO

Os efeitos em curto prazo do uso da maconha são aqueles que podem ocorrer logo após uma única ocasião de uso. Vários fatores estão envolvidos em tais efeitos, como a dose recebida, o modo de administração, a experiência prévia do uso de maconha ou de qualquer outra droga, as expectativas, pelo usuário, de seus efeitos, o estado de humor e o ambiente social em que é utilizada.[18]

Cognição

A maconha compromete, de forma aguda, vários componentes da função cognitiva, com efeitos mais importantes na memória de curto prazo, no planejamento, na tomada de decisão e na velocidade de resposta. Usuários menos experientes sofrem efeitos mais fortes na atenção e na concentração do que aqueles com tolerância à droga.[19]

Ansiedade e sintomas psicóticos

Uma minoria das pessoas que usam maconha pela primeira vez sente-se nauseada, sendo que muitas podem apresentar crises de ansiedade e chegar a apresentar ataques de pânico e alucinações.[20] As alucinações também podem ocorrer após o uso de doses muito elevadas de THC e de doses mais baixas em indivíduos com vulnerabilidade preexistente a psicose (seja por apresentar sintomas psicóticos prévios, seja por ter familiares com perturbação psicótica).

Overdose

O risco de uma *overdose* fatal de maconha é extremamente pequeno comparado com opiáceos e drogas estimulantes.

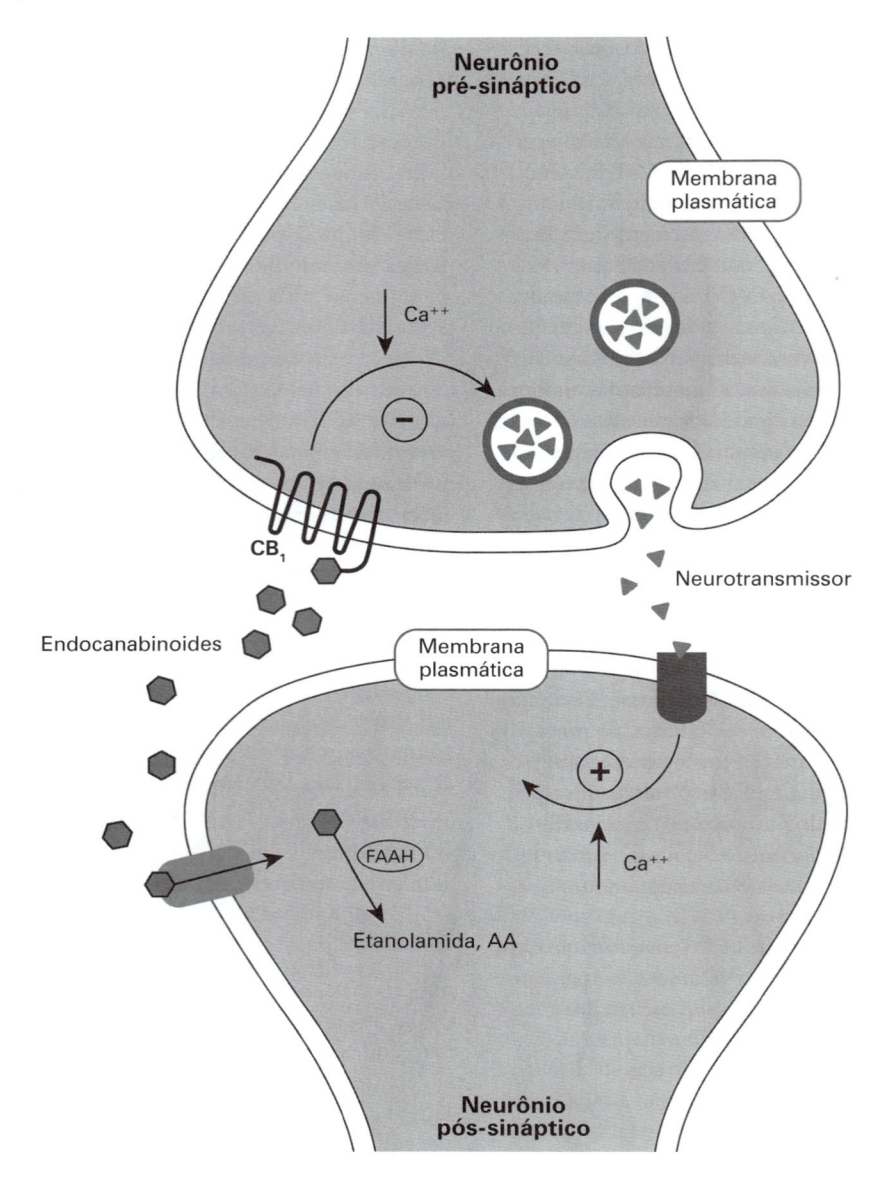

Figura 12.2 Ilustração de uma sinapse com mediação por endocanabinoides, representando: a) a síntese de endocanabinoides a partir de lipídeos de membrana, desencadeada pelo aumento de cálcio (Ca^{++}) no interior do neurônio pós-sináptico; b) a ação dos endocanabinoides estimulando os receptores canabinoides (CB_1), induzindo a entrada de Ca^{++}, o que leva a uma inibição na liberação do neurotransmissor (principalmente ácido gama-aminobutírico [GABA] ou glutamato); c) a captação de endocanabinoides e sua metabolização pela hidrolase de amidas de ácidos graxos (FAAH).

EFEITOS DE LONGO PRAZO

A maconha é a droga ilícita mais utilizada na maioria dos países desenvolvidos, tendo a Organização das Nações Unidas (ONU) estimado em 180 milhões o número de usuários no mundo.[4] Seu primeiro uso ocorre principalmente na adolescência, e, entre os que nesse período fizeram uso pelo menos cinco vezes, a metade continua a usá-la 10 anos depois.[21] Os efeitos adversos correlacionados com o uso prolongado da maconha são mais frequentes em usuários diários ou quase diários.

Efeitos fora do sistema nervoso central

A maconha fumada libera componentes semelhantes aos do tabaco, porém com mais substâncias particuladas e cancerígenas. Como ela geralmente é fumada em conjunto com o tabaco, é difícil separar seus efeitos no longo prazo. De qualquer forma, os efeitos do fumar crônico são bem conhecidos e incluem alterações inflamatórias no trato respiratório, como bronquite crônica, dispneia e produção de catarro infectado. A relação do consumo de maconha com doença pulmonar obstrutiva crônica e com câncer de pulmão é inconclusiva.

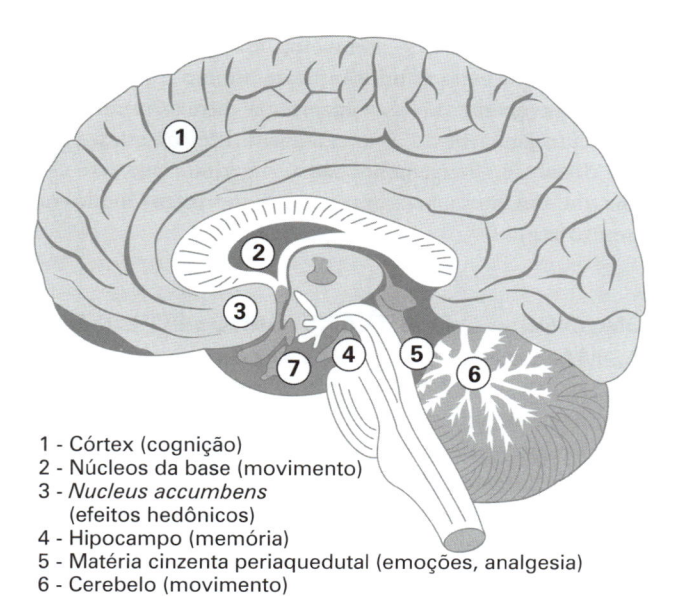

1 - Córtex (cognição)
2 - Núcleos da base (movimento)
3 - *Nucleus accumbens* (efeitos hedônicos)
4 - Hipocampo (memória)
5 - Matéria cinzenta periaquedutal (emoções, analgesia)
6 - Cerebelo (movimento)
7 - Amígdala (emoções)

Figura 12.3 Distribuição de receptores CB_1 no encéfalo e associação com efeitos dos canabinoides.

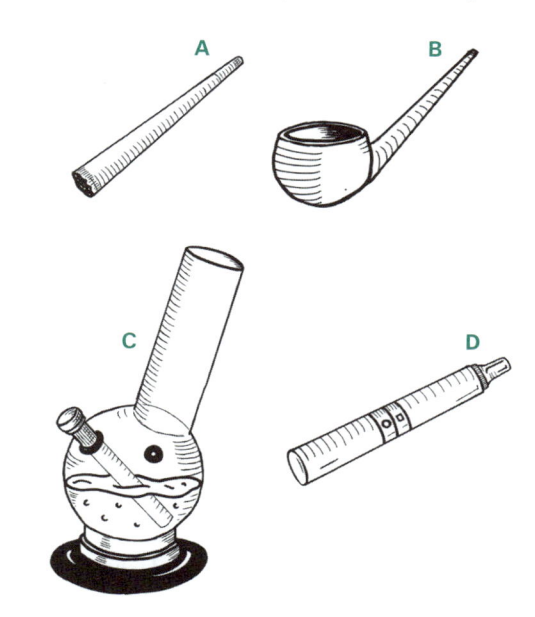

Figura 12.4 Algumas formas em que a maconha é consumida: A) baseado; B) *pipe*; C) *bong*; D) vaporizador portátil.
Fonte: Ilustração desenvolvida por Pedro Lima.

Os efeitos pulmonares podem não ser tão claros quanto os do tabaco, em razão de a frequência de cigarros fumados por dia ser muito maior para tabaco do que para maconha. Têm sido estudados, também, os efeitos dos canabinoides nos sistemas imune e reprodutivo e no desenvolvimento de crianças cujas mães fizeram uso na gestação.[17]

Cognição

Embora se reconheça, hoje, que a intoxicação aguda pela maconha pode induzir prejuízos cognitivos, continua sendo controversa a extensão em que esses déficits persistem após a interrupção do uso. Alguns estudos demonstram disfunção apenas durante a intoxicação, outros, por alguns dias, e outros, ainda, por mais de um mês após a interrupção do uso. De qualquer forma, têm-se detectado prejuízos cognitivos em usuários crônicos de maconha, especialmente com relação a memória, atenção, funções executivas e controle inibitório de respostas. Essas alterações estão associadas a maior frequência, duração, dose e precocidade no início do uso. Vários estudos indicam que o início do uso na adolescência, quando o neurodesenvolvimento ainda não se completou, resulta em déficits mais importantes na atenção e na memória.[22]

As alterações cerebrais estruturais em usuários crônicos de maconha apresentam resultados inconsistentes. Entretanto, um estudo recente, que utilizou medidas mais sensíveis e usuários com uma exposição à droga mais intensa do que os estudos anteriores (média de 20 anos de uso quase diário), encontrou uma redução significativa nos volumes do hipocampo e da amígdala.[23] Essas alterações estruturais podem ter relação com os déficits cognitivos e sugerem que pode haver um limiar para a exposição cumulativa, a partir do qual as alterações se instalem.[22]

Ansiedade e humor

Usuários frequentes de maconha apresentam prevalência maior de transtornos de ansiedade, e, da mesma forma, entre os pacientes com transtornos de ansiedade, existe uma porcentagem maior de usuários de maconha. Não está clara a razão dessa associação, e várias hipóteses têm sido formuladas para compreendê-la. O uso crônico de maconha poderia produzir uma alteração no sistema endocanabinoide, desregulando-o e gerando uma ansiedade persistente. Outra possibilidade seria a de que pacientes com altos níveis de ansiedade ou com transtornos de ansiedade usem mais a maconha como uma forma de "automedicação". Pode-se argumentar, ainda, que o risco para o uso da maconha e os transtornos de ansiedade tenham alguns fatores etiopatológicos em comum, que poderiam incluir influências biológicas, ambientais, de neurodesenvolvimento, sociais, bem como características de personalidade. O efeito da maconha sobre a ansiedade é contraditório. Ao mesmo tempo que muitos usuários relatam a redução da ansiedade como motivo para o uso da droga, reações agudas de pânico estão entre seus efeitos adversos mais comuns. Essas reações conflitantes podem dever-se a efeitos dose-dependentes dos agonistas de receptores CB_1 (p. ex., Δ^9-THC e nabilone), bem como à proporção entre o Δ^9-THC e o CBD nas amostras utilizadas.[24]

Existe, também, uma grande comorbidade entre os transtornos bipolares e o uso de maconha, que é maior do que a esperada pelo acaso.[25] Essa comorbidade parece provocar prejuízo em vários aspectos clínicos dos pacientes com transtorno bipolar, porém leva a uma relativa preservação de alguns aspectos do funcionamento social.[26] As evidências científicas da associação entre quadros depressivos e uso de maconha são menores.[27] Também há uma relação entre o uso de maconha e a depressão, sendo que usuários crônicos apresentam maiores taxas de transtornos depressivos.[28]

Associação com psicose

A relação entre o uso de maconha e a ocorrência de quadros psicóticos tem sido objeto de muitos estudos e ainda é controversa. Um estudo recente mostrou que fumar maconha após um primeiro episódio de psicose está associado a risco aumentado de recorrência desse quadro.[29] Está bem demonstrado, também, que doses elevadas de Δ^9-THC produzem sintomas psicóticos transitórios em voluntários sadios e uma recorrência, também transitória, de sintomas psicóticos em pessoas com esquizofrenia que tinham sua sintomatologia controlada com antipsicóticos.[30] O que não está claro é se o uso crônico de maconha tem relação com quadros psicóticos duradouros, mesmo na ausência da droga. Estudos epidemiológicos realizados em vários países, como Estados Unidos, Holanda e Austrália, encontraram índices significativamente maiores de usuários de *Cannabis* entre pessoas com esquizofrenia em relação ao restante da população. Outras explicações, que não uma relação causal, poderiam justificar esses resultados, como fatores sociais, econômicos e genéticos comuns entre usuários de *Cannabis* e pessoas com esquizofrenia; uso da droga como "automedicação"; e vulnerabilidade aumentada para esquizofrenia com a utilização da *Cannabis*.[17]

A realização de grandes estudos prospectivos trouxe contribuições importantes no estudo da relação entre uso de maconha e esquizofrenia. Um grande estudo prospectivo que envolveu 50.087 recrutas, avaliados no momento da convocação e 15 anos depois, identificou uma relação dose-resposta entre a frequência de uso aos 18 anos e a ocorrência posterior de esquizofrenia. Esses achados foram posteriormente confirmados, com um controle maior das variáveis de confusão e um seguimento de 27 anos, mostrando que os usuários pesados de *Cannabis* (mais de 50 vezes aos 18 anos) tiveram um risco três vezes maior de desenvolver esquizofrenia. O risco parece ser maior quanto mais precoce é o início de uso da *Cannabis*. Em um estudo realizado na Nova Zelândia, os autores verificaram que os usuários da droga aos 15 anos apresentaram índices de sintomas psicóticos, aos 26 anos, significativamente maiores do que os que iniciaram o uso aos 18 anos. Esse resultado sugere que o uso da *Cannabis* pode ser crítico quando o desenvolvimento ainda não se completou. É importante destacar que, apesar de esses estudos indicarem um risco maior para o desenvolvimento de esquizofrenia entre os usuários de *Cannabis*, ainda assim a porcentagem deles que desenvolve a doença é relativamente baixa, sugerindo que esse uso constitui um fator a mais entre muitos outros envolvidos na esquizofrenia.[30]

DIAGNÓSTICO DOS TRANSTORNOS POR USO DE MACONHA

Uma definição pragmática e ampla para o uso problemático de drogas, apresentada pelo Advisory Council on Misuse of Drugs, do Reino Unido, estabelece que "um usuário problemático de drogas é qualquer um que tenha problemas sociais, psicológicos, físicos ou jurídicos relacionados à intoxicação e/ou consumo regular excessivo e/ou dependência como consequência de seu uso de drogas".[17]

Outra definição para os transtornos relacionados ao uso de maconha pode ser obtida no *Manual diagnóstico e estatístico de transtornos mentais*, 5ª edição (DSM-5),[31] da American Psychiatric Association (APA), apresentado no Capítulo 7 desta obra.

A controvérsia sobre o potencial aditivo da maconha tem perdido força em razão de evidências acumuladas nos últimos anos que apontam no sentido de confirmar esse potencial. Uma série de evidências neurobiológicas indica que a maconha afeta os sistemas de recompensa cerebral, assemelhando-se, assim, a outras drogas com potencial de causar dependência. O desenvolvimento de tolerância a vários efeitos da maconha, entre eles cardiovasculares e psicológicos, tem sido demonstrado. Provavelmente, essa tolerância é dose-dependente, ocorrendo mais rapidamente após a administração repetida de doses elevadas.[17]

A existência de síndrome de abstinência da maconha, até recentemente, era objeto de controvérsias. O lento desaparecimento do Δ^9-THC do organismo, após a interrupção do uso, pode atenuar os sintomas de abstinência, contribuindo para dificultar sua identificação. Entretanto, estudos recentes demonstram claramente que a interrupção do uso da maconha em humanos induz sintomas de abstinência. Esses sintomas puderam ser agrupados em dois fatores, um que incluía fraqueza, hipersonia e retardo psicomotor, e o outro que envolvia ansiedade, inquietação, depressão e insônia. Os sintomas de abstinência se iniciam, em geral, 24 horas após o último uso e atingem o pico em 2 a 3 dias.[32,33]

Estima-se que em torno de 15% dos usuários que iniciaram o consumo na adolescência desenvolvam dependência,[34] e entre 33 e 50% dos usuários crônicos.[35] Nos Estados Unidos, as internações para tratamento de problemas originados pelo uso da droga mais do que duplicaram entre 1993 e 2003, com aumentos similares na Austrália e na União Europeia.[36]

TRATAMENTOS

INTOXICAÇÃO AGUDA

Tratamento farmacológico dos efeitos agudos fisiológicos

De forma geral, o estudo das intervenções farmacológicas nos efeitos fisiológicos da *Cannabis* divide-se em relatos de caso e ensaios clínicos – os primeiros, com descrição de condutas adotadas com sucesso em situações adversas, e os últimos, com drogas utilizadas antes de o indivíduo fazer uso da *Cannabis*.

O uso do propranolol demonstrou ser eficaz no controle dos efeitos cardiovasculares, atenuando de forma significativa a ocorrência de taquicardia, assim como o aumento da pressão arterial e a hiperemia conjuntival.[37,38]

Em dois estudos, o rimonabanto também foi associado à redução da taquicardia induzida pela *Cannabis*. Esse fármaco é um antagonista dos receptores canabinoides CB_1 e apresentou tais efeitos em diferentes dosagens (40 e 90 mg), utilizadas duas horas antes do consumo de maconha.[39,40]

A redução da taquicardia observada com o uso do propranolol e do rimonabanto mostrou ser independente de interações farmacocinéticas, sugerindo ação específica dessas medicações no bloqueio da ativação do sistema autonômico simpático relacionado ao uso da *Cannabis*. O uso corrente do propranolol em serviços de saúde, com perfil farmacológico difundido, faz dessa medicação primeira escolha para o manejo de alterações fisiológicas da intoxicação, como taquicardia, elevação da pressão arterial e hiperemia conjuntival. Entretanto, apesar de o rimonabanto ter demonstrado, em estudos experimentais, redução nos sinais e sintomas de intoxicação por *Cannabis*, seu importante efeito colateral de induzir episódio depressivo,[41] com consequente retirada do mercado, impediram seu uso nessa condição.

Nos relatos de caso que registraram ocorrência de fibrilação atrial na intoxicação pela *Cannabis*, antiarrítmicos como flecainida, propafenona e digoxina foram utilizados com sucesso na normalização do ritmo cardíaco.[42]

A ocorrência de estados comatosos na intoxicação pela *Cannabis* é muito rara e, quando ocorre, está associada a sua ingestão por crianças. Há descrições de casos de crianças com coma induzido por ingestão de *Cannabis* que apresentaram retorno completo do nível de consciência após uso de flumazenil, um antagonista do complexo de receptor GABA/benzodiazepínico, geralmente indicado no tratamento da intoxicação por benzodiazepínicos.[43] Apesar do potencial terapêutico para uso nessas condições, mais estudos ainda são necessários para o uso dessa medicação.

Tratamento farmacológico dos efeitos agudos psiquiátricos

Um estudo randomizado, duplo-cego, comparou os efeitos da olanzapina (10 mg/dia) com os do haloperidol (10 mg/dia) em quadros psicóticos induzidos pela *Cannabis* pelo período de quatro semanas. Os pacientes de ambos os grupos apresentaram redução sintomática, sem diferença estatística entre eles, apesar de o haloperidol, como esperado, ter sido associado com maior ocorrência de efeitos colaterais extrapiramidais.[44] Uma vez que os efeitos anticolinérgicos são parte do quadro de intoxicação pela maconha, o uso de antipsicóticos que não provocam esses efeitos adversos parece ser mais apropriado.

Ataques de pânico associados à intoxicação pela *Cannabis* poderiam ser tratados com benzodiazepínicos como lorazepam e alprazolam, recomendados para manejo agudo no transtorno de pânico e, ao que parece, efetivos no controle da sintomatologia ansiosa associada à intoxicação pela maconha. Síndromes depressivas e maníacas na vigência da intoxicação podem ser manejadas por medicamentos (benzodiazepínicos e/ou antipsicóticos) que atenuam agudamente importantes queixas agudas, como insônia, ansiedade, agitação psicomotora e ideação suicida. O uso de antidepressivos e estabilizadores do humor, com efeitos clínicos decorrentes do uso continuado, estaria indicado apenas na persistência desses transtornos, de duração superior ao período da intoxicação.

ABSTINÊNCIA E DEPENDÊNCIA

TRATAMENTO NÃO FARMACOLÓGICO

As intervenções não farmacológicas para o tratamento da dependência de maconha que demonstraram ser efetivas seguem na mesma direção das que são eficazes no tratamento de outros transtornos por uso de substâncias.[36]

A literatura tem demonstrado que vários tratamentos ambulatoriais psicossociais/comportamentais são eficazes para promover a redução e a abstinência do uso de *Cannabis*.[28] A maior parte dos estudos com resultados promissores usou as técnicas da terapia motivacional (TM), da terapia cognitivo-comportamental (TCC) e do manejo de contingências (MC), todos também considerados eficazes para outros transtornos por uso de substâncias.

A TM é fundamentada na teoria e na técnica da entrevista motivacional (EM), sendo um estilo de aconselhamento diretivo, centrado no paciente, que visa estimular a mudança do comportamento, ajudando os pacientes a explorar e resolver sua ambivalência. A EM engloba técnicas de várias abordagens, como psicoterapias breves, terapia centrada no paciente, terapia sistêmica e até a psicologia social de persuasão. Nessa abordagem, o papel do terapeuta é não diretivo, isto é, em vez de propor soluções ou sugestões para o paciente, oferece condições de crítica que propiciem ao paciente o espaço para uma mudança natural: tenta-se buscar as razões para a mudança no paciente, em vez de impor ou tentar persuadi-lo sobre a mudança. Em essência, a EM orienta os pacientes a convencer a si próprios a respeito da mudança necessária. Essa técnica é aplicada em sessões individuais de 45 a 90 minutos e pode ocorrer entre 1 e 4 sessões.

A TCC busca ensinar o sujeito a procurar as habilidades necessárias para abandonar o uso de *Cannabis* e para evitar ou manejar outros problemas que poderiam interferir na evitação do uso da droga. Nessa modalidade, o objetivo pode ser tanto a avaliação individual das razões para o uso da *Cannabis* e a avaliação dos sintomas da abstinência como a observação e o aprendizado do manejo de situações que desencadeiam o uso ou o aprendizado de formas de evitar o uso de *Cannabis*, o manejo dos sintomas de ansiedade e humor e a solução de problemas. Normalmente, essa técnica envolve entre 6 e 14 sessões de aconselhamento individual ou em grupo, cada uma com duração de 45 a 60 minutos.

A técnica de MC é baseada no uso sistemático de consequências (recompensa ou punição) para motivar a manutenção da abstinência de *Cannabis*. As intervenções de MC mais frequentemente estudadas e testadas com transtornos por uso de *Cannabis* envolvem programas de incentivo com base na abstinência que proporcionam (em geral com base monetária) contingentes à abstinência, documentados semanalmente por meio de testes de urina. Os participantes recebem *vouchers* indicando seus ganhos, que são trocados por artigos de varejo ou vales-presente. Essa técnica algumas vezes é criticada justamente por envolver recompensa com base monetária – o que poderia incentivar, em vez de evitar, a aquisição da droga – e pela dificuldade de controle do uso por meio de testes, o que explicita a desconfiança básica do terapeuta em relação ao uso da droga pelo paciente.

De forma geral, os estudos têm demonstrado que, em adultos, as intervenções baseadas no comportamento, como TM, TCC e MC, podem auxiliar pessoas que usam maconha a mudar significativamente o uso da droga.[36] No Brasil, um estudo recente comparou uma intervenção de TM/TCC na qual foram realizadas quatro sessões semanais, com um mês de duração, com uma intervenção com as quatro sessões durante o curso de três meses.[45] Os autores verificaram que as medidas de desfecho de uso de *Cannabis* melhoraram em ambos os tratamentos em comparação a um grupo-controle de espera, mas não diferiram entre si. Observaram, ainda, uma tendência em direção a maior redução no uso ao longo do tempo e a maiores reduções na dependência no tratamento de mais longa duração.

Todas essas modalidades não farmacológicas (TM, TCC e MC) têm igualmente demonstrado eficácia em adolescentes, sendo que a terapia familiar parece também contribuir no tratamento. Entretanto, assim como tem sido observado para outras drogas, estratégias de intervenção mais eficazes são claramente necessárias e desejáveis, uma vez que os índices de resposta são modestos e a recaída ainda é considerada a regra com as abordagens atuais.[36]

Tratamento farmacológico

Em estudos laboratoriais com usuários diários de *Cannabis*, diversas medicações foram testadas no tratamento da abstinência da droga, porém sem resultados promissores. Entre elas, destacam-se a naltrexona, a bupropiona, a clonidina, a nefazodona e o divalproato de sódio, que não demonstraram eficácia nessa condição.[36] Assim, substâncias que atuam no receptor CB_1 têm recebido atenção para as intervenções farmacológicas relativas à abstinência e à dependência de maconha. Nesse sentido, preparações sintéticas orais (dronabinol) do principal componente psicoativo da maconha, Δ^9-THC, mostraram-se promissoras.[46] Esse agonista de CB_1 demonstrou atenuar, com um padrão dose-resposta, os sintomas de abstinência da maconha. Igualmente, um estudo indicou que 4 dos 9 pacientes ambulatoriais aos quais foi prescrito lítio relataram sintomas de abstinência reduzidos.[47]

Mais recentemente, testamos o CBD em uma paciente de 19 anos que apresentava história de uso pesado e continuado de *Cannabis* (4-8 cigarros/dia) desde os 13 anos de idade e vários sintomas de abstinência nas tentativas de interrupção da maconha. A paciente foi internada e recebeu, no primeiro dia, 300 mg de CBD; do 2º ao 10º dia, 600 mg/dia, divididos em duas tomadas; e, no 11º dia, novamente 300 mg. Não recebeu nenhuma medicação no 12º dia, tendo alta logo após. Com o uso do CBD, a paciente não referiu nenhum sintoma de abstinência de maconha em qualquer um dos itens avaliados por meio das escalas usadas.[48]

Até o momento, foram realizados poucos ensaios clínicos para avaliar a eficácia de intervenções farmacológicas na dependência de maconha. Nesse sentido, estudos usando o divalproato de sódio, a nefazodona e a bupropiona de liberação prolongada não demonstraram efeitos positivos nos desfechos de uso da maconha. Um estudo aberto com a atomoxetina, um inibidor da recaptação da norepinefrina, não demonstrou redução significativa no uso de maconha. A buspirona demonstrou, em dois estudos, alguns efeitos positivos em pacientes com dependência da droga, porém associados a diversos efeitos colaterais.[36]

Dessa forma, pode-se dizer que ainda não existem medicações eficazes para o transtorno relacionado ao uso de maconha. A substância que demonstrou ter maior potencial terapêutico em estudos laboratoriais foi o dronabinol, cujo modelo é paralelo ao de terapia de substituição que foi implementado com êxito no tratamento de dependência e abstinência de nicotina e de opioides.[36] Entretanto, ainda existe a preocupação de eventuais efeitos adversos cognitivos e de consequências em longo prazo, além de possível risco de uso pesado do Δ^9-THC.

O desenvolvimento de outros agonistas de CB_1 (parciais ou plenos) ou de formulações alternativas de Δ^9-THC, como adesivos transdérmicos, ou dispositivos de depósito de liberação prolongada, que não produzem tais efeitos, poderia ser um alvo alternativo para o desenvolvimento de medicações.[36] Do mesmo modo, o CBD parece ter potencial terapêutico no tratamento de transtornos relacionados ao uso de maconha, embora estudos controlados e duplos-cegos, com número adequado de pacientes, ainda sejam necessários.[48]

PROGNÓSTICO

Diversos fatores parecem estar associados ao desenvolvimento de sintomas psiquiátricos induzidos pelo uso de *Cannabis*. Destacam-se vulnerabilidade individual e genética; traços de personalidade; frequência e contexto do uso; dose e quantidade consumida; história de uso prévio; presença de sintomas psiquiátricos prévios; ambiente e contexto de uso; bem como a proporção e a concentração de canabinoides (especialmente o Δ^9-THC e o CBD).[24]

Apesar de atualmente ser claro que usuários de maconha podem apresentar uma síndrome de abstinência e dependência da droga, sabe-se que nem todo usuário tende a desenvolvê-la. Existem alguns fatores de risco para isso, como o uso de três ou mais drogas antes do primeiro uso de *Cannabis*, uso antes do fim da adolescência, baixa renda familiar, presença de comorbidades psiquiátricas e uso de outras drogas, incluindo álcool. Sabe-se, também, que o ambiente familiar, fatores ligados à personalidade e influências específicas da idade podem ser considerados fatores de risco relativos, pois, dependendo do contexto, podem funcionar como fatores de proteção.

CONSIDERAÇÕES FINAIS

Apesar de os canabinoides apresentarem um fantástico potencial terapêutico para diversas condições, o uso recreativo da maconha pode levar alguns indivíduos a desenvolver sintomas psiquiátricos agudos e dependência. Ainda há grande controvérsia a respeito de se a maconha pode levar a transtornos psiquiátricos após a interrupção de seu uso. No entanto, é certo que o uso regular de *Cannabis* pode levar a problemas cognitivos, psicossociais e de saúde em uma parcela de sujeitos vulneráveis. Mais recentemente, tem havido grande preocupação com o aumento na potência de THC (e redução de CBD) na maconha consumida, bem como com o advento de novas formas de *Cannabis* sintética – cujos impactos em termos de saúde pública podem ser alarmantes. Isso é ainda mais relevante, uma vez que as intervenções terapêuticas – farmacológicas e não farmacológicas – atualmente disponíveis demonstraram eficácia apenas modesta, sendo que o desenvolvimento de novas intervenções ainda é necessário e oportuno. Da mesma forma, é urgente o desenvolvimento de políticas preventivas com caráter informativo, de modo claro, sincero e adequado, desprovidas de ideologias e formuladas com base no conhecimento científico sobre os potenciais efeitos e riscos de uso de *Cannabis*, tanto para a população em geral como, em especial, para populações de risco.

REFERÊNCIAS

1. Zuardi AW. History of cannabis as a medicine: a review. Rev Bras Psiquiatr. 2006;28(2):153-7.
2. Harris LS. Cannabis: a review of progress. In: Lipton MA, Dimascio A, Killam KF, editors. Psychopharmacology: a generation of progress. New York: Raven Press; 1978. p. 1565-74.
3. Kandel DB. Marihuana users in young adulthood. Arch Gen Psychiat. 1984;41(2):200-9.
4. United Nations Office on Drugs and Crime. World drug report 2015 [Internet]. Vienna: United Nations Office on Drugs and Crime; 2015 [capturado em: 27 jul. 2017]. Disponível em: https://www.unodc.org/documents/wdr2015/World_Drug_Report_2015.pdf
5. Laranjeira R, Madruga C, Pinsky I, Caetano R, Mitsuhiro SS. II Levantamento Nacional de Álcool e Drogas – consumo de álcool do Brasil: tendências entre 2006/2012. São Paulo: INPAD; 2014.
6. Okaneku J, Vearrier D, McKeever RG, LaSala GS, Greenberg MI. Change in perceived risk associated with marijuana use in the United States from 2002 to 2012. Clin Toxicol. 2015;53(3):151-5.
7. Paris M, Nahas GG. Botany: the unstabilizad species. In: Nahas GG, editor. Marihuana in science and medicine. New York: Raven Press; 1984. p. 3-36.
8. Radwan MM, ElSohly MA, El-Alfy AT, Ahmed SA, Slade D, Husni AS, et al. Isolation and pharmacological evaluation of minor cannabinoids from high-potency Cannabis sativa. J Nat Prod. 2015;78(6):1271–6.
9. Zuardi AW, Crippa JAS, Hallak JEC, Moreira FA, Guimarães FS. Cannabidiol, a cannabis sativa constituent, as an antipsychotic drug. Braz J Med Biol Res. 2006;39(4):421-9.
10. Devane WA, Dysarz FA, Johnson MR, Melvin LS, Howlett AC. Determination and characterization of a cannabinoid receptor in rat brain. Mol Pharmacol. 1988;34(5):605-12.
11. Matsuda LA, Lolait SJ, Brownstein MJ, Young AC, Bonner TI. Structure of a cannabinoid receptor and functional expression of the cloned cDNA. Nature. 1990;346(6284):561–4.
12. Devane WA, Hanus L, Breuer A, Pertwee RG, Stevenson LA, Griffin G, et al. Isolation and structure of a brain constituent that binds to the cannabinoid receptor. Science. 1992; 258(5090):1946-9.
13. Mechoulam R, Ben-Shabat S, Hanus L, Ligumsky M, Kaminski NE, Schatz AR. Identification of an endogenous 2-monoglyceride, present in canine gut, that binds to cannabinoid receptors. Biochem Pharmacol. 1995;50(1):83-90.
14. Zuardi AW. Cannabidiol: from an inactive cannabinoid to a drug with wide spectrum of action. Rev Bras Psiquiatr. 2008;30(3):271–80.
15. Moreira FA. O sistema canabinóide. In: Zuardi AW, Crippa JAS, Guimarães FS, organizadores. Cannabis e saúde mental. Ribeirão Preto: FUNPEC; 2008. p. 3-16.
16. Bloor RN, Wang TS, Spanel P, Smith D. Ammonia release from heated 'street' cannabis leaf and its potential toxic effects on cannabis users. Addiction. 2008;103(10):1671–7.

17. Lader M. Addiction and the pharmacology of cannabis: implications for medicine and the law. Med Sci Law. 2009;49(1):1-17.
18. Fehr K, Kalant H, editors. Cannabis and health hazards: proceedings of an ARF/WHO scientific meeting on adverse health and behavioral consequences of cannabis use. Toronto: Addiction Research Foundation; 1983.
19. Ranganathan M, D'Souza DC. The acute effects of cannabinoids on memory in humans: a review. Psychopharmacology. 2006;188(4):425-44.
20. Thomas H. Psychiatric symptoms in cannabis users. Brit J Psychiat. 1993;163(2):141-9.
21. Perkonigg A, Goodwin RD, Fiedler A, Behrendt S, Beesdo K, Lieb R, et al. The natural course of cannabis use, abuse and dependence during the first decades of life. Addiction. 2008;103(3):439-51.
22. Solowij N, Pesa N. Anormalidades cognitivas no uso da cannabis. Rev Bras Psiquiat. 2010;32(1):531-9.
23. Yücel M, Solowij N, Respondek C, Whittle S, Fornito A, Pantelis C, et al. Regional brain abnormalities associated with long-term heavy cannabis use. Arch Gen Psychiatry. 2008;65(6):694-701.
24. Crippa JA, Zuardi AW, Martín-Santos R, Bhattacharyya S, Atakan Z, McGuire P, et al. Cannabis and anxiety: a critical review of the evidence. Hum Psychopharm Clin. 2009; 24(7):515-23.
25. Kessler RC, Crum RM, Warner LA, Nelson CB, Schulenberg J, Anthony JC. Lifetime co-occurrence of DSM-III-R alcohol abuse and dependence with other psychiatric disorders in the National Comorbidity Survey. Arch Gen Psychiat. 1997;54(4):313-21.
26. Van Rossum I, Boomsma M, Tenback D, Reed C, van Os J; EMBLEM Advisory Board. Does cannabis use affect treatment outcome in bipolar disorder? A longitudinal analysis. J Nerv Ment Dis. 2009;197(1):35-40.
27. Leweke MF, Koethe D. Cannabis and psychiatric disorders: it is not only addiction. Addict Biol. 2008;13(2):264-75.
28. Swift W, Hall W, Teesson M. Cannabis use and dependence among Australian adults: results from the National Survey of Mental Health and Well-being. Addiction. 2001;96(5):737-48.
29. Schoeler T, Petros N, Di Forti M, Pingault JB, Klamerus E, Foglia E, et al. Association between continued cannabis use and risk of relapse in first-episode psychosis: a quasi-experimental investigation within an observational study. JAMA Psychiat. 2016;73(11):1173-9.
30. Sewell RA, Skosnik PD, Garcia-Sosa I, Ranganathan M, D´Souza DC. Behavioral, cognitive and psychophysiological effects of cannabinoids: relevance to psychosis and schizophrenia. Rev Bras Psiquiat. 2010;32(1):S15-30.
31. American Psychiatric Association. Manual diagnóstico e estatístico de transtornos mentais: DSM-5. 5. ed. Porto Alegre: Artmed; 2014.
32. Budney AJ, Hughes JR, Moore BA, Vandrey R. Review of the validity and significance of cannabis withdrawal syndrome. Am J Psychiat. 2004;161(11):1967-77.
33. Hasin DS, Keyes KM, Alderson D, Wang S, Aharonovich E, Grant BF. Cannabis withdrawal in the United States: results from NESARC. J Clin Psychiat. 2008;69(9):1354-63.
34. Anthony JC. The epidemiology of cannabis dependence. In: Roffman RA, Stephens RS, Marlatt GA, editors. Cannabis dependence: its nature, consequences and treatment. Cambridge: Cambridge University; 2006. p. 58-105.
35. Van der Pol P, Liebregts N, de Graaf R, Korf DJ, van den Brink W, van Laar M. Predicting the transition from frequent cannabis use to cannabis dependence: a three-year prospective study. Drug Alcohol Depend. 2013;133(2):352-9.
36. Budney AJ, Vandrey RG, Stanger C. Intervenções farmacológicas e psicossociais para os distúrbios por uso da cannabis. Rev Bras Psiquiat. 2010;32(1):S46-S55.
37. Beaconsfield P, Ginsburg J, Rainsbury R. Marihuana smoking: cardiovascular effects in man and possible mechanisms. N Engl J Med. 1972;287(5):209-12.
38. Sulkowski A, Vachon L, Rich ES Jr. Propranolol effects on acute marihuana intoxication in man. Psychopharmacology. 1977; 52(1):47-53.
39. Huestis MA, Gorelick DA, Heishman SJ, Preston KL, Nelson RA, Moolchan ET, et al. Blockade of effects of smoked marijuana by the CB1-selective cannabinoid receptor antagonist SR141716. Arch Gen Psychiat. 2001;58(4):322-8.
40. Huestis MA, Boyd SJ, Heishman SJ, Preston KL, Bonnet D, Le Fur G, et al. Single and multiple doses of rimonabant antagonize acute effects of smoked cannabis in male cannabis users. Psychopharmacology. 2007;194(4):505-15.
41. Moreira FA, Crippa JAS. The psychiatric side-effects of rimonabant. Rev Bras Psiquiat. 2009;31(2):145-53.
42. Fisher B, Ghuran A, Vadamalai V, Antonios TF. Cardiovascular complications induced by cannabis smoking: a case report and review of the literature. Emerg Med J. 2005;22(9):679-80.
43. Rubio F, Quintero S, Hernandez A, Fernandez S, Cozar L, Lobato IM, et al. Flumazenil for coma reversal in children after cannabis. Lancet. 1993;341(8851):1028-9.
44. Berk M, Brook S, Trandafir AI. A comparison of olanzapine with haloperidol in cannabis-induced psychotic disorder: a double-blind randomized controlled trial. Int Clin Psychopharm. 1999;14(3):177-80.
45. Jungerman FS, Andreoni S, Laranjeira R. Short term impact of same intensity but different duration interventions for cannabis users. Drug Alcohol Depend. 2007;90(2):120-7.
46. Levin FR, Kleber HD. Use of dronabinol for cannabis dependence: two case reports and review. Am J Addict. 2008;17(2):161-4.
47. Winstock AR, Lea T, Copeland J. Lithium carbonate in the management of cannabis withdrawal in humans: an open-label study. J Psychopharmacol. 2009;23(1):84-93.
48. Crippa JA, Zuardi AW, Hallak JE. Uso terapêutico dos canabinoides em psiquiatria. Rev Bras Psiquiat. 2010;32(1):S56-66.

13

Cocaína e *crack*

Ísis Marafanti e Maria Carolina Pedalino Pinheiro

PONTOS-CHAVE

✓ O consumo de *crack* está associado a elevado índice de mortalidade, afetando indivíduos de todas as classes sociais.

✓ Estima-se que o uso mundial de cocaína na vida atinja 0,4% da população; no Brasil, afeta 2,7% da população.

✓ Os efeitos agudos da intoxicação por cocaína são relacionados a sua função estimulante e incluem aumento da atenção e da atividade motora, taquicardia, vasoconstrição, hipertensão, broncodilatação, aumento da temperatura corporal, midríase, entre outros.

✓ Os métodos de tratamento para a dependência de cocaína e *crack* abrangem diversas modalidades com estratégias biológicas e psicossociais, objetivando o retorno a uma vida produtiva na família, no trabalho e na sociedade.

ASPECTOS HISTÓRICOS

A cocaína tem seu princípio ativo extraído das folhas de uma planta chamada *Erythroxylon coca*, originária das Montanhas do Andes na América do Sul,[1] e tem ação estimulante no sistema nervoso central (SNC). Seu uso é descrito há mais de 4 mil anos pela humanidade, nas antigas civilizações pré-colombianas, tendo seu nome derivado da palavra aimoré *khoka*, que significa "a árvore". Os nativos dessas regiões mascavam as folhas de coca, ingerindo, dessa forma, pequenas quantidades de cocaína, tendo muitas vezes seus efeitos danosos mitigados por essa limitação da via de consumo.[2]

Foi somente na segunda metade do século XIX que o extrato da cocaína, um alcaloide, foi isolado das folhas de coca, ganhando popularidade na Europa e na América do Norte. Suas impressões iniciais foram muito otimistas, tendo sido inicialmente descrita como um "fármaco milagroso". Nessa época, Koller descreveu as propriedades anestésicas do fármaco e introduziu seu uso nas cirurgias oftalmológicas. Em 1884, Freud escreveu um livro defendendo as propriedades terapêuticas da cocaína, que era consumida por ele próprio, como "estimulante, afrodisíaco, anestésico local, assim como indicada no tratamento de asma, doenças consumptivas, distúrbios digestivos, exaustão nervosa, histeria, sífilis e mesmo o mal-estar relacionado a altitudes". Entretanto, oito anos após a primeira publicação, Freud editou uma nova versão do livro, na qual modificou seu ponto de vista, rendendo-se à visão de que a nova droga "milagrosa" tinha diversas propriedades indesejadas, incluindo seu potencial aditivo.[3]

O uso da cocaína ficou tão popular que até bebidas que incluíam a substância foram elaboradas. Em 1863, Ângelo Mariani desenvolveu um vinho que continha cocaína em sua formulação. Em 1885, foi desenvolvida outra bebida, não alcoólica, que também levava cocaína e extrato das folhas de coca em sua composição, que atende até hoje pelo nome de Coca-Cola. Vale lembrar que a cocaína foi retirada de sua formulação em 1906, sendo substituída por cafeína.[3]

Essa euforia inicial em relação ao uso da cocaína provocou uma epidemia no uso nos Estados Unidos no início do século XX, levando a sua proibição em 1914, como uma forma de controle ao uso desenfreado.[4] Essa medida foi adotada pela maioria dos países ocidentais no início do século XX, sendo proibida no Brasil em 1921, tendo seu uso diminuído consideravelmente nesse período, retornando ao foco somente no fim da década de 1970.[5,6]

A epidemia que se iniciou no fim da década de 1970 atingiu seu pico em meados de 1980. Em um primeiro momento, os usuários tinham um perfil elitizado, e a cocaína era uma droga de *glamour*, associada aos ambientes das grandes cidades ocidentais.[7] Esse perfil foi gradativamente mudando, à medida que a produção da droga aumentava em grande quantidade pelos cartéis de traficantes sul-americanos, atingindo todas as camadas sociais e propiciando o aparecimento de formas mais baratas da droga, como o *crack*.[1,3]

O *crack* teve sua origem nos Estados Unidos, em meados da década de 1980, principalmente em bairros pobres de Los Angeles, Nova York e Miami, onde residia uma população de hispânicos e negros em situação socioeconômica precária e com alta taxa de desemprego. A droga pode ser obtida de modo relativamente simples, pois é passível de fabricação caseira a partir do pó ou da pasta de cocaína, adicionada a bicarbonato de sódio. Os cristais queimados para serem fumados em cachimbos fazem um barulho de estralo, conhecido como *cracking* – característica que conferiu o nome à droga.[8,9]

O baixo preço do *crack* atraiu novos consumidores, em geral de camadas sociais mais baixas, que pagavam por dose consumida e por isso faziam inúmeras transações. No entanto, sua pureza, algumas vezes inferior, a curta duração dos efeitos e a compulsão por novas doses por vezes produziam um gasto mensal superior ao efetuado com a cocaína refinada.[8] O *crack*, de fato, modificou de forma bastante significativa a economia do tráfico de drogas pelo modo de distribuição atomizado e executado por jovens de diversas favelas e gangues, fortemente organizado e hierarquizado, em que cada elemento executa um papel específico da rede do tráfico.[9,10]

No Brasil, o *crack* teve seu início de atividade nos anos de 1990 e atualmente é a causa mais prevalente de internação por uso de cocaína em âmbito nacional, não tendo barreiras socioeconômicas para o público-alvo, uma vez que afeta indistintamente indivíduos das classes A a E da população. O consumo de *crack* está associado a elevado índice de mortalidade decorrente de complicações associadas à infecção pelo vírus HIV e principalmente homicídio, prostituição por troca de droga e violência. Soma-se o fato de que o impacto do consumo de *crack* sobre o usuário é extremamente deletério.[8]

Quando comparado a usuários de cocaína, por exemplo, o usuário de *crack* desenvolve um padrão de consumo muito mais compulsivo, apresentando maior probabilidade de viver ou ter vivido na rua e engajar-se em atividades de caráter ilegal. A urgência pelo consumo que o *crack* produz no usuário favorece as atividades ilícitas, intensificando ainda mais a marginalização social e os riscos à integridade física e moral do dependente. Entre tais atividades, destacam-se a prostituição, os furtos, o tráfico, os roubos, as vendas de objetos de familiares e da própria pessoa.[8] Como consequência, os índices de mortalidade do usuário de *crack* chegam a ser até sete vezes maiores do que os da população em geral.[9]

Em um estudo nacional de seguimento de dependentes de *crack* que haviam estado em regime de internação, observou-se, no seguimento de cinco anos, uma considerável mortalidade com 20,6% da amostra. Os dados revelaram que a *causa mortis* mais frequente foram as complicações decorrentes do envolvimento com o tráfico da droga e os homicídios, revelando o quanto dependentes de *crack* estavam expostos a situações de alto risco para sua integridade física.[11]

Inicialmente, o perfil do usuário de *crack* era caracterizado por homens e jovens, mas tem sofrido grandes variações com o passar do tempo. A entrada de mulheres elegendo o *crack* como droga preferencial tem sido bastante frequente e responsável por mudanças na cultura do uso da droga.[12,13]

A prostituição do próprio corpo como moeda de troca aumentou consideravelmente, crescendo também o risco de transmissão de doenças sexualmente transmissíveis (DSTs). A prática de sexo inseguro faz dessas mulheres usuárias de *crack* um grupo de risco importante em relação às DSTs/aids.[14]

EPIDEMIOLOGIA

O uso mundial de cocaína é estimado em 18,2 milhões de pessoas – 0,4% da população global entre 15 e 64 anos.[15]

O II Levantamento Domiciliar sobre Uso de Drogas Psicotrópicas no Brasil, realizado em 2005, mostrou alguns dados interessantes:[16]

- a cocaína é consumida por um pequena parcela da população; 2,7% dos entrevistados relataram uso uma vez na vida, e 0,7%, no último ano
- as maiores taxas de usuários foram encontradas nas Regiões Sul (3,1%) e Sudeste (3,7%)
- o uso de cocaína é mais comum no sexo masculino, entre adolescentes e adultos jovens
- o *crack* tem prevalência de uso ainda menor – 0,7% na vida e 0,1% no último ano
- a versão fumada da cocaína apresenta diferenças regionais, com maior uso de *crack* nas Regiões Sul e Sudeste e de merla na Região Norte
- apenas quatro pessoas referiram já ter feito uso de cocaína na forma injetável
- mais de metade dos entrevistados (51,1%) considerou ser muito fácil obter cocaína caso desejasse, e quase metade (43,9%) considerou o mesmo para o *crack*
- quase a totalidade dos entrevistados (98,8%) achava um risco muito grave o uso diário de cocaína ou *crack*

A prevalência do uso de cocaína na vida na população composta por meninos de rua em 2003 foi de 16%, mostrando-se muito mais alta do que no levantamento domiciliar e na população de estudantes, com 2,3 e 2% de prevalência, respectivamente.[16]

Outro aspecto importante é que houve um aumento na prevalência de uso de cocaína na vida, passando de 2,3%, em 2001, para 2,9%, em 2005, mas tal aumento não foi estatisticamente significativo. O crescimento no uso na vida de *crack* foi ainda mais marcante, com aumento de 0,4%, em 2001, para 0,7%, em 2005. Se considerarmos apenas a população masculina, o crescimento no uso na vida de crack foi ainda mais expressivo, de 0,7%, em 2001, para 1,5%, em 2005.[16]

Em comparação com outros países, a porcentagem de uso de cocaína na vida é próxima à encontrada na Alemanha (3,2%), porém inferior à de países como Estados Unidos (14,2%), Reino Unido (6,8%), Chile (5,3%) e Itália (4,6%).[17] Sobre o uso na vida de crack, a porcentagem foi de 1,5% para o sexo masculino, bem inferior ao observado nos Estados Unidos, com 3,3%.[16,17]

O uso de cocaína é a principal causa de consultas nos departamentos de emergência dos hospitais dos Estados Unidos relacionadas ao uso de drogas ilegais. Em 2011, 40,3% das visitas por uso de drogas ilegais estavam relacionadas à cocaína, contra 36% por maconha e 20,6% por heroína.[18]

A prevalência global de uso de cocaína no último ano na população com 15 a 64 anos ficou relativamente estável entre o período de 1998 a 2014, flutuando entre 0,3 e 0,4%, enquanto o número total de usuários aumentou de 14 milhões, em 1998, para 18,3 milhões, em 2014, sobretudo devido ao crescimento populacional.[15]

Outro aspecto importante é que as áreas de cultivo de cocaína vêm decaindo nos últimos 20 anos, atingindo seu nível mais baixo em 2013, principalmente pela redução da produção na Bolívia e no Peru.[1]

DEFINIÇÃO

A cocaína é um alcaloide natural extraído das folhas do arbusto *Erythroxylon coca*. Em sua forma purificada, também chamada de cloridrato de cocaína, apresenta-se em forma de um sal, sólido, branco, cristalino, de odor aromático, sendo solúvel em água; portanto, pode ser aspirado, ingerido ou, ainda, dissolvido em água para uso intravenoso.[19]

Já o crack constitui-se a partir da mistura da base livre da cocaína com bicarbonato de sódio, tornando a mistura alcalinizada, originando uma massa petrificada, de coloração marrom-amarelada, que é pouco solúvel em água, mas que se volatiliza facilmente quando aquecida (95º C), sendo comumente fumada em cachimbos improvisados.[19]

Acredita-se que os efeitos psicológicos positivos da cocaína e seu potencial de abuso se devam a sua ação no sistema dopaminérgico, em específico no circuito de recompensa dopaminérgico na via mesocorticolímbica. A dependência de cocaína tem sido definida como uma doença do sistema de recompensa cerebral.[20] Apesar de sua ação no sistema dopaminérgico ser mais importante, a cocaína também inibe transportadores de outros neurotransmissores, como norepinefrina e serotonina.[21] Também tem múltiplas ações periféricas, sendo um potente anestésico local, com propriedades vasoconstritoras importantes.

A farmacocinética do crack e da cocaína apresenta algumas diferenças. Como o crack tem uma absorção maior e muito mais rápida pela via pulmonar, seu início de ação ocorre entre 8 e 10 segundos, com duração mais curta dos efeitos, entre 5 e 10 minutos, enquanto o início de ação da cocaína é em torno de 20 a 30 minutos, a depender da via de absorção, inalatória ou gastrintestinal, respectivamente, com duração de 1 a 3 horas.[22] Tal diferença faz o desejo, também chamado de fissura, pela droga ser maior.[21] Mais ainda, o crack atinge picos plasmáticos maiores que o uso de cocaína intravenosa, característica que pode explicar seu alto poder aditivo.[23] Quando utilizada na forma intravenosa, a cocaína tem farmacocinética mais próxima à do crack, tendo um início de ação entre 30 e 60 segundos.[22]

QUADRO CLÍNICO

INTOXICAÇÃO AGUDA

Os efeitos agudos da intoxicação por cocaína são relacionados a sua função estimulante. A resposta a baixas doses de cocaína (25-100 mg) inclui aumento da atenção e da atividade motora, taquicardia, vasoconstrição, hipertensão, broncodilatação, aumento da temperatura corporal, midríase, aumento da disponibilidade de glicose e mudança do fluxo sanguíneo dos órgãos para os músculos.[22]

Os efeitos psicológicos iniciais incluem euforia, excitação, tontura, aumento da autoconsciência, insônia, diminuição do apetite e sensação intensa de prazer. Esse período é seguido por uma euforia intermediária, misturada com ansiedade, que pode durar entre 1h e 1h30min, seguida por uma ansiedade prolongada que pode permanecer nas próximas horas. Os pensamentos também ficam acelerados, com logorreia e pressão de fala, podendo ficar incoerentes ou até mesmo tangenciais. Com o passar da intoxicação aguda, a fome e a sensação de fadiga voltam com efeito rebote, assim como sintomas de depressão, irritação, ansiedade e fissura.[22]

Muitas vezes se faz premente observar se não há o uso concomitante com álcool, já que este pode ampliar os efeitos da cocaína.[21]

USO CRÔNICO E DE ALTAS DOSES

O uso de doses mais altas tem um efeito tóxico para o SNC, podendo ocasionar ansiedade, privação de sono, desconfiança, hipervigilância, paranoia e sintomas psicóticos, como alucinações e delírios.

O usuário crônico de cocaína pode se tornar hiper-reativo, paranoide e impulsivo e pode desenvolver um comportamento compulsivo.[22] Também pode haver prejuízo cognitivo em tarefas visuomotoras, na atenção, na memória verbal e no processo de tomada de decisão, o qual pode persistir por semanas após a abstinência.[24]

Outros efeitos crônicos do uso incluem conflitos interpessoais, depressão, disforia e quadros psicóticos induzidos pela cocaína, podendo durar de dias a semanas após a interrupção do uso.[22] A presença de quadros psicóticos em usuários crônicos de cocaína é em torno de 80%.[25]

O uso prolongado de cocaína está associado a alteração da função sistólica ventricular esquerda por hipertrofia ou dilatação miocárdica, aterosclerose, arritmias, apoptose de cardiomiócitos e lesão simpática. Também estimula os receptores beta e alfa-adrenérgicos, ocasionando aumento do inotropismo cardíaco. Mais ainda, com estímulo dos receptores alfa-adrenérgicos nas coronárias, há aumento da resistência vascular coronariana e redução do fluxo sanguíneo. Tais efeitos podem ser considerados como diagnóstico diferencial de eventos isquêmicos agudos e de complicações crônicas cardiovasculares, sobre em pacientes jovens.[26]

Overdose

O mecanismo de ação central da *overdose* se dá por meio da exacerbação do sistema nervoso simpático, que, devido à capacidade cronotrópica e inotrópica da cocaína, associada à vasoconstrição, aumenta muito o trabalho cardíaco, podendo levar a isquemia e arritmias, sobretudo em indivíduos suscetíveis. A hipertensão produzida facilita a ocorrência de acidentes vasculares, principalmente no SNC. As convulsões têm um grau de letalidade menor, mas podem trazer risco de morte quando reentrantes. A cocaína também provoca mudanças no padrão respiratório, não relacionadas à dose ou à via de administração. Entretanto, doses mais altas podem ocasionar uma respiração laboriosa, engasgada e irregular, podendo levar à falência do órgão. Também é capaz de induzir hipertermia, que pode se tornar perigosa para alguns indivíduos.[1,26]

Abstinência

Os sintomas de abstinência de cocaína podem ser muito proeminentes, porém não costumam apresentar complicações médicas graves. Os tratamentos farmacológicos raramente trazem benefícios para o manejo dos sintomas de abstinência de cocaína.[27]

Em 1986, foi proposto o primeiro modelo de apresentação e evolução clínica da síndrome de abstinência da cocaína, o qual foi dividido em três fases:[1]

1ª fase – *crash*: em referência ao estado de humor do usuário, instala-se logo após a interrupção do uso e pode se prolongar por quatro dias. Nessa fase, o humor se caracteriza por disforia e/ou depressão, associado a ansiedade importante. Há diminuição global da energia, na forma de lentificação e fadiga. A fissura é intensa e diminui ao longo de 4 horas. Depois, aparece aumento na necessidade de sono (hipersonia), que dura vários dias e normaliza o estado de humor.

2ª fase – abstinência: pode durar até 10 semanas, sendo a anedonia o sintoma característico desse período, em contraste com memórias da euforia provocada pelo uso da cocaína. As recaídas são muito comuns nessa fase, visto que a fissura acaba sendo muitas vezes maior que o desejo da abstinência. A ansiedade também está presente, assim como outros sintomas, como alteração do sono, aumento do apetite, tremores, dores musculares e movimentos involuntários.

3ª fase – extinção: caracterizada pela resolução completa dos sinais e sintomas físicos, permanecendo apenas a fissura como sintoma residual, podendo durar anos, que aparece eventualmente, relacionada a lembranças do uso e de seus efeitos psíquicos; entretanto, vai gradualmente desaparecendo.

Contudo, apesar do modelo proposto, a descrição de um quadro bem definido de abstinência, assim como de sua duração, ainda não é consenso.[27]

DIAGNÓSTICO

Para se estabelecer o diagnóstico de dependência de drogas, pode-se utilizar tanto os critérios diagnósticos da *Classificação internacional de doenças e problemas relacionados à saúde* (CID-10) como os critérios propostos pelo *Manual diagnóstico e estatístico de transtornos mentais* (DSM-5), publicado pela American Psychiatric Association (APA).

Vale ressaltar que o DSM-5 apresentou algumas alterações na descrição dos transtornos relacionados a substâncias em comparação a sua versão anterior. Atualmente, são abrangidas 10 classes distintas de drogas, estando a dependência de cocaína descrita na classe "Transtornos relacionados a estimulantes".[28]

O DSM-5 também removeu a divisão feita pelo DSM-IV-TR entre os diagnósticos de abuso e dependência de substâncias, reunindo-os como "Transtornos relacionados a substâncias", o que praticamente somou os antigos critérios para abuso e dependência, conservando-os com pequenas alterações, a saber: foi excluído o critério "problemas legais recorrentes relacionados à substância" e incluído "*craving* ou um forte desejo ou impulso de usar uma substância".[28]

Mais ainda, o DSM-5 exige dois ou mais critérios para o diagnóstico de transtorno por uso de substância, sendo a gravidade do quadro classificada de acordo com o número de critérios:[29]

- dois ou três critérios: leve
- quatro ou cinco: moderada
- seis ou mais critérios: grave

Os **Quadros 13.1** e **13.2** apresentam os critérios diagnósticos de acordo com a CID-10 e com o DSM-5, respectivamente.

QUADRO 13.1
Critérios diagnósticos de acordo com a CID-10

O diagnóstico de dependência deve ser feito se três ou mais dos seguintes são experienciados ou manifestados durante o ano anterior:
1. Um desejo forte ou senso de compulsão para consumir a substância.
2. Dificuldades em controlar o comportamento de consumir a substância em termos de início, término ou níveis de consumo.
3. Estado de abstinência fisiológica, quando o uso da substância cessou ou foi reduzido, como evidenciado por: síndrome de abstinência característica para a substância, ou o uso da mesma substância (ou de uma intimamente relacionada) com a intenção de aliviar ou evitar os sintomas de abstinência.
4. Evidência de tolerância, de tal forma que doses crescentes da substância psicoativa são requeridas para alcançar efeitos originalmente produzidos por doses mais baixas.
5. Abandono progressivo de prazeres alternativos em favor do uso da substância psicoativa: aumento da quantidade de tempo necessário para obter ou tomar a substância ou recuperar-se de seus efeitos.
6. Persistência no uso da substância, a despeito de evidência clara de consequências manifestamente nocivas, tais como dano ao fígado por consumo excessivo de bebidas alcoólicas, estados de humor depressivos consequentes a períodos de consumo excessivo.

Fonte: World Health Organization.[30]

QUADRO 13.2
Critérios diagnósticos para transtornos relacionados a estimulantes de acordo com o DSM-5[29]

A. Um padrão de uso de substância tipo anfetamina, cocaína ou outro estimulante levando a comprometimento ou sofrimento clinicamente significativo, manifestado por pelo menos dois dos seguintes critérios, ocorrendo durante um período de 12 meses:
1. O estimulante é frequentemente consumido em maiores quantidades ou por um período mais longo do que o pretendido.
2. Existe um desejo persistente ou esforços malsucedidos no sentido de reduzir ou controlar o uso de estimulantes.
3. Muito tempo é gasto em atividades necessárias para a obtenção do estimulante, em utilização ou na recuperação de seus efeitos.
4. Fissura ou um forte desejo ou necessidade de usar o estimulante.
5. Uso recorrente de estimulantes resultando em fracasso em cumprir obrigações importantes no trabalho, na escola ou em casa.
6. Uso continuado de estimulantes apesar de problemas sociais ou interpessoais persistentes ou recorrentes causados ou exacerbados pelos efeitos do estimulante.
7. Importantes atividades sociais, profissionais ou recreacionais são abandonadas ou reduzidas em virtude do uso de estimulantes.
8. Uso recorrente de estimulantes em situações nas quais isso representa perigo para a integridade física.
9. O uso de estimulantes é mantido apesar da consciência de ter um problema físico ou psicológico persistente ou recorrente que tende a ser causado ou exacerbado pelo estimulante.
10. Tolerância, definida por qualquer um dos seguintes aspectos:
    a. Necessidade de quantidades progressivamente maiores do estimulante para atingir a intoxicação ou o efeito desejado.
    b. Efeito acentuadamente menor com o uso continuado da mesma quantidade do estimulante.
    Nota: Este critério não é considerado em indivíduos cujo uso de medicamentos estimulantes se dá unicamente sob supervisão médica adequada, como no caso de medicação para transtorno de déficit de atenção/hiperatividade ou narcolepsia.
11. Abstinência, manifestada por qualquer dos seguintes aspectos:
    a. Síndrome de abstinência característica para o estimulante.
    b. O estimulante (ou uma substância estreitamente relacionada) é consumido para aliviar ou evitar os sintomas de abstinência.
    Nota: Este critério é desconsiderado em indivíduos cujo uso de medicamentos estimulantes se dá unicamente sob supervisão médica adequada, como no caso de medicação para transtorno de déficit de atenção/hiperatividade ou narcolepsia.

Fonte: American Psychiatric Association.[29]

DIAGNÓSTICO DIFERENCIAL

É importante realizar o diagnóstico diferencial da dor precordial, que pode estar associada a infarto agudo do miocárdio (IAM). Dessa forma, deve-se realizar avaliação clínica por eletrocardiograma, hemograma completo, função renal e hepática, eletrólitos e creatinofosfoquinase (CK-MB). Em tais pacientes, síndromes coronarianas agudas (incluindo isquemia e infarto do miocárdio), dissecção e ruptura da aorta, arritmias, miocardite e vasculite precisam ser consideradas. Pacientes usuários de cocaína com dor precordial, angina instável ou IAM não dispensam tratamento especial, devendo ser tratados como casos gerais de síndrome coronariana aguda.[26] O uso de propranolol em pacientes com IAM e intoxicação aguda por cocaína é questionável, assim como o de antagonistas dopaminérgicos.[31]

Outras complicações clínicas que podem ser observadas são hipertermia, taquicardia e arritmia, hemorragia cerebral, convulsões, insuficiência respiratória, acidente vascular cerebral (AVC) e insuficiência cardíaca.[21,26]

É importante lembrar que a ação farmacológica e os efeitos psicoestimulantes da cocaína podem ser ampliados pelo uso concomitante de álcool, que tem efeito cronotrópico mais potente que o da cocaína isoladamente.[21]

Também é necessária a investigação de DSTs, visto que se trata de um grupo de risco para a presença de tais patologias.[32]

TRATAMENTO

Tratamento para intoxicação

Intoxicação é definida como a alteração do SNC e de outros sistemas causada pelo uso de alguma substância. Para o manejo das intoxicações, recomenda-se considerar os seguintes objetivos:[33]

- retirar a substância do corpo com lavagem gástrica, caso tenha sido ingerida recentemente, ou por aumento da taxa de excreção
- promover, sempre que possível, diminuição da exposição a estímulos externos, reassegurando ao paciente a noção de orientação e o teste de realidade em um ambiente seguro e monitorado
- averiguar quais substâncias foram usadas, a rota de administração, a dose, o tempo desde a última dose e se o nível de intoxicação está aumentando ou diminuindo
- reverter os efeitos da substância pela administração de antagonistas, visando deslocar a substância dos receptores
- estabilizar os efeitos físicos da substância objeto da superdosagem, como, por exemplo, entubar o paciente para diminuir o risco de aspiração, monitorar intercorrências cardíacas, usar medicamentos para manter a pressão arterial em níveis satisfatórios, etc.

É importante ressaltar que a desintoxicação, muitas vezes, é o primeiro contato com o tratamento e o primeiro passo para a recuperação quando se trata do paciente dependente químico. Portanto, pode ser de extrema importância tanto no prognóstico como na possibilidade de adesão.[32]

A intoxicação costuma ser autolimitada, mas necessitará de cuidados emergenciais quando em casos de maior gravidade, seja pelos sintomas autonômicos ou pelos riscos cardíacos, seja pelas alterações psiquiátricas.[32]

Os quadros de agitação podem ser tratados com benzodiazepínicos, antipsicóticos ou a associação de ambas as medicações.[34] Seu uso normalmente precisa ser por via intramuscular (IM) ou intravenosa (IV), devido ao risco de heteroagressividade.[35]

Tem sido descrito um quadro denominado *excited delirium*, no qual, na vigência de intoxicação grave por cocaína, o indivíduo se apresenta com hipertermia, intensa hostilidade, agressividade e agitação psicomotora. Nesses casos, preconiza-se que o tratamento seja feito em serviços de cuidado intensivo, devido ao alto risco de morte.[36]

A presença de hipertensão, convulsões e delírios persecutórios em alguns pacientes usuários de estimulantes pode justificar tratamento específico.[27]

Tratamento para dependência

Os métodos de tratamento para a dependência de cocaína e *crack* abrangem, como no tratamento de qualquer dependência química, diversas modalidades com estratégias biológicas e psicossociais. É muito importante que haja uma combinação adequada entre tipos diferentes de abordagem, individualizando cada situação e as necessidades da pessoa, contribuindo, dessa forma, para a boa resposta ao tratamento e para o retorno a uma vida produtiva na família, no trabalho e na sociedade.[30,37]

Dentro das possibilidades de cuidado, podem-se citar o tratamento farmacológico, as psicoterapias, a comunidade terapêutica, os hospitais-dia, a internação hospitalar, os grupos de mútua ajuda, como aqueles com os programas dos 12 passos, entre outras propostas. O uso de medicamentos no tratamento da dependência de cocaína e *crack* deve estar focado tanto na tentativa de controle da dependência em si como nas possíveis comorbidades psiquiátricas que frequentemente estão associadas nesses pacientes.[8]

Em relação ao tratamento farmacológico para a dependência de cocaína e *crack*, algumas medicações vêm sendo estudadas:

- **Agonistas dopaminérgicos:** os testes mais recentes com esses fármacos se mostraram promissores, porém mais estudos são necessários. Eles teriam uma ação análoga à da metadona para o tratamento da dependência de opioides, uma vez que atuariam nos mesmos receptores que a co-

caína, mas teriam menos potencial de abuso, pois causam uma ativação mais longa devido a sua meia-vida maior.[38]
- **Modafinila:** é um leve estimulante do SNC utilizado para o tratamento da narcolepsia e de distúrbios do sono ocasionados por mudanças de turno. Inicialmente, mostrou evidências no tratamento da dependência de cocaína, mas que não foram confirmadas em estudos maiores.[39]
- **Dissulfiram:** seu uso é postulado para o tratamento da dependência de cocaína porque ele reduz o reforço positivo para o uso da droga por torná-la aversiva.[40] Estudos que compararam dissulfiram com placebo mostram redução no consumo de cocaína.[41,42]
- **Antidepressivos:** diversos antidepressivos foram testados e mostraram resultados contraditórios para os inibidores da recaptação de serotonina e tricíclicos.[43] A mirtazapina mostrou alguma evidência quando comparada ao placebo.[44] Não foi eficaz para o tratamento da dependência de cocaína.[45]
- **Anticonvulsivantes:** carbamazepina, topiramato, gabapentina, lamotrigina, valproato – foram encontrados resultados inconclusivos em pacientes dependentes de cocaína, não se mostrando superiores ao uso de placebo.[46,47]
- **Antagonistas opioides:** a naltrexona, já validada no tratamento da dependência de álcool, tem sido estudada para o tratamento da dependência de cocaína, porém os resultados ainda são contraditórios.[48,49]

O **Quadro 13.3** descreve as principais medidas de tratamentos farmacológicos utilizadas nas diversas fases do tratamento do usuário de cocaína. Vale a pena ressaltar que o tratamento da abstinência de cocaína não requer nenhuma abordagem farmacológica específica.[22]

PROGNÓSTICO

O sucesso do tratamento da dependência de drogas depende de uma investigação ampla e da pesquisa da relação do indivíduo com a droga. A motivação para interromper o uso é outro aspecto importante na avaliação inicial, pois dela depende a construção do vínculo para início do tratamento ou o encaminhamento para serviço especializado. Diferentemente do que se acreditava, a motivação não é inflexível, podendo ser mobilizada por meio de algumas técnicas, como a entrevista motivacional, e, com isso, melhorar a adesão do indivíduo ao tratamento.[31]

CONSIDERAÇÕES FINAIS

O uso de cocaína/*crack* ainda apresenta importante impacto na saúde pública e é a principal causa de internação pelo uso de drogas ilícitas, estando associado a prejuízos sociais, como maior participação em atividades ilícitas e maior risco de desenvolvimento de comportamentos de risco à saúde.

Em relação ao tratamento da dependência de cocaína, não existe uma farmacoterapia aprovada com consistência científica até o momento. Entretanto, novas perspectivas estão sendo estudadas, como a farmacogenética e a elaboração de novos fármacos.

REFERÊNCIAS

1. Ribeiro-Araújo M, Laranjeira R, Dunn J. Cocaína: bases biológicas da administração, abstinência e tratamento. J Bras Psiquiat. 1998;47(10):497-511.
2. Karch SB. A brief history of cocaine: from Inca monarchs to Cali cartels: 500 years of cocaine dealing. 2nd ed. Boca Raton: CRC Taylor & Francis; 2006.
3. Ferreira PEM, Martini RK. Cocaína: lendas, história e abuso. Rev Bras Psiquiat. 2001;23(2):96-9.
4. Weiss RD, Mirin SM, Bartel RL. Cocaine. 2nd ed. Washington: American Psychiatric; 1994.
5. Carlini EA, Noto AR, Galduróz JCF, Nappo SA. Visão histórica sobre o uso de drogas: passado e presente; Rio de Janeiro e São Paulo. J Bras Psiquiat. 1996; 45(4):227-36.
6. Laranjeira R, Nicastri S. Abuso e dependência de álcool e outras drogas. In: Almeida OP, Dratcu L, Laranjeira R. Manual de Psiquiatria. Rio de Janeiro: Guanabara Koogan; 1996. p. 97-102.

QUADRO 13.3
Medidas de tratamentos farmacológicos relacionados ao uso de cocaína/*crack*

Intoxicação aguda	Abstinência	Dependência
Medidas de suporte e sintomáticas Inquietação e ansiedade: • benzodiazepínicos** Agitação e agressividade: • Haloperidol IM*** • Haloperidol associado a midazolam IM**	—	• Anticonvulsivantes*: carbamazepina, topiramato, gabapentina, lamotrigina, valproato • Antidepressivos** • Agonistas dopaminérgicos* • Antagonistas* opioides: naltrexona • Antagonistas de canais de cálcio**: dissulfiram • Modafinila*

*Utilizados na prática clínica, mas sem evidências até o momento; **baixa evidência; ***evidência moderada; ****evidência elevada.

7. Duailibi LB, Ribeiro M, Laranjeira R. Profile of cocaine and crack users in Brazil. Cad Saúde Pública. 2008;24(4): s545-s57.
8. Diehl A, Pinheiro MCP, Laranjeira R. Dependência química In: Mari JJ, Kieling C. Psiquiatria na prática clínica. São Paulo: Manole; 2013.
9. Ribeiro M, Laranjeira R. O Tratamento do usuário de crack. Porto Alegre: Artmed; 2012.
10. Raupp L, Adorno RC. Circuitos de uso de crack na região central da cidade de São Paulo (SP, Brasil). Cien Saude Colet. 2011;16(5):2613-22.
11. Dias AC, Araújo MR, Dunn J, Sesso RC, de Castro V, Laranjeira R. Mortality rate among crack/cocaine-dependent patients: a 12-year prospective cohort study conducted in Brazil. J Subst Abuse Treat. 2011;41(3):273-8.
12. Medina MEM, Cravioto P, Villato J, Fleiz C, Galván F, Tapia RC, et al. Consumo de drogas entre adolescentes: resultados de la Encuesta Nacional de Adicciones, 1998. Salud Pública México. 2003;45(1):S16-S25.
13. Pardo LS. Género y drogas: guía informativa: drogas y género: plan de atención integral a la salud de la mujer de Galicia. Galicia: Subdirección Xeral de Salud Mental e Drogodependencias; 2009.
14. Alzuguir FCV. A desculpabilização pela doença: o alcoolismo no discurso de mulheres alcoólicas [dissertação]. Rio de Janeiro: Universidade do Estado do Rio de Janeiro; 2005.
15. United Nations Office on Drugs and Crime. World drug report 2015. Vienna: United Nations Office on Drugs and Crime; New York: United Nations; 2015.
16. Carlini EA, Galduróz JCF, Noto AR, Fonseca AM, Carlini CM, Oliveira LG, et al. II Levantamento domiciliar sobre o uso de drogas psicotrópicas no Brasil: estudo envolvendo as 108 maiores cidades do país – 2005. Brasília: Secretaria Nacional Antidrogas; 2007.
17. National Household Survey on Drug Abuse (US). Office of applied studies: 1999- 2000 - National household survey on drug abuse [Internet]. Rockville: Dept. of Health and Human Service; 2006 [capturado em 29 jul. 2017]. Disponível em: http://www.samhsa.gov.
18. Department of Health and Human Services (US). Drug abuse warning network, 2011: national estimates of drug-related emergency department visits. Rockville: Substance Abuse and Mental Health Services Administration; 2013.
19. Oliveira MFD, Alves JQ, Andrade JFD, Saczk AA, Okumura LL. Análise do teor de cocaína em amostras apreendidas pela polícia utilizando-se a técnica de cromatografia liquida de alta eficiência com detector UV-Vis. Eclet Quim. 2009;34(3):77-83.
20. Howell LL, Kimmel HL. Monoamine transporters and psychostimulant addiction. Biochem Pharmacol. 2008;75(1):196-217.
21. Pulcherio G, Stolf AR, Pettenon M, Fensterseifer DP, Kessler F. Crack: da pedra ao tratamento. Rev da AMRIGS. 2010;54(3):337-43.
22. Julien RM. A primer of drug action: a concise nontechnical guide to the actions, uses, and side effects of psychoactive drugs, revised and updated. New York: Henry Holt and Company; 2013.
23. Romano M, Ribeiro M, Marques ACPR. Abuso e dependência da cocaína: projeto diretrizes. São Paulo: Associação Brasileira de Psiquiatria; 2002.
24. Rogers RD, Robbins TW. Investigating the neurocognitive deficits associated with chronic drug misuse. Curr Opin Neurobiol. 2001;11(2):250-7.
25. Smith MJ, Thirthalli J, Abdallah AB, Murray RM, Cottler LB. Prevalence of psychotic symptoms in substance users: a comparison across substances. Compr Psychiatry. 2009;50(3):245-50.
26. Gazoni FM, Truffa AAM, Kawamura C, Guimarães HP, Lopes RD, et al. Complicações cardiovasculares em usuário de cocaína: relato de caso. Rev Bras Terap Intens. 2010;18(4):427-32.
27. Amaral RA, Malbergier A, Andrade AG. Manejo do paciente com transtornos relacionados ao uso de substância psicoativa na emergência psiquiátrica. Rev Bras Psiquiat. 2010;32(2):S104-S11.
28. Araújo AC, Lotufo Neto F. A nova classificação americana para os transtornos mentais: o DSM-5. Rev Bras Ter Comport Cogn. 2014;16(1):67-82.
29. American Psychiatric Association. Manual diagnóstico e estatístico de transtornos mentais: DSM-5. 5. ed. Porto Alegre: Artmed;2014.
30. World Health Organization. The ICD-10 classification of mental and behavioral disorders: diagnostic criteria for research. Geneva: WHO; 1993.
31. Diehl A. Tratamento farmacológico de intoxicações agudas e síndrome de abstinência de cocaína. In: Diehl A, Cordeiro DC, Laranjeira R. Tratamentos farmacológicos para dependência química: da evidência científica à prática clínica. Porto Alegre: Artmed; 2010. p. 185-7.
32. Rawson RA, editor. Treatment for stimulant use disorders (TIPS #33). Rockville: Center for Substance Abuse Treatment; 1999
33. American Psychiatric Association. Practice guideline for the treatment of patients with substance use disorders: compendium 2006. 2nd ed. Arlington: American Psychiatric Association; 2006.
34. Zun LS. Evidence-based treatment of psychiatric patient. J Emerg Med. 2005;28(3):277-83.
35. Botega NJ. Prática psiquiátrica no hospital geral: interconsulta e emergência. In: Ribeiro M, Laranjeira R, Dunn J. Álcool e drogas: emergência e psiquiatria. 2a ed. Porto Alegre: Artmed; 2006. p. 263-82.
36. Mash DC, Duque L, Pablo J, Qin Y, Adi N, Hearn WL, et al. Brain biomarkers for identifying excited delirium as a cause of sudden death. For Sci Int. 2009;190(1):e13-e9.
37. National Institute on Drug Abuse. Tobacco/Nicotin [Internet]. 2012 [capturado em 29 jul. 2017]. Disponível em: http://www.nida.nih.gov/ResearchReports/Nicotine/Nicotine.html.
38. Substance Abuse and Mental Health Services Administration. Results from the 2010 national survey on drug use and health: summary of national findings. Rockville: Substance Abuse and Mental Health Services Administration; 2011.
39. Kampman KM, Lynch KG, Pettinati HM, Spratt K, Wierzbicki MR, Dackis C, et al. A double blind, placebo controlled trial of modafinil for the treatment of cocaine dependence without co-morbid alcohol dependence. Drug Alcohol Depen. 2015;155(20):105-10.
40. McCance-Katz EF, Kosten TR, Jatlow P. Disulfiram effects on acute cocaine administration. Drug Alcohol Depen. 1998;52(1):27-39.
41. Carroll KM, Fenton LR, Ball SA, Nich C, Frankforter TL, Shi J, et al. Efficacy of disulfiram and cognitive behavior therapy in cocaine-dependent outpatients: a randomized placebo-controlled trial. Arch Gen Psychiat. 2004;61(3):264-72.
42. Petrakis IL, Carroll KM, Nich C, Gordon LT, McCance-Katz EF, Frankforter T, et al. Disulfiram treatment for cocaine de-

pendence in methadone-maintained opioid addicts. Addiction. 2000;95(2):219-28.
43. Batki SL, Washburn AM, Delucchi K, Jones RT. A controlled trial of fluoxetine in crack cocaine dependence. Drug Alcohol Depen. 1996;41(2):137.
44. Colfax GN, Santos GM, Das M, Santos DM, Matheson T, Gasper J, et al. Mirtazapine to reduce methamphetamine use: a randomized controlled trial. Arch Gen Psychiat. 2011;68(1):1168-75.
45. Margolin A, Kosten TR, Avants SK, Wilkins J, Ling W, Beckson M, et al. A multicenter trial of bupropion for cocaine dependence in methadone-maintained patients. Drug Alcohol Depen. 1995;40(2):125.
46. Kampman KM, Pettinati H, Lynch KG, Dackis C, Sparkan T, Weigley C, et al. A pilot trial of topiramate for the treatment of cocaine dependence. Drug Alcohol Depen. 2004;75(3):23340.
47. Minozzi S, Amato L, Davoli M, Farrel M, Lima AAR, Pani PP, et al. Anticonvulsants for cocaine dependence. The Cochrane Library. 2008;16(2).
48. Schmitz JM, Stotts AL, Rhoades HM, Grabowski J. Naltrexone and relapse prevention treatment for cocaine-dependent patients. Addict Behav. 2001;26(2):167-80.
49. Sofuoglu M, Kosten TRK. Emerging pharmacological strategies in the fight against cocaine addiction. Expert Opin Emerg Drugs. 2006;11(1):91-8.

14

Benzodiazepínicos, hipnóticos e ansiolíticos

Anne Orgler Sordi, Felix Henrique Paim Kessler, Vilma Cecilia Rodriguez Rodriguez, Patricia de Saibro e Thiago Hartmann

PONTOS-CHAVE

✓ O uso de benzodiazepínicos (BZDs) deve ser feito sob cuidados médicos, avaliando-se os riscos e os benefícios de tal prescrição.

✓ A síndrome de dependência pode ocorrer mesmo em doses terapêuticas. Nesse sentido, ela deve ser investigada em todos os pacientes, no passado e no presente.

✓ É muito importante psicoeducar o paciente em relação aos riscos agudos e crônicos da medicação, especialmente os riscos de dependência.

✓ Deve-se evitar seu uso prolongado (mais de quatro semanas), pois aumenta a possibilidade de tolerância e dependência.

✓ Deve-se diferenciar os pacientes que desenvolveram dependência com doses terapêuticas daqueles que apresentam comorbidade com outro transtorno psiquiátrico e/ou outra dependência química, pois a abordagem e o tratamento não são semelhantes.

Os benzodiazepínicos (BZDs) estão entre as drogas mais frequentemente prescritas no mundo, devido às suas propriedades sedativas, ansiolíticas, hipnóticas, amnésicas, antiepiléticas e de relaxamento muscular.[1] Eles foram primeiramente desenvolvidos na década de 1960 pela necessidade de se obter medicações ansiolíticas mais seguras dos que os barbitúricos. Clordiazepóxido e diazepam foram os primeiros a serem desenvolvidos. O diazepam, especialmente, tornou-se muito popular e transformou-se na droga mais prescrita nos Estados Unidos entre as décadas de 1960 e 1990. Em seguida, sua popularidade passou a ser dividida com outros ansiolíticos, todos fazendo parte da lista das cem medicações mais prescritas. Atualmente, há cerca de 20 tipos diferentes de BZDs aprovados para uso médico.[2]

O potencial de transtornos pelo uso dessa classe de psicotrópicos foi reconhecido há mais de 50 anos, e o risco do uso dessas medicações passou a ser divulgado na mídia, tornando-se, inclusive, um problema de saúde pública em alguns países europeus.[3] Em função de a alta prevalência de uso (por pelo menos 1 ano na vida) atingir 1 a 3% da população mundial, recomenda-se investigar o consumo atual e passado de BZDs em todos os pacientes.[4-6]

Estima-se que 5,2% dos adultos norte-americanos usem BZDs, e, quando entre maiores de 65 anos, essa prevalência chega a 8,7%.[7] Na América do Norte, 10 a 15% dos adultos utilizam BZDs ao menos uma vez ao longo de 12 meses, e 2% da população usa essa medicação de maneira crônica. No Brasil, o II Levantamento Domiciliar de Álcool e Drogas, realizado em 2012, apontou um consumo de tranquilizantes na vida em cerca de 10% da população de adultos e em 2,5% da população de adolescentes.[8]

As mortes por *overdose* de BZDs também aumentaram em quatro vezes desde a década de 1990. Em 31 de agosto de 2016, a Food and Drug Administration (FDA) emitiu uma nota alertando sobre graves riscos quando opioides são combinados com BZD.[9] Estima-se que cada clínico tenha em sua lista 50 pacientes dependentes de BZDs, sendo que metade destes gostaria de parar o uso. No entanto, 30% relatam que o uso é estimulado pelos médicos.[10] Isso demonstra a responsabilidade dos profissionais da saúde no aumento da prevalência de dependência de BZDs, bem como a necessidade de se conhecer e discutir melhor o potencial de transtornos pelo uso dessas substâncias e as alternativas ao seu uso.

O uso em longo prazo não é sinônimo de dependência, mas 35,8% dos pacientes que iniciam a medicação continuam a utilizá-la após 3 meses; 15,2% continuam usando por 1 ano; 4,9%, por 8 anos; e 3% da população em geral usa BZDs por um tempo maior do que esse.[11] O risco de dependência de BZDs ou das drogas Z está associado significativamente com a presença de história de comorbidade com outra doença mental, dependência de múltiplas substâncias e com uso muito maior do que as doses terapêuticas.[12]

É objetivo deste capítulo traçar um panorama dos principais efeitos terapêuticos, agudos e crônicos dos BZDs, bem como abordar o desenvolvimento da síndrome de dependência e o manejo clínico das intoxicações agudas e das síndromes de abstinência e dependência, à luz da melhor evidência científica disponível. Também serão considerados casos especiais na abordagem do uso dessas substâncias, como gestantes e pessoas com comorbidades psiquiátricas.

EFEITOS TERAPÊUTICOS

Os BZDs são medicações prescritas para diversas patologias psiquiátricas, como ansiedade generalizada, fobia social, transtorno de pânico, transtornos do sono, e como coadjuvantes no tratamento de transtornos do humor e transtornos psicóticos. Também são importantes no tratamento para desintoxicação de pacientes com dependência de álcool. Além disso, são prescritos para casos de epilepsia e na necessidade de relaxamento muscular, inclusive no tétano.[13]

Os BZDs têm propriedades sedativo-hipnóticas, atuando na redução da latência para o sono, no aumento do tempo total de sono e na redução dos despertares.[14] Todavia, a capacidade de desenvolvimento de tolerância ao efeito dos BZDs faz seu uso prolongado não ser indicado. Dessa forma, preconiza-se que o tratamento inicial de transtornos do sono seja realizado com medidas não farmacológicas, reservando-se o uso de medicação sedativa para casos refratários a essas estratégias e com prejuízo moderado a grave.[15]

Em relação ao tratamento de transtornos de ansiedade, os BZDs foram as medicações mais prescritas entre 1989 e 2001. Atualmente, os inibidores seletivos da recaptação de serotonina (ISRSs) e/ou norepinefrina são considerados medicações de primeira escolha para transtorno de pânico, fobia social e transtorno de ansiedade generalizada. Todavia, essas medicações eventualmente podem desencadear sintomas de ansiedade antecipatória e insônia durante o período de latência ao início de seu efeito terapêutico, o que pode causar bastante desconforto ao paciente. No caso do aparecimento desses sintomas, recomenda-se a associação com algum BZD por um período limitado de aproximadamente 15 dias. Entretanto, é fundamental avaliar a prescrição dessas medicações em pacientes com potencial de desenvolver transtornos pelo uso.[11,12]

Os BZDs também são usados no tratamento de algumas fases relacionadas aos transtornos por uso de substâncias, especialmente para desintoxicação alcoólica. Eles têm a função de minimizar os sintomas de abstinência alcoólica, como ansiedade, agitação, sudorese, taquicardia e aumento da pressão arterial, dando-se preferência aos BZDs de longa ação. Clor-diazepóxido e diazepam são medicações indicadas por serem as mais efetivas na prevenção de delírios ou convulsões durante a abstinência do álcool. Os BZDs de ação mais curta, como lorazepam e oxazepam, são indicados para a população mais idosa e para hepatopatas.[13,14]

PROPRIEDADES FARMACOLÓGICAS

Os BZDs agem pela ligação nos receptores GABA, o que provoca efeitos sedativos, hipnóticos e ansiolíticos.[13] Existem vários tipos de BZDs, e, apesar de sua aparente equivalência de eficácia, suas propriedades farmacológicas têm implicação na prática clínica.[16] Eles apresentam alta lipossolubilidade, o que confere uma grande capacidade de penetrar no sistema nervoso central (SNC) quando administrados por via oral. A via intramuscular é indicada para os BZDs mais hidrossolúveis, como o lorazepam e o midazolam.

A principal via de metabolização dos BZDs é hepática. Dessa maneira, deve-se ter bastante cuidado na utilização dessas medicações em pacientes idosos ou com prejuízo na função desse órgão. Nesses casos, dá-se preferência ao lorazepam e ao oxazepam, que, por serem conjugados diretamente por glicuronidação, não produzem metabólitos ativos, demandando menos trabalho hepático, sendo excretados diretamente por via renal.[10,17]

Apesar da eficácia semelhante entre os diversos BZDs, particularidades de seu perfil farmacológico, como meia-vida e via de metabolização, podem guiar a escolha do fármaco (**Tab. 14.1**).

EFEITOS COLATERAIS

Assim como uma série de medicações psicotrópicas, os BZDs podem causar efeitos colaterais, que devem ser considerados na tomada de decisão de sua prescrição:

- sonolência
- piora da coordenação motora
- amnésia anterógrada
- tontura
- zumbidos
- perda do equilíbrio
- agressividade e desinibição
- embotamento afetivo

POTENCIAL DE USO, TOLERÂNCIA E DEPENDÊNCIA

Avaliação

A população que faz uso de BZDs é bastante abrangente, variando de mulheres idosas, que usam a medicação para tra-

TABELA 14.1

Classificação farmacológica e meia-vida dos benzodiazepínicos

Benzodiazepínico	Meia-vida (h)	Meia-vida metabólito ativo (h)	Equivalência de 10 mg de diazepam
Agentes hipnóticos			
Meia-vida longa:			
Flurazepam	2-3	< 100	60 mg
Meia-vida intermediária			
Flunitrazepam	10-30	20-30	2 mg
Nitrazepam	18-30	---------*	10 mg
Meia-vida curta:			
Lormetazepam	8-14	8-14	2 mg
Temazepam	7-14	4-15	60 mg
Meia-vida muito curta (< 4h):			
Triazolam	1,5-5	-------*	1 mg
Midazolam	1-3	-------*	15 mg
Drogas Z:			
Zolpidem	2,4	-------*	20 mg
Zolpiclona	5,2	-------*	15 mg
Agentes ansiolíticos			
Meia-vida longa:			
Diazepam	24-48	< 200	10 mg
Clordiazepóxido	6-38	< 200	25 mg
Clonazepam	22-54	< 200	1 mg
Clobazam	50	20	20 mg
Meia-vida curta a intermediária:			
Lorazepam	2	-------*	2 mg
Oxazepam	30	-------*	30 mg
Alprazolam	13-15	1	1 mg
Bromazepam	15	6	6 mg

*Nenhum metabólito ativo.
Fonte: Soyka.[18]

tamento de insônia e ansiedade, a jovens usuários de drogas sintéticas, que usam a substância para aliviar os sintomas excitatórios causados por anfetamínicos.[19] O abuso de BZDs pode ser dividido em dois tipos: abuso deliberado por pessoas com dependência química e abuso por pessoas que iniciam o uso da medicação por uma indicação terapêutica e acabam tornando esse uso inapropriado. Além disso, uma pessoa que abusa da medicação, independentemente da forma, corre o risco de desenvolver dependência.[20]

O abuso deliberado de BZDs geralmente se inicia a partir de um uso recreacional da substância. A medicação costuma ser adquirida por meio de prescrições médicas ou do comércio ilegal. Muitas vezes, é usada concomitantemente com outras substâncias para aumentar efeitos euforizantes. Além disso, são substâncias utilizadas para amenizar os efeitos da abstinência de outras drogas, como álcool e heroína.[20] Estudos mostram que consumidores de BZDs com sintomas de ansiedade, abuso de álcool ou drogas e transtornos do sono estão mais predispostos a desenvolver dependência.[2] Uma avaliação bastante completa do uso da medicação é fundamental para determinar a abordagem com o paciente. O **Quadro 14.1** apresenta sugestões de algumas perguntas que podem guiar essa avaliação.

Além disso, a avaliação de comorbidades clínicas, a solicitação de exames laboratoriais, como provas de função hepática e renal, bem como a avaliação do suporte social e de atividades laborativas do paciente, são fundamentais para orientar as condutas terapêuticas. Com todas as informações necessárias, pode-se dividir os pacientes de acordo com sua gravidade e risco. Para pacientes que não estão dispostos a parar com o uso, indica-se a abordagem que utiliza técnicas motivacionais. Se o paciente demonstra vontade de tratar sua dependência ou abuso de BZDs, pode buscar um tratamento que tenha por objetivo a abstinência ou a redução e manutenção do uso. A escolha entre os dois objetivos de tratamento é baseada na avaliação dos danos relacionados ao uso e ao risco para recaída.[19] Pacientes com baixo risco são aqueles que podem ser tratados pelo clínico geral em ambulatório tendo como objetivo a abstinência. Nos pacientes com alto risco de recair, o objetivo do tratamento é a manutenção, com a redução do consumo para um padrão menos prejudicial, visando a redução gradativa com posterior negociação para a abstinência. Nesses casos, faz-se necessário o encaminhamento para um profissional especializado na área da adição.[19] Em situações agudas ou de emergência, deve-se realizar o diagnós-

> **QUADRO 14.1**
> **Avaliação do uso de benzodiazepínicos: o que deve ser investigado?**
>
> **Motivação do uso**
> - Para que foi prescrito? Qual a indicação terapêutica? Essa indicação ainda persiste? Já fez uso com outra finalidade além da terapêutica (recreativa)?
> - Você imagina estar correndo algum risco ao usar essa substância?
> - Você já teve o desejo de parar de usar ou reduzir o uso do BZD?
>
> **Intensidade de consumo**
> - Há quanto tempo você utiliza essa medicação?
> - Qual a dose utilizada inicialmente?
> - Continua usando a mesma dose ou precisou aumentar depois de algum tempo? Se aumentou, qual foi o máximo que usou em um dia?
> - Já fez uso da medicação em horários fora do prescrito?
> - Já usou outros tipos de BZDs além do atual?
> - Já utilizou diferentes tipos de BZDs ao mesmo tempo?
>
> **Padrão divergente, uso crônico e fora da prescrição médica**
> - Já solicitou a receita a diferentes médicos em um curto espaço de tempo? Por quê?
> - Já solicitou a medicação a familiares ou amigos?
>
> **História de uso de substâncias**
> - Já usou alguma outra substância psicoativa? Qual?
> - Quando e por quanto tempo manteve esse uso?
> - Quais as doses regulares e máximas dessa(s) substância(s) foram utilizadas?
> - Qual o tempo de abstinência máximo para cada substância?
>
> *Fonte:* Associação Médica Brasileira[10] e Lingford-Hughes e colaboradores.[19]

> **QUADRO 14.2**
> **Diagnóstico diferencial de abstinência grave de benzodiazepínicos e intoxicação aguda**
>
> - Intoxicação alcoólica ou por drogas depressoras
> - Intoxicação por outras drogas psicotrópicas
> - Hipoglicemia
> - Epilepsia
> - Acidente vascular cerebral (isquemia/hemorragia)
> - Traumatismo craniencefálico
> - Infarto do miocárdio
> - Distúrbios metabólicos (hipertireoidismo, insuficiência renal aguda)
> - Psicose, mania, depressão ou transtorno bipolar
> - *Delirium tremens*
> - *Delirium* em idosos ou em pessoas com situação clínica grave
> - Agitação associada a comportamento antissocial
>
> *Fonte:* Associação Médica Brasileira[10] e Lingford-Hughes e colaboradores.[19]

tico diferencial em relação a outras patologias com risco de morte (Quadro 14.2).

Intoxicação aguda

A intoxicação aguda por BZDs raramente é fatal, sendo manejada com medidas de suporte básicas, como repouso, hidratação e prevenção de quedas. A *overdose* é uma condição clínica que implica risco de morte. Torna-se mais grave quando os BZDs são usados em combinação com outros depressores do SNC (p. ex., álcool, opioides). Entre os sintomas da intoxicação por BZDs, estão sonolência, confusão, fala lenta e arrastada, marcha atáxica, prejuízo na coordenação de movimentos, quedas e coma. A cognição parece ser menos afetada que o desempenho motor. Todos esses efeitos podem comprometer consideravelmente a capacidade de conduzir veículos e outras habilidades psicomotoras, especialmente quando combinados aos efeitos do etanol.[21] A maioria dos casos de óbito foi relacionada ao uso concomitante de outras substâncias, como álcool, antidepressivos tricíclicos e barbitúricos.[22]

Manejo da intoxicação aguda

O manejo da intoxicação por BZDs é geralmente feito em sala de emergência e inclui como medidas gerais de apoio:

- monitoramento de risco aumentado para quedas e vômitos
- monitoramento dos sinais vitais
- manutenção de vias aéreas abertas, monitoramento da saturação de oxigênio e da frequência cardíaca
- ventilação assistida: pacientes com intoxicação por álcool, opioides e outros depressores do SNC têm maior chance de evoluir para um quadro de parada respiratória, coma e morte
- lavagem/esvaziamento gástrico e carvão ativado: quando indicado, tomar as precauções necessárias para evitar aspiração
- administração de tiamina parenteral a pacientes que têm problema com álcool associado
- se houver suspeita ou confirmação de *overdose* de opiáceos simultânea, administração de naloxona
- exclusão de outras causas de confusão mental e coma

Para a reversão do quadro, pode ser feito uso do flumazenil, um antagonista específico dos BZDs. É indicado para reverter estados comatosos ou de sedação intensa do paciente e deve ser dado em ambiente hospitalar e monitorado. Deve ser administrado em infusão lenta de 1 a 2 mg várias vezes, com intervalos de 1 a 2 horas, conforme a necessidade para reverter o quadro. A ação do medicamento leva a um rápido retorno à consciência. Entretanto, a duração da ação do flumazenil é breve e mais curta que a dos agonistas BZDs, usados na *overdose*. Pode ser necessário repetir doses após 1 a 2 horas.[18]

Aviso: O flumazenil

1. Pode precipitar uma síndrome de abstinência aguda, inclusive com convulsões em pacientes com dependência de BZDs.
2. Esse risco é aumentado se outras drogas que baixam o limiar convulsivante (antipsicóticos, antidepressivos tricíclicos) foram tomadas.
3. Também pode precipitar ataques de pânico.

Exames que podem ser solicitados incluem eletrólitos, provas de função renal e hepática, glicemia, gasometria, *screening* urinário para drogas de abuso e tomografia ou ressonância magnética de encéfalo.[18]

Síndrome de abstinência

A síndrome de abstinência dos BZDs ocorre com o surgimento de novos sintomas após a parada abrupta ou a diminuição da dose da medicação, sobretudo após o uso prolongado. Ela se inicia 2 a 3 dias após a retirada de um BZD de meia-vida curta e pode durar por até 10 dias após a retirada de um BZD de meia-vida longa. Às vezes, pode começar já no primeiro dia após o não uso, em caso de dependência mais grave ou com medicações de meia-vida mais curta. Cerca de 50% dos pacientes que usam BZDs por mais de 12 meses evoluem para sintomas de abstinência (**Quadro 14.3**).

Manejo geral da dependência de BZDs

Embora existam muitas diferenças entre os usuários de BZDs, algumas considerações em relação ao tratamento são comuns, como mostrado no **Quadro 14.4**.

Existem diferentes abordagens para o tratamento da síndrome de abstinência dos BZDs, que pode ser manejada em contexto ambulatorial ou hospitalar, conforme a gravidade (**Quadro 14.5**).

Tratamento hospitalar para desintoxicação de BZDs

A desintoxicação em ambiente hospitalar é destinada a pacientes com idade avançada, complicações clínicas e comorbidades psiquiátricas importantes, com pouco ou nenhum suporte externo para desintoxicação ambulatorial, bem como àqueles pacientes pouco motivados que estão usando altas doses de BZDs, isolados ou em conjunto com outras drogas. O que fazer:

- Fornecer apoio e orientação ao paciente no ambiente hospitalar, tentando tranquilizá-lo e incentivando a tomada de decisão de parar de usar as medicações, se esse for o caso.
- Implementar medidas gerais de apoio para monitoramento das funções vitais, de 4/4 horas.
- Em pacientes mais velhos, optar por reduzir o medicamento em uso.
- Com pacientes que estão em uso de BZDs de ação muito curta e curta, calcular a dose equivalente por um de meia-vida longa.
- No primeiro dia, administrar 50% da dose habitual ou equivalente de diazepam. Se o paciente fornece informações

---

QUADRO 14.3
Sinais e sintomas de abstinência de benzodiazepínicos

Psicológicos
- Rebote dos sintomas iniciais com maior intensidade: insônia, ansiedade e pânico
- Irritabilidade, inquietação e agitação
- Diminuição da memória e da concentração
- Distorções de percepção: hipersensibilidade a luz, som, tato e paladar
- Gosto metálico
- Distorção da imagem corporal
- Despersonalização e desrealização
- Depressão/disforia

Somáticos
- Sudorese
- Tremores/fasciculações
- Dores musculares/cãibras/contrações
- Tontura
- Parestesia
- Palpitação
- Visão borrada/fotofobia/diplopia
- *Tinnitus*/zumbido
- Dor de cabeça
- Sintomas gastrintestinais: náusea, diarreia, perda de peso
- Perda de equilíbrio/quedas/desmaios
- Menorragia

Síndrome cerebral aguda
- Confusão, desorientação e *delirium* (quadro intermitente, mais frequente em idosos)
- Delírios e paranoia
- Alucinações visuais e auditivas
- Convulsões tipo grande mal: ocorrem entre 1-12 dias após a interrupção do uso

Fonte: Associação Médica Brasileira[10] e Lingford-Hughes e colaboradores.[19]

QUADRO 14.4
Manejo geral na retirada de benzodiazepínicos

Monitoramento do comportamento por meio do controle das prescrições:
Controlar o número de receitas dispensadas para o paciente, prescrevendo a menor quantidade possível até o próximo encontro. Delegar a um cuidador ou familiar a responsabilidade de ficar com as medicações e dá-las nos horários prescritos.

Substituição por um BZD de meia-vida longa:
Alguns BZDs, principalmente os de alta potência e meia-vida curta, apresentam uma propensão maior para abuso e dependência. A indicação, nesses casos, é substituir por um de meia-vida mais longa e menos potente.

Monitoramento da abstinência:
Screening urinário semanal até negativar e controle aleatório posteriormente.

Fonte: Lader[3] e Lingford-Hughes e colaboradores.[19]

- Prosseguir com a retirada de forma mais lenta, diminuindo 2,5 a 5 mg a cada 4 ou 5 dias.
- Quando o paciente não precisar mais ficar em regime de internação hospitalar, a redução gradual pode ser completada em casa ou em ambulatório.
- As prescrições devem ser liberadas diariamente pela equipe assistente e devolvidas caso seu uso não se faça mais necessário.
- Os familiares também devem receber orientação quanto a não fornecer medicação do paciente no hospital.
- Dica prática: em geral, a menor dose de outro BZD, que não o diazepam, é equivalente a 5 mg de diazepam.

Manejo das complicações da síndrome de abstinência severa

A abstinência severa de BZDs é uma complicação grave com risco de morte para o paciente, que necessita de uma intervenção urgente. Muitas vezes, o paciente poderá ser transferido para a unidade de cuidados intensivos e posteriormente encaminhado para a unidade especializada em adição. As medidas sugeridas para essa intervenção são:

- Administrar lentamente 10 mg de diazepam por via intravenosa (IV), repetindo a cada 30 minutos, se necessário. Midazolam IV também pode ser administrado alternativamente.
- Considerar outras causas possíveis para delírio e convulsões, principalmente abstinência de álcool, infecções, desidratação e hipoglicemia.

corretas sobre o consumo, até 80% da dose pode ser reduzida, mas com certa cautela e monitoramento dos sintomas.
- Distribuir essa dose ao longo do dia, durante três dias, até o paciente estabilizar.
- Seguir monitorando sintomas de abstinência ou desconforto do paciente.
- Em tempo: se os sintomas de privação se tornarem exacerbados após a redução, diminuir a velocidade de retirada ou, se necessário, aumentar novamente até os sintomas estarem sob controle.

QUADRO 14.5
Manejo da síndrome de abstinência de benzodiazepínicos

Situação	Abordagem de tratamento	Nível de evidência
Abordagem mais frequente para dependência de BZDs	Retirar gradualmente ao longo de semanas ou até meses	Alto
Uso de diversos tipos de BZDs	Trocar para um BZD único, de ação longa, para desintoxicar	Bom
Escolha de BZD para desintoxicar	Utilizar um BZD de meia-vida longa	Baixo
Farmacoterapia concomitante para abstinência de BZDs	Carbamazepina 200 mg 2x/dia	Moderado
Transtorno do sono	Usar antidepressivos, anti-histamínico, melatonina, higiene do sono, relaxamento e exercícios físicos	Moderado
Outras drogas para o tratamento	Pregabalina, gabapentina, betabloqueador e flumazenil	Baixo para pregabalina, gabapentina e betabloqueador. Experimental para flumazenil.
Psicoterapia	Terapia cognitivo-comportamental	Bom

Fonte: Associação Médica Brasileira[10] e Lingford-Hughes e colaboradores.[19]

- Se o paciente apresentar alucinações, administrar 5 a 10 mg de olanzapina por via oral (VO) ou 2,5 a 5 mg IV. Repetir a cada 4 a 6 horas, se necessário.
- Uma vez controlada a complicação, monitorar sintomas de privação a cada 3 a 4 horas por dia.
- Continuar com diazepam VO para controle dos sintomas; a dose para controle fica entre 40 e 80 mg/dia, dividida em quatro tomadas por 2 ou 3 dias.
- Quando o paciente estiver estável, seguir a retirada em uma velocidade mais lenta, 10 a 15% a cada 3 ou 4 dias, até chegar a 20 a 40 mg/dia.

Manejo após a alta

Se o paciente segue com o uso de BZD na alta, o médico deve organizar, em conjunto com ele, um plano de tratamento para seguir essa retirada até o fim e garantir que o paciente vá buscar atendimento especializado. Dessa forma, deve-se:

- Verificar com o paciente sua crítica em relação ao problema e o quanto está motivado para seguir em tratamento e ser eventualmente encaminhado para um tratamento específico de sua dependência.
- Esclarecer as dúvidas do paciente em relação ao tratamento.
- Organizar consultas semanais para o paciente buscar suas medicações.
- Combinar a frequência dos *screenings* urinários para o controle da abstinência.
- Contratar o que fazer quando o paciente apresentar comportamentos de ativa (recaído), como não comparecer à consulta e voltar depois somente para solicitar a receita da medicação.
- Estimular a participação de outros membros da família na construção de uma rede de apoio.
- Oferecer tratamento dirigido para a patologia de base na qual a dependência se fixou.

Tratamento ambulatorial para desintoxicação de BZDs

A desintoxicação ambulatorial eletiva é apropriada para pacientes dependentes de BZDs que não têm história de abstinência severa ou convulsões, não apresentam dependência de álcool ou outras substâncias e não apresentam comorbidades clínicas ou psiquiátricas significativas.

Deve-se atentar para os seguintes pontos:

- A dose máxima a ser usada para controle dos sintomas não deve ultrapassar 40 mg/dia de diazepam.
- Utiliza-se o padrão de retirada gradativa de 10 a 15% por semana.
- Os últimos 10 mg são os mais difíceis de retirar. Nesses casos, a retirada pode ser mais prolongada.
- Se o paciente necessitar de doses maiores que 40 mg de diazepam para controlar os sintomas de abstinência, deve fazer o tratamento internado até poder chegar a esse nível para ser transferido.

Deve-se orientar o paciente a restringir o uso de máquinas e a direção de carros durante o período inicial de abstinência. Para fazer tratamento ambulatorial, ele precisa estar bastante motivado, comprometido e esclarecido em relação ao tratamento. O suporte externo também se faz necessário em relação a possíveis riscos. O tratamento deve ser discutido e planejado com o paciente, e, depois, deve ser feito um acordo verbal ou por escrito. As medicações serão dadas em horários fixos, e não "conforme a necessidade do paciente". Esse procedimento tende a inibir o padrão de uso da medicação como droga para lidar com qualquer situação do dia que traga ansiedade, insônia ou frustração. Em alguns casos, a abstinência pode demorar de semanas a meses. Em casos graves, pode comprometer e prejudicar o paciente por mais de um ano.[19]

COMPLICAÇÕES DO USO DE BZDs

O uso agudo e prolongado de BZDs pode acarretar uma série de danos, que devem sempre ser levados em consideração ao se prescrever essa classe de fármacos.

Depressão respiratória: Embora geralmente seguros, em doses elevadas, os BZDs podem causar depressão e parada respiratória, particularmente em pacientes com problemas respiratórios de base, como bronquite e enfisema, ou naqueles que sofrem de apneia do sono. O tratamento da depressão respiratória associada ao uso de BZD é uma emergência médica e pode requerer assistência ventilatória, em especial se outras substâncias com potencial depressor tiverem sido usadas em associação. Nos quadros de intoxicação grave, pode estar recomendado, além do suporte ventilatório, o uso do antagonista flumazenil, IV.[23] Seu uso deve ser feito sempre em ambiente hospitalar, devido ao risco de crises convulsivas.[24,25]

Suicídio: É notório que os BZDs estejam entre as substâncias mais frequentemente utilizadas em casos de tentativas de suicídio. Quando associados a outros fármacos e ao álcool, o risco de êxito letal é considerável.[26-28]

Prejuízo da memória (amnésia anterógrada): Ocorre quando a memória fica prejudicada para aprender novas informações, apesar de haver lembrança das informações que foram aprendidas antes do uso agudo e prolongado de BZDs. Esse prejuízo acentuado de memória é mais provável com:

- uso intravenoso ou oral em altas doses
- agentes depressores do SNC (álcool) usados em conjunto
- BZD de alta potência

Indivíduos que usam altas doses (até 25 comprimidos) podem cometer crimes, assalto ou roubo e não se lembrar de nada que fizeram. Os efeitos sedativo e amnésico do flunitrazepam, em conjunto com o álcool, fazem dele a droga do estupro, pois apaga da memória da vítima a experiência que teve com o agressor. Essas situações são mais comuns em pessoas que já apresentam um transtorno associado ao uso de BZDs ou outras drogas.[3]

Pseudodemência: Não existem estudos conclusivos relatando que os BZDs causam quadros de demência. Trata-se de um quadro que ocorre mais frequentemente com o uso crônico, em doses terapêuticas, na população de idosos. Ocorre um problema com a consolidação da memória. A informação de interesse é percebida e pode ser reproduzida imediatamente, mas não é transferida para a formação de memória de longo prazo. Com a descontinuação do uso, ocorre a melhora das funções cognitivas.[29-31]

Desinibição/efeito paradoxal: Os BZDs podem causar efeitos paradoxais. O flurazepam aumenta ocasionalmente a incidência de pesadelos – especialmente durante a primeira semana de uso – e, às vezes, causa verborragia, ansiedade, irritabilidade, taquicardia e sudorese. A ocorrência de amnésia, euforia, inquietação, alucinações, sonambulismo, falar ao dormir, outros comportamentos complexos e comportamento hipomaníaco já foi descrita durante o uso de vários BZDs. A estimulação de comportamento bizarro e desinibido já foi notada em alguns usuários, ao passo que, em outros, podem ocorrer hostilidade e raiva. O uso desses agentes também pode ser acompanhado de paranoia, depressão e ideação suicida. Essas reações paradoxais ou de desinibição são raras e parecem estar relacionadas com a dose.[32,33] Como os BZDs são usados com frequência para tranquilizar rapidamente pacientes com transtorno de ansiedade ou agitação psicomotora, é importante saber qual perfil é mais propenso a desenvolver reação paradoxal:

- Na população em geral, é rara (menos de 1%), sendo frequente em pessoas com problemas de controle de impulsos ou lesão cerebral prévia.
- Ocorre com mais frequência em pacientes muito jovens ou muito velhos.
- Ocorre mais com o uso de altas doses de BZDs de alta potência ou por via IV.
- Muitas vezes, ocorre em resposta a algum tipo de provocação ou frustração percebida pelo paciente, mas não pelos demais.
- O paciente não percebe a hostilidade ou agitação como desproporcionais, mas os acompanhantes, familiares ou outras pessoas relatam a mudança no comportamento.
- A suspeita de reação paradoxal deve ser registrada e informada aos familiares e ao paciente, posteriormente.
- Futuros episódios de agitação devem ser tratados com drogas antipsicóticas ou sedativas (não BZDs).

- Em casos extremos, o flumazenil pode reverter o efeito paradoxal.

Síndrome de rebote ou efeito bumerangue: Ocorre poucos dias após a retirada dos BZDs e se caracteriza pelo retorno dos sintomas originais para os quais os BZDs foram prescritos primariamente, em uma intensidade significativamente maior. Permanece por vários dias ou precipita a recaída do quadro anterior. O diagnóstico diferencial que deve ser feito é em relação à síndrome de abstinência. É difícil distinguir se esses sintomas representam uma recorrência do transtorno de ansiedade subjacente, que já está sendo tratado de forma adequada, ou uma recuperação dos sintomas durante a retirada de BZDs. No entanto, os sintomas de ansiedade relacionada à retirada são limitados no tempo, melhorando significativamente no prazo de um mês e desaparecendo por completo dentro de vários meses. Se os sintomas representam o ressurgimento de um transtorno de ansiedade preexistente, é provável que persistam e piorem durante e após a retirada no primeiro mês.[34]

Síndrome de abstinência protraída: Em uma minoria dos pacientes, pode ocorrer o que se chama de síndrome de abstinência protraída, ou pós-abstinência. Os sintomas são similares aos da retirada dos BZDs, porém em menor número e intensidade, podendo durar alguns meses. A retirada gradual e um acompanhamento psicológico mais frequente e prolongado colaboram no alívio desses sintomas.[19]

Depressão: Os BZDs podem levar a pessoa a desenvolver um quadro depressivo no uso crônico ou exacerbar os sintomas de depressão preexistente. A depressão pode surgir durante a retirada de BZDs e pode levar à recaída.[19]

Sintomas psicóticos e *delirium*: Trata-se de um estado de consciência alterado que pode ocorrer no uso ou na retirada dos BZDs. Pode haver agitação, agressão persecutória, delírios e alucinações (principalmente visuais), em associação com outros sintomas de retirada dos BZDs.[19] Podem ocorrer durante:

- retirada de BZDs: com confusão, delírios, alucinações, em associação com outros sintomas de abstinência
- *overdose* de BZDs: com desorientação, confusão, perda de memória, em associação com redução do nível de consciência e outros sinais de *overdose*

Transtorno de estresse pós-traumático (TEPT): Há evidências de que, administrados logo após situações traumáticas, os BZDs podem predispor ao desenvolvimento de TEPT, sendo contraindicados nesses casos. Hipóteses apontam para a possibilidade de BZDs reforçarem a consolidação da memória de eventos prévios à administração da droga. Acredita-se que isso ocorra porque fenômenos de formação de novas memórias que poderiam se sobrepor às memórias traumáticas, amenizando sua consolidação, ficariam prejudicados devido à sedação.[35]

SITUAÇÕES ESPECIAIS

Transtornos comórbidos e complicações

Muitos transtornos mentais são vistos em pacientes com abuso ou dependência de BZDs. Às vezes, são transtornos primários, mas, muitas vezes, são complicações do uso das substâncias. Em função do tempo de uso do BZDs e do momento em que o paciente se encontra (na vigência de uma intoxicação aguda ou sintomas de privação protraídos), fazer um diagnóstico na vigência de uma dependência de BZDs pode ser precipitado. O ideal seria aguardar a desintoxicação para depois avançar para o diagnóstico, mas, na maior parte do tempo, isso é feito simultaneamente. É importante lembrar:

- Transtornos de ansiedade preexistentes provavelmente vão precisar de tratamento com ISRS, e muitas vezes ele precisa ser iniciado para facilitar a desintoxicação dos BZDs.
- Em alguns pacientes, a terapia de manutenção com BZD pode ser necessária.
- Um quadro de depressão significativa pode levar à recaída no uso de BZDs.
- É aconselhável iniciar o tratamento com um antidepressivo antes de tentar parar o BZD, embora o benefício completo de tal tratamento possa ocorrer somente após o BZD finalmente ter sido cessado.

Gestação: Não existem estudos que determinem a segurança do uso de BZDs durante a gestação. Mesmo assim, as estatísticas apontam que 3% das gestantes fazem uso da medicação. A falta de consenso na literatura é decorrente da pouca quantidade de estudos e das variabilidades metodológicas encontradas. Alguns estudos mostraram evidência de associação com malformações congênitas, em especial com a presença de fenda palatina. Também foi evidenciado que o uso de clordiazepóxido pode estar associado com malformações cardíacas; de bromazepam, com anomalias no trato digestivo; e de lorazepam, com o risco de atresia anal no feto. Todavia, o aumento no risco de desenvolver alguma anomalia é menor que 1%. Grande parte dos estudos foi realizada em mulheres com história de tentativas de suicídio por *overdose* de BZD e encontrou uma associação da superdosagem da medicação com risco aumentado para abortamento. Como recomendação, sugere-se que, se a gestante necessita usar algum BZD no primeiro trimestre, se dê preferência ao diazepam e procure-se evitar o clonazepam e o lorazepam.[36] Deve-se atentar que o uso contínuo de altas doses de diazepam por um período prolongado pode desencadear, no recém-nascido, hipotonia muscular, baixos escores de Apgar, hipotermia, dificuldade de sucção e depressão neurológica, além de sintomas de abstinência da medicação.[37] Durante a lactação, também se preconiza evitar o uso de BZDs, visto que podem ser detectados no leite materno.[17]

Idosos: A Sociedade Americana de Geriatria contraindica o uso de BZDs em pessoas com mais de 65 anos. O uso em idosos está associado a risco de maior prejuízo cognitivo, *delirium*, fraturas devido a quedas e acidentes de trânsito. Em algumas situações, como tratamento de convulsões, da abstinência alcoólica, ou em casos específicos de transtorno do sono ou de ansiedade, recomenda-se usar os BZDs de ação mais prolongada. Todavia, as alterações na metabolização hepática podem precipitar o acúmulo da medicação no organismo, com intensificação dos efeitos e paraefeitos e risco aumentado de intoxicação. Apesar de não haver consenso na literatura, alguns estudos apontam que o prejuízo cognitivo em idosos decorrente do uso dessas medicações permanece mesmo após a descontinuação do medicamento.[15,32]

SEDATIVOS HIPNÓTICOS NÃO BZDs (DROGAS Z)

As chamadas drogas Z (*Z Drugs*) foram lançadas no mercado como alternativa aos BZDs para pacientes com transtornos do sono, com promessa de menos efeitos adversos e menor potencial de adição. De fato, sua ação mais seletiva nas subunidades α_1 dos receptores $GABA_A$, relacionadas especificamente mais com o sono e menos com efeitos ansiolíticos, proporciona menos eventos adversos agudos em relação aos BZDs, como, por exemplo, sonolência diurna. As principais drogas Z comercializadas são o zolpidem, a zopiclona e o zaleplon.[38]

No entanto, diversos relatos de dependência dessas substâncias foram sendo publicados desde os anos 2000.[39] Há relatos de autoadministração intravenosa de zopiclona por macacos *Rhesus* desde 1983.[40] Alguns autores advertem para o uso não médico dessas substâncias: além da forma clássica de o paciente aumentar a dose por conta própria ou seguir o uso por um período mais prolongado que o prescrito, há pessoas que buscam ativamente a medicação mesmo sem ter a indicação de tratamento farmacológico para insônia. O zolpidem pode ser usado para conseguir uma sensação de euforia e alucinações visuais e para buscar manter-se alerta. A zopiclona tem sido usada com álcool para potencializar efeitos euforizantes, tendo sido, inclusive, apelidada de *zim-zim* na subcultura de drogas britânica.[20,23]

A crença de inexistência de efeitos residuais no dia seguinte ao uso de uma dessas drogas para insônia também se mostra falaciosa. Gunja mostra que há efeitos significativos no desempenho cognitivo e psicomotor no dia seguinte, que podem comprometer algumas habilidades cruciais, como dirigir.[41] A zopiclona mostrou ser a mais nociva nesse quesito, podendo afetar negativamente a capacidade de dirigir mesmo em doses consideradas terapêuticas. Esse tipo de efeito adverso relacionado ao zolpidem ocorre principalmente em quem apresenta insônia intermediária e acaba fazendo uso da medicação durante os despertares noturnos. O zaleplon aparentemente não afeta a capacidade de dirigir, mesmo em dose dobrada ou tomada no meio da noite. Entretanto, por ser de ação ultrarrápida, permite meios mais rápidos de atingir euforia quando administrado para esse fim.[20,24]

Outros efeitos adversos do uso dessas medicações são igualmente dignos de nota e cautela no momento da prescrição, sobretudo para idosos. De forma semelhante aos BZDs, as drogas Z estão associadas com risco aumentado de fraturas de bacia, sendo que uma metanálise mostrou uma tendência a maior risco com o uso das drogas Z quando comparadas aos BZDs, embora sem atingir significância estatística.[42] Uma das razões pode ser a indução de comportamentos bizarros durante o sono, quando sob efeito dessas medicações: sonambulismo, comer dormindo, manter relações sexuais dormindo, conversar ou dirigir dormindo. Todas essas atividades complexas são acompanhadas de amnésia anterógrada.[43] Há relatos de psicose, agitação, coma e morte com a superdosagem das medicações. Deve-se atentar para o desencadeamento de quadros de *delirium* quando as drogas estão sendo retiradas.[27,28]

A melhor forma de diminuir o abuso e a dependência de drogas Z é tomar cuidado em sua prescrição. É preocupante o dado de um pequeno levantamento realizado na Inglaterra, que mostra que, entre 40 psiquiatras entrevistados, a zopiclona era uma medicação comumente prescrita, muitos não sabendo que ela pode causar dependência. Algumas medidas podem ser tomadas no tratamento da insônia para evitar a prescrição desnecessária de agentes com potencial para causar dano: investigar e tratar a causa de base, considerar abordagens psicoterapêuticas cognitivo-comportamentais, investigar história de problemas com substâncias, além de adotar outras abordagens não farmacológicas, como a higiene do sono.[44] Uma vez instalado o problema de uso inapropriado de drogas Z, o manejo é semelhante ao dos BZDs: preconiza-se a troca para uma medicação com meia-vida mais longa e a retirada gradual.[45]

REFERÊNCIAS

1. Mandrioli R, Mercolini L, Raggi MA. Benzodiazepine metabolism: an analytical perspective. Curr Drug Metab. 2008;9(8): 827-44.
2. Licata SC, Rowlett JK. Abuse and dependence liability of benzodiazepine-type drugs: GABA(A) receptor modulation and beyond. Pharmacol Biochem Be. 2008;90(1):74-89.
3. Lader M. Benzodiazepine harm: how can it be reduced? Brt J Clin Pharmaco. 2014;77(2):295-301.
4. Kurko TA, Saastamoinen LK, Tähkäpää S, Tuulio-Henriksson A, Taiminen T, Tiihonen J, et al. Long-term use of benzodiazepines: definitions, prevalence and usage patterns - a systematic review of register-based studies. Eur Psychiatry. 2015;30(8):1037-47.
5. Orlandi P, Noto AR. Misuse of benzodiazepines: a study among key informants in São Paulo city. Rev Lat Am Enfermagem. 2005;13:896-902.
6. Huf G, Lopes CD, Rozenfeld S. Long-term benzodiazepine use in women at a daycare center for older people. Cad Saude Publica. 2000;16(2):351-62.
7. Olfson M, King M, Schoenbaum M. Benzodiazepine use in the United States. JAMA Psychiatry. 2015;72(2):136-42.
8. Carlini EA, Noto AR, Sanchez ZM, Carlini CMA, Locatelli DP, Abeid LR, et al. VI levantamento nacional sobre o consumo de drogas psicotrópicas entre estudantes do ensino fundamental e médio das redes pública e privada de ensino nas 27 capitais brasileiras. São Paulo: Centro Brasileiro de Informações sobre Drogas Psicotrópicas; 2012.
9. Food and Drug Administration. FDA warns about serious risks and death when combining opioid pain or cough medicines with benzodiazepines; requires its strongest warning [Internet]. 2016 [capturado em 30 jul. 2017]. Disponível em: https://www.fda.gov/Drugs/DrugSafety/ucm518473.
10. Associação Médica Brasileira. Projeto diretrizes: abuso e dependência dos benzodiazepínicos. São Paulo: AMB; 2013.
11. Takeshima N, Ogawa Y, Hayasaka Y, Furukawa TA. Continuation and discontinuation of benzodiazepine prescriptions: a cohort study based on a large claims database in Japan. Psychiat Res. 2016;237:201-7.
12. Guerlais M, Grall-Bronnec M, Feuillet F, Gérardin M, Jolliet P, Victorri-Vigneau C. Dependence on prescription benzodiazepines and Z-drugs among young to middle-aged patients in France. Subst Use Misuse. 2015;50(3):320-7.
13. Charlson F, Degenhardt L, McLaren J, Hall W, Lynskey M. A systematic review of research examining benzodiazepine-related mortality. Pharmacoepidemiol Drug Saf. 2009;18(2):93-103.
14. Poyares D, Pinto Jr LR, Tavares S, Barros-Vieira S. Sleep promoters and insomnia. Rev Bras Psiquiat. 2005;27(1):2-7.
15. Riemann D, Perlis ML. The treatments of chronic insomnia: a review of benzodiazepine receptor agonists and psychological and behavioral therapies. Sleep Med Rev. 2009;13(3):205-14.
16. Stevens JC, Pollack MH. Benzodiazepines in clinical practice: consideration of their long-term use and alternative agents. J Clin Psychiat. 2005;66(2):21-7.
17. Cordioli AV, Gallois AB, Isolan L. Psicofármacos: consulta rápida. 5. ed. Porto Alegre: Artmed; 2015.
18. Soyka M. Treatment of benzodiazepine dependence. New Engl J Med. 2017;376(24):2399-2400.
19. Lingford-Hughes AR, Welch S, Peters L, Nutt DJ. BAP updated guidelines: evidence-based guidelines for the pharmacological management of substance abuse, harmful use, addiction and comorbidity: recommendations from BAP. J Psychopharmacol. 2012;26(7):899-952.
20. Brien CPO. Benzodiazepine use, abuse, and dependence. J Clin Psychiat. 2005;66(2):28-33.
21. New South Wales. Mental Health and Drug and Alcohol Office. Drug and alcohol withdrawal clinical practice guidelines [Internet]. NSW; 2008 [capturado em 30 jul. 2017]. Disponível em: http://www1.health.nsw.gov.au/pds/ActivePDSDocuments/GL2008_011.pdf
22. Isbister GK, O'Regan L, Sibbritt D, Whyte IM. Alprazolam is relatively more toxic than other benzodiazepines in overdose. Br J Clin Pharmacol. 2004;58(1):88-95.
23. Quaglio G, Faccini M, Vigneau CV, Casari R, Mathewson S, Licata M, et al. Megadose bromazepam and zolpidem dependence: two case reports of treatment with flumazenil and valproate. Subst Abus. 2012;33(2):195-8.
24. Spivey WH, Roberts JR, Derlet RW. A clinical trial of escalating doses of flumazenil for reversal of suspected benzodiazepine overdose in the emergency department. Ann Emerg Med. 1993;22(12):1813-21.

25. Lugoboni F, Faccini M, Quaglio GL, Albiero A, Casari R, Pajusco B. Intravenous flumazenil infusion to treat benzodiazepine dependence should be performed in the inpatient clinical setting for high risk of seizure. J Psychopharmacol. 2011;25(6):848-9.
26. Rančić N, Ignjatović Ristić D, Radovanović S, Kocić S, Radević S. Sociodemographic and clinical characteristics of hospitalized patients after suicide attempt: a twenty-year retrospective study. Med Glas (Zenica). 2012;9(2):350-5.
27. Kapur N, Turnbull P, Hawton K, Simkin S, Mackway-Jones K, Gunnell D. The hospital management of fatal self-poisoning in industrialized countries: an opportunity for suicide prevention? Suicide Life-Threat. 2006;36(3):302-12.
28. Anand JS, Chodorowski Z, Ciechanowicz R, Klimaszyk D, Lukasik-Głebocka M. Acute suicidal self-poisonings during pregnancy. Przegl Lek. 2005;62(6):434-5.
29. Buffett-Jerrott SE, Stewart SH. Cognitive and sedative effects of benzodiazepine use. Curr Pharm Des. 2002;8(1):45-58.
30. Lader M, Tylee A, Donoghue J. Withdrawing benzodiazepines in primary care. CNS Drugs. 2009;23(1):19-34.
31. Mura T, Proust-Lima C, Akbaraly T, Amieva H, Tzourio C, Chevassus H, et al. Chronic use of benzodiazepines and latent cognitive decline in the elderly: results from the Three-city study. Eur Neuropsychopharm. 2013;23(3):212-23.
32. Jonas JM, Kempe ER, Blank B. Triazolam and PAF inhibition. Lancet. 1992;339(8784):57.
33. Rothschild AJ. Disinhibition, amnestic reactions, and other adverse reactions secondary to triazolam: a review of the literature. J Clin Psychiat. 1992;53(12):69-79.
34. Schweizer E, Rickels K. Benzodiazepine dependence and withdrawal: a review of the syndrome and its clinical management. Acta Psychiat Scand. 1998;393:95-101.
35. McGhee LL, Maani CV, Garza TH, DeSocio PA, Gaylord KM, Black IH. The relationship of intravenous midazolam and posttraumatic stress disorder development in burned soldiers. J Trauma. 2009;66(4):S186-90.
36. Bellantuono C, Tofani S, Di Sciascio G, Santone G. Benzodiazepine exposure in pregnancy and risk of major malformations: a critical overview. Gen Hosp Psychiat. 2013;35(1):3-8.
37. Dolovich LR, Addis A, Vaillancourt JM, Power JD, Koren G, Einarson TR. Benzodiazepine use in pregnancy and major malformations or oral cleft: meta-analysis of cohort and case-control studies. Brit Med J. 1998;317(7162):839-43.
38. Becker PM, Somiah M. Non-Benzodiazepine Receptor Agonists for Insomnia. Sleep Med Clin. 2015;10(1):57-76.
39. Pitchot W, Ansseau M. Dépendance au zolpidem et crise d'épilepsie. Rev Med Liege. 2009;64(7-8):407-8.
40. Yanagita T. Dependence potential of zopiclone studied in monkeys. Pharmacology. 1983;27(2):216-27.
41. Gunja N. In the Zzz zone: the effects of Z-drugs on human performance and driving. J Med Toxicol. 2013;9(2):163-71.
42. Donnelly K, Bracchi R, Hewitt J, Routledge PA, Carter B. Benzodiazepines, Z-drugs and the risk of hip fracture: a systematic review and meta-analysis. PLoS One. 2017;12(4):e0174730.
43. Dolder CR, Nelson MH. Hypnosedative-induced complex behaviours: incidence, mechanisms and management. CNS Drugs. 2008;22(12):1021-36.
44. Cimolai N. Zopiclone: is it a pharmacologic agent for abuse? Can Fam Physician. 2007;53(12):2124-9.
45. Brett J, Murnion B. Management of benzodiazepine misuse and dependence. Aust Prescr. 2015;38(5):152-5.

15
Opioides
Luís André P. G. Castro

PONTOS-CHAVE

✓ Os opioides são drogas depressoras do sistema nervoso central (SNC) que são usadas no tratamento da dor, sobretudo em neoplasias malignas, cólicas biliares ou renais e estados pós-operatórios. Doses altas de opioides podem provocar tolerância aos efeitos eufóricos e analgésicos.

✓ O tratamento clínico preconizado para a dependência de opioides implica reversão da intoxicação aguda, desintoxicação (curto prazo e longo prazo), internação e manutenção. Entre as intervenções psicossociais, a abordagem motivacional é a de escolha e a que obtém melhores resultados, principalmente entre os usuários de heroína.

✓ As principais intervenções farmacológicas prescritas no tratamento da dependência de opioides são a naloxona, a naltrexona, a metadona e a buprenorfina.

Segundo os dois levantamentos domiciliares sobre o uso de drogas psicotrópicas, o consumo de opioides no Brasil pode ser considerado baixo, visto que informações a respeito de uso frequente e taxas de dependência não estão disponíveis, devido à baixa prevalência em todas as faixas etárias. Entre 2001 e 2005, o consumo de heroína (0,1 vs. 0,09%), xaropes à base de codeína (2,0 vs. 1,9%) e analgésicos opiáceos, como morfina, (1,4 vs. 1,3%), se manteve constante, sem grandes variações. Nos Estados Unidos, o uso na vida de heroína é 13 vezes maior (1,2%).[1] Entretanto, o Brasil é o maior consumidor de analgésicos opioides da América do Sul. É importante ressaltar que determinadas populações de usuários apresentam taxas elevadas de uso de opioides, entre elas os profissionais da saúde. Entre os médicos, por exemplo, a dependência de opioides é de 22%.[2]

Outros países, no entanto, enfrentam problemas de grande magnitude epidemiológica com relação a uso e dependência de opioides, em especial de heroína. Nos Estados Unidos, 453 mil norte-americanos com 12 anos ou mais já haviam usado heroína pelo menos uma vez no ano anterior à pesquisa realizada pelo National Survey on Drug Use and Health.[3] Entre os estudantes desse país, os dados também são alarmantes, como mostra a **Tabela 15.1**.

O relatório mundial sobre drogas de 2009 do Escritório das Nações Unidas sobre Drogas e Crime (UNODC)[5] revela que o consumo de opioides permanece o principal problema mundial com relação a drogas em termos de tratamento, sendo que a maioria dos usuários dessa substância está na Ásia, conforme ilustra a **Tabela 15.2**.

Na Inglaterra, por exemplo, existem 194.572 indivíduos em tratamento para dependência química (com 12 semanas ou mais), sendo a busca de tratamento por dependência de opioides a que lidera o *ranking*,[6] como mostra a **Tabela 15.3**, a qual inclui aqueles que permaneceram menos de 12 semanas.

O consumo de heroína está fortemente associado à disseminação do vírus HIV e de hepatites virais, devido ao uso

TABELA 15.1

Uso de heroína por estudantes			
	8º grau	10º grau	12º grau
Na vida	0,50	0,60	0,70
Último ano	0,30	0,30	0,30
Último mês	0,20	0,20	0,20

Fonte: National Institute on Drug Abuse.[4]

TABELA 15.2

Número estimado de pessoas que usaram opiáceos pelo menos uma vez no ano anterior e a proporção da população entre 15 e 64 anos, por região, em 2007

Região/subregião	Número estimado de consumidores (baixo)	Número estimado de consumidores (alto)	Percentual da população entre 15 e 64 anos (baixo)	Percentual da população entre 15 e 64 anos (alto)
África	1.000.000	2.780.000	0,2	0,5
África do Norte	120.000	490.000	0,3	0,4
África Ocidental e Central	550.000	650.000	0,3	0,4
África Oriental	100.000	1.330.000	0,1	1,0
África do Sul	230.000	310.000	0,2	0,3
Américas	2.190.000	2.320.000	0,4	0,4
América do Norte	1.310.000	1.360.000	0,4	0,5
América Central	20.000	30.000	0,1	0,1
Caribe	60.000	90.000	0,2	0,3
América do Sul	800.000	840.000	0,3	0,3
Ásia	8.440.000	11.890.000	0,3	0,5
Oeste e Sudoeste Asiático	2.800.000	4.970.000	0,2	0,3
Ásia do Sul	3.620.000	3.660.000	0,4	0,4
Ásia Central	340.000	340.000	0,7	0,7
Oriente Médio e adjacências	1.680.000	2.190.000	0,7	1,2
Europa	3.440.000	4.050.000	0,6	0,7
Europa Central e do Leste	1.230.000	1.520.000	0,5	0,6
Europa Oriental e Sudeste Europeu	2.210.000	2.535.000	0,8	0,9
Oceania	90.000	90.000	0,4	0,4
Global	15.160.000	21.130.000	0,3	0,5

Fonte: United Nations Office on Drugs and Crime.[5]

da droga por via intravenosa (IV). Com isso, segundo Hurley, usuários de heroína precisam de 15 vezes mais ajuda em programas de prevenção de HIV.[7] A **Tabela 15.4** apresenta os países com maior número de consumidores de drogas injetáveis.

Estratégias bem-sucedidas, como as usadas pela Suíça, para enfrentar a epidemia de aids associada ao uso de heroína, em especial injetável, têm pilares com base em tratamento qualificado e consonante com as necessidades do paciente, visando a redução de danos por meio de tratamento supervisionado para usuários de heroína resistentes, prevenção, fiscalização e aplicação de leis.[8]

DEFINIÇÃO/DESCRIÇÃO

OPIÁCEO

O termo "opiáceo" inclui as drogas derivadas da planta papoula (**Fig. 15.1**), isto é, os opioides naturais e semissintéticos. Existem mais de 20 alcaloides naturais extraídos dessa planta, incluindo codeína e morfina. A heroína é considerada um opiáceo semissintético derivado da morfina (*Papaver somniferum*).

OPIOIDE

O termo "opioide" é mais restrito, ao designar as substâncias sintéticas com atividade agonista ou similar à da morfina.

CLASSIFICAÇÃO

Os opioides são drogas depressoras do SNC que também atuam em órgãos periféricos (p. ex., intestinos), devido aos seus efeitos analgésicos potentes, antitussígenos e antidiarreicos. Podem ser classificados em três tipos: opioides naturais, semissintéticos e sintéticos.[9]

1. **Opioides naturais** (p. ex., ópio, morfina, codeína e tebaína): são preparados a partir do ópio (em grego, "suco"), uma seiva de aspecto leitoso obtida por meio de cortes na papoula.[10]
2. **Opioides semissintéticos** (p. ex., heroína, oxicodona, hidrocodona, oximorfona e hidromorfona): são obtidos por meio de alterações das moléculas dos opioides naturais.

TABELA 15.3
Principal droga de abuso entre os ingleses em tratamento

Drogas principais e adjuntas usadas por todos os pacientes em tratamento 2008/2009

Drogas	Droga principal n	%	Droga adjunta n
Apenas opioides	101.075	48	–
Apenas *crack*	8.417	4	–
Opioides e *crack*	66.181	31	–
PDU total	175.673	83	–
Benzodiazepínicos	1.398	1	16.688
Anfetaminas (excluindo *ecstasy*)	4.465	2	7.336
Cocaína (excluindo *crack*)	12.401	6	12.908
Alucinógenos	404	0	781
Ecstasy	386	0	2.664
Cannabis	13.525	6	29.639
Solvente	173	0	185
Barbitúricos	19	0	110
Tranquilizantes	38	0	81
Antidepressivos	120	0	691
Álcool	–	–	29.936
Outras drogas	912	0	1.260
Várias drogas	85	0	106
Drogas prescritas	494	0	1.057
Nicotina	–	–	569
Sem abuso	524	0	–
Desconhecida	198	0	–
Não usuários de polidrogas	35.142	17	104.011
Total	210.815	100	104.011

Fonte: National Treatment Agency for Substance Misuse.[6]

3. **Opioides sintéticos** (p. ex., meperidina, fentanil, LAAM [L-α-acetilmetadol ou levometadilacetato], propoxifeno e metadona): são obtidos totalmente em laboratório.

Dessa classificação foram excluídos os antagonistas puros (naltrexona e naloxona) e os mistos (buprenorfina, nalbufina e pentazocina).

QUADRO CLÍNICO

ASPECTOS CLÍNICOS

Nos estados de abstinência, os usuários dependentes de opioides queixam-se de insônia, bocejos, mialgias, artralgias, anorexia, diarreia, náuseas e/ou vômitos, cãibras e cólicas intestinais. Nos estados de intoxicação, as queixas clínicas são insônia, constipação intestinal, cãibras, sensação de calor, náuseas e/ou vômitos.

Nos casos de *overdose*, os usuários cursam com a tríade caracterizada por depressão respiratória, coma e miose. A característica clínica que prediz evolução para *overdose* é o uso de heroína concomitante com outras drogas depressoras do SNC (p. ex., álcool). A faixa etária está geralmente abaixo dos 30 anos. Além disso, esses usuários vivem em situação de marginalização social (p. ex., situação de rua, prostituição, etc.).[11]

EXAME FÍSICO

No exame físico, o usuário em estado de intoxicação pode apresentar rubor facial, miose com ou sem prejuízo da acuidade visual, taquicardia, hipotensão arterial, arreflexia e prurido. No estado de abstinência, fica evidenciada presença de coriza (rinorreia), hiperalgesia, midríase, fotofobia, sudorese, tremor, febre, lacrimejamento e piloereção. É comum, também, presença de sinais de hiperatividade autonômica (p. ex., hiper-reflexia, taquicardia, hipertensão arterial, taquipneia, sudorese e hipertermia). O uso crônico de opioides injetáveis está associado à presença de veias esclerosadas com marcas de picadas nas extremidades dos membros superiores. Os usuários que inalam heroína e outros opioides podem apresentar irritação da mucosa nasal com ou sem perfuração do septo nasal.

EXAME PSÍQUICO

O nível de consciência encontra-se rebaixado (sonolência ou coma) nos estados de intoxicação, e o humor, disfórico ou eufórico. No estado de abstinência, a irritabilidade prevalece, e

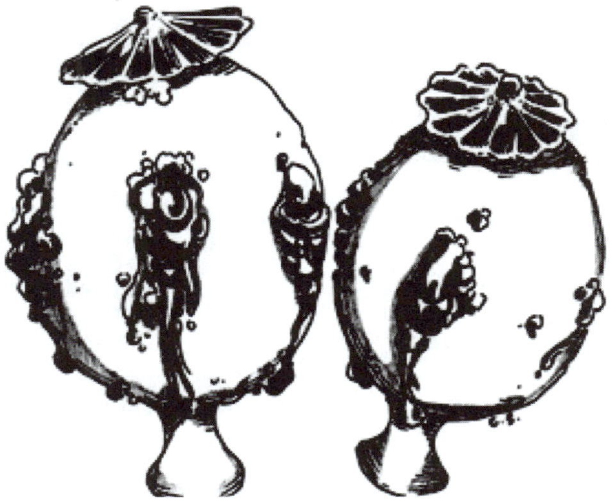

Figura 15.1 Planta papoula.

TABELA 15.4

Estimativas de prevalência de usuários de drogas injetáveis e de HIV entre essa população

As estimativas regionais e globais de prevalência e número de pessoas que usam drogas injetáveis e a prevalência e o número das que podem ser HIV positivo, 2007

	Número estimado de pessoas que usam drogas injetáveis	Média estimada de prevalência de uso de drogas injetáveis	Número estimado de pessoas que usam drogas injetáveis e são HIV-positivo	Média estimada de prevalência de HIV entre usuários de drogas injetáveis
Europa Oriental	3.476.500 (2.540.000-4.543.500)	1,50%	940.000 (18.500-2.422.000)	27,04%
Europa Ocidental	1.044.000 (816.000-1.299.000)	0,37%	114.000 (39.000-210.500)	10,90%
Leste e Sudeste Asiático	3.957.500 (3.043.500-4.913.000)	0,27%	661.000 (313.000-1.251.500)	16,70%
Sul da Ásia	569.500 (434.000-726.500)	0,06%	74.500 (34.500-135.500)	13,08%
Ásia Central	247.500 (182.500-321.000)	0,64%	29.000 (16.500-47.000)	11,81%
Caribe	186.000 (137.500-241.500)	0,73%	24.000 (6.000-52.500)	12,90%
América Latina	2.018.000 (1.508.000-2.597.500)	0,59%	580.500 (181.500-1.175.500)	28,77%
Canadá e Estados Unidos	2.270.500 (1.604.500-3.140.000)	0,99%	347.000 (127.000-709.000)	15,29%
Ilhas do Pacífico	19.500 (14.500-25.000)	0,36%	500 (< 250-500)	1,37%
Austrália e Nova Zelândia	173.500 (105.000-236.500)	1,03%	2.500 (500-6.000)	1,51%
Oriente Médio e Norte da África	121.000 (89.000-156.500)	0,05%	3.500 (1.500-6.500)	2,94%
África Subsaariana*	1.778.500 (534.500-3.022.500)	0,43%	221.000 (26.000-572.000)	12,43%
Estimativas globais extrapoladas	15.861.500 (11.008.500-21.222.000	0,37%	2.997.500 (764.000-6.589.000)	18,90%

* Esses números são extremamente tênues porque são baseados em poucos países na região.
Fonte: United Nations Office on Drugs and Crime.[5]

o humor fica deprimido ou ansioso. O usuário fica hipervígil e agitado e relata avidez pelos efeitos psicoativos da droga (fissura).

CAUSAS

FARMACOLOGIA

O cérebro contém receptores opioides, aos quais se ligam peptídeos endógenos (encefalinas, endorfinas e dinorfinas). Existem pelo menos cinco tipos de receptores específicos para opioides, localizados principalmente nas áreas corticais sensoriais, nas áreas corticais límbicas (amígdala), no hipotálamo e na substância cinzenta periaquedutal.[12]

1. **Receptores Mu (μ):**
   Há dois tipos de receptores μ. O subtipo 1 medeia os efeitos reforçadores ou eufóricos, a analgesia e a depressão respiratória. Já o subtipo 2 é responsável pelos efeitos gastrintestinais (p. ex., constipação intestinal). A estimulação crônica desses receptores está associada à dependência fisiológica de opioides (ou seja, síndrome de abstinência e tolerância).[13,14]

2. **Receptores Kappa (κ):**
   O receptor κ medeia analgesia, sedação, miose, despersonalização e desrealização.[14]

3. **Receptores Delta (δ):**
   Os receptores δ estão associados a alterações do humor.[14]

4. **Receptores Épsilon (ε):**
   O receptor ε está associado a sedação.[14]

5. **Receptores Rô (ρ):**
   O receptor **ρ** medeia analgesia, alterações do humor e talvez alucinações.[13,14]

FARMACOCINÉTICA

Os opioides são bem absorvidos pelas vias subcutânea (SC) e intramuscular (IM), bem como pelo trato gastrintestinal. O efeito de primeira passagem pelo fígado torna alguns desses fármacos administrados por via oral (VO) menos potentes. Entretanto, outros são desprovidos desse efeito (p. ex., metadona e codeína) e, em consequência, serão bem absorvidos por essa via. Os opioides se ligam a proteínas plasmáticas com vários graus de afinidade. Sua distribuição inclui tecidos parenquimatosos, como o fígado, os pulmões, os rins, o baço e o SNC.[14]

DIAGNÓSTICO

ESTADO DE INTOXICAÇÃO POR OPIOIDES

O estado de intoxicação está associado ao uso recente de opioides. Nos usuários por via IV, as alterações mal-adaptativas de comportamento iniciam-se em 2 a 5 minutos após o consumo da substância e com frequência incluem uma euforia inicial, que persiste por 10 a 30 minutos, seguida por apatia, letargia, sonolência, disforia, retardo psicomotor, prejuízo do julgamento e disfunção do funcionamento social e ocupacional, que podem durar de 2 a 6 horas. Sinais neurológicos específicos costumam estar associados, como miose, fala ininteligível e prejuízo da atenção e da memória,[15] como ilustra o **Quadro 15.1**.

ESTADO DE ABSTINÊNCIA DE OPIOIDES

A síndrome de abstinência (SA) inicia-se após 12 a 18 horas, e sua duração pode variar de 10 a 15 dias. Está associada à interrupção do consumo de uma droga agonista opioide ou a sua redução de forma clinicamente importante. Outra situação clínica possível é a administração aguda de um antagonista opioide. A SA pode ser classificada em aguda ou crônica,[12,13] conforme ilustra o **Quadro 15.2**.

Síndrome de abstinência aguda

A SA aguda inicia-se após 6 horas nos usuários de opioides de ação curta (p. ex., heroína). Já entre aqueles que usam os de ação longa (p. ex., metadona), o início é mais longo, em torno de 1 a 2 dias. A princípio, o usuário evolui com sudorese, lacrimejamento, rinorreia, bocejos, ansiedade e fissura. Posteriormente, os sintomas pioram, aparecendo mialgias, cólicas abdominais, midríase, tremores, insônia, ondas de calor e frio. Após 24 a 36 horas, há inquietação, náusea e/ou vômitos, diarreia, hipertensão e taquicardia. O mecanismo envolvido é hiperatividade autonômica ligada a ativação das vias noradrenérgicas do cérebro, em especial o *locus ceruleus*.[13]

Síndrome de abstinência crônica

A SA crônica é mais longa, podendo durar até seis meses. O quadro clínico é mais sutil, e essa síndrome está associada a recaídas.[13]

QUADRO 15.1
Intoxicação aguda por opioide

DSM-5	CID-10

a. Uso recente de um opioide.
b. Alterações comportamentais ou psicológicas clinicamente significativas e problemáticas desenvolvidas durante ou logo após o uso de opioides.
c. Miose (ou midríase, devido à anoxia decorrente de *overdose* grave) e um (ou mais) dos seguintes sinais ou sintomas, desenvolvidos durante ou logo após o uso de opioides:
  1. torpor ou coma
  2. fala arrastada
  3. prejuízo na atenção ou na memória
d. Os sinais ou sintomas não são atribuíveis a outra condição clínica, nem são mais bem explicados por outro transtorno mental, incluindo intoxicação por outra substância.
	a. Os critérios gerais para intoxicação aguda (F 1x.0) devem ser satisfeitos
	b. Deve haver disfunção de comportamento, evidenciada por pelo menos um dos seguintes:
	  1. apatia e sedação
	  2. desinibição
	  3. retardo psicomotor
	  4. comprometimento da atenção
	  5. capacidade de julgamento comprometida
	  6. interferência no funcionamento pessoal
	c. Pelo menos um dos seguintes sinais deve estar presente:
	  1. sonolência
	  2. fala ininteligível
	  3. constrição pupilar (exceto em anoxia decorrente de superdosagem grave, quando ocorre dilatação pupilar)
	  4. rebaixamento do nível de consciência

QUADRO 15.2
Estado de abstinência de opioide

DSM-5	CID-10

a. Presença de qualquer um dos seguintes:
  1. cessação (ou redução) do uso pesado e prolongado de opioides (algumas semanas ou mais)
  2. administração de um antagonista opioide após um período de uso de opioides
b. Três (ou mais) dos seguintes sintomas, desenvolvidos no prazo de alguns minutos a alguns dias após o critério A:
  1. humor disfórico
  2. náusea ou vômito
  3. dores musculares
  4. lacrimejamento ou rinorreia
  5. midríase, piloereção ou sudorese
  6. diarreia
  7. bocejos
  8. febre
  9. insônia
c. Os sinais ou sintomas do Critério B causam sofrimento clinicamente significativo ou prejuízo no funcionamento social, profissional ou em outras áreas importantes da vida do indivíduo.
d. Os sintomas não são atribuíveis a outra condição médica, nem são mais bem explicados por outro transtorno mental, incluindo intoxicação por ou abstinência de outra substância.
	a. Os critérios gerais para estado de abstinência (F 1x.3) devem ser satisfeitos. (Note que um estado de abstinência de opioide pode também ser induzido pela administração de um antagonista opioide após um curto período dessa substância.)
	b. Três dos seguintes sinais devem estar presentes:
	  1. desejo imperioso por opioide
	  2. rinorreia ou espirros
	  3. lacrimejamento
	  4. dores ou cãibras musculares
	  5. cãibras abdominais
	  6. náuseas ou vômitos
	  7. diarreia
	  8. dilatação pupilar
	  9. piloereção ou calafrios repetidos
	  10. taquicardia ou hipertensão
	  11. bocejos
	  12. sono agitado

DIAGNÓSTICO DIFERENCIAL

Depressores do sistema nervoso central

Os depressores do SNC em questão compreendem o álcool, os sedativos, os hipnóticos e os ansiolíticos. A ausência de miose ou a resposta negativa à estimulação com naloxona é indicativa de intoxicação pelo álcool e demais depressores do SNC. Outro dado importante é que intoxicações por opioides associadas com outros depressores do SNC não são revertidas totalmente com a naloxona. Já nos estados de abstinência de depressores do SNC, não são encontrados rinorreia, lacrimejamento e midríase.

Alucinógenos e estimulantes do sistema nervoso central

Sintomas típicos do estado de intoxicação por opioides (p. ex., náuseas, vômitos, diarreia, rinorreia, lacrimejamento e cólicas abdominais) estão ausentes nas intoxicações por alucinógenos e estimulantes do SNC (anfetaminas e cocaína).

EXAMES COMPLEMENTARES

O uso crônico de opioides está associado a alteração sutil na secreção de cortisol e nos valores séricos de função hepática. Esses valores encontram-se ligeiramente elevados pelas seguintes razões:

1. resolução de uma hepatite anterior
2. danos tóxicos ao fígado pelos produtos adicionados ao opioide

Os testes rotineiros de urina utilizados para fins de rastreamento permanecem positivos por 12 a 36 horas após o consumo da substância. Os opioides de duração mais longa (p. ex., LAAM e metadona) podem ser detectados na urina por vários dias.[16]

TRATAMENTOS

Reversão da intoxicação aguda

Segundo as *Diretrizes Brasileiras para o Tratamento da Dependência de Opioides*, o manejo da intoxicação aguda consiste na prescrição da dose inicial de 0,8 mg IV de naloxona. Caso não haja melhora do nível de consciência e do padrão respiratório em 15 minutos, a dose deve ser ajustada para 1,6 e 3,2 mg IV.[2]

Desintoxicação

A desintoxicação objetiva tratar a SA. Na Europa e nos Estados Unidos, o procedimento envolve prescrição de metadona em doses progressivamente menores, para atingir remissão total da sintomatologia. As desintoxicações podem ser de curto e de longo prazo.

Desintoxicação de curto prazo (até 30 dias)

Os resultados são insatisfatórios e com pouco sucesso. As taxas de abstinência são baixas após seis meses da conclusão do programa de desintoxicação com metadona (7-9,5%). O risco de recaída é maior quando se opta por essa modalidade de tratamento.

Desintoxicação de longo prazo (até 180 dias)

O uso da metadona (40-80 mg/dia) estende-se por até 180 dias. As taxas de abstinência são maiores (até 50%) se comparadas às da desintoxicação de curto prazo.

Internação

Para usuários de heroína internados para fins de desintoxicação, deve-se prescrever dose inicial de metadona de 5 a 20 mg/dia por VO, de acordo com a gravidade da SA. Doses de 5 a 10 mg deverão ser acrescentadas se os sintomas de SA recidivarem. Na maioria dos casos, a SA é controlada com 10 a 40 mg/dia. Essa dose pode ser mantida por 2 ou 3 dias e reduzida lentamente para 5 mg/dia.[13]

Segundo o modelo de tratamento preconizado pelo Grupo Interdisciplinar de Estudos de Álcool e Drogas (GREA) do Instituto de Psiquiatria da Faculdade de Medicina da Universidade de São Paulo (IPq-FMUSP), a desintoxicação preconizada é a de curto prazo. Para tanto, são avaliados quatro sinais de SA como parâmetros clínicos para a resolução da síndrome de retirada:

1. midríase
2. sudorese, calafrios, lacrimejamento ou rinorreia
3. aumento do pulso em 10 bpm
4. PA sistólica aumentada em 10 mmHg[14]

No primeiro dia de internação hospitalar (IH), o usuário é observado a cada 4 horas. Ao manifestar dois ou mais sinais objetivos, serão prescritos 10 mg de metadona. A dose total nas primeiras 24 horas raramente excede 40 mg, que é considerada a dose de estabilização. No segundo dia de IH, essa dose é dividida em duas. Mais tarde, serão retirados 5 mg a cada dia, até a suspensão total da metadona. A clonidina será prescrita com a interrupção da metadona para aliviar ou atenuar os sintomas noradrenérgicos da SA.[14]

Manutenção

O tratamento de manutenção com metadona tem por objetivo desestimular o uso ilícito dos opioides pelo período de três ou mais meses. O tempo ideal para essa forma de tratamento pode se estender por 6 a 24 meses. Na Europa e nos Estados Unidos, os critérios para sua indicação são:

1. história prévia de um ano ou mais de dependência de opioides
2. teste de urina positivo para opioides
3. presença de marcas de agulhas
4. presença de SA

A metadona é iniciada em doses diárias de 25 a 35 mg, que são ajustadas a fim de atenuar a SA. A dose pode ser aumentada até 80 a 120 mg/dia, visando conseguir tolerância cruzada com outros opioides. A taxa de sucesso do tratamento depende da dose prescrita de metadona.

Ao longo do tratamento, são realizados testes urinários regulares para detectar a droga e avaliar a abstinência de drogas ilícitas. Além disso, são necessárias visitas diárias à clínica de desintoxicação. Os usuários com boa evolução podem tomar as doses de metadona em casa (geralmente diluída em suco).[13,14]

Outras características desses programas de manutenção com metadona compreendem a taxa elevada de recaída (70-80%) associada à descontinuação do tratamento entre os usuários de heroína injetável. Sabe-se que, quanto maior o número de intervenções psicossociais incorporadas ao tratamento, maiores são as taxas de abstinência (em torno de 68%).[13]

Os benefícios desses programas incluem redução da atividade criminal e outros comportamentos antissociais, redução dos comportamentos de risco associados à transmissão de HIV (p. ex., prostituição ou uso de drogas injetáveis intravenosas), redução do uso de opioides não prescritos, além de facilitação de acesso à assistência à saúde.[13,14]

INTERVENÇÕES FARMACOLÓGICAS

Agonistas opioides

O uso de agonistas opioides envolve a troca de uma droga ilícita por um medicamento com ações farmacológicas semelhantes e seguro. Esse medicamento substituto pode ser administrado durante a fase de transição para um estado de abstinência ou pode ser usado para manutenção em longo prazo.[13]

Metadona

Na década de 1960, a metadona foi introduzida no tratamento da dependência de heroína. É uma mistura racêmica agonista do receptor µ. Foi escolhida por sua meia-vida longa (15-40h), baixo custo, semelhança química com a heroína e sua disponibilidade sob a forma de preparação oral. Seu pico de concentração plasmática é de 4 horas, e a taxa de ligação proteica é de 90%.[13,14]

LAAM

O LAAM (L-α-acetilmetadol, ou levometadilacetato) é um derivado da metadona que foi aprovado em 1993 para o tratamento da SA de opioides. É empregado também nos programas de manutenção entre os usuários de heroína. Em relação à metadona, tem meia-vida mais longa (47h), não havendo necessidade de dose diária. O LAAM pode ser administrado em dias alternados ou três vezes por semana. Não é recomendado usá-lo diariamente, em virtude do risco de *overdose*. A dose inicial é de 20 a 40 mg, 3 vezes por semana, e as doses habituais consistem em 30 a 100 mg, 3 vezes por semana. Não há um consenso a respeito da dose máxima (até 140 mg, 3 vezes por semana).

Os efeitos adversos mais comuns são retardo da ejaculação, disfunção erétil, agitação psicomotora e constipação intestinal. O início de ação ocorre em 2 a 4 horas, sendo a SA suprimida por até 72 horas. A ação prolongada do LAAM é explicada pela presença de metabólitos ativos que apresentam meia-vida de 62 a 162 horas. É metabolizado pelas enzimas hepáticas do citocromo P450.[13,14]

AGONISTA-ANTAGONISTA

Buprenorfina

A buprenorfina é um agonista-antagonista opioide com alta afinidade com os receptores µ e κ. É considerada uma opção para desintoxicação e tratamento de manutenção em curto prazo de dependentes de heroína. Apresenta menor potencial de causar dependência, bem como menor risco de intoxicação grave.

A SA é menos intensa quando tratada com buprenorfina, em comparação à metadona. Outra diferença em relação à metadona é a duração de sua ação, que é mais prolongada, além de ser prescrita para uso em dias alternados. Em doses baixas (1-3 mg), é empregada como agonista no tratamento da SA. Já em doses altas (acima de 8 mg), pode ser utilizada como antagonista, podendo até provocar SA, por isso pode ser prescrita para os programas de prevenção de recaída.

É usada por via sublingual, 4 ou 5 vezes ao dia, e seu início de ação ocorre em 2 horas. A dose de 8 mg/dia (equivalente a 65 mg de metadona) é considerada ideal e eficaz para garantir adesão ao tratamento e reduzir a frequência do uso de opioides.

No Brasil, dificilmente se atingem doses acima de 3 mg/dia, já que a maioria dos usuários é dependente de doses baixas dessa substância. É vendida como anestésico (Temgesic®) sob apresentação de comprimidos de 0,2 mg ou solução injetável 0,3 mg/1 mL.[13,14] Segundo as diretrizes para o tratamento ambulatorial dos usuários com síndrome de dependência de opioides no Brasil, a buprenorfina é a primeira opção farmacológica, seja para administração diária, seja 3 vezes por semana.

ANTAGONISTAS OPIOIDES

O tratamento com antagonistas opioides envolve o uso de uma substância que bloqueia o efeito reforçador da droga usada de forma abusiva.

Naloxona

A naloxona é um antagonista opioide puro, de ação curta. Sua principal indicação clínica é para o tratamento da intoxicação aguda por opioides, com objetivo de reverter depressão respiratória, sedação ou hipertensão. É usada por via parenteral, com dose inicial de 0,4 a 0,8 mg IV, o que reverte a intoxicação em 1 a 2 minutos. Sua duração de ação oscila entre 1 e 4 horas, e seu pico de ação varia entre 20 e 40 minutos. Doses repetidas podem ser necessárias para intoxicações prolongadas. Para fins de diagnóstico de uso recente de opioides, a dose é de 0,4 mg SC. A naloxona pode desencadear uma SA devido a sua alta afinidade com receptores µ.

No Brasil, a naloxona (Narcan®, solução injetável) está disponível em caixa com 10 ampolas de 1 mL (0,4 mg/mL). Seu uso é restrito aos serviços de emergência médica.[13,14]

Naltrexona

A naltrexona é um antagonista opioide oral, de ação prolongada. Em 1985, a substância foi aprovada pela Food and Drug Administration (FDA) para o tratamento da dependência de opioides. Sua meia-vida é de 14 horas. Seu metabólito ativo 6-β-naltrexol tem melhor ação e meia-vida de 24 a 72 horas. É uma intervenção farmacológica a ser empregada com a finalidade de prevenir recaída nos usuários que concluíram o programa de desintoxicação. Entretanto, apesar de sua eficácia comprovada, sua efetividade é alvo de críticas.

A naltrexona não apresenta potencial de abuso, ou seja, não apresenta ação agonista que favoreça o desenvolvimento de dependência. Além disso, pode provocar disforia nos usuários dependentes. As taxas de recaída costumam ser altas no primeiro mês, por isso, conclui-se que os pacientes extremamente motivados são os melhores candidatos ao tratamento com esse fármaco. Recomenda-se adiar a introdução da naltrexona pelo período de 10 a 14 dias após a interrupção de metadona, e por 5 a 7 dias depois da suspensão de heroína.

A naltrexona também pode desencadear SA em usuários recentes de opioides. Em alguns centros de tratamento, costuma-se aplicar uma injeção desse medicamento para assegurar a abstinência do usuário. Em dependentes de heroína, pode ser prescrito um esquema de 2 ou 3 administrações por semana, em doses de 100, 100 e 150 mg. Outra proposta de esquema terapêutico é prescrever a dose de 50 a 100 mg/dia VO nas segundas e quartas-feiras. O tempo de uso é de três meses. É bem tolerada, e os efeitos adversos mais comuns são fadiga e hepatotoxicidade, em doses altas. É vendida na forma de comprimidos de 50 mg (Revia®).[13,14]

Nalmefeno

O nalmefeno é um antagonista opioide aprovado para o tratamento de intoxicação aguda e para reversão pós-operatória dos efeitos depressores do SNC. Comparado à naloxona, apresenta a mesma potência, porém com ação mais prolongada. Em administração por via IV, sua ação ocorre em 2 minutos e atinge o efeito máximo em 5 minutos. A duração de sua ação estende-se por até 4 horas.[13]

Clonidina

A clonidina é um antagonista dos receptores α2-adrenérgicos do SNC que atenua os sinais de hiperatividade autonômica da SA (p. ex., insônia, ansiedade, lacrimejamento e calafrios) associada à hiperatividade adrenérgica do *locus ceruleus*. Entretanto, não apresenta ação antifissura.

Sua principal indicação clínica é a desintoxicação dos usuários que não se interessam pelo uso da metadona ou, então, dependentes de opioides. Pode ser usada no tratamento da SA pela metadona ou na retirada ultrarrápida da metadona, que consiste na indução de uma SA pela administração da naloxona e subsequente tratamento de seus sintomas com clonidina. Nesses casos, a associação de naltrexona e clonidina é uma opção de tratamento a ser considerada. É contraindicada na gravidez, em casos de cardiopatia e em acidentes vasculares cerebrais (AVCs) recentes. A dose habitual é de 0,6 a 2 mg, 4 a 5 vezes ao dia. O intervalo máximo entre as administrações é de 6 horas. Em geral, são necessárias doses altas (1,5 mg/dia).

Os principais efeitos adversos são sonolência e hipotensão; porém, raramente há hipotensão sintomática. É vendida em comprimidos de 0,15 mg.[13]

INTERVENÇÕES PSICOSSOCIAIS

Os objetivos gerais que regem as intervenções psicossociais no tratamento dos transtornos decorrentes do uso de substâncias são aplicados aos opioides. Incluem abordagem da motivação do usuário para o tratamento, prevenção de recaída e treinamento de habilidades sociais. Além dessas intervenções psicossociais, outros serviços devem estar disponíveis em uma unidade de tratamento, como terapia de grupo, terapia familiar, aconselhamento profissional, refeições gratuitas ou baratas, café, atendimento médico e psiquiátrico no local, além de distribuição de metadona e troca de seringas. Esses serviços multiprofissionais têm taxas mais altas de retenção em relação àqueles que priorizam somente a distribuição de metadona.

Uma revisão sistemática da Cochrane Database de nove estudos, conduzida por Amato e colaboradores,[17] avaliou a efetividade de intervenções psicossociais associadas às farmacológicas na desintoxicação de opioides *versus* apenas intervenções farmacológicas. Os resultados mostraram benefícios promissores na associação de qualquer intervenção psicossocial para o tratamento de desintoxicação, levando em consideração os seguintes desfechos:

1. completar o programa (risco relativo [RR] = 1,68; intervalo de confiança de 95% [IC] = 1,11 a 2,55)
2. uso de opiáceos durante o programa (RR = 0,82; IC 95% = 0,71 a 0,93)
3. seguimento (RR = 2,43; IC 95% = 1,61 a 3,66)
4. adesão (RR = 0,48; IC 95% = 0,38 a 0,59)[17]

Suporte psicossocial

O termo "suporte psicossocial" inclui uma variedade de cuidados que atendam às necessidades básicas de alimentação, vestuário, higiene pessoal e acomodações, que possam proporcionar uma estrutura mínima para viabilizar outras intervenções psicossociais mais complexas, que exigem do usuário uma motivação maior para mudanças.

Intervenções sociais

Dentro do escopo de intervenções psicossociais, pode-se citar o treinamento vocacional, que ajuda os usuários a procurar se inserir e se manter no mercado de trabalho, por meio do treinamento de habilidades sociais. Abrigos que forneçam oficinas de geração de renda e proporcionem um ambiente livre do uso de drogas constituem uma estratégia desejável. Atividades orientadas ao lazer ou culturais, especialmente leitura, devem ser encorajadas, com o objetivo de fazer os usuários experimentarem outras formas de prazer. Os usuários em tratamento farmacológico devem ser estimulados a frequentar os grupos de mútua ajuda (método dos 12 passos do Narcóticos Anônimos). Trata-se de uma intervenção de baixo custo econômico, que proporciona uma identidade e valores aos seus membros, bem como o sentimento de pertencerem a um grupo com objetivos em comum a serem atingidos.

Intervenções psicoterápicas

Treinamento de habilidades sociais

São intervenções destinadas a capacitar os usuários a interagir socialmente em seu ambiente social. Fundamentam-se na teoria do aprendizado social.

Terapia comportamental

O manejo de contingências é uma intervenção comportamental amplamente empregada no tratamento das adições químicas, devido a sua grande eficácia terapêutica documentada. Essa intervenção tem por objetivo reforçar comportamentos mais saudáveis em relação aos comportamentos mal-adaptativos aprendidos por meio do condicionamento clássico ou operante. Devem-se empregar metas de tratamento claras e objetivas para o usuário (p. ex., promover abstinência por meio de incentivos ou recompensas, como bilhetes de loteria, acesso a dinheiro, doses domiciliares de metadona, *vouchers*) e monitorá-las regularmente (p. ex., exames de urina). Deve ser encorajado o *feedback* por parte da equipe terapêutica a respeito dos ganhos obtidos com a mudança do comportamento.

Terapia do ambiente motivacional

A terapia do ambiente motivacional (TAM) é uma abordagem motivacional que foi implementada em diversas instituições de tratamento de dependentes de heroína na Holanda e no Reino Unido. Os princípios-chave dessa intervenção são:[18]

1. o paciente é aceito tal como é, de maneira completa e incondicional
2. a responsabilidade pelo uso da droga e pelos problemas relacionados é do paciente
3. o paciente é tratado como uma pessoa adulta, responsável e capaz de tomar as próprias decisões
4. os esforços de mudança não são iniciados antes que o paciente tenha-se comprometido com as metas e estratégias de mudanças
5. as metas e estratégias de tratamento são negociadas com o paciente

Nas clínicas de tratamento com metadona que usam essa abordagem, os usuários são expostos a um ambiente motivacional em associação com a administração diária de metadona. Esse ambiente é composto por grupos de 15 pessoas, que são orientadas a permanecer juntas por uma hora. Elas devem comparecer diariamente à clínica para buscar a metadona sempre no mesmo horário. É obrigatória, nesses serviços, a passagem por uma sala de estar (ou sala da TAM) antes de se dirigirem à farmácia para a dispensação da metadona. Nessa sala, é permitido aos usuários sentar-se, conversar e tomar café ou chá pelo período de uma hora. No entanto, algumas regras de convivência devem ser seguidas, como:

1. é proibido entrar na clínica com armas de fogo e objetos perfurocortantes
2. o tráfico de drogas dentro da clínica não é permitido
3. violência e ameaças são proibidas
4. os limites de tempo são rígidos

Nas salas da TAM, é elaborado um plano motivacional para cada usuário, de acordo com seu estágio de mudança. O objetivo da intervenção é viabilizar a passagem de um estágio de pré-contemplação ou contemplação para a ação por meio das técnicas da entrevista motivacional.[18]

PROGNÓSTICO

O curso é crônico, embora períodos breves de abstinência possam ocorrer. A recaída é um evento bastante comum. A dependência de opioides pode ter início em qualquer idade, mas dois picos de incidência sobressaem: o fim da adolescência e após os 20 anos de idade.[16]

Diversas complicações clínicas podem cursar com o uso de opioides, sobretudo administrado por via IV. Sabe-se que 25% dos portadores de HIV são usuários de drogas injetáveis. Entre as complicações clínicas mais comuns, destacam-se endocardite, sepse, embolia pulmonar, hepatites virais e a própria aids. As principais causas de óbitos associados aos opioides são *overdose* (parada respiratória), suicídio e infecções. Sequelas neurológicas associadas a anoxia cerebral podem ocorrer se a *overdose* não for rapidamente revertida.[15,16]

Além disso, usuários de heroína como droga de escolha ou primária, mas que também usam outras drogas, como o *crack*, estão mais predispostos a apresentar prejuízos em funções cerebrais executivas, sobretudo na memória, bem como na fluência e no planejamento de tarefas.[19]

CONSIDERAÇÕES FINAIS

As experiências clínicas e de pesquisa envolvendo programas de tratamento de desintoxicação e de manutenção com dependentes de opioides podem ser consideradas uma valiosa fonte de informações, sendo possível tomá-las por base para manejar os graves problemas psicossociais e de saúde associados às drogas com altíssimo potencial de induzir dependências graves, como é o caso da atual epidemia de *crack*. Ambas as substâncias, guardadas suas particularidades, desencadeiam síndromes de abstinência graves que levam os usuários a se envolver em comportamentos ilícitos (roubos, homicídio), além da própria exclusão social, haja vista os guetos das grandes metrópoles que são destinados ao uso e comércio livre dessas substâncias (p. ex., a cracolândia).

REFERÊNCIAS

1. Carlini EA, Galduróz JCF, Noto AR, Fonseca AM, Carlini CM, Oliveira LG, et al. II Levantamento domiciliar sobre o uso de drogas psicotrópicas no Brasil: estudo envolvendo as 108 maiores cidades do país – 2005. Brasília: Secretaria Nacional Antidrogas; São Paulo: Centro Brasileiro de Informações sobre Drogas Psicotrópicas; 2007.
2. Cordeiro DC. Tratamento farmacológico da intoxicação aguda por opióides. In: Diehl A, Cordeiro DC, Laranjeira R. Tratamentos farmacológicos para dependência química: da evidência científica à prática clínica. Porto Alegre: Artmed; 2010. p. 215-22.
3. National Institute on Drug Abuse [Internet]. Heroin. Bethesda; 2010 [capturado em 12 jun. 2010]. Disponível em: http://www.drugabuse.gov/DrugPages/Heroin.html.
4. National Institute on Drug Abuse. Heroin: what is heroin? [Internet]. Bethesda; 2016 [capturado em 28 maio 2017]. Disponível em: www.drugabuse.gov/infofacts/heroin.html.
5. United Nations Office on Drugs and Crime. World drug report: global illicit drug trends, 2009 [Internet]. Vienna: United Nations Office on Drugs and Crime; 2009 [capturado em 12 jun. 2017]. Disponível em: https://www.unodc.org/documents/wdr/WDR_2009/WDR2009_Opium_Heroin_Market.pdf.
6. National Treatment Agency for Substance Misuse. Statistics from the national drug treatment monitoring system (NDTMS) [Internet]. London: Department of Health; 2012 [capturado em 13 jun. 2010]. Disponível em: http://www.nta.nhs.uk/uploads/statisticsfromndtms201112vol1thenumbersfinal.pdf.
7. Hurley R. Heroin users worldwide need 15 times more aid for HIV prevention, report says. BMJ. 2010;340:c2266.
8. Uchtenhagen A. Heroin-assisted treatment in Switzerland: a case study in policy change. Addiction. 2010;105(1):29-37.
9. Laranjeira R, Nicastri S. Abuso e dependência de álcool e drogas. In: Almeida OP, Dractu L, Laranjeira RR. Manual de psiquiatria. Rio de Janeiro: Guanabara Koogan; 1996. p.83112.
10. Bordin S, Figlie NB, Laranjeira R. Opioides. In: Bordin S, Figlie NB, Laranjeira R. Aconselhamento em dependência química. 2. ed. São Paulo: Roca; 2010. p. 95-104.
11. Cordeiro DC. Tratamento farmacológico da síndrome de abstinência e dependência de opióides. In: Diehl A, Cordeiro DC, Laranjeira R. Tratamentos farmacológicos para dependência química: da evidência científica à prática clínica. Porto Alegre: Artmed; 2010. p. 223-6.
12. Baltieri DA, Strain EC, Dias JC, Scivoletto S, Malbergier A, Nicastri S, et al. Diretrizes para o tratamento de pacientes com síndrome de dependência de opióides no Brasil. Rev Bras Psiquiatr. 2004;26(4):259-69.
13. Warner EA, Kosten TR, O´Connor PG. Tratamento farmacológico para abuso de opióides e cocaína. In: Samet JH, Stein MD, O´Connor PG. Clínicas médicas da América do Norte: abuso de álcool e de outras drogas. Rio de Janeiro: Interlivros; 1997. p. 885-901.
14. Baltieri DA. Opióides: aspectos gerais. In: Focchi GRA, Leite MC, Laranjeira R, Andrade AG. Dependência química: novos modelos de tratamento. São Paulo: Roca; 2001. p. 109-16.
15. American Psychiatric Association. Manual de diagnóstico e estatístico de distúrbios mentais: DMS. 3. ed. rev. São Paulo: Manole; 1989.
16. American Psychiatric Association. Manual diagnóstico e estatístico de transtornos mentais. 4. ed. Porto Alegre: Artes Médicas; 1995.
17. Amato L, Minozzi S, Davoli M, Vecchi S, Ferri MM, Mayet S. Psychosocial and pharmacological treatments versus pharmacological treatments for opioid detoxification. Cochrane Database Syst Rev. 2008;(4):CD005031.
18. Van Bilsen HPJG. Entrevista motivacional: perspectivas da Holanda, com especial ênfase em pacientes dependentes de heroína. In: Miller WR, Rollnick S. Entrevista motivacional: preparando as pessoas para a mudança de comportamentos adictivos. Porto Alegre: Artmed; 2001. p. 190-7.
19. Fernández-Serrano MJ, Pérez-García M, Perales JC, VerdejoGarcía A. Prevalence of executive dysfunction in cocaine, heroin and alcohol users enrolled in therapeutic communities. Eur J Pharmacol. 2010;626(1):104-12.

16
Estimulantes do tipo anfetamina

Alessandra Diehl, Daniel Cruz Cordeiro e Tadeu Lemos

> **PONTOS-CHAVE**
>
> ✓ São estimulantes do tipo anfetamina (ETAs), além da própria anfetamina, a metanfetamina, a dextroanfetamina, o metilfenidato, a metileno-dioxi-metanfetamina (MDMA, ou *ecstasy*), a metileno-dioxi-anfetamina (MDA), a p-metoxi-anfetamina (PMA) e a p-metoxi-metanfetamina (PMMA).
> ✓ Os ETAs são drogas sintéticas de fácil produção em laboratórios clandestinos. Pequenas alterações nas moléculas dessas substâncias dão origem a novas drogas que engrossam o grupo das chamadas *designer drugs*.
> ✓ O mercado dessas substâncias sintéticas, com exceção da MDMA, cresceu significativamente nos últimos 10 anos.
> ✓ A metanfetamina é uma droga extremamente deletéria, comparável ao *crack*. Afeta a saúde física e mental e provoca grande impacto socioeconômico (desemprego, abandono familiar, criminalidade).

Os estimulantes do tipo anfetamina (ETAs) constituem o segundo grupo de drogas ilícitas mais usadas no mundo depois da *Cannabis*.[1]

Os primeiros ETAs foram sintetizados no fim do século XIX e início do século XX com finalidades terapêuticas de elevar a pressão arterial, como descongestionantes nasais e como antiasmáticos. Posteriormente, foram caracterizados como inibidores do apetite (anorexígenos). Em pouco tempo, seus efeitos estimulantes sobre o sistema nervoso central (SNC) – aumento do estado de alerta, sensação de mais energia e redução da fadiga –, associados à inibição do apetite, tornaram-se motivadores de uso intenso pelos indivíduos.[2] No Brasil, essas substâncias passaram a ser conhecidas como "bolinha" ou "rebite". O termo "bolinha" foi cunhado pelos que buscavam um meio rápido de emagrecimento e pelos estudantes que buscavam "mais inteligência" e disposição para manter-se mais horas acordados para estudar. Os caminhoneiros cunharam o termo "rebite", como uma droga que os mantém acordados com sensação de maior energia para longas jornadas de trabalho. Posteriormente, entre os jovens baladeiros, frequentadores das famosas *raves*, surgiu o termo "bala", inicialmente associado ao *ecstasy* ("mãe de todas as balas"), que lhes dá sensação de maior energia, permitindo curtir as festas por mais tempo, entre outros efeitos.[3]

Os ETAs são moléculas facilmente produzidas e modificadas em laboratórios clandestinos; por isso, passaram a ser chamadas também de *designer drugs* (atualmente essa terminologia também engloba substâncias não relacionadas aos ETAs e não estimulantes do SNC).

Em âmbito mundial, os ETAs estão em segundo lugar entre as substâncias que mais impactam a carga global de doenças atribuíveis ao consumo de drogas, ficando atrás apenas dos opioides. Estão relacionadas ao aumento de infecções por HIV e aids, prejuízo cognitivo, desemprego, abandono familiar e situação de rua.[4-6]

Além disso, sabe-se que o mercado de ETAs continua crescendo globalmente. Entre as razões apontadas para esse fenômeno, a primeira se refere à maior facilidade de fabricação dessas substâncias, uma vez que, diferentemente da heroína e da cocaína, a fabricação de drogas sintéticas não está geograficamente determinada ou circunscrita, visto que o processo de fabricação não envolve a extração de constituintes ativos das plantas, as quais em geral precisam ser cultivadas em certas condições especiais e de cuidados para que possam se desenvolver.[4]

Outro fator importante refere-se à facilidade de alteração da molécula, o que confere grande diversificação ao produto, tornando-o mais atrativo a diferentes públicos. No Leste, Sudeste e Sudoeste da Ásia e na América do Norte, por exemplo, a metanfetamina aparece em duas formas principais: comprimidos e cristais (metanfetamina cristalina). Os comprimidos, conhecidos como "yabas" (no Oriente e no Sudeste da Ásia), são pequenos, apresentam baixo grau de pureza e estão disponíveis em formatos e cores variadas; são ingeridos ou fumados depois de serem esmagados. A metanfetamina cristalina, também chamada de *crystal meth*, *ice* ou *shabu* (no Oriente e no Sudeste da Ásia), consiste em cristais incolores (esmagados) de vários tamanhos, geralmente com maior pureza do que os comprimidos, que podem ser fumados, aspirados, usados por via oral ou ainda injetável. No Oriente Médio, os comprimidos de anfetamina são tipicamente rotulados com a marca "captagon". Originalmente, "captagon" era o nome comercial de uma preparação farmacêutica contendo fenetilina, um estimulante sintético. No entanto, nos últimos anos, segundo dados do Escritório das Nações Unidas sobre Drogas e Crime (UNODC) de 2017, a maioria dos comprimidos apreendidos como "captagon" continha essencialmente anfetamina, em combinação com cafeína e ocasionalmente com outros adulterantes. Nas Américas, Europa, Leste e Sudeste Asiático e Oceania, o *ecstasy* está disponível principalmente em forma de comprimido. Além disso, um nicho de mercado parece ter surgido recentemente para a MDMA em pó ou cristalina em alguns países da Europa e da América do Norte e na Oceania.[4,7]

Nesse cenário de diversificação, outro importante fator contribuinte é também a maior competitividade e certo barateamento do produto, já que o mercado de "novas drogas psicoativas" (NSPs) está cada vez mais dinâmico e caracterizando-se pelo surgimento de um grande número de novas substâncias pertencentes a diversos grupos de produtos químicos (muitos deles contendo algum tipo de anfetamina). Para se ter uma ideia, entre 2009 e 2016, 106 países e territórios relataram o surgimento de 739 diferentes NSPs para o UNODC.[4]

Segundo dados do World Drug Report de 2017, a prevalência de usuários de estimulantes do tipo anfetamina no mundo é da ordem de 37 milhões (0,77%), sendo que os maiores consumidores estão no continente asiático, seguido pelas Américas e, em terceiro lugar, pelo continente europeu.[4] No Brasil, dados do II Levantamento Nacional de Álcool e Drogas (LENAD), realizado em 2012, apontam que, entre adolescentes e adultos jovens de 14 a 25 anos, a prevalência do uso na vida de ETAs é de 2,2%, e o uso no último ano foi de 1,7%.[8]

Os números relacionados ao consumo no Brasil podem ser ainda maiores do que os registrados e talvez não estejam apenas relacionados com o aumento de prescrições. Mesmo sendo substâncias controladas, sabe-se da existência da facilitação de sua compra, fato que pode ser observado pelo número de ofertas de venda de algumas dessas substâncias pela internet. A simples procura pela substância por meio de *sites* de busca é capaz de mostrar várias ofertas sem qualquer critério médico ou de controle farmacêutico.[9]

Sabe-se que uma das ferramentas contra o uso/experimentação de substâncias é a informação. A cada dia surge uma nova droga diferente, ou uma nova versão de ETA, e sempre há dúvidas sobre o que são e como agem no organismo. Daí a importância de profissionais da saúde, da educação e de áreas afins terem o "saber" sobre ETAs como um primeiro passo para poder se pensar a prevenção do consumo dessa classe de drogas em ambientes escolares, familiares e comunitários.[3] Educadores se deparam cotidianamente com o uso de ETAs entre seus alunos, ou entre familiares e amigos de seus alunos, muitas vezes sentindo-se limitados em relação a como ajudar. Líderes comunitários percebem a problemática dos ETAs em seus contextos sociais e também precisam de ferramentas para pensar o manejo do consumo dessas substâncias.[3] Nesse contexto, o objetivo deste capítulo é abordar questões relativas às características desse grupo de substâncias e as possíveis recomendações para o tratamento e a prevenção de seu uso.

HISTÓRICO

Os registros mostram que em 1887 a anfetamina foi sintetizada pela primeira vez, pelo químico alemão L. Edeleano, e originalmente chamada *phenylisopropylamine*. Anos depois, em 1919, surgiu a metanfetamina (na forma de cristal), mais potente e mais fácil de fazer, sintetizada por A. Ogata, no Japão, e inicialmente criada como uma substituta sintética para a efedrina.[10] A seguir, são apresentados alguns marcos históricos dessa classe de drogas:[9-11]

- **1932:** O primeiro produto médico a ser comercializado foi o inalador de benzedrina.
- **1937:** Pela primeira vez, a anfetamina está disponível em forma de tabletes ou pílulas para tratar a narcolepsia e também com o intuito de tratar a hiperatividade e a "disfunção cerebral mínima", que, anos mais tarde, receberiam o nome de transtorno de déficit de atenção/hiperatividade (TDAH). Apesar de serem utilizadas para determinados fins terapêuticos (p. ex., no tratamento do TDAH, na obesidade e na narcolepsia), essas substâncias têm grande potencial de dependência, devido às suas capacidades euforizantes, que aumentam o estado de alerta e diminuem a fadiga.[9]
- **1939-1945:** Foi usada durante a II Guerra Mundial, provida ao eixo e tropa aliada para manter os soldados acordados e alertas durante mais tempo e com menos apetite, para não necessitar de tanto suprimento alimentar.
- **1950:** Essa classe de substâncias passa a ser rotineiramente prescrita para combater a depressão e também como coadjuvante de dietas para emagrecimento. As anfetaminas mais conhecidas para fins terapêuticos são o metilfenidato (Ritalina®), o fenproporex (Hipofagin®), a anfepramona (Dualid®), a dietilpropiona (Inibex®), a dextroanfetamina, ou d-anfetamina, e a metanfetamina HCl.[9]

- **1960:** Passam a ser legalmente produzidas nos Estados Unidos, porém ilegalmente controladas por "gangues de motoqueiros". Os laboratórios clandestinos emergiram principalmente na Califórnia, e o consumo recreativo dessas substâncias espalhou-se pela Costa do Pacífico.
- **1970:** Nos Estados Unidos, passam a ser proibidas e a ter um maior controle de seus precursores (*Schedule* II).
- **1980:** A forma em pó começa a ganhar espaço, ultrapassando a cocaína como droga de escolha nos Estados Unidos. Também uma forma mais potente de metanfetamina foi desenvolvida, o hidroclorido d-metanfetamina (*crystal*, ou *crystal meth*), em forma de cristal sólido, que pode ser fumado, inalado, ingerido ou injetado. Nos países em que a droga já está disseminada, é facilmente encontrada a preços baixos. Apresenta, entre as anfetaminas, o maior potencial para produzir dependência.[9]
- **1990:** Expansão de laboratórios clandestinos no México e na Califórnia.
- **1995 até os dias de hoje:** Grande expansão de laboratórios clandestinos, tornando-se epidemia em vários países.

FARMACOLOGIA

Os ETAs são aminas simpatomiméticas de ação indireta, potentes estimulantes do SNC, quimicamente relacionadas a dois compostos naturais, a efedrina (encontrada na planta chinesa Ma Huang, ou Ephedra) e a epinefrina (hormônio humano).[12]

Atuam estimulando a liberação de monoaminas, mais intensamente de dopamina e norepinefrina, nas sinapses neuronais e, em concentrações elevadas, podem inibir a enzima monoaminoxidase (MAO). Tais ações potencializam a neurotransmissão dopaminérgica, noradrenérgica e também serotonérgica, sendo responsáveis pelos efeitos estimulantes do SNC: euforia e excitação, aumento da resistência, insônia, estimulação psicomotora, anorexia e efeitos psíquicos (ansiedade, depressão, sintomas psicóticos).[13]

Como agentes simpatomiméticos de ação indireta, os ETAs também mimetizam os efeitos periféricos da norepinefrina no sistema nervoso simpático e da epinefrina como neuro-hormônio, levando a uma hiperatividade simpática que se caracteriza por sinais e sintomas como aumento da frequência cardíaca e da pressão arterial, midríase (dilatação da pupila), sudorese e broncodilatação.[13]

A **Figura 16.1** ilustra o mecanismo de ação da metanfetamina.

Entre os precursores dessas drogas estão a efedrina, a pseudoefedrina, descongestionantes e broncodilatadores. São produtos lícitos que podem ser usados para a produção de metanfetamina, substância ilícita. No entanto, devido a controles cada vez mais rigorosos em muitos países, os traficantes de drogas diversificam sua abordagem e fazem preparações farmacêuticas desviadas, contendo efedrina ou pseudoefedrina.[4]

A **Figura 16.2** ilustra os precursores das anfetaminas e metanfetaminas, e a **Figura 16.3** mostra as diversas formas de *esctasy*.

O metabolismo dos ETAs é predominantemente hepático; sua eliminação é renal, sendo excretados na urina na sua forma inalterada. Os efeitos são imediatos se a droga for injetada ou fumada, durante cerca de 4 horas. Se aspirada, os efeitos começam em 3 a 5 minutos, e, se administrada por via oral, iniciam-se em 15 a 20 minutos, podendo durar até 12 horas (daí o maior risco de neurotoxicidade). A meia-vida varia de 8 a 18 horas. Quanto maior a meia-vida, maior o risco de neurotoxicidade.[12] Seus efeitos tóxicos afetam diretamente os sistemas dopaminérgico, noradrenérgico e serotonérgico.[15]

CLASSIFICAÇÃO OU TIPOS DE ANFETAMINAS

Há uma variedade de tipos de ETAs. Os principais representantes dessa classe são abordados a seguir.

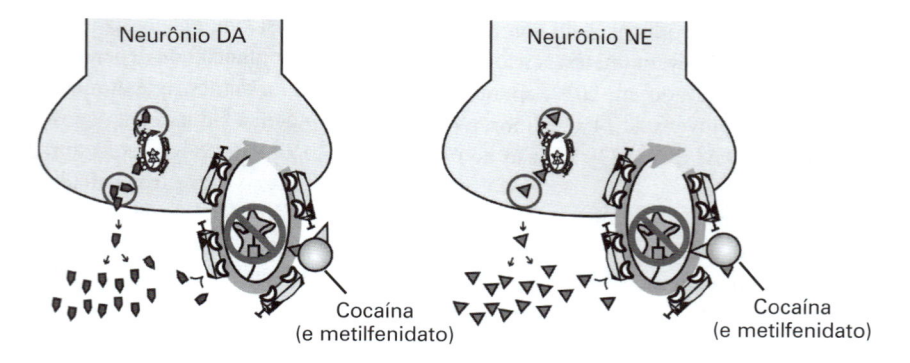

Figura 16.1 Estimulantes como cocaína e metanfetamina aumentam os níveis sinápticos da dopamina (DA) e da norepinefrina (NE), bloqueando seus respectivos transportadores sinápticos. No entanto, embora esse seja o principal mecanismo de ação, a metanfetamina também intensifica a liberação de DA, especialmente em altas doses.
Fonte: Stahl e Grady.[14]

Dependência química | 169

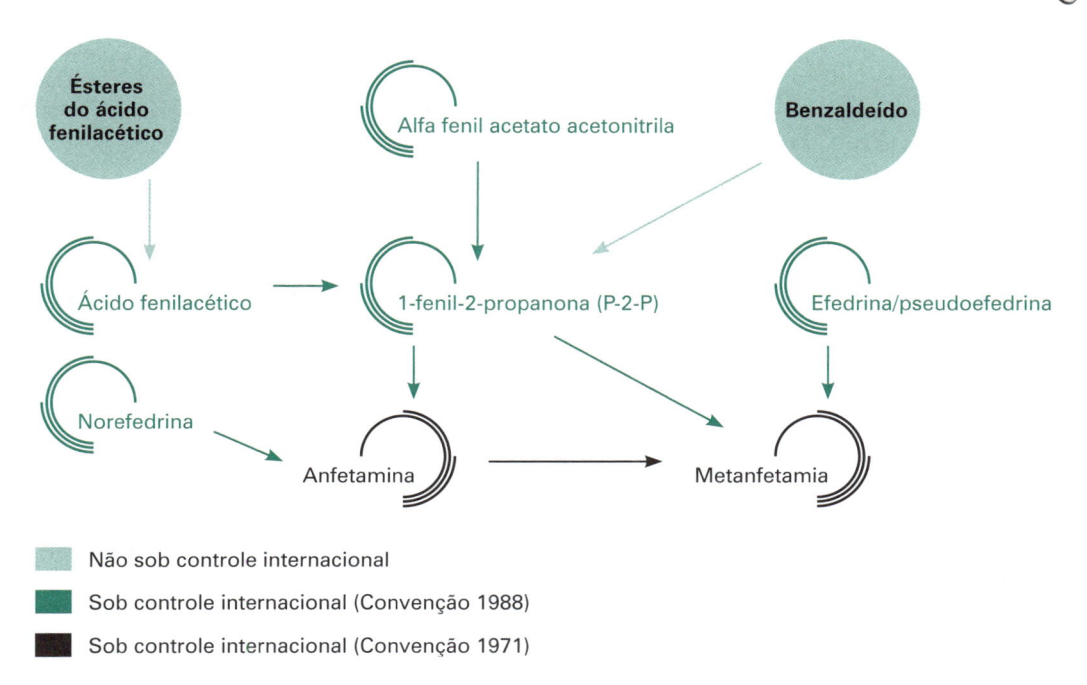

Figura 16.2 Precursores das anfetaminas e das metanfetaminas.
Fonte: United Nations Office on Drugs and Crime.[4]

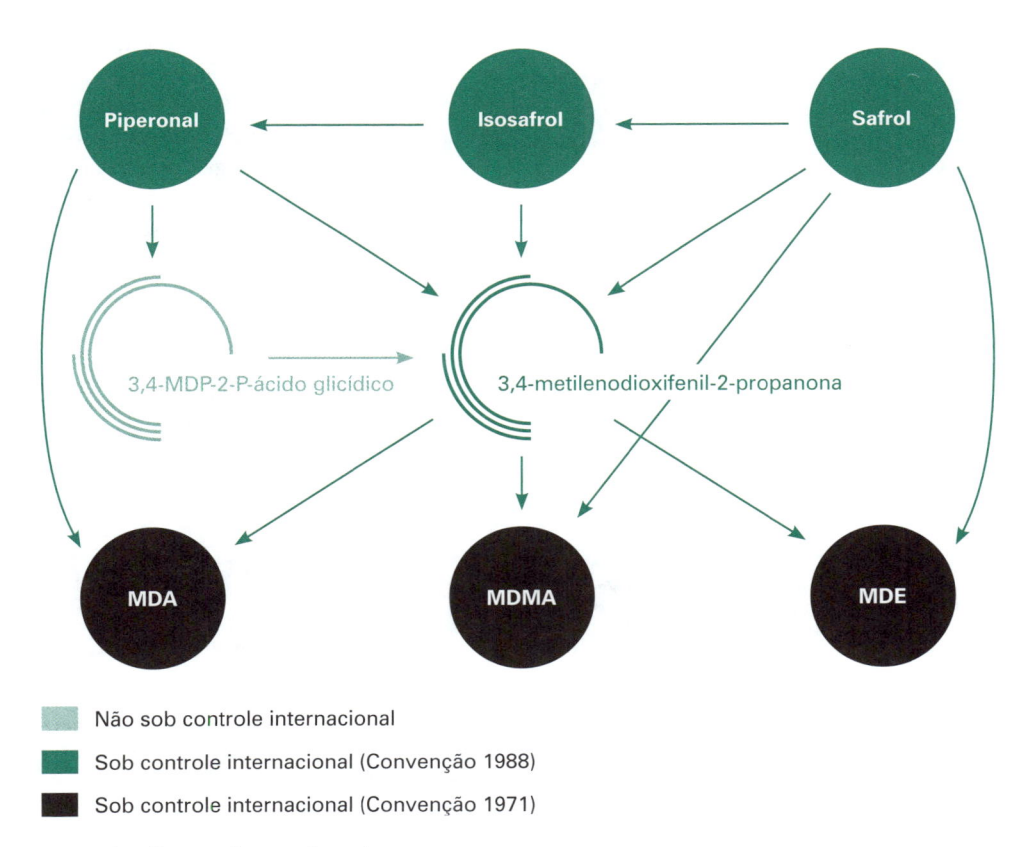

Legenda:
- Não sob controle internacional
- Sob controle internacional (Convenção 1988)
- Sob controle internacional (Convenção 1971)

Precursores (Figura 16.2):
- Ésteres do ácido fenilacético → Ácido fenilacético
- Alfa fenil acetato acetonitrila → 1-fenil-2-propanona (P-2-P)
- Benzaldeído → 1-fenil-2-propanona (P-2-P); Efedrina/pseudoefedrina
- Norefedrina → Anfetamina
- 1-fenil-2-propanona (P-2-P) → Anfetamina; Metanfetamia
- Efedrina/pseudoefedrina → Metanfetamia
- Anfetamina → Metanfetamia

Figura 16.3 Precursores das diversas formas de *esctasy*.
Fonte: United Nations Office on Drugs and Crime.[4]

Legenda:
- Não sob controle internacional
- Sob controle internacional (Convenção 1988)
- Sob controle internacional (Convenção 1971)

Precursores (Figura 16.3):
- Safrol → Isosafrol, Piperonal, 3,4-metilenodioxifenil-2-propanona, MDE
- Isosafrol → Piperonal, 3,4-metilenodioxifenil-2-propanona
- Piperonal → 3,4-MDP-2-P-ácido glicídico, 3,4-metilenodioxifenil-2-propanona, MDA
- 3,4-MDP-2-P-ácido glicídico → 3,4-metilenodioxifenil-2-propanona
- 3,4-metilenodioxifenil-2-propanona → MDA, MDMA, MDE

Ecstasy

O *ecstasy* (MDMA) é uma anfetamina estimulante do SNC encontrada na forma de tabletes ou cápsulas. Em geral, seu nome popular é "bala", sendo vendida em diversas cores e com apresentação de diferentes logos com apelo para ícones e símbolos do público jovem.[3] Logo que foi lançada no mercado, veio com o apelo de ser a "pílula do amor", devido a sua capacidade de causar a sensação de ser gostado, de querer ser abraçado e de aumentar o desejo sexual. Há referências de aumento da autoestima e do bem-estar; as pessoas se sentem mais atraentes e atraídas, sensuais, sem que, necessariamente, o objetivo seja a relação sexual ou a melhora do desempenho, pois muitas vezes o consumo de tais substâncias pode impedir a ereção e o orgasmo,[16] dependendo da dosagem utilizada e, principalmente, se usada em combinação com outras drogas, como álcool e/ou cocaína. O **Quadro 16.1** ilustra os efeitos agudos e crônicos do consumo de *ecstasy*.

Entre os efeitos sociais do *ecstasy*, está o comportamento sexual de risco, com aumento do número de parcerias sexuais e atividade sexual desprotegida (sem uso de preservativo), além do aumento da sociabilidade.[3]

O mercado de *ecstasy* cresceu em complexidade, e a variedade de produtos disponíveis para usuários de drogas aumentou. Os três principais tipos são:[4]

a. comprimidos de *ecstasy* contendo pouca ou nenhuma MDMA (3,4-metilenodioximetanfetamina)
b. comprimidos de *ecstasy* com um conteúdo extremamente elevado de MDMA
c. *ecstasy* vendido em pó ou em forma de cristal, sob diferentes nomes de ruas. Os comprimidos de *ecstasy* com alto teor de MDMA são particularmente preocupantes na Europa, onde as entidades responsáveis pela aplicação da lei também descobriram a fabricação de MDMA em escala industrial.

Metanfetamina

A metanfetamina (4-metilaminorex) é encontrada na forma de pó branco, podendo, às vezes, ser de coloração marrom, devido ao grau de impureza da substância, produzida clandestinamente, ou na forma de pedras translúcidas. Seus nomes popularmente conhecidos são *ice glass*, "tina" ou *crystal meth*, e sua via de consumo é pulmonar, fumada.[3] Os efeitos agudos de prazer intenso duram cerca de 60 minutos. O **Quadro 16.2** mostra os principais efeitos agudos e crônicos dessa substância, e o **Quadro 16.3** apresenta os principais efeitos da síndrome de abstinência.

Metilfenidato

O metilfenidato, cujo nome comercial é Ritalina®, é um estimulante do SNC, derivado da piperidina e estruturalmente similar à anfetamina. Tem sua indicação terapêutica bastante comprovada no tratamento do TDAH.[3] Vale ressaltar que o medicamento é vendido nas farmácias somente com receituário amarelo (controlado) e com extremo rigor. No entanto, há notícias, sobretudo da mídia virtual, de adolescentes que conseguem de uma forma ou de outra burlar regras para adquirir o medicamento. Os jovens trocam experiências, via *blogs* ou salas de bate-papo, sobre os efeitos estimulantes que a substância produz e sobre como

QUADRO 16.1
Efeitos agudos e crônicos do consumo de *ecstasy*

	Efeitos agudos	Efeitos crônicos
Efeitos físicos	Taquicardia Sudorese Tensão maxilar Bruxismo Anorexia Aumento do estado de alerta Desidratação Hipertermia Insônia	Síndrome de abstinência Dependência
Efeitos psicológicos/psiquiátricos	Euforia e bem-estar Aumento da percepção para sons e cores e para as sensações táteis Aumento da autoconfiança, da compreensão e da empatia Aumento do interesse sexual Aumento da sensação de proximidade com terceiros Psicoses	Prejuízo cognitivo Dificuldade em tarefas executivas Diminuição do desempenho global da memória

Fonte: Schmidt de Oliveira e colaboradores.[3]

QUADRO 16.2
Efeitos agudos e crônicos da metanfetamina

	Efeitos agudos	Efeitos crônicos
Efeitos físicos	Diminuição do sono Diminuição do apetite inquietação Aumento do estado de alerta Infarto agudo do miocárdio Convulsões	Dependência Síndrome de abstinência Neurotoxicidade Cardiotoxicidade Risco de convulsão Risco de infarto agudo do miocárdio Úlceras de pele e infecções
Efeitos psicológicos/psiquiátricos e sociais	Alteração do humor (euforia ou disforia)	Prejuízo cognitivo Depressão Agressividade Isolamento social Neurotoxicidade

Fonte: Elaborado com base em Schmidt de Oliveira e colaboradores[3] e Jafari Giv.[17]

QUADRO 16.3
Sinais e sintomas da síndrome de abstinência

Síndrome de abstinência
Ansiedade Agitação Fissura Letargia Humor depressivo

Fonte: Schmidt de Oliveira e colaboradores.[3]

potencializá-los com álcool.[3] Um estudo recente,[18] que avaliou os fatores de risco preditivos para o uso não prescrito de metilfenidato (Ritalina®) ou sais de anfetamina (Adderall®) por adolescentes, mostrou que, diferentemente do que é observado entre universitários (adultos jovens), não há relação com uso instrumental gerado por demandas acadêmicas nessa faixa etária, e sim com o uso atual de álcool, tabaco e maconha, confirmando um padrão de uso recreativo.

Existe também notícia na mídia informal de que muitos jovens chamados de "concurseiros" têm buscado o medicamento com a finalidade de ficar "mais inteligentes" e, assim, ter êxito nas provas de vestibulares e outros concursos diversos. Vale lembrar que a substância não é capaz de tornar nenhum indivíduo mais inteligente. Ela apenas melhora estados de atenção em indivíduos com TDAH, finalidade para a qual o medicamento é indicado.[3] O **Quadro 16.4** apresenta os efeitos agudos e crônicos do metilfenidato.

O **Quadro 16.5** apresenta alguns dos principais representantes de ETAs.

ASPECTOS CLÍNICOS

Basicamente, existem três tipos de usuários de anfetaminas:[9]

1. **usuários instrumentais:** usam as anfetaminas para obter ganhos específicos, como melhorar o desempenho intelectual e perder peso

QUADRO 16.4
Efeitos agudos e crônicos do metilfenidato

	Efeitos agudos	Efeitos crônicos
Efeitos físicos	Aumento do estado de alerta Diminuição do apetite	Dependência Supressão do apetite Aumento da pressão arterial
Efeitos psicológicos/psiquiátricos	Euforia	Distúrbios do sono Ansiedade

Fonte: Schmidt de Oliveira e colaboradores.[3]

QUADRO 16.5
Substâncias anfetamínicas mais conhecidas e seus nomes fantasia e de rua

Anfetamínico	Nome fantasia	Nome de rua ou popular
Anfepramona ou dietilpropiona	Hipofagin®, Inibex®	
Dextroanfetamina	Glucoenergan®, Reactivan®	Bolinha, rebite
Fenfluramina	Isomeride®, Minifage®	
Fenmetrazina	Preludin®	
Fenproporex	Desobesi®	
Metanfetaminas	Pervitin®	*Ecstasy, speed, crystal, ice, upper*, pílula do amor, cápsula de vento, STP, bala
Mazindol	Dasten®, Fagolipo®	
Metilfenidato	Ritalina®	

Fonte: Lemos e Fonseca.[12]

2. **usuários recreativos:** consomem ocasionalmente, buscando suas propriedades estimulantes
3. **usuários crônicos:** não interrompem o consumo, para evitar os sintomas da síndrome de abstinência de anfetaminas

O público que usa ETAs é bastante heterogêneo, sendo importante a identificação dessas diferentes "tribos" dentro do mesmo uso de substância, porque as motivações para uso em geral podem ser diferentes, assim como os contextos socioculturais de consumo também podem ser diferentes de uma "tribo" para outra. Por exemplo, uma garota jovem com transtorno alimentar (p. ex., anorexia nervosa) pode buscar o uso de anfetaminas com o objetivo de emagrecer ainda mais por se achar acima do peso e desejar acelerar o processo de emagrecimento. Um caminhoneiro pode buscar ETAs na forma de "rebite" para ficar mais tempo acordado e, então, conseguir entregar sua carga em tempo hábil conforme pressão do mercado e de seus chefes. Já um garoto adolescente pode buscar ETAs porque gosta de curtir uma balada de música eletrônica e dançar a noite toda e não ficar cansado ou porque simplesmente gosta do "barato" ou, ainda, do "efeito ligante" que o *ecstasy* proporciona. Já um homem que faz sexo com homem pode buscar ETAs para aumentar sua libido em um novo encontro sexual.[9] As infecções por HIV e o uso de ETAs entre homens que fazem sexo com homens têm aumentado no mundo inteiro.[19]

Jovens heterossexuais também podem buscar o uso de ETAs com a finalidade de obter prolongamento do prazer, e tanto heterossexuais como homossexuais podem adotar comportamentos sexuais de risco se a relação sexual ocorrer sem proteção. Por esse motivo, alguns ETAs, principalmente *ecstasy* e metanfetamina, têm sido associados a aumento de novos casos de HIV entre os usuários e também como um cofator para outras infecções sexualmente transmissíveis.[16] Em outras populações em vulnerabilidade, como profissionais do sexo femininas, moradores de rua, pessoas com doença mental crônica, também se pode observar o maior consumo de metanfetamina e comportamentos sexuais de risco.[20]

Assim, nesse contexto, homens e mulheres diferem em relação à motivação do consumo de metanfetamina. Mulheres relatam consumir a substância com o intuito de perder peso, e homens, para aumentar o desempenho sexual. A metanfetamina provoca, ainda, sensação aumentada de energia, o que pode proporcionar horas de dança e aumento da libido. Entre homossexuais masculinos, existe ainda uma correlação entre o consumo de metanfetamina e maior comportamento sexual de risco. Sabe-se, também, que os usuários de metanfetamina estão mais propensos a ter dificuldades financeiras, envolvimento com crime e problemas judiciais do que os adeptos de outros tipos de anfetaminas. Em um estudo comparativo que avaliou grupos que usavam metanfetaminas e grupos que usavam qualquer outra metanfetamina no ano anterior ao estudo, os participantes do grupo metanfetamina apresentaram maior probabilidade de se tornar dependentes.[9]

O uso de ETAs também representa uma preocupação significativa de saúde pública, devido a seus efeitos neurotóxicos e neurocognitivos.[21] Somam-se às intoxicações neurológicas a possibilidade de os ETAs causarem acidente vascular cerebral (AVC) e o alto potencial de dependência dessas substâncias. Uma revisão da literatura conduzida por Indave e colaboradores,[22] no entanto, não encontrou evidências epidemiológicas suficientes que sugiram que o uso de ETAs aumente o risco de AVC. As possíveis disparidades no efeito dos ETAs em todo tipo de AVC e o maior efeito danoso nas mulheres ainda merecem investigação mais aprofundada.[22]

O **Quadro 16.6** apresenta os principais sinais e sintomas da síndrome de abstinência, a qual tende a durar de 2 a 10 dias, e seus possíveis desafios clínicos, aos quais os terapeutas devem estar atentos, para poder tentar manejá-los.[10]

QUADRO 16.6
Sinais e sintomas da síndrome de abstinência de anfetaminas

Sintomas	Desafios clínicos
Humor depressivo	Pobre engajamento ou busca por tratamento
Paranoia	Alta taxa de abandono
Fadiga	Motivação
Prejuízo cognitivo	Altas taxas de recaídas
Ansiedade	*Craving*
Agitação	Desenvolvimento de psicoses induzidas
Anedonia	Disforia protraída
Confusão	Anedonia

Fonte: Roll e colaboradores.[10]

DIAGNÓSTICO

Para o diagnóstico dos transtornos por uso de estimulantes, são usados os mesmos critérios diagnósticos do *Manual diagnóstico e estatístico de transtornos mentais* (DSM-5) ou da *Classificação internacional de doenças e problemas relacionados à saúde* (CID-10), já descritos em outro capítulo desta obra. A **Figura 16.4**, de Stahl e Grady,[14] ilustra de forma bastante didática a progressão do uso de ETAs.

É importante que, após um período de abstinência de ETAs, o terapeuta possa ir paralelamente investigando possíveis comorbidades psiquiátricas associadas a transtornos por uso de ETAs. Nesses casos, o tratamento das comorbidades segue as diretrizes já conhecidas internacionalmente.

DIAGNÓSTICO DIFERENCIAL

Entre os principais diagnósticos diferenciais a serem feitos, está a diferenciação entre psicose induzida por ETAs e uma possível esquizofrenia. É importante observar que, em geral, as psicoses induzidas são de curta duração (com média de duas semanas ou menos), devendo-se verificar se não há outras possíveis substâncias de consumo associadas que possam contribuir para o efeito de indução de psicose.[24] A história pré-mórbida com sintomatologia insidiosa, sugestiva de sintomas prodrômicos de esquizofrenia, irá ajudar o clínico a nortear possíveis diagnósticos. Não existe um consenso de superioridade ou efetividade de um ou outro antipsicótico para o tratamento desses casos, sendo que a escolha continua sendo baseada em critérios clínicos, efeitos colaterais desejáveis ou indesejáveis, tolerabilidade e disponibilidade da rede, por exemplo.[10]

TRATAMENTO

FARMACOLÓGICO

Apesar de ser reconhecida como um grave problema mundial de saúde pública, com grandes consequências médicas, psiquiátricas e socioeconômicas, a dependência de ETAs não dispõe, até o momento, de terapias farmacológicas. Apesar da falta de sucesso até a presente data, muitos esforços têm sido feitos para desenvolver medicamentos eficazes para o tratamento dos transtornos por uso de ETAs. Com base nos mecanismos neurobiológicos subjacentes à dependência dessas

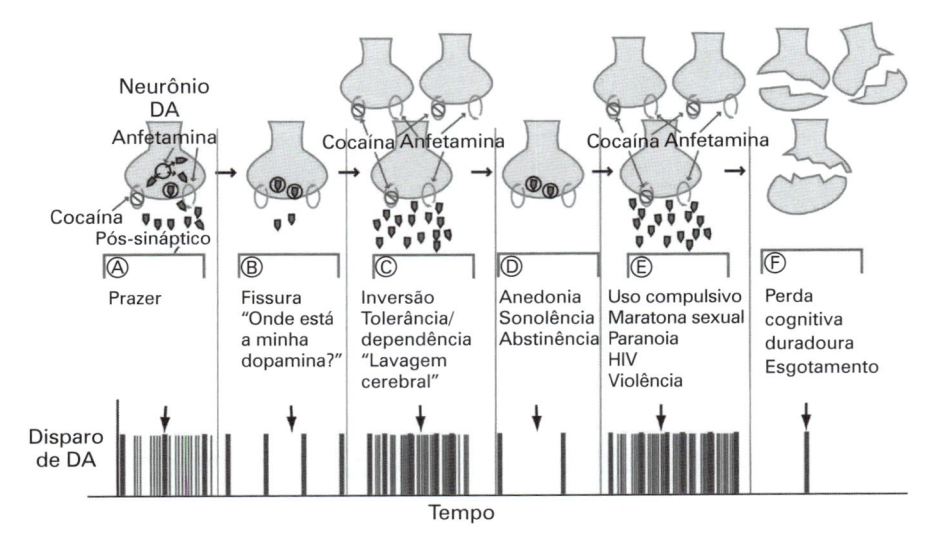

Figura 16.4 Progressão do uso de estimulantes como cocaína e anfetamina.
Fonte: Stahl e Grady.[14]

substâncias, as pesquisas recentes sobre estratégias farmacológicas têm-se focado em monoamina, glutamato, opioide endógeno e ácido gama-aminobutírico (GABA). Uma revisão conduzida por Cao e colaboradores[24] aponta recentes avanços nos medicamentos que estão sendo desenvolvidos para tratar os transtornos por uso de ETAs. Embora nenhuma evidência substancial de medicamentos eficazes tenha surgido, alguns desses agentes, incluindo bupropiona, naltrexona e mirtazapina, mostraram-se promissores em estudos clínicos. Além disso, alguns desafios, como o desenvolvimento de novos modelos animais pré-clínicos, a utilização de ensaios clínicos em larga escala, com rigoroso controle de qualidade, e a distinção dos polimorfismos genéticos dos pacientes, precisam de mais atenção em futuros estudos.[24,25]
A **Figura 16.5** mostra outros medicamentos que já receberam algum tipo de avaliação para o tratamento dos transtornos relacionados ao uso de metanfetamina.

O **Quadro 16.7** mostra uma possibilidade de manejo clínico durante episódios de intoxicação aguda de ETAs que cursaram com agitação psicomotora, e o **Quadro 16.8** apresenta uma possibilidade de manejo da síndrome de abstinência.

Psicossocial

Entre as abordagens mais recomendadas para os transtornos por uso de ETAs, está a combinação de várias estratégias no chamado "cardápio de opções terapêuticas", mediante a necessidade e a individualidade de cada caso. Sabidamente, as terapias cognitivo-comportamentais e as terapias comportamentais, como o manejo de contingências e os grupos de mútua ajuda do tipo 12 passos, são as mais recomendadas e apresentam maior evidência para esses casos do que,

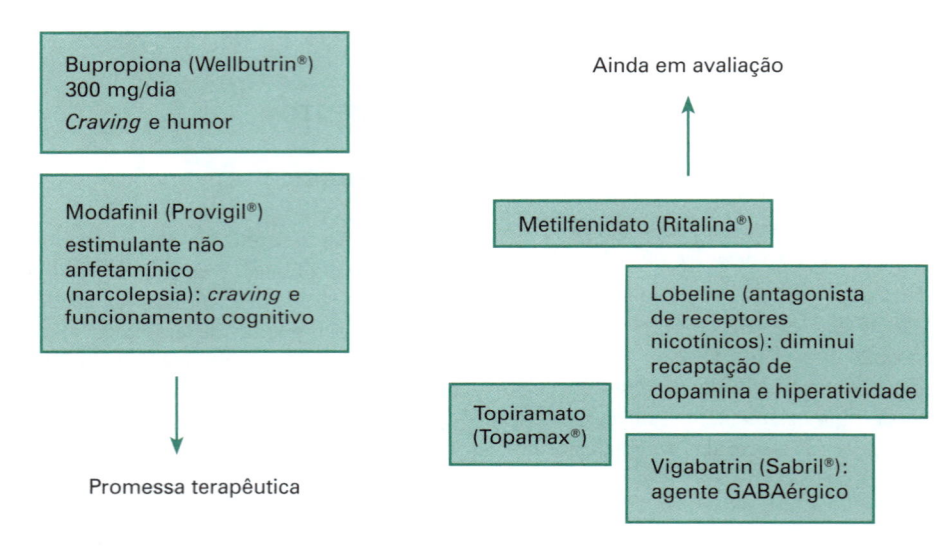

Figura 16.5 Tratamentos farmacológicos, ainda com fracas evidências, que estão sendo avaliados para os transtornos por uso de metanfetamina.
Fonte: Roll e colaboradores.[10]

QUADRO 16.7
Manejo clínico da agitação psicomotora durante a vigência de intoxicação por ETAs

Agitação aguda:
- Antipsicótico: haloperidol 5 mg IM ou risperidona 1-2 mg IM ou VO
- Benzodiazepínicos: lorazepam 1-2 mg VO ou parenteral
- Observação: ambiente seguro e calmo
- Tratar possíveis desidratação e hipertermia

Fonte: Elaborado com base em Roll e colaboradores[10] e Courtney e Ray.[21]

QUADRO 16.8
Manejo da síndrome de abstinência de ETAs

- Descanso
- Alimentação saudável
- Insônia e ansiedade: BZD de curta ação (p. ex.: alprazolam, bromazepam, lorazepam)
- *Craving* e humor depressivo: o manejo deve ser abstinência da droga e abordagens psicossociais

Fonte: Elaborado com base em Roll e colaboradores[10] e Courtney e Ray.[21]

por exemplo, a entrevista motivacional e a terapia interpessoal.[14] A **Figura 16.6** elenca algumas dessas possibilidades de abordagem que já receberam alguma avaliação para essa finalidade.

PREVENÇÃO

As estratégias de prevenção primária devem focar em públicos em risco de experimentação de uso de ETAs e suas possíveis motivações. Programas de prevenção escolares com meninas, por exemplo, poderiam focar o uso de ETAs para o emagrecimento. Já a prevenção secundária, com foco, por exemplo, em profissionais do sexo que podem usar ETAs (é comum na literatura encontrar estudos com profissionais do sexo da Ásia) a fim de fazer mais programas e não se sentir tão cansadas, deve trabalhar sobretudo estratégias de redução de danos, como a promoção de uso de preservativos e o desenvolvimento de habilidades em negociá-lo durante o programa, bem como com a capacidade de estreitar o suporte social para essa população e promover o restabelecimento de vínculos perdidos, o que parece ter melhores resultados.[27]

CONSIDERAÇÕES FINAIS

Existe uma grande necessidade de estudos epidemiológicos de alta qualidade e de monitoramento mais próximo do uso de ETAs em diferentes populações.[1] O mais recente World Drug Report[4] faz três observações de implicações para políticas públicas com relação aos ETAs: o mercado de ETAs e outros sintéticos nunca esteve tão complexo, multifacetado e espalhado/alargado no mundo; as "novas drogas", muitas delas contendo algum ETA, alcançaram taxas sem precedentes – trata-se de um aviso precoce e cuja resposta deveria vir da saúde; e a evolução das drogas sintéticas requer melhora na capacidade forense e na maneira como os dados serão coletados daqui para um futuro próximo.[4]

REFERÊNCIAS

1. Shadloo B, Amin-Esmaeili M, Haft-Baradaran M, Noroozi A, Ghorban-Jahromi R, Rahimi-Movaghar A. Use of amphetamine-type stimulants in the Islamic Republic of Iran, 2004-2015: a review. East Mediterr Health J. 2017;23(3):245-56.
2. Rasmussen, N. America's first amphetamine epidemic 1929-1971: a quantitative retrospective with implications for the present. Am J Public Health. 2008;98(6):974-85.
3. Schmidt de Oliveira ACS, Diehl A, Cordeiro DC. Drogas, álcool e tabaco: que barato é esse? In: Diehl A, Figlie NB, organizadores. Prevenção ao uso de álcool e drogas: o que cada um de nós pode e deve fazer? Porto Alegre: Artmed; 2014. p. 50-84.
4. United Nations Office on Drugs and Crime. World drug report: 2017. Market analysis of synthetic drugs: amphetamine-type stimulants, new psychoactive substances. The fourth part [Internet]. Viena: UNODOC; 2017 [capturado em 17 ago. 2017]. Disponível em: https://www.unodc.org/wdr2017/field/Booklet_4_ATSNPS.pdf.
5. Lea T, Kolstee J, Lambert S, Ness R, Hannan S, Holt M. Methamphetamine treatment outcomes among gay men attending a LGBTI-specific treatment service in Sydney, Australia. PLoS One. 2017;12(2):e0172560.
6. Degenhardt L, Sara G, McKetin R, Roxburgh A, Dobbins T, Farrell M, et al. *Crystal*line methamphetamine use and methamphetamine-related harms in Australia. Drug Alcohol Rev. 2017;36(2):160-70.
7. Katselou M, Papoutsis I, Nikolaou P, Qammaz S, Spiliopoulou C, Athanaselis S. Fenethylline (Captagon) abuse - local problems from an old drug become universal. Basic Clin Pharmacol Toxicol. 2016;119(2):133-40.

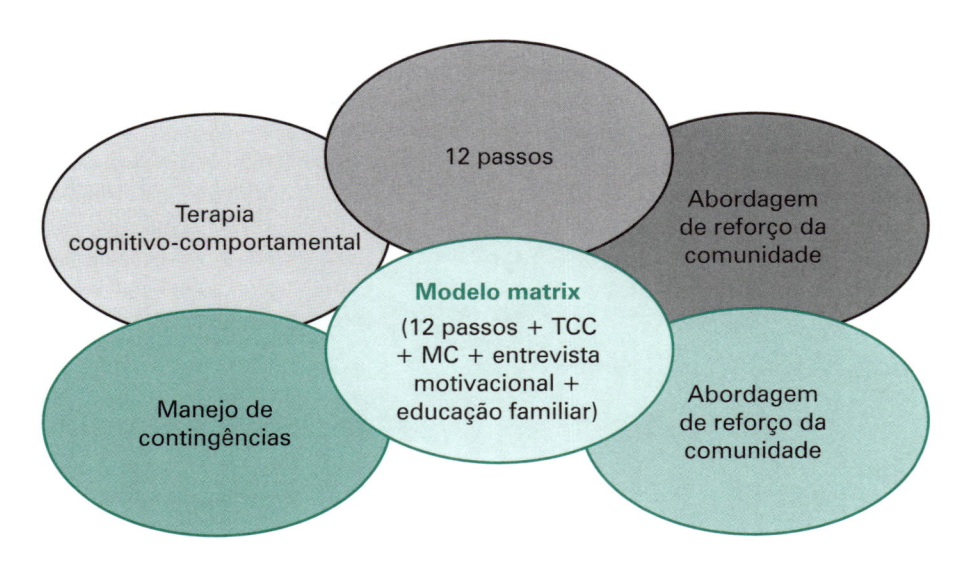

Figura 16.6 Abordagens psicossociais para o tratamento dos transtornos por uso de ETAs.
Fonte: Elaborada com base em Roll e colaboradores[10] e Carrico e colaboradores.[26]

8. Laranjeira R, Madruga C, Pinsky I, Caetano R, Mitsuhiro SS. II Levantamento Nacional de Álcool e Drogas – consumo de álcool do Brasil: tendências entre 2006/2012 [Internet]. São Paulo: INPAD; 2013 [capturado em 17 ago. 2017]. Disponível em URL: http://inpad.org.br/lenad/resultados/comportamento-de-riscos/resultados-preliminares/.
9. Cordeiro DC, Diehl A. Anfetaminas e metanfetaminas. In: Diehl A, Cordeiro DC, Laranjeira R. Tratamentos farmacológicos para a dependência química: da prática clínica à evidência científica. Porto Alegre: Artmed; 2010. p. 253-8.
10. Roll JM, Rawson RA, Ling W, Shoptaw S. Methamphetamine addiction: from the science to treatment. New York: The Guilford; 2009.
11. Rasmussen N. Amphetamine-type stimulants: the i early history of their medical and non-medical uses. Int Rev Neurobiol. 2015;120:9-25.
12. Lemos T, Fonseca VAS. Anfetaminas e metanfetaminas. In: Diehl A, Cordeiro DC. Laranjeira R. Dependência química: prevenção, tratamento e políticas públicas. Porto Alegre: Artmed; 2011. p. 200-7.
13. Rang HP, Ritter JM, Flower RJ, Henderson G, Dale MM. Rang & dale: pharmacology. 8th ed. Rio de Janeiro: Elsevier; 2016.
14. Stahl SM, Grady MM. Estimulantes. In: Stahl SM, Grady MM. Transtornos relacionados a substâncias e do controle de impulso: ilustrados. Porto Alegre: Artmed; 2016. p. 105-17.
15. Bermann SM, Kuczenski R, McCracken JT, London ED. Potential adverse effects of amphetamine treatment on brain and behavior: a review. Mol Psychiatry. 2009;14(2):123-42.
16. Diehl A, Vieira DL. Sexo e drogas: comportamento de risco. In: Diehl A, Vieira DL. Sexualidade: do prazer ao sofrer. Rio de Janeiro: Roca; 2017. p. 309-36.
17. Jafari Giv M. Exposure to amphetamines leads to development of amphetamine type stimulants associated cardiomyopathy (ETSAC). Cardiovasc Toxicol. 2017;17(1):13-24.
18. León KS, Martínez DE. To study, to party, or both? assessing risk factors for non-prescribed stimulant use among middle and high school students. J Psychoactive Drugs. 2017;49(1):22-30.
19. Vu NT, Maher L, Zablotska I. Amphetamine-type stimulants and HIV infection among men who have sex with men: implications on HIV research and prevention from a systematic review and meta-analysis. J Int AIDS Soc. 2015;18:19273.
20. Kittirattanapaiboon P, Srikosai S, Wittayanookulluk A. Methamphetamine use and dependence in vulnerable female populations. Curr Opin Psychiatry. 2017;30(4):247-52.
21. Courtney KE, Ray LA. Clinical neuroscience of amphetamine-type stimulants: from basic science to treatment development. Prog Brain Res. 2016;223:295-310.
22. Indave BI, Sordo L, Bravo MJ, Sarasa-Renedo A, Fernández-Balbuena S, De la Fuente L, et al. Risk of stroke in prescription and other amphetamine-type stimulants use: a systematic review. Drug Alcohol Rev. 2017.
23. Liu XB, Zhang Y, Wang XY, Hao W. The synergistic effect of dual use of amphetamine-type stimulants and ketamine on drug-induced psychotic symptoms in Chinese synthetic drug users. Oncotarget. 2017.
24. Cao DN, Shi JJ, Hao W, Wu N, Li J. Advances and challenges in pharmacotherapeutics for amphetamine-type stimulants addiction. Eur J Pharmacol. 2016;780:129-35.
25. Brackings T, Brahm NC, Kissak JC. Treatments for methamphetamine abuse: a litrature review for the clinician. J Pharm Pract. 2011;24(6):541-50.
26. Carrico AW, Nil E, Sophal C, Stein E, Sokunny M, Yuthea N, et al. Behavioral interventions for Cambodian female entertainment and sex workers who use amphetamine-type stimulants. J Behav Med. 2016;39(3):502-10.
27. Zhao Q, Mao Y, Li X, Zhou Y, Shen Z. Social support and amphetamine-type stimulant use among female sex workers in China. AIDS Care. 2017;29(10):1-7.

17

Alucinógenos

Daniel Cruz Cordeiro

PONTOS-CHAVE

✓ As drogas alucinógenas são usadas pelo homem há milênios e ganharam novas características de venda e consumo em tempos de internet.

✓ Trata-se de uma classe constituída de diversos tipos de substâncias naturais ou produzidas em laboratório.

✓ O consumo não parece produzir dependência química, o que não impede que produza prejuízos reais.

✓ Muitas drogas alucinógenas estão sendo estudadas como forma de tratamento para diversos males, incluindo a própria dependência química.

Há milênios, os alucinógenos vêm desempenhando diversos papéis na sociedade. No passado, algumas culturas os usavam em rituais de cura e espiritualidade, e hoje observamos a venda desses mesmos alucinógenos pela internet transformando-se em importante problema de saúde pública. Neste exato momento, alguém deve estar usando uma dessas substâncias na busca da "cura" da dependência química, do câncer ou de tanto outros males ou, mesmo, do autoconhecimento, de uma espiritualidade nunca antes sentida ou pelo simples desejo de uma experiência psicodélica recreativa. Do sintético à dietilamida do ácido lisérgico (LSD), que já foi usada em pacientes durante o processo psicoterapêutico, e à natural ibogaína, que voltou a ser motivo de discussão na comunidade científica, vamos entrar, neste capítulo, no universo das alucinações produzidas por esses agentes perturbadores do sistema nervoso central (SNC).

HISTÓRICO

Plantas com propriedades alucinógenas vêm sendo usas pela humanidade com diferentes finalidades em épocas e locais diversos. Os egípcios as usavam para obter estados de inconsciência no alívio da dor; os gregos, para entorpecer vítimas de assaltos; e, na Europa da Idade Média, mulheres consideradas bruxas produziam unguentos e poções que provocavam diversas alterações de percepção, como sensação de levitação, visões, sono profundo e embriaguez.[1]

O desenvolvimento de drogas alucinógenas sintéticas produziu um aumento no consumo desse tipo de substâncias, em especial no período da contracultura, entre 1960 e 1970. Nos dias atuais, o consumo entre adolescentes e adultos jovens tem novamente aumentado.[2] Nos Estados Unidos, o número de novos usuários aumentou significativamente, de 200 mil, em 2003, para 377 mil, em 2010, e os atendimentos de emergência pelo uso dessas drogas duplicaram – de 5.296 casos, em 2004, para 10.607, em 2009.[1]

A venda de alucinógenos pela internet vem ocorrendo há décadas e apresentou um crescimento progressivo devido a descontos, ações de baixo monitoramento, rapidez e facilidade de aquisição.[2] Muitos *sites* têm servido para a troca de informações, busca e oferta dessas substâncias. Nesses espaços, há informações sobre alucinógenos naturais e sintéticos que ainda não foram descritos na literatura científica. É possível identificar locais onde encontrar alucinógenos naturais, informar-se sobre épocas de colheita, fornecer alucinógenos para venda e *kits* de cultivo, obter receitas de como extrair os princípios ativos e aprender os modos de uso. A internet também serve para agenciar viagens e oferecer pacotes turísticos para locais onde o consumo de alucinógenos é permitido em contextos religiosos, como Colômbia, México e, até mesmo, o Brasil. Poucos *sites* oferecem informações consistentes sobre a substância, seu uso cauteloso e implicações.[3] A Europa tem sido mais permissiva, se comparada aos Estados Unidos, a esse respeito. Os Estados Unidos apresentam de forma mais detalhada as consequências desse comércio *on-line*.[2]

Definição: Alucinógenos são agentes químicos que induzem alterações na percepção, no pensamento e nos sentimentos. Produzem sintomas que lembram quadros de psicoses funcionais, sem causar os prejuízos cognitivos dos transtornos mentais orgânicos.[4]

Classificação: Os alucinógenos podem ser classificados, quanto a sua origem, em naturais e sintéticos.

ASPECTOS CLÍNICOS

ALUCINÓGENOS NATURAIS

Acredita-se que o uso de substâncias alucinógenas esteja intimamente ligado à história do homem, sendo empregadas para fins místicos, religiosos ou ritualísticos. Em vários continentes e diferentes culturas, estiveram presentes em rituais religiosos, consumidas como forma de obtenção de conhecimentos ou mesmo como acesso à imortalidade espiritual. Eram extraídas de plantas e usadas como bebidas, fumos ou rapés.[1] Com o decorrer dos séculos, muitas dessas substâncias perderam seu papel sagrado e passaram a ser consumidas apenas por seus efeitos alucinógenos. Entre os vegetais mais conhecidos com tais propriedades, estão ayahuasca; beladona; alguns cogumelos, como *Amanita muscaria* e *Claviceps purpúrea*; plantas, como *Datura stramonium*, ibogaína, jurema, mandrágora, paricá, peiote e sálvia; alucinógenos sintéticos, como LSD e DOM; anfetaminas psicodélicas, como MDA e NBOMe; e anestésicos psicodélicos, como PCP e cetamina.

Ayahuasca

Outros nomes da *ayahuasca*: hoaska, yagé, kamarampi, caapi, natema, pindé, kahi, mihi, dapa, nixi pae
Outros nomes para o cipó: ayahuasca, dapa, kahi, miki, natema, hoasca e yagé
Nome científico: *Banisteriopsis caapi* e *Psychotria viridis*
Princípio ativo: β-carbolinas harmina, harmalina e tetra-hidro-harmina e N,N-dimetiltriptamina (DMT)

Essa substância alucinógena vem sendo usada há milênios pelas populações indígenas da Amazônia Ocidental em rituais religiosos e na prática de sua medicina. Atualmente, cerca de 70 etnias indígenas da Amazônia utilizam a bebida em suas celebrações e cultos.[5] O termo *ayahuasca* pertence à língua quíchua (de origem peruana) e é formado pela junção de duas palavras, *aya* (espírito, alma, morto) e *waska* (cipó, corda ou vinho). A tradução literal seria algo como "cipó dos espíritos", "corda dos mortos" ou "vinho dos mortos". É obtida por meio do cipó-mariri (*Banisteriopsis caapi*) fervido com folhas de diferentes plantas, em geral da chacrona (*Psychotria viridis*), resultando em bebidas usadas, no passado, em práticas xamanísticas e, mais recentemente, em cultos surgidos do sincretismo de outras religiões, como as cristãs, kardecistas, indígenas e afro-brasileiras.[5,6]

O princípio ativo das folhas é o alcaloide N,N-dimetiltriptamina (DMT), que atua nos receptores serotonérgicos 5-HT$_1$. A ação do DMT é possível apenas por meio da neutralização da enzima intestinal e hepática monoaminoxidase (MAO), que ocorre com a ação de substâncias contidas no cipó, os alcaloides β-carbolinas harmina, harmalina e tetra-hidro-harmina. Sem a presença de β-carbolinas, o DMT seria degradado pela MAO.[5,7]

Em 20 mL de chá de *ayahuasca* são encontrados cerca de 25 mg de DMT, 30 mg de harmina e 10 mg de tetra-hidro-harmina. Entre os efeitos alucinógenos mais observados, estão alucinações visuais de animais e de seres místicos, como divindades e demônios, e sensação de levitação ou voo e de ser transformado em algum animal ou em outra pessoa. Os principais efeitos colaterais são sensação de euforia (com ou sem irritabilidade), vertigem, náuseas, vômitos, diarreia, taquicardia, tremores, midríase.[1,7] Esses efeitos dependem de uma série de variantes, como quantidade ingerida, maneira como a bebida foi preparada, concentração de DMT, circunstâncias em que é consumida e tipos de misturas usados para sua obtenção.[8]

Várias religiões que utilizam o chá da *ayahuasca* vêm surgindo desde a primeira metade do século passado. A mais conhecida é o Santo-daime, criada no Acre pelo seringueiro Raimundo Irineu Serra (o mestre Irineu). Ele conheceu, na região de fronteira com o Peru, rituais indígenas e de mestiços (no Brasil chamados de pajelança) que usavam esse chá como forma de contato com seres divinos.[7] O Santo-daime foi criado na periferia de Rio Branco em 1930.

Em 1945, uma segunda religião surgiu, também em Rio Branco, criada por Daniel Pereira de Mattos, chamada de Barquinha. Em 1961, foi criada, por José Gabriel da Costa, uma terceira religião, conhecida como União do Vegetal (UDV).[8] Essas religiões vêm ganhando novos fiéis no Brasil, em países europeus e no norte dos Estados Unidos.[9]

Um dos fenômenos relacionados às seitas que utilizam a *ayahuasca* é o surgimento de novas religiões a partir de seu tronco inicial, como o Ceflúris (Centro da Fluente Luz Universal Raimundo Irineu Serra). O Ceflúris foi criado, após o falecimento do mestre Irineo, por um de seus discípulos e, por apresentar novas características, tornou-se mais moderno e mais bem aceito, resultando, nos anos de 1980, na fundação de novas igrejas em Estados de outras regiões do País.[7]

Na mesma década, estudos da Escola Paulista de Medicina da Universidade Federal de São Paulo (EPM-Unifesp) mostraram as capacidades entorpecentes e nocivas da bebida. O Ministério da Saúde, na ocasião, proscreveu seu consumo. Anos mais tarde, o Conselho Federal de Entorpecentes (COFEN), com base em outros estudos da Unifesp, decidiu retirar a droga da lista de substâncias e plantas proibidas.[8] Além disso, em novembro de 2006, o Conselho Nacional Antidrogas (CONAD) decidiu, sobre o consumo da *ayahuasca*:

d) deve ser reiterada a liberdade do uso religioso da *Ayahuasca*, tendo em vista os fundamentos constantes das decisões do colegiado, e em sua composição antiga e atual, considerando a inviolabilidade de consciência e de crença e a garantia de proteção do Estado às manifestações das culturas populares, indígenas e afro-brasileiras, com base nos arts. VI e 215, § 1º da Constituição do Brasil, evitada, assim, qualquer forma de manifestação de preconceito.[10]

No entanto, a N,N-dimetiltriptamina permanece na lista de substâncias controladas pela Vigilância Sanitária brasileira, liberada para uso religioso no Brasil e proibida em muitos países devido às suas propriedades alucinógenas.[8] No meio científico, o consumo da *ayahuasca* tem sido alvo de discussões, pois é usada por crianças e mulheres grávidas, sendo difícil controlar o consumo do chá por pacientes com história pessoal prévia ou familiar de doenças psicóticas, como esquizofrenia. Acredita-se que o quadro possa ser precipitado ou exacerbado nesses pacientes pela substância. No caso de mulheres grávidas e crianças, os estudos até o momento são insuficientes para comprovar a segurança do uso. Essa discussão ocorre porque não só as mulheres grávidas ingerem o chá, mas também as crianças ao nascerem e ao longo do crescimento.[5,8]

Alguns estudos com seres humanos evidenciaram alterações fisiológicas comprovadas relacionadas ao consumo dessa bebida, como, por exemplo, o aumento significativo da pressão arterial diastólica,[11] o que pode ser interpretado como um fator de risco para pessoas com problemas prévios relacionados à pressão arterial.

A *ayahuasca* ganhou atenção da mídia nacional em 2010 após o assassinato do cartunista Glauco Vilas Boas e de seu filho por um frequentador de uma igreja fundada por Glauco. Os jornais afirmavam que o criminoso, na verdade, tinha diagnóstico de esquizofrenia e estava com sintomas psicóticos que teriam piorado após o consumo do chá.[3] Uma questão foi novamente levantada: "Afinal, quem pode tomar *ayahuasca*?".

O Peru tem recebido muitos turistas que procuram o país a fim de experimentar o chá. São pessoas de países desenvolvidos, que buscam curas alternativas para diversos males (como dependência química, depressão, câncer, diabetes ou artrite) ou tomam o chá para aprender a respeito, por acreditarem que terão novos direcionamentos na vida ou apenas por curiosidade, como um evento turístico a ser cumprido. A cidade de Iquitos, uma das mais procuradas para esses fins, teria cerca de 30 a 100 centros oferecendo *ayahuasca* sob supervisão de curandeiros. Esse tipo de turismo se tornou tão rentável e popular que, em 2016, pacotes oferecendo diferentes dias de tratamento com a bebida custavam de 995 a 3 mil dólares.[4]

No Brasil, apesar da lei, a aquisição é fácil. Vários *sites* vendem indiscriminadamente o chá ou produtos ditos "análogos da *ayahuasca*", que produziriam efeitos semelhantes.[5,6]

Uso medicinal

Nos últimos anos, o potencial terapêutico da *ayahuasca* vem sendo estudado, tendo sido reveladas diversas possibilidades, como efeitos sobre a ansiedade e sobre quadros depressivos,[6] estes últimos com melhora após a administração de apenas uma dose.[7] Outras possibilidades de uso medicinal seriam no tratamento das dependências químicas e de transtornos da personalidade do tipo impulsivo.[8] No entanto, como qualquer substância com potencial para uso farmacológico, são necessários mais estudos sobre a *ayahuasca* para obtenção de doses mais efetivas, segurança, tolerabilidade e eficiência em usos mais prolongados.[6,7]

Beladona

Outros nomes populares: erva-do-diabo, erva-moura-mortal, meimendro, *deadly nightshade*
Nome científico: *Atropa belladonna*
Princípio ativo: atropina e escopolamina – são alcaloides tropânicos, alucinógenos anticolinérgicos.[5]

Uma série de plantas tem a atropina em sua constituição, mas a beladona é uma das mais populares. O termo "beladona" é proveniente da palavra italiana *belladonna* (bela mulher). O médico Pietro Andrea Mattioli (1501-1577) descreveu o costume que mulheres de Veneza tinham de pingar a tintura de atropa nos olhos, provocando dilatação das pupilas, o que, na época, era sinônimo de beleza.[6,8,12]

O termo "atropina" foi dado pela nomenclatura botânica em lembrança a um ser da mitologia grega, a Átropos, uma das três mulheres que tinham a função de fiar, decidir o tamanho e a qualidade do fio da vida e cortá-lo. Cloto tecia o fio, Laquesis era responsável por decidir o tamanho do fio e a qualidade de vida que cada homem teria, e Átropos era quem cortava o fio. Esse nome, então, lembra os potenciais efeitos letais associados ao uso de doses maiores de atropina, que seria a droga que cortaria o fio da vida.[7] Linnaeus, por volta de 1700, denominou a planta *Atropa belladonna*.[11]

Essa planta é encontrada do norte da África ao Oriente Médio, passando pelo sul da Europa.[1,6] Pode chegar a 2 metros de altura, e todas as suas partes possuem o alcaloide, das raízes às folhas e flores, em forma de sino e com coloração violácea, mas a maior concentração é encontrada nos frutos redondos e roxos brilhantes.[11] Já era conhecida por suas propriedades entre os egípcios, gregos e romanos. Na Idade Média, foi um dos principais ingredientes usados pelas bruxas na Europa, que associavam o sumo dos frutos da beladona a outras plantas alucinógenas para fazer os unguentos de feitiçarias. Elas untavam objetos que eram colocados entre as pernas e, assim, a substância era absorvida com mais rapidez pela mucosa vaginal e anal. As feiticeiras sentiam que estavam voando.[8] Camponeses, nessa época, acreditavam que ter um pequeno ramo da planta em casa protegeria suas famílias e seus animais de maus espíritos e demônios.[12] No entanto, no século XVI, os boticários passaram a aconselhar as pessoas a bani-la de seus quintais e jardins devido ao grande perigo associado à ingestão dos frutos, sobretudo por crianças.

Posteriormente, entretanto, as farmacopeias na Europa já incluíam algumas das funções medicamentosas de preparados à base de beladona. Eram usados em quadros de febre, em especial associada a peste, paralisia, epilepsia, "tosse convulsiva", raiva, melancolia e mania. Em 1831, Mein, químico alemão, sintetizou a atropina,[1] e durante muito tempo esse alcaloide serviu como base para colírios em tratamentos oftalmológicos em que era necessário provocar midríase. De meados do século XIX até a década de 1950, a beladona passou a ser vendida em farmácias em forma de emplastros que eram usados para diferentes quadros de lombalgia, mialgia, mastite aguda, reumatismo e tuberculose pulmonar.[12]

Em 1911, Witthaus descreveu 682 casos de intoxicação por atropina, 379 por preparações de beladona e 303 por uso da atropina já sintetizada. Desses pacientes, 631 tiveram intoxicação acidental, 37 utilizaram a preparação com intenção suicida, e 14 foram casos decorrentes de tentativas de assassinato. Dessa amostra, 12% se constituíram em casos de letalidade.[12] No fim da década de 1960, a beladona voltou a ser usada, sobretudo entre jovens, e ganhou espaço na literatura científica pelos casos de intoxicação.[13]

Os alcaloides presentes na beladona têm algumas características que os diferenciam dos demais alucinógenos. São muito tóxicos e capazes de provocar amnésia, sono profundo, coma e morte. Essa substância inibe a ação da acetilcolina, produzindo efeitos que dependerão da dose de atropina usada. Os efeitos apresentados por pacientes com quadros de intoxicação eram, em geral, caracterizados como "quente como uma lebre, cego como um morcego, vermelho como uma beterraba, seco como um osso e louco como uma galinha".[8,12]

Os efeitos se iniciam de 30 a 60 minutos após a ingestão, podendo permanecer de 24 a 48 horas. Isso ocorre porque os alcaloides retardam o esvaziamento gástrico, tornando essas intoxicações mais prolongadas.[13] Doses menores provocam apenas alterações sensoriais leves, enquanto doses maiores levam a excitação seguida de depressão do SNC. Por exemplo, doses inferiores a 0,5 mg diminuem a frequência cardíaca, a sudorese, a salivação e a secreção brônquica. Doses superiores ou iguais a 2,0 mg aumentam a frequência cardíaca, algo em torno de 120 a 160 batimentos por minuto, resultando em hiperemia ("vermelho como uma beterraba") e em febre, em especial em crianças ("quente como uma lebre"), diminuem ainda mais a salivação ("seco como um osso") e produzem alterações na acuidade visual, com o turvamento da visão ("cego como um morcego"). Podem ocorrer, ainda, paralisia do músculo detrusor da bexiga e leucocitose. Doses de 10 mg são capazes de aumentar ainda mais os sintomas descritos. As principais ações psicotrópicas são delírios e alucinações agradáveis, como borboletas ou cortinas voando, sensação de levitação, ou bastante ruins, como bichos ou pessoas atacando, podendo se assemelhar ao quadro de *delirium tremens* da síndrome de abstinência do álcool ("louco como uma galinha"). Outras sensações descritas são entorpecimento, como na embriaguez, inquietação, agitação psicomotora seguida de sono profundo e amnésia ou mesmo coma.[12]

Uso medicinal

O sulfato de atropina tem várias indicações: medicação pré-anestésica, tratamento de arritmias, de hipermotilidade do aparelho geniturinário, do parkinsonismo, tratamento e profilaxia de intoxicações por inibidores da colinesterase e como coadjuvante no tratamento da úlcera péptica e de doenças espásticas do trato gastrintestinal e biliar.[9]

Cogumelos alucinógenos

Outros nomes populares: *magic mushrooms*
Nome científico: cogumelos dos gêneros *Psilocybe, Conocybe, Panaeolus, Stropharia, Pluteus* e de espécies como *Amanita muscaria* e *Clavis purpurea*
Princípio ativo: psilocibina (e seu metabólito psicoativo, a psilocina), muscarina e ergotamina

Existem aproximadamente 10 mil espécies de cogumelos, sendo que cerca de 200 apresentam capacidades alucinógenas.[14] Ao longo dos séculos e em diversas culturas, eles vêm sendo usados em rituais religiosos (como ocorreu com povos da América do Norte e Central) ou para a obtenção de seus efeitos psicotrópicos como meio de recreação (o que vem ocorrendo na cultura ocidental moderna atual).[1,16] Segundo o estudo inglês British Crime Survey (1999), menos de 1 em cada 10 jovens entre 16 e 29 anos já tinha usado esse tipo de droga psicotrópica.[15]

Psilocybe, Conocybe e *Panaeolus* eram considerados sagrados e chamados de *teonanacatl* (carne de Deus) pelos astecas. Com a chegada dos espanhóis, seu consumo foi proibido pela Igreja Católica. Durante os 50 primeiros anos do século XX, os estudos sobre esses cogumelos eram pouco conclusivos no que diz respeito a sua capacidade de promover alucinações, até que, em 1950, foi encontrada, no México, na comunidade de Huautla de Jimenez, a utilização de tais cogumelos, de forma sagrada, para produzir alucinações.[15]

Os cogumelos são ingeridos frescos ou secos. As formas secas são usadas em cigarros, fumadas em cachimbo ou usadas em forma de cápsulas.[1,15] Há relatos de sua ingestão com mel, leite, carnes, chás e sopas.[14] O tempo de ação dependerá de circunstâncias diversas, como concentração do alucinógeno e presença de alimentos no estômago. Após ingerida, a psilocibina sofre ação de fosfatases alcalinas e esterases na mucosa do intestino, sendo transformada em psilocina. Esta, por sua vez, sofre ação de monoaminoxidases e da aldeído desidrogenase, sendo transformada em 4-hidroxi-indol-acetaldeído (4-HIA). A psilocibina e a psilocina têm estruturas análogas à da serotonina (5-hidroxitriptamina) e estimulam o sistema nervoso autônomo, agindo em receptores 5-HT$_2$.[14] Sabe-se que a psilocibina produz quadros de euforia por aumentar os níveis de dopamina na região estriatal. Os efeitos ocorrem em cerca de 20 a 30 minutos e têm, em média, 2 horas de ação, diminuindo de forma progressiva. No entanto, podem persistir até 8 horas após o consumo.

Esses efeitos parecem estar ligados às expectativas do usuário, a experiências anteriores e a características de personalidade. Doses menores podem produzir sensações de relaxamento muscular, euforia, desprendimento e ilusões agradáveis relacionadas com sons, cores e imagens. Quadros sinestésicos podem ocorrer, nos quais cores têm cheiros, por exemplo. Também podem ser percebidas distorções na percepção de faces.[14] Já doses maiores podem produzir alterações muito desagradáveis da percepção e da imagem corpórea, provocando quadros de ansiedade e confusionais e até mesmo psicóticos.[1,15]

Os sintomas físicos mais observados nas doses mais altas são taquicardia, tontura, náuseas, vômitos, dores epigástricas, pupilas dilatadas e fotorreagentes. Espera-se que, no máximo em 24 horas, o quadro remita, mas esse período pode ser prolongado caso outras substâncias, como a maconha e o álcool, tenham sido usadas de forma concomitante.[14] Existem relatos de ocorrência de *flashbacks* (distúrbios da percepção, semelhantes a quadros de intoxicação) anos após sua ingestão.

A excreção ocorre na forma de psilocibina-O-glicuronídeo, e pequenas quantidades da substância podem ser detectadas após uma semana do consumo. Um fato importante é que análises de urina para anfetaminas podem dar falso-positivo caso a pessoa tenha ingerido cogumelos contendo psilocibina e feniletilamina.[14]

Em 1938, Albert Hoffman isolou a psilocibina para ser usada como medicação para diferentes enfermidades, como alcoolismo e delinquência juvenil. Além disso, era usada para produzir estados místicos e na terapia psicológica e psicanalítica. Os cogumelos também foram usados pela contracultura dos *hippies* nas décadas seguintes.

Timothy Leary, famoso psicólogo de Harvard, iniciou seus estudos e pesquisas com alucinógenos consumindo cogumelos e, posteriormente, LSD. Ajustadas as doses, os cogumelos produzem os mesmos efeitos do LSD, mas a ação deste é 100 a 200 vezes mais potente. Esse é o motivo de ter-se tornado mais popular.[1,14]

Na flora brasileira, a presença do *Psilocybe cubensis* é comum, mas acredita-se que a origem desses cogumelos seja filipina e que sua entrada no Brasil tenha ocorrido por meio do gado trazido pelos espanhóis. Seu nome deve-se ao fato de ter sido identificado pela primeira vez em Cuba.[6] Em 2008, Rosatto detectou quantidades significativas de psilocibina e psilocina, capazes de produzir quadros alucinógenos, no *Psilocybe wrightii*, um cogumelo facilmente encontrado em determinadas regiões do Rio Grande do Sul, que até então não tinha suas propriedades alucinógenas comprovadas.[14]

Amanita muscaria

O *Amanita muscaria* é originário da Eurásia, tendo sido usado pelos xamãs nórdicos em cultos religiosos. Povos chineses e índios norte-americanos também tinham o hábito de usar a espécie. Em 1869, a substância alucinógena muscarina foi isolada desse cogumelo. Outras substâncias foram detectadas posteriormente, como muscazone, ácido ibotênico e muscimol. Esses cogumelos costumam ser ingeridos secos para evitar náuseas. Podem ser confundidos com outras espécies venenosas, o que muitas vezes é a causa de mortes por intoxicação.[6]

Claviceps purpurea

Conhecido por esporão-do-centeio, esse cogumelo era considerado venenoso entre os assírios do século VI a.C., por ser um parasita do centeio que provocou diversos casos de intoxicação pela ingestão de pães. Em 1818, foi isolada a ergotamina, principal alucinógeno desse cogumelo e, em 1938, um derivado dessa substância foi isolado. Esse derivado foi, então, sintetizado e ganhou enorme notoriedade décadas depois – o LSD.[6]

O uso de cogumelos alucinógenos causa rápida tolerância, o que parece funcionar como uma espécie de restrição natural ao consumo dessa substância. A tolerância desaparece em poucos dias. Alguns pesquisadores acreditam que, de todas as drogas, essas seriam as que menos poderiam levar a quadros de dependência. É raro usuários referirem problemas relacionados ao seu consumo, a não ser relatos de quadros agudos de intoxicação que causam desconforto. Por isso, é praticamente desconhecida a procura de serviços de tratamento por parte de usuários exclusivos de cogumelos.[14] Os maiores riscos físicos associados a seu consumo estão relacionados à ingestão acidental de outras espécies parecidas, porém venenosas.[14]

O tratamento das intoxicações é feito da mesma forma que o realizado para intoxicações por agonistas simpatomiméticos, ou seja, são administrados benzodiazepínicos (BZDs) para melhorar os quadros de agitação e hipertensão e antipsicóticos para quadros psicóticos.[14]

No Brasil, essas substâncias são controladas pela Agência Nacional de Vigilância Sanitária (Anvisa) e fazem parte da lista de substâncias de uso proscrito. No entanto, o desenvolvimento espontâneo dos cogumelos aumenta a disponibilidade e dificulta um maior controle.[14]

Uso medicinal

Até o momento, nenhum medicamento contendo compostos dos cogumelos alucinógenos foi lançado pela indústria farmacêutica. Entretanto, existem estudos relatando que compostos contendo *Psilocybe* teriam potencial para um dia serem usados de forma terapêutica no tratamento de uma série de doenças e transtornos, como enxaquecas, transtorno obsessivo-compulsivo e quadros depressivos, e dores relacionadas ao câncer.[10]

Datura

Outros nomes populares: saia branca, zabumba, trombeta de anjo, trombeteira, lírio[16]
Nome científico: *Datura inoxia, Datura metel, Datura stramonium, Datura suaveolens*
Princípio ativo: escopolamina, hioscina e atropina

A datura é uma das mais difundidas e usadas plantas alucinógenas do mundo. Nasce em vários lugares e tem ampla distribuição, diversos nomes e modos de ser consumida. O nome chá de lírio vem da semelhança de sua flor com a do lírio. No passado, em diversos países, como China e México, serviu como analgésico para as dores do parto ou para aumentar a capacidade de intoxicação de bebidas, como em alguns países africanos. Também era usada para aliviar sintomas de doenças respiratórias, como a asma.[6,17] É uma das plantas com potencial alucinógeno que foi incorporada no sincretismo das religiões afro-brasileiras. Segundo essas crenças, a datura é pertencente ao orixá Iansã.[16] Seu consumo é feito por meio do fumo ou da ingestão de chá, feito com infusão de folhas. Nas religiões afro-brasileiras, as folhas da datura são raladas e fervidas, sendo parte usada para ser bebida e parte usada em banhos de limpeza.[16]

Recentemente, na cultura ocidental, a datura passou a ser usada como droga recreativa por sua capacidade de produzir alucinações, resultando em quadros comatosos e mesmo morte.[17] Países de diferentes continentes, como Brasil, México, Estados Unidos, Itália, Arábia Saudita, Tanzânia, Austrália e Taiwan, relatam casos de intoxicação, muitas vezes devido a seu consumo como droga recreativa.

O quadro de intoxicação se assemelha ao produzido pela beladona, por terem princípios ativos semelhantes, encontrados em todas as partes da planta, com maior concentração nas raízes e sementes. Entre os principais efeitos, estão alucinações visuais e sensação de levitação.[16] Pequenas quantidades de sementes de datura (cerca de meia colher de chá) têm quantidades suficientes de atropina (0,1 mg) para causar parada cardiorrespiratória.[17] Os adolescentes, em especial os do gênero masculino, são os que mais apresentam casos de intoxicação. Crianças também são acometidas, mas em geral devido a intoxicações acidentais.

Uso medicinal

Em alguns países, a datura é usada na medicina tradicional por meio de folhas e extratos para o alívio de feridas, lesões, sangramentos e dor. O suco das pétalas da flor da *Datura stramonium* é usado para dores de ouvido, e as sementes, no tratamento de asma, febre e tosse, além de como purgantes.[11] Um estudo recente com ratos mostrou que folhas, flores e extratos contendo componentes ativos da *Datura metel* apresentaram potencial farmacêutico por suas ações antimicrobianas, antitérmicas, analgésicas, anti-inflamatórias, espasmódicas e antiespasmódicas, citotóxicas e antioxidantes e sobre os sistemas neurológico (p. ex., reduzindo a ação de intoxicação por barbitúricos), reprodutor (como anticoncepcional) e endocrinológico (com ações sobre o diabetes).[12]

Ibogaína

Outros nomes populares: não apresenta no Brasil
Nome científico: *Tabernanthe iboga*

A ibogaína é originária de países do centro-oeste africano, onde é usada entre os diferentes povos (p. ex., nos ritos de iniciação dos Bwiti). Em geral, essas pessoas acreditam que o uso da planta pode conduzir a experiências místicas, promovendo o contato com ancestrais no mundo espiritual. Na medicina ocidental, há mais de cem anos, já foi usada tanto no tratamento de quadros relacionados a tripanossomas como em psicoterapia. Em 1901, um cristal alcalino da iboga foi isolado e chamado de ibogaína. Nesse mesmo ano, descrições a respeito de experimentos com cães apontavam para seus efeitos alucinógenos. Posteriormente, foi recomendada para diferentes situações, como na França, nos anos de 1930, onde tabletes de ibogaína eram vendidos como estimulante neuromuscular, para alívio da fadiga e tratamento de doenças infecciosas, depressão, convalescência e astenia. Por décadas, a ibogaína foi renegada do ponto de vista científico, sem maiores estudos a respeito de suas potencialidades. Devido aos seus efeitos alucinógenos, muitos países a classificaram como de uso proibido a partir dos anos de 1960.[18]

Relatos do consumo da iboga entre povos nativos referem desde uma sensação de redução da fadiga até quadros de visões fantásticas, excitação e confusão mental, além de quadros de letargia, que podem durar por 4 a 5 dias, com risco de fatalidade. Em doses menores, o consumo de ibogaína pode produzir alterações visuais como áureas arco-íris em torno de objetos ou pessoas. Doses maiores produzem desde medo até franca euforia e alucinações visuais, auditivas e táteis. Sensações físicas, como fotofobia, náuseas, vômitos, tonturas e perda de coordenação motora, são percebidas.[18]

Nos Estados Unidos, nos anos de 1970, ela passou a ser classificada como substância tipo I, permitida apenas para uso em pesquisas. Na década de 1980, observações começaram a apontá-la como uma alternativa para o tratamento das dependências químicas.[18]

Recentemente, as ações da ibogaína no tratamento das dependências químicas voltaram a ser discutidas no meio científico (e fora dele). Efeitos como atenuação dos sintomas vistos na síndrome de abstinência de opioides, cocaína, nicotina e álcool têm sido relatados na literatura, e a explicação para isso estaria em sua ação na inibição da dopamina no *nucleus accumbens*. Estudos com a ibogaína em seres humanos foram aprovados em 1993 nos Estados Unidos. Entretanto, em 2001, deixaram de ser financiados pelo National Institute on Drug Abuse (NIDA), devido aos riscos potenciais envolvidos com a substância, entre eles suas ações neurotóxicas e seus efeitos no sistema cardiovascular.[19]

Casos de morte súbita relacionados ao consumo de ibogaína têm sido os mais alarmantes efeitos colaterais do uso "medicinal" da substância. Esse fenômeno estaria associado a seu potencial de alterar o funcionamento cardíaco, produzindo arritmias. Koening e colaboradores acreditam que o uso da ibogaína poderia se tornar seguro se houvesse derivados dela que mantivessem os efeitos sobre o tratamento da dependência química, mas sem a propensão de agir nos canais iônicos de potássio, envolvidos no surgimento das alterações cardíacas.[19]

Apesar dos potenciais riscos envolvidos, a ibogaína é legal em boa parte do mundo, o que tem resultado em seu uso até mesmo de forma "alternativa" no tratamento da dependência química, incentivando situações que favorecem os riscos. James Nestor realizou recentemente uma matéria jornalística sobre as clínicas informais de tratamento de dependência química que usam a ibogaína em países como a Guatemala e a Costa Rica.[20] O Brasil já tem clínicas como essas, muitas das quais com *sites* que oferecem serviços. Alguns textos desses *sites*, apresentados no **Quadro 17.1**, dão pistas do nível de amadorismo e da falta de conhecimento desses locais.

Mesmo clínicas que descrevem maiores cuidados, que solicitam avaliação clínica prévia, não descrevem as arritmias cardíacas como possibilidade de efeitos colaterais desse tratamento.

Jurema

Outros nomes populares: jurema-preta
Nome científico: *Mimosa hostilis, Mimosa tenuiflora, Mimosa ophthalmocentra*

Princípio ativo: N,N-dimetiltriptamina (DMT)

A jurema é uma planta leguminosa, com mais de 19 espécies, encontrada em vários países da América do Sul e Central, como Honduras, Guatemala, Panamá, El Salvador, Nicarágua, Colômbia, Venezuela e Brasil, em regiões do Nordeste.[21] Sua madeira é usada para várias finalidades, como produção de carvão e construção de cercados. No entanto, a planta é usada também como alucinógeno. Em 1946, Gonçalves de Lima, químico pernambucano, isolou a nigerina, que depois foi reconhecida como DMT. Sua ação alucinógena, portanto, também está relacionada ao alcaloide DMT.[5]

Assim como a *ayahuasca*, é usada por religiões que acreditam no potencial da planta de acessar planos espirituais. É usada em forma de bebidas feitas com cascas e raízes, como o vinho da jurema, o ajucá (ou ajuncá) e o jurubari, e de cigarros produzidos com suas folhas e raízes.[6,21] Seu consumo como substância alucinógena já era feito antes da colonização portuguesa, sendo incorporada aos cultos afro-brasileiros de várias regiões do País.[16,21] Atualmente, é usada por populações indígenas de Pernambuco, entre os povos das etnias Atikum-Umã, Truká, Kambiwá, Pankararú e Kariri-Xoko, em rituais como toré, para adoração a entidades e a antepassados, envolvendo cantos e danças tradicionais.[6,21] Nos cultos afro-brasileiros, como o catimbó, a umbanda e o candomblé de caboclo, seu uso tem grande importância. Neles, credita-se a essa substância princípios medicinais e experiências místicas, resultando em incorporação de uma entidade espiritual naquele que a bebeu.[16,21] Nesses cultos de sincretismo afro-brasileiro, o uso de bebidas contendo a jurema pode estar associado a outras substâncias, como álcool (em geral, cachaça e vinho) e o dandá (*Cyperus* spp), outra planta com propriedades alucinógenas, o que resulta em diferentes efeitos.[8,21]

A venda virtual de alucinógenos também aumentou a oferta da jurema. Com isso, um maior número de pessoas tem consumido bebidas contendo o DMT presente nesse alucinógeno.[22]

Os efeitos da jurema são semelhantes aos observados nas intoxicações por LSD, mas estima-se que tenham uma du-

---

QUADRO 17.1
Textos encontrados em alguns *sites* de locais que oferecem tratamento com ibogaína e questionamentos acerca de seu profissionalismo

- "A literatura internacional indica que a ibogaína vem sendo usada para o tratamento de várias doenças, inclusive para o viciado em drogas." (Termo "viciado" em local de tratamento?)
- "A taxa média de eficácia da ibogaína para tratamento de dependentes químicos e alcoólatras é de até 90%, que é altíssima [...]" (90% de eficácia?)
- "Estamos acompanhando na prática os resultados do tratamento com a ibogaína, estamos perplexos com os excelentes resultados obtidos e indicamos o tratamento com ibogaína a todos que nos buscam." (Ibogaína para TODOS?)
- "Hoje temos a segurança oferecida pelas pesquisas recentemente realizadas por instituições como a Unifesp e seus cientistas que trabalham para provar a eficácia deste tratamento." (Se os cientistas da Unifesp têm trabalhado para provar a eficácia, como é que já podemos ter segurança?)

(Os endereços eletrônicos foram omitidos)

ração mais curta. Entre os sintomas de intoxicação, estão alucinações visuais com características oníricas, percepção de cores, formas, espaço e tempo alterada, além de quadros de despersonalização, desrealização, grandiosidade, persecutoriedade. Entre os sintomas físicos mais comuns, estão hipertermia, hipertensão arterial e midríase.[8,21]

Maiores efeitos alucinógenos (e efeitos colaterais) podem estar presentes na dependência de maiores concentrações da substância ativa. Em um estudo realizado com 24 amostras de cascas da jurema, detectou-se concentrações que variavam de 1,26 a 9,35 mg.[22] Acredita-se que seu uso associado ao álcool, como o cauim (um dos nomes para esse tipo de preparação), potencialize os efeitos do álcool, produzindo sensações de felicidade e paz, sonolência, sonhos e pesadelos, além de taquicardia leve.[8]

Uso medicinal

Estudos realizados com esse gênero de planta já demonstraram suas propriedades anti-inflamatórias, com bons resultados sobre o eczema. Ações antiespasmódicas, hemolíticas e antimicrobianas também foram evidenciadas.[8]

Mandrágora

Nome científico: *Mandragora officinarum* e *Mandragora autumnalis*
Principais princípios ativos: hiosciamina e hioscina, escopolamina e atropina

O uso da mandrágora acontece há milênios, comprovado por sua presença em tumbas egípcias e por achados arqueológicos dos sumérios.[21] No livro do Gênesis, da Bíblia, Capítulo 30, a mandrágora é citada como afrodisíaco.[6] Joana D'Arc, em seu julgamento em 1431, foi acusada pela Igreja de estar com raízes de mandrágora.[23] Ainda hoje, os beduínos comem seus frutos.

É uma planta originada no Mediterrâneo que, assim como a beladona, foi largamente usada pelas bruxas da Idade Média. O formato das raízes da mandrágora, que se assemelha à figura do corpo humano, contribuiu para ampliar o misticismo em torno dela. Acreditava-se que as raízes faziam bem para corpo e alma e que teriam capacidades reprodutivas. Por isso, as pessoas tinham o hábito de deixar raízes da planta embaixo de seus travesseiros. Com o passar do tempo, ampliaram-se as expectativas sobre os efeitos benéficos da mandrágora, passando a ser usada como amuleto para atrair riqueza. Sua procura, portanto, aumentou, e é possível que seja dessa época a crença de que quem tentasse arrancá-la do solo ficaria louco, pois um demônio que morava em suas raízes gritaria no momento em que a planta estivesse sendo tirada do solo. Essa era uma maneira de amedrontar pessoas que quisessem roubar mandrágoras de plantações. Cães eram usados para tirar as plantas do chão.[23]

A mandrágora era usada para fins medicinais em tempos pré-romanos, no alívio das dores, e foi descrita pelo médico grego Dioscorides, que relatou suas propriedades para tratamento de úlceras, dores, inflamações, doenças oculares e insônia.[23,24]

A mandrágora é usada em homeopatia. No entanto, mesmo em baixas doses, produz uma série de efeitos desconfortáveis relacionados à intoxicação por seus alcaloides: cefaleias, náuseas, confusão mental, dores musculares, sintomas de euforia e depressão, fotofobia, irritabilidade e alterações de sensopercepção, como alucinações visuais associadas a alterações nas percepções dos odores e sons.[22]

Uso medicinal

Devido aos riscos de efeitos tóxicos, até em doses menores para o uso tópico, houve um progressivo desinteresse em sua utilização medicamentosa.[13]

Paricá

Nome científico: *Anadenanthera colubrina*, *Piptadenia peregrina*, *Virola calophylla*
Principais princípios ativos: DMT, o mesmo princípio ativo da *ayahuasca*

Quando os marinheiros de Colombo chegaram à América, perceberam que os índios usavam um instrumento em forma de "y" que servia para aspirar um tipo de rapé. Tal instrumento era chamado tabaco.[8] Paricá é um termo genérico que diz respeito a rapés usados por populações indígenas de várias etnias. É produzido a partir de sementes moídas ou cascas trituradas de plantas, como a *Virola*. Os pajés de diferentes povos indígenas utilizam o paricá em cultos ritualísticos para obtenção de visões místicas e a fim de visitar o mundo dos espíritos e afugentar os seres que são responsáveis por doenças nas aldeias.[18] Os paricás da região amazônica são inativos se usados por via oral (VO), portanto, são inalados ou usados em clisteres anais.[1,8]

Peiote

Outros nomes populares: mescalito
Nome científico: *Lophophora williamsii*
Principal princípio ativo: mescalina

Acredita-se que 10% das espécies de cactos sejam alucinógenas, sendo o peiote um dos mais conhecidos. É usado por comunidades indígenas desde mais de 7 mil anos a.C.[9] Os astecas o usavam e o consideravam sagrado. Com a entrada dos espanhóis na América e, por conseguinte, da Igreja Católica, sua utilização foi proibida, e esse hábito, quase exterminado pela Santa Inquisição.[1,9]

No início do século passado, a American Native Church surgiu com um sincretismo entre religiões indígenas mexicanas e dos Estados Unidos, e décadas depois essas religiões receberam aprovação jurídica para usar o peiote em suas celebrações. Outra igreja que também existe no México e no sudoeste dos Estados Unidos é a Peyote Way Church. Atualmente, cerca de um quarto de toda a população indígena dos Estados Unidos faz parte de uma dessas igrejas e consome essa substância.[1,9] A mescalina foi a primeira substância alucinógena a ser sintetizada, em 1919.[6]

O consumo do peiote é feito por meio da ingesta da parte superior desse cacto, que é colocada para desidratar ao sol. O sabor é amargo, e o odor produz náuseas. Os efeitos surgem em 30 a 120 minutos após a ingestão e duram de 8 a 9 horas, dependendo da quantidade ingerida, da presença de alimentos no estômago e do tempo de esvaziamento gástrico. Entre seus principais efeitos estão alterações físicas, como tremores, falta de coordenação motora, tensão muscular na região do pescoço e face, náuseas, dilatação das pupilas e aumento da pressão arterial, do ritmo cardíaco e da temperatura.[2] Podem ser seguidos de sensação de tranquilidade; aumento da velocidade de pensamento; fenômenos alucinatórios, como cores mais vívidas e alteração do tamanho de objetos, além de auras em torno destes.[9]

A dose letal do peiote é de cerca de 800 a 1.200 mg/kg, cerca de 10 a 30 vezes a dose efetiva. Isto é, o risco de toxicidade é muito alto, e a morte é caracterizada por dificuldades respiratórias acompanhadas de quadros de convulsão.[1]

Estudos vêm sendo realizados na tentativa de elucidar os efeitos do consumo do peiote nos usuários regulares. Déficits psicológicos e cognitivos não têm sido relatados em índios americanos da etnia Navajo, que usam o alucinógeno em condições ritualísticas, mas tais dados não podem ser generalizados para outras populações.[19]

Sálvia

Outros nomes populares: Ska Maria Pastora e La María
Nome científico: *Salvia divinorum*
Principais princípios ativos: salvinorina A, diterpeno neoclerodane

Essa erva da família da hortelã foi originalmente usada por populações indígenas da Sierra Mazateca da região de Oaxaca, no México, e classificada em 1962 por Hofmann e Wasson.[20]

Os índios acreditavam que a erva fosse a encarnação da Virgem Maria (motivo dos nomes populares), e por isso era usada por curandeiros para tratar enfermidades diversas, como quadros diarreicos, reumatismo e cefaleias. Contudo, era usada também para produzir alucinações em ritos de cura, por meio da mastigação das folhas frescas ou pela ingestão do sumo de folhas esmagadas. As folhas também podem ser queimadas, e sua fumaça, inalada, ou podem ser fumadas, o que rapidamente produz efeitos alucinógenos que costumam ser potentes, intensos e com até uma hora de duração. As alucinações são descritas como deslocamentos no tempo e no espaço, e, em doses proporcionais, são semelhantes aos efeitos do LSD e da 2,5-dimetoxi-4-bromoanfetamina (popularmente conhecida como DOB, cápsula do vento).[20]

O agente responsável pelos efeitos alucinógenos é a salvinorina A, a primeira substância alucinógena não nitrogenada descoberta. Cerca de 200 a 500 μg de salvinorina A produzem os mesmos efeitos do uso das folhas mastigadas de *Salvia divinorum*. Mesmo tendo efeitos semelhantes aos de outros alucinógenos, a salvinorina A não se acopla a receptores 5-HT$_{2A}$, e, sim, age como um agonista de receptores opioides K (KOR), responsável pelos efeitos analgésicos e psicotomiméticos.[20,25]

Desde a década de 1990, há relatos de jovens, principalmente no México, nos Estados Unidos e na Europa, que usam as folhas da sálvia como droga de abuso em substituição à maconha. O aumento do consumo tem sido atribuído ao fácil acesso à droga, com fornecedores via internet, e à falta de leis, em vários países do mundo, que regulamentem consumo e venda controlados.[20,26]

As propriedades únicas da salvinorina A também têm servido como fonte de estudos relacionados ao potencial terapêutico do sistema KOR em transtornos psiquiátricos que estejam associados a quadros alucinatórios, como esquizofrenia, quadros psicóticos em transtornos do humor e mesmo demências do tipo Alzheimer.[20]

Alucinógenos naturais, devido à falta de leis que regulamentem tanto o cultivo como a venda e o consumo das plantas com propriedades alucinógenas, são facilmente encontrados em *sites* brasileiros que prometem venda e entrega via correio. A maioria tem um discurso "naturalista" e se apoia no "milenar uso xamanístico" de tais produtos.[27] Entre as plantas vendidas nesses *sites* estão *Salvia divinorum*, chacrona, jurema-preta, paricá, *Banisteriopsis caapi*.

ALUCINÓGENOS SINTÉTICOS

LSD

Outros nomes populares: doce, ácido
Nome científico: dietilamida do ácido lisérgico

Descoberto por Albert Hoffmann em 1938, o LSD é o mais potente dos alucinógenos. É usado por VO, em forma de tabletes de açúcares, selos, comprimidos e cápsulas, e distribuído por todo o corpo, sendo que apenas 1% atinge o SNC. O tempo de início dos efeitos é de cerca de 30 minutos, e duram de 6 a 12 horas.[1] O LSD tem alta afinidade com receptores serotonérgicos e dopaminérgicos.[28]

Seus efeitos ocorrem em três estágios – somático, sensorial e psíquico – e têm relação direta com as doses usadas, que costumam ser, em média, de 30 a 100 milionésimos de grama. Doses menores promovem mais efeitos somáticos e menos alucinações. Os primeiros efeitos afetam o sistema nervoso autônomo, gerando aumento da temperatura, da pressão arterial, dos batimentos cardíacos e dos níveis glicêmicos, além de dilatação das pupilas. Também ocorrem vertigens, náuseas, sensações de frio e calor e, por fim, alucinações. Estas podem ser intensificação de cores, alterações da forma de objetos, mudanças na percepção do som e, com frequência, quadros de sinestesia em que há um "cruzamento dos sentidos", como objetos passando a ser audíveis, e sons, coloridos. A percepção da velocidade do tempo é alterada, e, por vezes, este parece parar. Em seguida, podem ocorrer alucinações mais elaboradas, como a visualização de objetos, pessoas e paisagens. Sentimentos e sensações podem alternar, como isolamento e proximidade social, euforia e ansiedade e aumento de energia e relaxamento.[1]

Entre os sintomas agudos adversos estão confusão mental, reações de pânico e, com maior gravidade, quadros psicóticos. Alguns efeitos podem ser observados fora da intoxicação, como estados depressivos e alteração da percepção espaço-temporal.

Outro fenômeno associado ao consumo de LSD são os *flashbacks* (um transtorno perceptual persistente por alucinógeno), ou seja, a experimentação de sintomas alucinatórios semelhantes aos sentidos durante a intoxicação tempos após o uso da substância e sem fatores que sejam claramente desencadeadores.[1] O conhecimento sobre os *flashbacks* ainda é muito limitado, sobretudo porque o termo é mal-empregado nos artigos científicos e não se tem informações sobre fatores de risco e mecanismos etiológicos.[27]

A dose letal costuma ser 200 a 300 vezes maior que a efetiva. Talvez por isso os raros casos de letalidade na literatura estejam em geral relacionados a acidentes ou suicídios durante as intoxicações. O uso produz rápida tolerância, e, talvez por esse fato, ainda não sejam conhecidos quadros de dependência dessa droga, bem como de síndrome de abstinência. A tolerância adquirida é também logo perdida.[1]

Uso medicinal

Em um recente levantamento a respeito dos últimos 25 anos de estudos sobre o LSD, verificou-se que a substância, apesar dos já conhecidos efeitos alucinógenos e físicos, pode ter, se devidamente estudada, ação positiva sobre transtornos psiquiátricos.[14]

DOM

Outros nomes populares: STP (sigla para Super Terrific Psychedelic, ou serenidade, tranquilidade e paz)
Nome científico: 2,5-dimetoxi-4-metilanfetamina

O DOM é uma das mais populares drogas sintéticas. Descoberta em 1963 por Alexander Shulgin, quatro anos depois já era encontrada nas ruas de cidades norte-americanas, como São Francisco, na Califórnia. Apesar de seus efeitos comuns ao LSD, tem estrutura de anfetamina, sendo diferente do ponto de vista farmacodinâmico.[28]

É consumida em forma de comprimidos de 1 a 6 mg. Seus efeitos são euforia, tremores, alucinações e mesmo quadros graves de prostração, e, em geral, duram de 6 a 8 horas, podendo chegar a mais de 24 horas de duração. Devido a dificuldades em controlar seus efeitos, pode gerar, com mais facilidade, quadros de *overdose*.[1,6]

ANFETAMINAS PSICODÉLICAS

MDMA

Outros nomes populares: *designer drugs*, drogas do amor
Nome científico: 3,4-metilenodioxianfetamina

As anfetaminas psicodélicas são versões sintéticas e em concentrações maiores de alucinógenos encontrados em uma série de vegetais, como nas sementes de salsinha, na noz-moscada e na baunilha. Apresentam estruturas semelhantes à da mescalina e à da efedrina, mas pequenas mudanças em suas estruturas produzem desde sutis diferenças na produção das alucinações até importantes e desagradáveis efeitos colaterais.

A primeira anfetamina psicodélica foi sintetizada na Alemanha, por Mannish e Jacobson, na primeira década do século XX. Seus princípios alucinógenos foram descobertos apenas na década de 1940 por Gordon Alles.[5] Na década de 1960, essas drogas começaram a ser produzidas em maior escala em laboratórios clandestinos. Elas produzem efeitos semelhantes aos do LSD, sendo associadas a elevação do humor, diminuição do apetite, sensação de proximidade e bem-estar e intensificação do prazer sexual. Entre os efeitos colaterais estão náuseas, ranger de dentes, enrijecimento de músculos da região do pescoço e convulsões.[1]

Para mais informações sobre outras anfetaminas, ver o Capítulo 16 neste livro.

NBOMe

Outros nomes populares: N-bomb, 25I, 25B, 25C
Nome científico: dimetoxifenil-N-[(2-metoxifenil) metil] etanamina

Um dos mais recentes alucinógenos sintéticos, foi descoberto em 2003 pelo químico alemão Ralf Heim, mas somente a partir de 2010 sugiram relatos de seu consumo recreativo. Foi desenvolvido como agonista de receptores 5-HT$_2$. Tem sido vendido como se fosse "ácido" ou "LSD", em forma de pó ou comprimidos.[15] A maior quantidade de consumidores e de mortes associadas a esse consumo está nos Estados Unidos e na Europa.[1]

Relatos de efeitos adversos vêm sendo publicados na literatura científica desde 2013. Nesse mesmo ano, além do Brasil, outros países, como Reino Unido, Austrália, Dinamarca, Israel, Letônia, Rússia, Eslovênia, Suécia e alguns Estados americanos, estabeleceram leis para aumentar o controle dessa droga e de outras semelhantes. Intoxicações têm sido investigadas, mas há poucas informações a respeito. Atualmente, o NBOMe tem-se mostrado muito mais potente e tóxico do que inicialmente se acreditava.[16] Além das alucinações, que incluem experiências místicas, os quadros associados com o NBOMe são caracterizados por efeitos autonômicos, como taquicardia, hipertensão, sudorese e midríase, que são de intensidade leve a moderada, e provocam efeitos neuropsiquiátricos intensos, como agitação, delírios, alterações de sensopercepção e convulsões. A maioria dos pacientes apresenta recuperação, mas após internações prolongadas em UTI.[1]

ANESTÉSICOS PSICODÉLICOS

PCP

Outros nomes populares: *crystal*, cristina, tina, pó de anjo, PCP, *peace pill*
Nome científico: CI-395 ou cloridrato de fenciclidina

Os anestésicos psicodélicos são drogas que agem diferentemente dos demais alucinógenos, apresentando ações relacionadas aos receptores de glutamato. O PCP foi criado para uso analgésico e anestésico, em 1963, e foi retirado do mercado por resultar em quadros de agitação, desorientação e delírios após a aplicação e passados os efeitos anestésicos. Pode ser usado na forma de cristais, tabletes e cápsulas, borrifado em folhas de hortelã, fumado com tabaco, dissolvido em água para ser ingerido ou injetado ou absorvido por mucosas.[1]

Quando ingerido, os efeitos são mais lentos; quando fumado, atinge seu pico em 15 minutos. É absorvido pelo intestino e distribuído para todo o corpo. A metabolização ocorre no fígado, e a excreção é renal. Os efeitos têm duração de 4 a 6 horas e promovem sensação de relaxamento e entorpecimento associada a ondas de calor e formigamento. O humor torna-se eufórico, e as alucinações não são verdadeiras, e sim distorções corpóreas e relacionadas ao espaço.[1]

Os efeitos colaterais mais comuns são náuseas e vômitos, diplopia e nistagmo, em geral em direção vertical, mas podendo ser também horizontal ou rotatória,[29] sudorese, ataxia, aumento da temperatura e da pressão arterial e taquicardia. Quadros de ansiedade, agressividade e psicose também podem estar presentes.[1] Esses quadros ansiosos e com sintomas psicóticos podem estar diretamente relacionados com estados dissociativos provocados pelo uso da droga. Em doses maiores, o indivíduo pode ter reação catatônica, sem resposta a estímulos, e manter os olhos abertos mesmo em quadros comatosos.[29]

Cetamina

Outros nomes populares: K, *ket*, *special K*, vitamina K, heroína psicodélica, super k, *jet*, *super acid*, *green*, *purple*, *mauve*, *special LA*
Nome científico: CI-581 ou hidrocloridrato de cetamina

A cetamina é um antagonista dos receptores de N-metil-D-aspartato (NMDA). Foi criada para uso como anestésico e, após quadros de agitação pós-operatória, passou a ser usada apenas em pediatria, como anestésico infantil,[30] posteriormente passando a ser usada como anestésico de animais. Suas propriedades e seu modo de uso são semelhantes aos do PCP, ou seja, apresenta-se como um pó branco solúvel em água, como tabletes, cristais ou cápsulas, que podem ser ingeridos, fumados, inalados e injetados.[1]

Os efeitos variam de indivíduo para indivíduo. Alguns relatam experiências espirituais agradáveis, e outros, quadros de confusão mental e comportamentos desorganizados.[1] A cetamina não produz anestesia como os demais anestésicos, que induzem uma progressiva e ordenada depressão do SNC, agindo de forma seletiva em determinadas áreas do cérebro, deprimindo funções de algumas regiões do córtex, como estruturas subcorticais, e excitando outras partes do sistema límbico, como o hipocampo.[30]

Sua venda é controlada no Brasil, podendo ocorrer apenas sob prescrição veterinária. Não existem, no entanto, determinações ou leis que caracterizem seu uso como ilegal.[31]

Uso medicinal

Nos últimos anos, ensaios clínicos e metanálises vêm apontando que a cetamina tem potencial para tratar quadros de depressão unipolar ou bipolar e depressões resistentes a outros tratamentos. Evidentemente, novos estudos devem ser realizados, inclusive para atestar a segurança desse uso.[21,23,24]

DIAGNÓSTICO

Em suas versões mais atuais, tanto a *Classificação internacional de doenças e problemas relacionados à saúde* (CID-10) quanto o *Manual diagnóstico e estatístico de transtornos mentais* (DSM-5) apresentam critérios para fazer o diagnóstico de transtornos relacionados ao consumo de alucinógenos.[19,32,33]

A CID-10 apresenta os possíveis diagnósticos relacionados aos alucinógenos. É importante lembrar, contudo, que, nessa classificação, esses quadros são distribuídos de igual forma para todas as drogas, e, seguindo o próprio conceito relativo a certos alucinógenos, alguns desses quadros não se encaixam por completo em algumas das drogas alucinógenas. Por exemplo, devido ao fato de o mecanismo de ação do alucinógeno contido no peiote causar rápida tolerância, este não produziria casos de dependência. No **Quadro 17.2**, são apresentados tais diagnósticos.[19]

Os transtornos relacionados a alucinógenos do DSM-5 são apresentados no **Quadro 17.3**.[32,33]

DIAGNÓSTICO DIFERENCIAL

É essencial para o diagnóstico diferencial que, em algum momento, o indivíduo sob investigação tenha feito uso de algum tipo de alucinógeno. Vários transtornos orgânicos e psiquiátricos podem produzir alucinações.[19] Especial atenção deve ser dada a crianças e idosos mais propensos a intoxicações acidentais (com alucinógenos naturais ou aqueles presentes em compostos medicamentosos) e alucinações visuais em quadros de *delirium*.

Para a realização do diagnóstico diferencial relacionado ao consumo de alucinógenos, como em qualquer outro quadro psiquiátrico, são imprescindíveis a anamnese e a coleta objetiva de dados sobre a vida do paciente (de preferência por meio de informante com quem ele conviva).

Os exames de detecção de drogas podem fornecer dados concretos acerca do consumo. É importante lembrar que outras drogas, não classificadas como alucinógenas, também podem causar alucinações e que o uso de várias drogas ao mesmo tempo tem ocorrido com cada vez mais frequência.

EXAMES COMPLEMENTARES

Imunoensaios são testes capazes de perceber e mensurar um composto em uma determinada solução. Existem vários tipos de imunoensaios, como o de fluxo lateral, a polarização fluorescente, o radioimunoensaio e os imunoensaios enzimáticos. Eles são capazes de produzir bons níveis de exatidão, confiabilidade e sensibilidade e têm custo relativamente baixo.

Alguns tipos de drogas são detectáveis com mais facilidade por meio de análises simples, como as realizadas com urina e sangue, que percebem a presença de anfetaminas, metanfetaminas e PCP. Esses testes, apesar de indicarem a presença de droga ou metabólitos, não são quantificadores. Já a cromatografia líquida de alta resolução tem alta especificidade e sensibilidade, mas é um exame de custo elevado. *Ecstasy*, DMT, cetamina, fenciclidina e DMT são exemplos de alucinógenos detectados pela cromatografia em camada delgada.

É importante citar que a internet tem sido usada como fonte de informações muitas vezes distorcidas a respeito de alucinógenos entre seus usuários e pessoas curiosas. Tais informações vão desde efeitos esperados, locais de venda e mesmo troca de dicas perigosas a fim de burlar exames de detecção dessas drogas. O **Quadro 17.4** apresenta o trecho de uma conversa de um *blog* em que os visitantes trocam informações sobre como burlar tais testes (endereço eletrônico e nome dos usuários omitidos e correções gramaticais não realizadas).

TRATAMENTO

INTOXICAÇÕES AGUDAS

Em situações de emergência, os quadros de intoxicação relacionados ao consumo de alucinógenos, em especial os naturais, desempenham um papel importante.[2] A maioria dos sintomas associados ao uso dessas drogas dura poucas horas, sobretudo os das sintéticas.

QUADRO 17.2
Possíveis quadros psiquiátricos associados ao consumo de alucinógenos, segundo a CID-10

F17.1 – Intoxicação aguda
F17.2 – Uso nocivo
F17.3 – Estado de abstinência
F17.4 – Estado de abstinência com *delirium*
F17.5 – Transtorno psicótico (ocorrendo em geral em 48 horas após o consumo)
F17.6 – Síndrome amnéstica
F17.7 – Transtorno psicótico residual de início tardio
F17.8 – Outros transtornos mentais e de comportamento
F17.9 – Transtorno mental e de comportamento não especificado

Fonte: CID-10.[32]

QUADRO 17.3
Transtornos relacionados a alucinógenos, segundo o DSM-5

Transtornos por uso de fenciclidina (especificar a gravidade atual)
305.90 – Leve
304.60 – Moderada
304.60 – Grave
292.89 – Intoxicação por fenciclidina (especificar se leve, moderada ou grave)
292.9 – Transtorno relacionado a fenciclidina não especificado

Transtorno por uso de outros alucinógenos (especificar a gravidade atual)
305.30 – Leve
304.50 – Moderada/grave
292.89 – Intoxicação por outros alucinógenos
292.89 – Transtorno persistente da percepção induzido por alucinógenos
292.9 – Transtorno relacionado a alucinógenos não especificado

Fonte: American Psychiatric Association.[33]

> **QUADRO 17.4**
> **Trecho retirado de *blog* sobre informações a respeito de como burlar testes de detecção de drogas**
>
> "Bom, to aqui pra tentar esclarecer algumas duvidas que se pah sao de mais gente tambem... esses exames, tanto cabelo quanto urina, detectam LsD ou mescalina???"
> "ae galera terca feira agora tenho que fazer um exame de urina pra pegar um trampo... agora vamos ver no que vai dar, ouvi falar q se tomar meio copo de limao puro 2h antes faz o ph da urina subir e passa em branco no teste porem so nos mais simples. alguem tem ideias de como fazer isso sumir eu to tomando bastante agua e leite tmb!!"
> "...na Wikipedia, diz q tem tempo de detecção sim pro LsD, segundo o wikipedia é mto curto... 3 dias pra exame de cabelo... 24hras pra urina e 3 horas pro sangue... poréééém que teste que é feito? quem faz esse tipo de teste?... eu ja ouvi dizer que a forcas armadas americanas fazem teste de LsD..."
> "bicho. amnha tu tem q suar uns 5 litros haeuaheuhea. sai correr, andar de bicicleta, malhar, meter, sei lá faz alguma coisa pra perder liquido e toma muita água, café, leite e chá... essa do limão eu não tenho conhecimento"
> "enche a cara de cerveja, melhor diurético não há e ainda te dá uma brisa..."
> "se for por efeito diurético, melhor tomar um Lasix, q vc mija uns 6 litros por dia rsrsrs..."

Alucinógenos naturais, apesar de terem menos propriedades, acabam por apresentar duração mais prolongada quando ingeridos. Alguns sintomas podem estar presentes, porém não são patognomônicos, e uma anamnese mais detalhada será de grande utilidade para melhor elucidação diagnóstica.

Na investigação de quadros de intoxicação, algumas dicas podem ser úteis:[17]

1. Em pacientes com febre, considerar a necessidade de culturas de sangue e urina.
2. Dosagem de eletrólitos pode ser útil para investigar outros possíveis agentes causadores do quadro de intoxicação.
3. Eletrocardiograma é importante nos quadros de suspeita de intoxicação exógena.
4. Considerar um teste de gravidez para todas as pacientes em idade fértil.
5. Exame de líquido cerebrospinal deve ser feito em pacientes com febre e estados cognitivos alterados.
6. Quadros de alteração do funcionamento mental habitual podem ser investigados com exames de imagem, sobretudo em pacientes cuja história apresente pouca informação, quando o quadro apresentado for pouco explicado pela intoxicação ou quando a terapêutica usada não tiver a resposta esperada.

O tratamento na maioria das vezes é sintomático:

1. Em intoxicações com menos de 6 horas, fazer lavagem gástrica com carvão ativado.[34]
2. Quadros ansiosos – orientação voltada para a realidade. Se estes apresentarem piora ou sintomas de pânico, a administração de BZDs por VO deve ser realizada.[34] Os pacientes devem ser mantidos em locais calmos, longe de barulhos e multidões e, se possível, com música ambiente para distrair. Exercícios simples, como os de respiração profunda, podem ser úteis também como uma forma de distração dos sintomas de ansiedade.[29]
3. Os quadros de agitação psicomotora ou os psicóticos devem receber administração de BZD (no Brasil, apenas o midazolam) e/ou antipsicóticos por via intramuscular (IM) – por exemplo, 15 mg de midazolam IM e 5 mg de haloperidol IM. Se esse quadro vier com importantes riscos para auto ou heteroagressão, deve ser realizada contenção física.[34]
4. Hipertermia – devem ser tomadas medidas agressivas de resfriamento nos casos em que a temperatura alta do paciente o coloque em situações de risco. Podem ser usados banhos e cobertores hipotérmicos. É aconselhada administração de dantrolene (3 mg/kg em 1 hora) com rápida reidratação.[34]
5. Hipertensão arterial – administração de betabloqueadores, como atenolol ou pindolol. Nos quadros associados a PCP, a hipertensão deve ser tratada de forma ainda mais vigorosa, visto que há risco maior para encefalopatia hipertensiva e hemorragias intracranianas.[29]
6. Quadros de taquicardia – administração de alfabloqueadores, como doxazosina e prazosina.[34]
7. Convulsões – doses de diazepam 10 mg/IV.[31]
8. Casos de intoxicação por ingestão de alcaloides podem ser medicados com fisostigmina ou neostigmina, se a primeira não estiver disponível. Ambas têm ação parassimpaticomimética indireta pela inibição da ação da acetilcolinesterase.[34]
9. Intoxicações por PCP – o tratamento mais eficaz é feito por aumento da acidez e excreção urinárias. A acidificação deve ser realizada somente após eliminação da hipótese de mioglobinúria (que sinalizaria rabdomiólise) e pode ser feita com ácido ascórbico ou cloreto de amônio. O pH deve ser mantido em torno de 5,5 e ser constantemente monitorado.[29]

OUTROS FENÔMENOS

1. *Flashbacks* – Poucos estudos foram realizados no tratamento de tal fenômeno. Alguns mostraram eficácia com o uso de neurolépticos, anticonvulsivantes, clonidina e BZDs de alta potência com propriedades serotonérgicas. O uso recomendado por Lerner e colaboradores[36] é de 2 mg por VO/dia de clonazepam por dois meses. É importante salientar que, apesar dos resultados desses estudos, nenhum ensaio randomizado e controlado foi realizado.[27]

CONSIDERAÇÕES FINAIS

Os alucinógenos já foram considerados drogas menos preocupantes por apresentarem menos capacidade de causar dependência (sobretudo os classificados como naturais). Porém, devido a crimes relacionados ao consumo de alucinógenos como a *ayahuasca*, por pessoas com doenças psiquiátricas graves, eles voltaram a receber atenção da mídia e da população. É emergencial um controle mais reforçado sobre tais substâncias, seja no contexto do consumo religioso, seja nos *sites* que comercializam plantas alucinógenas. É necessário que a comunidade científica intensifique os estudos e as investigações envolvendo tais substâncias (assim como vem ocorrendo com índios norte-americanos e o consumo religioso de peiote), ainda mais se sabendo que implicações futuras podem ocorrer em indivíduos que iniciaram o consumo em fase intrauterina e durante a infância.

REFERÊNCIAS

1. Suzuki J, Dekker MA, Valenti ES, Cruz FAA, Correa AM, Poklis JL, et al. Toxicities associated with NBOMe ingestion: a novel class of potent hallucinogens: a review of the literature. Psychosomatics. 2015;56(2):129-39.
2. Bert F, Galis V, Passi S, Rosaria Gualano M, Siliquini R. Differences existing between USA and Europe in opioids purchase on Internet: an interpretative review. J Subst Use. 2015;20(3):200-7.
3. Daime: uma droga que não tem nada de santa [Internet]. J Brasil. 2010. [capturado em: 08 maio 2017]. Disponível em: http://www.jb.com.br/pais/noticias/2010/03/21/daime-uma-droga-que-nao-tem-nada-de-santa/.
4. Peru's ayahuasca industry booms as westerners search for alternative healing [Internet]. The Guardian. 20016. [capturado em: 02 maio 2017]. Disponível em: https://www.theguardian.com/travel/2016/jun/07/peru-ayahuasca-drink-boom-amazon-spirituality-healing.
5. Análogos da ayahuasca [Internet]. Natureza Divida. [capturado em: 02 maio 2017]. Disponível em: http://www.naturezadivina.com.br/loja/index.php?cPath=48_34.
6. Araujo DB, Ribeiro S, Cecchi GA, Carvalho FM, Sanchez TA, Pinto JP, et al. Seeing with the eyes shut: neural basis of enhanced imagery following ayahuasca ingestion. Hum brain mapp. 2012;33(11):2550-60.
7. Sanches RF, Osório FL, Santos RG, Macedo LR, Maia-de-Oliveira JP, Wichert-Ana L, et al. Antidepressant effects of a single dose of ayahuasca in patients with recurrent depression: a SPECT study. J Clin Psychopharm. 2016;36(1):77-81.
8. Domínguez-Clavé E, Soler J, Elices M, Pascual JC, Álvarez E, de la Fuente Revenga M, et al. Ayahuasca: pharmacology, neuroscience and therapeutic potential. Brain res bull. 2016;126(1):89-101.
9. Bulasmed [Internet]. 2017. [capturado em: 10 maio 2017]. Disponível em: http://www.bulas.med.br/index.asp?act=search&q=atropina.
10. Escobar JAC, Roazzi A. Panorama contemporâneo do uso terapêutico de substâncias psicodélicas: ayahuasca e psilocibina. Neurobiologia. 2010;73(3):159-72.
11. Sayyed A. Phytochemistry, pharmacological and traditional uses of Datura stramonium L: review. J Pharmaco Phytoch. 2014;2(5):123-5.
12. Al-Snafi AE. Medical importance of Datura fastuosa (syn: Datura metel) and Datura stramonium: a review. IOSR J Pharmacy. 2017;7(2):43-58.
13. Isbister GK, Poklis A, Poklis JL, Grice J. Beware of blotting paper hallucinogens: severe toxicity with NBOMes. Med J Aust. 2015;203(6):266-7.
14. Liechti ME. Modern clinical research on LSD. Neuropsychopharmacol. 2017;42(11):2114-27..
15. http://www.diss.fu-berlin.de/diss/receive/FUDISS_thesis_0000000012213. [capturado em: 10 maio 2017].
16. Hastings D. New drug N-bomb hits the street, terrifying parents, troubling cops [Internet]. Daily News. 2013. [capturado em: 10 maio 2017]. Disponível em: http://www.nydailynews.com/news/national/new-synthetic-hallucinogen-n-bomb-killing-users-cops-article-1.1336327.
17. Carvalho PER. Paricá Schizolobium amazonicum [Internet]. Embrapa. 2017. [capturado em: 10 maio 2017]. Disponível em: http://docplayer.com.br/5937863-Parica-schizolobium-amazonicum.html.
18. Popik P, Layer RT, Skolnick P. 100 years of ibogaine: neurochemical and pharmacological actions of a putative anti-addictive drug. Pharmacol Rev. 1995;47(2):235-54.
19. Koenig X, Kovar M, Boehm S, Sandtner W, Hilber K. Anti-addiction drug ibogaine inhibits hERG channels: a cardiac arrhythmia risk. Addict biol. 2014;19(2):237-9.
20. Nestor J. Quando o remédio pode matar. Revista Mente e Cérebro. Ano XII;291:68-79.
21. McGirr A, Berlim MT, Bond DJ, Fleck MP, Yatham LN, Lam RW. A systematic review and meta-analysis of randomized, double-blind, placebo-controlled trials of ketamine in the rapid treatment of major depressive episodes. Psychol med. 2015; 45(04):693-704.
22. Gaujac A. Estudos sobre o psicoativo N, N-dimetiltriptamina (DMT) em mimosa tenuiflora (Willd.) Poiret e em bebidas consumidas em contexto religioso [dissertação]. Salvador: Universidade Federal da Bahia. Instituto de Química; 2013.
23. Niciu MJ, Henter ID, Luckenbaugh DA, Zarate Jr CA, Charney DS. Glutamate receptor antagonists as fast-acting therapeutic alternatives for the treatment of depression: ketamine and other compounds. Annu rev pharmacol toxicol. 2014;54:119-39.
24. Iadarola ND, Niciu MJ, Richards EM, Vande Voort JL, Ballard ED, Lundin N B, et al. Ketamine and other N-methyl-D-aspartate receptor antagonists in the treatment of depression: a perspective review. Therc adv chronic dis. 2015;6(3):97-114.
25. Passos CS, Arbo MD, Rates SMK, von Poser GL. Terpenóides com atividade sobre o Sistema Nervoso Central (SNC). Rev Bras Farmacog. 2009;19(1A):140-9.
26. Giroud C, Felber F, Augsburger M, Horisberger B, Rivier L, Mangin P. Salvia divinorum: an hallucinogenic mint which might become a new recreational drug in Switzerland. Forensic Sci Int. 2000;112(2):143-50.
27. Halpern JH, Pope Jr HG. Hallucinogen persisting perception disorder: what do we know after 50 years? Drug Alcohol Depend. 2003;69(2):109-19.
28. Fiorella D, Palumbo PA, Rabin RA, Winter JC. The time-dependent stimulus effects of R(-)-2,5-dimethoxy-4- methamphetamine (DOM): implications for drug-induced stimulus control as

a method for the study of hallucinogenic agents. Psycopharmacology. 1995;119(2):239-45.
29. Weaver MF, Jarvis MAE, Schnoll SH. Role of the primary care physician in problems of substance abuse. Arch Intern Med. 1999;159(9):913-24.
30. Soares EL. Novos agentes usados em anestesiologia. Rev Bras Anestesiol. 1971;4:903-25.
31. Diehl A. Farmacoterapia dos alucinógenos. In: Diehl A, Cordeiro CD, Laranjeira R. Tratamentos farmacológicos para dependência química: da evidencia científica a prática clínica. Porto Alegre: Artmed; 2010.
32. CID-10. Classificação de transtornos mentais e de comportamento da CID-10: descrições clínicas e diretrizes diagnósticas. Porto Alegre: Artmed, 1993. 352p.
33. American Psychiatric Association. Diagnostic and statistical manual of mental disorders. 4th ed. Washington: American Psychiatric Association; 2000.
34. Jorge R. Emergências relacionadas ao uso e abuso de drogas. In: Cordeiro DC. Baldaçara L. Emergências psiquiátricas. São Paulo: Roca; 2007.
35. Caksen H, Odabaş D, Akbayram S, Cesur Y, Arslan S, Uner A, et al. Deadly nightshade (Atropa belladonna) intoxication: an analysis of 49 children. Hum Exp Toxicol. 2003;22(12):665-8.
36. Lerner AG, Gelkopf M, Skladman I, Rudinski D, Nachshon H, Bleich A. Clonazepam treatment of lysergic acid diethylamide-induced hallucinogens persisting perception disorder with anxiety features. Int Clin Psychopharmacol. 2003;18(2):101-5.

18

Anabolizantes

Rayli Sales e Alessandra Diehl

PONTOS-CHAVE

✓ Esteroides anabolizantes androgênicos (EAAs), ou simplesmente anabolizantes, são substâncias sintéticas análogas à testosterona.

✓ Mesmo tendo um rol restrito de indicações médico-clínicas, um número cada vez maior de pessoas tem feito uso de anabolizantes com fins esportivos ou estéticos.

✓ Os anabolizantes apresentam uma série de efeitos indesejados sobre a saúde, seja em aspectos somáticos, seja em psiquiátricos.

✓ Muito embora tais problemas sejam frequentes, a maioria dos usuários não procura atendimento médico.

Os esteroides anabolizantes androgênicos (EAAs) são drogas sintéticas, análogas ao hormônio sexual masculino, a testosterona. Tradicionalmente usados na área biomédica para reposição hormonal masculina (diante de castração cirúrgica ou traumática), suas demais indicações médico-clínicas se relacionam a um rol restrito de problemas graves de saúde, como anemias severas, insuficiência pulmonar ou cardíaca, grandes queimaduras e como adjuvantes de tratamentos para aids e terapia para algumas formas de câncer.[1]

No entanto, um número cada vez maior de pessoas por todo o mundo tem usado anabolizantes de forma não prescrita para ganhar musculatura, perder gordura e rapidamente atender às expectativas da sociedade contemporânea, que valoriza a imagem e o tempo imediato.[2] O uso de tais substâncias não é mais restrito apenas a fisiculturistas e atletas de alto nível, sendo usadas também por entusiastas *fitness* casuais e atletas amadores, até mesmo mulheres.[3] Como bem observado por Rodriguez e colaboradores:[4] "Uma das marcas da contemporaneidade é justamente o corpo à mostra. Ele se torna um corpo-mensagem, que cada vez menos passa despercebido. Ele se apresenta como um meio de comunicação e expressão por meio do qual o sujeito exterioriza seus afetos e interesses".

Como consequência natural desse uso não prescrito de anabolizantes, alguns usuários prosseguem para o desenvolvimento de dependência de EAAs e continuam a tomar doses altamente suprafisiológicas dessas drogas por anos.[2] Assim, este capítulo objetiva sumarizar o conhecimento científico relacionado ao uso de EAAs, sobretudo enfatizando os possíveis quadros clínicos a ele associados.

DEFINIÇÃO

Os hormônios esteroides têm tal denominação por apresentarem um núcleo básico comum derivado da estrutura química do colesterol. Sua biossíntese é restrita a alguns poucos tecidos, como o córtex das glândulas adrenais e as gônadas. Os andrógenos, uma das classes de hormônios esteroides em específico, são hormônios sexuais masculinos (sendo a testosterona o principal deles), produzidos principalmente pelos testículos e, em menores proporções, pelas adrenais e pelos ovários. Por sua vez, a testosterona apresenta efeitos anabólicos e androgênicos em uma extensa variedade de alvos. Os efeitos anabólicos estimulam a fixação de nitrogênio e aumentam a síntese proteica, enquanto os androgênicos são responsáveis pelo desenvolvimento dos caracteres sexuais secundários.[5] O **Quadro 18.1** ilustra os efeitos anabólicos e androgênicos da testosterona.

Os EAAs são substâncias sintéticas similares à testosterona e podem ser usados por administração via oral (VO) ou injetável intramuscular (IM). Além dos mecanismos já citados, podem atuar, ainda, promovendo efeitos psicológicos, levando à diminuição da sensação de fadiga durante os trei-

QUADRO 18.1
Efeitos anabólicos e androgênicos da testosterona

Efeitos anabólicos	Efeitos androgênicos
Aumento da retenção de nitrogênio	Crescimento do pênis
Aumento da massa muscular	Aumento da libido
Redução dos estoques de gordura corporal	Espessamento das cordas vocais
Aumento da concentração de hemoglobina	Crescimento de pelos no corpo e na face
Aumento do hematócrito	Padrão masculino dos pelos pubianos
Aumento da deposição de cálcio nos ossos	Aumento da secreção das glândulas sebáceas

Fonte: Ghaphery.[6]

nos, de maneira que o indivíduo consegue treinar com maior frequência e intensidade, além de diminuir o tempo de recuperação entre as sessões de treinamento.[5]

Independentemente dos mecanismos de ação, o fato é que EAAs funcionam. Tanto o senso comum como a evidência científica apoiam essa assertiva. Um estudo clássico avaliou os efeitos de doses suprafisiológicas de testosterona em homens saudáveis. Mantenhamos em mente que foram usados 600 mg dessa substância por semana – uma dose, na realidade, bem abaixo da utilizada pela maioria dos usuários rotineiramente. Foram randomizados 43 homens saudáveis em quatro grupos: (1) placebo e sem exercícios, (2) testosterona e sem exercícios, (3) placebo e com exercícios e (4) testosterona e com exercícios. Após 10 semanas, o grupo-placebo que fez exercícios (3) ganhou apenas um pouco mais de força que o grupo que fez uso de testosterona sem exercícios (2). Mesmo assim, os ganhos de massa muscular foram inversos nos dois grupos, com o grupo que fez uso de EAAs sem exercícios (2) apresentando resultados superiores ao que fez uso de placebo, mas se exercitou (3). Como esperado, o grupo que fez uso de testosterona e se submeteu a exercícios físicos (4) teve ganhos significativamente superiores aos dos demais grupos, tanto em termos de força como de massa muscular.[7]

CLASSIFICAÇÃO

Com a descoberta da testosterona, em 1905, e seu isolamento, em 1935, uma gama extensa de EAAs passou a ser sintetizada, e a busca por seus recursos ergogênicos tornou-se evidente entre atletas.[4] Desde então, os EAAs têm sido modificados muitas vezes para maximizar os efeitos anabólicos e minimizar os efeitos androgênicos por meio da alquilação da posição 17-alfa ou da carboxilação do grupo 17-beta-hidroxil do núcleo D do esteroide. Esses compostos são degradados muito mais lentamente que a testosterona endógena, o que resulta em uma concentração mais alta e prolongada do análogo no organismo.[8]

Entre os EAAs mais consumidos, constam, por VO, a oxandrolona (Anavar®), o estanozolol (Winstrol®), a metandrostenolona (Dianabol®) e a oximetolona (Anadrol®). Por via IM, podem-se listar o decanoato de nandrolona (Deca-durabolin®), o fempropionato de nandrolona (Durabolin®), o cipionato de testosterona (Depo-testosterona®) e o undecilenato de boldenona (Equipoise®).[9] Entre essas drogas, o Deca-durabolin® (decanoato de nandrolona, ou 19-nortestosterona) é o EAA mais usado entre praticantes de esporte de força, pois se torna um esteroide mais anabólico que androgênico devido a um reduzido potencial de conversão para o estradiol.[9]

Os EAAs são administrados, geralmente, em doses suprafisiológicas, que podem chegar a até 500 mg/dia, consumidas por várias semanas ou meses. A forma como os EAAs são usados por atletas obedece, basicamente, a três metodologias: a primeira e mais comum, conhecida como "ciclo", refere-se a qualquer período de uso de tempos em tempos, variando de 4 a 18 semanas; a segunda, denominada "pirâmide", começa com pequenas doses, que são aumentadas progressivamente até o ápice, e que, após atingir a dosagem máxima, são reduzidas regressiva até o fim do período; e a terceira, conhecida como *stacking* (uso alternado de esteroides de acordo com a toxicidade), refere-se à utilização de vários esteroides ao mesmo tempo.[10]

A testosterona, assim como os EAAs, é metabolizada no fígado, e 90% de seus metabólitos são excretados na urina; somente pequenas quantidades são eliminadas inalteradas.[10,11] A depender do tipo de anabolizante consumido e do teste empregado, o tempo de detecção de tais substâncias no organismo é extremamente variável, conforme se pode observar nas **Tabelas 18.1** e **18.2**.[12]

ASPECTOS CLÍNICOS

Há dados extensivos sobre a prevalência de drogas clássicas de uso, por se tratarem de substâncias há muito existentes. Já os EAAs são provavelmente as substâncias de "uso recreativo" menos estudadas. Apenas entre norte-americanos, as estimativas mais recentes dão conta de cerca de 2,9 a 4 milhões de usuários, em, pelo menos, uma oportunidade na vida, com tendência a crescimento desses números significativo nos próximos anos.[2]

TABELA 18.1

Meia-vida e tempo de detecção de EAAs orais			
Nome comercial	Substância	Meia-vida	Tempo de detecção
Anadrol	Oximetolona	Menos de 16 horas	8 semanas
Anavar	Oxandrolona	12 horas	3 semanas
Andriol	Testosterona	Menos de 12 horas	5 semanas
Dianabol	Metandrostelonona	8 horas	6 semanas
Halotestin	Fluoximesterona	8 horas	8 semanas
Primobolan	Metenolona	6 horas	5 semanas
Proviron	Mesterolona	12 horas	6 semanas
Turinabol	4-clorodeidrometiltestosterona	16 horas	6 semanas
Winstrol	Estanozolol	8 horas	3 semanas

Fonte: Detection times of steroids.[12]

Um ponto importante no contexto do uso dos EAAs é a insatisfação corporal, tão comum entre mulheres e homens de todas as idades. Estudos sobre o tema mostram a influência da mídia na definição e na perpetuação de ideais de corpo, como o ideal masculino musculoso ou o ideal feminino magro. Como resultado, as mulheres tornam-se com frequência insatisfeitas com a porção de seu corpo abaixo da cintura e tentam perder peso, enquanto os homens primariamente desejam mudar as formas das porções mais superiores do corpo, sobretudo abdome, peitoral e membros superiores, e são mais propensos a desejar ganho de massa corporal.[13] Ao contrário do que alguns poderiam pensar, o uso de EAAs não atinge apenas, ou de maneira mais robusta, o grupo dos heterossexuais. Um estudo mostrou que grupos de minorias sexuais quanto a orientação sexual (garotos homossexuais e bissexuais), quando comparados aos heterossexuais, apresentam um aumento de chances de 5,8 (95% com intervalo de confiança 4,1-8,2) de reportarem o uso de EAAs em algum momento da vida (21 vs. 4% do grupo comparado). Além disso, minorias sexuais estão sob maior risco para uma variedade de desfechos desfavoráveis, incluindo depressão, vitimização, risco de suicídio e insatisfação com a imagem corporal, os quais parecem estar relacionados ao uso dessas substâncias.[14]

TABELA 18.2

Meia-vida e tempo de detecção de EAAs injetáveis			
Nome comercial	Substância	Meia-vida	Tempo de detecção
Deca-durabolin	Decanoato de nandrolona	15 dias	18 meses
Equipoise	Undecilenato de boldenona	15 dias	5 meses
Masteron	Propionato de drostanolona	3 dias	3 semanas
Ciclo 6, Testenat depot, Testoviron depot	Enantato de testosterona	8 dias	3 meses
NPP ou Durabolin	Fenilpropionato de testosterona	5,5 dias	18 meses
Omnadren	Mistura de 4 ésteres de testosterona	15 dias	3 meses
Parabolan	Hexa-hidrobenzilcarbonato de trembolona	6 dias	5 semanas
Primobolan depot	Enantato de metolona	10,5 dias	5 semanas
Sustanon-250	Mistura de 4 ésteres de testosterona	18 dias	3-4 meses
Depo-testosterona	Cipionato de testosterona	12 dias	3 meses
Enantato de testosterona	Enantato de testosterona	10,5 dias	3 meses
Propionato de testosterona	Propionato de testosterona	3 dias	3 semanas
Suspensão de testosterona	Testosterona	Menos de 24 horas	1-2 dias
Acetato de trembolona	Acetato de trembolona	3 dias	5 meses
Enantato de trembolona	Enantato de trembolona	8 dias	5 meses
Winstrol depot	Estanozolol	24 horas	9 semanas

Fonte: Detection times of steroids.[12]

ALTERAÇÕES PSIQUIÁTRICAS MAIS COMUNS RELACIONADAS AO USO E À DEPENDÊNCIA DE ANABOLIZANTES

Mesmo não sendo provado que EAAs tenham efeito tóxico clinicamente significativo em células neuronais, essas drogas são reconhecidas por sua associação a uma gama de efeitos psiquiátricos. Considerando os usuários de anabolizantes, pode ser difícil julgar quais desses efeitos são atribuíveis aos anabolizantes em si, em oposição aos atributos de personalidade subjacentes do próprio usuário ou aos fatores psicossociais que permeiam o uso de EAAs.[15]

Síndrome da dismorfia muscular

Dismorfia muscular, a preocupação com a ideia de que o corpo do indivíduo é insuficientemente magro ou pouco musculoso, aparenta ser uma nova forma de transtorno da imagem corporal, anteriormente chamada de anorexia nervosa reversa. Homens com dismorfia muscular acreditam se parecer "pequenos", quando, na realidade, têm aparência normal ou até mesmo musculosa acima da média. Como resultado, podem negligenciar atividades sociais e ocupacionais importantes por vergonha de suas falhas de aparência percebidas ou sua necessidade de atender a uma meticulosa dieta e a treinos que consomem tempo excessivo. Alguns danos à saúde podem decorrer de treinos excessivos, e há quem use EAAs na tentativa de se tornar maior.[16] Esses sujeitos, em geral, buscam os EAAs como uma tentativa de tratamento para seu problema; no entanto, paradoxalmente, descrevem piora dos sintomas de dismorfia muscular após o início do uso das substâncias.[17]

Agressividade e ansiedade

O desenvolvimento de comportamento extremamente violento, em geral denominado *roids rage*, mesmo em indivíduos sem história de antecedentes psiquiátricos, sendo pouco característico de seu comportamento prévio, também tem sido descrito em usuários de EAAs.[17] Enquanto o efeito adverso mais comum dos EAAs é o aumento de agressividade em populações adultas e jovens, também há alta prevalência de diagnósticos de transtornos relacionados à ansiedade em usuários de anabolizantes, particularmente no período de abstinência.[18]

Os dados clínicos refletem essa prevalência, mostrando aumentos marcantes em agressividade e ansiedade em usuários de anabolizantes, o que sugere que a exposição aos EAAs pode promover o desenvolvimento de ambos os fenótipos comportamentais disfuncionais simultaneamente.[18]

Transtornos do humor: hipomania, mania e depressão

Tanto estudos experimentais como estudos naturalísticos de campo têm sugerido que doses suprafisiológicas de EAAs podem causar diretamente sintomas de hipomania e mania, por vezes, inclusive, associados a agressividade e violência, porém apenas raramente com sintomas psicóticos.[15,17] Esses efeitos psicológicos aparentam ser variáveis e idiossincrásicos em humanos, com alguns indivíduos exibindo sintomas proeminentes, enquanto outros não têm quaisquer mudanças.[15]

Muitos estudos de campo também documentaram sintomas depressivos associados ao uso de EAAs, sobretudo durante a abstinência de tais drogas ao fim de um ciclo, possivelmente atribuíveis à supressão do eixo hipotálamo-hipófise-gonadal. Esses estudos incluíram, ainda, diversos casos de suicídio. Assim como os hipomaníacos/maníacos, os sintomas depressivos parecem ser idiossincrásicos, com determinados indivíduos demonstrando sintomas marcantes, e outros sem demonstrar qualquer alteração.[15]

Esses efeitos têm mais probabilidade de ocorrer naqueles que usam altas doses, sobretudo acima de 1.000 mg/semana.[17] No entanto, são descritas mudanças de humor em curto prazo, medidas em semanas ou meses, durante ou logo após o uso de EAAs. É menos claro ainda se mudanças de humor persistem por mais tempo. De qualquer modo, são motivos suficientes de preocupação por parte dos clínicos. O suicídio também tem sido significativamente mais comum entre usuários de anabolizantes do que entre os de outros tipos de substâncias. Também foi observado que usuários de EAAs têm muito mais probabilidade de reportar a demanda por tratamento para sintomas psiquiátricos – por exemplo, 13,3% dos usuários de anabolizantes procuraram tratamento para depressão, comparados a 5% de não usuários.[15]

Dependência de anabolizantes

Muitos indivíduos usam apenas alguns poucos ciclos de EAAs, com um efeito cumulativo de exposição na vida de menos de 12 meses. Eles raramente reportam efeitos médicos ou psicológicos relacionados aos anabolizantes. No entanto, alguns progridem de discretos e esparsos ciclos de EAAs para um padrão de uso praticamente sem intervalos e que pode continuar apesar de efeitos adversos significativos, sejam eles médicos, psicológicos ou sociais.[19]

Essa síndrome de dependência de EAAs já é reconhecida há mais de 20 anos. Acredita-se que cerca de 30% dos usuários de anabolizantes desenvolvam dependência – apesar de ser necessário lembrar que essa estimativa pode ter sido influenciada por viés de seleção. Além disso, há razões para se suspeitar que a prevalência de dependência de EAAs esteja em crescimento. Essa impressão baseia-se na observação de que o início da dependência, em geral, se dá por volta dos 20 aos 30 anos. Por isso, efeitos adversos clínicos e psiquiátricos da prolongada dependência de anabolizantes deveriam surgir dos 30 anos em diante. Quando é considerado que o uso ilícito de EAAs não se tornou popular até a década de 1980, conclui-se que, no subgrupo de usuários de anabolizantes que desenvolveram uso crônico, muitos estão apenas agora se tornando velhos o suficiente para apresentar dependência de EAAs de modo clinicamente significativo.[19]

Pode-se ilustrar essas considerações usando dados de prevalência de usuários masculinos de EAAs nos Estados Unidos. Nos últimos 20 anos, estima-se que de 3 a 11% dos estudantes masculinos de ensino médio tenham usado anabolizantes. Mesmo usando o menor valor, de 3%, isso significaria que, nos últimos 20 anos, mais de 1 milhão de norte-americanos iniciaram o uso de EAAs como adolescentes até os 19 anos de idade. Além disso, como a idade média de início parece ser superior a esses 19 anos, pode-se adicionar a esse montante, pelo menos, outro 1 milhão de norte-americanos iniciando o uso de anabolizantes acima dessa faixa etária nas últimas duas décadas. Cronologicamente, a maioria dos outros países ocidentais provavelmente segue com atraso o padrão de popularização de uso de EAAs nos Estados Unidos, colocando-se em um ponto anterior nessa curva ascendente de dependência de anabolizantes.[19]

Apesar da prevalência substancial de dependência de anabolizantes, pouco se sabe sobre as características dos indivíduos dependentes. Os usuários dependentes consomem significativamente mais EAAs que os não dependentes, como mensurado por dose total, número de diferentes anabolizantes tomados simultaneamente, duração e número total de ciclos e duração cumulativa de uso dessas substâncias.[19]

Por que cerca de 30% dos usuários de EAAs progridem da forma de uso mais benigna e casual para a mais maligna e crônica dependência de EAAs, enquanto 70% não?

Primeiramente, a progressão para a dependência de anabolizantes pode, talvez, ser catalisada por transtornos de imagem corporal, como a já citada dismorfia muscular. Tais indivíduos podem desenvolver um padrão disfuncional de uso crônico de anabolizantes porque, paradoxalmente, se tornam cada vez mais insatisfeitos com sua musculatura, apesar de se tornarem cada vez maiores com o uso dos EAAs.

Uma segunda hipótese é a de que indivíduos que progridem para a dependência são mais biologicamente vulneráveis aos efeitos disfóricos da abstinência de anabolizantes. Usuários com sintomas de abstinência mais severos após ciclos iniciais de EAAs tendem a se tornar progressivamente mais propensos a retomar o uso dos anabolizantes para prevenir tais sintomas. Por fim, uma terceira possível hipótese é sugerida pela aparente superposição de dependência de EAAs com outras formas de dependência química e com transtorno da conduta.

A literatura neuropsicológica em evolução tem mostrado que indivíduos com muitas outras formas de dependência química têm um *cluster* de atributos cognitivos que podem ser sumarizados como "déficits de tomada de risco/decisão", como impulsividade aumentada e dificuldade em aguardar recompensas não imediatas. Esses déficits são também associados a traços antissociais ou psicopáticos, incluindo o transtorno da conduta. Essas características podem, em conjunto, marcar um endofenótipo com possível papel causal no desenvolvimento da dependência química. Com EAAs, a direção de causalidade pode ser em ambas as vias: em indivíduos com esses hipotéticos déficits superpostos, o uso de testosterona e presumivelmente de outros anabolizantes pode modificar o balanço ainda mais em direção a um aumento da sensibilidade a recompensas e diminuição da sensibilidade a ameaças ou punições.[19]

Atualmente, poucos usuários de EAAs procuram tratamento para dependência de anabolizantes e, de fato, muitos são céticos quanto ao conhecimento de médicos e outros profissionais da saúde a respeito de tais substâncias. Eles com frequência não consideram o uso de tais substâncias como patológico e podem até mesmo avaliá-las como um aspecto de um estilo de vida saudável e atlético. No entanto, com o envelhecimento dos usuários, que apenas agora estão atingindo a meia-idade, esse padrão pode mudar em breve.[20]

Portanto, será provavelmente mais importante para clínicos identificar indivíduos com vários problemas distintos que possam ser candidatos ao tratamento de dependência de EAAs. Por exemplo, cardiologistas poderão encontrar cardiomiopatias ou doenças ateroscleróticas secundárias ao uso de EAAs; endocrinologistas poderão identificar disfunção sexual, infertilidade e outras consequências do hipogonadismo induzido por anabolizantes; nefrologistas poderão encontrar insuficiências renais associadas ao uso de EAAs; psiquiatras encontrarão transtornos do humor induzidos por anabolizantes, bem como a própria dependência química dessas substâncias, associada ou não ao uso de outras substâncias.[20]

ALTERAÇÕES CLÍNICAS MAIS COMUNS RELACIONADAS AO USO E À DEPENDÊNCIA DE ANABOLIZANTES

Sistema cardiovascular

Doses suprafisiológicas de EAAs aparentam produzir diversos efeitos adversos cardiovasculares, incluindo hipertensão, cardiomiopatia, hipertrofia ventricular esquerda, dislipidemia (aumento de LDL e diminuição de HDL, com aceleração potencial de aterosclerose), isquemia miocárdica, efeitos adversos sobre coagulação e agregação plaquetárias e arritmias.[15] Alguns desses efeitos, como hipertensão, dislipidemia e anormalidades na coagulação, remitem após o uso ser descontinuado, outros, porém, como aterosclerose e cardiomiopatia, são provavelmente irreversíveis.[15]

Tais efeitos têm sido relacionados a numerosas mortes prematuras entre atletas na faixa dos 20 aos 30 anos, conhecidos ou presumidos como usuários de anabolizantes – ou por doença cardíaca, ou por acidentes cerebrovasculares. Usuários mais velhos, que entram na faixa etária de risco para morbimortalidade cardiovascular, mesmo em abstinência, podem, portanto, apresentar incidência aumentada de eventos cardiovasculares severos.[15]

Sistema neuroendócrino

O uso de EAAs por longos períodos suprime o eixo hipotálamo-hipófise-gonadal; por isso, quando um ciclo de anabolizantes é interrompido, os usuários homens com frequência se tornam temporariamente hipogonadais. Embora a função endócrina normal costume se recuperar espontaneamente em algumas semanas a meses, estudos encontraram diversos homens nos quais o hipogonadismo persistiu por mais de um ano após a descontinuação do uso de EAAs.[15]

A supressão persistente do eixo pode ter várias consequências clínicas severas, como infertilidade e depressão. Em adição, afetos disfóricos associados com hipogonadismo podem levar alguns usuários a retomar o uso de anabolizantes, prolongando, assim, o problema de supressão neuroendócrina e originando uma síndrome de dependência.[15]

Mesmo em usuários que recuperam a função normal do eixo eventualmente, há preocupações acerca dos efeitos de níveis marcadamente prolongados e suprafisiológicos de EAAs em outros tecidos sensíveis a androgênios, como a próstata. Nenhum estudo sistemático mensurou a prevalência de patologia prostática em uma população de usuários de EAAs em comparação a uma população controle de mesma faixa etária.[15]

Sistema hepático

O uso de EAAs alquilados na posição 17-alfa (que são ativos em tomada VO) é, definitivamente, ainda que em números absolutos raramente, associado a efeitos adversos hepáticos, como peliose hepática, colestase intra-hepática, adenoma e carcinoma hepatocelulares, angiossarcoma hepático e ruptura hepática espontânea. Efeitos hepáticos de anabolizantes injetáveis, no entanto, parecem ser extremamente raros, muito embora haja relatos. O risco hepático nesses casos é presumivelmente maior com o aumento da duração da exposição. De qualquer modo, doença hepática induzida por EAAs costuma ser reversível com a descontinuação do uso, e a prevalência total de efeitos adversos entre usuários de longo prazo é provavelmente baixa.[15]

Sistema reprodutor

Entre os efeitos colaterais sobre o sistema reprodutor, nos homens, destacam-se redução da produção de espermatozoides, atrofia dos testículos, impotência, dificuldade ou dor para urinar, ginecomastia, priapismo, hipertrofia prostática e carcinoma prostático. Em mulheres, observam-se virilização, que se manifesta com diminuição da gordura corporal e do tamanho dos seios, voz mais grave, irregularidades menstruais, aumento do clitóris e alteração na libido.[9]

DIAGNÓSTICO

Em 2009, Kanayama e colaboradores, com base na literatura e na experiência clínica com indivíduos dependentes de EAAs, sugeriram que os critérios do *Manual diagnóstico e estatístico de transtornos mentais* (DSM), da American Psychiatric Association (APA), precisariam ser adaptados para o diagnóstico de dependência de EAAs na nova versão, publicada em 2013. No entanto, o DSM-5 não parece reconhecer explicitamente a síndrome de dependência de EAAs. Os autores já vinham propondo que fossem oferecidas interpretações para a dependência de EAAs na seção de dependência de substâncias do DSM-5, ou que, inicialmente, o *Manual* propusesse esses critérios apenas para fins de pesquisa, enquanto se aguardassem mais provas de sua confiabilidade e validade, o que não ocorreu.[21] Na prática, os clínicos usam os critérios de "Transtornos relacionados a outras substâncias (ou substâncias desconhecidas)" para formular o diagnóstico de dependência de anabolizantes.

O diagnóstico de uso de EAAs deve ser aventado a partir do momento da simples inspeção do paciente. Isso se deve ao fato de haver um valor médio de índice de massa magra limite possível de ser alcançado sem o uso de anabolizantes. Kouri e colaboradores demonstraram que indivíduos com índice de massa muscular livre de gordura acima de 25 a 26 kg/m^2 apresentam risco importante de ser usuários de EAAs.[22]

Além disso, o profissional da saúde deve questionar sobre padrão de dieta, rotina de exercícios físicos e uso de suplementos alimentares, como *whey protein*, creatina, aminoácidos, entre outros, por serem comumente associados ao uso de anabolizantes. Na anamnese, o profissional deve mostrar postura empática, sem julgamentos, e investigar as motivações para o uso, a data da primeira e da última dose, nomes e doses dos EAAs, a via de administração (e, se injetável, perguntar sobre compartilhamento de seringas), o padrão de consumo e de ciclos, o uso de medicações que ajudem a diminuir os efeitos adversos ou que mascarem testes de urina, bem como o uso de outras drogas (lícitas, ilícitas e prescritas). Por fim, exame físico completo é essencial, buscando encontrar possíveis alterações somáticas secundárias ao uso de tais substâncias.[17]

DIAGNÓSTICO DIFERENCIAL

Os principais diagnósticos diferenciais, em geral, são os transtornos do humor primários. Além disso, é fundamental investigar o uso concomitante de outras substâncias.

EXAMES/TESTES COMPLEMENTARES QUE AUXILIAM O DIAGNÓSTICO

As principais alterações laboratoriais encontradas em usuários de EAAs estão resumidas no **Quadro 18.2**.

TRATAMENTO

Há poucos estudos sobre o tratamento do uso e dependência de EAAs, mas o tratamento tradicional deve focar, concomitantemente, no alívio dos sintomas de abstinência e nas complicações. Tendo em vista a ampla gama de causas e consequências relacionadas a esse transtorno, o tratamento deve ser sempre individualizado, avaliando sobretudo a busca de possíveis comorbidades psiquiátricas associadas. Deve-se encaminhar para o tratamento do hipogonadismo, visando o restabelecimento da função endócrina. É importante que os indivíduos sejam informados de que, mesmo após a interrupção do uso, permanece o risco para recaídas, além da maior vulnerabilidade aos efeitos clínicos e psiquiátricos.[23]

Antidepressivos serotonérgicos podem ser úteis tanto para dismorfia muscular como para sintomas depressivos associados à abstinência de EAAs, por exemplo. Em caso de síndrome hipogonadal, pode ser indicado tratamento com gonadotrofina coriônica humana (HCG), para acelerar a produção testicular de testosterona, por vezes mesmo associada ao clomifeno, a fim de estimular também a função hipofisária. Apesar de muito pouco ter sido estudado sobre psicoterapia para usuários de anabolizantes, é plausível sua efetividade, sobretudo em casos em que haja associação com dependência de outras substâncias e quadros comórbidos.[20]

São propostas seis metas para o tratamento de dependência de EAAs:[20,23]

1. desenvolver motivação para iniciar e manter a abstinência de anabolizantes e todas as outras substâncias, bem como de substâncias médicas não prescritas
2. assistir o início da abstinência provendo alívio dos sintomas de abstinência, o que pode requerer intervenção farmacológica
3. verificar transtornos médicos e psiquiátricos associados ou induzidos pelos EAAs, incluindo dismorfia muscular e supressão persistente do eixo hipotálamo-hipófise-gonadal
4. desenvolver um sistema de suporte social que favoreça a recuperação
5. otimizar as habilidades de autoeficácia para manejo de estresse, que pode aumentar o risco de recaída
6. balancear comportamentos relacionados ao exercício físico com atividades recompensatórias e prazerosas alternativas[20]

CONSIDERAÇÕES FINAIS

O uso de EAAs tornou-se particularmente predominante em regiões como Escandinávia, Estados Unidos, Brasil e países britânicos, mas permanece raro em países como China, Coreia e Japão – um padrão que provavelmente reflete as diferenças culturais desses países nas atitudes em relação a masculinidade, beleza e saúde.[24] O culto à estética do corpo parece ser um meio de reforçar certas identidades culturais, tendo claros reflexos no comportamento do consumidor, sendo que a problematização da estética do corpo parece ter norteadores diferentes para determinados grupos de pessoas (*gays*, jovens, atletas, mulheres, cariocas), uma vez que tal estética pode ser usada tanto como forma de reforçar quanto de comunicar a identidade.[25]

Para as mulheres, por exemplo, as dimensões do "culto ao corpo", suas motivações e o sentido dado à beleza e, sobretudo, à magreza, apontam para o importante lugar que o corpo ocupa em suas vidas no que concerne à construção das identidades de gênero, como forma de obrigatoriedade incorporada ao estilo de vida no mundo contemporâneo.[26]

Sabe-se que, atualmente, a maioria dos usuários de EAAs não se constitui de atletas competitivos; em vez disso, são tipicamente homens jovens ou de meia-idade que usam essas drogas sobretudo para a melhorar a aparência pessoal,[23] uma busca que certamente tem muita influência negativa do padrão de beleza refletido por celebridades televisivas, professores de educação física e atletas.[27,28]

Diferentemente de outras drogas, os EAAs podem induzir dependência por mecanismos diversos. Essa característica indica que os clínicos devem estar particularmente sensíveis

---

QUADRO 18.2
Alterações em exames laboratoriais de usuários de EAAs

- Função hepática: aumento de TGO, TGP, LDH, gama-GT, bilirrubinas totais
- Níveis de colesterol: diminuição de HDL, aumento de LDL
- Níveis hormonais: aumento de testosterona, estradiol, LH e FSH
- Contagem sanguínea completa: aumento de hemácias, hemoglobina e hematócrito
- Anabolizantes na urina: positivo
- Outras drogas na urina: pode estar positivo
- Ecocardiograma (ECG): hipertrofia ventricular esquerda
- ECG: prejuízo da função diastólica
- Sêmen: diminuição na contagem de espermatozoides, alteração de mobilidade e morfologia anormal

Fonte: Pope Jr. e colaboradores.[17]

e preparados para tratar: 1) transtornos de imagem corporal subjacentes, como a dismorfia muscular; 2) hipogonadismo induzido por anabolizantes e possível consequente depressão; 3) dependência química de EAAs, com possível comorbidade com dependência química de outras substâncias psicoativas convencionais.[20]

Um foco especial deve ser dado a revisitar o treinamento de resistência e evitar exercícios cardiorrespiratórios em jejum, a fim de diminuir a dependência de drogas e, assim, preservar a saúde e a integridade do indivíduo.[29] Além disso, faz-se necessário identificar grupos de risco, possibilitando a implantação de programas de prevenção de caráter predominantemente educativo, voltados a esse público e a profissionais do esporte.[9]

REFERÊNCIAS

1. Moraes DR, Castiel LD, Ribeiro APPGA. "Não" para jovens bombados, "sim" para velhos empinados: o discurso sobre anabolizantes e saúde em artigos da área biomédica [Internet]. Cad Saúde Pública. 2015;31(6):1131-40 [capturado em 11 maio 2017]. Disponível em: http://www.scielo.br/scielo.php?script=sci_arttext&pid=S0102-311X2015000601131&lng=en.
2. Pope Jr HG, Kanayama G, Athey A, Ryan E, Hudson JI, Baggish A. The lifetime prevalence of anabolic-androgenic steroid use and dependence in Americans: current best estimates. Am J Addiction. 2014;23:371-7.
3. Shamloul RM, Aborayah AF, Hashad A, Abd-Allah F. Anabolic steroids abuse-induced cardiomyopathy and ischaemic stroke in a young male patient. BMJ Case Reports. 2014.
4. Rodriguez LS, Carreteiro TCOC. Olhares sobre o corpo na atualidade: tatuagem, visibilidade e experiência tátil. Psicol Socie. 2014;26(3):746-55.
5. Rocha FL, Roque FR, Oliveira EM. Esteróides anabolizantes: mecanismos de ação e efeitos sobre o sistema cardiovascular. Mundo Saúde. 2007;31(4):470-7.
6. Ghaphery NA. Performance-enhancing drugs. Orthop Clin N Am. 1995;26(3):433-42.
7. Bhasin S, Storer TW, Berman N, Callegari C, Clevenger B, Phillips J, et al. The effects of supraphysiological doses of testosterone on muscle size and strength in normal men. N Engl J Med. 1996;335(1):1-7.
8. Tokish JM, Kocher MS, Hawkins RJ. Ergogenic aids: a review of basic science, performance, side effects, and status in sports. Am J Sport Med. 2004;32(6):1543-53.
9. Boff SR. Efeitos colaterais dos esteróides anabolizantes sintéticos. Rev Bras Cienc Mov. 2008;16(1):123-7.
10. Silva PRP, Danielski R, Czepielewski MA. Esteroides anabolizantes no esporte. Rev Bras Med Esp. 2002;8(6):235-43.
11. Bordin S. Esteroides anabolizantes. In: Figlie NB, Bordin S, Laranjeira R. Aconselhamento em dependência química. 3. ed. São Paulo: Roca; 2015. p. 116-20.
12. Anabolics.com. Detection times of steroids [Internet]. c2017 [capturado em 15 maio 2017]. Disponível em: http://www.anabolics.com/pages/Detection-Times-of-Steroids#.WRovrH9tm00.
13. Björk T, Skårberg K, Engström I. Eating disorders and anabolic androgenic steroids in males - similarities and differences in self-image and psychiatric symptoms. Subst Abuse Treat Prev Policy. 2013;8:30.
14. Blashill AJ, Safren SA. Sexual orientation and anabolic-androgenic steroids in US adolescent boys. Pediatrics. 2014;133(3):469-75.
15. Kanayama G, Hudson JI, Pope HG. Long-term psychiatric and medical consequences of anabolic- androgenic steroid abuse: a looming public health concern? Drug Alcohol Depen. 2008;98(1-2):1-12.
16. Pope Jr CG, Pope HG, Menard W, Fay C, Olivardia R, Phillips KA. Clinical features of muscle dysmorphia among males with body dysmorphic disorder. Body Image. 2005;2(4):395-400.
17. Pope Jr HG, Brower KJ. Treatment of anabolic androgenic steroid-related disorders. In: Galanter M, Kleber HD, Brady KT. The American psychiatric publishing textbook of substance abuse treatment. 4th ed. Washington: American Psychiatric Publishing; 2008. p. 237-45.
18. Morrison TR, Ricci LA, Melloni RH. Anabolic/androgenic steroid administration during adolescence and adulthood differentially modulates aggression and anxiety. Horm Behav. 2015;69(6):132-8.
19. Kanayama G, Brower KJ, Wood RI, Hudson JI, Pope Jr HG. Anabolic-androgenic steroid dependence: an emerging disorder. Addiction. 2009;104(12):1966-78.
20. Kanayama G, Brower KJ, Wood RI, Hudson JI, Pope Jr HG. Treatment of anabolic-androgenic steroid dependence: emerging evidence and its implications. Drug Alcohol Depen. 2010;109(1-3):6-13.
21. Kanayama G, Brower KJ, Wood RI, Hudson JI, Pope Jr HG. Issues for DSM-V: clarifying the diagnostic criteria for anabolic-androgenic steroid dependence. Am J Psych. 2009;166(6):642-4.
22. Kouri EM, Pope Jr HG, Katz DL, Oliva P. Fat-free mass index in users and nonusers of anabolic-androgenic steroids. Clin J Sport Med. 1995;5(4):223-8.
23. Associação Médica Brasileira, Sociedade Brasileira de Pediatria, Sociedade Brasileira de Ortopedia e Traumatologia. Projeto diretrizes: abuso e dependência de anabolizantes. 2012 [capturado em 01 ago. 2017]. Disponível em: https://diretrizes.amb.org.br/_BibliotecaAntiga/abuso_e_dependencia_de_anabolizantes.pdf.
24. Kanayama G, Pope Jr HG. History and epidemiology of anabolic androgens in athletes and non-athletes. Mol Cell Endocrinol. 2017;9(17).
25. Pereira SJN, Ayrosa EAT. Corpos consumidos: cultura de consumo gay carioca. Org Soc. 2012;19(61):295-313.
26. Amaral MCM. Culto ao corpo e estilo de vida entre as mulheres. Soc Est. 2012;27(1):209.
27. Avilez JL, Zevallos-Morales A, Taype-Rondan A. Use of enhancement drugs amongst athletes and television celebrities and public interest in androgenic anabolic steroids. Exploring two Peruvian cases with Google Trends. Public Health. 2017;146(4):29-31.
28. Yager Z, Gray T, Curry C, McLean SA. Body dissatisfaction, excessive exercise, and weight change strategies used by first-year undergraduate students: comparing health and physical education and other education students. J Eat Disord. 2017;5(1):1-11.
29. Gentil P, de Lira CAB, Paoli A, Dos Santos JAB, da Silva RDT, Junior JRP, et al. Nutrition, pharmacological and training strategies adopted by six bodybuilders: case report and critical review. Eur J Transl Myol. 2017;27(1):6247.

19

Inalantes e outras drogas

Daniel Cruz Cordeiro e Alessandra Diehl

PONTOS-CHAVE

✓ O uso de inalantes ocorre predominantemente entre crianças e adolescentes, sobretudo aqueles em situação de rua e jovens de diferentes classes sociais.

✓ GHB, *poppers* e cetamina têm sido drogas ligadas com frequência a questões de atividade sexual.

✓ Ainda há controvérsia sobre o potencial da cafeína de causar dependência.

✓ O uso frequente de laxantes pode indicar a existência de um transtorno alimentar.

✓ As *herbal highs* são produtos à base de plantas vendidos principalmente na internet e facilmente obtidos, uma vez que alguns deles não têm restrição legal, mas apresentam alta capacidade de causar dependência e comprometimento cognitivo.

Este capítulo se propõe a reunir dois grupos de substâncias bastante heterogêneos e distintos: os inalantes e outras drogas. A razão para essa escolha reside em dois fatos. O primeiro é que, apesar de haver necessidade de extensão de pesquisas relacionadas ao tratamento do uso e da dependência de inalantes, a literatura científica não contempla estudos que examinem os efeitos de potenciais medicações no tratamento dessa condição,[1] bem como não se observam estratégias bem-sucedidas de modelos de tratamento psicossocial dirigidos a esse público específico, o que tornaria um capítulo apenas sobre essa temática bastante enxuto.[1,2]

O segundo, é que há uma série de outras substâncias ou compostos, presentes no cenário de muitos adolescentes e adultos jovens do mundo contemporâneo, não incluídos em outros capítulos deste livro, seja por não terem uma classificação precisa como substância psicoativa, por sua "novidade" e seu ineditismo no mundo das drogas, seja pela escassez de evidências científicas a seu respeito, o que também tornaria um capítulo específico demasiadamente curto.

Percebe-se que a tendência atual entre algumas "tribos" é a recuperação de antigas substâncias esquecidas ou em desuso, que têm invadido o cenário moderno com uma "nova roupagem" e ganhado novos adeptos, e que vêm despertando crescente interesse e preocupação tanto por parte de profissionais, pais e educadores quanto da mídia em geral. As drogas que antes pertenciam aos traficantes se tornaram as chamadas "drogas modernas", comercializadas livremente, ora em farmácias, *sex-shops* e supermercados, ora em pequenas fábricas caseiras e clandestinas.[3]

O crescimento do uso dessas substâncias é tão rápido quanto alarmante. A literatura científica a respeito de efeitos agudos, crônicos e epidemiológicos, abordagens farmacológicas e psicossociais dessas substâncias não parece conseguir acompanhar tal demanda.[3]

INALANTES

Esse termo refere-se a uma ampla variedade de substâncias com diferenças em suas estruturas químicas, as quais têm a capacidade de evaporar com facilidade e produzir rapidamente sensações agradáveis e excitatórias, como euforia e desinibição, e, com isso, dar impressão de melhorar o desempenho sexual.[1,4]

Além disso, por não serem, em sua maioria, consideradas substâncias ilegais, acabam sendo de fácil acesso, de baixo custo e de fácil armazenamento pelo usuário (p. ex., acetona ou lata de cola não produzem conflitos domésticos quando encontradas em casa, simplesmente por não serem percebidas como potenciais drogas). Todos esses fatores influenciam o maior consumo entre os jovens, por não necessitarem de maior sofisticação para sua aquisição.[5] Joseph Priestley, químico inglês, identificou o óxido nitroso na segunda metade do século XVIII. Por provocar limitada depressão cardiorrespiratória, não ser inflamável e ter pouca toxicidade, foi o primeiro gás usado na medicina com finalidades anestésicas. Também foi o primeiro inalante de uso recreativo, conhecido como gás do riso, ou hilariante. Já no século XIX, festas eram realizadas com o intuito de utilizar tal substância, porém, devido à dificuldade de obtenção e ao alto custo, o consumo do óxido nitroso ficou restrito a uma camada da sociedade com maior poder aquisitivo, e poucos relatos de problemas relacionados ao seu uso foram descritos nessa época.[6]

Apenas nos anos de 1940 foram reconhecidos os problemas relacionados à utilização de inalantes. Na época, diferentes países, como Estados Unidos, Inglaterra, Índia e Austrália, verificavam que pessoas jovens estavam inalando gasolina para obter os efeitos da intoxicação. As chances de experimentação de inalantes foram aumentadas durante os anos seguintes, com a criação de uma série de produtos solventes para diferentes finalidades. Vários relatos dessa época apontam para a grande capacidade tóxica da cola. Mudanças estruturais foram realizadas nessa substância, porém, a cada ano, novos produtos foram lançados, e o problema com a inalação desses agentes nunca mais foi solucionado.[7] Entre as fontes mais comuns de substâncias voláteis inalantes estão: verniz, tintas, removedores de esmalte de unha, colas, fluidos de isqueiro, *thinner*, adesivos, alguns agentes de limpeza a seco, *spray* de pintura e propulsores de aerossol.[8]

Uma das muitas brincadeiras vistas no carnaval brasileiro desde o seu surgimento foi o uso de "limões cheirosos" e águas de cheiro jogadas entre os foliões. Portanto, não surpreendeu o sucesso do lança-perfume (uma mistura de éter, clorofórmio, cloreto de etila e essências perfumadas), quando de seu lançamento pela empresa Rhodia em 1897. No Brasil, os primeiros relatos de seu uso nos bailes e no carnaval de rua são do ano de 1906, como produto aromatizador, comercializado em frasco sob pressão, para brincadeiras de esguichar o produto nos outros foliões, causando uma sensação fria, agradável e perfumada. Foi amplamente usado nas décadas de 1930 e 1940, quando essas brincadeiras foram dando lugar ao uso do lança-perfume como droga recreativa. Os indivíduos usam lenços embebidos do líquido, que é aspirado para obtenção de uma sensação de euforia e entorpecimento. Após vários casos de morte, sobretudo por parada cardíaca, o uso do lança-perfume acabou sendo proibido no Brasil em 1961, pelo então presidente, Jânio Quadros. Visto que sua produção e comercialização são livres em países vizinhos, como Argentina e Paraguai, o produto acaba sendo contrabandeado, sobretudo na época do carnaval.[9] Como alternativa a essa substância, existe o popular "cheirinho da lolô", uma mistura clandestina de álcool etílico ou benzina, clorofórmio, éter e essências de frutas.[10]

Em vários países tem sido relatado, nos últimos anos, o uso de substâncias inalantes, especialmente entre adolescentes e crianças muito jovens. Esse início ocorre por volta dos 9 aos 12 anos de idade. Depois de um ou dois anos de uso, esses jovens tendem a mudar para outra substância. O uso de inalantes por adultos está relacionado a problemas sociais, encarceramento, comorbidade e poliuso de drogas.[11]

> Milhões de crianças e adolescentes mergulham no mundo das drogas a fim de afogar suas mágoas, problemas e necessidades. A mais comum é a cola de sapateiro, mais fácil de ser obtida.[12]

O **Quadro 19.1** reúne razões relatadas entre adolescentes para o uso de inalantes.

Estudos de revisão confirmam que o uso de inalantes ocorre predominantemente entre crianças e adolescentes, em especial aqueles em situação de rua. Os meninos são sempre mais prevalentes que as meninas (74,2 a 84,6%).[15] Embora mais presente em meninos, também tem sido observado entre mulheres, tanto de países desenvolvidos quanto daqueles em desenvolvimento.[2] Entre os grupos mais vulneráveis de usuários de inalantes, observa-se maior risco para uso de drogas injetáveis, HIV, suicídio e desenvolvimento de transtornos psiquiátricos.[2]

Mesmo em populações com maior acesso a informações, como estudantes universitários, os inalantes são considerados "drogas menos perigosas", sendo bastante usados de forma recreativa. Em um estudo realizado com estudantes de medicina de Fortaleza, com uma amostra de 627 alunos, 46,9% referiram ter usado lança-perfume alguma vez na vida. As micaretas (carnaval fora de época) vêm sendo apontadas como uma das possíveis causas do aumento da frequência desse consumo, devido ao incremento da oferta da droga nesses eventos.[16] Chama atenção que, quase uma década depois, outro estudo, realizado na Bahia, com 404 estu-

---

QUADRO 19.1
Resumo das informações-chave sobre os inalantes

- Inalantes são drogas especialmente prevalentes entre adolescentes e crianças muito jovens
- Idade de início para a experimentação: 14 e 15 anos
- Populações mais vulneráveis: 7 a 9 anos
- Uma em cada cinco pessoas que fazem experimentação de inalantes desenvolveram um padrão de dependência destas substâncias
- Transição de um padrão de uso experimental para um típico padrão de abuso e/ou dependência em geral ocorre um ano após o início do uso
- Casos novos de uso de inalantes em adultos têm estreita relação com baixo nível socioeconômico, problemas sociais, encarceramento, comorbidades psiquiátricas, estar inserido em um contexto de poliuso de outras drogas

Fonte: Elaborado com base em Medina-Mora e Real,[2] Garland e colaboradores[13] e Perron e colaboradores.[14]

dantes de medicina, observou dados muito semelhantes, com 46,2% dos entrevistados relatando ter usado lança-perfume pelo menos uma vez na vida.[17] Tal achado aponta que os números de usuários nesse grupo é alto e permanece praticamente inalterado.

Mesmo em países mais desenvolvidos, o problema relacionado ao consumo de inalantes por jovens continua sendo bastante grave.[7] No Brasil, esses dados não são conhecidos, apesar de todos os anos manchetes de jornais ou notícias na televisão relatarem o falecimento de pessoas devido ao uso de inalantes. As notícias não ficam restritas a crianças em situação de rua. Nos últimos anos, mortes de jovens de classe média/alta têm sido expostas e associadas a festas em cruzeiros, micaretas, carnaval e *raves*.

Evidências apontam que existem baixas taxas de confiabilidade para os critérios diagnósticos de dependência de inalantes quando comparadas com as de outras substâncias, sugerindo a necessidade de uma revisão sobre a temática, até mesmo da própria evidência de síndrome de abstinência, a qual parece pouco definida para os inalantes, segundo os manuais diagnósticos vigentes.[2]

O **Quadro 19.2** sumariza algumas informações-chave quanto ao perfil epidemiológico dos inalantes.

Classificação

Os inalantes são divididos em três grupos:

Grupo I

- **Solventes voláteis**: butano, propano, tolueno, cloreto de metila, acetato de etila, tetracloroetileno (encontrados em *sprays* diversos, tintas, removedores de manchas, corretivo líquido para texto, desengordurantes, colas e cimento de borracha).
- **Combustíveis**: butano e propano (encontrados em isqueiros, gasolina, propulsores de carros de corrida).
- **Anestésicos**: éter, cloreto de etila, halotano.

Grupo II

- **Óxido nitroso** (encontrado no gás hilariante, em anestésicos e em aerossóis).

Grupo III

- **Voláteis**: nitritos de alquila, cicloexil, nitrito de butila, álcool isopropílico, nitrito isobutil (encontrados em *poppers*, limpadores de cabeçote, purificadores de ar e odorizadores de ambiente).

Os inalantes produzem efeitos similares aos do álcool (*etanol like*) via ácido gama-aminobutírico (GABA), bem como efeitos anestésicos dissociativos via sistemas de receptor N-metil-D-aspartato (NMDA), e aumentam a liberação de dopamina no *nucleus accumbens*, expandindo a via dopaminérgica, que, por sua vez, pode mediar as propriedades de uso dos inalantes.[19,20]

A ação dos solventes ocorre pela fácil penetração e distribuição no organismo, devido às suas moléculas de baixo peso. Os efeitos surgem em poucos segundos após o consumo e duram em torno de 5 a 15 minutos. Os efeitos iniciais procurados pelos usuários são excitação, euforia e alterações audiovisuais. Sintomas desagradáveis ocorrem colateralmente e estão associados à forma de uso e à quantidade utilizada, produzindo tonturas, náuseas, vômitos, tosse, espirros, aumento da salivação e da sensibilidade à luz, podendo piorar com o surgimento de sensação de desorientação, visão dupla, cefaleia, palidez cutânea e cólicas abdominais. Casos mais graves são observados com diminuição do estado de alerta, podendo evoluir para quadros de perda de consciência, convulsão e coma.[11] O infarto agudo do miocárdio é causado, durante a intoxicação, pela redução da oxigenação em todo o organismo, inclusive no músculo cardíaco. Essa musculatura é sobrecarregada, forçada a trabalhar de forma mais intensa para suprir a má oxigenação do restante do organismo e pode entrar em falência. Mortes assim podem ocorrer até mesmo com pessoas que nunca haviam usado a substância. A morte ocorre de forma tão aguda que o socorro médico em geral não chega a tempo.[7]

O **Quadro 19.3** mostra os efeitos agudos dos inalantes.

Evidências associam claramente a administração contínua de inalantes com a indução de sintomas psicóticos, transtornos do humor e de ansiedade e danos cerebrais, como prejuízo de

---

QUADRO 19.2
Razões relatadas entre adolescentes para o uso de inalantes

- curiosidade sobre o efeito
- sentir-se aborrecido
- facilidade de acesso comparada a outras drogas
- uso associado a diversão ou busca de relaxamento
- opinião de que essa droga não é perigosa
- esquecer os problemas
- sentir-se triste ou ansioso
- pressão dos seus pares
- para impressionar terceiros
- estar com raiva de alguém
- problemas familiares
- raiva de si mesmo
- gostar dessa droga mais do que de outras

Fonte: Perron e colaboradores.[18]

QUADRO 19.3
Efeitos agudos de solventes e inalantes

Primeira fase	Fase de excitação, em que o indivíduo sente euforia, excitação, tonturas, perturbações auditivas e visuais. Pode gerar efeitos como náuseas, espirros, tosse, salivação e faces avermelhadas.
Segunda fase	Ocorre a depressão do sistema nervoso central, com efeitos de confusão, desorientação, voz pastosa, visão embaçada, perda do autocontrole, dor de cabeça, palidez, alucinações visuais e auditivas.
Terceira fase	Redução acentuada do estado de alerta, incoordenação ocular, incoordenação motora, fala enrolada, reflexos deprimidos, alucinações.
Quarta fase	Estados depressivos tardios; pode ocorrer queda da pressão, sonhos estranhos, inconsciência e surtos de convulsões

Fonte: Diehl e Figlie.[21]

memória, comprometimento cognitivo, perda da audição e da sensação olfativa, comprometimento da coordenação motora, com dificuldade para deambular, e demência.[1,4]

O uso de inalantes durante a gestação está associado com distúrbios menstruais, aumento na probabilidade de prolapso uterino e da parede vaginal, distúrbios do crescimento fetal, diminuição do crescimento do esqueleto, aumento do crescimento de vísceras dos fetos, atraso no desenvolvimento intelectual e físico, comprometimento da linguagem, sintomas de hiperatividade, disfunção cerebelar, microcefalia e retardo no crescimento.[22,23]

A exposição ocupacional a inalantes tem sido associada a quadros com déficit cognitivo, ataxia cerebelar, espasticidade e miopatias, isolados ou associados, e duas síndromes neurotóxicas mais específicas observadas nesses casos: ototoxicidade e neuropatia periférica.[24]

NITRATOS

Entre os inalantes, os nitratos vêm ocupando espaço. São encontrados em frascos ou na forma de ampolas, sendo consumidos em geral por inalação, usados em pistas de dança e durante o ato sexual. Os vapores costumam ser aspirados pelo nariz ou inalados por meio de um pano molhado.[8]

Popularmente conhecidos como *poppers*, ou "incenso líquido", constituem uma substância que emergiu em ambientes de *sex-shops* e que, embora ilícita, pode ser comprada com facilidade nesses locais. A busca pela droga tem sido estimulada pela suposta capacidade de aumentar o desejo e o desempenho sexuais, facilitar a masturbação e levar a um "orgasmo bombástico", como tem sido descrito em mídias informais.[3,25]

O uso do *popper* popularizou-se entre o público *gay*, talvez por facilitar as relações sexuais, principalmente anais, uma vez que há relatos de potencializar o prazer e suprimir a dor, facilitando, assim, a penetração.[3] No entanto, curiosos de várias "tribos" também buscam os elementos de prazer que a droga pode oferecer.

Seus vapores produzem uma agitação que causa risos imotivados, aumento da frequência cardíaca, euforia e relaxamento muscular e sedação, efeitos que aparecem poucos segundos depois da inalação e duram apenas 30 a 40 segundos.[8] Além disso, somam-se tonturas, desorientação e ansiedade. Alguma tolerância provavelmente se desenvolva, mas é difícil estimar. Ocorre, ainda, aumento da suscetibilidade a convulsões.[8] Devido a mudanças na ligação e na função de receptores de dopamina, a função cognitiva diminui.[8]

Tratamento

Os potenciais medicamentos a serem usados para esse grupo de substâncias foram selecionados com base no conhecimento dos efeitos dos neurotransmissores que medeiam os efeitos reforçadores dos inalantes.[10]

- **Antipsicóticos atípicos**: têm alta afinidade por receptores de dopamina (D_3 e D_4), sendo que a indicação de clozapina (Leponex®, 200-500 mg/dia), olanzapina (Zyprexa®, 5-20 mg/dia), risperidona (Risperdal®, 4-8 mg/dia) e quetiapina (Seroquel®, 300-900 mg/dia) estaria relacionada à possibilidade de redução do uso de inalantes pelo bloqueio do circuito de recompensa dopaminérgico mesocortical estimulado pelos inalantes.[1]
- **Anticonvulsivantes**: medicamentos como valproato (Depakene®, 750-1.800 mg/dia), topiramato (Topamax®, 200-600 mg/dia), gabapentina (Neurontin®, 900-1.800 mg/dia), vigabatrina (Sabril®, 2 g/dia) e tiagabina (Gabitril®, 12-24 mg/dia) estariam indicados para tratar a síndrome de abstinência, pois antagonizam os efeitos reforçadores dos inalantes pela inibição da liberação de dopamina mesocorticolímbica por meio da facilitação da atividade GABA.[1]
- **Acamprosato** (Campral®, 999-1.988 mg/dia): a indicação está relacionada à capacidade de prevenir a neurotoxicidade associada ao uso dos inalantes.[1]

- **Antagonistas 5-HT$_3$**: em razão de os receptores 5-HT$_{3A}$ poderem estar envolvidos nos efeitos reforçadores dos inalantes, é possível que essa medicação antagonize esse complexo receptor. Dois são os medicamentos com esse perfil: ondansetrona (Zofran®, 4 mg/dia) e mirtazapina (Remeron®, 30-45 mg/dia).[1]

Apesar de os inalantes serem a quarta classe de drogas mais consumida entre os brasileiros, os números não parecem estar associados a estratégias terapêuticas ou modelos de tratamento psicossociais de âmbito nacional dirigidos a esse público. Portanto, ainda há uma grande lacuna nessa área, que necessita ser preenchida com políticas específicas.[10]

O **Quadro 19.4** mostra algumas das questões relevantes para se pensar no tratamento do uso de inalantes.

CLORETO DE METILENO (B 25)

O cloreto de metileno é da família dos hidrocarbonetos halogenados. É um líquido límpido, com odor característico, que produz vapor irritante, muito usado como agente de processo e solvente para a produção de vernizes especiais e lacas. É solvente e propulsor em aerossol, sendo usado na indústria plástica. O produto, se inalado em grandes quantidades, pode levar à morte, e a exposição prolongada ou repetida pode causar irritação da pele, até mesmo queimaduras. O contato repetido pode ocasionar ressecamento ou descamação da pele. O contato com os olhos gera irritação moderada e leve lesão da córnea.[3]

OUTRAS DROGAS

CETAMINA

O hidrocloridrato de cetamina é um antagonista do receptor NMDA, que, em doses altas, pode se ligar a dois tipos de receptores opioides (μ, σ). A droga foi desenvolvida na década de 1960 com finalidades anestésicas; contudo, os primeiros relatos de uso no período pós-anestésico foram de aparecimento de efeitos colaterais graves, como alucinações e sonhos vívidos, o que acabou limitando sua aplicação clínica, sendo hoje mais usada como anestésico veterinário.[26]

Existem, no entanto, pesquisas que têm avaliado o uso dessa droga para outras finalidades terapêuticas, como no tratamento da depressão refratária, no tratamento coadjuvante da dor grave e em dependentes de heroína, sem grandes promessas de efetividade.[27-30] O uso recreativo da cetamina vem sendo documentado desde o início dos anos de 1970. Sua popularidade aumentou sobretudo entre adolescentes (16-24 anos), em grandes festas de música eletrônica, nas quais é mais conhecida pelas gírias *K* ou *special K*.[26,31]

Porém, da década de 1970 até hoje, observa-se que o uso da droga tem aumentado vertiginosamente, preocupando autoridades e pesquisadores de várias partes do mundo.[32]

Nos Estados Unidos, no Canadá, no Japão e no Reino Unido, a cetamina é considerada droga narcótica.[26] No Brasil, ainda não há dados oficiais sobre os padrões de consumo da substância, mas o medicamento é de fácil aquisição, sendo vendido em casas de material agropecuário com os nomes comerciais Dopalen® ou Cetamim® mediante apresentação de receita prescrita por veterinário.

A droga é obtida na forma de pó e aspirada. Também é encontrada na forma líquida solúvel e pode ser usada por via injetável ou oral, na forma de tabletes.[33] O uso da cetamina predomina entre usuários de múltiplas substâncias, motivados sobretudo pelo desejo de experimentar novas sensações prazerosas, de relaxamento, de busca de sensações hedonísticas, de "sair fora do corpo", bem como de efeitos oníricos e psicodélicos, riscos imotivados, aumento da intensidade da perda do controle ou de sentir-se *high*. A "viagem" com a cetamina é descrita como curta, mas extremamente intensa. Apesar de estar relacionada ao aumento da excitação sexual e à diminuição de inibição, há relatos de retardo ejaculatório após o uso. Pode também ser usada com a finalidade de relaxar os músculos do ânus, diminuindo a dor durante a penetração anal. A diminuição da inibição, associada a sexo desprotegido, aumenta o risco de exposição a infecções sexualmente transmissíveis (ISTs) e hepatites.[26]

Entre os efeitos agudos da cetamina, observam-se indução de distorção de tempo e espaço, alucinações e efeitos dissociativos leves. Em doses acima de 150 mg, pode induzir dissociações mais graves, com experiências de sensações de distanciamento da realidade e outras percepções alteradas, como o que ocorre na esquizofrenia, com risco de produção de sintomatologia psicótica. A droga também tem sido associada a episódios de suicídio, principalmente em combinação com álcool. Além disso, os usuários estão sob risco de traumas, acidentes e até mesmo morte, advinda da dissociação e dos efeitos anestésicos da cetamina. Náuseas e vômitos estão entre os efeitos menos desejáveis na intoxicação aguda.[26]

QUADRO 19.4
Questões relevantes no tratamento do uso de inalantes

- Avaliar e tratar possíveis comorbidades psiquiátricas associadas
- Requer tratamento multiprofissional
- Faltam políticas públicas específicas para essas drogas de abuso (prevenção + tratamento)
- Tratamento preferencialmente ambulatorial
- Casos de extrema vulnerabilidade: internação involuntária ou compulsória (?)

Fonte: Elaborado com base em Medina-Mora e Real,[2] Garland e colaboradores[13] e Perron e colaboradores.[14]

Um estudo chinês que avaliou 233 apresentações registradas em serviços de emergência de Hong Kong por uso de cetamina, entre 2005 e 2008, observou que os sintomas mais comuns foram alteração do nível de consciência (45%), dor abdominal (21%), sintomas do trato urinário (12%), tontura (12%), pressão arterial (PA) alta (40%), taquicardia (39%), sensibilidade abdominal (18%) e presença de pó branco nas narinas (17%).[34] Uma pesquisa que avaliou 150 usuários de cetamina, com diferentes padrões de consumo, mostrou que os danos cognitivos, em especial de memória, têm sido mais associados a consumidores crônicos da substância, enquanto sintomas depressivos aparecem tanto nos usuários frequentes quanto naqueles que já estavam abstinentes há mais de três meses.[28] Entre os danos à saúde física, foram descritas alterações do trato gastrintestinal alto, como dor epigástrica, gastrite e gastroduodenite.[35]

A cetamina é uma droga que causa dependência, sendo observados efeitos de tolerância, abstinência, persistência do uso apesar dos prejuízos causados e relatos de *craving*.[26,33]

GHB

O GHB (ácido γ-hidroxibutirato) é um sedativo anestésico que, na década de 1980, foi muito usado por fisiculturistas a fim de aumentar a massa muscular. Na década de 1990, ganhou novos adeptos, sobretudo entre o público jovem frequentador de boates com música eletrônica e o público *gay*, como mais uma entre tantas outras *club drugs* por suas características afrodisíacas e de aumento da libido.[36,37]

De acordo com o European Monitoring Centre for Drugs and Drug Addiction (EMCDDA), o consumo de GHB não é tão difundido quanto o de outras drogas ilegais. No entanto, dependendo do estudo e do grupo-alvo pesquisado, a prevalência de uso ao longo da vida tem variado de 3 a 19%.[38] Originalmente, o GHB foi desenvolvido para uso hospitalar. Porém, devido a sua razão de segurança ser relativamente baixa, e a margem de dose terapêutica muito estreita, seu uso foi desaprovado pela Food and Drug Administration (FDA) em 1990.[38]

O GHB é um líquido inodoro, levemente salgado, podendo ser disponibilizado em cápsulas, em pó ou em garrafas pequenas. Sua apresentação mais comum é na forma de sal, diluído em água. Seus efeitos começam, em média, 20 minutos após a ingestão oral. Por essas características, tem sido também chamado de *ecstasy* líquido e, como parte das *rape drugs*, é considerado uma droga do estupro. Por ser facilmente adicionada a bebidas, é usada para atos criminosos.[36,37]

A mídia tem colocado essa droga em foco nos últimos anos, ligando-a a assaltos sexuais, mas pesquisadores têm chamado atenção, para além da questão do estupro, ao fato de o GHB ter potencial de causar dependência e sintomas de abstinência, os quais são extremamente perigosos e ainda pouco conhecidos da maioria dos clínicos. Entre os sintomas da retirada abrupta estão descritos quadros fulminantes de *delirium*.[37,39]

O GHB é um derivado endógeno do neurotransmissor GABA, podendo atravessar a barreira hematencefálica; tem meia-vida curta (20-40 minutos) e metabolismo rápido. Seus efeitos duram menos de 4 horas, com máxima concentração plasmática em torno de 25 a 45 minutos.[38] Em baixas doses (0,5-1,5 g), causa desinibição, sociabilidade e sensação de embriaguez. Em doses maiores (1,5-2,5 g), os efeitos mais comuns são sedação, tonturas, pouca coordenação motora, náuseas, vômitos, euforia e rebaixamento do nível de consciência, com confusão mental e fala incoerente, podendo ocorrer incontinência fecal e amnésia.[40] A droga mais usada em casos de violência sexual ainda é o álcool (cerca de 40-60%), e, em combinação com o GHB, pode ser fatal, por levar a grave depressão respiratória e coma. Somente o tratamento de suporte pode ser oferecido, pois não há antídoto.[36,38,41]

O tratamento da intoxicação por GHB baseia-se principalmente no acompanhamento e nos cuidados intensivos para estabilização das funções vitais. Dependendo do quadro clínico, se houver prejuízo dos reflexos neurológicos, da frequência respiratória e do controle dos gases sanguíneos, tanto a intubação traqueal quanto a ventilação mecânica devem ser avaliadas, estando a equipe da emergência preparada para essa possível situação. Deve-se dar atenção especial à tendência de vômitos, mesmo em pacientes com grave rebaixamento do nível de consciência, e, portanto, para o risco aumentado de aspiração. A arritmia cardíaca sintomática deve ser inicialmente tratada com atropina. Se o paciente não responder, a indicação para terapia de marca-passo provisório pode estar indicada. Em pacientes com crises convulsivas, o tratamento com benzodiazepínicos é recomendado. Administrar carvão ativado nesse momento de intoxicação não é mais benéfico, devido a reabsorção rápida e metabolização, mas isso pode ser discutido no contexto de uma indicação mista. Tanto o flumazenil quanto a naloxona são ineficazes como antídoto para esse tipo de intoxicação.[38]

Cloridrato de benzidamina

O cloridrato de benzidamina (Benflogin®) é um anti-inflamatório não esteroidal indicado sobretudo para tratamento de afecções da orofaringe e periodontais, no pós-cirúrgico ortopédico ou como coadjuvante para tratar dores musculares e reumáticas, sendo que a dose máxima diária recomendada é de 200 mg/dia. A ingestão de doses acima de 500 mg pode levar ao surgimento de alucinações visuais.[3,10] Esse efeito tem motivado muitos adolescentes, principalmente de classe média, a procurar a substância como espécie de "esquenta" antes de sair para a "balada". A medicação costuma ser usada com bebidas alcoólicas ou refrigerantes. Portanto, os atrativos estão em seu efeito psicoativo.[3,10]

O uso recreacional do cloridrato de benzidamina foi descrito entre crianças e adolescentes em situação de rua no Brasil, por Opaleye e colaboradores,[42] que analisaram 93 instituições assistenciais para crianças e adolescentes nas 27 capitais do Brasil. Participaram 2.807 crianças e adolescentes em situação de rua, entre 10 e 18 anos. Os resultados mostraram que 2,7% já fizeram uso recreativo do medicamento.

Na superdosagem, há aumento da produção e da liberação de dopamina cerebral, acelerando a atividade no sistema límbico. As experiências vivenciadas sofrem deformações, causando alteração da percepção da realidade e, consequentemente, alucinações visuais. Entre os efeitos alucinógenos descritos, os principais são raios e luzes coloridas e a percepção de ver tudo em "câmera lenta". Quando ocorre a depleção da dopamina, os sintomas advindos são de cansaço, sonolência, irritação, tonturas, epigastralgia e falta de apetite.[3,43]

O uso crônico pode causar gastrite, úlcera, sangramento intestinal, diminuição da função renal e convulsões.[3] A revisão de Mota e colaboradores[43] não encontrou estudos de natureza analítica que apresentem resultados sobre a prevalência do uso não médico do cloridrato de benzidamina no Brasil e no mundo. Entretanto, os autores identificaram uma abordagem qualitativa na literatura científica, na internet, na imprensa e por meio do relato de farmacêuticos, evidenciando o uso não terapêutico do medicamento, sobretudo entre jovens.[43]

Infelizmente, não há controle adequado da venda desse medicamento, pois muitas farmácias não exigem receita médica. Trata-se de uma droga lícita no Brasil, de fácil obtenção em farmácias e drogarias, e seu preço é relativamente menor comparado ao das drogas ilícitas, o que facilita o consumo indevido.[43]

CHÁ DE FITA

O chamado "chá de fita", ou "chá da morte", não parece ser uma invenção moderna, pois há relatos informais de que já tinha sido uma "ideia criativa" de *hippies* na década de 1960. Contudo, ressurgiu como outra novidade do momento no mundo das drogas, atraindo a atenção da mídia e de jovens. Nesse caso, os produtos usados são materiais comuns, facilmente encontrados em qualquer domicílio. A literatura científica sobre o tema ainda é escassa, porém encontram-se várias salas de bate-papo e fóruns virtuais em que os adolescentes trocam receitas de drogas já experimentadas, falam sobre suas experiências com elas e anunciam quais as próximas da lista a serem usadas.

Entre as descrições de preparo, está mencionado o uso de metais pesados extraídos de pilhas, baterias velhas de celulares, baterias comuns, fitas-cassete ou de vídeo, que são fervidos e, muitas vezes, cozidos em panelas de pressão, até liberarem alta quantidade de ácidos e metais pesados. Essa água, então, é misturada com refrigerantes e estimulantes à base de guaraná, para melhorar seu sabor, e ingerida. O resultado é uma droga que contém componentes altamente tóxicos.

O chumbo (Pb) é tóxico para humanos. No caso de intoxicação por Pb, pode haver falta de apetite, gosto metálico na boca, desconforto muscular, mal-estar, cefaleia e cólicas abdominais.[3] A intoxicação por manganês é responsável por anorexia, fraqueza, apatia, insônia e outras alterações do sono, excitabilidade mental, comportamento alterado, dores musculares, quadro neurológico (tremores simulando doença de Parkinson) e transtornos psicológicos: a "loucura mangânica", caracterizada por comportamento violento associado a períodos de mania e depressão.[3] O mercúrio (Hg) também é tóxico para humanos e animais. A exposição crônica a essa substância causa sintomas gastrintestinais (dor abdominal, gosto metálico na boca, salivação excessiva, náuseas, cólicas intestinais, gengivite), sintomas neurológicos (prejuízo da memória, cefaleia, formigamentos, insônia, tremores, sonolência, alteração da grafia, cãibras, gritos noturnos, alteração do equilíbrio, tontura, vertigem e dificuldade escolar), alterações emocionais (nervosismo, irritabilidade, tristeza, diminuição da atenção, depressão, agressividade, insegurança e medo) e irritação nos olhos, fraqueza muscular, espasmos musculares, visão borrada, zumbido, irritação nasal e redução da acuidade visual e auditiva.[3]

CÁPSULA DO VENTO

A "cápsula do vento", também conhecida como "cápsula do medo", ganhou esses nomes por ter aparência transparente e ser composta por apenas uma pequena quantidade de pó branco contendo cerca de 1 a 1,5 mg da substância. A droga tem invadido o mundo dos jovens de classe média, sobretudo em festas eletrônicas. Trata-se de uma anfetamina, identificada como DOB (2,5-dimetoxi-4–bromoanfetamina). Das drogas sintéticas, a cápsula do vento parece ser das mais perigosas, por ser extremamente potente. A faixa entre a quantidade de uso (0,75-1,75 mg) e o nível tóxico (3,5 mg) é muito estreita. A meia-vida pode ser superior a 12 horas, e a substância provoca efeitos alucinatórios intensos.[3]

CAFEÍNA E BEBIDAS ALCÓOLICAS CAFEINADAS

A cafeína é a substância psicoativa mais usada no mundo, amplamente consumida por indivíduos de todas as idades, estando presente no café, nos refrigerantes, nos chocolates e nos chás. Pertence à classe dos estimulantes do sistema nervoso central (SNC), com propriedade de aumentar a atividade tanto no SNC quanto no sistema nervoso autonômico (SNA).[4]

Há anos se discute se ela tem efeitos positivos para a saúde ou se tem um impacto adverso sobre ela. O efeito fisiológico da cafeína e a falta de valor nutricional causam um grande interesse, especialmente em relação ao risco de doenças cardiovasculares. Os resultados de pesquisas científicas não são claros a esse respeito até o momento. A influência da cafeína no corpo humano é condicionada ao metabolismo individual da substância, que também depende de muitos fatores endogênicos e ambientais. De acordo com os conhecimentos atuais, sua ingestão moderada por adultos saudáveis na dose de 400 mg/dia não está associada a efeitos adversos, mas também depende de outros determinantes de saúde e do estilo de vida. O consumo excessivo de cafeína pode causar consequências negativas para a saúde, como agitação psicomotora, insônia, cefaleia, queixas gastrintestinais. A cafeína e seus metabólitos passam livremente pela placenta e atingem o feto. Por essa razão, gestantes devem limitar sua ingestão. Crianças e adolescentes também devem limitar o consumo diário de cafeína.[44] Fumantes, em geral, consomem mais cafeína que não fumantes, da mesma forma que pessoas com doenças mentais crônicas tendem a consumir mais a substância que a população em geral. Em relação ao consumo de cafeína, deve-se sublinhar que o teor da substância em bebidas de café e chá varia muito, dependendo do método de fabricação, e o teor da substância em muitas marcas de bebidas energéticas também pode variar bastante.

Nos últimos anos, o uso das chamadas bebidas energéticas (contendo cafeína e taurina, outra substância estimulante) vem tendo grande aceitação, sobretudo entre o público jovem. E, apesar de o rótulo dessas bebidas advertir ao consumidor que elas não devem ser usadas com álcool, tal prática é observada com frequência, em especial com uísque e vodca, no intuito de aumentar os efeitos excitatórios do álcool e diminuir seus efeitos depressores do SNC. Ferreira e Mello relataram um dado interessante, o de que o consumo de bebidas destiladas aumentou entre pessoas que antes não bebiam, devido à melhora do sabor destas quando misturadas às bebidas energéticas.[9] Essas bebidas energéticas são bastante populares por sua suposta capacidade de combater a sonolência, aumentar a energia, manter a vigilância e reduzir os sintomas de ressaca. Atualmente, os usuários combinam principalmente efeitos psicoestimulantes de bebidas energéticas para neutralizar os efeitos sedativos do álcool. No entanto, a literatura recente sugere que essa combinação conduz os usuários a se sentirem menos intoxicados pelo álcool, o que pode trazer prejuízos, ao diminuir a percepção da quantidade de consumo. Uma revisão da literatura confirma que as bebidas energéticas podem neutralizar alguns déficits cognitivos e efeitos adversos do álcool, como boca seca, fadiga, dor de cabeça, fraqueza e percepção de intoxicação por álcool. Além disso, estudos mostraram claramente que o uso de bebidas energéticas com álcool aumenta a impulsividade, conduzindo a consumo excessivo de álcool e maior motivação para beber em comparação com o álcool sem energético, potencializando o risco de desenvolvimento de comportamentos aditivos. Esse é um grande problema em adolescentes com alta impulsividade e processos de tomada de decisão imaturos.[45]

Apesar de o uso dos energéticos ser liberado no Brasil, países como Dinamarca e Canadá ainda não aprovaram alguns deles, por sua alta concentração de cafeína. Acredita-se que acidentes e mortes possam ocorrer pelo fato de essas bebidas promoverem diminuição da sensação de intoxicação alcoólica.[11]

A cafeína atua no SNC bloqueando os receptores de adenosina, diminuindo, assim, a ação sedativa desta. Também ativa vários outros neurotransmissores, em especial a dopamina. O resultado disso é a redução da sensação de fadiga, cansaço e sonolência.[11] Além disso, apresenta ação vasodilatadora e diurética. Tal ação é amplamente usada pela indústria farmacêutica na formulação de medicamentos, de forma mais específica para o combate de enxaqueca e cefaleia.[11]

Entre os efeitos mais observados do consumo agudo da cafeína, estão leve elevação do humor, redução da sonolência, tensão e inquietude.[4] A intoxicação produz ansiedade, insônia, nervosismo, tremores, agitação psicomotora, taquicardia e alterações gastrintestinais. Em doses mais altas, pode gerar batimentos cardíacos irregulares (extrassístoles) e morte. Em muitos casos, essas intoxicações podem ser confundidas com transtornos de ansiedade ou do humor.[4,46]

Bebidas energéticas também podem causar quadros de intoxicação, os quais vêm sendo constantemente relatados nos Estados Unidos nos últimos anos. Os sintomas descritos com mais frequência são hipertensão, vômitos, taquicardia, nervosismo, agitação, tremores, tonturas, dor torácica e dormência bilateral. Parece haver uma associação entre essas bebidas e casos de convulsão, quadros de mania aguda e acidente vascular cerebral (AVC) entre os consumidores. Mortes por esse consumo já foram descritas na Suécia, na Austrália e na Irlanda.[46]

O uso crônico em doses baixas não parece estar relacionado a prejuízos. No entanto, doses mais altas, ingeridas cronicamente, podem provocar distúrbios gastrintestinais, alteração do padrão de sono, aumento e irregularidade dos batimentos cardíacos, entre outros efeitos.[4]

A síndrome de abstinência de cafeína vem sendo descrita na literatura há mais de um século. Surge após 12 a 24 horas da cessação do consumo. A cefaleia é o sintoma mais descrito e, em cerca de 50% dos casos, é referida como de grave intensidade. Os sintomas presentes incluem humor disfórico, aumento da sensação de fadiga, dificuldade de concentração, diminuição do desempenho cognitivo, dor muscular, tremores, náuseas e vômitos.[46]

Apesar de alguns autores considerarem seu potencial de causar dependência,[47] a cafeína aparece no *Manual diagnóstico e estatístico de transtornos mentais* (DSM-5) na seção de futuros estudos, com provável associação com transtornos por uso de cafeína. Outros autores têm revelado que ela não parece ser prejudicial caso sejam consumidas menos de duas xícaras e meia por dia, não causa dependência, apesar de haver sintomas de abstinência descritos, e, em longo prazo, melhora a função cognitiva e previne AVCs.[44]

Um regime de redução ou mesmo a eliminação do consumo de cafeína estão indicados para os indivíduos que apresentaram sintomatologia física ou psíquica devido a seu consumo. Pessoas que manifestaram piora de patologias prévias com esse consumo ou que tiveram redução da efetividade medicamentosa no tratamento destas também são estimuladas a cessar a ingestão da cafeína.[48]

Não há estudos publicados sobre intervenções terapêuticas nos casos de dependência. Técnicas comportamentais, como prevenção de recaída, que são usadas para o tratamento da dependência de outras drogas, como tabaco, são sugeridas nesses casos.[48] A redução gradual da cafeína também é útil para evitar ou atenuar a síndrome de abstinência. Não há consenso sobre como deve ser feita tal redução, porém, em geral, ela dura de 3 a 4 semanas até a completa retirada.[48]

EFEDRINA

A efedrina é uma amina simpatomimética similar aos derivados sintéticos da anfetamina, broncodilatador usado no tratamento de afecções respiratórias, mas que também melhora, de forma ilegal, o desempenho de atletas. A substância é considerada *doping* há muitos anos e já manchou a imagem de muitos atletas com fama internacional.[3] É largamente comercializada em suplementos alimentares na maioria das cidades brasileiras. Os jovens adquirem as cápsulas com facilidade em academias, lojas especializadas, farmácias e até mesmo via internet. A superdosagem de efedrina pode causar alucinações, alterações do humor, obnubilação, vertigem, taquicardia, hipertensão e morte.[3] Entre as principais complicações advindas do uso indiscriminado, estão crises convulsivas e complicações cardíacas.[3]

LAXANTES

Ainda que os laxantes (diferentes substâncias usadas a fim de induzir o aumento do número de evacuações) não sejam drogas que atuem diretamente no SNC, estão descritos aqui por dois motivos:

1. podem ser drogas associadas a morbidade psicológica e física
2. a observação de que a crescente imposição da sociedade por padrões de beleza rígidos tem aumentado o número de consumidores de uma variedade de laxantes na tentativa de perder peso para alcançar o tão sonhado corpo perfeito,[3] sobretudo entre mulheres adolescentes

Há basicamente dois tipos de laxantes: os estimulantes e os osmóticos. Entre os nomes comerciais mais conhecidos, estão Ducolax®, Lacto-Purga®, leite de magnésia e outros, ditos naturais (contendo fibras insolúveis). Indivíduos com transtornos alimentares (bulimia nervosa e anorexia nervosa) costumam usar vários métodos para controle de peso, entre eles laxantes.[3] Esses transtornos são patologias psiquiátricas que afetam em especial adolescentes e adultos jovens do gênero feminino, acarretando prejuízos psicológicos, sociais e aumento de morbidade e mortalidade.[3]

Os laxantes funcionam estimulando artificialmente o intestino grosso para esvaziá-lo, depois de os alimentos já terem sido absorvidos; daí a perda de líquidos e a falsa impressão de emagrecimento. Entre as complicações mais frequentes, citam-se distúrbios hidreletrolíticos, desidratação, distensão do colo e diarreia crônica.[3]

SILDENAFILA E OUTROS INIBIDORES DA FOSFODIESTERASE-5 (PDE-5)

A sildenafila, conhecida como Viagra®, a famosa "pílula azul", e tantos outros inibidores da fosfodiesterase-5 (PDE-5), como Cialis®, Helleva® e Levitra®, ganharam notoriedade científica e na prática clínica por tratarem a disfunção erétil masculina e trazerem esperança e qualidade de vida para muitos casais. Apesar de suas indicações como medicação, muitos indivíduos têm usado essa substância de forma inadequada. Um exemplo muito comum são os jovens que consomem o medicamento em festas, sem qualquer história de disfunção erétil ou sem indicação médica, apenas para ter ereções mais duradouras, ou maior número de ereções por encontro, pela suposta capacidade de melhorar o desempenho sexual, ou apenas por curiosidade. Geralmente, a sildenafila é obtida no próprio local, com amigos, pela internet ou mesmo em farmácias.[49]

Em geral, seu uso é concomitantemente com o de outra substância.[50] Essa combinação pode trazer diversas consequências. A mistura de sildenafila com *ecstasy*, por exemplo, pode levar à ocorrência de AVC, mesmo em pessoas jovens.[51]

Fisher e colaboradores[52] verificaram que o uso de metanfetamina associado ao uso de sildenafila potencializa comportamentos sexuais de alto risco para transmissão de ISTs e do vírus HIV.

O consumo com outras drogas pode ser de risco, principalmente com *poppers* (nitratos), em razão de ambas provocarem vasodilatação, podendo levar a queda da PA e infarto do miocárdio ou AVC.[49]

Fisher e colaboradores[53] verificaram que a sildenafila tem sido usada mais frequentemente por homens de todas as idades e que costumam usar Rohypnol®, *ecstasy*, cetamina, anfetamina e *crack*.

No entanto, Aldridge e Measham[54] verificaram que, já 1999, na Inglaterra, o uso da substância de forma recreacional não era feito somente por homens, mas também por mulheres aparentemente saudáveis, ou seja, sem disfunção sexual. Na pesquisa, entrevistaram 519 pessoas, das quais 3% já haviam usado a sildenafila de forma recreacional. A maioria relatou ter consumido simultaneamente o medicamento com álcool ou outra droga, como MDMA, cocaína, maconha, *poppers*. A maioria também relatou efeitos positivos, como aumento do desejo sexual, vontade de "fazer amor" e sentimento de "aconchego". Poucos relataram efeitos negativos, como dores de cabeça, dor genital e intoxicação. Todos disseram que usariam a droga novamente e que a obtinham com amigos, traficantes, em *sex-shops* e na internet.

Paul e colaboradores[55] estudaram o uso da sildenafila e sua relação com comportamentos sexuais de risco para o vírus HIV e outras ISTs em homens que fazem sexo com homens (HSHs). Verificaram que o uso do medicamento foi relatado por 29% da amostra, sendo associado a HIV-positivo, maiores números de parcerias sexuais masculinas, maiores taxas de sexo anal sem proteção e maiores taxas de uso de outras drogas. Os autores concluíram que o uso da sildenafila tem-se tornado muito mais comum e frequente entre HSHs e que está associado a comportamentos sexuais de risco para transmissão de ISTs/HIV.[53]

Um estudo que envolveu 450 homens *gays* e bissexuais indicou que a sildenafila é usada frequentemente em combinação com *club drugs*, como metanfetamina, MDMA, cetamina, cocaína e GHB.[56]

Em outro estudo, Harte e Meston[57] verificaram, em uma amostra de 1.944 homens universitários saudáveis, que o uso de medicações para disfunção sexual tem aumentado entre homens sem indicação médica, para uso recreacional. Assim como os autores citados anteriormente, identificaram que esse tipo de consumo está associado a comportamentos sexuais de risco para transmissão de ISTs/HIV e altos índices de uso de drogas ilícitas.

Spice

A maconha sintética, conhecida como *spice*, é vendida no mercado internacional como alternativa "legal" e "não perigosa". As misturas de *spice* podem ser compradas facilmente no exterior, principalmente pela internet, desde 2004, ou em lojas especializadas, desde 2006.[49] Apesar de o rótulo informar "incenso exótico que libera um rico aroma" e "não apropriado para consumo humano", o *spice* vem sendo amplamente usado como droga similar à maconha.[49]

É composto por uma variedade de ervas e aditivos químicos que produzem experiências similares às da *Cannabis*. Devido aos produtos químicos adicionados, o *spice* apresenta alto potencial de desenvolvimento de dependência e nenhum benefício médico. A falsa percepção de produto "natural" e o fácil acesso contribuíram para o alto consumo da substância, sobretudo entre jovens.

Para evitar as restrições legais dos Estados Unidos, as substâncias psicoativas da *Cannabis* passaram a ser fabricadas em laboratórios caseiros, com processos "legalizados". Nos Estados Unidos, os fabricantes tentam evitar restrições legais usando outras substâncias e ficando "na frente" da lei, mas os órgãos reguladores sempre atualizam a lista de canabinoides proibidos, e atualmente as principais substâncias usadas na fabricação do *spice* são ilegais para venda, compra e posse.[49] Outros termos utilizados para a maconha sintética são: K2, *marihuana* sintética, *fuego de Yucatán*, *fake weed*, *skunk* e *moon rocks*.[49] O *spice* pode ser encontrado como "incenso" ou "chá", mas o mais comum é a forma parecida com a maconha, que é fumada.[49]

Efeitos agudos

Os usuários de *spice* relatam efeitos similares aos da maconha, como estado de ânimo elevado, relaxamento e alterações da percepção. Os efeitos podem ser mais fortes do que os da maconha, e alguns usuários referiram efeitos psicóticos, como paranoia e alucinações, além de ansiedade. Outros sintomas que podem estar presentes por intoxicação aguda são taquicardia, vômitos, agitação psicomotora, confusão mental, alucinações, elevação da PA e isquemia miocárdica.[49]

Efeitos do uso crônico

Os usuários crônicos podem apresentar síndrome de abstinência e dependência. Como não se conhecem todas as formas de *spice*, muito ainda não se sabe sobre efeitos da droga no organismo, representando grande preocupação para profissionais da saúde.[49]

Salvia divinorum

Uma nova tendência entre usuários de drogas tem sido a busca de novas substâncias mediante o consumo das *herbal highs*, ou seja, partes de plantas que contêm substâncias psicoativas. A maioria dessas substâncias extraídas de ervas foi usada, em séculos passados, em cerimônias religiosas de civilizações antigas. Nos dias atuais, esses produtos à base de plantas são vendidos sobretudo via internet e facilmente obtidos, uma vez que alguns não têm restrição legal. Alguns devem ser classificados como drogas, uma vez que a administração crônica tem sido associada a dependência e comprometimento cognitivo.[58]

A sálvia é uma dessas plantas *herbal highs*, uma erva psicoativa comum na América do Sul, na América Central e no México, tendo sido amplamente usada pelos índios Mazatec para seu ritual de adivinhação e cura.[49] As formas de consumo envolvem mastigação de suas folhas frescas, ingestão do suco extraído das folhas, fumo das folhas secas, vaporização e inalação.[49]

A *Salvia divinorum* está se tornando cada vez mais popular como droga recreacional entre jovens, principalmente pelo fácil acesso, por não ser ilegal na maioria dos países e por seu intenso efeito alucinógeno. Outros termos usados para denominar a sálvia são "Maria Pastora", *sage of the seers, diviner's sage, Sally-D, magic mint*.[49]

Efeitos agudos

O principal princípio ativo da sálvia é a salvinorina A, que ativa os receptores opioides κ no cérebro e produz efeitos alucinógenos. Apesar de outras substâncias terem sido isoladas, nenhuma outra se mostrou psicoativa.[59,60]

Os usuários relatam vivenciar principalmente alucinações. Os efeitos são intensos, mas de curta duração, tendo início em menos de 1 minuto e durando menos de meia hora, incluem experiências psicodélicas na percepção visual, mudanças do humor, mudanças nas sensações corporais, sentimentos de isolamento ou separação e uma percepção altamente alterada da realidade externa e de si mesmo, levando à diminuição da capacidade de interagir com o ambiente.[49]

Esses efeitos psíquicos incluem percepções de luzes brilhantes, cores vivas e formas, distorções dos movimentos do corpo ou de objetos. Outros efeitos incluem risos imotivados, disforia, sentimento de perda do corpo, realidades que se sobrepõem. Os efeitos físicos podem incluir diminuição de coordenação, vertigem e fala arrastada.[49]

Efeitos do uso crônico

Os efeitos do uso crônico da sálvia não foram estudados sistematicamente.[49] No entanto, achados recentes parecem sugerir que a salvinorina A pode precipitar sintomas psiquiátricos e afetar negativamente a cognição. Sua pronta disponibilidade e o uso cada vez mais difundido exigem que os clínicos tenham conhecimento de seus efeitos.[61,62]

Khat

O *khat* é uma droga estimulante derivada do arbusto *Catha edulis*, nativo da África Oriental e do Sul da Arábia. Acredita-se que existam cerca de 20 milhões de pessoas em todo o mundo que usam regularmente o *khat* como estimulante, embora o hábito de mastigar a planta seja bem conhecido por causar graves problemas de saúde. Por esse motivo, a planta é considerada uma droga pela Organização Mundial da Saúde. Evidências históricas sugerem que o uso do *khat* exista desde o século XIII, na Etiópia e nas regiões árabes do Sudoeste, mesmo antes do cultivo e uso do café. Nas últimas três décadas, sua disponibilidade e uso se espalharam por todo o mundo, incluindo os Estados Unidos e a Europa. A maioria dos consumidores no mundo ocidental é constituída por grupos de imigrantes da África Oriental ou do Oriente Médio. O transporte global e a disponibilidade do *khat* foram reforçados pelo desenvolvimento de formas sintéticas de seu componente ativo.[63]

Outros termos para o *khat* são: *qat, kat, chat, miraa, quaadka*.[49]

Efeitos agudos

Os principais ingredientes psicoativos do *khat* são a catina e a catinona, estimulantes do SNC. Os níveis de catinona são mais elevados na planta recém-cortada. Ao mascar as folhas de *khat*, o usuário é induzido a um estado de euforia.[49]

O *khat* produz efeitos agudos similares aos da anfetamina, como sentimento de alerta, aumento de energia, hiperatividade, anorexia, fadiga. Os usuários também relatam sentirem-se relaxados e falantes. Os efeitos simpaticomiméticos podem incluir elevação da PA, midríase, hipertermia, arritmias e taquipneia.[49]

Os efeitos começam a diminuir após 1h30min a 3h, mas podem durar até 24h. Ao fim de uma sessão de *khat*, o usuário pode experimentar estado depressivo, irritabilidade, perda de apetite e dificuldade para dormir.[49]

Efeitos do uso crônico

Os efeitos adversos associados ao uso excessivo e crônico de *khat* são: cárie dentária e prejuízos periodontais; distúrbios gastrintestinais, como constipação, úlceras, gastrites e aumento do risco de tumores no trato gastrintestinal superior; e distúrbios cardiovasculares, como arritmias, diminuição do fluxo sanguíneo e infarto do miocárdio; disfunções sexuais; e hemorroidas.[49] O uso crônico de *khat* pode, ainda, promover mudanças de comportamento e comprometimento da saúde mental: comportamento maníaco com delírios de grandeza, violência, depressão suicida, psicose esquizofreniforme caracterizada por delírios paranoides. O *khat* também pode piorar os sintomas de pessoas com problemas psiquiátricos preexistentes.[49]

Apesar do uso de *khat* em contextos religiosos e socioculturais, há relatos de prejuízo no desempenho social e ocupacional, além de prejuízo de memória e associação com comportamentos sexuais de risco para transmissão do vírus HIV.[64,65]

Catinonas sintéticas

Novas substâncias psicoativas têm modificado drasticamente o cenário mundial de consumo de drogas. Uma classe cada vez mais popular compreende as chamadas catinonas sintéticas ou "substituídas/modificadas" (p. ex., *legal highs*, "sais de banho"). Relatórios recentes sobre o uso de novos derivados sintéticos de catinona chamam a atenção para os graves riscos físicos e psicológicos decorrentes de seu consumo, enfatizando, assim, que o crescente uso dessas drogas pode constituir um importante problema de saúde pública. As taxas de prevalência reais de seu uso permanecem difíceis de estimar. Surgiram importantes problemas de saúde em relação às consequências somáticas, psiquiátricas e aditivas/dependógenas de seu uso. Os potenciais efeitos crônicos na saúde decorrentes de seu uso prolongado permanecem desconhecidos até o momento (p. ex., toxicidade reprodutiva, genotoxicidade e potencial carcinogênico).[66]

As catinonas sintéticas são relacionadas com o principal princípio ativo da planta *Catha edulis*, a catinona. As catinonas sintéticas mais encontradas são a mefedrona e a metilona. Seus efeitos psicoativos são similares aos da cocaína, do MDMA e da anfetamina. São usados diversos nomes na venda desses produtos, e, em geral, são comercializados pela internet ou casas especializadas como nutrientes ou fertilizantes para plantas, ou sais de banho, e com o aviso no rótulo de "uso não apropriado para consumo humano".[49]

Mefedrona

A mefedrona (4-metilmetcatinona) é o mais popular derivado sintético da catinona, conhecida também como *drone*, *meph*, *meow meow*, *M-cat*. Pode-se considerar a mefedrona uma droga emergente, uma vez que sua comercialização teve início somente em 2007.[49]

O uso da mefedrona é, muitas vezes, uma alternativa para as anfetaminas ou a cocaína. Foi difundido em diferentes partes do mundo, principalmente na Europa, na América do Norte e na Austrália, sendo considerada a sexta droga mais popular entre consumidores do Reino Unido depois de tabaco, álcool, *Cannabis*, *ecstasy* e cocaína.[49]

Assim como a cocaína, seus efeitos são curtos, levando ao consumo de doses frequentes. Normalmente vendida como um pó branco, pode ser aspirada e injetada, mas a maioria dos usuários a ingere.[49]

Os efeitos da mefedrona incluem aumento da euforia, do estado de alerta e da inquietação, desinibição social, empatia e aumento da libido. Mesmo em pequenas quantidades, a mefedrona pode representar um perigo para a saúde, já tendo ocorrido mortes relacionadas com a substância. Seu consumo está associado a vários efeitos adversos cardiovasculares, gastrintestinais, neurológicos, psiquiátricos, entre outros. Há evidência de tolerância e dependência após um consumo regular de mefedrona.[49]

Sais de banho

Os sais de banho se referem a uma nova classe de drogas que contém uma ou mais catinonas sintéticas. Não se deve confundir os sais de banho comuns com os de catinonas sintéticas, pois os sais comuns não contêm substâncias psicoativas.[49]

As catinonas sintéticas comumente encontradas nos sais de banho são a metilenodioxipirovalerona (MDPV), a mefedrona, a metilona, entre outras. Pouco ainda se conhece sobre como essas substâncias afetam o cérebro, porque as propriedades entre um sal e outro variam.[49] Sais de banho geralmente se apresentam na forma de um pó branco cristalino ou marrom e são vendidos pela internet ou em lojas especializadas em recipientes de plástico ou pacotes de papel alumínio. Mais recentemente, têm sido vendidos como "limpadores de joias" ou de tela de telefones. Em geral, são consumidos pelas vias oral, inalada ou injetável.[49] São conhecidos pelos termos: onda de marfim, *red dove*, seda azul, sétimo céu, *vanilla sky*, *ivory wave*, *bloom*, *cloud nine*, *lunar wave*, *white lightning* e *scarface*.[49]

As catinonas sintéticas em "sais de banho" podem produzir euforia e aumento da sociabilidade e do desejo sexual. Alguns usuários relatam paranoia, agitação e delírio alucinatório. Há casos de comportamento psicótico e violento, bem como relatos de mortes. Nos serviços de emergência de saúde, as principais reações decorrentes do consumo dos sais são sintomas cardíacos, como taquicardia, aumento da PA e dores precordiais, e sintomas psiquiátricos, como paranoia, alucinações e ataques de pânico. Os sais de banhos têm alto potencial de abuso e dependência, havendo evidências de tolerância e síndrome de abstinência em usuários frequentes.[49]

Quanto ao tratamento para pacientes com exposição prolongada a catinonas sintéticas, sugere-se, idealmente, incluir um plano de gestão de farmacoterapia (nenhuma recomendação específica; atentar para sintomas-alvo e possíveis comorbidades) associado a psicoterapia em conjunto com um programa estruturado de cuidados comuns a outras drogas.[66]

CONSIDERAÇÕES FINAIS

As substâncias descritas neste capítulo apresentam características singulares em suas composições químicas e efeitos, porém muitas compartilham a facilidade de acesso e a possibilidade de uso mesmo de forma não intencional. Provavelmente, por serem consideradas drogas banais diante de tantas outras com maior impacto na sociedade, acabem não recebendo a atenção devida, o que se percebe pela escassez de estudos envolvendo programas de tratamento e prevenção.

REFERÊNCIAS

1. Hernandez-Avila C, Pierucci-Lagha A. Inhalants. In: Kranzler HR, Ciraulo DA. Clinical manual of addiction psychopharmacology. Washington: American Psychiatric; 2005. p. 269-314.
2. Medina-Mora ME, Real T. Epidemiology of inhalant use. Curr Opin Psychiatr. 2008;21(3):247-51.
3. Diehl A. Outras drogas de abuso. In: Figlie NB, Bordin S, Laranjeira RR. Aconselhamento em dependência química. 2. ed. São Paulo: Roca; 2010. p.163-77.

4. Dias JC, Pinto IM. Substâncias psicoativas: classificações, mecanismos de ação e efeitos sobre o organismo. In: Silveira DX, Moreira FG. Panorama atual de drogas e dependências. São Paulo: Atheneu; 2006.
5. Williams JF, Storck M. Inhalant abuse. Pediatrics. 2007;119(5):1009-17.
6. Honner P, Reiz S. Nitrous oxide and the cardiovascular system. Acta Anaesth Scand. 1994;38(8):763-6.
7. Connolly S. Inhalants. North Mankato: Smart Apple Media; 2007.
8. Organização Mundial da Saúde. Neurociência do uso e da dependência de substâncias psicoativas. São Paulo: Roca; 2006.
9. Ferreira SE, Mello MT, Formigoni MLOS. O efeito das bebidas alcoólicas pode ser afetado pela combinação com bebidas energéticas? um estudo com usuários. Rev Assoc Med Bras. 2004;50(1):48-51.
10. Diehl A. Inalantes. In: Diehl A, Cordeiro DC, Laranjeira R. Tratamentos farmacológicos para dependência química: da evidência científica à prática clínica. Porto Alegre: Artmed; 2010. p.140-6.
11. Bordin S. Inalantes. In: Figlie NB, Bordin S, Laranjeira R. Aconselhamento em dependência química. 2. ed. São Paulo: Roca; 2010. p.178-82.
12. Martins LC. Galeria de desenhos. Mandirituba: Fundação Educacional Meninos e Meninas de Rua; 2009. [capturado em 20 jun. 2010]. Disponível em: http://www.oocities.com/fundacaoprofetaelias/Dese.htm.
13. Garland EL, Howard MO, Vaughn MG, Perron BE. Volatile substance misuse in the United States. Subst Use Misuse. 2011;46(1):8–20.
14. Perron BE, Matthew OH, Maitraa S, Vaughnc MG. Prevalence, timing, and predictors of transitions from inhalant use to inhalant: use disorders. Drug Alcohol Depen. 2009;100(3):277–84.
15. Vaughn MG, Perron BE, Howard MO. Variations in social contexts and their effect on adolescent inhalant use: a latent profile investigation. Drug Alcohol Depend. 2007;91(2-3):129–33.
16. Souza FGM, Landim RM, Perdigão FB, Morais RM, Carneiro Filho BA. Consumo de drogas e desempenho acadêmico entre estudantes de medicina no Ceará. Rev Psiquiatr Clin. 1999;26(4):188-94.
17. Lemos KM, Neves NMBC, Kuwano AY, Tedesqui G, Bitencourt AGV, Neves FBC, et al. Uso de substâncias psicoativas entre estudantes de medicina de Salvador (BA). Rev Psiquiatr Clin. 2007;34(3):118-24.
18. Perron BE, Vaughn MG, Howard MO. Reasons for using inhalants: evidence for discrete classes in a sample of incarcerated adolescents. J Subst Abuse Treat. 2008;34(4):450–5.
19. Yamakura T, Harris R A. Effects of gaseous anesthetics nitrous oxide and xenon on ligand-gates ion channels: comparison with isoflurane and ethanol. Anesthesiology. 2000;93(4):1095–101.
20. Riegel AC, Zapata A, Shippenberg TS, French ED. The abused inhalant toluene increases dopamine release in the nucleus accumbens by directly stimulating ventral tegmental area neurons. Neuropsychopharmacology. 2007;32(7):1558–69.
21. Diehl A, Figlie NB. Prevenção ao uso de álcool e outras drogas: o que cada um de nós pode e deve fazer? Porto Alegre: Artmed; 2014.
22. Arnold GL, Kirby RS, Langendoerfer S, Wilkins-Haug L. Toluene embryopathy: clinical delineation and developmental follow-up. Pediatrics. 1994;93(2):216-20.
23. Bowen SE, Irtenkauf S, Hannigan JH, Stefanski AL. Alterations in rat fetal morphology following abuse patterns of toluene exposure. Reprod Toxicol. 2009;27(2):161–9.
24. Ramos A. Estudo de morbidade neuropsiquiátrica em pintores dos setores de manutenção da universidade federal do Rio de Janeiro expostos a solventes [tese]. Rio de Janeiro: Universidade Federal do Rio de Janeiro; 2004.
25. Petermann H. Laughing gas: pleasure gas and inhalation anesthetic-experience and action as decisive factors in the history of anesthesia. Sudhoffs Arch Z Wissenschaftsgesch Beih. 2004;(54):227-37.
26. Muetzelfeldt L, Kamboj SK, Rees H, Taylor J, Morgan CJ, Curran HV. Journey through the K-hole: phenomenological aspects of ketamine use. Drug Alcohol Depend. 2008;95(3):219-29.
27. Krupitsky EM, Burakov AM, Dunaevsky IV, Romanova TN, Slavina TY, Grinenko AY. Single versus repeated sessions of ketamine-assisted psychotherapy for people with heroin dependence. J Psychoactive Drugs. 2007;39(1):13-9.
28. Correll GE, Futter GE. Two case studies of patients with major depressive disorder given low-dose (subanesthetic) ketamine infusions. Pain Med. 2006;7(1):92-5.
29. Zarate C, Singh J, Carlson P, Brutsche N, Ameli R, Luckenbaugh D, et al. A randomized trial of an N-methyl-D-aspartate antagonist in treatment-resistant major depression. Arch Gen Psychiatry. 2006;63(8):856-64.
30. Campbell-Fleming JM, Williams A. The use of ketamine as adjuvant therapy to control severe pain. Clin J Oncol Nurs. 2008;12(1):102-7.
31. Wu LT, Schlenger WE, Galvin DM. Concurrent use of methamphetamine, MDMA, LSD, ketamine, GHB, and flunitrazepam among American youths. Drug Alcohol Depend. 2006;84(1):102-13.
32. Pavarin RM. Substance use and related problems: a study on the abuse of recreational and not recreational drugs in Northern Italy. Ann Ist Super Sanita. 2006;42(4):477-84.
33. Pal HR, Berry N, Kumar R, Ray R. Ketamine dependence. Anaesth Intensive Care. 2002;30(3):382-4.
34. Ng SH, Tse ML, Ng HW, Lau FL. Emergency department presentation of ketamine abusers in Hong Kong: a review of 233 cases. Hong Kong Med J. 2010;16(1):6-11.
35. Poon TL, Wong KF, Chan MY, Fung KW, Chu SK, Man CW, et al. Upper gastrointestinal problems in inhalational ketamine abusers. J Dig Dis. 2010;11(2):106-10.
36. Smith KM, Larive LL, Romanelli F. Club drugs: methylenedioxymethamphetamine, flunitrazepam, ketamine hydrochloride, and gamma-hydroxybutyrate. Am J Health Syst Pharm. 2002;59(11):1067-76.
37. Karila L, Novarin J, Megarbane B, Cottencin O, Dally S, Lowenstein W, et al. Gamma-hydroxybutyric acid (GHB): more than a date rape drug, a potentially addictive drug. Presse Med. 2009;38(10):1526-38.
38. Andresen H, Stimpfl T, Sprys N, Schnitgerhans T, Müller A. Liquid ecstasy: a significant drug problem. Dtsch Arztebl Int. 2008;105(36):599-603.
39. Van Noorden MS, Van Dongen LC, Zitman FG, Vergouwen TA. Gamma-hydroxybutyrate withdrawal syndrome: dangerous but not well-known. Gen Hosp Psychiatry. 2009;31(4):394-6.
40. Gable RS. Acute toxic effects of club drugs. J Psychoactive Drugs. 2004;36(3):303-13.
41. Madea B, Musshoff F. Knock-out drugs: their prevalence, modes of action, and means of detection. Dtsch Arztebl Int. 2009;106(20):341-7.
42. Opaleye ES, Noto AR, Sanchez ZM, Moura YG, Galduróz JCF, Carlini EA. Uso recreacional de benzidamina como alucinógeno

entre adolescentes em situação de rua no Brasil. Rev Bras Psiquiatr. 2009;31(3):208-13.
43. Mota DM, Costa AA, Teixeira CS, Bastos AA, Dias MF. Uso abusivo de benzidamina no Brasil: uma abordagem em farmacovigilância. Ciênc Saúde Coletiva. 2010;15(3):717-24.
44. Wierzejska R. Caffeine--common ingredient in a diet and its influence on human health. Rocz Panstw Zakl Hig. 2012;63(2):141-7.
45. Lalanne L, Lutz PE, Paille F. Acute impact of caffeinated alcoholic beverages on cognition: a systematic review. Prog Neuropsychopharmacol Biol Psychiatry. 2017;76:188-94.
46. Reissig CJ, Eric C, Strain EC, Griffiths RR. Caffeinated energy drinks: a growing problem. Drug Alcohol Depend. 2009; 99(1- 3):1-10.
47. Jain S, Srivastava AS, Verma RP, Maggu G. Caffeine addiction: need for awareness and research and regulatory measures. Asian J Psychiatr. 2017;S1876-2018(16)30538-X.
48. Ruiz P, Strain EC, Langrod JG. Caffeine. In: Ruiz P, Strain EC, Langrod JG. The substance abuse handbook. Philadelphia: Wolters Kluwer; 2007. p. 134-45.
49. Diehl A, Schmidt AC. Outras drogas de abuso. In: Figlie NB, Bordim S, Laranjeira RR. Aconselhamento em dependência química. 3. ed. Rio de Janeiro: Roca; 2015. p. 121-32.
50. Sebastián AR. Alerta por uso de viagra en jóvenes que no lo necesitan [Internet]. San Jose: La Nación; 2010 [capturado em 17 ago. 2017]. Disponível em: http://www.nacion.com/ocio/artes/Alerta-uso-Viagra-jovenes-necesitan_0_1157884345.html.
51. Anuncibay A. El uso de la viagra se extiende entre los jóvenes. Deia; 2012.
52. Fisher DG, Reynolds GL, Napper LE. Use of crystal meth, viagra and sexual behaviour. Curr Opin Infect Dis. 2010;23(1):53-6.
53. Fisher DG. Malow R, Rosenberg R, Reynolds GL, Farrell N, Jaffe A. Recreational viagra use and sexual risk among drug abusing men. Am J Infect Dis. 2006;2(2):107-14.
54. Aldridge J, Measham F. Sildenafila (Viagra) is used as a recreational drug in England. BMJ. 1999;318(7184):669.
55. Paul JP, Pollack L, Osmond D, Catania JA. Viagra (sildenafila) use in a population-based sample of U.S. men who have sex with men. Sex Transm Dis. 2005;32(9):531-3.
56. Green KA, Halkitis PN. Sildenafil (viagra) and club drug use in gay and bisexual men: the role of drug combinations and context. Am J Men Health. 2007;1(2):139-47.
57. Harte CB, Meston CM. Recreational use of erectile dysfunction medications in undergraduate men in the United States: characteristics and associated risk factors. Arch Sex Behav. 2011;40(3):597-606.
58. Graziano S, Orsolini L, Rotolo MC, Tittarelli R, Schifano F, Pichini S. Herbal Highs: Review on psychoactive effects and neuropharmacology. Curr Neuropharmacol. 2017;15(5):750-61.
59. Drug Enforcement Administration (US). Office of Diversion Control. Salvia divinorum and salvinorin A [Internet]. 2012 [capturado em 18 ago. 2017]. Disponível em: http://www.deadiversion.usdoj.gov/drugs_concern/salvia_d.pdf
60. National Institute on Drug Abuse. La salvia [Internet]. Bethesda: National Institute on Drug Abuse; 2012 [capturado em 18 ago. 2017]. Disponível em: http://www.drugabuse.gov/es/publicaciones/drugfacts/la-salvia.
61. Mahendran R, Lim HA, Tan JY, Chua SM, Winslow M. Salvia divinorum: An overview of the usage, misuse, and addiction processes. Asia Pac Psychiatry. 2016;8(1):23-31.
62. El-Khoury J, Sahakian N. The Association of salvia divinorum and psychotic disorders: a review of the literature and case series. J Psychoactive Drugs. 2015;47(4):286-92.
63. El-Menyar A, Mekkodathil A, Al-Thani H, Al-Motarreb A. Khat use: history and heart failure. Oman Med J. 2015;30(2):77–82.
64. Mihretu A, Teferra S, Fekadu A. What constitutes problematic khat use? an exploratory mixed methods study in Ethiopia. Subst Abuse Treat Prev Policy. 2017;12(1):17.
65. Berhanu D, Diener-West M, Ruff A, Davis WW, Celentano DD, Go VF. Associations between khat use and hiv risk and status among voluntary counseling and testing center clients in Addis Ababa, Ethiopia. J Addict Med. 2017;11(4):320-7.
66. Karila L, Billieux J, Benyamina A, Lançon C, Cottencin O. The effects and risks associated to mephedrone and methylone in humans: a review of the preliminary evidences. Brain Res Bull. 2016;126(Pt 1):61-7.

20
Poliusuários de substâncias

Renata Cruz Soares de Azevedo e Karina Diniz Oliveira

PONTOS-CHAVE

✓ O consumo de mais de uma substância é a regra, e não a exceção.
✓ O uso simultâneo ou sequencial de drogas pode produzir apresentações clínicas atípicas e agravar os quadros de intoxicação e abstinência.
✓ A detecção do poliuso é fundamental para o estabelecimento de um planejamento terapêutico adequado.

O poliuso de substâncias pode ser definido como o consumo concomitante ou consecutivo de diferentes drogas lícitas e/ou ilícitas.

A associação de substâncias pode refletir a disponibilidade de drogas no contexto de uso, que pode levar a um padrão sequencial de acordo com o ambiente específico. A partir da combinação de substâncias, o usuário pode tanto potencializar seus efeitos prazerosos quanto minimizar os desagradáveis, tanto de intoxicação quanto de abstinência.

É importante o conhecimento de que diferentes padrões de uso de substâncias diversas podem levar a prejuízos variáveis, e isso deve ser considerado tanto na abordagem do usuário quanto em técnicas de prevenção. Além disso, em contextos de intoxicação e abstinência, conhecer as interações e seus efeitos é essencial para uma abordagem clínica adequada e segura.

DEFINIÇÃO E DESCRIÇÃO

O uso de múltiplas substâncias é um padrão que atualmente se constitui mais a regra do que a exceção.[1] O significado do termo "poliuso" inclui uma série de padrões de uso de substâncias que devem ser detalhados para uma melhor compreensão da gravidade do uso e do papel de cada substância na vida do indivíduo.

Padrão de poliuso simultâneo denota o uso de duas ou mais substâncias em um intervalo de tempo curto o suficiente para que haja interação entre os diversos efeitos psicoativos.[2] Nessa situação, os efeitos de uma substância podem atenuar efeitos desagradáveis de outra ou, ainda, prolongar o efeito de outra substância, como é o caso do álcool, que pode prolongar os efeitos da cocaína, que, por sua vez, pode ter seus efeitos amenizados pelo uso da maconha.[3]

Um padrão de poliuso alternado é caracterizado quando o uso ocorre em um maior intervalo de tempo e em diferentes contextos, sem que haja interação entre seus efeitos.[2] A esse padrão pode ser associado o histórico de uso de substâncias do sujeito, que, embora mantenha uma droga de escolha, esporadicamente usa outras de acordo com o contexto e a disponibilidade.

DADOS EPIDEMIOLÓGICOS E CLÍNICOS

O uso de substâncias geralmente se inicia na adolescência, sendo que as primeiras substâncias usadas costumam ser as lícitas (álcool e tabaco), que inauguram o histórico de uso do sujeito. A evolução para poliuso na adolescência está associada, entre outros fatores, a dificuldades sociais e pouca continência familiar.[4,5] Além disso, o uso de múltiplas substâncias, tanto em jovens quanto em adultos, é fator indicativo de maior gravidade e maior chance de desenvolvimento de dependência.[5,6] O uso entre os jovens ocorre principalmente em contexto grupal; a experimentação não necessariamente se dá em função dos efeitos psicoativos da substância, mas por ser a droga de escolha do grupo.[4,6]

De acordo com dados publicados em 2015 nos Estados Unidos, 25% dos alunos do 8º ano e 51% dos alunos do 12º ano escolar experimentaram uma droga ilícita. Quase dois terços (63%) dos jovens adultos experimentaram uma droga ilícita, e 37% experimentaram alguma droga ilícita além da maconha. De cada 8 jovens adultos, 1 experimentou cocaína, sendo 4% por volta de 17 ou 18 anos de idade. De cada 59 alunos do ensino médio (1,7%), 1 experimentou *crack*. De cada 17 alunos do 12º ano, 1 (6,0%) fuma diariamente maconha, e entre jovens adultos de 19 a 28 anos, a porcentagem é um pouco maior (6,8%). Entre os alunos do 12º ano, 1 em cada 8 (12%) foi fumante diário de maconha em algum momento por pelo menos um mês. Ainda nesse grupo, 17% tomaram cinco ou mais doses de bebidas seguidas em pelo menos uma ocasião nas duas semanas anteriores à pesquisa. Mesmo com declínios consideráveis no tabagismo entre os adolescentes dos Estados Unidos desde o fim da década de 1990, cerca de 1 em cada 9 (11%) alunos do 12º ano atualmente fuma cigarros, e 1 em 17 (6%) é fumante diário. Observa-se, ainda, a capacidade aparentemente interminável de especialistas em farmacologia e amadores em descobrir novas substâncias com potencial de abuso que podem ser usadas para alterar o humor e a consciência (p. ex., sais de banho e maconha sintética) e de jovens de descobrir o potencial de abuso de produtos existentes ou redescobrir antigos (como LSD e heroína).[7]

Uma pesquisa nacional realizada em 2015 com estudantes entre 13 e 15 anos abordou comportamentos de risco entre os jovens. Os resultados mostraram que o percentual de jovens que já experimentaram bebidas alcoólicas subiu de 50,3%, em 2012, para 55,5%, em 2015; já a taxa dos que usaram drogas ilícitas aumentou de 7,3 para 9% no mesmo período.[8]

O álcool está presente em quase todas as combinações de substâncias consideradas na definição de poliuso de drogas. Normalmente, é a primeira droga com efeitos psicoativos e de alteração do comportamento que os jovens consomem, e sua ampla disponibilidade faz dela a substância-base das combinações de drogas consumidas pelos jovens adultos, sobretudo em contextos recreativos, bem como pelos consumidores intensivos de drogas.[9]

Um estudo nacional que avaliou dependentes e usuários de álcool admitidos por trauma em uma unidade de emergência constatou que a maior parte deles iniciou o uso na adolescência. Entre os dependentes, 53% apresentaram níveis séricos de álcool positivos no momento de entrada hospitalar.[10]

ASPECTOS NEUROBIOLÓGICOS

A adolescência é o período em que ocorre o desenvolvimento neuronal do sistema límbico e do córtex pré-frontal, com o aprimoramento das funções executivas.[3] O controle da impulsividade é insatisfatório por um desequilíbrio natural entre o desenvolvimento das vias inibitórias (amígdala) e estimulatórias (hipotálamo). Isso torna os adolescentes mais suscetíveis ao uso de substâncias, em função de apresentarem menos recursos para exercer controle sobre atividades que gerem prazer.[11] Um dos principais mecanismos neurobiológicos da dependência envolve o lobo frontal e o sistema límbico, que têm seus circuitos neurais alterados com a mediação principalmente dos neurotransmissores dopamina, serotonina e norepinefrina.[6,11]

Embora o mecanismo da dependência química seja comum às diversas substâncias, cada uma tem um perfil próprio de ativação de neurotransmissores nessas áreas cerebrais. As substâncias podem ser classificadas em três grandes classes em relação a sua ação principal no sistema nervoso central (SNC): depressoras (álcool, sedativos, hipnóticos, solventes, opioides), estimulantes (nicotina, cocaína/*crack*, anfetaminas, anfetamínicos) e perturbadoras (maconha e outros canabinoides, anticolinérgicos, alucinógenos naturais e sintéticos). A associação de substâncias da mesma classe produz sinergismo de seus efeitos tanto na intoxicação quanto na exacerbação dos quadros de abstinência. Por sua vez, a associação de drogas de classes diferentes pode produzir metabólitos ativos e tóxicos, além de apresentações clínicas atípicas.

QUADRO CLÍNICO

COCAÍNA E ÁLCOOL

É alta a prevalência de poliuso em usuários de cocaína e *crack*, com particular associação com transtornos relacionados ao uso de álcool (uso e dependência). Um estudo nacional que avaliou dependentes de cocaína e *crack* que procuraram tratamento encontrou prevalência de 25% de dependência de mais de uma substância, 32,6% de dependência de duas e 22,4% de dependência de três substâncias, excluída a nicotina. Nessa população, o poliuso associou-se à prática de crimes.[12] A combinação do uso de cocaína e álcool aumenta os níveis plasmáticos de cocaína e norcocaína, reduz as concentrações de benzoilecgonina e induz a síntese de cocaetileno, que tem alta taxa de distribuição no cérebro/sangue, com meia-vida plasmática 3 a 5 vezes maior que a da cocaína. O cocaetileno possibilita o aumento da duração dos efeitos de euforia, com maior potencial de dano renal, cardíaco e do SNC.[13]

Além disso, os efeitos desagradáveis da abstinência recente de cocaína e *crack*, denominada *crash*, são atenuados pelos efeitos do álcool. Estudos revelam que o cocaetileno é encontrado em concentrações sanguíneas e urinárias maiores que a cocaína em pessoas que morreram de *overdose* e usuários intoxicados. Além disso, pacientes que apresentaram níveis séricos de cocaetileno evoluíram com piora clínica e maior tempo de internação em unidade de terapia intensiva (UTI) em relação a não usuários.[14]

A ação do cocaetileno sobre a inibição da recaptação da dopamina é mais intensa que a da cocaína, assim como as ações serotonérgicas, o que se traduz pela intensificação dos efeitos psicoativos quando cocaína e álcool são utilizados juntos. As ações do álcool envolvendo as vias dopaminérgicas, a atividade do ácido gama-aminobutírico (GABA

– principal neurotransmissor inibitório), o aumento da concentração de dopamina e endorfina no *nucleus accumbens*, ativando as vias mesolímbicas, somado à inibição da função do receptor de glutamato, produzem uma euforia inicial que é identificada como um dos mais importantes facilitadores ("gatilhos") para o uso da cocaína, havendo altos índices de comorbidade para uso das duas drogas.[15,16]

O álcool também atenua a hiperatividade causada pela intoxicação por cocaína, o que leva muitos usuários ao uso sequencial.[16] Estudos apontam a associação entre uso de álcool e dependência mais grave de cocaína, além de aumento do poliuso de drogas. Estima-se que entre 60 e 90% dos dependentes de cocaína tenham diagnóstico de uso ou dependência de álcool.[17]

COCAÍNA E *CANNABIS*

É comum o relato de uso de *Cannabis* entre usuários de *crack* e cocaína.[18] O uso de maconha é apontado por até 60% dos usuários de *crack*, seja na forma sequencial, seja no uso combinado em um mesmo cigarro, denominado "mesclado", empregado com o objetivo de diminuir a fissura e demais efeitos ansiogênicos do *crack*.[18] Uma vez atenuada a fissura, o comportamento compulsivo de busca pela droga, frequente entre usuários de *crack*, torna-se mais controlável, permitindo ao indivíduo uma possibilidade de descontinuar seu uso e tentar retornar a suas atividades rotineiras.[7,18-20]

COCAÍNA E OPIOIDES

Aproximadamente 90% dos indivíduos dependentes de heroína fazem uso regular de cocaína.[1,21] A via de consumo, na maioria das vezes, é intravenosa (IV) e denominada *speedball*, dado o rápido início de efeito. No Brasil, o uso de opioides é incomum,[22] o que torna essa combinação pouco frequente. Um dos mecanismos de ação dos opioides consiste na ativação dopaminérgica do sistema mesolímbico; tanto a heroína quanto a cocaína exercem efeitos sobre os neurônios dopaminérgicos do *nucleus accumbens*, onde se dá o reforço positivo e o comportamento de busca pela substância, facilitando o uso associado. O uso da cocaína ameniza os efeitos da abstinência de heroína, o que contribui para o aumento da prevalência de uso concomitante. Contudo, se o indivíduo está em terapia de manutenção com metadona ou buprenorfina, que têm meia-vida mais longa e potência menor que a da heroína, o uso de cocaína pode precipitar sintomas desagradáveis, semelhantes aos da abstinência, o que justifica a queda na prevalência de uso concomitante entre indivíduos em tratamento.[23] Uma das consequências e indicadores da gravidade da dependência é o comportamento de busca pela droga: os dependentes de heroína que usam cocaína apresentam maior exposição a riscos, tanto por envolvimento com a criminalidade quanto pela prática de trocas sexuais por substâncias.[24]

MDMA E OUTRAS SUBSTÂNCIAS

O uso de MDMA, conhecido também como *ecstasy*, substância que exerce efeitos perturbadores e estimulantes no SNC, é realizado principalmente em contextos de festas *rave*. A maioria dos usuários é jovem, na faixa de 16 a 30 anos. Os efeitos serotonérgicos do MDMA são potentes, e o uso concomitante com uma série de outras substâncias, sobretudo álcool, maconha e cocaína, é relativamente frequente, potencializando o risco de intoxicações.[25]

Os usuários de MDMA costumam fazer uso de diversas substâncias de forma concomitante. A principal associação se dá com álcool e benzodiazepínicos (BZDs), mas o uso de maconha também é bastante comum nas festas *rave*. Menos frequente, mas também relatado, é o uso de alucinógenos, principalmente LSD, durante a intoxicação por *ecstasy*. Entre o grupo que faz uso de alucinógenos, o uso de cocaína costuma ser mais frequente do que entre os demais usuários de *ecstasy*. A associação dessas substâncias no contexto de *raves* se dá sobretudo devido aos efeitos sinestésicos reforçados pela música do ambiente de uso. O uso simultâneo de MDMA e etanol mostrou provocar prejuízos nas funções executivas, como atenção e memória. A percepção subjetiva desse prejuízo, porém, foi bastante menor em indivíduos que usaram MDMA e álcool, se comparada aos que usaram apenas álcool.[26]

A maconha é a substância ilícita mais usada entre os jovens; age intensificando os sintomas e aumentando o tempo de intoxicação do MDMA, o que torna o uso conjunto dessas duas substâncias relativamente frequente. Há, porém, aumento da chance de desenvolvimento de transtornos neuropsiquiátricos, principalmente falhas de memória, caso o uso de ambas as substâncias se torne crônico.[27]

O uso concomitante de MDMA e outros estimulantes ocorre com relativa frequência, embora menor, se comparado com o uso concomitante de álcool e maconha.[26] Tanto o MDMA quanto a cocaína e as anfetaminas exercem efeitos estimulantes no SNC, por isso o uso concomitante, em princípio, acentua os efeitos estimulantes de ambas as substâncias. Há também aumento do risco de desenvolvimento de dependência, e nota-se que o aumento da sociabilidade, um efeito típico do MDMA, é atenuado pelo uso simultâneo de cocaína. Há, também, aumento do risco de desenvolvimento de sintomas paranoides e alterações de humor, sobretudo mania e hipomania, durante a intoxicação.

Dessa forma, a abordagem dos indivíduos usuários de substâncias não deve prescindir de uma avaliação detalhada do(s) tipo(s) de substância(s) consumido(s), visando a correta detecção e a definição da melhor estratégia de intervenção, notadamente entre os poliusuários.

DIAGNÓSTICO

O poliuso de substâncias deve ser ativamente investigado na avaliação do padrão de consumo de substâncias nos diferentes contextos de atendimento, associado à avaliação de fatores favorecedores do poliuso e ao mapeamento das consequências físicas, psíquicas e sociais decorrentes do uso.

Na emergência

Usuários de substâncias procuram serviços de emergência não apenas por efeitos psíquicos das substâncias, mas também em decorrência de problemas físicos, tanto clínicos quanto secundários a eventos traumáticos, ocorridos em contexto de intoxicação e abstinência. A associação entre o consumo de drogas (lícitas e ilícitas) e traumatismos é muito frequente nas unidades de emergência. O uso de substâncias está relacionado a uma porcentagem significativa dos traumas atendidos nas unidades de emergência. Em um estudo realizado com 653 pacientes que procuraram a unidade de emergência por traumas leves, 2,5% tinham relato de uso de substância ilícita pouco antes do evento traumático que motivou a procura do serviço de saúde. Nesse trabalho, 18% do total de entrevistados relataram uso recente de álcool.[28] Diversos estudos detectaram relação entre traumas e uso de substâncias, constatando entre vítimas de traumas níveis séricos detectáveis de álcool e outras substâncias, como cocaína, maconha e opioides.[29,30]

A intoxicação por substâncias é um dos principais motivos de busca de atendimento em serviços de emergência, sendo, na maioria das vezes, decorrente do consumo de mais de uma substância. É frequente que o indivíduo intoxicado não esteja em condições clínicas ou não saiba referir a(s) substância(s) que usou. Nesse caso, o uso de exames de *screening* constitui-se em importante recurso de auxílio diagnóstico. As análises toxicológicas apresentam vários objetivos, entre eles confirmação da exposição a uma determinada classe de substâncias tóxicas (drogas, medicamentos, praguicidas, metais, solventes, etc.); avaliação da exposição; diagnóstico diferencial (traumas, quadros psiquiátricos, outras patologias); auxílio em decisões terapêuticas; avaliação da gravidade e do prognóstico; forense; e documentação de laudos e pesquisas científicas.[31] O padrão ouro de detecção combina os dados da anamnese e as análises laboratoriais. O exame toxicológico de urina tem a vantagem da facilidade de coleta não invasiva e custo relativamente baixo em relação ao preparo da amostra. Além disso, os metabólitos permanecem mais tempo na urina que em outros espécimes biológicos, e o grande volume coletado permite técnicas menos específicas para avaliação. Os resultados são mais confiáveis, e as técnicas, mais simples.[32] Uma vez ingerida, por via inalatória ou IV, a cocaína é rapidamente metabolizada via hidrólise para produzir benzoilecgonina (BE) e, posteriormente, ecgonina, metabólitos inativos. Uma pequena proporção é oxidada via citocromo P450 e produz norcocaína, metabólito tóxico e ativo da cocaína. A cocaína pode permanecer presente na urina de 24 a 72 horas após o uso, e os níveis de benzoilecgonina são detectáveis em análises de urina nesse período. Quando a cocaína é fumada, há pirólise em uma série de compostos químicos, e o principal metabólito é a anidroecgonina metil-éster, ou metil-ecgonidina. Esses são biomarcadores para o uso do *crack*, gerados durante a pirólise da droga, não estando presentes quando o indivíduo usou apenas cocaína na forma de cloridrato. Esse metabólito é detectável na urina, e o principal uso se dá para controle de abstinência de pacientes em tratamento. Pode ser detectado até quatro dias depois do último uso, dependendo da sensibilidade do exame e da quantidade usada.[31]

Quando há uso concomitante de álcool e cocaína, esta última é esterificada por esterases hepáticas em um metabólito denominado cocaetileno. Estudos *in vitro* mostraram que o etanol inibe a atividade da enzima responsável pela hidrólise da benzoilecgonina, e há aumento da demetilação da cocaína a norcocaína, o metabólito ativo e tóxico da substância. O cocaetileno é detectável em urina, saliva, cabelo, sangue e suor.[33] Por sua vez, a quantidade exata de álcool usada é detectada por meio de exames de sangue. Seu resultado pode ser fundamental, por exemplo, na diferenciação entre coma devido a trauma ou a intoxicação alcoólica, ou até sua concomitância. A amostra deve ser colhida em tubo seco, com uso de degermante não alcoólico.

Abordagem e acompanhamento

No manejo farmacológico, uma vez que o uso de álcool está frequentemente associado ao consumo de outras substâncias, em princípio, o ideal é evitar o uso de depressores do SNC, como BZDs, por exemplo, ainda que haja agitação psicomotora. As fenotiazinas, como prometazina, clorpromazina ou levomepromazina, embora tenham propriedades sedativas, também devem ser evitadas, devido ao fato de aumentarem o risco de convulsões e potencializarem a cardiotoxicidade de algumas substâncias, como a cocaína e o álcool. A intoxicação por cocaína aumenta o risco de infarto agudo do miocárdio e arritmias, tanto pela cardiotoxicidade quanto pela descarga adrenérgica que causa vasoconstrição. O uso concomitante de cocaína e álcool potencializa esse risco pelo fato de o cocaetileno ser mais cardiotóxico que a norcocaína.[34]

Portanto, quando houver necessidade de intervenção em um indivíduo intoxicado em sala de urgência em função de agitação psicomotora relacionada ao uso de substâncias, as medicações mais indicadas são os antipsicóticos de ação rápida. O antipsicótico típico mais utilizado é o haloperidol, por via oral (VO); se houver agitação ou recusa em ingerir a medicação, pode ser usada a via intramuscular (IM). Entre os antipsicóticos atípicos, há possibilidade de ministração de risperidona ou olanzapina por VO; se houver recusa, pode ser administrada olanzapina por via IM. Se necessário, pode ser realizada a contenção mecânica do paciente, evitando que ele represente risco a si e a outros. É importante a realização de monitoração contínua do paciente, se possível por monitor eletrônico que mostre padrão de ondas cardíacas. Isso se justifica porque o uso de substâncias, associado ao uso de antipsicóticos, pode aumentar a cardiotoxicidade e afetar a função cardíaca, com aumento de intervalo QT, arritmias e risco de morte súbita.

Caso haja intoxicação apenas por cocaína ou estimulantes, podem ser usados BZDs de ação rápida, como midazolam IM associado ao antipsicótico. Caso se opte pela via IV, recomenda-se a diluição do midazolam com solução fisiológica até 10 mL e administração de 3 a 4 mL em bólus, sempre com monitoração contínua de sinais vitais. Outra opção é o uso de diazepam IV, sem necessidade de diluição.

O haloperidol tem ação sedativa que se inicia em aproximadamente 10 minutos. Sua ação é eficaz na intoxicação por depressores, estimulantes e perturbadores do SNC, e, desde que realizado com critério, é o medicamento mais seguro no manejo de pacientes com alteração de comportamento decorrente de intoxicação por substâncias não conhecidas no momento. Como exposto anteriormente, é importante a monitoração cardíaca para detecção precoce de aumento do intervalo QT e arritmias.[35]

A intoxicação por opioides pode causar depressão respiratória e deve ser revertida com o uso de naloxona 0,8 mg. Se não houver melhora, a naloxona deve ser repetida até a dose de 3,2 mg. Caso não haja reversão do quadro, deve ser revisto o diagnóstico.[36]

É fundamental que seja realizada hidratação IV. O uso de soro fisiológico com reposição contínua de eletrólitos evita a desidratação, protegendo a função renal, que pode ser prejudicada por mioglobinúria, causada tanto por hipertermia quanto por lesão muscular decorrente da agitação psicomotora (mais raro). É relatada a nefrotoxicidade do cocaetileno, e, nesses casos, a hidratação é muito importante para prevenir lesões renais.[37] É necessário, também, controle de diurese em mL e monitoração de sinais vitais (frequência e ritmo cardíacos, pressão arterial e temperatura corporal). A manutenção de vias aéreas e eventual suporte respiratório podem ser necessários, sobretudo em intoxicações por depressores do SNC.

Durante os quadros de abstinência de substâncias, sobretudo estimulantes e perturbadoras, o indivíduo frequentemente chega à unidade de emergência apto a fornecer uma história clínica mais adequada. A abstinência de qualquer substância, em princípio, pode ser tratada com BZDs, desde que avaliado o risco potencial de uso não médico desse fármaco por essa população. Na abstinência de estimulantes, o principal sintoma é a ansiedade relacionada ao *craving* pela substância. Em unidades de urgência e emergência, o uso de BZDs tem bom efeito, ainda que temporário, sobre essa sensação extremamente desagradável que acomete o usuário.

Independentemente das substâncias que tenham motivado a busca de atendimento no serviço de emergência, é fundamental que esse contato do paciente com um serviço de saúde seja encarado como uma oportunidade de sensibilização, orientação e intervenção com relação ao poliuso e suas consequências danosas. A abordagem motivacional pode ser realizada por qualquer profissional da saúde, desde que devidamente capacitado.[10]

No ambulatório

O manejo ambulatorial do indivíduo poliusuário deve ser realizado por equipe multidisciplinar. A orientação familiar, em grupos específicos, aumenta a adesão do indivíduo ao tratamento.[38] É importante a realização de uma investigação diagnóstica para a detecção de eventuais comorbidades tanto clínicas quanto psiquiátricas. Transtornos de ansiedade, psicóticos e do humor são comuns em usuários de múltiplas substâncias e requerem uma abordagem diferenciada. A maior impulsividade e o maior risco de suicídio entre indivíduos com comorbidades devem ser sempre lembrados durante o tratamento.

A avaliação do paciente requer, ainda, a investigação da história de uso do indivíduo: idade de início, padrão de uso de cada substância, substância de escolha, grau de dependência (se houver), padrão de funcionamento social, laboral e afetivo, antecedentes familiares e rede social de apoio. Envolvimento com a criminalidade e prostituição em função do uso da substância podem ser fatores indicativos de gravidade do quadro de dependência.

O uso de álcool, como já abordado, está associado com frequência a padrões de poliuso de substâncias. Muitas vezes, o álcool pode ser um "gatilho" para o consumo de outras substâncias, principalmente estimulantes do SNC, como a cocaína.

Dessa maneira, na abordagem do paciente poliusuário, não deve ser desconsiderado o consumo de álcool, que não raro é minimizado pelo paciente, que enfatiza o uso de outras substâncias, como a cocaína ou o *crack*, por exemplo. À primeira vista, muitas vezes é a outra substância que compromete o funcionamento do usuário, levando-o à procura por tratamento. O controle do uso de álcool, porém, pode ser um fator de sucesso terapêutico, na medida em que se controla um dos facilitadores do uso de outras substâncias.

Da mesma maneira, o uso de maconha raramente é o que move o indivíduo à procura por tratamento, embora esteja associada a diversas outras substâncias. O manejo terapêutico do uso da maconha, assim como do álcool, deve ser considerado. Essa substância, muitas vezes, é usada como meio de conter a "fissura" causada pela abstinência de cocaína e *crack*, e o profissional deve estar preparado para avaliar essas associações.

É importante que o paciente seja orientado em todas as etapas do tratamento sobre a relevância e a gravidade de seu padrão de poliuso, que possa realizar uma avaliação dos fatores desencadeadores e atenuadores do consumo combinado e que seja auxiliado a realizar o automonitoramento de fatores de risco associados ao uso conjunto de substâncias, procurando responsabilizar-se por seu tratamento.

Lapsos e recaídas são parte do tratamento e devem ser abordados no sentido de apoiar o paciente em momentos de crise, na tentativa de reforçar o vínculo terapêutico e aumentar, dessa maneira, as chances de melhorar o prognóstico.

O USUÁRIO EM SITUAÇÃO DE RUA

Entre as pessoas que vivem em situação de rua, o poliuso e a polidependência de substâncias são morbidades comuns.[39,40] Há uma importante associação entre uso de *crack*, poliuso e traumas por violência, relacionados à vulnerabilidade social dessas pessoas, que convivem com privações de ordem física e psíquica, em uma realidade permeada por comportamentos de risco e más condições de nutrição e moradia.[41] Nesse contexto social, por vezes, o comportamento de risco torna-se aceitável e padronizado, com a desconsideração das consequências danosas que possam decorrer desses comportamentos.[42]

Além disso, o acesso dessa população aos serviços de saúde é limitado. Se, por um lado, as equipes de saúde são resistentes no acolhimento a essas pessoas, por outro, os próprios usuários têm pouca noção de cidadania e de direitos garantidos a eles pela Constituição Federal de 1988. Atualmente, em algumas grandes cidades, há equipes de saúde exclusivas para a abordagem dessa população, as quais, pelas diretrizes da política de redução de danos em dependência química, as abordam e procuram minimizar os efeitos de sua marginalidade.[42]

Dessa maneira, a abordagem na rua deve ser iniciada pela lógica da redução de danos e visar a reconstrução de vínculos familiares e sociais mais saudáveis. A atenção pode ser realizada por meio de atendimento clínico, psiquiátrico e psicológico pela equipe de consultório na rua, que, a partir disso, tem a possibilidade de encaminhar o usuário a serviços mais especializados e ambientes mais protegidos caso seja avaliada a necessidade, como risco de morte iminente ou alterações psiquiátricas que ameacem a integridade física do indivíduo. Esse tipo de atendimento é um recurso importante no processo de aproximação do usuário em situação de rua aos serviços da rede pública de saúde.

De maneira geral, tanto em contexto ambulatorial quanto em atendimento na rua, quando houver a necessidade de ambiente protegido, motivada sobretudo por risco de auto ou heteroagressividade, ausência de rede de apoio, esclarecimento diagnóstico e comorbidades clínicas e psiquiátricas, a internação deve ser considerada, com o objetivo de melhorar o estado mental e físico, permitindo o estabelecimento de contratos terapêuticos e o manejo ambulatorial futuro. Nesse contexto de tratamento, o poliusuário deverá receber os mesmos cuidados dispensados aos usuários de uma droga exclusiva, acrescidos dos cuidados farmacológicos e motivacionais já mencionados.

CONSIDERAÇÕES FINAIS

O poliuso de substâncias é um fenômeno frequente entre os usuários, sobretudo entre os que apresentam transtornos relacionados ao uso de drogas (principalmente uso e dependência). O padrão é variável, assim como as razões que levam o indivíduo a usar múltiplas substâncias, havendo destaque para a ação neurobiológica da associação das substâncias, aspectos psíquicos e o contexto de uso.

O profissional da saúde que se depara com um usuário de múltiplas substâncias deve estar atento a diversos graus de gravidade e atipicidade na apresentação clínica dos quadros. O poliusuário se expõe mais a riscos e apresenta maior comprometimento no funcionamento laboral, social e afetivo e maiores taxas de abandono do tratamento. Para que se aumentem as chances de boa evolução, a abordagem deve ser realizada sob uma perspectiva multidisciplinar, atentando para as particularidades do sujeito.

REFERÊNCIAS

1. Spagnolo PA, Badiani A, Nencini P. Polydrug abuse by intravenous use of heroin and tropicamide-containing eyedrops. Clin Neuropharmacol. 2013;36(3):100–1.
2. Schensul JJ, Convey M, Burkholder G. Challenges in measuring oncurrency, agency and intentionality in polydrug research. Addict Behav. 2005;30(3):571-4.
3. Herbst ED, Harris DS, Everhart ET, Mendelson J, Jacob P, Jones RT. Cocaethylene formation following ethanol and cocaine administration by different routes. Exp Clin Psychopharmacol. 2011;19(2):95-104.
4. Van der Meer Sanchez Z, Nappo SA. Progression on drug use and its intervening factors among crack users. Rev Saúde Pública. 2002; 36(4):420-30.
5. Derefinko KJ, Charnigo RJ, Peters JR, Adams ZW, Milich R, Lynam DR. Substance use trajectories from early adolescence through the transition to college. J Stud Alcohol Drugs. 2016;77(6):924-35.
6. Lopes BM, Gonçalves PD, Ometto M, Dos Santos B, Cavallet M, Chaim-Avancini TM, et al. Distinct cognitive performance and patterns of drug use among early and late onset cocaine users. Addict Behav. 2017;73:41-7.
7. National Institute on Drug Abuse. Monitoring the future, national survey results on drug use. Bethesda: NIDA; 1999.
8. Ministério da Saúde (BR). Pesquisa nacional de saúde do escolar: 2015. Rio de Janeiro: IBGE; 2016.
9. Parker RB, Laizure SC. The effect of ethanol on oral cocaine pharmacokinetics reveals an unrecognized class of ethanol-mediated drug interactions. Drug Metab Dispos. 2010;38(2):317-22.
10. Oliveira KD, Baracat EC, Lanaro R, Eugeni C, Ricci E, Rabello MS, et al. Alcohol and brief intervention for trauma victims. Rev Col Bras Cir. 2015;42(4):202-8.
11. Somerville LH, Casey BJ. Developmental neurobiology of cognitive control and motivational systems. Curr Opin Neurobiol. 2010;20(2):236–41.

12. Oliveira KD, Azevedo RCS. Criminal behaviour in user psychoactive substances who began treatment. Sociol Criminol Open Access. 2015;3(1).
13. Farooq MU, Bhatt A, Patel MB. Neurotoxic and cardiotoxic effects of cocaine and ethanol. J Med Toxicol. 2009;5(3):134-8.
14. Wiener SE, Sutijono D, Moon CH, Subramanian RA, Calaycay J, Rushbrook JI, et al. Patients with detectable cocaethylene are more likely to require intensive care unit admission after trauma. Am J Emerg Med. 2010;28(9):1051-5.
15. Kalivas, PW, Volkow, ND. The neural basis of addiction: a pathology of motivation and choice. Am J Psychiatry. 2005;162(8):1403–13.
16. Goldstein RZ, Volkow ND. Drug addiction and its underlying neurobiological basis: neuroimaging evidence for the involvement of the frontal cortex. Am J Psychiatry. 2002;159(10):1642–52.
17. Ferreira Filho OF, Turchi MD, Laranjeira R, Castelo A. Perfil sociodemográfico e padrões de uso entre dependentes de cocaína hospitalizados. Rev Saúde Públic. 2003;37(6):751-59
18. Giasson-Gariépy K, Potvin S, Ghabrash M, Bruneau J, Jutras-Aswad D. Cannabis and cue-induced craving in cocaine-dependent individuals: a pilot study. Addict Behav. 2017;73:4-8.
19. Socías ME, Kerr T, Wood E, Dong H, Lake S, Hayashi K, et al. Intentional cannabis use to reduce crack cocaine use in a Canadian setting: a longitudinal analysis. Addict Behav. 2017;72:138-43.
20. Spronk DB, De Bruijn ER, van Wel JH, Ramaekers JG, Verkes RJ. Acute effects of cocaine and cannabis on response inhibition in humans: an ERP investigation. Addict Biol. 2016;21(6):1186-98.
21. Leri F, Bruneau J, Stewart J. Understanding polydrug use: review of heroin and cocaine co-use. Addiction. 2003;98(1):7-22.
22. Laranjeira R, Pinsky I, Caetano R, Mitsuhiro SS, Madruga CS. II Brazilian National Alcohol and Drugs Survey. São Paulo: UNIFESP; 2012.
23. Castaño Pérez GA, Calderón Vallejo GA. Patterns of heroin use in a sample of consumers in Medellín--Colombia. Rev Bras Epidemiol. 2012;15(3):504-22.
24. De la Fuente De Hoz L, Brugal Puig MT, Ballesta Gomez R, Bravo Portela MJ, Barrio Anta G, Domingo Salvany A, et al. Metodología del estudio de cohortes del proyecto ITINERE sobre consumidores de heroína, en tres ciudades Españolas y características básicas de los participantes. Rev Esp de Salud Pública. 2005;4(79):475-91.
25. Hannemanna V, Kraus L, Pionteka D. Consumption patterns of nightlife attendees in Munich: a latent-class analysis. Subst Use Misuse. 2017;52(11):1511-21.
26. Rostami M, Rezayof A, Alijanpour S, Sharifi KA. Hippocampal nicotinic receptors have a modulatory role for ethanol and MDMA interaction in memory retrieval. Brain Res. 2017;1669:11-7.
27. Schulz S. MDMA & cannabis: a mini-review of cognitive, behavioral, and neurobiological effects of co-consumption. Curr Drug Abuse Rev. 2011;4(2):81-6.
28. Borges G, Mondragón L, Medina-Moura ME, Orozco R, Zambrano J, Cherpitel C. A case-control study of alcohol and substance use disorders as risk factors for non-fatal injury. Alcohol Alcoholism. 2005;40(4):257-62.
29. Brubacher JR, Chan H, Martz W, Schreiber W, Asbridge M, Eppler J, et al. Prevalence of alcohol and drug use in injured British Columbia drivers. BMJ Open. 2016;6(3).
30. Reis AD, Figlie NB, Laranjeira R. Prevalence of substance use among trauma patients treated in a Brazilian emergency room. Rev Bras Psiquiatr. 2006;28(3):191-5.
31. Fiorentin TR, D'Avila FB, Comiran E, Zamboni A, Scherer JN, Pechansky F, et al. Simultaneous determination of cocaine/crack and its metabolites in oral fluid, urine and plasma by liquid chromatography-mass spectrometry and its application in drug users. J Pharmacol Toxicol Methods. 2017;86:60-6.
32. Carvalho VM. Pesquisa dos indicadores de uso do "crack" em amostras de urina de indivíduos submetidos a exame médico-legal [dissertação]. São Paulo: Universidade de São Paulo; 2006.
33. Giroud C, Michaud K, Sporkert F, Eap C, Augsburger M, Cardinal P, et al. A fatal overdose of cocaine associated with coingestion of marijuana, buprenorphine, and fluoxetine. body fluid and tissue distribution of cocaine and its metabolites determined by Hydrophilic Interaction Chromatography - Mass Spectrometry (HILIC - MS). J Anal Toxicol. 2004;28(6):464-74.
34. Cittadini F, Giovanni N, Alcalde M, Partemi S, Campuzano O, Brugada R, et al. Genetic and toxicologic investigation of Sudden Cardiac Death in a patient with Arrhythmogenic Right Ventricular Cardiomyopathy (ARVC) under cocaine and alcohol effects. Int J Legal Med. 2015;129(1):89–96.
35. Ries R, Sayadipour A. Management of psychosis and agitation in medical-surgical patients who have or are at risk for prolonged QT interval. J Psychiatr Pract. 2014;20(5):338-44.
36. Baltieri DA, Strain EC, Dias JC, Scivoletto S, Malbergier A, Nicastri S, et al. Diretrizes para o tratamento de pacientes com síndrome de dependência de opióides no Brasil. Rev Bras Psiquiatr. 2004;26(4):259-69.
37. Nanavati A, Herlitz LC. Tubulointerstitial injury and drugs of abuse. Adv Chronic Kidney Dis. 2017;24(2):80-5.
38. Braun LM, Dellazzana-Zanon LL, Halpern SC. A família do usuário de drogas no CAPS: um relato de experiência. Rev SPAGESP. 2014;15(2):122-44.
39. Oliveira LG, Nappo SA. Characterization of the crack cocaine culture in the city of São Paulo: a controlled pattern of use. Rev Saude Public. 2008;42(4):664-71.
40. Dias AC, Araújo MR, Dunn J, Sesso RC, de Castro V, Laranjeira R. Mortality rate among crack/cocaine-dependent patients: a 12-year prospective cohort study conducted in Brazil. J Subst Abuse Treat. 2011;41(3):273-8.
41. Ministério da Saúde (BR). Secretaria de Atenção à Saúde. Manual sobre o cuidado à saúde junto à população em situação de rua. Brasília: Departamento de Atenção Básica; 2012.
42. Albuquerque SC. Cuidado em saúde frente às vulnerabilidades: práticas do consultório na rua [dissertação]. São Paulo: Pontifícia Universidade Católica de São Paulo; 2014.

Parte IV

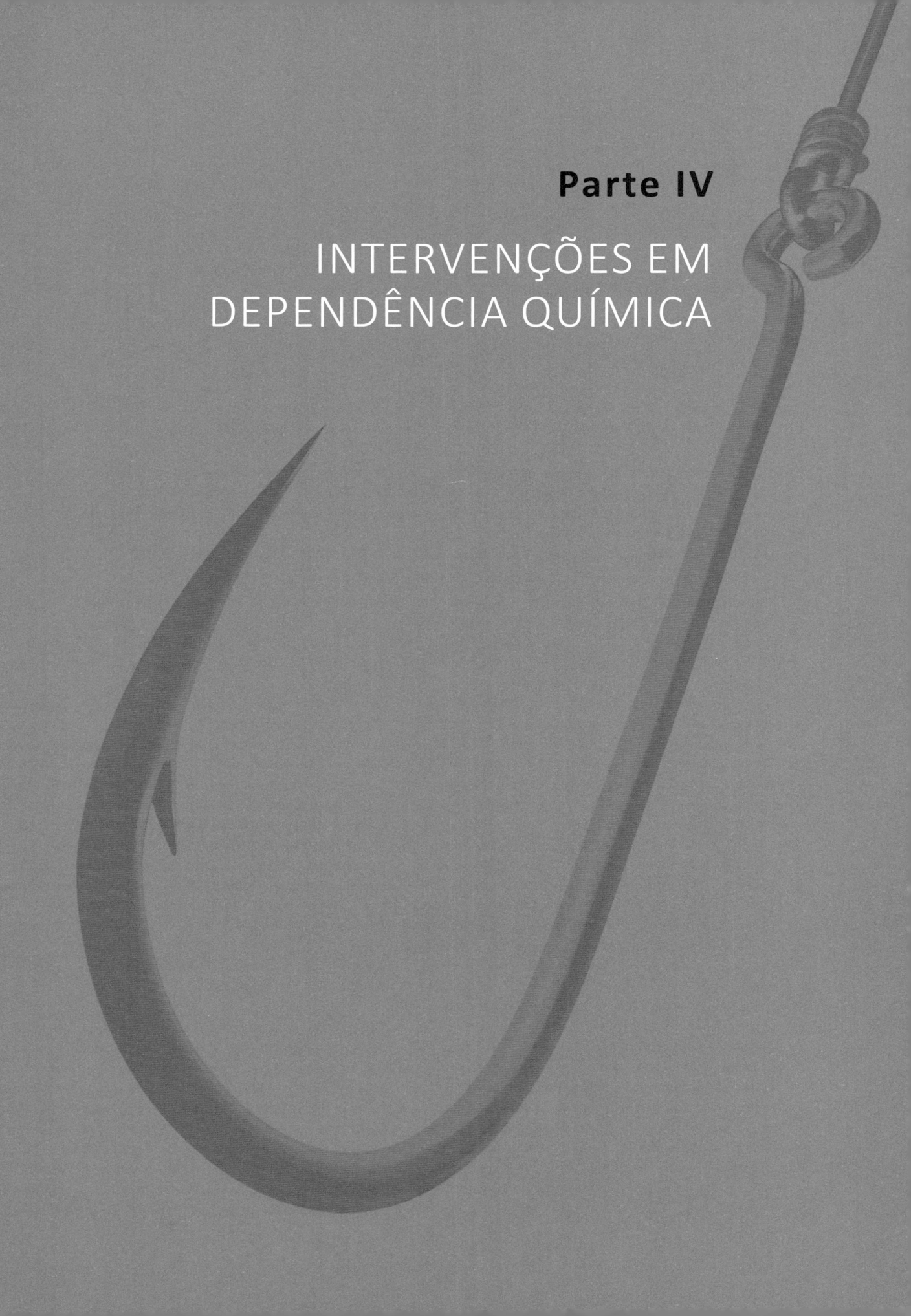

INTERVENÇÕES EM DEPENDÊNCIA QUÍMICA

21
Intervenção breve

Cláudio Jerônimo da Silva e André Q. C. Miguel

PONTOS-CHAVE

- ✓ A intervenção breve (IB) é uma intervenção bem estruturada e de tempo limitado geralmente composta por consultas de 15 minutos em quatro ou cinco encontros, dependendo da gravidade da dependência.
- ✓ Existe grande evidência de sua eficácia no tratamento e na prevenção secundária dos problemas ligados ao consumo de álcool e tabaco.
- ✓ A IB utiliza as técnicas de entrevista motivacional (EM) e terapia cognitivo-comportamental (TCC).
- ✓ Para melhor estruturação das consultas, são utilizadas escalas, *check-lists* e material de autoajuda.
- ✓ A IB já foi avaliada para uso na atenção primária à saúde e pode ser realizada por qualquer profissional da saúde, como médicos generalistas e/ou enfermeiros.

A intervenção breve (IB) faz parte de um seleto grupo de intervenções psicossociais para o tratamento dos transtornos por uso de substâncias (TUS) que apresentam eficácia baseada em evidências.[1] Já existe evidência de que a IB é eficaz em reduzir o consumo e os problemas ligados ao uso de álcool.[2,3] Além disso, ela aparece como a intervenção mais eficaz em reduzir os riscos ligados ao álcool em serviços de atenção primária à saúde.[2]

Embora possa ser utilizada em outros contextos, aplicar a IB na atenção primária à saúde é preferível, pois é aí que ocorre, ou deveria ocorrer, o primeiro contato da maioria das pessoas com os serviços de saúde. Assim, médicos generalistas e enfermeiros desses serviços estão em uma posição privilegiada para observar estados precoces de possíveis problemas ligados ao consumo do álcool, e, por isso, têm papel fundamental na prevenção secundária do desenvolvimento de quadros mais graves.[4]

Como será visto mais detalhadamente, a IB é uma intervenção desenvolvida em um curto espaço de tempo em sessões que variam de 5 a 45 minutos, raramente ultrapassando cinco encontros. A intervenção é destinada a indivíduos que apresentam problemas ou potencial para desenvolver problemas ligados ao seu padrão de consumo de álcool, mas que não preenchem o critério diagnóstico de dependência. A IB pode ser dividida em dois passos: triagem e intervenção.

Em um primeiro momento, o atendimento é focado na triagem, na qual são avaliados os possíveis riscos ligados ao álcool a partir do padrão (frequência, intensidade, contexto) de consumo de determinado indivíduo. Após essa triagem, inicia-se a fase de intervenção, que tem enfoque de terapia de tempo limitado e é centrada no paciente. Ela é composta de técnicas usadas na entrevista motivacional (EM) e na terapia cognitivo-comportamental (TCC).[4] O objetivo deste capítulo é apresentar a IB de forma didática, considerando suas principais características, seu método de aplicação e as evidências científicas de sua eficácia.

INTERVENÇÃO BREVE E A ATENÇÃO PRIMÁRIA À SAÚDE

Diferentemente de outras intervenções com evidência de eficácia no tratamento dos TUS, a IB foi desenvolvida para diminuir o consumo de álcool em indivíduos com problemas e/ou risco de desenvolver problemas ligados à substância, mas que não preenchem o diagnóstico de dependência de álcool.

A necessidade de desenvolver intervenções focadas nesse perfil de usuário surgiu depois de serem encontradas evidências epidemiológicas acerca do consumo de álcool e dos problemas ligados a esse consumo presentes na população. Esses estudos destacaram que a maioria dos problemas ligados ao consumo de álcool (crônicos e agudos) presentes na população em geral não é causada pela parcela de indivíduos com diagnóstico de dependência de álcool, e sim por um grupo maior de indivíduos que apresentam um consumo de alto risco, que podem ameaçar a integridade de outras pessoas e a sua própria, mas que, no entanto, não preenchem o diagnóstico de dependência. Isso ocorre porque o número de indivíduos que faz uso de álcool, mas que não é dependente, representa uma parcela bem maior da população em comparação a indivíduos com diagnóstico de dependência em álcool.[5]

Nesse contexto, passou-se a discutir a possibilidade de intervenções focadas em reduzir o consumo de álcool naqueles indivíduos que estivessem em risco, mas que não são dependentes, em vez de intervenções focadas em indivíduos dependentes, terem um impacto maior em reduzir os problemas ligados ao consumo de álcool existentes na população como um todo.[6] Já há evidências empíricas favorecendo essa perspectiva.[7,8]

Dessa maneira, a IB foi desenvolvida com o objetivo de promover um serviço de prevenção secundária rápido, econômico e eficaz em diminuir o consumo excessivo e os problemas ligados ao consumo de álcool a uma grande parcela da população.

Com esse intuito, aplicar a IB na atenção primária à saúde oferece certas vantagens. Em primeiro lugar, é nesse serviço de saúde onde geralmente ocorre o primeiro contato entre a maioria da população e os serviços de saúde. Além disso, há evidência de que uma parcela substancial da população atendida nesses serviços busca por atendimento por causas relacionadas, direta ou indiretamente, ao consumo excessivo de álcool.[9] Assim, aplicar a IB na atenção primária pode:

1. facilitar o diagnóstico precoce de problemas ligados ao álcool
2. diminuir o consumo de risco
3. prevenir problemas ligados ao consumo
4. prevenir o desenvolvimento de quadros mais severos
5. encaminhar pacientes com quadros mais graves a serviços especializados

FUNDAMENTAÇÃO TEÓRICA DA INTERVENÇÃO BREVE

A IB baseia-se no modelo cognitivo de dependência, em que fatores etiológicos (chamados de fatores predisponentes) atuam e interagem aumentando a probabilidade de se desenvolver uma dependência. Esses fatores podem ser divididos em:

1. fatores genéticos
2. fatores ambientais
3. fatores culturais
4. fatores psicológicos

Assim, ao entrar em contato com determinada substância com potencial aditivo, o indivíduo poderá ou não se tornar dependente, de acordo com o número e a intensidade desses fatores predisponentes.[10]

Esse modelo é congruente com os conceitos de aprendizagem social desenvolvidos por Bandura. Para esse autor, o comportamento (consumir substâncias) é o produto de uma interação dinâmica e recíproca entre fatores individuais e ambientais. Entre os fatores individuais, aspectos cognitivos e afetivos influenciam no modo como uma pessoa responde a estímulos externos (mundo).[11] Ao mesmo tempo, fatores ambientais, como a presença de álcool ou outras drogas, também podem influenciar o comportamento.

Dessa maneira, para mudar certos comportamentos, a teoria cognitiva foca em alterar fatores individuais e ambientais. Nessa perspectiva, a autoeficácia, a confiança e a capacidade que um indivíduo tem de mudar seus comportamentos, e a motivação para fazê-lo, são componentes fundamentais para mudar comportamentos tidos como nocivos. Por isso, para mudar o padrão de consumo do indivíduo, a IB foca em favorecer o conhecimento a respeito de possíveis problemas ligados a esse padrão, aumentar a motivação para querer reduzir esse consumo, aumentar a autoeficácia e ensinar estratégias efetivas em reduzir o consumo e os riscos ligados ao consumo de álcool.

QUAIS SÃO OS PROCEDIMENTOS NECESSÁRIOS PARA SE REALIZAR A INTERVENÇÃO BREVE?

Triagem

No primeiro momento, é importante fazer uma triagem, na qual se faz o rastreamento (*screening*) dos padrões de consumo do indivíduo. É nessa fase que se avaliam os possíveis riscos e problemas decorrentes do padrão de consumo de álcool.

Para fazer a triagem, é possível usar o *Manual diagnóstico e estatístico de transtornos mentais* (DSM-5) ou a *Classificação internacional de doenças e problemas relacionados à saúde* (CID-10). No entanto, como se sabe, serviços de atenção primária à saúde são, muitas vezes, sobrecarregados, e, por isso, seus atendimentos devem ocorrer de forma breve e eficaz.[4] Por esse motivo, foram desenvolvidos instrumentos de rastreamento, como o AUDIT (que, em inglês, representa as iniciais de Questionário de Identificação de Transtornos pelo Consumo de Álcool) e o CAGE (Cut down/Annoyed/Guilty/Eye-opener Questionnaire), que são simples e rápidos de aplicar e oferecem um rastreamento sensível aos possíveis problemas ligados a padrões de consumo de álcool. Esses instrumentos são importantes na atenção primária à saúde, pois permitem que qualquer profissional do serviço faça um rastreamento rápido de pessoas que podem se beneficiar da IB, além de apontar aquelas com quadros mais severos, que devem ser avaliadas por processos diagnósticos mais demorados.

O AUDIT (**Quadro 21.1**) foi desenvolvido pela Organização Mundial da Saúde (OMS) em 1980 e é o primeiro questionário desenvolvido para avaliar riscos e problemas ligados ao álcool na rede de atenção básica. Hoje, esse instrumento está validado em diversos países, sendo que no Brasil foi validado pelo Dr. Eduardo Brod Méndez, em 1999.[12] O instrumento apresenta alta sensibilidade para detectar indivíduos em potencial risco e alta especificidade para excluir falsos casos.[13]

O AUDIT consiste em 10 perguntas que analisam a quantidade e a frequência de consumo de álcool, possíveis sintomas de abstinência e possíveis problemas ligados ao consumo de álcool. Cada resposta tem uma pontuação. Nos casos em que a pontuação supera 8 pontos, existe o risco de problemas ligados ao consumo excessivo de álcool, e uma avaliação mais detalhada é indicada.[13,14]

O CAGE (**Quadro 21.2**) é outro questionário bastante usado na atenção primária à saúde. Ele é composto por quatro perguntas (todas com respostas "sim" ou "não"). Por isso, sua aplicação e sua avaliação são mais rápidas em comparação ao AUDIT (o que é mais interessante na rede primária). Nos casos em que duas ou mais respostas "sim" são obtidas, é indicada uma avaliação mais detalhada. Esse instrumento também já foi validado no Brasil, há muitos anos, pela professora Jandira Masur.[15]

Outro fator a ser considerado a respeito do CAGE é que, embora ele seja sensível em detectar problemas ligados ao ál-

---

QUADRO 21.1
AUDIT – Questionário de Identificação de Transtornos pelo Consumo de Álcool

1. Qual a frequência de seu consumo de bebida alcoólica?

(0) Nenhuma
(1) Uma ou menos de uma vez por mês
(2) 2 a 4 vezes por mês
(3) 2 a 4 vezes por semana
(4) 4 ou mais vezes por semana

2. Quantas doses consome em um dia típico quando você está bebendo?

(0) Nenhuma
(1) 1 ou 2
(2) 3 ou 4
(3) 5 a 6
(4) 7 a 9
(5) 10 ou mais

3. Qual a frequência em que você consome 6 ou mais doses em uma ocasião?

(0) Nunca
(1) Menos que mensalmente
(2) Mensalmente
(3) Semanalmente
(4) Diariamente

4. Com que frequência nos últimos 12 meses você percebeu que não conseguia parar de beber uma vez tendo começado?

(0) Nunca
(1) Menos que mensalmente
(2) Mensalmente
(3) Semanalmente
(4) Diariamente

5. Quantas vezes nos últimos 12 meses você deixou de fazer o que era esperado devido ao uso de bebida alcoólica?

(0) Nunca
(1) Menos que mensalmente
(2) Mensalmente
(3) Semanalmente
(4) Diariamente

6. Quantas vezes no último mês você precisou de uma dose pela manhã para se sentir melhor depois de uma bebedeira?

(0) Nunca
(1) Menos que mensalmente
(2) Mensalmente
(3) Semanalmente
(4) Diariamente

7. Quantas vezes nos últimos 12 meses você se sentiu culpado ou com remorso depois de beber?

(0) Nunca
(1) Menos que mensalmente
(2) Mensalmente
(3) Semanalmente
(4) Diariamente

8. Quantas vezes nos últimos 12 meses você esqueceu o que aconteceu na noite anterior porque estava bebendo?

(0) Nunca
(1) Menos que mensalmente
(2) Mensalmente
(3) Semanalmente
(4) Diariamente

9. Você já foi criticado pelos resultados de suas bebedeiras?

(0) Nunca
(1) Menos que mensalmente
(2) Mensalmente
(3) Semanalmente
(4) Diariamente

10. Algum parente, amigo, médico ou outro profissional da saúde se referiu a suas bebedeiras ou sugeriu que parasse de beber?

(0) Nunca
(1) Menos que mensalmente
(2) Mensalmente
(3) Semanalmente
(4) Diariamente

> **QUADRO 21.2**
> **CAGE – Cut down/Annoyed/Guilty/Eye-opener Questionnaire**
>
> 1. Alguma vez você sentiu que deveria diminuir (*cut down*) a quantidade de bebida ou parar de beber?
>   ☐ Sim   ☐ Não
> 2. As pessoas o aborrecem (*annoyed*) porque criticam seu modo de beber?
>   ☐ Sim   ☐ Não
> 3. Você sente-se culpado (*guilty*) ou chateado consigo mesmo pela maneira como costuma beber?
>   ☐ Sim   ☐ Não
> 4. Você costuma beber pela manhã (*eye-opener*) para diminuir o nervosismo ou a ressaca?
>   ☐ Sim   ☐ Não

> **QUADRO 21.4**
> **Sinalizadores de problemas ligados ao consumo de álcool**
>
> | |
> |---|
> | Faltas frequentes ao trabalho e à escola |
> | História de trauma e acidente frequentes |
> | Depressão |
> | Ansiedade |
> | Hipertensão arterial |
> | Sintomas gastrintestinais |
> | Disfunção sexual |
> | Distúrbio do sono |
>
> *Fonte*: Conselho Regional de Medicina de São Paulo.[17]

cool, apresenta dificuldade em detectar riscos para consumidores menos graves, mulheres e adolescentes.[16]

É importante ressaltar que tanto o AUDIT quanto o CAGE não fazem o diagnóstico de abuso ou dependência de álcool, mas podem apontar prováveis casos que merecem ser avaliados com mais cuidado.

Para esses casos, uma avaliação mais detalhada é indicada. Essa avaliação deve investigar o nível de comprometimento do paciente no momento da intervenção, o grau de problemas relacionados ao consumo de álcool e possíveis complicações e/ou comorbidades associadas.

O **Quadro 21.3** apresenta os principais itens de anamnese para a investigação do consumo.[17]

O **Quadro 21.4** apresenta alguns sinalizadores de consumo de álcool aos quais o clínico deve estar atento para efetuar o diagnóstico.[17]

Após avaliar o caso do indivíduo a partir dos resultados de questionários e/ou de um critério de diagnóstico, planeja-se a intervenção de tratamento.

Para pacientes com diagnóstico de dependência moderada ou severa, ou que apresentam comorbidades associadas, o tratamento baseado na abstinência total é o mais indicado. Esses pacientes costumam demandar um atendimento mais intensivo e especializado. Nesses casos, é indicado encaminhá-los a serviços especializados.[4]

No caso de pacientes com dependência leve, a abstinência total continua sendo indicada, mas o tratamento por IB pode ser efetivo. Para pacientes que apresentam riscos e/ou problemas ligados ao consumo de álcool, mas que não são dependentes, estratégias para reduzir o consumo ou as situações nas quais esse consumo produz riscos podem ser interessantes. Em ambos os casos, a IB é indicada.

INTERVENÇÃO

Após a avaliação clínica na qual se constatou que o paciente pode se beneficiar da IB, é importante avaliar a motivação para reduzir o consumo de álcool que cada paciente apresenta. A motivação é um processo dinâmico, que pode ser influenciado por vários fatores, sendo muito importante a postura do profissional da saúde ante o grau de motivação.[18] Sabe-se que, para aumentá-lo, o profissional deve ser empático, ter paciência e ser ativo e firme nesse momento da intervenção.[4]

Um modelo interessante para entender o estado de motivação foi desenvolvido por DiClemente e Prochaska.[19] Os estágios de modificação comportamental segundo esse modelo são descritos no **Quadro 21.5**.

Identificar em que estágio de motivação o paciente se encontra é fundamental para o tratamento. Se ele se encontra em uma fase de pré-contemplação, não reconhecerá os problemas associados ao uso de álcool, portanto, estabelecer estratégias de prevenção não será eficaz. Ele precisa estar convencido e relacionando seus problemas ao uso do álcool, pois só a partir desse momento conseguirá tomar atitudes e ações

> **QUADRO 21.3**
> **Principais itens da anamnese de pacientes usuários de substâncias**
>
> | |
> |---|
> | O último episódio de consumo (tempo de abstinência) |
> | A quantidade de substância consumida |
> | A via de administração escolhida |
> | O ambiente do consumo (festas, na rua, no trabalho, com amigos, com desconhecidos, sozinho...) |
> | A frequência do consumo nos últimos meses |
>
> *Fonte*: Conselho Regional de Medicina de São Paulo.[17]

QUADRO 21.5
Conceitos sobre estágios de motivação

Pré-contemplação	Na pré-contemplação, os pacientes apresentam pouca ou nenhuma preocupação com os problemas associados ao uso de álcool. A maioria deles não deseja modificar os próprios comportamentos, pois acha que não tem nenhum tipo de problema relacionado ao consumo excessivo de álcool. Muitas vezes, são pressionados pelos familiares a procurar tratamento. Nesse momento, é importante auxiliá-los na avaliação dos problemas.
Contemplação	Na contemplação, os pacientes já se preocupam com os problemas associados ao uso de álcool, porém não apresentam um plano para modificar seu comportamento. Estão começando a ter consciência ou a se preocupar com as consequências adversas do consumo excessivo de álcool.
Preparação	Na preparação, os pacientes se preocupam com os problemas associados ao uso de álcool, inclusive com a busca de um plano para se tratar. Nesse estágio, a decisão de modificar seu comportamento é assumida, porém ainda não foi acionado o plano de tratamento.
Determinação	Na determinação, os pacientes colocam em prática o plano para modificar o comportamento-problema, engajando-se ativamente em um programa de tratamento.
Ação	Na ação, os pacientes iniciam o tratamento e interrompem o uso, tomando ações eficazes para atingir a meta estabelecida.
Manutenção	Na manutenção, os pacientes rediscutem seus objetivos e a mudança de comportamento, fazendo uma avaliação dos resultados.

Fonte: DiClemente e colaboradores.[19]

que o previnam do uso.[4,20] O uso de técnicas da EM pode servir de grande auxílio para aumentar a motivação do paciente. O Capítulo 23 deste livro apresenta mais informações a respeito das técnicas de EM.

A ESTRUTURA DA INTERVENÇÃO BREVE

FRAMES

O objetivo fundamental de qualquer IB é reduzir o risco de danos provenientes do uso continuado de álcool. As metas são estabelecidas para cada paciente, individualmente, a partir da clara identificação de seu padrão atual de consumo e dos riscos associados.[21]

Existem seis elementos que parecem contribuir substancialmente para a eficácia da IB. Eles podem ser identificados por meio do acrônimo FRAMES, originado pela composição da primeira letra das palavras inglesas *Feedback, Responsibility, Advice, Menu, Empathy* e *Self efficacy*.[21,22] É interessante ressaltar que, desses seis elementos presentes no FRAMES, quatro (*Responsibility, Menu, Empathy* e *Self efficacy*) também estão presentes na EM.[20]

O termo *feedback* é empregado para definir a retroalimentação do paciente por meio da comunicação dos resultados de sua avaliação, mais comumente feita pela devolutiva dos resultados obtidos na aplicação de um instrumento de rastreamento – por exemplo, o profissional informa o resultado da pontuação no AUDIT e esclarece seu significado em termos de qual parcela da população em geral apresenta o mesmo nível de risco, assim como informa qual a carga de risco associada àquela pontuação obtida pelo paciente.

Responsibility refere-se à ênfase na autonomia do paciente e sua responsabilidade nas decisões, o que implica o posicionamento necessário de autoproteção e cuidado e compromisso com mudança.

Advice corresponde às orientações e recomendações que o profissional deve oferecer ao paciente, fundamentadas no conhecimento empírico atual, sendo essas claras, diretas e desvinculadas de juízo de valor moral ou social, devendo preservar a autonomia de decisão do paciente.

Menu é o fornecimento ao paciente de um catálogo de alternativas de ações – voltadas a sua autoajuda ou a opções de tratamento disponíveis – que podem ser implementadas por ele.

Empathy refere-se ao modo empático, solidário e compreensivo, postura que deve ser adotada pelo profissional diante do paciente.

Self efficacy é o termo empregado para o foco que o profissional deve ter no sentido de promover e facilitar a confiança do paciente em seus recursos e em seu sucesso, correspondendo a um reforço do otimismo e da autoconfiança do paciente, voltado a uma maior autopercepção da eficácia pessoal e da consecução de metas assumidas. Um teórico cognitivista propôs que *self efficacy*, autoeficácia, representa uma influência importante sobre o comportamento que se manifesta em uma resposta conjunta dos sistemas cognitivo, motivacional e emocional. Se uma pessoa tem uma percepção de baixa autoeficácia devido à falta de habilidades de enfrentamento, ela provavelmente terá crenças distorcidas e negativas sobre si mesma e sobre sua condição, bem como menor motivação.[21]

CONSULTAS

Tendo em mente esses elementos, existem cinco passos a serem seguidos na aplicação de uma IB.[23] O **Quadro 21.6** apresenta esses passos e as respectivas intervenções.

Pesquisas têm demonstrado que uma IB de uma consulta mensal com duração de não mais de 15 minutos de aconselhamento por 4 a 5 meses pode ser efetiva nos casos de uso de risco ou dependência leve.

Se o paciente faz uso de risco, o médico pode fazer um aconselhamento cuja meta não precisa ser necessariamente a abstinência, mas uma orientação sobre a quantidade considerada beber de baixo risco.

Se o paciente preencher critérios para dependência de álcool com completa instalação, o mais adequado é seguir a meta da abstinência total.

A **primeira consulta** envolve: (1) questões com relação ao consumo de álcool visando estabelecer um diagnóstico de dependência e uso de risco (quanto, com que frequência, quando, com quem e quais os estímulos ambientais para uso do álcool); (2) avaliação médica geral; (3) se houver ideação suicida ou algum outro problema médico, considerar encaminhamento a especialista; (4) pedido de exames complementares (hemograma completo, gama GT e outros que se fizerem necessários de acordo com a avaliação médica); (5) devolutiva da avaliação e estabelecimento da meta (abstinência ou beber controlado); (6) procura de estratégias comportamentais que ajudem a alcançar a meta estabelecida.

Segunda consulta: (1) avaliação do consumo de álcool desde a última consulta, se o paciente conseguiu ou não cumprir a meta – se não, quais as dificuldades que encontrou; (2) avaliação do resultado dos exames complementares; (3) reforço da meta a ser seguida; (4) fornecimento de material para leitura e autoajuda.

Terceira consulta: (1) avaliação do consumo de álcool desde a última consulta; se o paciente conseguiu ou não cumprir a meta – se não, quais as dificuldades que encontrou; (2) avaliação das vantagens e desvantagens de usar e não usar álcool – isso ajuda o paciente a decidir entre beber e não beber; (3) se algum exame estiver alterado – por exemplo, gama GT –, e se o paciente já estiver diminuindo o uso de álcool, considerar repetição do exame. Isso serve para avaliar a melhora e mostrar de forma objetiva (em números) ao paciente as alterações hepáticas antes e depois da diminuição do consumo de álcool.

Quarta consulta: (1) avaliação do uso de álcool desde a última consulta; (2) reavaliação dos pontos de maior dificuldade para enfrentar as situações de risco e discussão de estratégias para encará-las; (3) avaliação do progresso do tratamento até o momento junto com o paciente e encaminhamento para centro especializado nos casos em que não se alcançou melhora significativa. Se o paciente apresenta uma dependência já instalada, a meta deve ser preferencialmente a abstinência, e o clínico pode considerar o encaminhamento para um serviço especializado.[4]

O **Quadro 21.7** apresenta as quatro consultas e suas respectivas intervenções.

INTERVENÇÃO BREVE: EFICÁCIA BASEADA EM EVIDÊNCIAS

Existe, hoje, evidência substancial da eficácia da IB em reduzir os problemas ligados ao álcool para indivíduos que fazem uso de risco dessa substância.[2,3]

QUADRO 21.6
Passos da intervenção breve e respectivas intervenções

Avaliação e *feedback*	Aplicar CAGE ou AUDIT para *screening*. Ter em mente o diagnóstico de transtornos pelo uso de álcool. Dar retorno ao paciente sobre o resultado da avaliação efetuada, tanto sobre o uso de álcool como sobre outros diagnósticos (hipertensão, gastrites, neuropatias, etc.). Se o paciente estiver com sintomas de abstinência, deve-se iniciar a desintoxicação seguindo o consenso sobre síndrome de abstinência de álcool (SAA).
Negociação da meta de tratamento	Estabelecer uma meta de tratamento em acordo com o paciente. Se o paciente estiver fazendo uso de alto risco, o médico pode sugerir como meta o beber controlado. Se o paciente tiver uma dependência já instalada, a melhor meta é a abstinência.
Técnicas de modificação de comportamento	Diagnosticar o estado de motivação do paciente. Realizar balanço entre os prós e contras do uso de álcool. Realizar avaliação laboratorial e investigar áreas de vida com problemas relacionados ao consumo.
Material de autoajuda	O médico pode fornecer ao paciente material didático informativo sobre uso de álcool.
Seguimento	Realizar visita mensal ao consultório ou visita domiciliar mensal ou dar um telefonema.

Fonte: Fleming.[23]

QUADRO 21.7
Descrição das quatro consultas de aplicação da intervenção breve

Consultas	Intervenções
Primeira consulta	Questões sobre o consumo de álcool visando estabelecer um diagnóstico de dependência e uso nocivo (quanto usa, com que frequência, em que ocasiões, com quem, quais os fatores de risco para o uso, problemas decorrentes do uso).
	Avaliação médica geral. Se houver ideação suicida ou algum outro problema médico, considerar encaminhamento a especialista.
	Pedido de exames complementares (gama GT, hemograma, transaminases hepáticas, função hepática: TP, TTPA).
	Estabelecimento da meta: tratamento da síndrome de abstinência; beber seguro ou abstinência; e agendamento da próxima consulta.
Segunda consulta	Avaliação do consumo de álcool desde a última consulta. Se o paciente não conseguiu cumprir a meta, apontar as dificuldades que encontrou.
	Avaliação do resultado dos exames complementares.
	Fornecimento de material para leitura e autoajuda.
	Reforço da meta a ser seguida. Preenchimento do quadro de vantagens/desvantagens de beber.
Terceira consulta	Avaliação do quadro de vantagens e desvantagens. Avaliação do consumo de álcool desde a última consulta. Agendamento da próxima consulta.
	Se algum exame estiver alterado – por exemplo, gama GT –, e o paciente já estiver diminuindo o uso de álcool, repetir o exame. Isso serve para avaliar a melhora e mostrar de forma objetiva (em números) ao paciente as alterações hepáticas antes e depois da diminuição do consumo de álcool.
Quarta consulta	Avaliação do uso de álcool desde a última consulta.
	Reavaliação dos pontos de maior dificuldade para enfrentar as situações de risco e discussão de estratégias para encará-las.
	Avaliação do progresso do tratamento até o momento e encaminhamento para centro especializado, se necessário.

Em um estudo recente de revisão, Kaner e colaboradores[2] avaliaram 29 estudos randomizados e controlados de IB em serviços de atenção primária, e nele foi constatada a eficácia da IB em reduzir o consumo semanal de álcool em até um ano de *follow up* quando comparada ao grupo-controle. A magnitude dos efeitos da IB foi uma redução do consumo de 4 a 5 unidades de álcool por semana. (Para mais informações sobre unidades de álcool, ver Capítulo 10 desta obra.) Outras cinco revisões sistemáticas existentes na literatura também apontam para a eficácia da IB no tratamento e na prevenção de problemas ligados ao álcool em contextos de atenção primária à saúde.[3,24-27]

Outra característica importante da IB que vem recebendo validação científica se refere ao tempo de intervenção necessário para que ela seja eficaz. Um estudo realizado por Senft e colaboradores[28] apontou que uma única intervenção de 15 minutos com a entrega de materiais de autoajuda foi eficaz em reduzir o consumo de álcool em usuários de risco durante o *follow up* de 6 e 12 meses. Em corroboração a esses achados, outro estudo, desenvolvido pela OMS, sugere que 5 minutos de aconselhamento sobre os riscos do álcool podem ser tão eficazes quanto aconselhamentos de 20 minutos.[29] Esses resultados sugerem que um único encontro de curta duração pode ser efetivo na prevenção secundária de problemas ligados ao álcool. Esses dados são importantes, pois impulsionam a perspectiva de que a IB pode produzir inúmeros benefícios à sociedade, com um baixo custo de tempo e/ou econômico.

De fato, alguns estudos que compararam os custos adicionais de se implementar procedimentos de IB em serviços de atenção primária e os ganhos produzidos pela IB na forma de prevenção de problemas ligados ao álcool sugerem que a IB é custo-efetiva.[30-34] Outro dado importante diz respeito à aplicação da IB no tratamento e na prevenção do uso de outras substâncias. Embora a maioria dos estudos com IB na rede primária tenha focado na prevenção do uso do álcool, alguns estudos apontam que ela pode ser eficaz também no tratamento e na prevenção do uso de outras substâncias, como maconha, anfetaminas e cocaína.[35-37] Para avaliar o consumo dessas substâncias, um questionário de rastreamento desenvolvido pela OMS que vem sendo muito empregado é o Teste de Triagem de Envolvimento com Álcool, Cigarro e Outras Substâncias (ASSIST).[38]

A IB também pode ser eficaz no tratamento do tabagismo. Estudos têm demonstrado maior eficácia da IB em relação ao tratamento convencional, que se utiliza apenas de aconselhamento.[39] A mesma estrutura de IB pode ser usada em diversos outros contextos, como, por exemplo, em adultos fumantes que cuidam de crianças, com o objetivo de diminuir a exposição infantil ao tabaco.[40]

CONSIDERAÇÕES FINAIS

Existe, hoje, grande evidência para a eficácia da IB no tratamento e na prevenção secundária de problemas ligados ao consumo de álcool e/ou outras substâncias.[1] Desenvolvida para atender os estágios iniciais dos TUS, a IB aparece como importante estratégia para prevenir o agravamento desses transtornos e dos problemas ligados a eles.

Justamente por esse motivo, um dos contextos ideais para sua aplicação é a rede de atenção primária à saúde.[4] Estudos também apontam o custo-benefício de se aplicar a IB na atenção primária.[30,31] Há evidência de que fazer uma triagem adequada (usando instrumentos de rastreamento como AUDIT e CAGE) e aconselhamentos breves (5-15 minutos) sobre perigos e problemas ligados ao consumo de álcool é uma estratégia viável e efetiva.[28,29]

Infelizmente, no Brasil, a inclusão de instrumentos de rastreamento e estratégias de IB nos serviços de atenção primária à saúde tem acontecido de forma muito lenta. É necessário informar os profissionais desses serviços sobre a importância dessa intervenção, além de treiná-los adequadamente para que possam implementá-la.[4]

REFERÊNCIAS

1. Miller PM. Evidence-based addiction treatment. New York: Elsevier Academic; 2009.
2. Kaner EF, Beyer F, Dickinson HO, Pienaar E, Campbell F, Schlesinger C, et al. Effectiveness of brief alcohol interventions in primary care populations. Cochrane Library. 2007;2.
3. Bertholet N, Daeppen JB, Wietlisbach V, Fleming M, Burnand B. Reduction of alcohol consumption by brief alcohol intervention in primary care. Arch Intern Med. 2005;165(9):986-95.
4. Silva CJ. Impacto de um curso em diagnóstico e tratamento do uso nocivo e dependência do álcool sobre a atitude e conhecimento de profissionais da rede de atenção primária à saúde [tese]. São Paulo: Universidade Federal de São Paulo; 2005.
5. Drummond C, Oyefeso A, Phillips T, Cheeta S, Deluca P, Perryman K, et al. Alcohol needs assessment research project: the 2004 national alcohol needs assessment for England. London: Department of Health; 2005.
6. Kreitman N. Alcohol consumption and the prevention paradox. Brit J Addict. 1986;81(3):353-63.
7. Poikolainen K, Paljärvi T, Mäkelä P. Alcohol and the preventive paradox: serious harms and drinking patterns. Addiction. 2007;102(4):571-8.
8. Rossow I, Romelsjö A. The extent of the 'prevention paradox' in alcohol problems as a function of population drinking patterns. Addiction. 2006;101(1):S84–90.
9. D'Onofrio G, Degutis LC. Preventive care in the emergency department: screening and brief intervention for alcohol problems in the emergency department: a systematic review. Acad Emerg Med. 2002;9(6):627-38.
10. Silva CJ, Serra AM. Terapia cognitiva e cognitivo comportamental em dependência química. Rev Bras Psiquiat. 2004;26(I):33-9.
11. Bandura A. Social foundations of thought and action: a social cognitive theory. Englewood Cliffs: Prentice-Hall; 1986.
12. Mendéz EB. Uma versão brasileira do AUDIT [dissertação]. Pelotas: Departamento de Medicina, Faculdade de Medicina. Universidade Federal de Pelotas; 1999.
13. Coulton S, Drummond C, James D, Godfrey C, Bland JM, Parrott S, et al. Opportunistic screening for alcohol use disorders in primary care: comparative study. Brit Med J. 2006;7540:511-4.
14. Organización Mundial de la Salud. Intervención breve para el consumo de riesgo y perjudicial de alcohol: un manual para la utilización en atención primaria. Valencia: Conselleria de Benestar Social, Generalitat Valenciana; 2001.
15. Masur J, Monteiro MG. Validation of the "CAGE" alcoholism screening test in a brazilian psychiatric inpatient hospital setting. Braz J Med Biol Res. 1983;16(3):215-8.
16. Dhalla S, Kopec JA. The CAGE questionnaire for alcohol misuse: a review of reliability and validity studies. Clin Invest Med. 2007;30(1):33–41
17. Conselho Regional de Medicina de São Paulo. Usuários de substâncias psicoativas: abordagem, diagnóstico e tratamento. São Paulo: AMB; 2002.
18. Jungerman FS, Laranjeira R. Entrevista motivacional: bases teóricas e práticas. J Bras Psiquiat. 1999;48(5):197-207.
19. DiClemente CC, Bellino LE, Neavins TM. Motivation for change and alcoholism treatment. Alcohol Res Health. 1999;23(2):86-92.
20. Miller WR, Rollnick S. Motivational Interviewing: helping people change. 2nd Ed. New York: Guilford; 2002.
21. Marques ACPR, Furtado EF. Intervenções breves para problemas relacionados ao álcool. Rev Bras Psiquiat. 2004;26(I):28-32.
22. Bien TH, Miller WR, Tonigan SJ. Brief intervention for alcohol problems: a review. Addiction. 1993;88(3):315–36.
23. Fleming MF. Strategies to increase alcohol screening in health care settings. Alcohol Health Res W. 1997;21(4):340-7.
24. Ballesteros J, Duffy JC, Querejeta I, Arino J, Gonzalez-Pinto A. Efficacy of brief interventions for hazardous drinkers in primary care: systematic review and meta-analyses. Alcohol Clin Exp Res. 2004;28(4):608-18.
25. Whitlock EP, Polen MR, Green CA, Orleans T, Klein J. Behavioral counselling interventions in primary care to reduce risky/harmful alcohol use by adults: a summary of the evidence for the US Preventive Services Task Force. Ann Intern Med. 2004;140(7):557-68.
26. Poikolainen K. Effectiveness of brief interventions to reduce alcohol intake in primary health care populations: a meta-analysis. Prev Med. 1999;28(5):503-9.
27. Kahan M, Wilson L, Becker L. Effectiveness of physician-based interventions with problem drinkers: a review. Can Med Assoc J. 1995;152(6):851-9.
28. Senft RA, Polen MR, Freeborn DK, Hollis JF. Brief Intervention in a primary care setting for hazardous drinkers. Am J Prev Med. 1997;13(6):464-70.

29. World Health Organization Brief intervention study group: a randomised cross-national clinical trial of brief interventions with heavy drinkers. Am J Public Health. 1996;86(7):948-55.
30. Solberg LI, Maciosek MV, Edwards NM. Primary care intervention to reduce alcohol misuse: ranking its health impact and cost effectiveness. Am J Prev Med. 2008;34(2):143–52.
31. Kraemer KL. The cost-effectiveness and cost-benefit of screening and brief intervention for unhealthy alcohol use in medical settings. Subst Abuse. 2007; 28(3):67-77.
32. Babor TF, Higgins-Biddle JC, Dauser D, Burleson JA, Zarkin GA. Brief interventions for at-risk drinking: patient outcomes and cost-effectiveness in managed care organizations. Alcohol Alcoholism. 2006;41(6):624-31.
33. Wutzke SE, Shiell A, Gomel MK, Conigrave KM. Cost effectiveness of brief interventions for reducing alcohol consumption. Soc Sci Med. 2001;52(6):863-70.
34. Fleming MF, Mundt MP, French MT, Manwell LB, Stauffacher EA. Benefit-Cost Analysis of brief physician advice with problem drinkers in primary care settings. Med Care. 2000;38(1):7-18.
35. Copeland J, Swift W, Roffman R, Stephens R. A randomised controlled trial of brief cognitive-behavioural interventions for cannabis use disorder. J Subst Abuse Treat. 2001;21(2):55-64.
36. Baker A, Boggs TG, Lewin TJ. Randomized controlled trial of brief cognitive-behavioural interventions among regular users of amphetamine. Addiction. 2001;96(9):1279-87.
37. Stotts AL, Schmitz JM, Rhoades HM, Grabowski J. Motivational Interviewing with cocaine-dependent patients: a pilot study. J Consult Clin Psych. 2001;69(5):858-62.
38. World Health Organization. ASSIST Working Group. The alcohol, smoking and substance involvement screening test (ASSIST): development, reliability and feasibility. Addiction. 2002;97(9):1183-94.
39. Jhanjee S, Lal R, Mishra A, Yadav D.A randomized pilot study of brief intervention versus simple advice for women tobacco users in an urban community in India. Indian J Psychol Med. 2017;39(2):131-6.
40. Mahabee-Gittens EM, Ammerman RT, Khoury JC, Stone L, Meyers GT Witry JK, et al. Healthy families: study protocol for a randomized controlled trial of a screening, brief intervention, and referral to treatment intervention for caregivers to reduce secondhand smoke exposure among pediatric emergency patients. BMC Public Health. 2017;17(1):374.

22

Terapias cognitivo-comportamentais aplicadas ao tratamento da dependência química

Neide Zanelatto

> **PONTOS-CHAVE**
>
> ✓ As terapias cognitivo-comportamentais (TCCs) integram técnicas e conceitos vindos da teoria cognitiva e da teoria comportamental, mas se traduzem em algo mais do que a simples combinação de ambas as teorias.
> ✓ Mudanças na cognição tornam as mudanças comportamentais mais duradouras.
> ✓ Um dos principais objetivos das TCCs é identificar e corrigir erros de pensamento que geram problemas para o indivíduo em decorrência de suas vulnerabilidades cognitivas e auxiliar no desenvolvimento de estratégias de enfrentamento de situações que põem em risco o alcance dos objetivos estabelecidos durante o tratamento.
> ✓ Na dependência de substâncias, esse referencial teórico tem sido apontado como um dos que apresenta maior eficácia (padrão ouro) em termos de resultados obtidos com o tratamento.

A dependência de substâncias é um fenômeno complexo e tem sido considerada em um sem número de visões, muitas vezes contraditórias em seu veredito. O clínico dessa área, ao observar os vários contextos que circundam tal fenômeno, deve ter em mente que seu papel fundamental é auxiliar os indivíduos que buscam ajuda no sentido de modificarem seus comportamentos dependentes da forma mais eficaz possível, diante dos recursos de que dispõem. O trabalho com dependentes de substâncias é árduo, dadas as características desse transtorno e consideradas as limitações dos vários modelos de tratamento. Nosso trabalho é compreender e tratar o indivíduo como um todo, vendo além do seu problema de dependência, mas não perdendo o foco clínico do tratamento. Muitos referenciais teóricos têm sido desenvolvidos para tornar essa tarefa factível.

A terapia cognitivo-comportamental (TCC), definida como um conjunto de intervenções semiestruturadas, objetivas e orientadas a metas, considerando fatores cognitivos (e seus desdobramentos) e comportamentais, é tida como uma ferramenta importante tanto para o tratamento da dependência em si como para a reestruturação de toda a vida do indivíduo.

O objetivo deste capítulo é apresentar, de forma resumida, as bases teóricas dos referenciais que deram origem à TCC, bem como as técnicas usadas no tratamento, e oferecer um modelo estruturado de sessões, com temas centrais para o tratamento da dependência e temas específicos para casos particulares.

TEORIA E TERAPIA COGNITIVAS

Desenvolvida por Aaron Beck[1] na década de 1960, a terapia cognitiva desdobrou-se em algumas vertentes (racionalista, construtivista), mas, destas, ainda é considerada a mais importante. De acordo com Beck,[2] o que conta para o indivíduo não é a vivência em si, mas o significado que dá a essa vivência, ou seja, como ele interpreta aquilo que acontece. O autor ressalta três níveis de crenças, ou estruturas cognitivas:

1. **Crenças centrais**: são ideias (globais, supergeneralizadas e absolutistas) mais centrais da pessoa a respeito dela mesma, do mundo e dos outros, e diferem dos chamados "esquemas", que, segundo o autor, são considerados estruturas cognitivas que abarcam as crenças centrais. São desenvolvidas na tenra idade e influenciam fortemente a maneira como as experiências vividas são interpretadas. O aces-

so e o grau de dificuldade para modificá-las variam de paciente para paciente.

2. **Crenças intermediárias ou subjacentes**: são baseadas nas crenças centrais e se apresentam na forma de regras ou suposições, apresentando um componente comportamental. São o resultado de processos de aprendizagem, confirmadas como o resultado de determinadas ações.[3]
3. **Pensamentos automáticos**: coexistem com o fluxo normal de pensamentos, são comuns em todos nós, são rápidos e involuntários, eliciados a partir de situações corriqueiras do cotidiano, aparecendo em forma de sentenças ou imagens, sendo mais bem reconhecidos e entendidos somente se voltarmos a atenção para eles.[4] Os pensamentos automáticos, muitas vezes, podem passar totalmente despercebidos, em geral são aceitos como legítimos e dificilmente merecem, por parte do indivíduo, o exame de seu conteúdo. A maior parte das pessoas não relaciona sentimentos desconfortáveis com pensamentos e tampouco percebe que os pensamentos automáticos antecedem as emoções.

A percepção dos eventos pode ser interpretada erroneamente, em função dos chamados erros de pensamento, ou distorções cognitivas. As principais distorções são:[1]

a. **catastrofização ou adivinhação**: previsão do futuro de forma negativa
b. **pensamento dicotômico (tudo ou nada)**: visão de uma situação em apenas duas categorias, em vez de em *continuum*
c. **desqualificação do positivo**: as experiências e os elementos positivos não contam
d. **argumentação emocional**: algo parece ser verdade porque se tem a sensação de que é
e. **rotulação**: colocação de um rótulo global sobre si ou sobre outros, sem considerar evidências
f. **maximização e minimização**: magnificação irracional do negativo e minimização do positivo
g. **filtro mental ou abstração seletiva**: foca-se a atenção em um único aspecto, sem considerar o contexto como um todo
h. **leitura mental**: tem-se a impressão de que se sabe o que o outro está pensando
i. **supergeneralização**: conclusões radicais tiradas de uma situação e generalizadas para outras sem análise pertinente
j. **personalização**: o comportamento ou ação de outrem está intimamente relacionado a quem o percebe
k. **tirania do "eu deveria"**: existem expectativas preestabelecidas para o comportamento do próprio indivíduo ou de outrem, e o não atendimento a elas cria desconforto
l. **visão de túnel ou filtro negativo**: veem-se apenas os aspectos negativos da situação
m. **atribuição de culpa ou vitimização**: a responsabilidade pelos sentimentos negativos é colocada em outrem[5]
n. **comparações injustas**: os eventos são interpretados em termos de padrões irrealistas, com comparações com pessoas que estão em outra condição, confirmando a inferioridade de quem pensa
o. **e se...?**: as situações ou os eventos são sempre questionados, com uma resposta sempre geradora de insatisfação
p. **foco no julgamento**: avaliação de si próprio e dos outros, sempre em termos de bom-mau, superior-inferior, em vez de simplesmente descrever, aceitar ou compreender a situação ou o evento

O questionamento desses pensamentos será discutido quando abordarmos as técnicas cognitivas.

TEORIA E TERAPIA COMPORTAMENTAIS

Com o objetivo de tornar a psicologia mais científica, Watson, em 1913, introduz o behaviorismo ao escopo dessa ciência, enfatizando a importância da observação do comportamento. Na ocasião, defendia que a psicologia não deveria se ater ao estudo dos processos internos da mente, e sim ao comportamento, que era visível e observável. Preconizava, ainda, ser possível prever e controlar a conduta humana, com base no estudo do comportamento humano e sua interação com o meio em que se vive.[6]

Deve-se enfatizar que o behaviorismo é uma das grandes escolas que influenciaram a construção do que conhecemos hoje como psicologia científica, pois trouxe ideias inovadoras concernentes à natureza humana e sobre como estudá-la.[7]

A terapia comportamental se baseia em duas teorias desenvolvidas por Pavlov e Skinner, respectivamente, no início do século XX: condicionamento clássico e condicionamento operante. No entanto, hoje ela se apresenta em um espectro muito mais amplo, dialogando com várias frentes teóricas. É vista como um modelo que envolve a aplicação de princípios derivados da investigação à psicologia experimental e social, para alívio do sofrimento humano, bem como para o progresso de seu funcionamento. Implica a alteração ambiental e a interação social, mais do que a alteração dos processos corporais por meio de procedimentos biológicos. Tem um objetivo fundamentalmente educativo, visto que as técnicas ensinadas propiciam ao paciente um maior autocontrole.[8]

Terapia cognitivo-comportamental

A TCC se baseia nas teorias descritas anteriormente, partindo do pressuposto de que cognições, pensamentos e emoções estão entre os fatores considerados precipitadores ou mantenedores do comportamento.[9] Tem as seguintes características básicas:[10]

1. **Estilo terapêutico**: diferente de outras formas de terapia. Pressupõe que o terapeuta tem uma série de habilidades e ideias sobre a intervenção específica. Ele é mais do que alguém que escuta ativamente. É ativo e trabalha com o pa-

ciente, no sentido de encontrar informações importantes que auxiliem na resolução do problema que este apresenta.

2. **Formulação psicológica do problema**: é um "quadro" de por que a pessoa está vivendo os problemas daquela forma. Não se trata do diagnóstico, mas da compreensão de como as experiências são vivenciadas pelo paciente com determinado significado.
3. **Relação colaborativa**: paciente e terapeuta trabalham juntos para delinear a conceituação cognitiva. É um processo transparente no qual o paciente é informado a cada passo do caminhar da descoberta.
4. **Sessões estruturadas**: visam desenvolver e manter um componente colaborativo no tratamento. Devem ser absorvidas e internalizadas pelo terapeuta e depois divididas com o paciente. Sessões estruturadas auxiliam no uso adequado do tempo – paciente e terapeuta dividem a responsabilidade pelo seu uso – e enfatizam controle e planejamento, que, automaticamente, tendem a reduzir distorções cognitivas e comportamentos automáticos, levando a emoções negativas. Um aspecto relevante é que, a partir da estrutura observada na sessão terapêutica, espera-se que o paciente possa colocar essa mesma experiência estruturada em seu dia a dia.
5. **Orientada para metas**: paciente e terapeuta trabalham colaborativamente no desenvolvimento de metas, que podem ser revistas sempre que necessário. As metas são tanto mais úteis quanto mais específicas forem.
6. **Exame e questionamento dos pensamentos**: ponto central da TCC, em que, por meio de algumas técnicas, e usando-se vários recursos, o paciente é auxiliado a descobrir respostas mais adaptativas.
7. **Disponibilidade de técnicas**: o curso da terapia é dirigido pela formulação do problema, que vai sendo desenvolvida e mais bem compreendida ao longo do tempo. Para isso, quanto maior o número de técnicas disponíveis, melhores os resultados.
8. **Ensina o paciente a ser seu próprio terapeuta**: ao fim do processo, o paciente deve estar apto a caminhar sozinho. O tempo que esse processo leva ou o quão eficaz o paciente se sentirá dependerão de cada paciente em particular. As tarefas entre as sessões são um grande auxílio para que o paciente se perceba resolvendo alguns problemas sozinho.
9. **Tarefas para casa**: é importante que o paciente esteja disposto e apto a trabalhar entre as sessões, especialmente se o tempo da sessão está limitado a um encontro por semana, ou, ainda, em muitos casos, a encontros quinzenais. A tarefa de casa faz o processo de mudança manter-se ativo e dá ao paciente a sensação de que ele é responsável por esse processo.
10. **É limitada no tempo**: o que significa que há uma previsão de fim. A meta da terapia é que o paciente se sinta autoeficaz para enfrentar situações de risco, e não que se torne dependente do terapeuta. Essa é uma meta que deve ser lembrada e retomada sempre ao longo do tratamento.

TERAPIAS COGNITIVO-COMPORTAMENTAIS APLICADAS AO TRATAMENTO DA DEPENDÊNCIA DE SUBSTÂNCIAS

Assim como para outros transtornos psiquiátricos, para a dependência de substâncias, várias outras abordagens foram desenvolvidas no sentido de melhor contemplar esse transtorno tão complexo. O modelo de prevenção de recaída (ver Cap. 24), a TCC das habilidades sociais e de enfrentamento, descrita neste capítulo, o modelo cognitivo do uso de substâncias de A. Beck, a entrevista motivacional (ver Cap. 23), o manejo de contingências (ver Cap. 25) e a terapia familiar (ver Cap. 26) são fundamentais para a prática das TCCs no tratamento e no manejo da dependência química.

Evidências da efetividade das terapias cognitivo-comportamentais no tratamento da dependência química

Vários estudos têm sido conduzidos com o objetivo de comparar a eficácia das intervenções psicossociais no tratamento das dependências. Uma metanálise[11] que examinou 53 ensaios clínicos controlados, com pacientes dependentes de álcool ou drogas ilícitas, concluiu que a TCC é mais eficaz com usuários de maconha, em comparação a grupos-controle que não recebem tratamento, e deve ter formato mais longo com mulheres do que com homens. Essa metanálise aponta, ainda, que as mulheres aproveitam mais a TCC do que os homens.

Outro estudo[12] que analisou a eficácia da TCC considerou 34 ensaios clínicos (5 para usuários de maconha, 9 para dependentes de cocaína, 7 para usuários de opiáceos e 13 para poliusuários), em um total de 2.340 pacientes, e concluiu que dependentes de maconha e de cocaína tendem a se beneficiar mais da TCC, ainda que a relutância pela opção da abstinência seja forte e o índice de abandono de tratamento entre usuários de cocaína seja bastante alto. Entre os poliusuários, a eficácia é menor, talvez pela possibilidade de, entre estes, haver uma taxa maior de comorbidades psiquiátricas, o que acaba interferindo na motivação para a participação no tratamento, que sabemos ser fundamental na prática da TCC. A associação entre TCC e manejo de contingências (MC) apresenta desfechos melhores. Usuários de cocaína, em uma revisão recente,[13] se beneficiam, segundo os autores, de TCC associada a tratamento farmacológico, o que confirma dados de revisões anteriores.[14]

Esses dados confirmam uma revisão anterior[15] que já indicava o maior desenvolvimento de habilidades de enfrentamento nos pacientes submetidos a TCC.

Estudos[16] evidenciam que o aumento da autoeficácia e a aquisição de habilidades de enfrentamento são preditores significativos da manutenção da abstinência. Outras abordagens que conseguem resultados positivos nessa área são a entrevista motivacional (EM), o MC e, ainda, abordagens que resultam da sua combinação. É importante notar que o aumento da autoeficácia parece ter relação com o estágio de prontidão para a mudança em que se encontra o paciente e sua condição para modelar habilidades de enfrentamento, ainda que saibamos que a mudança não se dá de forma linearmente observada.

Em pacientes grávidas, as TCCs associadas a terapia motivacional apresentam resultados similares aos do aconselhamento breve.[17] No entanto, estudos mais recentes sobre esse tema evidenciam ainda a necessidade de mais pesquisas, embora a possibilidade de ganhos com esse tipo de intervenção seja considerável.[18] Um estudo recente também confirma a eficácia das TCCs associadas a terapia motivacional em pacientes adolescentes usuários de álcool com transtorno depressivo associado.[19] Esse mesmo resultado é observado quando se trata de pacientes dependentes de cocaína.[20,21] Um estudo de revisão mostra que, combinadas com MC, as TCCs apresentam bons resultados no tratamento de dependentes de metanfetaminas,[22] e outro estudo revela o mesmo achado em pacientes dependentes de maconha.[23] Em pacientes dependentes de nicotina (mesmo com longo período de uso da substância), as TCCs apresentam resultados positivos, aumentando sua autoeficácia no seguimento, tanto em homens quanto em mulheres.[24,25]

Variações da TCC também mostram bons resultados no tratamento das dependências. A TCC para casais, na qual um dos cônjuges tem o transtorno de dependência de substâncias, tem-se mostrado mais efetiva do que a terapia individual. Relatos afirmam que as relações conjugais melhoram e a frequência e as consequências do uso diminuem no seguimento.[26,27]

Quando se trata de grupos específicos, como adolescentes, a TCC também se mostra eficaz, como evidencia um estudo[28] que analisou os dados de 17 estudos desde 1998, com uma amostra de 2.307 adolescentes, comparando intervenções com TCC individual e em grupo e, em alguns estudos, com terapia familiar associada. Os adolescentes que foram tratados com abordagens de terapia familiar, tanto multidimensional quanto funcional, e os que receberam TCC em grupo foram os que tiveram melhores resultados no pós-tratamento.

Carroll e colaboradores[29] conduziram um estudo com indivíduos que atendiam critérios para o diagnóstico de dependência de álcool, maconha, cocaína ou opioides, que haviam usado essas substâncias (ou uma delas) nos últimos 28 dias, que não tivessem qualquer transtorno psicótico não tratado e que estivessem disponíveis para oito semanas de tratamento em regime ambulatorial. Esses indivíduos foram distribuídos randomicamente em grupos que receberam tratamento convencional de aconselhamento individual ou em grupo, e um grupo de pacientes teve acesso a um programa de computador baseado em um manual publicado pelo National Institute on Drug Abuse (NIDA), cujo conteúdo era apresentado usando como referencial teórico de base a TCC. O uso do programa não requeria conhecimentos prévios de computação, e ele utilizava vários recursos, entre eles vídeos, ilustrações gráficas, instruções verbais, exercícios práticos e interativos. O conteúdo englobava temas centrais, como compreensão e mudança de padrões de uso da substância, como lidar com a fissura, como recusar álcool e drogas, habilidade de solução de problemas, como identificar e mudar pensamentos sobre álcool e drogas e melhora das habilidades de tomada de decisão. Os participantes foram avaliados antes do tratamento, duas vezes semanalmente durante o tratamento e ao fim das oito semanas. Testes de urina e coleta de outros materiais também foram instrumentos de avaliação utilizados.

Comparados os tipos de tratamentos, observou-se que aqueles submetidos ao programa de computador baseado na TCC apresentavam resultados negativos maiores de substância na urina, bem como maiores períodos de abstinência durante o tratamento. Os participantes avaliaram positivamente o programa, e a adesão pareceu ser maior do que a normalmente observada. A execução da tarefa de casa também se mostrou indicativa da adesão ao tratamento.

As evidências indicam que as intervenções psicossociais que incorporam uma variedade de técnicas cognitivas e comportamentais apresentam eficácia no tratamento dos transtornos por uso de substâncias. No entanto, a prática da TCC é complexa. Para ser eficaz, o tratamento depende de fatores-chave: qualidade da intervenção, adesão e aliança terapêutica e domínio da técnica por parte do profissional envolvido.

Quando nos referimos à dependência química, sabemos que o tipo de vínculo estabelecido interfere na adesão ao tratamento, no término deste, bem como nos resultados observados. Quanto mais forte a aliança, melhores são a adesão, o término do tratamento, os dias de abstinência durante o tratamento e os resultados pós-tratamento. As características tanto do paciente quanto do terapeuta influenciam o desenvolvimento desse vínculo. Pacientes com dependência mais grave e menor motivação tendem a fazer vínculos mais frágeis, enquanto terapeutas com maiores conhecimentos/experiência parecem desenvolver uma ligação mais forte com seus pacientes mesmo durante a recaída.

Bethea e colaboradores,[30] objetivando examinar o desenvolvimento desse vínculo, conduziram um estudo com 25 pacientes que, em função de dor crônica, se tornaram usuários de opioides. Os autores levantaram as seguintes hipóteses: 1) o vínculo entre paciente e terapeuta tende a aumentar com o decorrer do tempo, 2) o vínculo do paciente tende a ser mais forte do que o do terapeuta, 3) o crescimento do vínculo tende a ser menor em pacientes com dependência grave e 4) o fortalecimento do vínculo parece estar positivamente relacionado com os resultados do tratamento.

Observou-se que o vínculo dos pacientes aumentava em relação aos seus terapeutas independentemente do nível de gravidade da dependência ou dos resultados obtidos com o tratamento. No entanto, o vínculo dos terapeutas só se fortalecia quando não havia comorbidades ao uso de drogas ou quando o paciente melhorava. A aliança de ambos os lados se mantinha consistente quando as sessões focavam questões emocionais e divergia quando se focava a necessidade de mudança, sugerindo que os terapeutas reagem negativamente a pacientes que não progridem.

Terapia cognitivo-comportamental das habilidades sociais e de enfrentamento de situações de risco

O sucesso de um tratamento para dependência de substâncias tem suas raízes baseadas em alguns pilares: a conscientização do problema (aceitação do transtorno), a mudança de estilo de vida e o desenvolvimento de habilidades tanto de enfrentamento como de evitação de situações de alto risco para recaída. Partindo desses princípios, foram elaborados os programas de prevenção da recaída[31] (ver Cap. 24) e de treinamento de habilidades de enfrentamento de situações de risco,[32] que apresentaremos a seguir, ambos baseados no modelo cognitivo-comportamental, em que se identificam as crenças mal-adaptativas e os pensamentos distorcidos delas derivados, tanto em relação às drogas como em relação a outros aspectos, e, a partir da reestruturação cognitiva, se gera uma mudança de comportamento, com consequências mais funcionais para o indivíduo.

Situações de alto risco, definidas como quaisquer determinantes internos (psicológico) ou externos (ambiental) que coloquem em perigo a percepção de controle (autoeficácia) por parte do indivíduo, são considerados como estímulos precipitadores da recaída (lapso ou recaída propriamente dita) após um tempo de abstinência,[31] portanto devem ser evitadas, se e quando possível, e enfrentadas, quando necessário. No entanto, o importante é que sejam previstas, pois isso favorece o preparo para o enfrentamento de forma eficaz, reduzindo a chance de recaída.

Habilidades de enfrentamento podem ser definidas como um conjunto de ferramentas cognitivas e comportamentais que, quando usadas, têm como objetivo restaurar a sensação de equilíbrio por parte do paciente em relação às adversidades às quais é exposto.[32] É importante salientar que o desenvolvimento de habilidades de enfrentamento não é adquirido em um passe de mágica ou simplesmente garantido pelo fato de o paciente comparecer às sessões de tratamento. Nossos comportamentos são determinados por nossas crenças e pelos pensamentos delas decorrentes. A partir da reestruturação dessas crenças e pensamentos, novos repertórios de comportamentos são estabelecidos, mas somente o treino desses comportamentos, a evidência de que essa nova forma de se comportar traz consequências mais positivas, fará tais comportamentos se tornarem parte do repertório do paciente.[33]

Em um programa completo para a TCC das habilidades sociais e de enfrentamento de situações de risco, são incluídas técnicas para o processo de reestruturação cognitiva, técnicas para a resolução de problemas e técnicas para o treino de habilidades propriamente ditas. Monti e colaboradores[32] sugerem que o treino de habilidades seja feito em dois níveis: habilidades interpessoais – de comunicação e resolução de problemas (exercidas nos contextos onde o indivíduo estabelece relações com outras pessoas: sociais, conjugais, familiares e de trabalho, como, por exemplo, treino de assertividade, fazer e receber elogios, fazer e receber críticas, inclusive do beber e do uso de outras drogas, falar e ouvir de sentimentos, entre outras) – e habilidades intrapessoais (que incluem o lidar com o pensamento negativo, com o estresse, com a raiva, o manejo da fissura e as tomadas de decisão aparentemente irrelevantes). Vale a pena salientar que, nesse modelo de tratamento, se supõe que o paciente esteja motivado para parar ou reduzir o consumo (se for o caso de uso de alto risco de substância) e que ele precisa adquirir ou desenvolver as estratégias para tanto.[34]

O paciente, durante o tratamento nesse modelo, deve desenvolver habilidades de enfrentamento e evitação de situações de risco, tanto cognitivas quanto comportamentais.

Terapia de aceitação e compromisso

Definida como terapia comportamental, baseada na teoria do quadro relacional (RFT), a terapia de aceitação e compromisso (ACT) foi desenvolvida por Steven Hayes. A palavra "ACT" (agir) parece cair bem para essa abordagem. Esse é realmente o foco dessa terapia de terceira onda das TCCs. Não se trata de qualquer ação, mas de uma ação guiada por valores, que determinam o que realmente importa para o indivíduo, o que ele realmente quer defender na vida, o que realmente importa no fundo do seu coração ou do que ele efetivamente gostaria que fosse lembrado em seu funeral. Realmente um valor maior. Esses valores vão orientar, motivar e inspirar mudanças comportamentais. Outro aspecto importante dessa abordagem é que ela trata de uma ação totalmente consciente e comprometida com seu objetivo. A ideia é que aquilo que está fora do controle do indivíduo seja aceito, ao mesmo tempo que seja estabelecido um compromisso de tomar medidas enriquecedoras para a vida.[35]

O objetivo da ACT é auxiliar na criação de uma vida rica, plena e significativa, enquanto há a aceitação da dor, da angústia, dos sentimentos negativos, inevitavelmente trazidos por ela. Isso é conseguido por meio do treino de habilidades psicológicas para manejo eficaz desses pensamentos e sentimentos dolorosos, de forma que eles tenham menos impacto e influência na vida. Essas habilidades são conhecidas como *mindfulness* (atenção plena); elas ajudam a esclarecer o que realmente é importante e significativo para o indivíduo.

Indicada para o tratamento de vários transtornos psiquiátricos, entre os quais a dependência de substâncias, a ACT auxilia o paciente no manejo dos sentimentos internos negativos, fator de maior causa de recaídas.

Terapia da compaixão

O tema "compaixão" e suas propriedades curativas têm sido foco de interesse de muitos autores há anos. Apesar de haver consenso a respeito da importância da compaixão nas relações "médico/terapeuta-paciente", só mais recentemente aspectos mais específicos desse tema têm sido objeto de pesquisa científica. Dessa pesquisa surge o entendimento de que a compaixão é uma habilidade que pode ser treinada e de que a prática dessa habilidade tem influências nos sistemas neurofisiológicos e imunológicos.

A terapia centrada na compaixão baseia-se em abordagens evolutivas e biopsicossociais das dificuldades psicológicas, derivadas da teoria da mentalidade social, orientando as intervenções terapêuticas, sobretudo para o desenvolvimento de habilidades para autotranquilização e autocompaixão.[36] Nesse modelo, são também usadas várias técnicas que serão descritas neste capítulo, como a descoberta guiada, o questionamento socrático, a análise funcional, experimentos comportamentais, entre outras. Objetiva-se, com o treinamento mental compassivo, em última análise, o desenvolvimento de habilidades que permitam experimentar compaixão voltada para si e para os outros.

Essa abordagem surgiu a partir de uma série de observações[37] e constatações: pessoas com altos níveis de vergonha e autocrítica elevada parecem ter uma dificuldade muito grande em ser gentis com elas próprias, ser autoacolhedoras e sentir autocompaixão. Em segundo lugar, é sabido que problemas relacionados a sentimentos de vergonha e comportamentos de autocobrança podem ter raízes em eventos traumáticos, como histórias de abuso, negligência, falta de carinho ou mesmo *bullying*, sendo que, a partir desse tipo de experiência, os indivíduos podem desenvolver esquemas de rejeição, aumentando os comportamentos de autoexigência. Durante o processo de terapia, há pacientes que conseguem flexibilizar seus pensamentos automáticos e crenças centrais geradoras desses sentimentos e comportamentos, mas que, mesmo assim, ainda se sentem mal durante o processo da terapia. É comum ouvi-los dizer: "Eu entendo a lógica do meu pensamento distorcido, mas mesmo assim não me sinto melhor" ou "Eu sei que não fui culpado pelo abuso que sofri, mas ainda sinto que sou". Um ponto central na terapia focada na compaixão é o desenvolvimento de sentimentos de busca de uma voz interior calorosa e amorosa em relação a si mesmo e aos outros, já que indivíduos com essas caraterísticas têm dificuldades para desenvolver tais sentimentos. A ideia é que se desenvolva a habilidade de falar de si mesmo com carinho, como o fazemos com um amigo, mudando o tom do autodiálogo com cobrança e passando a um diálogo interno com um tom mais ameno.

Há diferentes estratégias para o desenvolvimento da compaixão, mas a maioria delas está baseada em psicoeducação e *mindfulness*. Pode-se sugerir para o paciente que busque em sua mente um lugar em que se sinta seguro, tranquilo e em paz e que recorra a esse lugar quando enfrentar situações de risco para sentimentos internos negativos (culpa, autocobrança extrema, sentimentos de inadequação e fracasso). Pode-se sugerir, também, que escreva uma carta compassiva para si mesmo, como se escrevesse para uma pessoa querida, que estivesse passando pela mesma situação que ele, e, assim, com a sensação de distância, poderia mudar a forma de perceber e manejar a situação.[38]

TÉCNICAS COGNITIVO-COMPORTAMENTAIS

A seguir, serão apresentadas, resumidamente (existem publicações disponíveis que dissertam profundamente sobre cada conduta), algumas das técnicas mais usadas na TCC para o tratamento da dependência química, mas evidenciamos que, quanto maior o arsenal de técnicas à disposição do terapeuta, melhor o manejo durante a sessão. É importante que o terapeuta tenha vivência da prática dos exercícios, pois assim se permitirá acolher de forma mais empática as prováveis dificuldades que serão experimentadas pelos pacientes durante ou entre as sessões.

TÉCNICAS COGNITIVAS

Questionamento socrático ou descoberta orientada

Identificados os pensamentos automáticos negativos, e examinado como estão relacionados ao uso de substâncias, à ansiedade e à raiva, é hora de avaliar e questionar sua validade. A terapia cognitiva não defende o "poder do pensamento positivo", e sim o poder de identificar o que quer que esteja sendo pensado.[5]

O questionamento é feito de forma sistemática, estimulando o exame, avaliando e sintetizando as diversas fontes de informação. Seu objetivo é, por meio do *insight*, trazer informações à consciência do paciente. Não corrige respostas, pois não há "certo" ou "errado". Uma vez conduzido corretamente, tem forte impacto sobre a organização cognitiva do paciente.

O questionamento de quais evidências apoiam ou são contrárias ao pensamento em questão, bem como do que seria uma explicação alternativa e do que seria dito a um amigo se estivesse na mesma situação, auxilia o paciente a questionar a funcionalidade de seu pensamento. Ao se aplicar essa técnica, deve ser tomado o cuidado de fazer um fechamento adequado, com *feedback* sobre os pontos importantes.

Registro de pensamentos automáticos

Segundo Kouimtsidis,[39] o registro de pensamentos automáticos tem o objetivo de auxiliar os pacientes a examinar seu relato de uso de drogas e seus pensamentos e crenças de forma sistemática, ajudando o terapeuta a entender o processo de pensamento do paciente. Esse registro deve conter informações sobre a situação, os pensamentos automáticos e as emoções deles decorrentes, o comportamento e a resposta adaptativa. Outro objetivo do exercício é fornecer informações para educar o paciente no modelo cognitivo e torná-lo capaz de compreender que o uso ou a abstinência da substância acontecerá em um processo de tomada de decisão do qual ele deverá ter o controle.

O registro dos pensamentos promove um distanciamento, de modo que a emoção decorrente deles parece desencadear-se mais lentamente, dando a sensação de que pode ser controlada.

Fazer um registro de pensamentos não é tarefa fácil. O paciente deverá ser encorajado pelo profissional, que poderá trabalhar com o diário na sessão, e tirar as dúvidas, se necessário. É bom lembrar que nem todos os pacientes farão seus registros de pensamentos, portanto, é interessante ter um elenco de outras técnicas que possam substituí-la.

Distração

Pacientes dependentes químicos têm dificuldade de se concentrar em diversas reações corporais desagradáveis e no modo de pensar que ocorre concomitantemente quando estão vivenciando, por exemplo, um episódio de fissura.[40]

Sensações desagradáveis levam ao aparecimento de reações cognitivas e autonômicas, chegando-se a uma completa extinção de comportamentos antes decodificados como prazerosos. A distração, portanto, é inserida no tratamento para reduzir (ainda que temporariamente) formas de pensamentos e sentimentos inadequados.[41] Particularmente efetiva como estratégia na redução dos sintomas, pode-se constituir, no início da terapia, como uma forma útil de combater as crenças dos pacientes sobre as quais eles não têm nenhum controle e em situações nas quais a possibilidade do desafio dos pensamentos é inviável.

A técnica consiste em mudar o foco de atenção para outras situações (sob o aspecto cognitivo ou comportamental, ou mesmo uma mistura de ambos) – por exemplo, prestar atenção a detalhes do lugar onde se encontra, ler em voz alta ou cantar uma música, envolver-se em uma atividade lúdica (jogo, *videogame*), etc.

Análise das vantagens e desvantagens

Consiste em fazer uma lista das vantagens e desvantagens[42] de se usar e não usar substâncias. É um exercício que pode ser feito durante a sessão ou como tarefa de casa, entre as sessões. O paciente apresentará seu ponto de vista sobre o tema, e o terapeuta o ajudará a enxergar outros aspectos que muitas vezes estão encobertos (uma análise funcional adequada ajuda o profissional nesse momento). O resultado desse exercício serve para alimentar os cartões de enfrentamento, que servirão de alerta para o paciente no futuro.

Cartões de enfrentamento[1]

Ajudam os pacientes a colocar em prática o que foi discutido e refletido durante a terapia. Diante de uma situação de alto risco para o uso, quando os pacientes são confrontados com seus pensamentos automáticos e crenças relativas ao uso de substâncias, eles (por meio desses cartões) se lembram de como desafiar tais pensamentos ou lidar com essas situações. São cartões pequenos, carregados pelos pacientes em suas carteiras ou bolsas, afixados na geladeira ou no painel do carro, com pontos relevantes listados. Devem ser feitos pelos próprios pacientes, durante a sessão ou mesmo como tarefa de casa.

Seta descendente

Essa técnica[5] permite que se acessem crenças que se encontram em um nível ao qual paciente não tem acesso. A partir de um pensamento, por exemplo, gerador de ansiedade, o terapeuta faz uma série de perguntas, como "O que aconteceria se isso fosse verdade?", "O que isso significa para você?", obtendo respostas que dizem mais a respeito do paciente. Usa-se um formulário específico, no qual são anotadas as respostas do paciente.

Experimento comportamental

É usado para testar a habilidade do paciente de modificar pensamentos e crenças já preestabelecidos em relação a alguma situação em especial. Quando praticado, o experimento atinge dois objetivos: oferece ao paciente a possibilidade de desafiar a crença anterior, assim como já serve de treino para o desenvolvimento de um novo repertório de comportamentos. É particularmente útil quando há uma resposta afetiva associada à mudança do comportamento.[39] Pode ser realizado no ambiente real ou mesmo na imaginação do paciente (como se...). Um cuidado especial deve ser tomado quanto ao momento da realização do experimento: o paciente deve ter domínio de outras técnicas, das quais possa lançar mão, para não se colocar em uma situação de risco tal em que a recaída seria a primeira das consequências.

TÉCNICAS COMPORTAMENTAIS

Diário de automonitoramento

Automonitoramento (AM) é o ato de observar e registrar sistematicamente a ocorrência de algum comportamento (privado ou público) emitido pela própria pessoa e eventos ambientais associados.[43] Pode auxiliar na descoberta das causas do comportamento-problema.[44] Fornece, portanto, dados para fazer a análise funcional, delimitar os objetivos da intervenção, bem como planejá-la e avaliar os resultados. A análise e a compreensão dos dados junto ao paciente aumentam a chance do aparecimento de comportamentos mais produtivos. Deve ser dado ao paciente um formulário para preenchimento, entre as sessões, durante sete dias, com períodos de horário delimitados.

Treinamento em relaxamento

Existem variadas técnicas de relaxamento, e o terapeuta deve usar aquela sobre a qual tem domínio. Ela é importante para que o paciente perceba que pode se sentir confortável e relaxado, não precisando, para isso, do uso de álcool ou outras drogas. Treina-se a técnica com o paciente durante a sessão e pede-se que ele repita o processo quando possível entre as sessões, iniciando o treino sempre quando estiver em uma situação em que a pressão, seja qual for, não esteja presente. A intenção é incorporar a técnica e usá-la em momentos em que a fissura, a raiva, o impulso ou a ansiedade tenham que ser controlados.

Ensaio comportamental

Também chamado de treinamento de papéis, ou *role playing*, é uma técnica inspirada na teoria desenvolvida por Moreno e depois aprimorada com a contribuição dos estudos de outros teóricos. É um procedimento por meio do qual se treinam ou se aperfeiçoam habilidades interpessoais que auxiliam o paciente a melhorar sua qualidade de vida. É um tipo de representação teatral no qual são simuladas situações da vida real da pessoa, e do treino (feito mais de uma vez, com papéis invertidos) surgem respostas mais adaptativas.[45] Em nossa área específica, auxilia muito o paciente a desenvolver habilidades de assertividade e a se sentir mais autoeficaz para promover mudanças em seu estilo de vida. O terapeuta deve ficar atento, pois o ensaio comportamental (embora tenha seu foco na mudança de comportamento, e não no conteúdo emocional dele emergente) pode eliciar emoções intensas, algumas das quais com a possibilidade de colocar o paciente em risco ao deixar a sessão de terapia. Deve-se ter o cuidado de usar a técnica mais no início da sessão, para que, assim, haja tempo suficiente para se trabalhar em seus desdobramentos.

Manejo de contingências

É um recurso importante para o tratamento da dependência química, com o referencial cognitivo-comportamental, e está mais amplamente descrito no Capítulo 25 desta obra.

A TERAPIA COGNITIVO-COMPORTAMENTAL NA PRÁTICA CLÍNICA

Este tópico foi baseado em manuais sobre a TCC no tratamento das dependências considerados referências no assunto: Kadden e colaboradores,[9] Kouimtsidis e colaboradores,[39] Carrol,[46] Reilly e colaboradores[47] e Baker e colaboradores.[48]

QUANTO AO NÚMERO DE SESSÕES, DURAÇÃO, TEMAS CENTRAIS E ESPECÍFICOS E ESTRUTURA DAS SESSÕES

O número ideal de sessões varia de autor para autor, com uma tendência a manter um número mínimo de nove sessões (além daquelas utilizadas para a análise funcional) com temas centrais e quantas sessões com temas específicos forem necessárias para cada caso. A ordem em que os temas centrais e específicos serão abordados nas sessões dependerá de cada caso em particular. Portanto, o conhecimento do caso, a partir da análise funcional, o motivo pelo qual o paciente usa substâncias e as crenças que desenvolveu sobre elas serão alguns dos determinantes na escolha da ordem dos temas nas sessões.

A duração das sessões deve girar em torno de 50 minutos, sendo divididas em três partes (15/20/15 minutos cada uma).

Na primeira parte da sessão, o terapeuta:

1. Dá boas-vindas ao paciente, deixando-o confortável.
2. Se for a primeira sessão, informa sua duração e a estrutura dessa sessão em especial. Esse tipo de conduta é parte importante para a formação da aliança terapêutica.
3. Se não for a primeira sessão, revisa os eventos acontecidos desde a última sessão e faz uma ponte para a sessão em questão, a fim de que o atendimento não vire uma "colcha de retalhos".
4. Dá atenção aos problemas ocorridos durante as sessões, para tratá-los ou indicar quando serão abordados.
5. Revê rapidamente os temas já abordados nas sessões anteriores.
6. Estabelece com o paciente o tema central da sessão que segue.

A segunda parte da sessão é dedicada à exploração do tema central ou específico (p. ex., treino em assertividade, prevenção da recaída, como lidar com a ansiedade), escolhido de acordo com as necessidades do paciente para o atendimento em questão.

Na terceira parte da sessão, o terapeuta, atento para que tenha o tempo necessário para completá-la:

1. Faz um resumo da sessão (dos pontos principais e das conclusões) e prepara o paciente para o próximo encontro. Esse resumo pode ser feito pelo terapeuta ou mesmo pelo paciente. Caso o terapeuta comece resumindo nas primei-

ras sessões (treinando o paciente), é importante que esse procedimento, se mantido até o fim do tratamento, tenha a concordância do paciente.
2. Solicita o *feedback* do paciente a respeito do tema central discutido na sessão. Deve-se encorajar um *feedback* honesto.
3. Enfatiza os pontos importantes da sessão, lembrando que, se sente que o paciente ainda está muito ambivalente, ainda há tempo para trabalhar no aumento da motivação para a mudança.
4. Divide a responsabilidade sobre o que não foi corretamente abordado na sessão. Esse comportamento tem o objetivo de reforçar uma aliança colaborativa.

Os temas centrais, para a maioria dos autores, envolvem: desenvolvendo a motivação para a mudança, prevenção da recaída, como lidar com a fissura, como desenvolver um comportamento assertivo, como lidar com decisões aparentemente irrelevantes, treino em resolução de problemas, modificação do estilo de vida, lidando com a angústia e aumentando as atividades prazerosas, retomando a prevenção da recaída e finalizando o tratamento.

Os temas específicos, aplicados em casos em que o terapeuta sente a necessidade, incluem: lidar com a depressão, alterações de humor, preocupação e ansiedade, desenvolvimento da autoestima, controle dos impulsos, da raiva e da agressividade, lidar com situações traumáticas e de abuso, melhora dos relacionamentos interpessoais, aumento do compromisso com o tratamento, entre outros, que servirão para casos muito singulares.

Avaliação funcional e conceituação do caso

É feita nas primeiras três sessões e inclui: análise funcional do padrão de uso atual e problemas associados, razões para busca do tratamento, história do uso de substâncias e tratamentos anteriores (início da conceituação do caso), apresentação do modelo cognitivo (psicoeducação) – revisão da conceituação, estabelecimento das metas do tratamento e regras no processo terapêutico.

A análise funcional supõe identificar as crenças a respeito das substâncias utilizadas, os pensamentos e sentimentos do paciente, bem como as circunstâncias antes e depois do uso. Mais tarde, será usada na identificação das situações de alto risco e das decisões aparentemente irrelevantes. É um processo de reconstrução: onde, quando, com quem usa drogas, o que usa e como, e quais as consequências emocionais, comportamentais e sociais desse uso. Muitas vezes, os pacientes podem ter padrões típicos de uso ou mesmo usar de um jeito imprevisível. Nessa sessão, sugere-se convidar e auxiliar o paciente a descrever (como se estivesse vendo um filme) seu processo de uso. Deve-se ficar atento para que a fissura não seja eliciada com esse discurso e, caso aconteça, estar preparado para auxiliar o paciente a lidar de forma satisfatória com seu surgimento.

Estas são perguntas que podem auxiliar na análise funcional:

1. Conte-me sobre a última vez que você usou...
2. Onde você estava?
3. O que estava fazendo?
4. O que aconteceu antes?
5. Quais os pensamentos que vieram a sua mente?
6. Como você estava se sentindo?
7. Quando foi a primeira vez que você esteve consciente de que queria usar?
8. Você consegue pensar em algo positivo que aconteceu como consequência de seu uso?
9. E o que aconteceu de negativo?

Entre a primeira e a segunda sessão da análise funcional, pede-se ao paciente que faça um registro de pensamentos ou um diário de automonitoramento. Para vencer sua resistência, começa-se com diários mais simples, com menor número de informações, e depois, aos poucos, são acrescentadas novas informações.

A segunda sessão da análise funcional tem como objetivo obter o maior número de dados a respeito da história de uso: idade de início, padrão de uso, desenvolvimento cognitivo/emocional a respeito do uso. Esses dados auxiliarão na formulação do caso.

Colhem-se dados sobre o perfil do paciente: aspectos sociais, educacionais, médico-psiquiátrico, história vocacional, familiar (vulnerabilidades herdadas), relacionamentos interpessoais, desenvolvimento da personalidade e eventos de vida significativos.

Faz-se uma relação entre essas informações, juntando-as às características de personalidade e predisposições em termos de vulnerabilidade, para compreender o impacto do desenvolvimento do uso de substâncias no paciente, assim como os fatores que o desencadearam e aqueles que contribuem para a manutenção dos comportamentos dependentes.

Estas são algumas questões importantes, cujas respostas auxiliarão a compreender melhor o paciente e a planejar seu tratamento de forma a atender suas necessidades:

1. Como o paciente funcionava antes de usar álcool ou outras drogas? Quais eram suas crenças a respeito da substância e como ele obtinha prazer?
2. O que fez o paciente começar a usar álcool ou experimentar outras drogas?
3. Como o uso inicial levou ao uso ou à dependência?
4. O que tem impedido o paciente de ser capaz de interromper o uso?
5. Quais as crenças que ele desenvolveu (crenças centrais e crenças a respeito do uso da substância)?

Pergunta-se sobre tratamentos anteriores:

1. Você já fez algum tratamento para tratar sua dependência de...? Quando foi? Conte-me um pouco a respeito desse tratamento. O que você gostou e não gostou nesse tipo de tratamento? O que fez você interromper esse tratamento?
2. Você teve outros tratamentos além deste?
3. Você conseguiu fazer abstinência? Por quantas vezes? Quando foi a última vez? Conte-me um pouco mais sobre esse período. O que você acha que o ajudou a se manter abstinente?
4. Você esteve abstinente nos últimos três meses? Pode me contar um pouco mais sobre essa experiência? Como você iniciou a abstinência e como a interrompeu (se for o caso)?
5. Todos temos pontos fortes e frágeis. Como você elencaria seus pontos fortes e quais os seus pontos frágeis para os quais temos que desenvolver mais habilidades?

A terceira sessão da análise funcional tem como objetivo fornecer dados sobre o modelo cognitivo visando capacitar o paciente para proceder de forma mais adequada no tratamento. Faz-se uma sessão de psicoeducação sobre o modelo cognitivo. Em conjunto com o paciente, determinam-se as metas do tratamento e apresentam-se as regras da terapia (contrato terapêutico). Combina-se o início das sessões estruturadas com os temas centrais e os específicos daquele caso determinado.

Sessão: Construindo e mantendo a motivação para a mudança

Objetivos da sessão

1. Trabalhar a motivação do paciente para a mudança e, consequentemente, ajudá-lo a resolver a ambivalência.
2. Explicar a teoria dos estágios de mudança e ajudar o paciente a se colocar em um estágio, permitindo maior conscientização de seu estado em relação ao uso de álcool ou outras drogas.

Obs.: trata-se de uma sessão que poderá ser repetida em qualquer momento do tratamento, uma vez que a motivação do paciente pode oscilar durante o processo.

Procedimentos

1. Relembrando da rotina das sessões, sempre começar perguntando como está o paciente em geral e sobre o consumo.
2. Explicar a ideia do processo de mudança,[49] a importância desses conceitos, cada estágio e o porquê de ter a forma de espiral.
3. Dando uma espiral para o paciente, pedir para ele se localizar em um estágio.
4. Discutir essa colocação por meio do "Questionário de motivação". Retomar a espiral e confirmar o estágio.
5. Usar a balança decisional – aspectos positivos e negativos do uso.
6. Usar "réguas de importância e confiança".
7. Desenvolver um plano de ação (se apropriado), sempre utilizando estratégias da EM. Seguir estes passos:
    a. fazer um resumo das percepções do paciente acerca de seu problema
    b. trabalhar a ambivalência do paciente, incluindo o que permaneceu de positivo ou atrativo no comportamento de usar drogas
    c. revisar as evidências objetivas representativas de riscos e de problemas para o paciente
    d. reforçar as indicações fornecidas pelo paciente de que ele quer, pretende ou planeja fazer uma mudança
    e. fornecer sua própria avaliação da situação do paciente, particularmente nos pontos que convergem com aqueles nos quais ele demonstra interesse

Tarefa de casa (nesta e nas próximas sessões, sugerimos algumas opções de tarefas de casa para que o paciente possa exercitar o que foi discutido durante o atendimento. Escolha uma das sugestões ou outra tarefa que, segundo sua avaliação como terapeuta, o paciente consiga realizar)

1. Pedir que o paciente faça uma lista das principais razões pelas quais deseja parar o consumo de álcool/drogas.
2. Para cada vantagem/desvantagem, escrever o "peso" de 0 a 10.
3. Pedir que o paciente, três vezes ao dia, use a régua de confiança em questões não relacionadas ao álcool e outras drogas.
4. Pedir ao paciente que converse com um não usuário de álcool/drogas, que você saiba que pode fornecer auxílio para a mudança, perguntando quais as vantagens e desvantagens de se mudar o comportamento de usar/não usar ou beber/não beber.
5. Escolher um ponto do plano de ação e pedir ao paciente que o decomponha em passos e traga para a próxima sessão.

Obs.: muitas vezes, o paciente resistirá à tarefa de casa, e, nessa situação, é importante que o terapeuta identifique o pensamento que está aumentando a resistência para o envolvimento mais intenso com o processo terapêutico. Muitas vezes, pensamentos como "isso não funcionará", "apenas perdedores fazem esse tipo de coisa" ou "eu simplesmente não sei fazer isso" devem ser identificados e questionados, auxiliando o paciente a desenvolver respostas adaptativas mais funcionais.[50]

Sessão: Identificando e lidando com situações de alto risco e desenvolvendo um plano de enfrentamento para a prevenção da recaída

Objetivos da sessão

1. Identificar situações/estímulos de alto risco para a recaída.
2. Revisar as estratégias que funcionaram no passado e como funcionam hoje.
3. Treinar a antecipação de futuros eventos desencadeadores da recaída.
4. Desenvolver um plano pessoal de enfrentamento.

Procedimentos

1. Usar o modelo de recaída de Marlatt para auxiliar na discussão e o questionário de confiança situacional.
2. Apresentar o modelo e o resumo das situações de alto risco.
3. Explicar o modelo da recaída segundo A. Beck e pedir que o paciente coloque elementos de sua vivência dentro do modelo apresentado e, depois, enfatize as crenças de controle.
4. Aplicar o "Questionário de confiança situacional" e discutir com o paciente quais são as situações de maior risco, desenvolvendo, para cada uma, um plano de estratégias de enfrentamento (ao menos três opções para cada situação).
5. Discutir com o paciente sobre a última recaída, o que ele estava pensando, sentindo e fazendo antes, durante e depois do último episódio de recaída.

Tarefa de casa (escolher uma das sugestões)

1. Pedir que o paciente faça um diário de automonitoramento de suas situações de alto risco, estados de humor e pensamentos, identificando como lidou com eles.
2. Praticar uma das habilidades identificadas como forma de enfrentamento. Certificar-se de que o paciente tem condições de praticá-la sem correr o risco da recaída.
3. Pedir que o paciente pense a respeito de uma situação de alto risco antes de ir para a próxima sessão. Na sessão com o terapeuta, escrever um plano de ação para evitar ou enfrentar tal situação. Ele pode tentar escrever esse plano como lição de casa. Se a situação aconteceu, e ele enfrentou, pedir que ele escreva no diário como lidou com a situação escolhida.
4. Fazer uma lista de seus planos de enfrentamento: pessoas a quem recorrer, coisas para fazer, lugares para ir, etc.

Sessão: Lidando com a fissura

Objetivos da sessão

1. Compreender o que é fissura.
2. Clarificar a experiência de fissura vivida pelo paciente e o que ela envolve.
3. Identificar os gatilhos para a fissura, que são diferentes para cada indivíduo.
4. Aumentar o número de situações nas quais o paciente se sinta firme para lidar com o evento.
5. Desenvolver estratégias apropriadas de enfrentamento.

Procedimentos

1. A fissura pode ser avaliada perguntando-se ao paciente:
   a. Você poderia descrever o que pode ter desencadeado a sensação de fissura?
   b. Quais foram as situações de risco?
   c. Quais os pensamentos que você teve que podem ter desencadeado o desejo de usar a substância?
   d. O que você precisaria fazer para impedir ou lidar com essas sensações de fissura?
2. Usar um diário de automonitoramento.
3. Aplicar uma escala de identificação da fissura.
4. Verificar se o paciente tem as habilidades necessárias para o enfrentamento das situações geradoras de fissura.
5. Em caso negativo, ajudá-lo no estabelecimento delas.
6. A ideia central é fazer o paciente compreender que a fissura é algo que ocorre e passa após algum tempo.
7. Auxiliar o paciente a "surfar" com a fissura.
8. Fazer a analogia da onda. O propósito não é fazer a fissura desaparecer, e sim ajudar o paciente a aprender a experimentá-la da forma menos desprazerosa possível, e não tendo a recaída como consequência.

Tarefa de casa (escolher uma das opções)

1. Discutir com o paciente como ele pode praticar um exercício que lhe seja útil no manejo da fissura.
2. Fazer um diário de automonitoramento e incluir a coluna "como eu lidei".
3. Praticar uma das técnicas explanadas durante a sessão.
4. Se praticar exercícios de relaxamento, fazê-los ao menos uma vez por dia, começando em momentos em que já se está relaxado, passando para situações nas quais haja fissura.
5. Para imagens ou pensamentos negativos e positivos sobre usar ou não usar, fazer cartões de lembrete e mantê-los consigo. Escrever o máximo de lembretes possível no cartão.

Sessão: Lidando com decisões aparentemente irrelevantes

Objetivos da sessão

Compreender o que são decisões aparentemente irrelevantes e suas relações com situações de alto risco e lapsos.

1. Identificar exemplos pessoais de decisões aparentemente irrelevantes.
2. Praticar tomadas de decisão seguras e estratégias efetivas quando diante de situações de risco.

Procedimentos

1. Informar ao paciente o que são decisões aparentemente irrelevantes.
2. Fazer um exercício, com histórias fictícias, para que o paciente identifique quais foram as decisões aparentemente irrelevantes tomadas.
3. Pedir ao paciente que conte uma história sua, em que houve recaída, e qual foi o caminho que levou até lá.
4. Discutir com o paciente as seguintes questões:
    a. ter bebidas em casa para as visitas
    b. ir a um bar para encontrar amigos, assistir ao jogo de futebol, comer, jogar cartas ou usar o telefone
    c. ir a uma festa em que as pessoas estão bebendo
    d. aonde ir para fazer um lanche (bar, posto de gasolina)
    e. caminho de casa (passar pelo bar favorito vs. desviar o caminho)
    f. trabalhar como *barman*
    g. não fazer planos para o fim de semana
    h. não contar a um amigo que parou de beber
    i. não planejar como passar o tempo livre depois do trabalho
    j. não pedir às pessoas que moram com o paciente para não trazer bebidas alcoólicas para casa, porque, afinal de contas, o problema com bebida ou outras drogas é do paciente, e não das outras pessoas
5. Praticar um modelo de tomadas de decisão seguras.

Tarefa de casa

1. Pedir ao paciente para monitorar suas decisões durante a semana, até a próxima sessão, e, para cada uma, identificar as mais seguras X as mais arriscadas. Usar um formulário próprio para facilitar.

6. Para distração, exercitar uma distração positiva. Fazer algo que dê prazer.

2. Oferecer uma história sobre o tema e pedir para o paciente, durante a semana, identificar quais as decisões aparentemente irrelevantes tomadas durante o curso da história.

Sessão: Construindo assertividade e aprendendo a dizer "não"

Objetivos da sessão

1. Promover o desenvolvimento da habilidade da prática da assertividade e treiná-la.
2. Auxiliar o paciente na construção de uma rede que seja positiva para evitar bebida ou drogas e na identificação dos passos necessários para mudar a rede de suporte atual.
3. Explorar as estratégias para interromper o contato com indivíduos que facilitam o uso ou oferecem drogas.
4. Introduzir técnicas de assertividade, incluindo aprendizagem e prática de dizer "não" e o enfrentamento de confrontos.

Procedimentos

1. Apresentar os vários estilos de resposta e pedir para o paciente dizer em qual dos estilos ele se encaixa mais ou qual deles usa com mais frequência: agressivo, passivo, passivo-agressivo ou assertivo.
2. Discutir com ele sobre a rede de suporte social atual. Fazer as seguintes perguntas:
    a. Qual é o grupo de amigos que faz uso de bebida? Drogas?
    b. O paciente está envolvido com a venda de drogas?
    c. O paciente vive ou trabalha com outros usuários?
    d. Existem outros amigos que estão parando ou pretendendo parar o uso de drogas?
    e. Podemos pensar em remover a "agenda"?
3. Explorar as estratégias que são necessárias para interromper o contato com indivíduos que facilitam o uso continuado ou o suprimento da droga.
4. Avaliar uma possível rede de amigos que não use drogas.
5. Treinar como dizer "não", mantendo uma postura de autoconfiança.

Tarefa de casa

1. Solicitar ao paciente que treine fazer pedidos (razoáveis) durante a semana. Pedir que ele recorde as situações treinadas (na sessão) e diga como se sentiu e quais foram as consequências de seu ato.
2. Pedir ao paciente que pratique como dizer "não" em situações em que ele tenha que recusar o uso de drogas que envolvam pessoas com quem ele não tem intimidade.

3. Estabelecer com o paciente um plano para formar uma nova rede de amigos e ver como ele se saiu durante a semana.

Sessão: Resolução de problemas

Objetivos da sessão

1. Auxiliar o paciente a identificar áreas problemáticas em sua vida e maneiras de lidar com elas.
2. Aumentar o nível de consciência do processo de resolução de problemas, desenvolvendo com o paciente uma formulação sistemática para isso.
3. Identificar os tipos de problemas que podem surgir no futuro e praticar soluções alternativas.

Procedimentos

1. Discutir a relevância desse tema para quem tem problemas com uso indevido de álcool e outras drogas.
2. Apresentar o modelo de resolução de problemas, exemplificando cada passo.
3. Tomar como exemplo alguns problemas que o paciente já tenha trazido e praticar a técnica.
4. Pedir ao paciente para pensar em que possíveis problemas podem aparecer e como ele os resolveria.

Tarefa de casa

1. Pedir ao paciente para monitorar quais problemas ele encontra a cada dia e como estão sendo enfrentados. Ele pode fazer um registro. Praticar como ele como fazer esse registro.
2. Pedir ao paciente para escolher um problema de simples solução e descrever o processo de resolução, usando esse problema como base.

Sessão: Modificando o estilo de vida

Objetivos da sessão

1. Identificar os aspectos do estilo de vida do paciente que são potencialmente contraproducentes em relação às metas do tratamento.
2. Começar a desenvolver um estilo de vida livre de drogas.

Procedimentos

1. Discutir com o paciente a importância de se fazer mudanças no estilo de vida que facilitem a manutenção da abstinência.

2. Colocar a questão de maneira não confrontativa, para obter a anuência do paciente na construção desse projeto. Algumas perguntas que podem ser feitas:
   a. Como o paciente tem gastado seu tempo? (diário – dia típico)
   b. O paciente passa muito tempo sem fazer nada?
   c. O que o paciente gostava de fazer antes do uso de drogas ou álcool? Como era a vida antes, como passava o tempo?
   d. O paciente tem uma rede de suporte não usuária de álcool ou drogas?
   e. Como novos contatos podem ser feitos se a família usa álcool ou drogas, por exemplo?
   f. Quais os riscos (depressão, isolamento, recaída) de não preencher o vácuo de ser um bebedor ou usuário de outras drogas?
3. Identificar as crenças do paciente que podem impedir a adoção de um novo estilo de vida. Ajudá-lo a desafiar as crenças e os pensamentos.
4. Discutir com ele hábitos positivos que podem preencher o vazio deixado pela abstinência.

Tarefa de casa

1. Preencher um diário considerando os benefícios do não uso de drogas e da mudança de estilo de vida.
2. Pegar o diário de uso (preenchido anteriormente) e substituir por atividades atuais sem uso de drogas.
3. Elaborar um plano de mudança de estilo de vida: o que precisa mudar, quando, como fará e quais os obstáculos para a mudança.
4. Estabelecer outras metas e passos para sua aquisição, em função da mudança do estilo de vida.
5. Planejar o preenchimento do tempo com atividades terapêuticas/construtivas que não sejam compatíveis com o estilo de vida anterior.

Sessão: Lidando com a angústia e aumentando as atividades prazerosas

Objetivos da sessão

1. Identificar e desafiar as crenças da necessidade constante de atividade/estimulação.
2. Explorar e desenvolver atividades alternativas para o preenchimento do tempo, adotando um novo estilo de vida, principalmente para superar a angústia.
3. Auxiliar o paciente no desenvolvimento da capacidade de tolerar a angústia e o vazio.
4. Praticar "aceitação e compromisso".

Procedimentos

1. Discutir com o paciente a necessidade de se tolerar angústia e frustração, formulando um projeto para isso:
   a. Fazer, com o paciente, uma lista de suas atividades diárias, durante a sessão, tomando como exemplo um dia típico.
   b. Atribuir notas de 0 a 10 em termos de prazer para cada atividade.
   c. Cuidar para que as atividades prazerosas sejam lembradas (na depressão só percebemos o negativo).
   d. Reforçar todas as atitudes positivas observadas.
2. Planejar cada dia com atividades prazerosas.
   a. Estruturar o tempo de modo que o paciente se sinta no controle de sua vida novamente.
   b. A atividade estruturada serve como precaução para que o paciente não corra o risco de "afundar", mesmo diante de decisões menos importantes, e ajuda-o a continuar em frente, mesmo quando se sente mal.
   c. O dia deve ser dividido em uma série de partes manejáveis.
   d. Auxiliar o paciente a manter o esquema proposto inicialmente por ele e para ele.
   e. Orientá-lo para que remova distrações (evitar ir para a cama), recompensá-lo por aquilo que foi feito e deu certo, praticar autoencorajamento, tentar contrabalançar seu dia entre os deveres e os desejos, buscando um padrão de atividades que se mostre reforçador.
3. Treinar com o paciente como antecipar-se aos obstáculos.

Tarefa de casa

1. Fazer uma relação dos custos e benefícios de aceitar a angústia como parte necessária da vida.
2. Fazer um plano para mudança, colocando, em vez de apenas mudar o comportamento de usar para não usar a substância, a questão da manutenção de comportamentos geradores de angústia e sensação de vazio.
3. Praticar o questionamento dos pensamentos geradores desse sentimento.
4. Praticar um experimento comportamental incluindo o treino desse tema especial.

Sessão: Prevenindo a recaída, mantendo a estabilidade e terminando o tratamento

Objetivos da sessão

1. Revisar os planos e as metas do tratamento.
2. Fornecer *feedback* para o paciente (como o terapeuta viu seu progresso).
3. Receber *feedback* do paciente.
4. Estabelecer metas de longo prazo que o paciente buscará fora da terapia.
5. Executar um planejamento para emergências.

Procedimentos

1. O terapeuta deve rever com o paciente as metas propostas no início do tratamento e quais foram atingidas. Nesse programa sugerido, é importante que o paciente tenha atingido as seguintes metas:
   a. habilidade de alimentar a motivação para a manutenção da mudança do comportamento de usar álcool/drogas
   b. identificação de situações de alto risco, emoções e pensamentos, bem como de gatilhos eliciadores da fissura
   c. desenvolvimento de estratégias de evitação de situações de alto risco
   d. habilidades para manejar a fissura e pensamentos sem o uso de álcool/drogas
   e. habilidades para lidar com os lapsos
   f. habilidade para reconhecer, modificar e manejar pensamentos disfuncionais acerca do uso de álcool/drogas
   g. desenvolvimento de um plano de emergências para lidar com situações de alto risco quando outras habilidades não funcionam
   h. construção de relações saudáveis, adoção de um estilo de vida equilibrado com atividades prazerosas
2. Conversar com o paciente sobre cada um desses tópicos e pedir que ele faça uma avaliação do quanto foi atingido para cada meta.
3. Durante o *feedback*, pode-se negociar mais algumas sessões de terapia para o atingimento das metas que não foram totalmente completadas.
4. Elaborar, com o paciente, um plano para emergências.

Tarefa de casa

Como se trata da última sessão, deve-se enfatizar a prática que durante o *feedback* pareceu necessitar de treino.

1. Pode-se fornecer ao paciente uma lista de temas que mereçam mais atenção da parte dele.
2. Fazer essa lista durante a sessão, identificando qual a ação e a mudança necessárias. Treinar durante a sessão.

As sessões com temas específicos serão incluídas dependendo da necessidade de cada paciente e seguem o mesmo modelo das sessões descritas, variando apenas o tema. O terapeuta deve estar treinado para discutir com o paciente cada tema e, de preferência, ter um material psicoeducativo para cada um deles.

CONSIDERAÇÕES FINAIS

As TCCs aplicadas ao tratamento da dependência química abrangem uma série de terapias mais voltadas para a modificação de comportamentos geradores de prejuízo, assim como intervenções mais cognitivas, visando a mudança das crenças a respeito das substâncias, objetivando uma transformação mais significativa e duradoura do comportamento e do estilo de vida de dependentes químicos. Essas intervenções são realizadas de forma estruturada, com protocolos sugeridos e testados, mas é de suma importância que o profissional, bem treinado na aplicação desse modelo, esteja, a partir da análise funcional, apto a desenvolver um planejamento de tratamento que atenda às necessidades de cada paciente.

Nossa atenção no sentido de adequar o tratamento a cada caso adquire relevante importância. Portanto, a especificidade relativa a gênero, existência de comorbidades, contexto em que está inserido o paciente, substância utilizada e nível de gravidade da dependência deve ser considerada no planejamento do tratamento, a fim de que se escolha a abordagem mais apropriada, ou a combinação delas mais indicada.

Essas intervenções têm demonstrado sua eficácia em ensaios controlados e têm sido consideradas eficazes tanto como monoterapia quanto como abordagem complementar a outros modelos de tratamento. No entanto, ainda são necessárias pesquisas no sentido de que sejam investigadas as melhores e possíveis combinações de estratégias de tratamento existentes, visando a obtenção de resultados mais duradouros de mudança de comportamento.

REFERÊNCIAS

1. Beck J. Terapia cognitiva: teoria e prática. Porto Alegre: Artmed; 1997.
2. Beck AT. Cognitive therapy and emotional disorders. New York: International University; 1976.
3. Beck AT, Freman A, Davis D. Cognitive therapy of personality disorders. New York: The Guilford; 2004.
4. Rangé BP. Psicoterapia comportamental e cognitiva de transtornos psiquiátricos. Campinas: Editorial Psy; 1995.
5. Leahy RL. Técnicas de terapia cognitiva: manual do terapeuta. Porto Alegre: Artmed; 2006.
6. Watson JB. Psychology as the behaviorist views it. Psychol Rev. 1993;20(2):158-77.
7. Viega M, Vandenberghe L. Behaviorismo: reflexões acerca da sua epistemologia. Rev Bras Terap Comport Cogn. 2001;3(2):9-18.
8. Franks CM. Origens, história recente, questões atuais e estados futuros da terapia comportamental: uma revisão conceitual. In: Caballo V. Manual de técnicas de modificação do comportamento. São Paulo: Santos; 2002.
9. Kadden R. Cognitive behavioral coping skills therapy manual: a clinical research guide for therapists treating individuals with alcohol abuse and dependence. Rockville: National Institute on Alcohol Abuse and Alcoholism; 1995.
10. Simmons J, Griffiths R. CBT for beginners. London: Sage Publications; 2009.
11. Magill M, Ray LA. Cognitive Behavioral treatment with adult alcohol and illicit drug users: a meta analysis of randomized controlled trials. Stud Alcohol Drugs. 2009;70(4):516-27.
12. Dutra L, Stathopoulou G, Basden SL, Leyro TM, Powers MB. A meta analytic review of psychosocial Interventions for substance use disorders. Am J Psychiat.2008;165(2): 179-87.
13. Penberthy JK, Ait-Daoud N, Vaughan M, Fanning T. Review of treatment for cocaine dependence. Curr Drug Abuse Reviews. 2010;3(1):49-62.
14. Carroll KM, Fenton LR, Ball SA, Nich C, Frankforter TL, Shi J, et al. Efficacy of disulfiram and cognitive behavior therapy in cocaine-dependent outpatients: a randomized placebo-controlled trial. Arch Gener Psychiat. 2004;61(3):264-72.
15. Morgenstern J, Longabaugh R. Cognitive behavioral treatment for alcohol dependence: a review of evidence for its hypothesized mechanisms of action. Addiction. 2000;95(10):1475-90.
16. Witkiewitz K, Marlatt GA. Why and how do substance abuse treatments work? investigating mediated change. Addiction. 2008;103(4):649-50.
17. Yonkers KA, Forray A, Howell HB, Gotman N, Kershaw T, Rounsaville BJ, et al. Motivational enhancement therapy coupled with cognitive behavioral therapy versus brief advice. Gen Hosp Psychiat. 2012;34(5):439-49.
18. Xu X, Yonkers KA, Ruger JP. Costs of a motivational enhancement therapy coupled with cognitive behavioral therapy versus brief advice for pregnant substance users. PLoS One. 2014;9(4).
19. Cornelius JR, Douaihy A, Bukstein OG, Daley DC, Wood SD, Kelly TM, et al. Evaluation of cognitive behavioral therapy/motivational enhancement therapy in a treatment trial of comorbid MDD/AUD adolescents. Addict Behav. 2011;36(8):843-8.
20. Mckee SA, Carroll KM, Sinha R, Robinson JE, Nich C, Cavallo D, et al. Enhancing brief cognitive-behavioral therapy with motivational enhancement techniques in cocaine users. Drug Alcohol Depen. 2007;91(1):97-101.
21. Trujols J, Luquero E, Sinol N, Banuls E, Tejero A, Batlle F, et al. Cognitive behavioral therapy for the treatment of cocaine dependence. Actas Esp Psiquiatr. 2007;35(3):190-8.
22. Lee NH, Rawson RA. A systematic review of cognitive behavioral therapies for methanphetamine dependence. Drug Alcohol Rev. 2008;27(3):309-17.
23. Carroll KM, Nich C, LaPaglia DM, Peters EN, Easton CJ, Petry NM. Combining cognitive behavioral therapy and contingency management to enhance their effects in treating cannabis dependence: less can be more, more or less. Addiction. 2012;107(9):1650-9.
24. Hendricks PS, Delucchi KL, Hall SM. Mechanisms of change in extended cognitive behavioral treatment for tobacco dependence. Drug Alcohol Depen. 2010;109(1-3):114-9.
25. Hall SM, Humfleet GL, Muñoz RF, Reus VI, Prochaska JJl. Extended treatment of older cigarette smokers. Addiction. 2009;104(6):1043-52.
26. Powers MB, Vedel E, Emmelkamp PM. Behavioral couples therapy (BCT) for alcohol and drug use disorders: a meta-analysis. Clin Psychol Rev. 2008;28(6):952-62.
27. Fals-Stewart W, O'Farrel TJ, Birchler GP. Behavioral couples Therapy for substance abuse: rationale, methods and findings. Sci Pract Perspect. 2004;2(2):30-43.

28. Waldron HB, Turner CW. Evidence-based psychosocial treatments for adolescent substance abuse. J Clin Child Adolesc Psychol. 2008;37(1):238-61.
29. Carroll KM, Ball AS, Martino S, Nich C, Babuscio TA, Nuro KF, et al. Computer-assisted delivery of cognitive-behavioral therapy for addiction: a randomized trial of CBT4CBT. Am J Psychiat. 2008;165(7):881–8.
30. Bethea AR, Acosta MC, Haller DL. Patient versus therapist alliance: whose perception matters? J Subst Abuse Treat. 2008;35(2):174–83.
31. Marlatt AG, Gordon J. Relapse prevention: maintenance strategies in the treatment of addictive behaviors. New York: Guilford; 1985.
32. Monti PM, Kadden RM, Rohsenow DJ, Cooney NL, Armando MG. Tratando a dependência de álcool: um guia de treinamento das habilidades de enfrentamento. 2. ed. São Paulo: Rocca; 2005.
33. Bordin S, Zanelatto NA, Figlie NB, Laranjeira R. Treinamento de habilidades sociais e de enfrentamento de situações de risco. In: Figlie NB, Bordin S, Laranjeira R, organizadores. Aconselhamento em dependência química. 2. ed. São Paulo: Roca; 2010.
34. Longabaugh R, Morgenstern J. Cognitive-behavioral coping-skills therapy for alcohol dependence: current status and future directions. Alcohol Res Health. 1999;23(2)78-85.
35. Harris R, Hayes SC. ACT made simple: an easy-to-read primer on acceptance and commitment therapy. Oakland: New Harbinger Publications; 2009.
36. Gilbert P. An introduction to the theory and practice of compassion focused therapy and compassionate and mind training for shame based difficulties [Internet]. The Compassionate Mind Foundation; c2010 [capturado em 8 ago. 2017]. Disponível em: http://s207773256.websitehome.co.uk/downloads/training_materials/1.%20Workbook_2010.pdf
37. Gilbert P. Introducing compassion-focused therapy. Adv Psychiat Treat. 2009;15(3):199–208.
38. Gilbert P. Training our minds in, with and for compassion: an introduction to concepts and compassion-focused exercises [Internet]. 2010 [capturado em 3 ago. 2017]. Disponível em: www.compassionatemind.co.uk.
39. Kouimtsidis C, Reynolds M, Drummond C, Davis P, Tarrier N. Cognitive behavioral therapy in the treatment of addiction: a treatment planner for clinicians. Chi Chester: John Wiley & Sons; 2007.
40. Knapp P, Luz Jr E, Baldisserotto GV. Terapia cognitiva no tratamento da dependência química. In: Rangé B, organizador. Psicoterapias cognitivo-comportamentais: um diálogo com a psiquiatria. Porto Alegre: Artmed; 2001. p. 332-50.
41. Angelotti G. Distração. In: Abreu CN, Guilhardi HJ, organizadores. Terapia comportamental e cognitivo-comportamental: práticas clínicas. São Paulo: Roca; 2004.
42. Miller WR, Rollnick S. Entrevista motivacional: preparando as pessoas para a mudança de comportamentos aditivos. Porto Alegre: Artmed; 2001.
43. Bohm CH, Gimenes LS. Automonitoramento como técnica terapêutica e de avaliação comportamental. Rev Psicol. 2008;1(1): 88-100.
44. Martin G, Pear J. Modificação do comportamento: o que é e como fazer. 8. ed. São Paulo: Roca; 2009.
45. Otero VRL. Ensaio comportamental. In: Abreu CN, Guilhardi HJ, organizadores. Terapia comportamental e cognitivo-comportamental: práticas clínicas. São Paulo: Roca; 2004.
46. Carroll KM. A cognitive behavioural approach: treating cocaine addiction. NIDA; 1998.
47. Reilly PM, Shopshire MS. Anger management for substance abuse and mental health clients: a cognitive behavioral therapy manual. Rockville: Department of Health and Human Services publication; 2002. p. 63. Disponível em: http://kap.samhsa.gov/products/manuals/pdfs/angermgmt_manual_2005.pdf.
48. Baker A, Kay-Lambkin F, Lee NK, Claire M, Jenner L. A brief cognitive behavioural intervention for regular amphetamine users: a treatment guide [Internet]. Australian Government Department of Health and Ageing; c2003 [capturado em 8 ago. 2017]. Disponível em: http://www.drugsandalcohol.ie/13632/1/NTA_AMPHETAMINE_cognitive-intervention.pdf
49. Prochasca JO, Norcross JC, DiClemente CC. Changing for good: the revolutionary program that explains the six stages of change and teaches you how to free yourself from bad habits. New York: William Morrow and Company; 1994.
50. Leahy RL. Superando a resistência em terapia cognitiva. São Paulo: Livraria Médica Paulista; 2009.

23

Entrevista motivacional

Neliana Buzi Figlie e Cristiane Sales

PONTOS-CHAVE

✓ A entrevista motivacional (EM) é um estilo de conversa colaborativa para fortalecer a motivação e o compromisso para a mudança.

✓ Esse método de comunicação agrega valor a toda e qualquer fase do tratamento, principalmente no início da intervenção, podendo ser utilizada em associação com qualquer outro referencial teórico.

✓ A EM tem metodologia prática e objetiva, permitindo que seja aplicada por qualquer profissional treinado.

✓ O profissional que aplica esses princípios em sua prática está propiciando ao cliente um ambiente seguro, acolhedor e estimulante para que ele possa se sentir encorajado a mudar.

Não há medidas simples para ajudar as pessoas a mudar um comportamento. Por isso, pesquisadores e profissionais da área da saúde buscam constantemente maneiras mais eficazes de atuar em relação a seus clientes. Nos últimos anos, houve uma grande evolução no conhecimento a respeito do processo de mudança e na descoberta de estratégias de intervenção efetivas na promoção da mudança de comportamento. Há um amplo espectro de utilizações desses conhecimentos no tratamento da dependência química, mas já se sabe que as intervenções precisam ser dirigidas tanto à população que busca tratamento quanto àquela que ainda não procurou por ajuda, considerando-se que, neste último grupo, esteja a maioria dos dependentes e usuários de substâncias.

Apesar de ser classificada como "terapia psicológica", a entrevista motivacional (EM) consiste em uma abordagem de aconselhamento desenvolvida para ser usada por qualquer profissional e que agrega valor a toda e qualquer fase do tratamento, sobretudo no início da intervenção. Todo profissional treinado pode utilizar a EM; com isso, estará propiciando ao dependente químico um ambiente seguro, acolhedor e estimulante para que ele possa se sentir encorajado a mudar.

Por isso, se você, leitor, for médico, psicólogo, assistente social, acompanhante terapêutico, terapeuta ocupacional, nutricionista, professor, pesquisador, escritor ou diretor de clínica, pode e deve conhecer e aplicar os princípios da EM no seu contato com o cliente, pois logo perceberá mudanças significativas em relação a vínculo terapêutico, adesão ao tratamento, mudança de comportamento e prevenção de recaídas.

O QUE É ENTREVISTA MOTIVACIONAL

Desenvolvida originalmente pelos psicólogos William Miller e Stephen Rollnick na década de 1990,[1] essa abordagem psicológica difere de tantas outras, sobretudo por enfatizar a importância do estilo pessoal do profissional sobre a motivação (ou falta de motivação) de seu cliente em relação ao processo de mudança a ser realizado. Assim, a EM consiste em um estilo clínico habilidoso que tem por objetivo evocar as motivações internas do cliente para promover mudanças comportamentais de acordo com os interesses que este tem na melhora de sua saúde.[2]

Define-se EM como um estilo de comunicação colaborativo, focado em um objetivo, com atenção particular à linguagem sobre mudança, com o propósito de fortalecer a motivação pessoal e o compromisso para uma meta específica, evocando e explorando as razões próprias da pessoa para mudar em uma atmosfera de aceitação e compaixão.[3]

A EM surgiu a partir de experiências clínicas com pessoas que apresentavam problemas com o álcool, sendo logo testada no tratamento de diversas doenças em países como Austrália, Inglaterra, Canadá, Holanda e Estados Unidos.[4]

Essa abordagem é fundamentada nos conceitos de motivação, ambivalência e prontidão para a mudança e recebeu influências de outras abordagens tradicionais, como as de aconselhamento centrado no cliente, terapia cognitivo-comportamental (TCC), teoria sistêmica e psicologia social. No entanto, estruturou-se de forma a priorizar o estilo do profissional, que deve ser o grande responsável por estabelecer uma relação empática, centrada no cliente, não confrontativa e diretiva.[2,3]

O conhecimento científico que se tem até o momento sobre o assunto possibilita saber que reconhecer as potencialidades do cliente, acreditar que tenha recursos e capacidade para estruturar mudanças positivas em sua vida, tratá-lo com gentileza, reforçar a autonomia e a responsabilidade pessoais, trabalhar de forma a evocar esperança e desejo de mudar, com uma atitude de respeito, parceria, colaboração e apoio, proporciona um aumento significativo na taxa de sucesso desse cliente em conseguir estruturar uma mudança de comportamento, bem como em mantê-la.

Diante dessa nova perspectiva, o leitor perceberá, neste capítulo, as mudanças de visão e de atitude do profissional em relação àquelas pessoas que deseja ajudar a mudar, como a alteração da nomenclatura usada para defini-los: de "pacientes" (que sugere uma atitude passiva e receptora) para "clientes" (que sugere uma atitude ativa e cooperativa).

O QUE NÃO É ENTREVISTA MOTIVACIONAL

A primeira descrição de EM surgiu em 1983.[5] Tal fato confere a essa abordagem sua modernidade, e, por isso, surgem confusões de conceitos com outras abordagens e ideias. Miller e Rollnick listaram 10 coisas que a EM não é, como uma forma de esclarecer sua conceituação e definição.[6] O **Quadro 23.1** faz uma comparação das características da EM e características que não constituem esse tipo de entrevista.

A ESSÊNCIA DA ENTREVISTA MOTIVACIONAL

A EM é uma abordagem viva, envolvente e recente, havendo número cada vez mais expressivo de publicações a seu respeito. Agora, existem treinadores e traduções oficiais de EM em 38 idiomas.[6] Devido às experiências clínicas e à constante publicação de pesquisas científicas, a maneira como a EM é pensada e descrita tem sido constantemente modificada.

Hoje, os profissionais da saúde estão sendo convidados a refletir sobre a essência da EM: o profissional deve se unir a seu cliente, formando uma equipe, e gentilmente oferecer e compartilhar sua experiência como profissional e especialista, para, em parceria com ele, explorar e resolver a ambivalência. O profissional deve reconhecer que é especialista em comportamentos de mudança e que os clientes são especialistas acerca de suas próprias vidas.[7-9]

A essência da EM implica a presença de três atitudes preponderantes do profissional da saúde em relação a seu cliente: parceria, evocação, compaixão e aceitação do cliente, que compõem o espírito da EM (**Fig. 23.1**).[3,7,8] Parceria diz respeito à cooperação que deve haver entre o clínico e o cliente. O diálogo se estabelece de forma colaborativa e ativa, e o processo decisório é feito em conjunto, partindo do pressuposto de que somente o cliente poderá efetuar a mudança. Evocação consiste em ativar a motivação do cliente e recursos inerentes a ele para a mudança. Nesse sentido, o clínico parte de valores, interesses e perspectivas de seu cliente, propiciando um ambiente estimulante para que ele evoque suas próprias razões e argumentos a favor da mudança. A aceitação requer respeito pela autonomia do cliente como pessoa que pode e deve fazer as escolhas sobre o curso de sua vida. Os profissionais podem informar, aconselhar, advertir, mas o cliente é quem decidirá o que, quando e como fazer. Reconhecer e respeitar essa autonomia são elementos fundamentais para facilitar a mudança do comportamento relacionado com a saúde. Pesquisas apontam que, quando o cliente se sente coagido e forçado a agir, costuma resistir à mudança. Paradoxalmente, o reconhecimento do direito e da liberdade do outro é o que torna a mudança possível. Isso requer que o clínico abra mão da persuasão e valorize seu cliente, comunicando-se com empatia e respeito e oferecendo apoio constante.

A compaixão pode ser compreendida como um meio de tentar fazer o profissional se aproximar mais verdadeiramente da pessoa, e não do problema dela. Uma vez que o profissional consegue ter acesso à unicidade de cada um, torna-se possível uma melhor compreensão das complexidades individuais que dificultam as mudanças de comportamento. É um ato de aproximar-se para verdadeiramente ajudar, e essa aproximação vai além da empatia.

Parafraseando o conceito de compaixão com um antigo provérbio chinês: "Se deres um peixe a um homem faminto, vais alimentá-lo por um dia. Se o ensinares a pescar, vais alimentá-lo toda a vida". Ilustrando com o exemplo do provérbio, dar o peixe seria empatia, e ensinar a pescar seria uma

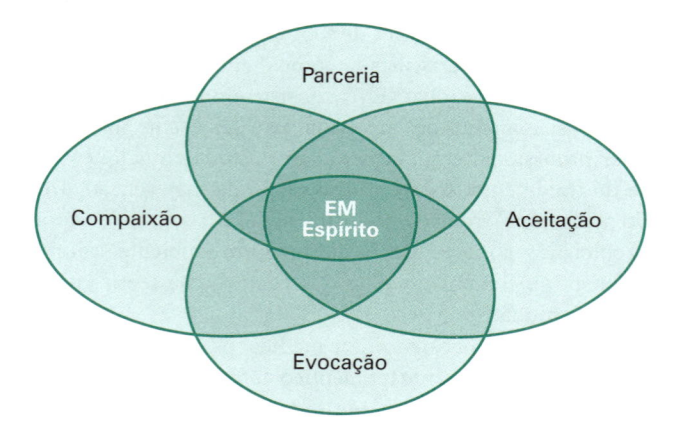

Figura 23.1 Espírito subjacente à entrevista motivacional.
Fonte: Miller e Rollnick.[3]

habilidade que proporcionaria autonomia e que só pode ser trabalhada com a compaixão.

Muitos profissionais da saúde têm tendência a fixar sua atenção aos "problemas" de seus clientes. As perguntas feitas, em geral, tendem a determinar "causas", e o profissional se sente no dever de propor "soluções" para os problemas apresentados. Já a EM propõe uma alternativa à relação profissional-cliente, na qual o primeiro faz uso de outras estratégias e oferece estímulo para que o segundo verbalize um discurso automotivacional.

Outra diferença importante entre a EM e outras abordagens está na visão que o profissional tem de seu cliente.[9] Treinadores experientes acreditam que a maneira como o profissional vê o cliente interfere de modo direto na qualidade do relacionamento deles e no processo de mudança. É mais comum encontrar profissionais que vejam seus clientes como "deficitários". Nesse tipo de visão, "faltam" ao cliente alguns recursos ou conhecimentos e cabe ao profissional "preencher" essas lacunas por meio de seu conhecimento científico, sua experiência e os recursos disponíveis a fim de "dar" aquilo de que o cliente "necessita".

Faz parte da essência da EM reconhecer que o indivíduo tem competência, recursos e força própria para construir uma mudança em sua vida. Nesse sentido, quando o profissional vê seu cliente como "capaz", torna-se mais fácil utilizar o espírito da EM, de parceria, compaixão, aceitação e evocação. Essa visão diferente a respeito do cliente torna mais fácil para o clínico entender a diferença entre a EM e os outros tipos de aconselhamento.

A EM lançou um novo ponto de vista sobre antigos e importantes conceitos no processo de mudança, que valem a pena ser mencionados. A ambivalência, ou seja, a existência de sentimentos conflitantes e opostos em relação à mudança, é considerada normal. A emoção é uma dimensão da vida de fundamental importância na EM. O desejo de mudança tem mais força entre os aspectos afetivos da motivação para mudança do que a necessidade de mudar. Da mesma forma, a força é maior quando um cliente quer mudar não só para evitar as consequências do comportamento prejudicial, mas também quando encara a mudança como um caminho para alcançar aspectos desejáveis por ele, como, por exemplo, uma vida melhor, mais prazerosa, longa e saudável. Evocar no cliente emoções positivas, como esperança, amor e alegria, e cognições, como autoeficácia e aceitação, tende a ampliar suas possibilidades pessoais de considerar e experimentar a mudança. O medo bloqueia o indivíduo, diminui sua atenção e alimenta as defesas (de luta e fuga).

Para atuar de acordo com a essência da EM, não basta o profissional se abster de interagir de forma negativa, julgando, culpando ou criticando seu cliente. É necessário ir além, apresentando-se de forma positiva, atenciosa e em clima de aceitação. O trabalho realizado conforme os princípios da EM deve inspirar a mudança e fortalecer o compromisso e certamente envolve o funcionamento de todas as nossas emoções, incluindo a capacidade de amar, ter esperança, interesse, compaixão e alegria.[10]

Quatro princípios orientadores da prática da entrevista motivacional

Em inglês, os quatro princípios orientadores da prática da EM podem ser lembrados pelo acrônimo RULE: *resist, understand, listen* e *empower*.[7,8]

1. **Resistir** (*resist*): trata-se da importância de o profissional da saúde suprimir seu ímpeto natural de persuadir o cliente a abandonar o comportamento prejudicial em decorrência das consequências adversas muitas vezes aparentes. Resistir ao reflexo de consertar o comportamento do cliente é um princípio fundamental da EM, porque é ele quem deve evocar os argumentos para a mudança. Um forte indicativo de que o profissional está no papel errado é quando defende a mudança e o cliente resiste e argumenta contra.
2. **Entender e explorar as motivações do cliente** (*understand*): as razões intrínsecas do cliente para mudar são as mais prováveis de desencadear a mudança de comportamento. Por isso, a importância de o clínico explorar e evocar as percepções, preocupações e valores do cliente em relação a seu estilo de vida, ao comportamento prejudicial e às suas motivações para mudar. Lembrando mais uma vez: é o cliente, e não o clínico, quem deve verbalizar os argumentos a favor da mudança comportamental.
3. **Escutar com empatia** (*listen*): escutar é uma habilidade fundamental na EM. Segundo os precursores dessa abordagem, os profissionais deveriam escutar mais do que falar ou, pelo menos, escutar tanto quanto informar. Quando se trata de uma mudança comportamental, é provável que as respostas estejam no próprio cliente, e é necessário escutá-lo para encontrá-las. A escuta de qualidade é vital no relacionamento entre profissional e cliente, e envolve o clínico demonstrar interesse empático, mostrando que está acompanhando e entendendo o que o cliente diz, checando junto com ele o significado daquilo que foi dito.
4. **Fortalecer o cliente** (*empower*): ajudá-lo a explorar como poderá realizar mudanças significativas em sua vida. Estimular para que participe ativamente do tratamento e promover desejo, esperança e otimismo são ações que contribuirão para que as habilidades do cliente de realizar alguma mudança em sua vida venham à tona e sejam verbalizadas durante a consulta, fortalecendo sua autoeficácia e força para mudar.

Três estilos de comunicação

Muitas vezes, uma consulta clínica mais parece um ringue de luta, onde o cliente está de um lado defendendo o *status quo* e

QUADRO 23.1
O que é, e o que não é entrevista motivacional

Entrevista motivacional	Não é entrevista motivacional
A EM é um método de comunicação entre profissional e cliente utilizado para aumentar a motivação para a mudança. É uma abordagem que enfatiza o estilo do profissional em sua relação com o cliente, considerando-a fundamental para o aumento dessa motivação.	Modelo transteórico de mudança (TTM): esse modelo explica como é o processo de mudança por meio de estágios estruturados que facilitam e orientam o trabalho do profissional, mostrando como atuar de acordo com o estágio em que seu cliente se encontra.
Na EM, a autonomia pessoal do cliente é fundamental para que ele assuma a mudança como de seu total interesse, acima de qualquer outra coisa ou pessoa.	A EM não é um meio de enganar ou ludibriar o cliente para que faça o que o profissional quer.
A EM é um método de comunicação, uma habilidade complexa que só pode ser adquirida com muita prática. A atitude motivacional do profissional pode aumentar a motivação interna de seu cliente.	A EM não é uma técnica. O termo técnica sugere uma operação simples, um procedimento particular.
A EM auxilia na resolução da ambivalência, sempre respeitando, em primeiro lugar, a autonomia do cliente e entendendo que, em qualquer mudança importante na vida, a ocorrência da ambivalência é normal e esperada e que estará presente em praticamente todas as fases do tratamento.	Balança decisória: é uma técnica com frequência utilizada para auxiliar o cliente nas tomadas de decisão importantes e na resolução da ambivalência ao listar prós e contras da tomada de decisão. Algumas vezes, essa atividade pode ferir-lhe a autonomia.
A EM consiste em conversar com o cliente a respeito das razões que ele tem para realizar a mudança.	Avaliações e *feedback*: não são elementos fundamentais da EM, mas podem ser usados. Oferecer o resultado de avaliações estruturadas pode ser útil com pessoas pouco motivadas, oferecendo potenciais razões para a mudança que não estavam evidentes antes da avaliação.
Existe uma base emocional na EM; sua estrutura conceitual a torna fundamentalmente humanista e não comportamental. "Você tem o que eu preciso, e juntos vamos encontrar as respostas necessárias."	TCC: ensina novas habilidades de enfrentamento, reeducação, recondicionamento, mudança de ambiente ou modificação de crenças disfuncionais.
A EM representa uma evolução da teoria proposta por Rogers, pois ela é diretiva, orientada por metas para a realização da tomada de decisão. A metodologia descrita a seguir neste capítulo difere consideravelmente da teoria rogeriana, apesar de o espírito da EM se valer desse referencial.	Aconselhamento centrado no cliente de Carl Rogers: método psicoterapêutico baseado na confiança, no qual o terapeuta estimula o cliente a encontrar as soluções para seus problemas, mas sem um foco diretivo. Essa teoria parte do pressuposto de que as pessoas usam sua experiência para se definir.
Aplicar EM é como aprender um esporte complexo ou tocar um instrumento musical. É necessário consciência e disciplina na utilização da comunicação específica de seus princípios e estratégias, a fim de evocar a motivação para a modificação do comportamento.	Fácil de aprender e ser aplicada: é necessária uma empatia acurada, bem como uma ampla aplicabilidade da metodologia da EM.
A EM é descrita pelos autores como uma forma de guiar a pessoa na resolução de um problema. Essa forma de guiar envolve uma mistura flexível de informação, questionamento e escuta. A EM assemelha-se a uma aproximação familiar de ajuda, mas de maneira refinada, por meio de uma escuta reflexiva confiável.	O que você sempre fez: muitos profissionais já têm uma atitude humanista, otimista e motivadora em relação a seus clientes, mas isso não é EM.
A EM é uma ferramenta para a resolução de um problema específico, quando uma pessoa precisa mudar um comportamento ou o estilo de vida e se encontra relutante ou ambivalente em fazê-lo. É uma intervenção breve, com objetivo determinado, que pode ser utilizada sozinha (no início do tratamento) ou acoplada a outras abordagens.	Panaceia: a EM nunca se propôs a ser uma escola de psicoterapia ou abordagem de tratamento para ser usada sozinha do início ao fim de um tratamento.

o profissional da saúde está tentando persuadi-lo de que existe um "problema" e que alguma mudança precisa ser feita. Ao fim da consulta, fica a sensação de que houve um embate no qual ambos têm a sensação de terem perdido a "batalha". Uma das características mais marcantes da EM é a sensação que o profissional tem ao fim da consulta de que seu contato com o cliente se deu de forma tranquila e pouco conflituosa.

Uma analogia bastante comum à EM é a dança. Faz parte da tarefa do profissional conduzir gentilmente seu cliente em direção à mudança. Como acontece em uma dança, apesar de haver um responsável por conduzir os passos, o casal precisa fluir em concordância e sintonia para que a atividade seja desfrutada ao máximo.

O estilo de comunicação diz respeito à postura e à abordagem usadas pelo profissional para ajudar seus clientes, uma maneira de estruturar o diálogo que caracteriza o relacionamento entre eles. Se profissionais da saúde desejam ter resultados diferentes em relação à mudança de comportamentos dos clientes, é preciso mudar o "estilo" de comunicação.[7,8]

Cada um dos três estilos de comunicação propostos reflete posturas diferentes sobre o papel do profissional em seu relacionamento com o cliente, sendo que cada um deve ser analisado e utilizado durante o processo de mudança nas situações e momentos distintos que surgirem.

1. **Acompanhar:** dar atenção total ao que o cliente está falando. Consiste predominantemente em escutar com atenção, sem julgar ou criticar. O objetivo é entender a experiência e os valores do outro, ou seja, entender o que está acontecendo pelos olhos do cliente. Por exemplo: "Eu não vou falar para você jogar seu cigarro fora hoje. Primeiro eu gostaria de entender melhor o que o trouxe até aqui".
2. **Direcionar:** esse estilo de comunicação evidencia o relacionamento interpessoal bastante diferente de uma abordagem tradicional centrada no cliente. Na EM, o profissional detém o controle da relação terapêutica. Em momentos específicos, esse direcionamento por parte do profissional é vital no tratamento. Há momentos em que o cliente deverá ser encorajado a confiar no conhecimento e na experiência do profissional para que o tratamento seja viável e seguro. Por exemplo, um indivíduo com dependência grave de álcool deverá ser direcionado a confiar no profissional quando diz que, para realizar o processo de desintoxicação do álcool, é preciso fazer acompanhamento clínico com uso de medicamentos e com retornos mais frequentes para que o processo ocorra com segurança.
3. **Orientar**: ajudar o cliente a encontrar um caminho de acordo com a mudança que ele deseja fazer no momento, oferecendo um menu de opções que podem ajudá-lo nesse processo. Por exemplo: "Eu posso ajudá-lo citando os recursos que em geral as pessoas utilizam para lidar com os momentos de fissura; assim, poderá testá-los e escolher aqueles que lhe forem mais úteis".

Três habilidades de comunicação utilizadas na entrevista motivacional

Perguntar, escutar e informar constituem as três principais ferramentas a serem utilizadas no tratamento.[2,3,7,8] É por intermédio dessas três habilidades que qualquer dos estilos de comunicação discutidos poderá ser colocado em prática. Essas habilidades compreendem o comportamento do profissional durante sua prática ao implementar o estilo que resolveu adotar em um determinado momento do tratamento ou da circunstância. A combinação habilidosa desses instrumentos, utilizados nas ocasiões propícias, aumenta a probabilidade de o terapeuta conduzir a consulta de forma mais produtiva e eficaz. Dessa forma, perguntar, escutar e informar da maneira certa deixam de ser ferramentas comuns do dia a dia de qualquer profissional da saúde para se tornarem habilidades altamente especializadas.

1. **Perguntar:** perguntar é uma habilidade usada de forma corriqueira na prática clínica. A grande diferença de perguntar conforme os princípios da EM está na maneira estratégica e diferente utilizada com o objetivo claro de evocar as motivações internas do indivíduo para a mudança do comportamento. Por isso, a EM privilegia as perguntas abertas em detrimento das fechadas, pois proporcionam mais estímulo e espaço para o cliente falar o que considera importante. Perguntas abertas são aquelas para as quais não há uma resposta óbvia e curta. Elas convidam a pessoa a contar suas experiências de acordo com suas próprias percepções – por exemplo, "Conte-me como o seu hábito de fumar maconha está inserido em sua rotina". As perguntas abertas estimulam o cliente a falar o que está sentindo e pensando a respeito de seu comportamento atual e, em relação à mudança, abrem espaço para informações relevantes e são interpretadas como um convite para o relacionamento entre profissional e cliente.
2. **Escutar:** uma boa escuta, de acordo com a EM, consiste em um processo ativo. O profissional deve escutar com atenção o cliente e, em seguida, checar se compreendeu de forma correta o que ele está querendo dizer. A escuta também deve estimular o cliente a explorar e revelar mais – por exemplo, "Corrija-me se eu estiver errado: você disse que resolveu procurar ajuda quando se viu sozinho no quarto há dias sem banho e com mais de cem latas e garrafas de bebida vazias pelo chão. Fale mais sobre isso".
3. **Informar:** o principal meio de transmitir conhecimento para o cliente sobre sua condição e seu tratamento é informar. Em geral, ele é informado sobre seu diagnóstico, opções de tratamento, passos do tratamento, recomendações acerca do uso de medicamentos, recursos que podem ajudá-lo no processo, etc. Pesquisas científicas relacionadas ao processo de dar informações e à adesão ao tratamento identificaram alguns ingredientes essenciais à cla-

reza ao informar: não sobrecarregar os clientes com muita informação; o conteúdo da mensagem deve ser simples, sucinto e claro; o uso de termos técnicos deve ser evitado. É importante certificar-se de que o cliente entendeu corretamente o que foi dito. Nos princípios da EM, informar consiste em um momento de trocas entre o profissional e o cliente. Nessa perspectiva, o terapeuta deve:

a. Pedir permissão ao cliente e verificar se ele deseja e se sente pronto para receber algum tipo de informação. Isso faz o cliente se sentir respeitado e reforça seu envolvimento ativo em relação ao tratamento, bem como a relação de parceria entre profissional e cliente; como consequência, este se mostra mais disposto a ouvir.
b. Oferecer várias opções diferentes de modo simultâneo para que o cliente possa escolher a que faça mais sentido para ele naquele momento. Hoje há várias possibilidades de tratamento, e o cliente se sente mais ativo quando pode escolher algo em relação ao seu processo de mudança.
c. Conversar sobre o que os outros fazem, apresentando exemplos de outras pessoas e mostrando o rol de possibilidades de enfrentamento que deram certo dá liberdade ao cliente para interpretar os resultados e escolher de maneira consciente a melhor opção, deixando o terapeuta em uma posição de neutralidade enquanto assume a decisão e a responsabilidade por sua escolha.

METODOLOGIA DA ENTREVISTA MOTIVACIONAL[11]

A metodologia da EM consiste no uso de reflexões, reforços positivos, resumos e perguntas abertas em uma relação 2 e 1, ou seja, a utilização de pelo menos duas estratégias para cada pergunta. Esse método foi desenvolvido para auxiliar o profissional a estruturar seu diálogo com o cliente, permitindo que este possa falar ao máximo o que sente em relação ao comportamento prejudicial e à possibilidade de mudá-lo. Esse método impede que a consulta gire em torno de um interrogatório investigativo recheado de perguntas fechadas, no qual o cliente fique com apenas duas opções de respostas: sim e não.

Conhecida também pelo acrônimo PARR (em inglês, OARS), o método consiste em:
P – Perguntas abertas
A – Afirmar – reforço positivo
R – Refletir
R – Resumir
+ Oferecer informações

Fazer perguntas abertas

Uma boa maneira de começar a terapia é fazer perguntas de modo a encorajar o cliente a falar o máximo possível. Perguntas abertas são aquelas que não podem ser respondidas facilmente com uma palavra ou frase simples. Alguns indivíduos falam com muita facilidade. Outros são mais defensivos e precisam de estímulo. Nesse caso, a maneira como o profissional faz perguntas influenciará de forma direta os próximos acontecimentos. Veja alguns exemplos de perguntas iniciais: "Como posso ajudá-lo?", "Em sua opinião, o que considera motivos importantes para parar de fumar?".

Na EM, não é recomendado o uso demasiado de perguntas, sobretudo de forma consecutiva. A ideia central é sempre fazer uma pergunta para cada duas outras estratégias, de preferência com o uso de reflexões.

Refletir

Refletir é a principal estratégia da EM e deve ser utilizada em uma proporção substancial durante a fase inicial do tratamento, sobretudo entre os clientes ainda muito ambivalentes em relação à mudança. O elemento crucial na escuta reflexiva é como o profissional responde ao que o cliente diz. Thomas Gordon[9] esboçou o modelo de pensamento reflexivo, que conecta o que o cliente disse com o que o profissional ouviu e, então, com o pensamento do profissional sobre o que o cliente queria dizer, para, por fim, conectar o que o cliente queria dizer com o que, de fato, disse. Para que a escuta reflexiva ocorra, esse processo deve ser horizontal, objetivo e direto, conforme ilustra a **Figura 23.2**.

Ao refletir, o profissional coloca-se na relação, mas, ao mesmo tempo, deve ser fiel ao que o cliente disse. As relações com o cliente são autênticas e devem permitir que ele exprima de forma aberta seus sentimentos e atitudes sobre seu comportamento e processo de mudança. Oferecer uma escuta reflexiva requer treinamento e prática para pensar de modo reflexivo. O processo de escuta ativa requer:

- atenção cuidadosa ao que o cliente diz
- visualização clara do que foi dito

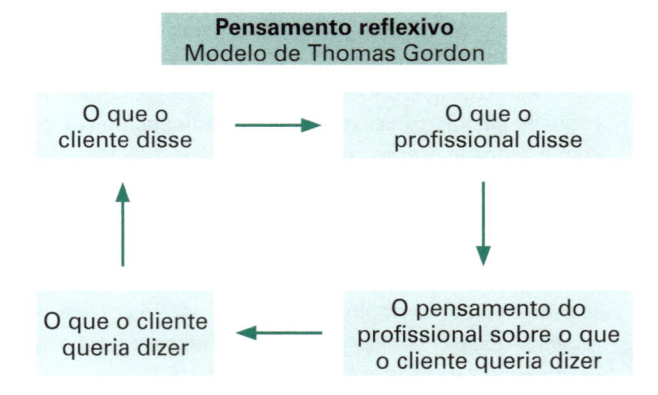

Figura 23.2 Pensamento reflexivo: modelo de Thomas Gordon.
Fonte: Gordon.[9]

- formulação da hipótese concernente ao problema, sem suposições
- articulação da hipótese por meio de uma abordagem não defensiva

Para avaliar se a reflexão feita foi efetiva, basta analisar a reação do cliente: se ele expressa concordância, não apresenta postura defensiva, se se sente estimulado a falar mais, apresenta uma postura verbal mais relaxada ou motivada. Entretanto, advertir ou ameaçar, persuadir, argumentar, discordar, julgar, criticar ou culpar, retrair, distrair, ser indulgente ou mudar de assunto são indicativos claros de que a reflexão não foi efetiva, e cabe ao profissional reformular sua maneira de atuar.

Avaliar a comunicação não verbal mediante a recepção da reflexão também é imprescindível. As pessoas não se comunicam apenas por palavras. O próprio corpo comunica no modo como se mantém e se conduz, assim como o rosto, por meio de suas expressões. Movimentos faciais e corporais, gestos, olhares e entonação de voz são importantes elementos não verbais da comunicação. O comportamento não verbal pode ser uma reação involuntária ou uma atitude comunicativa propositada. É importante observar expressão facial, movimento dos olhos, movimentos da cabeça, postura e movimentos do corpo, qualidade, velocidade e ritmo da voz e a aparência.

Existem alguns tipos diferentes de reflexão, e a escolha sobre qual usar depende da circunstância e do diálogo que está sendo estabelecido entre profissional e cliente.[11] Eles podem ser muito simples, como, por exemplo, a mera repetição de 1 ou 2 palavras. Uma reflexão mais sofisticada substitui as palavras do cliente por outras ou faz uma inferência quanto ao sentido implícito. Às vezes, também é útil refletir como o cliente está se sentindo enquanto fala. A reflexão, porém, não é um processo passivo. O profissional decide o que refletir e o que ignorar, o que enfatizar e o que não enfatizar, quais palavras usar para captar o sentido.

Afirmação – reforço positivo

O reforço positivo também faz parte do tratamento, sendo uma das peculiaridades na EM. Ele pode ser realizado por meio de apoio, elogios e oferecimento de apreciação e compreensão por parte do profissional. É importante elogiar comportamentos, situações ou pensamentos que ocorram na relação terapêutica ou que o profissional tenha evidências concretas da existência, pois, caso contrário, se o reforço positivo feito para o cliente não for verdadeiro, pode servir como uma barreira para realmente escutar, acolher e compreender o cliente. Seguem alguns exemplos: "Percebo que você é uma pessoa muito determinada; conversamos uma vez e você já implementou uma série de mudanças em sua rotina..."; "Me parece que você é um funcionário muito competente no seu trabalho! Seus patrões parecem gostar muito de você, se preocupam com sua saúde e o estão apoiando muito nesta sua decisão pelo tratamento"; "Você é muito organizado e disciplinado".

Resumir

Resumos podem ser usados para conectar os assuntos que foram discutidos, demonstrando que o profissional escutou o cliente, funcionando ainda como estratégia didática para que este possa organizar suas ideias. Podem ser especialmente úteis para a ambivalência, permitindo ao cliente examinar os pontos positivos e negativos de forma simultânea. Na EM, os resumos podem ser usados em vários momentos da sessão, ou seja, quando o cliente analisa várias ideias ao mesmo tempo e o profissional tenta conectá-las para que ele reflita e tenha melhor compreensão. Além de funcionarem como forte indício para o cliente de que está sendo ouvido atentamente pelo profissional, geram menos resistência. Exemplo: "Hoje você chegou à consulta e me trouxe todas as mudanças de comportamento que testou e implementou durante a semana. Você tomou os medicamentos prescritos para a desintoxicação conforme orientação médica, planejou e preencheu todos os períodos livres com atividades úteis ou prazerosas. Evitou as atividades que sempre fez com a bebida e até comprou uma bicicleta e começou a fazer uma atividade esportiva. Em seguida, tiraremos suas dúvidas sobre o que vem por aí em relação à desintoxicação".

Oferecer informações

A EM entende que o manejo de clientes ambivalentes no auxílio ao movimento para a mudança é bastante particular e, por esse motivo, requer intervenções específicas. Nesse contexto, ela encoraja os profissionais a dar informações e conselhos, principalmente quando os clientes pedirem, desde que sejam importantes e complementares ao processo de construção e descoberta deles. Vale a pena destacar que o profissional não deve se adiantar à prontidão do cliente e dar informações demasiadas. O ritmo da informação dependerá da demanda do cliente, e o profissional, por sua vez, sempre pede permissão ao cliente antes de oferecer informações.

Como ajudar os clientes a caminhar em direção à mudança?[10,12,13]

Depois de três décadas de pesquisas, a EM consiste em um método de comunicação que se apresenta com uma consistente base científica.[10,12,13] É uma intervenção relativamente breve, de baixo custo, quando comparada a outros tratamentos, e que pode ser aplicada em uma vasta gama de problemas de comportamento, ajudando o cliente a se motivar para a mudança de comportamento antes mesmo de ingressar em um tratamento. Visto que sua eficácia já foi bastante estudada e comprovada do ponto de vista científico, hoje os criadores e os principais pesquisadores têm concentrado seus esforços em entender como a EM influencia na motivação para a mudança e quais são os componentes específicos dessa abordagem que colaboram de maneira mais efetiva no processo da mudança.[7,8,14] A grande pergunta atual é: Quais mecanismos da EM são os principais responsáveis ou indispensáveis para que aconteça a mudança de comportamento? As respostas a esse questionamento têm trazido novos conhecimentos sobre os processos que realmente afetam os resultados positivos do uso da EM, permitindo que ela funcione de forma tão promissora.

Uma emergente teoria da EM está sendo proposta, enfatizando dois componentes ativos usados pelos profissionais em sua prática clínica:[14]

1. **componente relacional**: consiste no uso da empatia e dos princípios da EM
2. **componente técnico**: envolve o uso correto dos métodos específicos da EM

As pesquisas indicam que a presença desses dois componentes, quando usados de forma correta no contato com o cliente, estimula processos antes implícitos, como preparação para a mudança, falas de mudança e diminuição da discordância entre profissional e cliente.

Ao estimular esses processos, o profissional terá contribuído para provocar atitudes verbais e comportamentais de compromisso para com a mudança, o que significa um presságio para o próximo passo, a mudança do comportamento em si. Vale ressaltar que esses dois componentes (técnico e relacional) não são rivais ou incompatíveis entre si. Várias pesquisas em psicoterapia têm apontado o uso concomitante desses dois componentes durante o processo psicoterapêutico, relacionando-o a resultados positivos.

No livro *Entrevista motivacional no cuidado da saúde*,[7,8] Rollnick, Miller e Butler descreveram seis tipos de falas sobre mudança que se relacionam entre si e podem conduzir o cliente a um caminho crescente, contribuindo para que alcance a mudança comportamental. O processo começa com os tipos de expressões usadas antes mesmo do comprometimento do cliente com a mudança. Em geral, as pessoas iniciam seus discursos na terapia expressando o que querem fazer (desejos) em relação ao futuro. Em seguida, podem expor um discurso racional sobre o motivo de mudarem o comportamento prejudicial (razões), que pode ser seguido de um vislumbre sobre como pensam em conseguir realizar essa mudança (capacidade). Ao serem estimuladas pelo profissional, expõem com facilidade os principais motivos para realizar tal mudança (necessidade e importância). Segundo esses pesquisadores, ao evocar o próprio desejo, sentimento de capacidade, razões e necessidades das pessoas para mudar e o quão importante e significativa essa mudança é para elas, o profissional estará alimentando os motores humanos da mudança. Depois que esses conteúdos são evocados e verbalizados, o comprometimento do cliente com a mudança aumenta de forma gradual, o que pode levá-lo a dar seus primeiros passos efetivos rumo à mudança de comportamento de forma sustentável.

O compromisso que o cliente estabelece com a mudança não indica necessariamente que ele vá conseguir mudar, mas denota um presságio da força de seu comprometimento, uma vez que entrou em contato com seus próprios valores e aspirações. Nesse momento, é fundamental a atitude do terapeuta de evocar no cliente a esperança de que ele conseguirá mudar.[10] Explorar suas motivações internas para mudar constitui uma ferramenta poderosa para que a mola propulsora da mudança seja ativada em sua força máxima, contribuindo para que ele, então, consiga dar os passos necessários para efetivá-la.

Esse conhecimento mostra como é importante utilizar uma parte do tempo de contato com o cliente para explorar essas questões "aparentemente" básicas e sem muita relevância: seu desejo de mudar, seu sentimento de ser capaz de realizar essa mudança de maneira bem-sucedida, suas razões para mudar e a importância que a mudança terá em sua vida.

APLICABILIDADE E EFICÁCIA DA ENTREVISTA MOTIVACIONAL NO TRATAMENTO DA DEPENDÊNCIA QUÍMICA

Atualmente, há mais de 180 publicações científicas focadas em esclarecer aplicações e limitações da EM.[15] A maneira mais eficaz de verificar tanto a qualidade das pesquisas quanto se um tratamento em particular é efetivo é por meio das revisões de metanálise. Essas revisões fornecem um vislumbre eficiente sobre as evidências científicas da abordagem estudada.

A primeira metanálise sobre a EM[16] foi publicada em 2003 e consistiu em uma avaliação de 30 ensaios clínicos controlados sobre seu uso em atendimentos individuais oferecidos a uma gama bem variada de problemas de comportamento prejudiciais, incluindo uso de bebidas alcoólicas e drogas em geral, comportamento sexual de risco, mudança de dieta e exercícios físicos. A segunda[4] foi publicada em 2005 e incluiu 72 pesquisas sobre os efeitos da EM quando utilizada junto com outros modelos de tratamentos habituais (EM + TCC, EM + tratamento habitual, etc.). A terceira[17] foi concluída em 2006 e compreendeu 15 pesquisas sobre o uso da EM com a população específica de uso e dependência de álcool, com o objetivo de reduzir os problemas relacionados com o consumo dessa substância. A quarta e última metanálise[18] foi concluída em 2009 e incluiu 119 pesquisas que utilizaram isoladamente os recursos da EM, tanto nos grupos experimentais como nos de controle, para modificar o comportamento problemático em diversas áreas da saúde.

Existem evidências científicas suficientes que comprovam a eficácia da EM sobre a mudança de comportamentos em várias áreas da saúde, bem como na dependência química.[19-21] A EM é de 10 a 20% mais eficaz do que a inexistência de tratamento e pelo menos tão efetiva quanto outros métodos de tratamento consagrados e usados para mudanças de comportamento, podendo ser utilizada para diversos fins, como prevenção do uso de substâncias, redução de risco, tratamento da dependência e como mecanismo para aumentar a adesão dos clientes inseridos em um tratamento habitual.

Estudos randomizados mostram os benefícios da EM para clientes que apresentavam diversos tipos de problemas, como dependência de álcool,[22] consumo de heroína, cocaína[23,24] e maconha,[25,26] comorbidades psiquiátricas,[27-29] tabagismo,[30] jogo compulsivo,[31] hipertensão,[32] comportamento sexual de risco,[33] diabetes tipo 2 e controle de peso.[34]

Uma metanálise recente avaliou 48 estudos (9.618 participantes) em ambientes de assistência médica. O efeito global mostrou uma vantagem estatisticamente significativa da EM: *odds ratio* = 1,55 (IC: 1,40-1,71), z = 8,67, p < 0,001. A EM mostrou-se particularmente promissora em áreas como tratamento do HIV, odontologia, prevenção da mortalidade, peso corporal, consumo de álcool e tabaco, comportamento sedentário, automonitoramento e confiança na mudança. A EM não foi particularmente eficaz com transtornos alimentares e em alguns desfechos médicos relacionados à frequência cardíaca.[35]

Outro estudo recente investigou a contribuição da EM sobre os resultados de aconselhamento e como a EM se compara a outras intervenções. Um total de 119 estudos foi submetido a uma metanálise, incluindo uso de substâncias (tabaco, álcool, drogas, maconha), comportamentos relacionados à saúde (dieta, exercício, sexo seguro), apostas e engajamento em tratamento. Em função dos grupos de comparação, a EM produziu resultados estatisticamente significativos e duráveis na gama de pequenos efeitos (média g = 0,28). Quando comparada com tratamentos específicos, produziu resultados não significativos (média g = 0,09). A EM foi robusta em *feedback* (Motivational Enhancement Therapy [MET]), tempo de entrega, manualização, modo de entrega (grupal vs. individual) e etnia.[18]

Uma importante diferença entre a EM e outras abordagens habituais deve ser apontada: o tratamento habitual, em geral, é composto por várias sessões ao longo de vários meses. Já a EM no modelo em que é utilizada e foi mensurada nas pesquisas constitui-se em uma terapia breve, exigindo poucas sessões e menos tempo de intervenção, quando comparada aos outros tipos de abordagem.

Assim, hoje, a EM é considerada uma abordagem de alto custo-efetividade, seus resultados têm duração comprovada por pelo menos um ano pós-tratamento, pode ser utilizada em formatos diferentes, adequando-se às necessidades da instituição, do ambiente de tratamento e às características do tratamento habitual da patologia em si.

Em suma, a EM consiste em uma abordagem útil e eficaz para uma grande variedade de problemas comportamentais, em especial o uso de substâncias. Consiste em uma intervenção relativamente breve, compatível com os tratamentos habituais para dependentes químicos, até mesmo para aqueles com história de desistência de tratamentos anteriores. O uso da EM é compatível com várias correntes de tratamento usadas pelos diferentes profissionais da saúde na área da dependência química, podendo ser utilizada em associação ao tratamento habitual ou como prelúdio ao tratamento na preparação e motivação do cliente para o tratamento habitual.

O ideal é que toda a equipe de profissionais de uma clínica, uma instituição ou um ambulatório seja educada e treinada a agir de acordo com os princípios básicos da EM, para que o ambiente e as condutas durante o tratamento sejam estruturados de forma a produzir um ambiente acolhedor, estimulante e seguro, fazendo o cliente sentir-se encorajado a mudar.[36]

Infelizmente, a EM ainda é pouco conhecida no Brasil, e a demanda por profissionais treinados para aplicá-la ainda é enorme. Usar a literatura, cursos e *workshops* é importante e necessário para obter mais conhecimento técnico a respeito dessa abordagem, mas esse conhecimento em si não torna o profissional hábil para atuar de acordo com o espírito (a essência) da EM. Rollnick e Miller[1] enfatizam que a EM não é um conjunto de técnicas específicas, e sim um estilo habilidoso de aconselhamento que requer treinamento cuidadoso. Ter um horário de supervisão estruturado e periódico com um treinador oficial que inclua toda a equipe de trabalho é essencial para aprimorar e incorporar a EM no trabalho diário dos profissionais que atuam diretamente com os clientes.[36]

OS OITO ESTÁGIOS DO APRENDIZADO EM ENTREVISTA MOTIVACIONAL

A EM é uma abordagem recente e em constante desenvolvimento, e cerca de 1.500 pessoas já foram treinadas, compondo o rol de treinadores oficiais do Motivational Interviewing Network of Trainners (MINT), e cerca de 15 milhões de pessoas já foram beneficiadas ao receberem algum tipo de aconselhamento com base nos princípios da EM oferecida por um treinador oficial.[6]

Durante todos esses anos de vida da EM, várias habilidades foram apontadas como importantes na sua aplicação. Essas habilidades podem ser estudadas com detalhes no primeiro livro editado pelos cientistas que desenvolveram a EM.[2,3] Em 2002, Miller e Rollnick[3] descreveram as habilidades fundamentais que constituem a EM e dividiram o uso dessa abordagem em duas fases de tratamento. Na primeira, predomina a ambivalência do cliente em relação à mudança, e sua motivação ainda não é forte o bastante para mudar, portanto, o objetivo do terapeuta nessa fase é auxiliá-lo na resolução da ambivalência e construir uma base motivacional suficientemente forte para que ele se sinta motivado e encorajado a mudar. A segunda fase da EM começa quando o cliente mostra sinais de prontidão para a mudança, como aumento na frequência de falas de mudança (*change talk*), perguntas sobre a mudança em si, perguntas sobre como proceder à mudança, e, sobretudo, quando enfoca seu discurso visualizando um futuro que inclua mudanças positivas em relação a sua qualidade de vida. Nessa fase, o terapeuta trabalha com o objetivo de fortalecer o compromisso do cliente com a mudança a ser realizada e ajudá-lo a desenvolver e implementar um plano de ação.

Já é comprovado que os resultados pós-tratamento utilizando a EM dependem das habilidades do terapeuta que atendeu e usou os recursos no contato com o cliente. Adquirir proficiência em EM não é uma tarefa fácil. Apesar de, à primeira vista, as ferramentas utilizadas nessa abordagem serem semelhantes ao que normalmente já é feito na vida cotidiana e na prática clínica por profissionais atentos e cuidadosos, a habilidade de aplicar os princípios da EM de forma fiel, consistente e natural requer treinamento, prática e supervisão. Miller e colaboradores[37] descreveram o aprendizado da EM por profissionais da saúde ao adquirirem experiência em aplicar suas técnicas. Após décadas de experiência ensinando clínicos de diversas áreas da saúde provenientes de países de todo o mundo, Miller e Moyers[38] apontaram que as habilidades-chave são adquiridas pelo profissional de acordo com treino, participação em supervisões e utilização dos princípios em prática clínica. O desenvolvimento do profissional nessa prática acontece de maneira sequencial e crescente, de forma que os primeiros estágios representam pré-requisitos para os estágios posteriores.

A sequência de aquisição das habilidades da EM na ordem descrita pelos autores é:

1. Trabalhar em parceria com o cliente, com base no reconhecimento de que ele é o especialista em sua própria vida.
2. Oferecer um aconselhamento centrado no cliente, incluindo empatia precisa.
3. Reconhecer os aspectos-chave das falas do cliente norteadores para a prática da EM.
4. Eliciar e fortalecer as falas de mudança do cliente.
5. Lidar com a discordância.
6. Negociar um plano de ação.
7. Consolidar o compromisso do cliente com a mudança.
8. Ser flexível no uso da EM associada a outros estilos de intervenção.

Atualmente, profissionais da saúde interessados em incorporar os princípios e técnicas da EM a sua prática clínica dispõem de uma série de livros, artigos e manuais que auxiliam no aprendizado e na utilização correta dessa abordagem.[39-41]

CONSIDERAÇÕES FINAIS

A ciência da psicologia clínica avança a partir do entendimento do quão complexos e sutis são os princípios de mudança que podem realmente ser aplicados para aliviar o sofrimento humano. Entender esses princípios pode ajudar a discernir o que de fato é importante para a mudança do comportamento e para a adesão ao tratamento. A maioria das doenças que levam as pessoas aos consultórios pode ser prevenida ou remediada por intermédio de mudanças nos comportamentos prejudiciais à saúde. Em países em desenvolvimento, como o Brasil, bem como na periferia das grandes cidades, conter o uso e tratar a dependência de drogas implicam mudanças de comportamento e constituem um enorme desafio para profissionais das diversas áreas da saúde, que enfrentam o aumento crescente da demanda de atendimento e, ao mesmo tempo, a escassez de pontos de atendimento, de profissionais e, em consequência, de tempo para se dedicar àqueles que estão sob seus cuidados.

Apesar de levar em consideração toda a complexidade do relacionamento entre o clínico e seu cliente e requerer tempo de prática para que o profissional adquira as habilidades necessárias para atuar de acordo com essa abordagem, a EM é uma maneira eficaz de motivação, preparação e tratamento, que vem ao encontro de todas as necessidades atuais de atendimento rápido, de baixo custo e que promova uma mudança de comportamento consistente e duradoura.

REFERÊNCIAS

1. Rollnick S, Miller WR. What is motivational interviewing? Behav Cogn Psychoth. 1985;23(4):325-34.
2. Miller WR, Rollnick S. Entrevista motivacional: preparando as pessoas para a mudança de comportamentos aditivos. Porto Alegre: Artmed; 2001.
3. Miller WR, Rollnick S. Motivational interview: helping people change. 3th ed. New York: Guilford; 2013.
4. Hettema J, Steele J, Miller WR. Motivational interviewing. Annu Rev Clin Psychol. 2005;1: 91-111.
5. Miller WR. Motivational interviewing with problem drinkers. Behav Cogn Psychoth. 1983;11(2):147-72.
6. Miller WR, Rollnick S. Ten things that motivational interviewing is not. Behav Cogn Psychoth. 2009;37(2):129-40.
7. Rollnick S, Miller WR, Butler CC. Motivational interviewing in health care. New York: Guilford; 2007.
8. Rollnick S, Miller WR, Butler CC. Entrevista motivacional no cuidado da saúde: ajudando pacientes a mudar o comportamento. Porto Alegre: Artmed; 2009.
9. Gordon T. Parent effectiveness training: the tested new way to raise responsible children. New York: Wyden; 1970.
10. Yahne CE. The role of hope in motivational interviewing. Minuet. 2004;11(3):5.
11. Figlie NB, Bordin S, Laranjeira R. Entrevista motivacional. In: Figlie NB, Bordin S, Laranjeira R. Aconselhamento em dependência química. São Paulo: Roca; 2010. p. 261-91.

12. Tober G, Raistrick D. Motivational dialogue: preparing addiction professionals for motivational interviewing practice. London: Routledge; 2007.
13. Corbett G. About the MI "spirit" and a "competence" worldview. Minuet. 2009;15(1):3-5.
14. Miller WR, Rose GS. Toward a theory of motivational interviewing. Am Psychol. 2009;64(6): 527-37.
15. Lundahl B, Burke BL. The effectiveness and applicability of motivational interviewing: a practice-friendly review of four meta--analyses. J Clin Psychol. 2009;65(11):1232-45.
16. Burke BL, Arkowitz H, Menchola M. The efficacy of motivational interviewing: a meta-analysis of controlled clinical trials. J Consult Clin Psychol. 2003;71(5):843-61.
17. Vasilaki EI, Hosier SG, Cox WM. The efficacy of motivational interviewing as a brief intervention for excessive drinking: a meta--analytic review. Alcohol Alcohol. 2006;41(3):328-35.
18. Lundahl BW, Tollefson D, Kunz C, Brownell C, Burke BL. Meta--analysis of motivational interviewing: twenty five years of empirical studies. Res Social Work Prac. 2010;20(2):137-60.
19. Dunn C, Deroo L, Rivara FP. The use of brief interventions adapted from motivational interviewing across behavioral domains: a systematic review. Addiction. 2001;96(12):1725-42.
20. Noonan WC, Moyers TB. Motivational interviewing: a review. J Subst Misuse. 1997;2(1):8-16.
21. Rubak S, Sandbaek A, Lauritzen T, Christensen B. Motivational interviewing: a systematic review and meta-analysis. Br J Gen Pract. 2005;55(513):305-12.
22. Matching alcoholism treatments to client heterogeneity: treatment main effects and matching effects on drinking during treatment. Project MATCH research group. J Stud Alcohol. 1998;59(6):631-9.
23. Bernstein J, Bernstein E, Tassiopoulos K, Heeren T, Levenson S, Hingson R. Brief motivational intervention at a clinic visit reduces cocaine and heroin use. Drug Alcohol Depend. 2005;77(1):49-59.
24. Stotts AL, Schmitz JM, Rhoades HM, Grabowski J. Motivational interviewing with cocaine-dependent patients: a pilot study. J Consult Clin Psychol. 2001;69(5):858-62.
25. Stephens RS, Roffman RA, Curtin L. Comparison of extended versus brief treatments for marijuana use. J Consult Clin Psychol. 2000;68(5):898-908.
26. Marijuana Treatment Project Research Group. Brief treatments for cannabis dependence: findings from a randomized multisite trial. J Consult Clin Psychol. 2004;72(3):455-66.
27. Steinberg ML, Ziedonis DM, Krejci JA, Brandon TH. Motivational interviewing with personalized feedback: a brief intervention for motivating smokers with schizophrenia to seek treatment for tobacco dependence. J Consult Clin Psychol. 2004;72(4):723-8.
28. Santa Ana EJ, Wulfert E, Nietert PJ. Efficacy of group motivational interviewing (GMI) for psychiatric inpatients with chemical dependence. J Consult Clin Psychol. 2007;75(5):816-22.
29. Graeber DA, Moyers TB, Griffith G, Guajardo E, Tonigan S. A pilot study comparing motivational interviewing and an educational intervention in patients with schizophrenia and alcohol use disorders. Community Ment Health J. 2003;39(3):189-202.
30. Soria R, Legido A, Escolano C, López Yeste A, Montoya J. A randomised controlled trial of motivational interviewing for smoking cessation. Br J Gen Pract. 2006;56(531):768-74.
31. Hodgins DC, Currie SR, El-Guebaly N. Motivational enhancement and self-help treatments for problem gambling. J Consult Clin Psychol. 2001;69(1):50-7.
32. Woollard J, Beilin L, Lord T, Puddey I, MacAdam D, Rouse I. A controlled trial of nurse counselling on lifestyle change for hypertensives treated in general practice: preliminary results. Clin Exp Pharmacol Physiol. 1995;22(6-7):466-8.
33. Velasquez MM, von Sternberg K, Johnson DH, Green C, Carbonari JP, Parsons JT. Reducing sexual risk behaviors and alcohol use among HIV-positive men who have sex with men: a randomized clinical trial. J Consult Clin Psychol. 2009;77(4):657-67.
34. Smith DE, Heckemeyer CM, Kratt PP, Mason DA. Motivational interviewing to improve adherence to a behavioral weight-control program for older obese women with NIDDM: a pilot study. Diabetes Care. 1997;20(1):53-4.
35. Lundahl B, Moleni T, Burke BL, Butters R, Tollefson D, Butler C, Rollnick S. Motivational interviewing in medical care settings: a systematic review and meta-analysis of randomized controlled trials. Patient Educ Couns. 2013;93(2):157–68.
36. Tomlin K. Reflections on supervising & implementing MI into agency life. Minuet. 2004;11(2):11-3.
37. Miller WR, Yahne CE, Moyers TB, Martinez J, Pirritano M. A randomized trial of methods to help clinicians learn motivational interviewing. J Consult Clin Psychol. 2004;72(6):1050-62.
38. Miller W, Moyers TB. Eight stages in learning motivational interviewing. J Teach Addictions. 2006;5(1):3-17.
39. Arkowitz H, Westra HA, Miller WR, Rollnick S. Motivational interviewing in the treatment of psychological problems. New York: Guilford; 2008.
40. Miller WR, Zweben A, DiClemente CC, Rychtarik RC. Motivational enhancement therapy manual: a clinical research guide for therapists treating individuals with alcohol abuse and dependence. Rockville: National Institute on Alcohol Abuse and Alcoholism; 1992.
41. Botelho R. Motivational practice: promoting healthy habits and self-care of chronic diseases. New York: MHH; 2004.

24
Prevenção da recaída
Neide Zanelatto

PONTOS-CHAVE

- ✓ O modelo de prevenção da recaída (PR) supõe que o indivíduo é capaz de autocontrole.
- ✓ O modelo dinâmico da recaída prevê que o processo não é linear e que muitas variáveis estão envolvidas no alcance da abstinência.
- ✓ O processo de recaída começa antes do consumo propriamente dito.
- ✓ O desenvolvimento de estratégias de enfrentamento auxilia na manutenção da mudança do comportamento.
- ✓ A forma como se lida com um eventual lapso é determinante se haverá ou não uma recaída propriamente dita.
- ✓ A recaída não significa o fracasso do tratamento; ela pode ser prevenida e, portanto, evitada.

Nas últimas três décadas, tem-se estudado mais efetivamente as causas das recaídas em transtornos de comportamento, bem como têm sido desenvolvidos modelos de tratamento com vistas a sua prevenção, uma vez que sua prevalência nesses transtornos é bastante alta.

A recaída tem sido definida por alguns teóricos como o retorno aos sintomas após um período de remissão e, por outros, como qualquer retomada dos comportamentos disfuncionais. Outros autores a definem, ainda, como um processo dinâmico que, no fim das contas, resulta no retorno aos padrões anteriores de comportamentos-problema, incluindo aí uma série de variáveis que podem ser medidas por meio da frequência e da intensidade desses comportamentos, de indicadores cognitivos e afetivos, do nível de funcionamento e, por fim, das consequências de tais comportamentos.[1]

Nos transtornos relacionados à dependência de substâncias, evidencia-se uma alta taxa de recaída, sobretudo nos primeiros 90 dias,[2] sendo que os nove meses seguintes a esses primeiros dias também são considerados parte de um período de risco para a recaída daquele indivíduo que busca manter-se abstinente de determinada substância.[3] Após 12 meses de abstinência, as taxas de recaída chegam a variar entre 80 e 95%,[1] sendo que as evidências sugerem trajetórias de recaídas comparáveis entre as várias classes de substâncias.[4] Há evidências de que cerca de 90% dos dependentes de álcool experimentam ao menos uma recaída, em quatro anos de seguimento, em estudos conduzidos.[5] O fato de estudos também apontarem que a chance de um bebedor problemático voltar a beber assintomaticamente é muito pequena faz a prevenção da recaída (PR) uma prática que deve ser adotada por todos aqueles que enfrentam ou enfrentaram o problema da dependência grave de substâncias.[6,7] Outra vertente de pesquisas tem apresentado estudos realizados no sentido de aumentar as opções de tratamento para indivíduos que preferem reduzir o consumo a parar completamente. Esses estudos têm mostrado que a diminuição do consumo reduz problemas, podendo ser uma meta a ser atingida,[8,9] e que a abstinência é uma forma bastante segura da garantia de desfechos mais positivos ao longo da vida. Estudos comparativos entre índices de abstinência em pacientes dependentes de álcool e tabaco mostram que, à medida que o tempo de abstinência aumenta, a chance de recaídas tende a diminuir. É possível afirmar, então, que abstinência gera abstinência, não esquecendo, entretanto, que o risco da recaída existe de alguma forma.[4,10]

Como modelo de excelência[11] entre aqueles considerados para o tratamento da dependência de substâncias, muito tem se escrito a seu respeito. Este capítulo objetiva descrevê-lo, respeitando sua primeira concepção e apresentando uma visão mais dinâmica dele e dos conceitos, feita por seu idealizador, G. Alan Marlatt, em conjunto com outros autores, bem como apresentar uma estrutura de sessões para sua aplicação na prática clínica.

PREVENÇÃO DA RECAÍDA: CONSTRUTOS TEÓRICOS

Um dos maiores desafios que um dependente de substâncias enfrenta ao longo de seu tratamento é justamente se manter abstinente. Iniciar o processo de abstinência não parece ser uma tarefa difícil, sobretudo quando o indivíduo reconhece que as desvantagens de usar a substância são maiores do que as vantagens de manter o uso. No entanto, a dificuldade se apresenta mais fortemente quando a questão é a manutenção da abstinência. A ocorrência de estímulos de ordem cognitiva, emocional, física e social interfere na estabilidade dessa condição.

Os estudos baseados na observação e na análise do comportamento dos indivíduos que cessam o uso de drogas e após algum tempo retomam seu comportamento explicam essa ocorrência a partir de alguns modelos:

1. **Teorias da aprendizagem:** condicionamento clássico (reforço negativo) e condicionamento operante (reforço positivo).
2. **Teorias dos traços de personalidade:** afetividade negativa (como desencadeante do uso de drogas e da recaída), persistência na meta/tolerância à frustração (como características auxiliares na PR) e variáveis de aprendizagem cognitiva e social (em que os conceitos de expectativas em relação às substâncias e o conceito de autoeficácia são fundamentos importantes).
3. **Teorias autorreguladoras:** economia comportamental (o comportamento de não uso é mantido se o valor para atingi-lo for menor do que o valor relativo ao comportamento do uso de drogas), autocontrole da diminuição dos recursos (como lidar com pensamento, desejos e comportamentos incompatíveis com as metas estabelecidas e as normas sociais) e automatismo (ênfase nos processos inconscientes, em que a falta de controle consciente do comportamento conduz ao uso).[1]

Marlatt e Gordon[12] apresentam um modelo integrativo de PR, em oposição aos apresentados anteriormente, a partir do momento em que consideram as implicações de outros aspectos no processo da recaída como um todo, em vez de focar apenas no processo da recaída *per se*.

Os autores entendem que a meta principal ao se usar o referido modelo deve ser o tratamento do problema da recaída, bem como o desenvolvimento, com o paciente, de técnicas eficazes para seu manejo. Essas técnicas são desenvolvidas a partir de um referencial cognitivo-comportamental. A partir da identificação das situações de risco, o paciente tem a oportunidade de treinar estratégias de enfrentamento cujo objetivo seja aumentar sua autoeficácia para lidar com situações similares no futuro.

São dois os objetivos da aplicação do modelo:[13]

1. auxiliar o paciente a recuperar-se de um lapso e retomar a abstinência e as metas estabelecidas durante o tratamento
2. desenvolver habilidades para o manejo do lapso, objetivando a PR propriamente dita

A PR está alicerçada em três pontos fundamentais:[4]

1. **Conscientização do problema:** é importante que o dependente tenha claro quais são as variáveis cognitivas que medeiam fortemente os processos de recaída. São elas:
    a. autoeficácia (crença do indivíduo de que tem capacidade suficiente para enfrentar situações de risco de forma eficaz, não recaindo)
    b. expectativa de resultado (um comportamento reforçado de forma positiva previamente tem grandes chances de voltar a aparecer, sobretudo quando as expectativas específicas em determinada situação e o valor percebido de reforço são elevados)
2. **Treinamento de habilidades de enfrentamento:** o indivíduo treina e desenvolve habilidades cognitivas e comportamentais durante o tratamento, visando a construção de um repertório amplo de ações que possibilitem o enfrentamento eficaz de situações de alto risco (SARs).
3. **Modificação de estilo de vida:** o paciente deverá ser instrumentalizado para construir um estilo de vida no qual, nas atividades diárias, haja um equilíbrio entre fontes de estresse e recursos desenvolvidos para bem lidar com elas.

O modelo apresentado na **Figura 24.1** mostra como, a partir de uma situação descrita como de alto risco, o indivíduo tem dois caminhos a seguir. Ressalta também a importância dos processos cognitivos relativos à sensação de diminuição da autoeficácia associadas às expectativas a respeito dos efeitos positivos da substância, como o momento em que a intervenção, pelo próprio paciente, deve ser feita no sentido de impedir o lapso ou uma recaída propriamente dita.

CONCEITUAÇÃO EM PREVENÇÃO DA RECAÍDA

Dois conceitos importantes na PR, lapso e recaída, têm sido revistos ao longo do tempo. O lapso, descrito como um evento discreto, pode ser definido como um retorno ao uso inicial da substância que é interrompido a partir daí, dependendo sobretudo da forma como se lida com os efeitos de violação da abstinência (EVAs). A recaída, antes descrita como o retorno ao padrão anterior de uso, hoje parece contemplar outros aspectos. Deve-se incluir, ao avaliar se o paciente está ou não em recaída, a presença ou ausência do comportamento em questão, o comportamento que excede certo li-

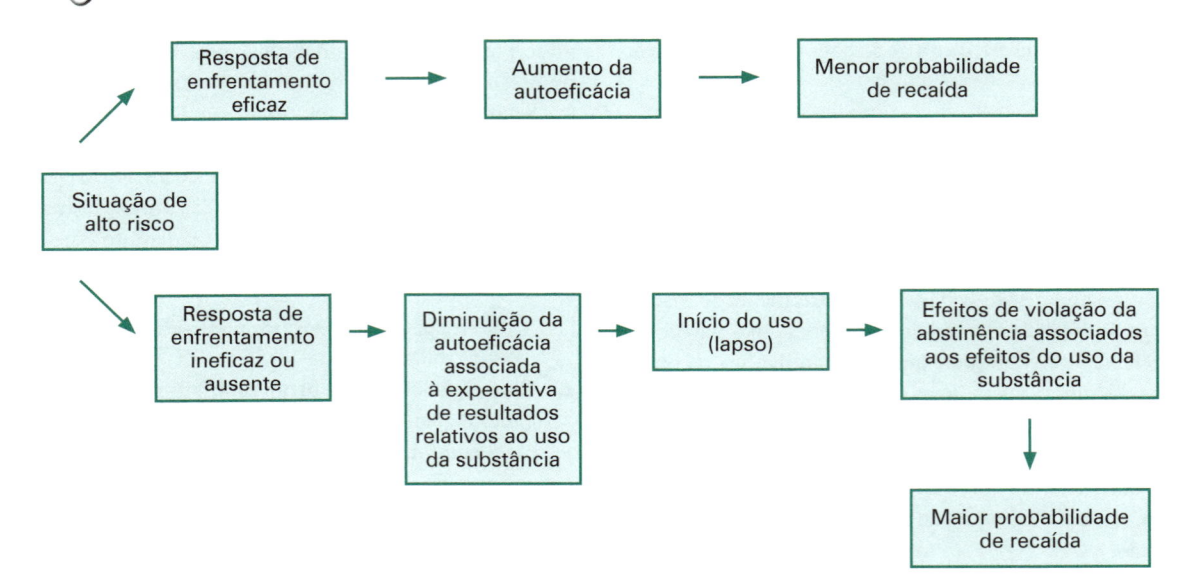

Figura 24.1 Modelo cognitivo-comportamental do processo de recaída.
Fonte: Marlatt e Gordon.[12]

mite e um caráter de julgamento acerca do quanto aquele determinado comportamento é aceitável tanto para o indivíduo quanto para seu contexto social.[14] Em outras palavras, não se observa apenas o comportamento do beber/usar outras drogas, mas o que mudou em termos de crença ou pensamento que determinou o comportamento de retorno ao beber/usar outras drogas.

No primeiro modelo apresentado, concebido como a base para o modelo dinâmico, os determinantes de SAR são considerados como estímulos precipitadores do início do uso de substâncias após um tempo de abstinência.[15] São definidos como qualquer determinante interno (psicológico) ou externo (ambiental) que coloca perigo à percepção de controle (autoeficácia) do indivíduo. Podem ser categorizados da seguinte forma:

1. **Determinantes intrapessoais:** relativos a fatores do indivíduo com ele mesmo, fatores em que o contexto de interação é mais interno do que externo.
   a. Estados emocionais negativos: raiva, frustração, medo, ansiedade, tensão, solidão, tristeza, preocupação, apreensão e luto. Estudos evidenciam que essa condição é que está mais associada com lapsos e recaídas.[16-18]
   b. Estados físico-fisiológicos negativos: "fissura" física associada a sintomas de abstinência, dores crônicas e outras não associadas ao uso da substância.
   c. Estados emocionais positivos: tentativa de aumentar a sensação de prazer, alegria, liberdade, celebração.
   d. Teste do controle pessoal: possibilidade de "teste" a fim de checar a capacidade de autocontrole.
   e. Desejos e tentações: sensação de compulsão interna pelo uso, na presença ou ausência de sinalizadores.

2. **Determinantes interpessoais:** associados à presença ou à influência de outros indivíduos como parte do evento precipitador.
   a. Conflito interpessoal: atual ou no passado próximo. Envolve discordâncias, brigas, ciúme, culpa, apreensão, receio de avaliação.
   b. Pressão social: contato com pessoa que usa ou fornece a substância ou ser forçado/desafiado por outrem a iniciar o uso ou mesmo a simples observação de outra pessoa usando a substância.
   c. Estados emocionais positivos: busca por sentimentos aumentados de prazer, celebração, excitação sexual, porém em um contexto onde o estímulo é externo.

Os EVAs contêm dois componentes básicos: afetivo e cognitivo. Após o início do uso, o indivíduo é confrontado com uma percepção distorcida das causas do lapso e do desvio de seu objetivo terapêutico (abstinência). Assim, vivenciando uma situação em que a dissonância cognitiva – conflito-culpa – se instala, acaba se culpando pelo fato, adotando uma postura "tudo ou nada", o que pode precipitar ainda mais rapidamente o processo de recaída.[4] Isso deixa claro que a forma como o indivíduo lida cognitivamente com o lapso pode manter a condição de lapso ou levá-lo a um processo de recaída propriamente dito.

ANTECEDENTES ENCOBERTOS DE UMA SITUAÇÃO DE RECAÍDA

O processo de recaída parece, de forma dinâmica interligada a muitos outros aspectos da vida do paciente, começar internamente a partir de situações específicas. Marlatt e Gordon[12] postulam que o equilíbrio no estilo de vida da pessoa, ou seja, a existência de certa harmonia entre os deveres e os desejos, é uma condição que protege o indivíduo da busca de uma "justificativa" para o uso de álcool ou outras drogas (ver **Fig. 24.2**).

Em contrapartida, quando o desequilíbrio se instala, surge automaticamente a necessidade de indulgência (que pode aparecer como um pensamento tipo "Eu mereço"), que leva ao aparecimento de crenças permissivas (como forma de lidar com a ambivalência pelo uso ou não uso), gerando, por sua vez, compulsões ou fissuras que podem desencadear o uso, sobretudo se, nesse contexto, estiverem presentes processos de racionalização e negação, que conduzem a um caminho para tomadas de decisões aparentemente irrelevantes.

Decisões aparentemente irrelevantes (DAIs) são armadilhas mentais que podem causar problemas na manutenção da mudança.[19] O indivíduo inicia a tomada de uma série de "minidecisões" que, a seu ver, parecem justificadas, sem, no entanto, perceber como o mapa da recaída vai sendo traçado, resistindo inclusive à intervenção de outros que veem o lapso chegando. São decisões do tipo ter bebidas alcoólicas em casa para as visitas, não comentar com as pessoas próximas que tomou a decisão de beber ou usar outros tipos de substâncias, assistir ao jogo de futebol no bar, entre outras. O aspecto não consciente desse comportamento, evidenciado pela racionalização e pela negação, ajuda o indivíduo a se proteger do sentimento de culpa e conflito, ou seja, dos EVAs.

O modelo de PR sofreu críticas, afirmando-se que não contemplava outros aspectos que poderiam predispor o indivíduo à recaída, como a intensidade do *craving* (fissura) e dos sintomas de abstinência ou, ainda, a qualidade do suporte social de que o indivíduo dispunha. O aspecto da crítica ao modelo prendia-se ao fato de que haveria uma necessidade de se repensar a taxonomia dos fatores de risco para a recaída.[20] Aberto à crítica, o modelo foi revisto, repensado e, mantendo-se as premissas que lhe deram origem, apresentado com uma dinâmica diferenciada, levando em conta a relação temporal entre os aspectos cognitivos, comportamentais, afetivos e físicos (ver **Fig. 24.3**).[21]

Nessa nova visão do modelo de PR, os determinantes da recaída foram classificados como:[17]

Determinantes intrapessoais

a. **Autoeficácia** (conceito já definido neste capítulo): embora seja um desafio medir essa capacidade de forma objetiva, estudos evidenciam que, quanto maior a sensação de autoeficácia de indivíduo, independentemente do gênero e do tipo de dependência (jogo, uso de álcool, tabaco e outras drogas), maior a chance da manutenção da mudança de comportamento.

b. **Expectativa de resultados**: descrita como a antecipação dos efeitos de uma experiência futura, tem um papel relevante no retorno ao comportamento anterior, quando, do ponto de vista da reestruturação cognitiva, o indivíduo ainda mantém crenças favoráveis ao uso da substância (em função do resultado esperado). Quanto mais positivas são as expectativas de resultado (crenças a respeito da substância e de seus efeitos), maior é a chance de recaída e pior é o desfecho para o tratamento.

c. *Craving* – **fissura**: um aspecto que, apesar de muito estudado na área da dependência de substâncias, ainda é pouco compreendido em sua amplitude. Pode ser definido como um pensamento relativo ao desejo subjetivo pela experiência geradora da sensação dos efeitos ou consequências do uso de álcool e drogas, evidenciando, portanto, o quanto a expectativa de resultados está relacionada de forma direta ao surgimento do *craving*, o que permite concebê-lo tam-

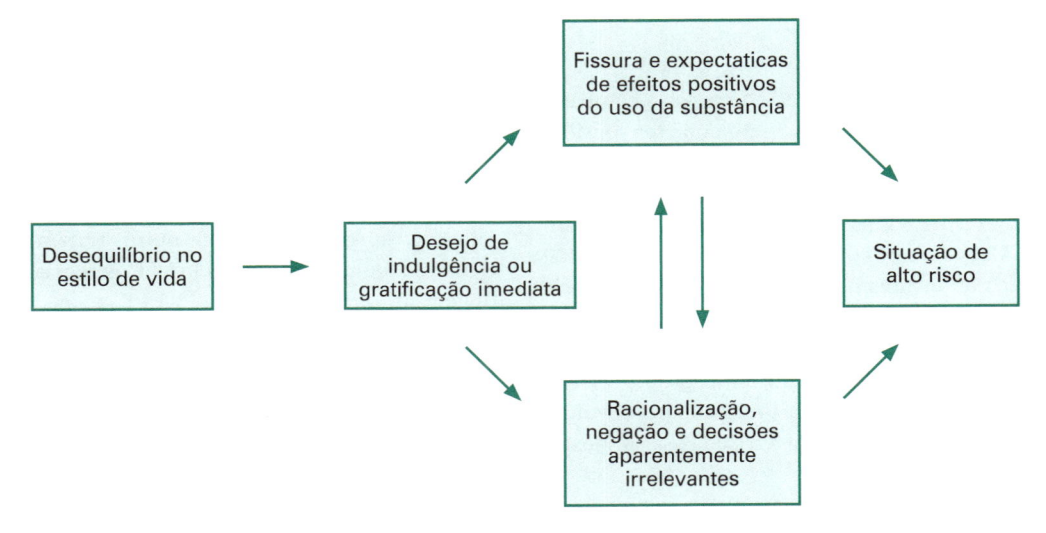

Figura 24.2 Antecedentes encobertos de uma situação de recaída.
Fonte: Marlatt e Gordon.[12]

bém como fator cognitivo, e não apenas como resposta fisiológica.²² A terapia cognitiva baseada em *mindfulness*,* terapia de terceira geração das terapias cognitivo-comportamentais (TCCs), sugere o modelo de *mindfulness based relapse prevention* (MBRP; prevenção da recaída baseada em *mindfulness*), objetivando prover ao paciente mais uma ferramenta para lidar com a fissura, auxiliando na PR. Um estudo recente, com tabagistas, conclui que, embora a prática dessa técnica não reduza a fissura pelo tabaco, auxilia na mudança da resposta em relação à urgência do uso.²³⁻²⁵

d. **Motivação**: apresenta-se nesse processo tanto favorecendo o processo de manutenção da mudança, como facilitando o engajamento em comportamentos ditos problemáticos. Também é um aspecto que sofre influência das experiências passadas com a substância e do significado que o indivíduo dá a elas. Dependendo desse significado, se positivo ou negativo, a motivação se orienta para o não uso ou para o uso.

e. **Estratégias de enfrentamento**: tanto cognitivas como comportamentais, quando mais desenvolvidas, são preditoras de menor chance de recaída. O desenvolvimento de estratégias de enfrentamento, seguido de intervenções cognitivas – que, portanto, aumentam a probabilidade de uma mudança duradoura de comportamento –, são apontados como uma indicação positiva para o manejo da recaída.[21,26,27]

f. **Estados emocionais**: tanto negativos como positivos, podem conduzir ao lapso, tornando-se obstáculos para a mudança. Estados emocionais negativos, em alguns estudos, têm-se mostrado como uma grande fonte de motivação para a recaída.[14] Por esse motivo, ressalta-se a importância de, na intervenção cognitiva, auxiliar o paciente a manejar seus pensamentos geradores de estados emocionais negativos.

Determinantes interpessoais

Ressalta-se a importância de uma rede de suporte familiar e social de qualidade, visto que esse aspecto pode ser considerado tanto fator de proteção (pessoas próximas que auxiliam na mudança de comportamento, estando perto e atentas) como fator de risco[28] (pessoas na família ou próximas que usam a substância). Um estudo[29] conduzido na Malásia, com 400 dependentes de oito instituições para reabilitação, evidencia que, de acordo com as pesquisas atuais,[30,31] além da autoeficácia, o suporte familiar, da comunidade e do trabalho foi identificado como fator importante que influencia a recaída.

Segundo os autores, os processos tônicos indicam vulnerabilidade crônica do indivíduo para a recaída, e as respostas fásicas incluem os aspectos cognitivos, bem como os estados físicos e emocionais e o uso de estratégias de enfrentamento. A relação entre esses dois processos na predição de lapsos e recaídas tem sido amplamente demonstrada.

Cabe, portanto, ao clínico desenvolver habilidades no sentido de, na prática da PR, ter o conhecimento necessário da história clínica do paciente, sua história de uso de substâncias (gravidade e tipo de sintomas de abstinência experimentados), características de personalidade, o quanto esse paciente dispõe de estratégias de enfrentamento, o quanto se considera autoeficaz e qual o estado emocional atual. É importante considerar que todos esses fatores interagirão na presença de uma determinada situação de alto risco, podendo gerar alterações no comportamento, facilitando um lapso ou recaída. O paciente deve exercer vigilância constante, visando a avaliação de sua vulnerabilidade.[17]

EFETIVIDADE DA PREVENÇÃO DA RECAÍDA NOS TRATAMENTOS PARA A DEPENDÊNCIA DE SUBSTÂNCIAS

Uma metanálise das técnicas de PR[32] usadas para o tratamento de pacientes dependentes de álcool, tabaco, cocaína, e também poliusuários, incluiu 26 estudos, com uma população de 9.504 indivíduos, e concluiu que a aplicação do modelo de PR é efetiva na redução do uso de substâncias e na melhora da adaptação psicossocial. Mostra-se mais efetiva no tratamento de dependentes de álcool e poliusuários do que em dependentes de cocaína e tabaco. Em relação à modalidade da intervenção terapêutica, o modelo mostrou-se eficaz no tratamento tanto individual quanto em grupo ou mesmo em casais.

Carroll,[33] em uma revisão de 24 ensaios clínicos que, em seus métodos de tratamento, incluíam tanto técnicas de PR quanto de treinamento de habilidades para dependentes de tabaco, álcool, maconha e cocaína, concluiu que a PR é mais efetiva do que nenhum tratamento (grupos-controle) e tão efetiva quanto terapia de apoio, grupos de apoio social e psicoterapia interpessoal.

Estudos ainda evidenciam que a prática do modelo de recaída garante aos pacientes uma melhora continuada (efeito postergado), enquanto outros tratamentos parecem efetivos em um tempo mais curto. O gerenciamento de contingências, quando comparado à PR, reflete essa condição. Ele é mais eficaz durante o tratamento propriamente dito, mas a PR, no seguimento (*follow-up*), mostra-se mais eficaz. O mesmo se observa ao comparar a PR com acompanhamento ambulatorial.[34,35]

Esses dados implicam que o paciente que vivencia uma experiência de aprendizado entre lapsos e recaídas e que desenvolve tanto habilidades para identificar as situações que sinalizam uma dificuldade a ser enfrentada quanto estraté-

---

* "Capacidade de se lembrar", em outras palavras, é estar consciente, alerta, atento àquilo que se passa tanto com o corpo quanto na mente, pensamentos e emoções.[37,38]

gias cognitivas e comportamentais para lidar com elas, caminhará no sentido de diminuir suas chances de retorno ao padrão anterior de consumo.

O MODELO COGNITIVO DO USO DE SUBSTÂNCIAS[36]

A aplicabilidade eficaz do modelo de PR prevê que o paciente faça uma reestruturação cognitiva de suas crenças a respeito do uso de substâncias, bem como a respeito de si próprio (permitindo o desenvolvimento da autoeficácia), com vistas a manter a mudança de comportamento.

A. Beck[36] desenvolveu um manual para explicação do uso de substâncias em 1977, mas o modelo mais completamente descrito surge em 1993. Ele confirma o modelo elaborado por Marlatt e Gordon e agrega ao seu modelo explicativo conceitos da terapia cognitiva. Nele, enfatiza o papel das crenças no desenvolvimento, na manutenção e no tratamento do uso de substâncias. O conceito central desse modelo é que o uso da substância (inicial ou recaída) em certa situação envolve um processo de tomada de decisão ativo, sobre o qual o indivíduo exerce uma forma de controle. O modelo apresentado serve para a explicação do uso de qualquer substância e para indivíduos em vários dos estágios de tratamento ou de gravidade de dependência (ver **Fig. 24.4**).

De acordo com o autor, existem três conjuntos de crenças envolvidas no uso de substâncias: crenças centrais/esquemas, crenças relativas às drogas e pensamentos automáticos.

1. Crenças centrais são aquelas que o indivíduo tem acerca dele, dos outros (pessoas importantes para ele) e sobre o mundo, como resultado de sua experiência passada. Elas podem ser influenciadas por novas experiências, mas também exercem influência na interpretação destas.
2. Crenças relativas às substâncias são similares às expectativas em relação às substâncias e podem ser antecipatórias (a expectativa de uma experiência positiva), orientadas para o alívio (expectativa de se sentir melhor ou lidar melhor com algo) ou, ainda, crenças facilitadoras (que permitem que o indivíduo saia da ambivalência por meio do uso).
3. Pensamentos automáticos estão relacionados com a situação vivida no momento. São normalmente passageiros e podem aparecer em forma de frases ou imagens. No caso do modelo apresentado, esses pensamentos são influenciados diretamente pelas crenças em relação à substância. Eles são, em geral, positivos (quando o paciente está em uso contínuo) e, mesmo gerando possível ambivalência, podem ser determinantes no processo de retomada ou continuidade do uso.

Beck enfatiza que as crenças relativas às drogas e os pensamentos automáticos são moldados e influenciados por

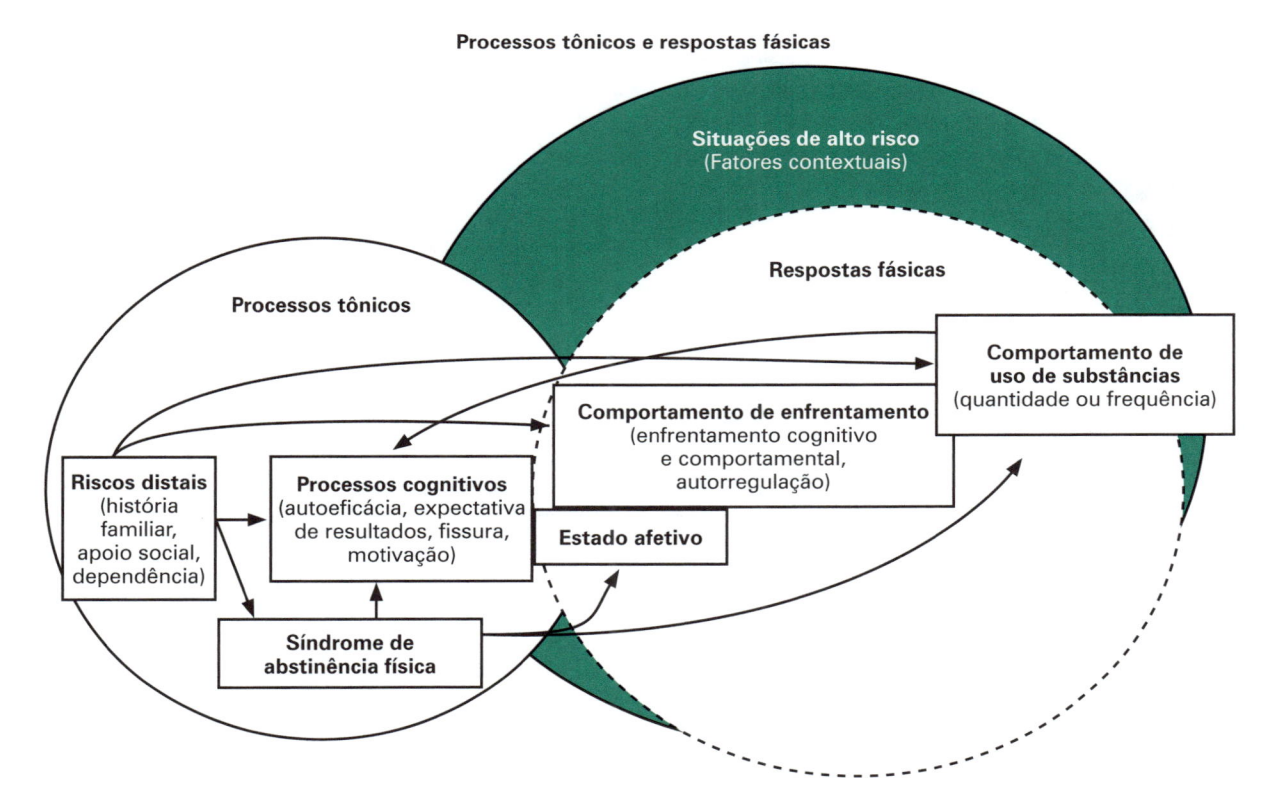

Figura 24.3 Modelo dinâmico da recaída.
Fonte: Witkiewitz e Marlatt.[21]

quem é o indivíduo. Essas crenças podem ser cruciais para o tratamento e a recuperação. Ele sugere que se use a conceituação cognitiva como forma de identificar quais são essas crenças, partindo-se do princípio de que a ressignificação destas, quando disfuncionais ou relativas ao uso, é um ponto importante no plano de tratamento.

Algumas crenças mantenedoras do uso que merecem ser discutidas e ressignificadas são:

1. Os sintomas de abstinência serão tão intensos que não poderei suportá-los.
2. Eu não serei feliz, a menos que eu use.
3. Eu ainda posso controlar, mesmo após alguns drinques.
4. Não posso continuar me sentindo desse jeito (ansioso ou deprimido).
5. A droga é necessária para manter o equilíbrio psicológico ou emocional.
6. A droga melhorará o funcionamento social e intelectual.
7. A droga trará prazer e excitação.
8. A droga trará alívio para a monotonia, a ansiedade, a tensão e a depressão.
9. Sem o uso da droga, o *"craving-fissura"* continuará indefinidamente, e cada vez mais forte.

O autor ainda enfatiza que o indivíduo está mais propenso a usar substâncias quando está diante de certos gatilhos, os quais podem estar relacionados a estados emocionais internos (depressão, angústia, raiva), estados físicos negativos (sintomas de abstinência, dor) ou circunstâncias externas (lugares ou situações associados com o uso de drogas). Esses gatilhos ativam crenças que se transformam em gatilhos para o uso de drogas.[23]

PREVENÇÃO DA RECAÍDA BASEADA EM *MINDFULNESS*

Definida como um protocolo acessório de tratamento da dependência de substâncias, essa intervenção integra princípios das TCCs e da PR (modelo original) com práticas de meditação *mindfulness*, ou atenção plena, ou, ainda, plena consciência.

De acordo com os ensinamentos orientais, a prática de *mindfulness* permite ao indivíduo prestar atenção, intencionalmente, enquanto o evento acontece, sem qualquer julgamento, aproveitando o momento da vivência dessa experiência, diferentemente da condição de *mindlessness*, quando o indivíduo age como se estivesse no "piloto automático".[37] O conceito de *mindfulness* se aproxima da teoria cognitiva (enfrentamento de estresse cognitivo), quando deixa de apenas aceitar o pensamento como se apresenta, propondo a criação de novas categorias para a interpretação das vivências a partir do foco de atenção plena à situação e ao contexto em que está inserida. Portanto, não se trata apenas de acatar novas informações – elas podem estar distorcidas e subordinadas a velhos esquemas –, mas de considerar outras explicações mais adaptativas. A vantagem associada a esse processo é que o indivíduo se torna capaz de perceber os eventos como parte de um processo, e não de forma isolada. Isso o ajuda a aumentar seu leque de opções de resposta diante de situações do dia a dia, lidando com elas de forma que sua saúde e seu bem-estar sejam favorecidos.

Os principais objetivos da PR baseada em *mindfulness* são:

1. desenvolver a consciência dos gatilhos, aprendendo maneiras de criar uma pausa diante dos processos automatizados, desenvolvendo outras estratégias de ação, se necessário
2. alterar a relação com o desconforto, a angústia, a fissura, respondendo de forma mais habilidosa a esses estímulos
3. lidar de forma mais compassiva com as próprias experiências, bem como com a experiência com outrem
4. adotar um estilo de vida voltado para a recuperação dos valores e crenças adotados como referências antes do desenvolvimento da dependência e que permita a prática formal e informal de *mindfulness*[38]

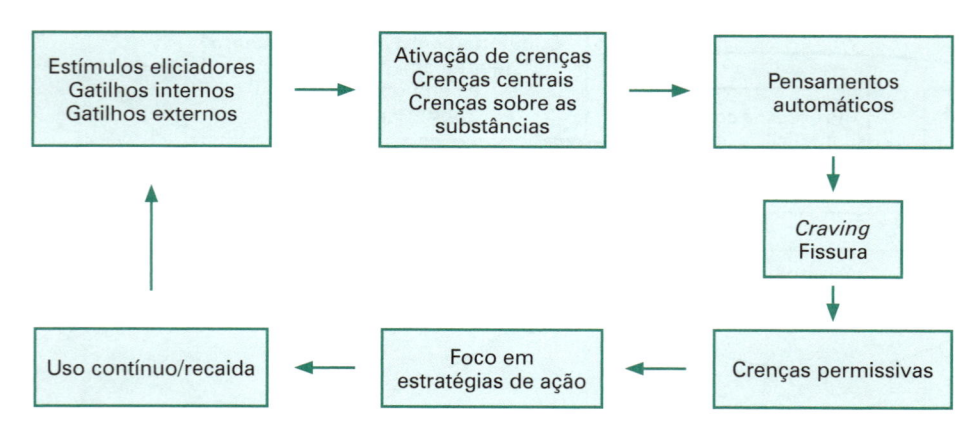

Figura 24.4 Modelo cognitivo de Beck.
Fonte: Beck e colaboradores.[36]

Witkiewitz e colaboradores[39] ressaltam que, nos últimos 15 anos, a terapia de *mindfulness* tem recebido atenção considerável e que a associação entre essa técnica e aquelas desenvolvidas para a prática da PR auxilia na obtenção de um tratamento mais eficaz. Estudos[40] revelam que tratamentos baseados em *mindfulness* são tão eficazes quanto TCC, manejo de contingências, entrevista motivacional ou 12 passos, com a vantagem de ter menor custo. A conclusão a que chegam esses autores é que é importante usar todas as técnicas disponíveis para a PR, haja vista tanto a necessidade de aceitação e tolerância da fissura quanto a construção de um repertório de enfrentamento.[41] Estudos mais recentes mostram que a MBRP também funciona muito bem, sobretudo quando os pacientes incorporam a prática informal de *mindfulness*, revelando que, quanto maior a prática informal e diária de *mindfulness*, menor o desejo ou engajamento em práticas de uso de substâncias.[42]

A MBRP tem permitido aos pacientes desenvolver habilidades para se concentrarem no momento presente e praticarem observação silenciosa, aceitando a ansiedade associada à fissura, ao estresse e aos sentimentos internos negativos. Essas práticas, ao longo do tempo, garantem ao paciente um "espaço" onde se torna mais viável e possível o desenvolvimento de estratégias de enfrentamento mais adaptativas e, consequentemente, efetivas.

A PREVENÇÃO DA RECAÍDA NA PRÁTICA CLÍNICA

Na prática clínica, a PR pode ser aplicada tanto nos tratamentos em grupo quanto individualmente. Os objetivos do tratamento devem incluir, no mínimo:

1. manter a mudança de comportamento (para os que já estão abstinentes), bem como facilitar o processo para aqueles que desejam interromper o uso
2. permitir ao paciente que se torne o agente da própria mudança
3. aumentar a flexibilidade cognitiva em relação às crenças para o uso de substâncias, de modo que as expectativas de resultados sejam o mais realistas possível
4. capacitar o indivíduo a resolver seus próprios problemas relativos ao consumo de substâncias, prevenindo e lidando com possíveis lapsos
5. permitir o reconhecimento de suas fragilidades, desenvolvendo formas de identificar as SARs e comportamentos de autovigilância para evitar as recaídas
6. desenvolver estratégias de enfrentamento de SARs, tanto cognitivas quanto comportamentais
7. identificar quais as características que precisam ser alteradas no que diz respeito ao estilo de vida, para que sejam coerentes com o estilo de vida sóbrio, ou onde o uso da substância tenha perdido sua relevância

As sessões de PR, em um tratamento com orientação cognitivo-comportamental, devem vir como sessões temáticas, na primeira parte do tratamento. Em um tratamento cujo início da TCC (pressupondo que o paciente já esteja motivado para a mudança) inclui a coleta da história clínica, a análise funcional do uso de substâncias e uma primeira sessão de reforço para aumentar a motivação para o tratamento e reduzir a ambivalência, a sessão ou sessões de PR vêm logo em seguida.[43]

Sessão: Contemplando e refletindo sobre a recaída

A primeira sessão de PR tem como objetivo específico apresentar ao paciente o modelo cognitivo da recaída de Beck e o modelo de PR de Marlatt, e permitir que ele inicie o processo de reflexão sobre seus pensamentos e comportamentos favoráveis à recaída. Inicia-se a sessão apresentando-se ao paciente um formulário, que ele preencherá, quando, à luz de suas lembranças sobre o último episódio de recaída, será discutido o que ele pensava, sentia e fazia antes, durante e após aquele momento. O terapeuta deve ficar atento, pois é comum que o paciente coloque sentimento no lugar de pensamento, e é importante que este consiga identificar qual foi o pensamento e, em seguida, o sentimento desencadeado a partir desse pensamento. Após o preenchimento desse formulário, que deverá ser feito durante a sessão, o terapeuta promoverá uma discussão sobre como o pensamento e o sentimento dele decorrente estão relacionados ao início do processo do lapso do uso. O terapeuta deve certificar-se de que o paciente percebe o momento antes do uso como determinante da consequência e qual seria a possível intervenção para mudar o desfecho. Deve-se trabalhar, nesse momento, como o pensamento e as crenças nas quais ele estava embasado foram responsáveis pela continuidade do processo. Apresenta-se, então, o modelo de Beck, explicando-o ao paciente, e então se pede que ele contextualize sua última recaída dentro desse modelo. Identifica-se, em conjunto com ele, a situação de risco e as crenças centrais e permissivas que favoreceram a recaída.

Apresenta-se o modelo de Marlatt (informando sobre os determinantes intra e interpessoais da recaída), evidenciando-se os dois caminhos, solicitando-se ao paciente que apresente uma resposta de enfrentamento eficaz que poderia ter sido aplicada à situação, gerando um resultado mais positivo.

Ao final, entregam-se ao paciente os formulários usados, inclusive aquele que foi preenchido durante a sessão, e, como tarefa de casa, solicita-se que faça um diário de suas situações de risco, pensamentos e estados de humor, identificando a forma como lidou com essas situações.

Sessão: Identificando situações de alto risco e desenvolvendo estratégias de enfrentamento cognitivas e comportamentais

Ao comentar com o paciente sobre o diário de situações de risco, deve-se fazer uma relação das que apareceram com maior frequência e aplicar o Questionário de Confiança Situacional,[44] que ajudará o paciente a identificar um número maior de situações, que ele não contemplou durante a semana. A partir do preenchimento do questionário, discute-se quais as situações que têm maior chance de serem consideradas estímulos para a recaída. Baseando-se em um formulário a ser preenchido pelo paciente, e que contém três opções de estratégias de enfrentamento (tanto cognitivas quanto comportamentais) para cada situação de risco, mostra-se a ele a existência de várias formas de lidar com tais ocorrências (deixando-se que as possibilidades partam dele) e que essas formas têm um desfecho positivo em que a substância não está presente. É importante que, ao término da sessão, o paciente seja capaz de: identificar possíveis situações de risco e a hierarquia dessas situações (o que desencadeia o que), revisar as estratégias usadas no passado e que deram certo e prever e antecipar-se a futuras situações de risco.

Knapp e Bertolote[45] apresentam formulários para a identificação de situações de risco divididos nos seguintes grupos: como lidar com emoções negativas, com situações difíceis, com a diversão e o prazer, com problemas físicos ou psicológicos, com o hábito de usar álcool ou drogas e com o tratamento. Dada a diversidade de formulários, haveria necessidade de mais tempo, para preenchimento e discussão; no entanto, o procedimento poderia ser similar ao questionário anteriormente sugerido: entregam-se ao paciente ambos os formulários, e, como tarefa de casa, solicita-se que ele pratique uma das habilidades identificadas durante a sessão. Deve-se ficar atento para que, ao pedir que se exponha a situações de risco, o paciente não corra o risco de recaída. Deve-se planejar esse experimento comportamental começando com ações bem simples e seguras, garantindo o sucesso.

Sessão: Evidenciando os antecedentes encobertos de uma situação de risco e lidando com decisões aparentemente irrelevantes

Ao discutir a tarefa da semana anterior, identificam-se os pontos fortes das habilidades treinadas e em quais há necessidade de investimento em termos de desenvolvimento e treinamento. Volta-se às situações de risco e, ao apresentar o Modelo dos Antecedentes Encobertos, solicita-se ao paciente que avalie o equilíbrio entre os desejos e deveres em seu dia a dia e como um desequilíbrio pode levá-lo a tomar decisões com desfecho voltado para o uso. Questionam-se seus pensamentos e desejos por autoindulgência. Dando um modelo em branco, solicita-se que o paciente identifique, em uma situação de desequilíbrio, as crenças permissivas e as DAIs e como poderiam ter sido evitadas. Trazem-se para a discussão as questões relativas a culpa e conflito, bem como a racionalização e a negação. Para facilitar a aquisição dos conceitos da DAI, podem-se criar histórias fictícias nas quais a recaída aconteceu e, junto com o paciente, identificar quais foram as decisões que levaram à recaída, sempre contemplando quais seriam as melhores estratégias para impedir que isso tivesse acontecido. Entregam-se as histórias impressas ao paciente, com as DAIs demarcadas no texto e o modelo de antecedentes encoberto das SARs. A partir da situação de risco trazida no início da sessão, desenvolve-se com o paciente um plano de evitação ou enfrentamento daquela situação, podendo ser um plano de enfrentamento para situações de risco mais genéricas (p. ex., situações de crise). Esse plano deve incluir: alguns números de telefone para os quais ele possa ligar, se necessário, um exercício cognitivo de análise das vantagens e desvantagens de usar a substância, um conjunto de pensamentos funcionais para substituir crenças e pensamentos já constituídos sobre as substâncias, bem como uma lista de lugares seguros onde o paciente esteja mais livre de gatilhos. Solicita-se a ele que, durante a semana, coloque o plano em prática, escrevendo em seu diário como ele funcionou.

Sessão: Manejando ou prevenindo o lapso e evitando a recaída

A experiência tem mostrado que mesmo os pacientes motivados com o tratamento podem ter lapsos (evento único de ingestão de álcool ou outras drogas) ou mesmo recaídas. Caso o paciente tenha um lapso, é importante auxiliá-lo no manejo desse evento, evitando que a recaída, propriamente dita, se configure, possivelmente dificultando o processo de recuperação da abstinência. O lapso não deve ser visto como um fracasso, e a intervenção imediata pode ser fundamental.[46] Nesta sessão, é importante, primeiramente, auxiliar o paciente no entendimento da ocorrência do lapso. O que aconteceu antes? Em que momento ele teve a consciência de que iria usar a substância? Qual foi sua reação diante dessa tomada de consciência? Ele poderia ter evitado? O que contribuiu para que o uso fosse a única alternativa no momento?

É importante que seja discutido, nesse momento, que a forma como o paciente lida com os EVAs pode levar à recaída. A principal estratégia para ajudá-lo a lidar com os efeitos da violação da abstinência é reavaliar e modificar os erros de pensamento que contribuem para essa percepção.

Primeiramente, ele deve ser instruído no sentido de identificar quais as distorções cognitivas que pode cometer no ato no lapso (minimização, tudo ou nada, supergeneralização, catastrofização, etc.).

Em um segundo momento, deve-se auxiliá-lo a descobrir uma forma de pensamento mais realista em relação ao evento.

Por exemplo:

- **pensamento distorcido**: "Eu estraguei tudo."
- **pensamento realista**: "Eu tive apenas um deslize e posso voltar ao que era antes."
- **pensamento distorcido**: "Eu sabia que não seria capaz de parar."
- **pensamento realista**: "Eu fui capaz de fazer uma mudança... este é apenas um deslize, e eu vou continuar tentando."
- **pensamento distorcido**: "Eu já errei, então perdido por perdido..."
- **pensamento realista**: "Eu cometi um erro e posso aprender com ele e voltar ao meu tratamento, mantendo minha meta."

É fundamental que o paciente não veja a causa do lapso como uma falha pessoal ou como falta de força de vontade. Deve-se auxiliá-lo a lidar com os sentimentos de culpa e vergonha que podem surgir em função dos erros de pensamento que foram citados anteriormente. É importante acolhê-lo com compreensão e compaixão e incentivá-lo a aprender o que for possível para lidar com situações semelhantes no futuro de forma positiva e assertiva. Sugere-se rever a balança decisória sobre vantagens e desvantagens de manter a abstinência ou usar substâncias, bem como utilizar cartões de enfrentamento:

- **Pare, olhe e ouça**
  Um lapso pode ser sinal de perigo.
- **Mantenha a calma e pense**
  O lapso não significa falha no tratamento e pode não levar à recaída. É um momento a mais para aprender, para lidar melhor com situações similares no futuro. Não devo desistir por conta dessa escorregada.
- **Prós e contras de usar álcool ou outras drogas**
  Pense nos benefícios da abstinência e relembre de todo o processo até chegar ao momento presente. Reveja nível de motivação e de compromisso. Lembre-se das desvantagens e das consequências problemáticas do uso.
- **Plano de ação**
  Saia da situação de risco, faça uma caminhada, uma atividade prazerosa que atenda às necessidades. Peça ajuda, ligue para alguém de confiança (terapeuta, padrinho do grupo, amigo ou parente que compreenda o problema vivido).

Como tarefa de casa, o terapeuta pode:

- Pedir ao paciente que pense a respeito do tema e que traga para a próxima sessão um resumo para ser apresentado sobre o que é lapso, o que o antecede e quais suas possíveis consequências.
- Solicitar ao paciente que escreva quais as estratégias a serem usadas no momento do lapso (para não se transformar em recaída), um plano para lidar com ele, bem como com quais pessoas entrar em contato e como investigar e questionar seu pensamento durante a situação.
- Pedir ao paciente que liste os pensamentos automáticos que poderiam desencadear um lapso (baseados em crenças antecipatórias, orientadas para o alívio ou permissivas) e questioná-los buscando respostas alternativas mais adaptativas.
- Solicitar que ele faça cartões-lembrete ou cartões de enfrentamento para trazer na próxima sessão.

Sessão: Modificando amplamente o estilo de vida

Esta sessão tem como objetivo auxiliar o paciente a identificar aspectos de seu estilo de vida potencialmente contraproducentes em relação aos ganhos com a abstinência, ao mesmo tempo em que se busca desenvolver com ele um plano de vida livre de substâncias.

Solicita-se ao paciente que preencha um formulário sobre o quão satisfeito está e sobre as modificações que são necessárias nas áreas de sua vida: física, psicológica/emocional, comportamento/atitudes, família, relacionamento social/amizades, financeira e espiritualidade. A partir dos dados que ele trouxer, elabora-se um plano de modificação de estilo de vida, dando atenção para que sobre um espaço para o aumento de atividades prazerosas e atividades físicas.

É importante ter em mente que as intervenções em PR são realizadas durante todo o tratamento e que o que chamamos de "sessão" neste capítulo não significa apenas um encontro terapêutico, e sim um tema central a ser discutido. Assim, para o tema sobre identificação de situações de risco, o terapeuta pode e deve dedicar o número de encontros terapêuticos necessário a cada paciente. Pacientes com fortes sintomas de abstinência, com dificuldades cognitivas, com poucas habilidades de enfrentamento e com falta de suporte social exigem mais atenção e um tempo maior dedicado ao desenvolvimento de autoeficácia. Estudo recentes enfatizam que pacientes pertencentes a grupos específicos, como mulheres, por exemplo, precisam de sessões relacionadas à autoestima, a como garantir um funcionamento de forma independente, além das habilidades já comentadas.[47] Independentemente desses aspectos, sessões especiais de PR devem ser feitas ao longo do tratamento, sobretudo quando o terapeuta perceber alguns destes sinais: falta de comprometimento com o tratamento, quebra da rotina saudável estruturada, tomadas de decisão com impulsividade, tendência ao isolamento, dificuldade para acessar conteúdos conflituosos, labilidade afetiva ou hipersensibilidade.[48]

CONSIDERAÇÕES FINAIS

Permitir que o dependente deixasse de ser visto como alguém que está sujeito ao seu transtorno, como vítima deste, e, ao mesmo tempo, livrá-lo do peso do julgamento de caráter, exercido por aqueles que tinham uma visão da dependência pela ótica do modelo moral, foi um dos ganhos da visão da PR. O dependente químico, por conta desse e de outros modelos associados, tem tido a oportunidade de receber tratamentos cada vez mais específicos e adequados para seu transtorno, o que pode aumentar sua percepção de autoeficácia, elemento-chave para o sucesso no tratamento.

Nesta última década, intervenções, pesquisa e teoria em PR têm tido um progresso significativo, mas que, no entanto, não reflete a magnitude do problema da recaída. Assim como na pesquisa básica, esta área vital necessita de mais recursos e investimentos, favorecendo novos estudos.

REFERÊNCIAS

1. Brandon TH, Vidrine JI, Litvin EB. Relapse and relapse prevention. Annu Rev Clin Psychol. 2007;3:257-84.
2. Hunt WA, Barnet LW, Branch LG. Relapse rates in addiction programs. J Clin Psychol. 1971;27(4):455-6.
3. American Psychiatric Association. Manual diagnóstico e estatístico de transtornos mentais: DSM-IV. 4. ed. Porto Alegre: Artmed; 1995.
4. Kirshenbaum AP, Olsen DM, Bickel WK. A quantitative review of the ubiquitous relapse curve. J Subst Abuse Treat. 2009;36(1):8–17.
5. Polich JM, Armor DJ, Braiker HB. Stability and change in drinking patterns. In: Polich JM, Amor DJ, Braiker HB. The course of alcoholism: four years after treatment. New York: John Wiley & Sons; 1981. p. 159-200.
6. Witkiewitz, K. Lapses following alcohol treatment: modeling the falls from the wagon. J Stud Alcohol Drugs. 2008;69(4):594-604.
7. Dawson DA, Goldstein RB, Grant BF. Rates and correlates of relapse among individuals in remission from DSM-IV alcohol dependence: a 3 year follow-up. Alcohol Clin Exp Res. 2007;31(12):2036-45.
8. Witkiewitz K, Hallgreen KA, Kranzler HR, Mann KF, Hasin DS, Falk DE, et al. Clinical validation of reduced alcohol consumption after treatment for alcohol dependence using the World Health Organization risk drinking levels. Alcohol Clin Exp Res. 2017;41(1):179-86.
9. Witkiewitz K, Roos CR, Pearson MR, Hallgreen KA, Maisto AS, Kjrouac M, et al. How much is too much? patterns of drinking during alcohol treatment and associations with post-tretament outcomes across three alcohol clinical trials. J Stud Alcohol Drugs. 2017;78(1):59-69.
10. Witkiewitz K, Masyn KE. Drinking trajectories following an initial lapse. Psychol Addict Behavior. 2008;22(2):157-67.
11. Hendershot CS, Witkiewitz K, George WH, Marlatt G. Relapse Prevention for addictive behaviors. Subst Abuse Treat Prevent Policy. 2011;6(1):1-17.
12. Marlatt AG, Gordon JR, editors. Relapse prevention: maintenance strategies in the treatment of addictive behaviors. New York: Guilford Press; 1985.
13. Marlatt GA, Witkiewitz K. Relapse prevention for alcohol and drug problems. In: Marlatt AG, Donovan DM, editors. Relapse prevention: maintenance strategies in the treatment of addictive behaviors. 2nd ed. New York: London Guilford; 2005. p. 1-44.
14. Donovan DM. Avaliação dos comportamentos dependentes na prevenção da recaída. In: Donovan DM, Marlatt GA, organizadores. Avaliação dos comportamentos dependentes. São Paulo: Roca; 2010.
15. Larimer ME, Palmer RS, Marlatt, GA. Relapse Prevention: an overview of Marlatt's cognitive-behavioral model. Alcohol Res Health. 1999;23(2):151-60.
16. Baker TB, Piper ME, McCarthy DE, Majeskie MR, Fiore MC. Addiction motivation reformulated: an affective processing model of negative reinforcement. Psychol Rev. 2004;111(1):33-51.
17. Witkiewitz K, Vilarroel NA. Dynamic association between negative affect and alcohol lapses following alcohol treatment. J Consult Clin Psychol. 2009;77(4):633-44.
18. Levy MS. Listening to our clients: the prevention of the relapse. J Psychoactive Drugs. 2008;40(2):167-72.
19. Wanigaratne S, Wallace W, Pullin J, Keaney F, Farmer RDT. Relapse prevention for addictive behaviours: a manual for therapists. Oxford: Blackwell Science; 1995.
20. Donovan DM. Marlatt's classification of relapse precipitants: is the emperor still wearing clothes? Addiction. 1996;91(12):131-7.
21. Witkiewitz K, Marlatt GA. Relapse prevention for alcohol and drug problems: that was Zen, this is Tao. Am Psychol. 2004;59(4):224-35.
22. Palfai T, Davidson D, Swift R. Influence of naltrexone on cue-elicited craving among hazardous drinkers: the moderational role of positive outcome expectancies. Exp Clin Psychopharmacol. 199;7(3):266-73.
23. Bowen S, Marlatt AG. Surfing the urge: brief mindfulness-based intervention for college student smokers. Psychol Addict Behav. 2009;23(4):666-71.
24. Bowen S, Witkiewitz K, Clifasefi SL, Grow J, Chawla N, Hsu SH, et al. Relative efficacy of mindfulness-based relapse prevention, standard relapse prevention, and treatment as usual for substance use disorders: a randomized clinical trial. JAMA Psychiat. 2004;71(5):547-56.
25. Witkiewitz K, Bowen S, Douglas H, Hsu SH. Mindfulness-based relapse prevention for substance craving. Addict Behav. 2013;38(2):1563-71.
26. Longabaugh R, Morgenstem J. Cognitive-behavioral coping-skills therapy for alcohol dependence: current status and future directions. Alcohol Res Health. 1999;23(2):78-85.
27. Roos CR, Witkiewitz K. Adding tools to the toolbox: the role of coping repertoire in alcohol treatment. J Consult Clin Psychol. 2016;84(7):599-611.
28. Matoo SK, Chakrabarti S, Anjajah M. Psychosocial factors associated with relapse in men with alcohol or opioid dependence. Indian J Med Res. 2009; 130(6):702-8.
29. Ibraim F, Kumar N. Factors effecting drug relapse in Malaysia: an empirical evidence. Asian Soc Sci. 2009;5(12):37-44.
30. Hunter-Reel D, McCrady B, Hildebrandt T. Emphasizing interpersonal factors: an extension of the Witkiewitz and Marlatt relapse model. Addiction. 2009;104(8):1281-90.
31. Wu J, Witkiewitz K. Network support for drinking: an application of multiple groups growth mixture modeling to examine client-treatment matching. J Stud Alcohol Drugs. 2008;69(1):21-9.
32. Irvin JE, Bowers CA, Dunn ME, Wang MC. Efficacy of relapse prevention: a meta-analytic review. J Consult Clin Psychol. 1999;67(4):563-70.
33. Carroll KM. Relapse prevention as a psychosocial treatment: a review of controlled clinical trials. Exp Clin Psychopharm. 1996;4(1):46-54.

34. Rawson RA, Huber A, McCann M, Shoptaw S, Farabee D, Reiber C, et al. A comparison of contingency management and cogntive-behavioral approaches during methadone maintenance treatment for cocaine dependence. Arch Gen Psychiatry. 2002;59(9):817-24.
35. Calvo Estopiñan P, Pérez Poza A, Sacristán Martín P, Paricio C. Group psychotherapy for prevention of relapses in alcoholism compared to standard outpatient follow-up. Adicciones. 2009;21(1):15-9.
36. Beck AT, Wright FD, Newman FC, Liese BS. Cognitive therapy of substance abuse. New York: Guilford; 1993.
37. Vanderberghe L, Assunção AB. Concepções de mindfulness em Langer e Kabat-Zinn: um encontro da ciência ocidental com a espiritualidade oriental. Contextos Clínicos. 2009;2(2):124-35.
38. Bowen S, Chawla N, Marlatt GA. Mindfulness-based relapse prevention for addictive behaviors: a clinician's guide. New York: Guilford; 2011.
39. Witkiewitz K, Marlatt GA, Walker D. Mindfulness-based relapsed prevention for alcohol and substance use disorders. J Cognit Psycho. 2005;19(3): 211-28.
40. Zgierska A, Rabago D, Zuelsdorff M, Coe C, Miller M, Fleming M. Mindfulness Meditation for Alcohol relapse prevention: a feasibility pilot study. J Addict Med. 2008;2(3):165-73.
41. Vieten C, Astin JA, Buscemi R, Galloway GP. Development of an acceptance-based coping intervention for alcohol dependence relapse prevention. Subst Abus. 2010;31(2):108-16.
42. Grow JC, Collins SE, Harrop EM, Marlatt GA. Enactment of home practice following mindfulness-based relapse prevention and its association with substance-use outcomes. Addict Behav. 2015;40:16-20.
43. Kouimtsidis C, Reynolds M, Drummond C, Davis P, Tarreir N. Cognitive-behavioral therapy in the treatment of addiction: a treatment planner for clinicians. Chichester: J Wiley & Sons; 2007.
44. Annis HM, Graham JM. Situational confidence questionnaire (SCQ-39): user's guide. Toronto: Addiction Research Foundation; 1988.
45. Knapp P, Bertolote JM. Prevenção da recaída: um manual para pessoas com problemas pelo uso de álcool e drogas. Porto Alegre: Artmed; 1994.
46. Jiloha RC, Management of lapse and relapse in drug dependence. Delhi Psychiat J. 2011;14(2):199-204.
47. Sun AP. Relapse among substance-abusing women: components and processes. Subst Use Misuse. 2007;42(1):1-21.
48. Knapp P, Luz E, Baldisserotto GV. Terapia cognitiva no tratamento da dependência química. In: Rangé B. Psicoterapias cognitivo-comportamentais: um diálogo com a psiquiatria. Porto Alegre: Artmed; 2001. p. 332-50.

25
Manejo de contingência

André Q. C. Miguel

PONTOS-CHAVE

✓ O tratamento por manejo de contingência (MC) baseia-se na teoria do condicionamento operante.
✓ O MC visa promover a abstinência e outros comportamentos desejados nos transtornos por uso de substâncias (TUS) ao organizar recompensas sistemáticas pela execução desses comportamentos.
✓ Um número substancial de estudos aponta o tratamento por MC como eficaz em promover a abstinência continuada de diversas substâncias para indivíduos com dependência química.

O manejo de contingência (MC) é uma técnica comportamental desenvolvida para o tratamento dos transtornos por uso de substâncias (TUS) que vem recebendo grande respaldo científico nos últimos 30 anos.[1] Sua eficácia já foi demonstrada:

a. no tratamento de transtornos por uso de várias substâncias, como cocaína/*crack*, heroína, anfetamina, metanfetamina, maconha, tabaco e álcool
b. em diversas populações específicas, como moradores de rua, adolescentes, gestantes, pacientes com transtornos mentais graves, veteranos de guerra, portadores do vírus HIV, indivíduos com hepatite, homossexuais e bissexuais[1,2]

O tratamento por MC é eficaz em reduzir o consumo de substâncias, promover a abstinência continuada e aumentar a participação e a adesão ao tratamento de pacientes com TUS.[1,2] Além disso, o MC pode ser aplicado como um componente terapêutico para praticamente qualquer tipo de programa e estrutura de tratamento para os TUS.

Os resultados obtidos por estudos com MC no tratamento de TUS foram tão positivos que, em 1998, o National Institute on Drug Abuse (NIDA) desenvolveu um manual prático de como implementar de forma adequada o MC em serviços de tratamento aberto para cocaína.[3] Em 2007, foi a vez do National Institute for Health and Clinical Excellence (NICE) recomendar a adesão ao tratamento por MC à Agência Nacional do Tratamento do Abuso de Substância do Reino Unido.[4]

As técnicas baseadas em MC derivam diretamente da teoria do condicionamento operante, criada por B. F. Skinner, e dos estudos experimentais desenvolvidos no campo da farmacologia comportamental. Essa teoria sustenta que o comportamento de consumir substâncias é um comportamento operante. Isso significa que é controlado pelas consequências que produz.

Na linguagem comportamental, a relação funcional que existe entre o comportamento e as consequências geradas por ele é chamada de contingência. Algumas consequências, chamadas de reforçadoras, aumentam a probabilidade de que determinado comportamento se repita. Como se verá de modo mais detalhado, o efeito fisiológico produzido por algumas substâncias pode atuar como reforçador, aumentando a probabilidade de que comportamentos que levem ao efeito da substância sejam manifestados.

Quando as consequências associadas ao consumo se tornam muito reforçadoras (e, ao mesmo tempo, outras atividades produzem poucos reforçadores), o indivíduo passa a dar maior prioridade ao engajamento em comportamentos que o levem aos reforçadores ligados à substância. Dessa maneira, para aqueles com TUS, a discrepância entre os reforçadores associados ao consumo de substância e os associados a outras atividades torna difícil mudar os padrões de comportamentos indesejáveis que os levam ao consumo de substância.

Dessa forma, um modo de motivar a mudança de comportamentos indesejáveis seria apresentando fortes reforçadores decorrentes de comportamentos alternativos incompatíveis com o consumo de substância (p. ex., abstinência, adesão ao tratamento, complacência farmacológica). Assim, o MC é um tratamento comportamental que visa mudar o repertório do indivíduo, diminuindo ou extinguindo comportamentos indesejáveis (p. ex., consumo de substância) e promovendo a emissão de comportamentos saudáveis (p. ex., atividades familiares, procura de um trabalho). Para isso, o MC promove novas contingências que reforçam comportamentos incompatíveis com aqueles indesejáveis (p. ex., manter a abstinência).[1,2]

É importante ressaltar que os pressupostos teóricos do MC não excluem que outras variáveis, como vulnerabilidades genéticas, fatores socioeconômicos e outras comorbidades psiquiátricas, possam ter um papel na origem dos TUS. No entanto, consiste em um modelo de intervenção que independe de fatores etiológicos específicos, o que permite que sua aplicação possa ser generalizada.[2] Neste capítulo, são apresentados os conceitos teóricos que sustentam o MC, as principais técnicas de MC existentes e as evidências de eficácia dessa abordagem no tratamento dos TUS existentes na literatura.

FUNDAMENTAÇÃO TEÓRICO-EXPERIMENTAL DO MANEJO DE CONTINGÊNCIA

A teoria comportamental usada para compreender os comportamentos ligados ao uso e à dependência de substâncias desenvolveu-se a partir da década de 1950, com a aplicação dos conceitos do condicionamento operante em estudos controlados no campo da farmacologia comportamental.[5] Inicialmente, estudos em laboratório demonstraram que as mesmas substâncias que são usadas por humanos são consumidas de forma espontânea por diversos tipos de animais. Assim como ocorre com os seres humanos, os animais aprendem novos e complexos comportamentos que, como consequência, dão acesso aos efeitos dessas substâncias.[5] Esses estudos são importantes, pois demonstram que:

- seres humanos e outros animais são sensíveis e se comportam de forma parecida diante dos efeitos farmacológicos das mesmas substâncias
- os efeitos produzidos pelo consumo dessas substâncias atuam como reforçadores, pois aumentam a probabilidade de emissão de comportamentos que dão acesso a elas
- os comportamentos que levam ao consumo dessas substâncias são, portanto, controlados pelas consequências que produzem (efeito fisiológico produzido pela substância), sendo, então, um comportamento operante

Outro dado importante obtido em estudos experimentais sugere que, após um período de exposição aos efeitos de substâncias, animais darão maior preferência a comportamentos que levem ao efeito destas do que àqueles que levem a outras consequências (como água e comida). Isso é importante porque mostra que os efeitos reforçadores ligados ao consumo dessas substâncias podem se tornar tão fortes que animais abdicarão de outros reforçadores importantes, como água e comida, para terem acesso a elas.[5,6] Dessa forma, o comportamento de consumir uma determinada substância pode ser compreendido como um comportamento operante aprendido que é altamente controlado pelos efeitos reforçadores causados pela intoxicação da substância, os chamados reforçadores incondicionados.

No entanto, os reforçadores incondicionados (efeito da substância) não são os únicos que controlam o comportamento de consumir substâncias do indivíduo com TUS. Sabe-se que, à medida que o consumo de uma substância começa a ocorrer em determinados contextos onde existem outras contingências de reforço (p. ex., conversa com amigos, festa, jogo de futebol, etc.), os efeitos dos reforçadores incondicionados (produzidos pelo consumo da substância) serão condicionados aos efeitos dos outros reforçadores presentes, e vice-versa. Com isso, o comportamento de consumir uma dada substância não só será reforçado pelo efeito fisiológico que esta produz, mas também pelos demais reforçadores (em geral sociais) condicionados a esse efeito. Em linhas gerais, os reforçadores que controlam o comportamento de consumir uma substância podem ser separados em quatro grupos:

- reforçadores positivos incondicionados causados pelos efeitos fisiológicos induzidos pela substância (euforia, relaxamento, sensação de transcendência)
- reforçadores positivos condicionados ligados ao ambiente social onde ocorre o consumo (p. ex., grupos de amigos, mesa de bar)
- reforçadores negativos incondicionados (síndrome de abstinência)
- reforçadores negativos condicionados ligados a aspectos aversivos do ambiente (briga com familiares, estresse, solidão)

Em geral, um ou mais desses reforçadores estão presentes durante a aquisição do comportamento de consumir substância, e, muito provavelmente, todos estão presentes no padrão de comportamento de indivíduos com TUS.

Outra informação importante obtida por estudos experimentais em laboratório é o fato de que todos os comportamentos operantes são sensíveis a variações de contingências presentes no ambiente onde ocorrem. No caso do comportamento de consumir substâncias, há forte evidência de que a presença de estímulos aversivos ou a falta de estímulos positivos aumentem o consumo (tanto em animais como em humanos). Em compensação, o aumento de reforçadores positivos nesse ambiente diminui o consumo.[5,7] Isso significa que o comportamento de consumir uma determinada substância pode aumentar ou diminuir, dependendo de possíveis mudanças de contingências presentes no contexto ambiental onde o consumo ocorre. E, ainda mais importante, sugere que disponibilizar novas contingências com outras fontes de reforçadores (fortes o bastante para competir com os reforçadores associados ao consumo de substâncias) pode diminuir e até extinguir o comportamento de consumir substâncias.[5] Conforme será abordado, esta última descoberta é o alicerce teórico central do tratamento por MC.

Antes de apresentar o que é o tratamento por MC na íntegra, é importante ressaltar um último conceito teórico desenvolvido a partir de experimentos em laboratório, o fenômeno chamado atraso de reforço. Esse fenômeno sugere que o efeito reforçador que determinado reforço tem sobre determinado comportamento depende também do tempo entre a emissão do comportamento e o acesso ao reforço produzido. Quanto menor o tempo entre um e outro, maior o efeito reforçador.[8]

Todas as pessoas são sensíveis a essa variação de tempo entre o comportamento e o reforço. Contudo, as mais sensíveis, muitas vezes chamadas de impulsivas, têm seus comportamentos geralmente controlados por reforçadores mais imediatos. Darão preferência a reforços imediatos, em comparação a reforços atrasados, mesmo que a magnitude do reforço atrasado seja maior. No caso de indivíduos com TUS, sabe-se, hoje, que são mais sensíveis ao atraso de reforço do que aqueles sem esse diagnóstico.[8,9] Isso significa que, para eles, usar pequenos reforçadores de modo sistemático e imediato pode ser mais eficiente para reforçar determinado comportamento do que usar reforçadores maiores, porém com atraso e menor frequência.

TRATAMENTO POR MANEJO DE CONTINGÊNCIA

O tratamento por MC para pacientes com TUS tem como objetivo modificar o comportamento do paciente, extinguindo os comportamentos indesejáveis relacionados ao consumo de substâncias. Para isso, esse tratamento visa desenvolver novas contingências no ambiente do indivíduo, aumentando a presença de reforçadores ligados a atividades não associadas ao consumo de substâncias.[1,2,5]

Como visto, para a teoria comportamental, o termo "contingência" se refere à relação funcional que ocorre entre um comportamento e a(s) consequência(s) gerada(s) por ele. Assim, criar uma nova contingência significa apresentar uma nova consequência mediante a emissão de dado comportamento. Criar novas contingências usando reforçadores naturais (atividades sociais, familiares, de esporte e lazer) é preferível, pois tendem a se manter após o término do tratamento. Porém, é muito comum que o repertório comportamental de usuários com TUS esteja muito empobrecido e que a maioria dos reforçadores ligados a esse repertório esteja associada ao consumo de substâncias. Por conta disso, o tratamento por MC tende a apresentar consequências com reforçadores arbitrários (p. ex., receber prêmios), contingente à emissão de comportamentos-alvo específicos (p. ex., comprovação objetiva de abstinência). Tais comportamentos costumam ser incompatíveis com aqueles ligados ao consumo de substâncias.

Assim, tendem a competir. Desse modo, por um lado, ao receber esse tratamento, o indivíduo pode consumir a substância e ter acesso aos efeitos reforçadores ligados a ela, por outro, pode manter a abstinência e receber reforçadores desenvolvidos pelo tratamento.[1,2,10,11]

Manipular as contingências por meio de técnicas de MC pode ser um tratamento eficaz para indivíduos com TUS. Todavia, é importante garantir certos componentes do tratamento durante toda a intervenção:

- desenvolver um método sistemático e objetivo de verificar a emissão do comportamento-alvo (p. ex., para checar a abstinência, usam-se análises de urina)
- selecionar um reforçador positivo forte o bastante para competir com os reforçadores ligados ao consumo de substâncias (p. ex., dinheiro, utensílios domésticos, ingressos para *shows*)
- selecionar um esquema de reforço adequado (pelo menos duas vezes por semana; de preferência, reforçar logo após a emissão do comportamento-alvo)

Mesmo que, em muitos dos tratamentos por MC, o comportamento-alvo selecionado seja a observação objetiva de abstinência (via análise de urina), outros comportamentos podem ser selecionados, como:

- adesão farmacológica (em geral antagonistas e antiuso)
- adesão ao tratamento
- alcance de metas estipuladas no tratamento

Para reforçar esses comportamentos, a literatura sobre tratamentos por MC sugere uma série de possíveis reforçadores, como:

- acesso a ambiente de trabalho
- vale-refeição
- prêmios (eletrodomésticos, roupas, etc.)
- moradia
- dinheiro

Os modelos de tratamento por MC mais estudados e que mostram maior evidência de eficácia são o baseado em fichas (*vouchers*) e o baseado em prêmios.[10,11] No entanto, muitos dos estudos desenvolvidos com esses modelos incluem outro componente – uma técnica terapêutica chamada tratamento por reforçamento comunitário (TRC), que se fundamenta na mesma teoria operante que subjaz ao MC.

Há evidência de que a inclusão de TRC aumenta a eficácia do tratamento com MC no que diz respeito à iniciação e à manutenção da abstinência durante e depois do tratamento, além de aumentar a adesão ao tratamento e promover melhoras em desfechos secundários.[1,2,11] Por esse motivo, incluímos aqui um subitem que apresenta de forma resumida essa técnica.

Tratamento por reforçamento comunitário

O TRC surgiu como tratamento do alcoolismo e depois se estendeu para o tratamento da dependência de outras substâncias.[12] Assim como para o MC, o fundamento teórico subjacente ao TRC sustenta que a presença de reforçadores ligados ao consumo de substâncias e a falta de reforçadores ligados a outros comportamentos são fundamentais para o desenvolvimento e a manutenção dos TUS.[12,13] Assim, o TRC caracteriza-se como um aconselhamento comportamental que busca reduzir o consumo de substâncias, promovendo novos reforçadores no ambiente social, familiar, recreacional e de trabalho dos indivíduos com TUS. No TRC, os pacientes têm acesso a clubes sociais (onde realizam atividades de lazer em grupo) e clubes de trabalho (onde desenvolvem currículos, treinam entrevistas), além de receberem treinamento de habilidade, prevenção de recaída e terapia comportamental de casal e/ou de família.[12,13]

Mesmo havendo alguma evidência de que o TRC como tratamento único seja mais eficaz do que tratamentos-padrão em promover a abstinência de álcool e heroína, seus efeitos são mais expressivos em melhoras secundárias.[12-14] Comparado a tratamentos habituais, pacientes que recebem TRC apresentam maior adesão e retenção ao tratamento, maior adesão a tratamentos farmacológicos (p. ex., dissulfiram), menos dias desempregados e melhora nas habilidades sociais.[2,11,12]

Estudos iniciais com manejo de contingência

O primeiro estudo de tratamento por MC foi desenvolvido por Miller, em 1975.[15] Nesse estudo, 20 alcoolistas com história de detenção por embriaguez foram randomizados em dois grupos. No grupo de MC, os indivíduos podiam receber abrigo, roupas, assistência médica, trabalho e refeições contingentes à abstinência. No grupo-controle, tinham acesso a todos esses serviços independentemente do consumo de álcool. Na comparação entre os grupos no pós-tratamento, o grupo de MC apresentou uma média estatisticamente menor de detenção por embriaguez e de nível de álcool no sangue, além de uma média estatisticamente maior de horas trabalhando, quando comparado ao grupo-controle. Esse estudo demonstrou que acesso a abrigo, refeições e possibilidade de trabalho pode atuar como reforçador forte o bastante para competir com o consumo de álcool para indivíduos com diagnóstico de alcoolismo. No mais, esse estudo sugere que o uso de reforçadores contingentes à abstinência de álcool pode reduzir o consumo e os problemas associados a ele para indivíduos com diagnóstico de alcoolismo.

Outro estudo relevante utilizando o MC foi desenvolvido em 1978 com pacientes dependentes de heroína e álcool recebendo tratamento com metadona.[16] A metadona é uma substância de longa ação que atua como substitutivo opioide. Seu uso diário e na dosagem correta é tratamento eficaz para dependentes de heroína. O tratamento pode eliminar os efeitos da síndrome de abstinência da heroína, além de provocar efeitos considerados prazerosos pelos pacientes. Justamente por isso, usuários de heroína em busca de tratamento apresentam alta adesão ao tratamento com metadona. Ainda que possa ser eficaz para dependência de heroína, o diagnóstico de alcoolismo associado é considerado preditor de fracasso desse tipo de tratamento.

Para esses casos, outra substância, o dissulfiram, é considerada eficaz em promover a abstinência de álcool. Seu princípio impede a metabolização completa do álcool, gerando um acúmulo de acetaldeído. A intoxicação causada por esse acúmulo é altamente aversiva, causando enjoos e vômitos aos que consomem álcool após a ingestão desse medicamento. Apesar de essa substância ser bastante eficaz em reduzir o consumo de álcool, muitos alcoolistas evitam sua ingestão, o que os impede de se beneficiar desse tratamento. Nesse estudo, pacientes com diagnóstico de dependência de heroína e álcool recebendo tratamento por metadona foram randomizados em dois grupos.[16] No grupo-controle, receberam um suplemento semanal de dissulfiram, sendo encorajados pelos profissionais do serviço a usá-lo diariamente. No grupo de MC, para receber o tratamento diário de metadona, eram obrigados a usar o dissulfiram diariamente na presença de um enfermeiro. A intervenção durou seis meses. Os dados coletados mostraram que 85% dos pacientes no grupo de MC completaram os seis meses de tratamento sem qualquer intoxicação grave, em comparação a 10% do grupo-controle. A porcentagem de dias consumindo álcool (coletada por testes respiratórios) foi de 2% no grupo de MC, e de 21% no grupo-controle. Nesse estudo, foi observado que manipular as contingências, tornando o consumo de metadona contingente ao consumo de dissulfiram, aumentou a adesão ao dissulfiram, diminuindo, assim, o consumo de álcool entre dependentes de heroína e álcool que recebem tratamento com metadona.

Ainda que esses estudos tenham demonstrado a eficácia de técnicas de MC no tratamento dos TUS, poucos estudos com MC foram feitos nos anos seguintes. Felizmente, esse panorama mudou com o desenvolvimento do modelo de MC baseado em fichas.

Manejo de contingência baseado em fichas

O modelo de manejo de contingência baseado em fichas (MCBF) representou um grande avanço técnico e metodológico para a pesquisa, bem como para o tratamento do TUS. O alto rigor metodológico dos estudos e a eficácia apresentada por essa técnica culminaram em um grande aumento de pesquisas usando o MC para tratamentos de TUS.[17]

No primeiro estudo usando o modelo de fichas, Higgins e colaboradores examinaram a eficácia do MCBF no tratamento aberto para usuários de cocaína.[18]

Esse estudo serve de base para inúmeras outras pesquisas em MCBF. Indivíduos com diagnóstico de dependência de cocaína buscando tratamento foram divididos em dois grupos. No grupo-controle, receberam tratamento-padrão (12 passos). No experimental, receberam tratamento comportamental composto por tratamento em reforçamento comunitário e MCBF. O tratamento teve duração de 12 semanas, e ambos os grupos foram encorajados a realizar análises de urina três vezes por semana (segunda, quarta e sexta). Tal exame é sensível ao resíduo metabólico da cocaína, chamado benzoilecgonina, que fica no organismo de 2 a 4 dias. Dessa forma, três análises de urina espaçadas na semana têm alta probabilidade de monitorar o uso de cocaína desses indivíduos durante toda a semana.

A intervenção por MCBF consistia em manipular as contingências ligadas ao consumo de cocaína da seguinte forma: o primeiro exame com resultado negativo (feito de imediato e na frente do paciente) garantia o ganho de uma ficha no valor de R$ 2,50. Para estimular a abstinência continuada, cada exame consecutivo negativo aumentava o valor da ficha em R$ 1,25. A cada três exames negativos, o paciente ganhava um bônus de R$ 10. No entanto, se faltasse ao exame ou este fosse positivo, não recebia ficha, e, no próximo exame negativo, o valor da ficha retornava aos R$ 2,50 iniciais. Essa redução tinha o intuito de punir o comportamento de consumir cocaína. Assim, após cinco análises negativas, o paciente voltava a receber o valor da ficha mais alto que já chegou a ganhar. Visto que, para dependentes de cocaína, o dinheiro está diretamente associado a seu consumo, o valor das fichas por meio das análises negativas não era transformado em dinheiro, e sim em produtos e bens existentes na comunidade (p. ex., compras de supermercado, ingressos para *shows*). Esses bens eram sempre adquiridos por funcionários do serviço de tratamento. Caso se mantivesse abstinente durante todo o tratamento, o paciente receberia o valor de R$ 997 em produtos e serviços.

A análise dos resultados obtidos no estudo demonstrou que 85% dos pacientes recebendo TRC com MCBF permaneceram em tratamento durante as 12 semanas, comparados a 33% dos que estavam no grupo-controle. Além disso, 46% daqueles que receberam TRC com MCBF permaneceram abstinentes por, pelo menos, oito semanas, em comparação com nenhum do grupo-controle.[18] Um estudo subsequente em ensaio randomizado, controlado, comparando esses tratamentos, replicou os resultados.[19]

Mesmo que tenham demonstrado a eficácia do tratamento comportamental baseado em TRC e MCBF em manter o paciente em tratamento e promover a abstinência continuada durante o período do tratamento, esses estudos não permitiram saber qual a importância do MCBF na promoção desses quesitos. Experimentos desenvolvidos posteriormente demonstraram que o componente MCBF é fundamental para a eficácia do tratamento e que os resultados obtidos durante o tratamento se mantiveram por, pelo menos, seis meses após seu término.[20,21]

Um estudo de metanálise desenvolvido para investigar a eficiência do MC em tratamentos para uso de cocaína ou de outras substâncias encontrou 38 estudos controlados publicados durante os anos de 1999 a 2006 em periódicos científicos vinculados ao PubMed.[22] Destes, 32 (84%) usaram o modelo de MCBF, e 6 (16%), o de MC baseado em prêmios (MCBP). Vinte e nove (76%) estudos usaram esquemas de reforçamento crescente, nos quais os valores das fichas (ou prêmios) aumentavam a cada exame negativo consecutivo. Os outros 9 (24%) usaram um esquema fixo, mantendo o mesmo valor para cada exame negativo. Quinze desses estudos (40%) selecionaram a abstinência de cocaína como o comportamento-alvo a reforçar; 13 (32%), a abstinência de cocaína e opioides; e 10 (28%), a abstinência de diversas substâncias (cocaína incluída).

Para 35 dos 38 estudos analisados (95%), o tratamento por MC foi eficaz em reduzir o consumo da substância-alvo, dando grande suporte científico para a eficácia do tratamento por MC em promover a abstinência de cocaína, opioides e outras substâncias.[22]

MANEJO DE CONTINGÊNCIA BASEADO EM PRÊMIOS

Outro modelo de MC foi desenvolvido por Petry e colaboradores: manejo de contingência baseado em prêmios (MCBP).[23,24] Nesse modelo de intervenção, em vez de receber fichas pela emissão do comportamento-alvo (p. ex., análise negativa de urina), o paciente ganha a oportunidade de sacar bilhetes de uma urna. Essa urna contém cerca de 500 bilhetes; 50% contendo uma mensagem positiva, mas nenhum valor econômico; 42% contendo prêmios de magnitude baixa, em torno de R$ 1 (p. ex., vale-transporte, refrigerantes); 8%, prêmios de magnitude alta, em torno de R$ 20 (p. ex., vale-CDs, roupas); além de um bilhete de altíssima magnitude, com valor de até R$ 100 (p. ex., TVs, DVDs, *videogame*). Após serem sacados, os bilhetes retornam à urna para manter a probabilidade de prêmios constantes.

Em geral, os estudos com MCBP usam um esquema de reforçamento com magnitude crescente, já que foi demonstrado nos estudos com modelos de ficha que essa estratégia aumenta a probabilidade de abstinência continuada.[1,24,25] Dessa forma, o número de saques aumenta conforme os pacientes emitem os comportamentos-alvo. Por exemplo, no comportamento-alvo ficar abstinente, o primeiro exame negativo garante ao paciente a oportunidade de sacar uma vez da urna, e a cada exame negativo consecutivo o número de saques aumenta.

Talvez os dois estudos mais importantes usando o MCBP tenham sido os desenvolvidos pela Rede de Ensaios Clínicos (Clinical Trial Network – CTN) do NIDA.[26,27] Os dois objetivos centrais dos estudos da CTN foram promover a adesão de técnicas com eficácia baseada em evidência aos serviços especializados em TUS e avaliar a efetividade dessas técnicas nesses serviços. Uma vez que um dos objetivos era a promoção das técnicas nos serviços, era fundamental a aceitação e a participação dos funcionários dos serviços no estudo, bem como o desenvolvimento de uma técnica de MC viável à realidade dos serviços. Com isso, os estudos da CTN usando o modelo de prêmios foram desenvolvidos de forma conjunta pelos pesquisadores e pelas equipes de serviços especializadas em TUS.

O primeiro estudo ocorreu em serviços de aconselhamento psicossocial sem tratamento farmacológico. Nele, 415 pacientes de oito serviços diferentes espalhados pelos Estados Unidos foram randomizados em dois grupos. No grupo-controle, receberam 12 semanas de tratamento-padrão, e no experimental, o tratamento-padrão e MCBP. No tratamento por MC, os pacientes eram encorajados a abandonar as análises de urina e usar o bafômetro duas vezes por semana. Cada análise de urina negativa para estimulantes (cocaína/crack, anfetamina e metanfetamina) com bafômetro negativo para álcool dava ao paciente a oportunidade de sacar um bilhete da urna. A cada semana, o número de saques aumentava um se todos os exames se mantivessem negativos. Dois saques extras eram permitidos se os exames também estivessem negativos para maconha e opioides.

Os resultados obtidos mostraram que 50% dos que receberam tratamento-padrão e MCBP permaneceram em tratamento durante as 12 semanas, em comparação a 35% dos que receberam apenas o tratamento-padrão. A média de período em abstinência também foi maior no grupo que recebeu MCBP (4,4 semanas, em comparação a 2,6 semanas do grupo-controle). Além disso, 18,7% dos pacientes no grupo de MCBP permaneceram abstinentes durante as 12 semanas, em comparação a 4,9% do grupo-controle. A média de custo com prêmios por paciente foi de R$ 203 em 12 semanas de tratamento.

O segundo estudo avaliou a eficácia do tratamento com MCBP em seis diferentes clínicas de tratamento com metadona.[27] Foram randomizados 388 pacientes em dois grupos. No grupo-controle, os pacientes receberam 12 semanas de tratamento-padrão (tratamento diário de metadona mais aconselhamento psicossocial); no grupo experimental, receberam 12 semanas de tratamento-padrão mais MCBP. Assim como no primeiro estudo, os que receberam tratamento com MCBP foram encorajados a realizar análises de urina e usar o bafômetro duas vezes por semana. Cada análise de urina negativa para estimulantes (cocaína/crack, anfetamina e metanfetamina) com bafômetro negativo para álcool dava ao paciente a oportunidade de sacar um bilhete da urna. A cada semana, o número de saques aumentava um se todos os exames se mantivessem negativos. Dois saques extras eram permitidos para os exames que também estivessem negativos para opioides. O consumo de maconha foi monitorado, mas não reforçado.

Pacientes que receberam tratamento-padrão mais MCBP apresentaram duas vezes mais exames negativos para estimulantes e álcool do que o grupo-controle. O número de pacientes que alcançaram 4, 8 ou 12 semanas foi 3, 9 e 11 vezes maior, respectivamente, no grupo que recebeu MCBP. Não houve diferença significativa entre os grupos quanto à permanência em tratamento. A média de custo com prêmios por paciente foi de R$ 120 em 12 semanas de tratamento.

Os dois estudos foram de imensa importância, pois apresentaram uma metodologia de utilização do MC que é viável aos serviços aos usuários de substâncias, além de darem forte suporte a essa técnica em relação a aumentar a eficácia dos serviços, mesmo quando é selecionada a abstinência de várias substâncias como comportamento-alvo e são usadas contingências com reforços de baixa magnitude para reforçá-lo.

Outra aplicabilidade do MCBP que vem recebendo forte suporte científico ocorre no tratamento para adolescentes com TUS. Adolescentes são, em geral, menos motivados e mais resistentes a mudar seus comportamentos. Eles não consideram seu consumo de substância problemático e não apresentam tanta urgência em querer parar de consumir substâncias.[28] Como consequência, raramente procuram o serviço ao usuário, sendo muitas vezes forçados por familiares ou instituições jurídicas. Dessa maneira, mesmo em tratamento, sua motivação para a abstinência é baixa, sendo frequentes as recaídas e o abandono do tratamento.[29]

No entanto, há evidência de que adolescentes são mais sensíveis do que adultos a reforçadores menores, porém mais imediatos, sendo provável que respondam melhor a reforçadores de baixa magnitude em esquemas mais imediatos.[30] Um estudo desenvolvido recentemente com 321 adolescentes avaliou a eficácia de usar reforçadores de baixa magnitude contingente à abstinência de diversas substâncias (cocaína, opioides, maconha, anfetaminas e benzodiazepínicos).[31] Os resultados demonstraram que mesmo reforçadores de magnitude baixa são eficazes em reduzir de forma significativa o consumo das substâncias entre adolescentes. A média de gasto com prêmios durante o tratamento foi de R$ 5,77 por paciente, o que demonstra a viabilidade de usar tal metodologia de tratamento em serviços para usuários adolescentes.

MANEJO DE CONTINGÊNCIA NO BRASIL

Recentemente, foi realizado o primeiro estudo de MC no Brasil.[32] Nesse estudo, que usou o modelo de fichas, 65 indivíduos dependentes de crack que buscaram tratamento no Ambulatório Médico de Especialidade da Vila Maria (AME-Vila Maria) (Zona Norte de São Paulo) foram randomizados em dois grupos. No total, 32 sujeitos foram alocados ao grupo-controle, e 33 foram alocados ao grupo experimental. Nesse estudo, que teve duração de 12 semanas, o grupo-controle recebeu a intervenção-padrão oferecida pelo AME-Vila Maria, enquanto o experimental recebeu o mesmo tratamento-padrão oferecido pelo AME-Vila Maria associado ao MC. O procedimento de MC consistia em reforçar o comportamento de ficar abstinente. Nesse estudo, após a emissão do primeiro exame de urina negativo para *crack*/cocaína, o participante recebia imediatamente um vale com valor monetário de R$ 5. Esse valor aumentava em R$ 2 para cada exame consecutivo negativo para *crack*/cocaína, até chegar ao valor máximo de R$ 15, aumentando, dessa maneira, de R$ 5 para R$ 7, 9, 11, 13 e 15, respectivamente. Se o participante deixasse os três exames semanais negativos para essas substâncias, ele também recebia um bônus de R$ 20.

Para incentivar a abstinência de álcool, R$ 2 a mais eram dados quando, junto ao exame negativo para *crack*/cocaína, o participante também deixava uma amostra negativa de bafômetro. Além disso, um bônus extra de R$ 10 era dado quando todos os três exames semanais submetidos estivessem negativos para *crack*/cocaína, álcool e tetra-hidrocanabinol (THC). Ressalva-se que fichas para exames negativos para álcool e THC somente eram dadas quando o exame para *crack*/cocaína também estivesse negativo. Quando o participante faltava, se recusava a fazer os exames ou deixava uma amostra positiva para *crack*/cocaína, não recebia nenhum vale naquele dia e tinha seu esquema de reforçamento reiniciado no valor de R$ 5. Caso o participante estivesse presente em todos os encontros e apresentasse todos os exames negativos, recebia um total de R$ 942 em fichas ao longo das 12 semanas do tratamento.

Os resultados desse estudo demonstram que o tratamento por MC foi mais eficaz em reduzir o consumo de *crack* e promover maiores períodos de abstinência da droga quando comparado ao tratamento-padrão. No tratamento por MC, 21,2% dos sujeitos permaneceram todas as 12 semanas do estudo abstinentes de *crack*, comparados a nenhum sujeito do grupo que recebeu tratamento-padrão. O tratamento por MC também foi mais eficaz em garantir a adesão dos sujeitos ao tratamento. No total, 51,5% dos sujeitos aderiram a todas as 12 semanas de tratamento, comparados a nenhum do grupo-controle. Diferenças significativas a favor do MC também foram observadas no que se refere a participação no tratamento e redução do consumo de *crack*, cocaína, maconha e álcool. Esse estudo demonstra que o MC pode ser eficaz no tratamento da dependência de *crack*.

MANEJO DE CONTINGÊNCIA: EFICÁCIA BASEADA EM EVIDÊNCIA

Estudos de metanálise e revisão da literatura sustentam que o tratamento por MC, aplicado sozinho ou em conjunto com outros tratamentos, é eficaz em promover a abstinência continuada para uma variedade de substâncias.[1,14,22,33-35] Em um deles, o MC, comparado a tratamentos habituais, mostrou-se mais efetivo em promover a abstinência continuada para poliusuários e usuários de tabaco, maconha, cocaína e opioides.[33]

Uma revisão da literatura sugere que, quando usado em serviço com base em aconselhamento psicossocial, o tratamento por MC é altamente eficaz em promover a abstinência continuada de estimulantes, álcool e maconha, além de aumentar o tempo de permanência e a adesão dos pacientes ao tratamento. Do mesmo modo, quando aplicado em serviços de tratamento com metadona, é eficaz em promover a abstinência de estimulantes, opioides e maconha.[34]

Um recente estudo de metanálise que comparou os tratamentos psicossociais que têm eficácia baseada em evidência no tratamento para o TUS referiu o MC, na forma de tratamento único ou associado com tratamento cognitivo-comportamental, como o tratamento mais efetivo em prevenção de recaída.[35] Outro fator positivo do MC é que seus resultados tendem a se generalizar para diversas populações. Há forte evidência de que o tratamento mediante tal abordagem é eficaz em promover a abstinência entre gestantes, adolescentes, moradores de rua, homossexuais, bissexuais, indivíduos com diagnósticos psiquiátricos graves (esquizofrenia), indivíduos com HIV e aqueles com hepatites B e C.[1,2]

No entanto, é importante ressaltar que, assim como ocorre na maioria dos tratamentos para o TUS, os resultados obtidos durante o tratamento por MC (sobretudo em relação à abstinência continuada) tendem a diminuir depois de as contingências de reforçamento terminam.[1,2,33,34] Para garantir a durabilidade dos resultados obtidos durante o tratamento, alguns estudos sugerem aumentar a duração do tratamento por MC e/ou oferecer o MC associado com o tratamento por reforçamento comunitário.[36,37]

CONSIDERAÇÕES FINAIS

O tratamento por MC faz parte de um seleto grupo de tratamentos para TUS que tem eficácia baseada em evidência.[11] Apesar de ser relativamente recente, goza de uma literatura consistente que apoia sua eficácia no tratamento do TUS.[1,2] Entre suas maiores vantagens, estão a capacidade de promover a abstinência continuada, reduzir o consumo de substâncias e aumentar o engajamento e a permanência dos pacientes no tratamento. Outro fator importante é que os resultados positivos obtidos pelo tratamento por MC tendem a ser generalizáveis para o tratamento de várias substâncias e diversas populações.[1,2,33,34]

REFERÊNCIAS

1. Higgins ST, Silverman K, Heil SH. Contingency management in substance abuse treatment. New York: Guilford; 2008.
2. Higgins ST, Silverman K. Motivating behavior change among illicit drug abusers: research on contingency management interventions. Washington: American Psychological Association; 1999.

3. Budney AJ, Higgins ST. Therapy manuals for drug addiction: a community reinforcement plus vouchers approach: treating cocaine addiction. Rockville: National Institute on Drug Abuse; 1998.
4. Pilling S, Strang J, Gerada C. Psychosocial interventions and opioid detoxification for drug misuse: summary of NICE guidance. BMJ. 2007;335(7612):203-5.
5. Higgins ST, Petry MN. Contingency management: incentives for sobriety. Alcohol Res Health.1999;23(2):122-27.
6. Griffiths RR, Bigelow GE, Henningfield JE. Similarities in animal and human drug-taking behavior. In: Mello NK. Advances in substance abuse: behavioral and biological research. Greenwich: JAI; 1980. p. 1-99.
7. Vuchinich RE, Tucker JA. Contributions from behavioral theories of choice to an analysis of alcohol abuse. J Abnorm Psychol. 1988;97(2):181-95.
8. Critchfield TS, Kollins SH. Temporal discounting basic research and the analysis of socially important behavior. J Appl Behav Anal. 2001;34(1):101-22.
9. Odum AL, Madden GJ, Bickel WK. Discounting of delayed health gains and losses by current, never-and ex-smokers of cigarettes. Nicotine Tob Res. 2002;4(3):295-303.
10. Petry NM. A comprehensive guide to the application of contingency management procedures in clinical settings. Drug Alcohol Depend. 2000;58(1-2): 9-25.
11. Miller PM. Evidence-based addiction treatment. New York: Elsevier Academic; 2009.
12. Smith JE, Meyers RJ, Miller WR. The community reinforcement approach to the treatment of substance use disorders. Am J Addict. 2001;10: 51-9.
13. Schottenfeld RS, Pantalon MV, Chawarski MC, Pakes J. Community reinforcement approach for combined opioid and cocaine dependence. Patterns of engagement in alternate activities. J Subst Abuse Treat. 2000;18(3):255-61.
14. Roozen HG, Boulogne JJ, van Tulder MW, van den Brink W, De Jong CA, Kerkhof AJ. A systematic review of the effectiveness of the community reinforcement approach in alcohol, cocaine and opioid addiction. Drug Alcohol Depend. 2004;74(1):1-13.
15. Miller PM. A behavioral intervention program for chronic public drunkenness offenders. Arch Gen Psychiatry. 1975;32(7):915-8.
16. Liebson IA, Tommasello A, Bigelow GE. A behavioral treatment of alcoholic methadone patients. Ann Intern Med. 1978;89(3):342-4.
17. Higgins ST, Heil SH, Lussier JP. Clinical implications of reinforcement as a determinant of substance use disorders. Annu Rev Psychol. 2004;55: 431-61.
18. Higgins ST, Delaney DD, Budney AJ, Bickel WK, Hughes JR, Foerg F, et al. A behavioral approach to achieving initial cocaine abstinence. Am J Psychiatry. 1991;148(9):1218-24.
19. Higgins ST, Budney AJ, Bickel WK, Hughes JR, Foerg F, Badger G. Achieving cocaine abstinence with a behavioral approach. Am J Psychiatry. 1993;150(5):763-69.
20. Higgins ST, Budney AJ, Bickel WK, Foerg FE, Donham R, Badger GJ. Incentives improve outcome in outpatient behavioral treatment of cocaine dependence. Arch Gen Psychiatry. 1994;51(7): 568-76.
21. Higgins ST, Budney AJ, Bickel WK, Badger GJ, Foerg FE, Ogden D. Outpatient behavioral treatment for cocaine dependence: one-year outcome. Exp Clin Psychopharmacol. 1995;3(2):205-12.
22. Lussier JP, Heil SH, Mongeon JA, Badger GJ, Higgins ST. A meta-analysis of voucher-based reinforcement therapy for substance use disorders. Addiction. 2006;101(2):192-203.
23. Petry NM, Martin B, Cooney JL, Kranzler HR. Give them prizes and they will come: variable-ratio contingency management for treatment of alcohol dependence. J Consult Clin Psychol. 2000;68(2):250-7.
24. Petry NM, Tedford J, Austin M, Nich C, Carroll KM, Rounsaville BJ. Prize reinforcement contingency management for treating cocaine users: how low can we go, and with whom? Addiction. 2004;99(3): 349-60.
25. Petry NM, Martin B. Low-cost contingency management for treating cocaine and opioid-abusing methadone patients. J Consult Clin Psychol. 2002;70(2): 398-405.
26. Petry NM, Peirce JM, Stitzer ML, Blaine J, Roll JM, Cohen A, et al. Effect of prize-based incentives on outcomes in stimulant abusers in outpatient psychosocial treatment programs: a national drug abuse treatment clinical trials network study. Arch Gen Psychiatry. 2005;62(10):1148-56.
27. Peirce JM, Petry NM, Stitzer ML, Blaine J, Kellogg S, Satterfield F, et al. Effects of lower-cost incentives on stimulant abstinence in methadone maintenance treatment: a National Drug Abuse Treatment Clinical Trials Network study. Arch Gen Psychiatry. 2006;63(2): 201-8.
28. Breda C, Heflinger CA. Predicting incentives to change among adolescents with substance abuse disorders. Am J Drug Alcohol Abuse. 2004;30(2): 251-67.
29. Balch GI, Tworek C, Barker DC, Sasso B, Mermelstein R, Giovino GA. Opportunities for youth smoking cessation: findings from a national focus group study. Nicotine Tob Res. 2004;6(1):9-17.
30. Olson EA, Hooper CJ, Collins P, Luciana M. Adolescents' performance on delay and probability discounting tasks: contributions of age, intelligence, executive functioning, and self-reported externalizing behavior. Pers Individ Dif. 2007;43(7):1886-97.
31. Lott DC, Jencius S. Effectiveness of very low-cost contingency management in a community adolescent treatment program. Drug Alcohol Depend. 2009;102(1-3): 162-5.
32. Miguel AQ, Madruga CS, Cogo-Moreira H, Yamauchi R, Simões V, da Silva CJ, et al. Contingency management is effective in promoting abstinence and retention in treatment among crack cocaine users in Brazil: A randomized controlled trial. Psychol Addict Behav. 2016;30(5):536-43.
33. Prendergast M, Podus D, Finney J, Greenwell L, Roll J. Contingency management for treatment of substance use disorders: a meta-analysis. Addiction. 2006;101(11): 1546-60.
34. Stitzer ML, Petry NM. Contingency management for treatment of substance abuse. Annu Rev Clin Psychol. 2006;2:411-34.
35. Dutra L, Stathopoulou G, Basden SL, Leyro TM, Powers MB, Otto MW. A meta-analytic review of psychosocial interventions for substance use disorders. Am J Psychiatry. 2008;165(2):179-87.
36. DeFulio A, Donlin WD, Wong CJ, Silverman K. Employment-based abstinence reinforcement as a maintenance intervention for the treatment of cocaine dependence: a randomized controlled trial. Addiction. 2009;104(9): 1530-8.
37. Higgins ST, Heil SH, Dantona R, Donham R, Matthews M, Badger GJ. Effects of varying the monetary value of voucher-based incentives on abstinence achieved during and following treatment among cocaine-dependent outpatients. Addiction. 2007;102(2):271-81.

26
Terapia familiar e dependência química
Roberta Payá

PONTOS-CHAVE

- ✓ À medida que a família se moderniza, práticas interventivas devem buscar adequações que considerem a inclusão e a validação de direitos a todo tipo de configuração familiar.
- ✓ Incluir a família no manejo clínico de pessoas que apresentam problemas com o uso de substâncias é uma condição favorável sustentada por evidências.
- ✓ Há uma diversidade de modelos e abordagens familiares destinada ao campo de tratamento da dependência de substâncias.
- ✓ O acolhimento, a orientação com caráter psicoeducativo, a disponibilidade para adequações e o conhecimento teórico e técnico são elementos fundamentais para qualquer modelo e abordagem familiar.
- ✓ Famílias que enfrentam o problema do uso de álcool e outras drogas apresentam características semelhantes, porém suas particularidades devem ser consideradas para que se alcance um bom desfecho interventivo.

A família é considerada um importante elo entre o indivíduo e a sociedade, fonte de aprendizagem e de interação social fundamental.[1] Compreender os elementos que compõem a correlação desse sistema para o campo de tratamento e da prevenção é, consequentemente, uma via imperativa. Identificar sistemicamente as características do membro que apresenta algum comportamento sintomático, da família e da comunidade é requisito essencial para as intervenções voltadas às famílias. Não existe um único modelo de família. As famílias são definidas muito mais pelos laços afetivos do que por consanguinidade, e as mudanças sociais trouxeram várias formas de convivência e configurações.

Deve-se considerar o construto de família como algo subjetivo e bastante amplo. Sua definição não é única, e nem sua expressão passível de conceituação ou de descrição.[2] Todavia, vale ressaltar que família é um grupo de pessoas conectadas por emoções e/ou sangue, que vive(eu) junto o tempo suficiente para ter desenvolvido padrões de interação e histórias que justificam e explicam tais padrões.[3] Nessas interações padronizadas, os membros da família "constroem" uns aos outros – dando significados de pertencimento e individualização, fala e escuta, cuidados e ameaças, amparo e desamparo.

Sabe-se, também, que a família moderna mudou em vários aspectos: advento do divórcio, padrastos e madrastas com papéis revisados, casais que dividem espaço com os filhos dos casamentos anteriores de seus parceiros e que ainda decidem ter um filho dessa nova união. Com relação às múltiplas formas de conviver, outras maneiras de relacionamento se apresentam, como casais que moram em casas separadas; casais homossexuais que moram juntos e aqueles que intencionam adotar crianças; pessoas de ambos os sexos que decidem morar sozinhas e adotar uma criança; avôs exercendo o papel de cuidadores; filhos que não saem de casa, gerando dinâmicas que apontam para o funcionamento do lar e de seus custos distintas das famílias que vivenciam a saída dos filhos de casa; e uma infinidade de outros arranjos familiares.

Outra perceptível diferença da família moderna é aquela que diz respeito às questões de gênero. Hoje, com a autonomia feminina, muitas mulheres sustentam suas famílias, e alguns homens cuidam da casa e da criação dos filhos. Embora os modelos antigos ainda possam estar presentes em muitas famílias ou no comportamento eventual de algumas, estamos vendo novos padrões se estabelecerem, sem que haja, no entanto, uma necessidade de que todas as pessoas os sigam.[4]

Os novos arranjos e composições familiares retratam acordos familiares em que, cada vez mais, ora pelas necessidades econômicas e sociais, ora por circunstâncias da história familiar, outro fator deve ser considerado: a permanência dos filhos em casa – que se estende, levando o sistema como um todo a compor-se por várias pequenas famílias em momentos de vida diferentes.

Tais configurações refletem uma arena de negociações de papéis, de intercâmbios de gerações, de gênero e culturas, em que, muitas vezes, na não efetivação das adaptações esperadas para uma convivência harmoniosa, ou na promoção de relações interdependentes entre os membros, se depara com o problema do uso de substâncias.

A Pesquisa Nacional por Amostra de Domicílios[5] revela a configuração das famílias brasileiras (**Quadro 26.1**).

Essa realidade, desde múltiplos arranjos familiares a tendências sociais, como é o caso do papel da mulher, traz um norte para as intervenções familiares. Esse fato é essencial para qualquer organização de serviço, pois traduz os dados da dinâmica da família, a prevalência das questões associadas à dependência química, os comportamentos repetitivos das pessoas envolvidas, a faixa etária do membro porta-voz do problema, o perfil dos familiares, os quadros clínicos e/ou psiquiátricos "associados" e a substância de prevalência, indicadores do que devemos compreender e investigar. Sobretudo, o desafio do manejo clínico é compreender esses indicadores sem perder o olhar à singularidade de cada história familiar.

Incluir a família significa compreender que há uma relação interdependente entre paciente x problema x família, a qual revela que um problema de uso ou dependência de alguma substância impacta a vida do usuário e sua família. Consequentemente, o alcance inverso é o mesmo. A família também exerce interferências no modo de agir e sentir do membro usuário, tendo o mesmo efeito para o problema.

Esse raciocínio sistêmico destaca o núcleo familiar, ou as pessoas que tenham vínculo significativo com o membro porta-voz do problema, como parte ativa do processo de mudança.

Centros de tratamento e pesquisa respeitados no campo enfatizam o manejo familiar como prática fundamental. Há uma pluralidade de abordagens e modelos, e toda prática que desenvolve alguma ação para um membro da família pode ser compreendida como terapia familiar.

No território nacional, alguns modelos se propagaram conforme a própria trajetória do tratamento da dependência. Entre terapias de mútua ajuda e intervenções mais breves, temos serviços públicos ou privados que convidam o familiar a, ao menos, refletir sobre a existência de algo em seu comportamento também causando prejuízos ou alimentando um ciclo destrutivo de interdependência.

Contudo, isso ainda é muito pouco ante a gravidade do problema, a escassez de opções de ajuda, a complexidade presente no entendimento da trama familiar de cada história e a própria realidade da rede de profissionais e equipamentos inseridos em um sistema de baixo recurso e mal articulado.

Uma saída importante é a capacitação de profissionais do âmbito escolar, da assistência à saúde, da área jurídica, entre outros, para a construção de ações terapêuticas aplicáveis às famílias. Se, por um lado, já sabemos o quanto é importante acolher, orientar e intervir com as famílias, por outro, seguimos com a necessidade de explorar o que já funciona em termos de práticas clínicas, manejos que podem ser propagados e ferramentas terapêuticas que nos auxiliem com efetividade.

COMPREENDENDO AS FAMÍLIAS DE DEPENDENTES QUÍMICOS

Mesmo que evidências apontem que filhos de pais dependentes tendem a ter mais chances de desenvolver problemas de uso ou dependência,[6,7] é importante constatar que problemas dessa ordem podem ocorrer com qualquer família.

Vertentes socioculturais[8] ressaltam que, para a cultura do consumo, qualquer jovem está vulnerável a algum tipo de uso. Para a escola francesa, o tipo de substância de uso revelaria questões distintas do jovem – a experiência com álcool e cigarro representaria o que ele busca desafiar de si próprio; a experiência com maconha (primeiro subproduto ilícito) revelaria questões do jovem e dele com sua família; enquanto o uso de substâncias mais pesadas indicaria problemas não mais da ordem pessoal ou familiar, e sim social. Faz-se menção a esse pensamento ao nos depararmos com a questão do *crack* nas metrópoles do País, uma droga que está na rua e

---

QUADRO 26.1
Características gerais do perfil familiar brasileiro[5]

- Famílias com filhos predominam – 67,6%.
- Crescimento da proporção de pessoas que vivem sozinhas, dos casais sem filhos, das mulheres sem cônjuge – mas com filhos – na chefia das famílias, além de uma redução da proporção dos casais com filhos.
- Aumento considerável, entre 1996 e 2006, do número de mulheres indicadas como provedoras, com uma variação de 79%, enquanto, no mesmo período, o número de homens "chefes" de família aumentou 25%.
- A família monoparental feminina tem expressão significativa nas áreas urbanas, sobretudo no contexto metropolitano.
- Tendência de redução do tamanho da família, que passou de 3,6 pessoas, em 1996, para 3,2, em 2006.
- Arranjos unipessoais representaram 10,7% do total no País.
- Cerca de 40% dos domicílios, em 2006, estavam ocupados por pessoas com mais de 60 anos.

dentro de casa, presente em qualquer classe social, podendo desintegrar um núcleo familiar com alta velocidade.

O Levantamento de Famílias Brasileiras dos Dependentes Químicos[9] (amostra com 3.153 famílias) mais recente, publicado em 2013 pelo Instituto Nacional de Ciência e Tecnologia para Políticas Públicas de Álcool e Outras Drogas (INPAD), revelou dados que confirmam a interferência da vulnerabilidade social presente nos lares, tanto para um indivíduo como para todo o núcleo familiar, visto que, para cada dependente, há outras quatro pessoas convivendo com o problema dentro de casa.[9] Em termos da proporção dessa interferência, chama a atenção o fato de que mais de 25 milhões de indivíduos brasileiros moram com um membro usuário, dado bastante preocupante e que expressa as consequências também advindas das lacunas de medidas públicas e que ainda contribuem para a manutenção de um contexto familiar altamente frágil e desprotegido socialmente.

A negação do problema vale tanto para o membro dependente como para o familiar. Esse mecanismo contribui para a manutenção da conduta de uso de drogas, acobertado por sentimentos de vergonha, medo e culpa. Esse emaranhado de emoções *versus* ações pouco assertivas é também explorado pelo modelo da codependência. Digamos até que talvez haja uma tendência dos familiares a se sentirem culpados e envergonhados. Muitas vezes, tais sentimentos se devem ao fato de a família demorar muito tempo para admitir o problema e procurar ajuda externa e profissional. Nesse levantamento, os familiares relataram ter o conhecimento do consumo de drogas pelo paciente por um tempo médio de nove anos. Mais de um terço (44%) relatou ter descoberto o uso devido a mudanças no comportamento do paciente, enquanto 15% referem ter visto o paciente fazendo o consumo da substância fora de casa. Relataram que a recusa do paciente foi a principal razão pela demora na busca por tratamento. Somente um terço dos familiares procurou ajuda imediatamente após ter o conhecimento do uso da substância pelo paciente.

Na maioria das vezes, quem procura tratamento são as mulheres, em geral as mães (46,5%), o que condiz com estudos internacionais, que já haviam apontado que as mulheres, ora mães, ora esposas, são as que acompanham por mais tempo o membro usuário.

Com relação a características mais específicas, Stanton[10] encontrou dados associados ao gênero dos membros ou ao tipo de vínculo na família. Dependentes químicos masculinos, por exemplo, tendem a ter suas mães envolvidas em uma relação de superproteção, as quais, em sua maioria, são extremamente permissivas. No caso das mulheres dependentes, apresentam-se geralmente em competição com suas mães, e os pais são considerados inaptos. Em geral a questão de gênero e distribuição de papéis é anterior ao problema de uso de drogas e revela a desorganização do sistema.

Definir alguns padrões de comportamento, ou traçar o perfil de famílias que expressam disfuncionalidade por meio do uso e dependência, é uma tarefa delicada. Na literatura, encontramos autores que já há muito tempo delineiam um conjunto de características específicas a essas famílias. A exemplo disso, Stanton e Todd[11] resumiram características dos sistemas familiares de usuários de drogas como segue:

1. alta frequência de drogas e dependência multigeracional
2. expressão rudimentar e direta do conflito familiar com parcerias entre os membros, de modo explícito
3. mães com práticas simbióticas quando os filhos são crianças, que se estendem por toda a vida
4. coincidência de mortes prematuras não esperadas na família
5. tentativas dos membros de se diferenciarem entre si, como uma pseudoindividuação, mas de modo frágil, em virtude das regras e dos limites que deveriam ordenar o funcionamento e, no entanto, estão distorcidos

Orford e colaboradores[12] descreveram que familiares respondem ou de modo funcional, ou de modo disfuncional perante o problema de uso e dependência. Esse apontamento foi importante por destacar a ideia de disfuncionalidade ou codependência do familiar como as únicas saídas, levando-o a também poder reagir positivamente. Além disso, esse enfoque distinguiu ações de (dis)funcionalidade, como:

1. tentar mudar o comportamento do usuário confrontando-o ativamente de modo a ser mais ou menos emocional, ou exercendo algum controle
2. ser assertivo, oferecendo apoio
3. ser tolerante, de maneiras mais ou menos inativas, como aceitar, sacrificar-se ou abster-se da interação com o usuário

Para abordagens alinhadas com os aspectos geracionais, os problemas com uso de álcool devem ser analisados em perspectiva. Normalmente, eles se desenvolvem de forma gradual, porém podem ser exacerbados significativamente devido ao acúmulo de eventos estressantes ao longo de seu percurso e à identidade familiar construída ao longo das transições no ciclo de vida. Segundo Landau,[13] famílias que apresentam o problema da dependência são, na verdade, famílias que vêm ao longo de gerações anteriores sofrendo o impacto de perdas, traumas ou questões não resolvidas. Tal entendimento leva a pensar que tais perdas não teriam sido trabalhadas suficientemente e que, na tentativa de seguirem o fluxo da vida familiar, a vulnerabilidade para outros problemas ou sintomas permaneceria.

Outra contribuição para o entendimento do problema de uso e dependência é o conceito de ciclo vital da família, que significa uma sequência de eventos que tanto o indivíduo como a família apresentam em seu desenvolvimento. Alguns episódios são considerados esperados para cada estágio, e outros, imprevisíveis. Steinglass e colaboradores[14] ressaltaram que o ciclo vital serve como parâmetro para a identificação de variáveis relacionadas aos problemas de uso de álcool e drogas e que acaba ajudando a encontrar uma direção para o tratamento.

Moreira[15] observa que, em famílias nas quais há vários membros dependentes, há uma alternância do "dependente identificado", em que o comportamento próprio dessa condição se alterna entre os membros, sendo característica dessas famílias a manutenção de um sistema fechado, impossibilitando seus membros de alcançar autonomia.

Vale pensar na função do problema como um sintoma do sistema familiar, sendo o membro usuário como um porta-voz desse sintoma. A exemplo disso, o problema pode aparecer para resolver um conflito familiar, levando a família a uma estagnação em seu funcionamento, uma vez que a problemática da dependência química contribui para a estabilidade do sistema familiar, como parte de seu funcionamento. Referindo-se ao filho usuário, Orth[16] aponta que, quando este consegue extrair a droga do lugar privilegiado que ocupa e usar os próprios recursos para alcançar êxitos na vida, a família se desestabiliza, por ter, então, que se haver com suas próprias questões, revendo o lugar de cada um na relação conjugal ou em seu núcleo. Os familiares, ainda que inconscientemente, mantêm o filho nesse lugar, impedindo, assim, seu progresso e a possível saída da drogadição.

Ainda que muitas famílias tenham características semelhantes, deve-se considerar a história de vida de cada uma e suas particularidades. Em cada narrativa, encontraremos um tipo de dor e adoecer. Em cada narrativa, mudanças podem emergir. O acolhimento contribui para que haja a redução da resistência familiar, algo bastante frequente diante do receio da mudança.

À medida que o vínculo terapêutico aumenta, a família passa a se sentir mais segura para buscar outras atitudes, visando as suas potencialidades.

INTERVENÇÕES FAMILIARES – MODELOS, ABORDAGENS E APLICABILIDADE

Para abordar de modo satisfatório a questão dos encargos da família de um membro que apresenta uso ou dependência de alguma substância, é necessário adotar uma perspectiva histórica e sociocultural.

A terapia familiar no campo da dependência química teve início em 1940, com a criação dos grupos Al-Anon, dos Alcoólicos Anônimos (AA).

Em 1981, foi introduzido o conceito de codependência por Wegscheider, caracterizando uma obsessão familiar sobre o comportamento do dependente, visando, no controle da droga, ao eixo da organização familiar.[17] O usuário era analisado como doente, e seus familiares, como codoentes.

Posteriormente, no campo familiar, Andolfi trouxe o conceito do paciente identificado: o sistema familiar necessitaria do outro como forma de pedir ajuda, uma vez que a pessoa sintomática estaria em um papel que outro membro da família, provavelmente, não assumiria.[18]

Em paralelo, não se pode esquecer o salto dado pela reforma psiquiátrica, quando, na mesma época, de 1980, a família passou a ser vista como mais um elemento importante no tratamento das pessoas com transtornos do comportamento. O núcleo familiar deixaria o papel de culpado no tratamento do "membro portador do sintoma" e passaria ao papel de coadjuvante no tratamento e na reabilitação.[19]

Todo esse percurso permitiu a evolução de modelos e abordagens empregando enfoques distintos nas práticas clínicas com as famílias, e, atualmente, uma gama de modelos está em operação, e a maioria dos terapeutas familiares vem descobrindo a sua própria combinação, usando um conjunto de ideias e práticas diferentes.[20]

Segundo Silveira,[21] as intervenções familiares precisam oferecer acolhimento e orientação; procurar conhecer a cultura da família e sua linguagem, crenças e normas; elaborar um diagnóstico diferencial para propor um plano de tratamento à família; estabelecer, em conjunto com ela, um plano de tratamento após o diagnóstico diferencial; detectar e orientar a família em relação às suas próprias competências; detectar e valorizar as áreas "preservadas" dos vínculos familiares; orientar e motivar a família a participar do processo de tratamento; e evitar julgamentos e preconceitos.[21] Também é esperado que o profissional identifique o padrão familiar e:

1. considere que todo o sistema familiar, e não apenas o membro usuário, precisa de ajuda
2. desafie-o, com profundo respeito à história familiar presente
3. se colocado obstáculo no padrão habitual, recupere outras capacidades de relacionamento e promova o reconhecimento de outras competências da família
4. tenha formação teórica, técnica e profissional adequada para lidar com famílias, atuando de acordo com as premissas do *setting* ou serviço
5. propicie um ambiente que ofereça ao dependente e a sua família condições de adquirir conhecimentos e ferramentas que proporcionem a reestruturação de todos os envolvidos

Com relação às metas do trabalho familiar, Smith e Meyers[22] apontam três objetivos fundamentais para qualquer modelo e abordagem:

1. motivar o membro usuário para o tratamento
2. enquanto a busca por tratamento não ocorre, auxiliar o membro a reduzir os danos do uso e as consequências a ele relacionadas
3. colaborar com o familiar para a promoção de mudanças positivas em seus padrões de comportamento e em sua dinâmica emocional, independentemente do engajamento ou não do membro familiar usuário

Liddle, em 2004,[23] descreveu, em um artigo de revisão, aspectos semelhantes às metas de Smith e Meyers,[22] mas dando evidência a questões recorrentes ao atendimento familiar com filhos adolescentes. Com o intuito de traçar um padrão que fundamentasse a prática familiar com adolescentes usuários, o autor apontou que, além de o engajamento, a permanência no tratamento e a redução de uso serem fortemente ampliados quando a família é envolvida, aspectos como desempenho escolar, problemas de comportamento e comorbidades seriam também mais bem trabalhados.

O ponto-chave de toda a discussão da terapia familiar como modalidade é reconhecer que seu trabalho traz benefícios e contribui positivamente para a mudança no padrão de uso ou dependência de substâncias e para a qualidade de vida da família.

Indiscutivelmente, o consenso presente é o de que a família é um fator crítico no tratamento e de que sua abordagem é um procedimento fundamental nos programas terapêuticos.[24] E, em adição aos benefícios mencionados, pensemos que a própria intervenção terapêutica significa o direito de ajuda aos familiares, incluindo o trabalho da rede social, que amplia os recursos do sistema como um todo. Em geral, toda e qualquer família pode se beneficiar de técnicas psicopedagógicas sobre como lidar com a dependência química. Contudo, famílias "patologicamente" estruturadas, ou mais vulneráveis, necessitam de tratamento mais aprofundado, sendo indicada a psicoterapia familiar.

Releva-se que, sob o aspecto familiar, para avaliar e tratar a dependência química "sistemicamente", é preciso considerar as expectativas familiares. Reforçar a quebra de preconceitos e trabalhar com crenças moralistas e culpas quanto à questão da dependência proporciona o resgate da autonomia de cada um dos membros, buscando, sobretudo, a mudança de padrões familiares estabelecidos. Além disso, os problemas com o uso de álcool normalmente se desenvolvem de forma gradual, mas podem ser exacerbados significativamente pelo acúmulo de eventos estressantes ou pela identidade familiar construída ao longo das transições no ciclo de vida.

Stanton apontou o quanto devemos avaliar positivamente a diversidade de modelos existentes no momento.[10] Dessa gama, há mais de 20 abordagens de terapia familiar para o tratamento da dependência química, e, entre elas, 11 modelos foram desenhados com foco no engajamento do membro dependente. Tais modelos, quando aplicados no início do tratamento, incluindo ao menos um membro da família, em uma média de 6 a 20 sessões de atendimento, indicaram que ao longo do tempo as taxas de engajamento aumentaram de 52 a 69%, revelando um índice maior do que lista de espera ou grupo de mútua ajuda. A inclusão de um membro familiar garantiu 83% de adesão para pacientes adolescentes e 59% para pacientes adultos.

Entre seus benefícios, a literatura e a prática clínica apontam pontos favoráveis para sua aplicabilidade, como:[25-27]

- engajamento do paciente e sua manutenção no tratamento
- intervenção consistente para os estágios de mudança iniciais do membro em tratamento
- melhora de resultados quanto ao uso da substância relacionada
- melhora do funcionamento familiar, sobretudo quanto às condições de enfrentamento e comunicação
- redução do impacto e dos danos da dependência (psicológicos e/ou físicos) nos membros familiares, incluindo filhos
- abordagem de outras questões, como violência doméstica, separação, perdas
- custo-benefício quando comparada com intervenções individuais e terapia de grupo
- coautora do problema *versus* coautora de soluções de problemas[28]

Quanto às modalidades, Schenker e Minayo[28] revisaram os principais modelos de atendimento para as famílias inseridas nesse contexto, destacando:

- **intervenção**: a ação prevê a união de familiares e pessoas importantes para o usuário com o objetivo de dar a este um ultimato quanto ao uso de drogas
- **abordagem de reforço da comunidade (CRA)**: todo o contexto em volta do usuário se organiza para que, por meio de uma política de reforços positivos, seja possível o alcance e a manutenção da abstinência; familiares, grupo social, recreacional e ocupacional estão envolvidos na ação
- **treinamento de reforço da comunidade (CRT)**: o profissional envolvido está à disposição em tempo integral para assistência à família, de modo a atendê-la durante os períodos mais críticos
- **treinamento de família e reforço da comunidade (CRAFT)**: tem como objetivo motivar o paciente a aderir ao tratamento por meio do atendimento aos familiares
- **identificação do membro mais motivado da família**: objetiva facilitar a entrada do paciente no tratamento e ajudar o familiar envolvido
- **terapia de família unilateral (UFT)**: terapia feita com o cônjuge, no sentido de facilitar a entrada do paciente no tratamento
- **aconselhamento cooperativo**: treinamento oferecido a familiares que necessitam de ajuda em função de estarem envolvidos com dependentes químicos, recrutados pela mídia
- **método de engajamento sistêmico estrutural-estratégico (SSSE)**: tratamento focado na mudança dos padrões de interação familiar, já que enfatiza a importância desses padrões, alguns relacionados ao uso de drogas
- **sequência de intervenção relacional para o engajamento (ARISE)**: forma de intervenção mais flexível que permite à família, em conjunto com seu familiar dependente, tomar decisões relacionadas ao familiar em função de seu uso de drogas
- **terapia de rede (NT)**: foca a família como um grupo que atua como substrato para a mudança, ampliando o apoio para o contexto social dos pacientes (rede)

Além disso, devemos incluir, para o cenário brasileiro, a forte contribuição dos grupos de mútua ajuda e das terapias de rede, como as intervenções comunitárias e as práticas colaborativas.

Em termos de estrutura e forma de atendimento com que cada abordagem pode ser empregada, temos:

- **Psicoterapia familiar:** reúnem-se a família e o dependente químico.
- **Grupos de pares:** membros da família são distribuídos em diferentes grupos de pares (dependentes químicos, pais, mães, irmãos, cônjuges, etc.). A interação entre pares é facilitadora de mudanças, uma vez que escutar "não" de um par é o mesmo que o escutar de um terapeuta.
- **Grupo unofamiliar:** conhecido como grupo de acolhimento ou de orientação. Grupo com diversas famílias. Conta-se com um membro familiar, representante de cada família, em sessões semanais, ou conforme periodicidade de cada serviço.
- **Grupos de multifamiliares:** por meio de um encontro de famílias que compartilham da mesma problemática, cria-se um novo espaço terapêutico que permite um rico intercâmbio a partir da solidariedade e da ajuda mútua, em que as famílias se convocam para ajudar a solucionar o problema de todas, gerando um efeito em rede. Todas as famílias são participantes e destinatárias de ajuda.
- **Psicoterapia de casal:** casais podem ser atendidos individualmente ou em grupos, caso o terapeuta tenha habilidade para conduzir as sessões sem expor particularidades de cada casal que não sejam adequadas ao tema focado.
- **Grupo de educadores, grupo de outros familiares e variações:** o atendimento familiar é múltiplo, e o trabalho interventivo pode ser definido pelos núcleos, como pelo gênero, ou por questões específicas a serem discutidas.

Além disso, pode-se organizar uma proposta de intervenção familiar de acordo com a fase do tratamento em que o membro usuário se encontra, sua faixa etária ou o tipo de substância usado.[10,29,30]

- **Fases do tratamento:** em qual momento o membro dependente químico se encontra e em qual momento a família está para receber determinado tipo de intervenção são questões que devem ser mantidas em aberto ao determinarmos o tipo de intervenção familiar, ou seja, paciente e família, por exemplo, podem estar em uma fase pré-contemplativa, ou em estágios motivacionais diferentes.
- **Grupo de atendimento:** adultos e adolescentes compõem a maioria do perfil do usuário de serviços ou locais de tratamento. Sabe-se que, de modo geral, as questões do adolescente devem envolver toda sua família, ao passo que, para o usuário adulto, demandas de ordem conjugal são bastante comuns.
- **Tipo de substância:** aspecto bastante empregado para determinar o tipo de tratamento familiar indicado, associado à especificidade de cada substância. Nessa ótica, grupos de orientação e/ou acolhimento familiar são com frequência indicados, possibilidade que otimiza a aplicabilidade de intervenções familiares em diferentes estruturas de serviços.

A diversidade do atendimento familiar também se refere ao processo, havendo diferenças entre as famílias que recebem psicoterapia familiar e aquelas que são esporadicamente atendidas dentro do tratamento do dependente químico. Conforme a modalidade adotada, é possível conciliar sessões abertas com sessões dirigidas, tanto em grupos como em atendimentos familiares individualizados, com ou sem a presença do dependente, desde que acordado previamente entre as partes.

O bom senso entre a abordagem, a modalidade, os recursos e o objetivo do serviço é uma combinação basal. Ou seja, o acompanhamento dado em Centros de Atenção Psicossocial Álcool e Drogas (CAPS AD) ou comunidade terapêutica é diferente de um atendimento no Conselho Tutelar, que requer postura mais breve e objetiva do profissional, lembrando sempre que cada familiar, cada história de família, merece receber um programa de tratamento adequado as suas necessidades e condições.

CONSIDERAÇÕES FINAIS

A terapia familiar traz benefícios significativos tanto no padrão de consumo do paciente quanto na melhora das relações familiares e sociais. Os ganhos de qualquer intervenção familiar devem ser vistos no contexto de vida do paciente e de sua família, sendo analisados dentro de um processo, o que significa que mudanças não serão imediatas, e sim construídas conforme a realidade de cada sistema familiar.

As intervenções familiares com pessoas que usam drogas ou apresentam dependência têm um caráter muito complexo. Se, por um lado, há evidências que valorizam tais práticas, como preditoras de sucesso terapêutico, por outro, são poucos os profissionais capacitados e há carência de uma melhor articulação e estruturação dos serviços, bem como de incentivo para pesquisas.

Trata-se de uma questão de saúde pública incluir a família. Esse caminho requer medidas políticas e sociais de órgãos competentes e dedicação, estudo e tempo de nossa parte, pois devemos compreender que as famílias estão sofrendo uma condição danosa ao próprio bem-estar físico e emocional, além de outras perdas, mas que representam a base social básica e primária para que transformações de cunho pessoal e familiar aconteçam e reverberem.

REFERÊNCIAS

1. Ronzani TM. Ações integradas sobre drogas: prevenção, abordagens, e políticas públicas. Juiz de Fora: UFJF; 2013.
2. Osorio LC, Pascual do Valle ME. Manual de terapia familiar. Porto Alegre: Artmed; 2009.
3. Minuchin S. Dominando a terapia familiar. 2. ed. Porto Alegre: Artmed; 2008.
4. Canosa ACG. [Educação sexual]. Material dado em aula do curso Educação Sexual. São Paulo: Centro Universitário Salesiano; 2014.
5. Instituto Brasileiro de Geografia e Estatística. Síntese dos indicadores sociais: uma análise das condições de vida da população brasileira. Rio de Janeiro: IBGE; 2007.
6. Payá R, Giustti B, Saccani AP, Mastandréa EB, Figlie NB. Children of substance abusing parents: child behavior data of brazilian service. J Addict Prevent. 2015;3(2).
7. Foshee VA, Reyes HLM, Ennett ST, Cance JD, Bauman KES, Bowling M. Assessing the effects of families for safe dates, a family-based teen dating abuse prevention program. J Adolesc Health. 2012;51(4):349-56.
8. Falcke D, Wagner A. A dinâmica familiar e o fenômeno da transgeracionalidade: definição de conceitos. In: Wagner A, organizador. Como se perpetua a família? a transmissão dos modelos familiares. Porto Alegre: EDIPUCRS; 2005.
9. Laranjeira R, Sakivama H, Padin, MFR, Madruga C, Mitsuhiro SS. Levantamento Nacional de Famílias dos Dependentes Químicos. São Paulo: INPAD. UNIFESP; 2013. [capturado em 05 ago. 2017]. Disponível em: http://inpad.org.br/wp-content/uploads/2013/11/Familia_Apresentacao.pdf
10. Stanton MD, Heath AW. Family/couples approaches to treatment engagement and therapy. In: Lowinson JH, Ruiz P, Millman RB. Substance abuse: a comprehensive textbook. 4th ed. Philadelphia: Lippincott Williams & Wilkins; 2005. p. 680-90.
11. Stanton M, Tood TC. Terapia familiar del abuso y adicción a las drogas. Barcelona: Gedisa; 1985.
12. Orford J, Velleman R, Copello A, Templeton L, Ibanga A. The experiences of affected family members: a summary of two decades of qualitative research. Drugs-Education Prev Polic. 2010;17(1):44–62.
13. Landau J. Enhancing resilience: families and communities as agents for change. Fam Process. 2007;46(3):351-65.
14. Steinglass P. Experimenting with family treatment approaches to alcoholism, 1950-1975: a review. Fam Process. 1976;15(1):97-123.
15. Moreira MSS. A dependência familiar. Rev SPAGESP. 2004;5(5):83-8.
16. Orth APS. A dependência química e o funcionamento familiar à luz do pensamento sistêmico [dissertação]. Florianópolis: Universidade Federal de Santa Catarina; 2005.
17. Wegscheider-Cruse S. Choice making. Florida: Health Communications; 1985.
18. Andolfi MA. O casal em crise. São Paulo: Summus; 1995.
19. Cavalheri SC. Mesa redonda: importância da família na saúde mental. In: VII Congresso de Psiquiatria Clínica. 2002 [capturado em: 26 jan. 2007]. Disponível em: http://www.sppc.med.br/mesas/silvana.htm.
20. Asen K. Avanços na terapia de famílias e de casais. In: Griffith E, Dare C, Veronese MAV. Psicoterapia e tratamento de adições. Porto Alegre: Artmed; 1997.
21. Silveira P, Silva EA. Família, sociedade, e uso de drogas: prevenção, inclusão social e tratamento familiar. In: Ronzani TM. Ações integradas sobre drogas: prevenção, abordagens e políticas públicas. Juiz de Fora: UFJF; 2013.
22. Smith JE, Meyers RJ. Motivating substance abusers to enter treatment: working with family members. NewYork: Guilford; 2004.
23. Liddle HA. Family-based therapies for adolescent alcohol and drug use: research contributions and future research needs. Addiction. 2004;99:76–92.
24. Szapocznik J, Kurtines WM, Foote FH, Perez-Vidal A, Hevis O. The conjoint versus one-person family therapy: further evidence for the effectiveness of conducting family therapy through one person with drug-abusing adolescents. J Consult Clin Psychol. 1986;54(3): 385-7.
25. Henley M, Vetere A. Integrating couples and family therapy into a community alcohol service: a pantheoretical approach. J Fam Ther. 2001;23(1):85-101.
26. Liddle HA, Dakof GA. Efficacy of family therapy for drug abuse: promising but not definitive. J Marital Fam Ther. 1995;21(4):511-43.
27. Carr A. Family therapy: concepts, process and practice. Chichester: Wiley; 2000.
28. Schenker M, Minayo MCS. A importância da família no tratamento do uso abusivo de drogas: uma revisão da literatura. Cad Saúde Publica. 2004;20(3):649-59.
29. Payá R. Terapia familiar. In: Cordeiro D, Figlie NB, Laranjeira R. Boas práticas da dependência de substâncias. São Paulo: Roca; 2007.
30. Szapocznik J, Hervis O, Schartz S. Therapy manuals for drug addiction: brief strategic family therapy for adolescent drug abuse. Maryland: National Institute of Drug Abuse; 2003.

27

Psicoterapia de grupo

Neliana Buzi Figlie, Rosiane Lopes da Silva e André Luis Santos Borrego

*Se nos fosse dado algum dom de ver
a nós mesmos como os outros nos veem,
nos libertaria de muitas trapalhadas e tolices.*
Robert Burns

PONTOS-CHAVE

✓ A psicoterapia de grupo para dependentes químicos é tão efetiva quanto a individual.
✓ É importante estruturar e planejar a psicoterapia de grupo segundo necessidades e particularidades dos integrantes.
✓ Os principais itens para a estruturação do funcionamento grupal são: definir o tipo de grupo e o processo de seleção dos pacientes, realizar contrato terapêutico e estabelecer os objetivos do tratamento.

A psicoterapia de grupo tem sido muito utilizada, ao longo dos anos, no tratamento da dependência química, muitas vezes como tratamento de escolha. Além disso, é um recurso que apresenta vantagens consideráveis.[1] É considerada uma intervenção valiosa com base no consenso de vários especialistas, podendo ser aplicada no tratamento da dependência de diferentes substâncias.[2-4]

A complexa estrutura observada na dependência e suas consequências para o indivíduo promovem diversas necessidades quanto ao tratamento. O grupo é uma forte contribuição no âmbito dessa esfera, pois possibilita cuidados tanto psicológicos quanto físicos e medicamentosos, aumentando a probabilidade de recuperação do dependente.

O uso da psicoterapia de grupo requer conhecimento de técnicas e aprimoramento constante do profissional, o que lhe permitirá atuar no processo de mudança, ajudando o grupo a escolher uma direção construtiva em suas vidas.

Neste capítulo, serão abordados o trabalho de grupo na dependência química, os tipos de grupo que podem ser formados, a estrutura e o funcionamento dos grupos, a importância do papel do psicoterapeuta de grupo e da equipe multidisciplinar, e, por fim, serão apresentadas algumas questões da prática clínica no manejo de grupos.

A IMPORTÂNCIA DO GRUPO NO TRATAMENTO DA DEPENDÊNCIA QUÍMICA

O trabalho em grupo vem, ao longo das últimas décadas, servindo de instrumento valioso no tratamento da dependência química.[2,5] Vários fatores tornam a psicoterapia em grupo viável no tratamento dessa dependência:

- permite atender um número maior de pessoas (relação custo-benefício)
- oferece possibilidade para que o indivíduo se perceba como parte integrante do grupo, sendo, assim, parte de uma coletividade
- oferece alternativas para o isolamento e a solidão
- cria uma identidade única grupal, que servirá para a construção de uma identidade própria
- aumenta a possibilidade de percepção de si mesmo e do outro (reação espelho)

O grupo para dependentes químicos deve ter um foco específico, definido e coerente com a realidade, tendo como objetivo maior a elaboração de dificuldades pessoais. Para tanto, são usados conceitos de prevenção de recaída (PR), treinamento de habilidades sociais (THS) e entrevista motivacional (EM), favorecendo, assim, a manutenção da abstinência.

É por meio de inter-relações grupais que o ser humano existe, em uma constante dialética entre a busca de sua identidade individual e a necessidade de uma identidade social.[6] Dependentes químicos vivenciam cada vez mais a pressão grupal para a continuidade do uso de substâncias. Ao desejar interromper esse processo patológico, o dependente se vê sozinho e isolado, uma vez que sua rede social não dispõe de recursos para tanto. Daí a importância do trabalho grupal para a promoção e a manutenção da abstinência. O indivíduo percebe que não está sozinho em sua doença, e pode encontrar no grupo outros meios para enfrentar seus problemas.

TIPOS DE GRUPO

Baseando-se no critério de finalidade, Zimerman[7] classifica os grupos, em uma divisão genérica, em: operativos e psicoterápicos. Essa classificação não é estanque, pois se sabe que os grupos se interpõem, se completam e se confundem.

Grupos operativos

A teoria e a técnica de grupos operativos foram desenvolvidas por Enrique Pichon-Rivière[8] (1907-1977), que definiu grupo operativo como "um conjunto de pessoas com um objetivo em comum".[9] Esses grupos trabalham na dialética do ensinar-aprender. O trabalho em grupo proporciona interação entre as pessoas, na qual tanto aprendem como são sujeitos do saber, mesmo que seja apenas pela própria experiência de vida. Dessa forma, ao mesmo tempo em que aprendem, ensinam.

Para Pichon-Rivière,[8] alguns conceitos devem estar presentes no grupo operativo, destacando-se os de vínculo e de tarefa. O vínculo é uma estrutura dinâmica do interjogo estabelecido entre sujeito e objetos internos e externos e sua interação dialética. É um processo motivado que tem direção e sentido, isto é, tem um porquê e um para quê. A tarefa constitui a finalidade do grupo. A evolução deste deve ocorrer no sentido da resolução de uma tarefa, que permitirá abordar o objeto do conhecimento, de forma a romper com as pautas estereotipadas, as quais impedem a mudança e criam bloqueios na comunicação. O processo de compartilhar necessidades em torno de objetivos comuns constitui a tarefa grupal.

Zimerman[10] aponta que o conceito de grupos operativos tem uma abrangência devido à extensa gama de suas aplicações práticas. Eles são considerados, por muitos, um continente de todos os demais grupos e cobrem os campos de ensino-aprendizagem, institucionais, comunitários e terapêuticos.

Destacam-se, aqui, os grupos terapêuticos, por seu amplo uso no tratamento da dependência química. Esses grupos visam a melhora de algumas situações de patologia, quer no plano de saúde orgânica, que no mental, quer em ambos concomitantemente. O grupo terapêutico pode ser conduzido por qualquer profissional da área da saúde. Harmonia e integração são os principais fatores para que haja coesão do grupo, com o objetivo de crescimento emocional ou de possibilidades curativas.[11]

Segundo Zimerman e Osório,[6] o fato de os membros do grupo compartilharem a mesma linguagem permite que se sintam compreendidos uns pelos outros, favorecendo a construção de vínculos baseados em confiança, respeito, solidariedade e amizade, o que beneficia até mesmo pacientes regressivos e defensivos.

Os grupos terapêuticos são usados tanto na medicina primária (promoção da saúde) como na secundária (curativa) e na terciária (programas de reabilitação de pacientes com patologia crônica).[7]

Grupos psicoterapêuticos

Grupos psicoterapêuticos visam os mesmos objetivos dos terapêuticos. A diferença fundamental está na condução, pois somente psicólogos e psiquiatras com formação em uma abordagem ou linha teórica estão aptos a coordená-los.

Na dependência química, os grupos psicoterapêuticos têm sido muito usados. Porém, não há consenso sobre o tipo de abordagem a ser empregado. O grupo deve ter como macro-objetivo a elaboração de dificuldades pessoais relacionadas ao momento presente do paciente, ajudando-o a melhorar sua vida de relações, acarretando um maior encorajamento para atitudes adaptativas e mudanças comportamentais positivas.[12]

Independentemente da abordagem a ser adotada pelo psicoterapeuta, abordagens motivacionais devem ser empregadas, sobretudo nas fases iniciais do grupo, quando o dependente por vezes está relutante e ambivalente. Após a resolução da ambivalência, a PR, o THS e de enfrentamento, bem como a resolução de problemas, têm-se mostrado efetivos com dependentes químicos, já que algumas vezes eles perdem ou deixam de praticar habilidades necessárias à assertividade em suas vidas.

Alguns fatores enriquecedores a qualquer abordagem teórica foram destacados por Yalom,[13] e modificados posteriormente por Bloch e Crouch,[14] como parte da estrutura de trabalho nas interações grupais. São eles:[15]

1. aceitação (o paciente se sente aceito pelo grupo)
2. altruísmo (o paciente ajuda os demais membros do grupo)
3. universalidade (noção de estarem "todos no mesmo barco")

4. instalação da esperança (desejo por um resultado bem-sucedido)
5. aprendizagem por substituição (observação da interação entre os membros do grupo)
6. autoentendimento (autoaceitação, elaboração de conflitos internos)
7. aprendizagem a partir de ações interpessoais (aquisição de comportamentos mais adaptativos no grupo)
8. autorrevelação
9. catarse

Alguns aspectos psicológicos também estão presentes na psicoterapia de grupo, e o psicólogo deve estar atento a eles. Ansiedade e receio dos pacientes são comuns no início do tratamento, por ainda estarem ambivalentes e inseguros quanto ao que pensam e desejam, sendo importante um contato anterior ao grupo entre psicoterapeuta e paciente.

Pichon-Rivière[8] refere como "regra de ouro" do trabalho em grupo respeitar o emergente do grupo, trabalhando a informação que o grupo atualiza a cada momento, correspondente ao que pode ser admitido e elaborado, sendo também importante trabalhar a ansiedade dos participantes.

Já Foulkes[16] destaca que ocorrem padrões de transferência no grupo, em que o paciente se dirige emocionalmente ao psicoterapeuta e/ou a um ou mais de seus membros. É importante que o psicoterapeuta entenda os processos transferenciais, pois representam formas significativas de expressão de sentimentos, refletindo esquemas mentais de funcionamento do paciente. O psicoterapeuta deve abordá-los de forma delimitada, simples e objetiva, sem vivenciar um nível de angústia acentuado. Deve, ainda, encorajar o *insight* do paciente em seu processo de descoberta, com respeito, preocupação e atenção para com ele.

Os pacientes podem apresentar uma contraforça ao desejo de mudança (às vezes, sem perceber), que resiste ao próprio desejo como defesa para aplacar ansiedade e angústia, sendo necessário ser abordada no grupo. Este pode, ainda, apresentar um movimento repetitivo que revela o receio coletivo da mudança. Momentos de discordância entre alguns pacientes e o grupo podem surgir. A proposta é que o coordenador do grupo possa oferecer um ambiente de segurança a fim de afastar a percepção da necessidade de mudança ou o medo da desestruturação diante do novo. A função do grupo é criar um ambiente de aceitação e de construção de uma nova identidade de forma protegida.

Outro aspecto psicológico que pode ocorrer no grupo é o "efeito dominó", no qual a maioria dos membros reproduz uma determinada reação, gerando tensão, que pode ser expressa de forma verbal ou não. O psicoterapeuta deve intervir, revelando-lhes o movimento presente, e verificar se é um sentimento realmente compartilhado ou se foi apenas um efeito tipo "onda" (vulnerabilidade diante das influências), sem um significado maior para os membros.

A ESCOLHA DO REFERENCIAL TEÓRICO NA PSICOTERAPIA DE GRUPO

A psicoterapia de grupo pode ser empregada com diferentes objetivos: busca do autoconhecimento; mudanças nas relações interpessoais; grupos que se propõem a trabalhar sintomas específicos, como é o caso de dependências químicas, esquizofrenia, estresse; entre outros. Além de ser aplicada a vários tipos de situações, o especialista também tem a oportunidade de escolher o referencial teórico, dependendo de formação específica para tal. Somado a isso, ele observará o perfil do grupo, os objetivos terapêuticos e outros critérios para possíveis adaptações a seu referencial teórico subjacente.

No caso da dependência química, é importante que o especialista não enfatize a vida pregressa do dependente. As terapias cognitivo-comportamentais (TCCs) são mais bem aceitas. É importante trabalhar questões atuais da vida cotidiana do dependente e depois os aspectos mais profundos de sua psique.

O preparo técnico e pessoal do psicoterapeuta é tão importante quanto o referencial teórico de escolha. Disponibilizar alternativas flexíveis para as diversas demandas, auxiliar a pessoa a perceber as situações de risco de recaída e desenvolver estratégias para evitar tais situações são suas funções. É importante ressaltar que, geralmente na primeira fase de tratamento, predominam sentimentos ambivalentes e há pouco limiar para lidar com angústia e frustração. Isso aumenta o risco de retorno ao uso; portanto, nessa fase de tratamento, intervenções motivacionais mostram-se úteis.

Quando os pacientes se encontram mais seguros com o processo de abstinência, podem começar a surgir assuntos de outras esferas pessoais, podendo olhar para si e para os demais. Nessa fase do tratamento, não se deve esquecer de dar atenção à dependência, que foi central na vida da pessoa e poderá ou não ser reativada. Além disso, com a sobriedade, as dificuldades podem estar mais claras.[1]

A seguir, serão apresentados alguns referenciais teóricos que têm tido destaque no tratamento do uso de substâncias: EM, TCC e *mindfulness*.

ENTREVISTA MOTIVACIONAL GRUPAL

A EM é um estilo de comunicação colaborativo e orientado para um objetivo específico, que é favorecer a mudança. Tem como finalidade fortalecer a motivação pessoal para um compromisso com a mudança, recolhendo e explorando as próprias razões da pessoa, em uma atmosfera de aceitação e compaixão.[17]

Por se tratar de uma abordagem cuja meta é específica, ou seja, resolver a ambivalência, é compreendida com caráter de intervenção breve, podendo, assim, ser usada por uma ampla gama de profissionais em diferentes serviços. Vale destacar que não se trata de uma linha de psicoterapia e que, atualmente, tem sido muito difundida nas áreas da saúde, social, da justiça e da educação, tanto na modalidade individual quanto na grupal.[17,18]

A postura na EM implica a presença de quatro atitudes preponderantes do profissional em relação ao paciente: parceria, aceitação, evocação e compaixão.[17,19] A metodologia da EM consiste no uso de reflexões, reforços positivos, resumos e perguntas abertas em uma relação 2-1, ou seja, o uso de pelo menos duas estratégias para cada pergunta, de modo que o profissional estruture seu diálogo com o paciente, que tem condições propícias para falar ao máximo o que sente em relação ao comportamento prejudicial e à possibilidade de mudar sua atitude. A EM atualmente é descrita na confluência de quatro processos sequenciais a serem trabalhados pelo profissional com o paciente: engajamento, foco, evocação e planejamento.[17,19]

Como a entrevista motivacional trabalha com o grupo

Há uma ampla variedade de abordagens possíveis aos grupos de EM. A gestão competente de grupos está relacionada à postura do entrevistador motivacional com o espírito da EM, a metodologia de comunicação (PARR; P: perguntas abertas, A: afirmar – reforço positivo, R: refletir, R: resumo) e o trabalho direcionado aos processos.

De posse da proposta e do objetivo do tratamento, o profissional seleciona o formato do grupo, a composição, a duração e a admissão de novos participantes. O **Quadro 27.1** mostra os diferentes tipos de grupos em EM.[20]

O **Quadro 27.2** apresenta as facilidades e as dificuldades da EM em grupo.[20]

Vale destacar que a EM não é um sistema de psicoterapia e por isso se caracteriza como postura do profissional no tocante a uma abordagem de aconselhamento. Ela pode ser agregada a um sistema de psicoterapia, ressaltando-se que a integração da TCC com a EM já está evidenciada em vários estudos, bem como na prática clínica.

Nesse contexto, a essência da EM pode formar um contexto relacional para a TCC melhorar o resultado do tratamento. No entanto, usar a essência da EM para conduzir a TCC não é realmente uma integração das duas abordagens. Isso só acontece quando o espírito, os métodos e a atuação do profissional em conformidade com os processos da EM são empregados, sobretudo com pacientes relutantes e ambivalentes.[21] Preservar a autonomia do grupo, evocar seus motivos e valores envolvidos na mudança, bem como reforçar positivamente pensamentos e decisões saudáveis, é imprescindível nesse tipo de atuação.

A TCC presume que a pessoa esteja motivada a mudar, direcionando suas estratégias para a modificação de crenças e hábitos, não abordando especificamente questões de motivação ou ambivalência. Com a união da EM e da TCC para abordar essas questões, o engajamento do paciente tende a aumentar, com eficácia subsequente da TCC, contribuindo para melhores desfechos no tratamento, sobretudo no pré-tratamento.[21]

Os grupos de EM podem produzir benefícios continuados na autoeficácia, que estão relacionados a melhores desfechos, talvez por melhorarem as intenções comportamentais ao estimularem o compromisso dentro da realidade do participante.[21] Mais informações sobre EM podem ser obtidas no Capítulo 23.

Evidências da entrevista motivacional em grupo

Os grupos de EM surgiram mais recentemente, e as pesquisas até o momento se basearam no uso de substâncias como "comportamento-alvo". Os estudos de grupos de EM como única alternativa de tratamento não são comuns, uma vez que estes grupos são um prelúdio para outros tratamentos, o que aca-

QUADRO 27.1
Tipos de grupos em entrevista motivacional

	Apoio	Psicoeducacional	Psicoterapêutico
Objetivos	Engajamento	Específico em conformidade com a proposta	Mudança comportamental
Estrutura	Estruturado	Semiestruturado	Sem estrutura
Composição	Homogênea	Homogênea	Heterogênea
Tamanho	Mais de 15 participantes	8-12 participantes	6-10 participantes
Duração	Qualquer	Tempo limitado	Aberto
Tempo de sessão	45-60 minutos	60-90 minutos	90-120 minutos
Admissão dos participantes	Aberta	Fechada	Escalonada
Capacitação profissional	Baixa	Média	Alta

QUADRO 27.2
Delineamento de grupos em entrevista motivacional

	Maior facilidade	Intermediária	Maior dificuldade
Formato	Apoio	Psicoeducacional	Psicoterapêutico
Estrutura	Estruturado	Semiestruturado	Sem estrutura
Composição	Homogênea		Heterogênea
Tamanho	5 participantes	10 participantes	15 participantes
Tempo de sessão	60 minutos	90 minutos	120 minutos
Admissão dos participantes	Escalonada	Fechada	Aberta

ba por limitar as conclusões sobre sua eficácia.[20] No entanto, apesar dessas limitações, os estudos até o momento sugerem que os grupos de EM são promissores.

Foram publicados 12 estudos e uma dissertação, que descreveram os grupos de EM como intervenções distintas; todos os estudos foram realizados com usuários de substâncias adultos ou adolescentes.[20]

Alguns[22] demonstraram a maior eficácia do grupo de EM (sessão única de 3 horas sobre redução do consumo de álcool com universitários) em comparação com um grupo de informação sobre álcool e outro grupo que focou nas preocupações sobre o álcool (duas sessões de 3 horas cada). Noonan[23] comparou uma única sessão de grupo de EM com uma sessão educacional, prelúdios ao tratamento extensivo de uso de substância entre 54 veteranos de guerra. Esses estudos fornecem evidências preliminares de que os grupos de EM afetam alguns processos de mudança previstos e, assim, como em outras intervenções atuantes na redução do uso de substâncias, podem melhorar a qualidade da participação durante e após o tratamento. Esses efeitos são semelhantes aos identificados para a EM individual.[24]

Estudos randomizados sugerem que as sessões de grupo de EM (1 a 4 sessões) são superiores a nenhum tratamento ou a tratamento habitual apenas, e equivalentes a outras intervenções ativas, com algumas exceções.[20]

Rosenblum e colaboradores[25] compararam 4 sessões de grupo de EM + 16 sessões de grupo de TCC com 20 sessões de grupo de TCC para usuários de substâncias adultos em um estudo randomizado. Ambos os grupos obtiveram resultados semelhantes na frequência, nos dias abstinentes e no padrão de uso.

Efeitos da entrevista motivacional em grupo no tratamento

Apesar do pequeno número de estudos controlados, as evidências sugerem que os grupos de EM podem melhorar o reconhecimento da ambivalência, favorecer a autonomia e aumentar o envolvimento e a participação no tratamento. Os grupos de EM podem ser adaptados para evitar alguns dos efeitos iatrogênicos negativos que têm sido a preocupação dos pesquisadores.

1. **Os grupos de EM podem aumentar a autonomia e promover o reconhecimento da ambivalência.**
   Foote e colaboradores[26] descobriram que a inclusão de um grupo de EM aberto e de 4 sessões anteriores ao tratamento habitual de uso de substâncias para pacientes ambulatoriais aumentou os níveis de autonomia de seus membros, suas percepções de apoio e o reconhecimento da ambivalência para além do atendimento individual padrão.
2. **Os grupos de EM podem melhorar a autoeficácia, as intenções comportamentais e a prontidão para a mudança.**
   Um ensaio clínico randomizado evidenciou que 3 horas de EM acrescidas de *feedback* personalizado com estudantes universitários enviados para tratamento em decorrência de problemas relacionados ao beber reduziram o consumo de álcool ao aumentarem a autoeficácia relacionada à recusa de bebidas em três situações de alto risco – pressão social, estresse emocional e beber oportunista –, aumentaram a percepção de risco e diminuíram as expectativas positivas relacionadas ao beber.[22]
3. **Os grupos de EM podem melhorar a adesão, a frequência e o resultado do tratamento.**
   Um estudo não randomizado[27] com homens condenados pela Justiça e que não aderiram a nenhum outro tipo de tratamento revelou um resultado promissor (6 sessões de grupo de EM anteriores ao tratamento ambulatorial de uso de substâncias). Os participantes do grupo de EM apresentaram maior probabilidade de completar o tratamento (56%) do que aqueles em tratamento-padrão (32%), faltaram menos às consultas e foram classificados pelos terapeutas subsequentes como mais bem-sucedidos na conclusão dos objetivos do tratamento.
4. **Os grupos de EM podem aumentar a participação no pós-tratamento.**
   Um estudo não randomizado comparou um grupo de EM (2 sessões) com pacientes internados a um grupo-

-controle que discutiu sobre os problemas da vida.[28] Os participantes do grupo de EM frequentaram duas vezes mais os encontros pós-tratamento que os do grupo-controle. Os pesquisadores integraram o espírito da EM, as técnicas de comunicação PARR e estratégias da EM (explorar e normalizar a ambivalência; escala de importância; explorar a confiança, valores e forças). Os participantes do grupo de EM também traçaram diretrizes para encorajar os membros a participar e evitar a argumentação.

5. **Os grupos de EM podem promover o reconhecimento de problemas.**
Beadnell[29] avaliou um grupo de aprimoramento motivacional (16 horas *PRIME for life*), seu impacto sobre a intenção de beber e o reconhecimento dos riscos e dos problemas. O grupo participante do PRIME foi comparado a pacientes que estavam em tratamento-padrão. As intervenções foram realizadas em pequenos grupos que participavam do programa de Educação em Álcool e Drogas do Departamento de Trânsito, que normalmente ocorre em 2 sessões de 8 horas. O estudo revelou resultados mais positivos no grupo motivacional: melhor reconhecimento dos problemas, melhor percepção dos riscos e avaliação positiva nos tratamentos associados.

Efeitos da entrevista motivacional em grupo no desfecho do tratamento

1. **Os grupos de EM podem reduzir o uso de álcool e o padrão *binge*.**
Santa Ana e colaboradores[28] descobriram que duas sessões de grupo de EM reduzem o consumo de álcool em aproximadamente 75% e os episódios de consumo em *binge* em mais de 50%, em comparação a um grupo de atenção guiado por terapeuta. Michael e colaboradores[30] compararam uma única sessão de grupo de EM para avaliar o beber entre estudantes universitários em um estudo não randomizado (incorporando o espírito da EM e seus princípios; perguntas evocativas e estratégias consistentes da EM – explorar a ambivalência; escala de importância; balança decisória; estabelecer metas e mudança de planos; fomentar a relação entre os membros). O grupo de EM apresentou menor índice de intoxicação por álcool e menor consumo de álcool nas duas semanas de acompanhamento após a sessão.
Brown e colaboradores[31] conduziram quatro sessões em um grupo de EM com pessoas que apresentavam o padrão de uso e dependência de substâncias e que foram convocadas por meio de anúncios em jornais. Após o tratamento, os participantes relataram mais dias em abstinência e menor índice de consequências menos severas.

2. **Os grupos de EM podem reduzir a frequência do uso de drogas e suas consequências.**
Breslin e colaboradores[32] realizaram um estudo-piloto que avaliou uma sessão de grupo de EM (4 horas) acrescida de *feedback* em pacientes adolescentes internados por uso de substâncias. Eles incorporaram o espírito da EM, a PARR, a escala de importância, a balança decisória e o estabelecimento de metas com *feedback* personalizado, identificando as situações de risco. Os resultados (mensurados por questionários e outros testes) apontaram que houve redução no padrão de uso em dias e nas consequências, com aumento de autoeficácia.

3. **Os grupos de EM podem reduzir o tabagismo.**
Kisely e Preston[33] avaliaram sessões combinadas de grupo EM/TCC associadas à terapia de reposição de nicotina em adultos, fumantes, acometidos por transtorno psiquiátrico e/ou dependência química. O grupo de EM apresentou maior índice de participantes que pararam de fumar (24%). Seis sessões de grupo de EM foram comparadas a seis sessões de grupo de TCC em um estudo não randomizado de pacientes que não haviam acatado ao pedido médico de parar de fumar.[34] Os resultados mostraram que, após um ano de seguimento, 13% dos que receberam a EM estavam abstinentes, em comparação a 10% dos que receberam TCC.

4. **Os grupos de EM podem melhorar a redução de riscos e o enfretamento da doença.**
Em um ensaio clínico randomizado com foco no comportamento sexual seguro entre adolescentes de alto risco do sistema judiciário, um grupo participou das sessões de EM + *feedback* abordando o beber em situações sexuais de risco e foi comparado a um grupo que usou estratégias de redução do risco psicossocial sexual. O primeiro grupo (EM) teve maior redução no comportamento sexual de risco após três meses em relação ao grupo psicossocial.[35] Os pesquisadores atribuíram tal resultado à abordagem da EM, colaborativa e sem julgamentos, bem como ao *feedback* personalizado, de forma neutra, com informações sobre os riscos de beber.

Evidências sobre os grupos de EM têm emergido de estudos-piloto, ensaios clínicos não randomizados e ensaios clínicos randomizados voltados à redução do consumo de substâncias, tanto em quantidade quanto em frequência, bem como das suas consequências.[4]

TERAPIA COGNITIVO-COMPORTAMENTAL EM GRUPO

A TCC foi desenvolvida por Aaron Beck no início da década de 1960, sendo denominada "terapia cognitiva". Baseia-se no princípio de que a inter-relação entre cognição, emoção e comportamento está implicada no funcionamento normal do ser humano.[36]

Judith Beck[37] afirma que o modelo cognitivo propõe que o pensamento disfuncional, ou seja, as distorções cognitivas, é comum a todos os transtornos psicológicos.

Beck iniciou seus trabalhos abordando o tratamento da depressão e planejou uma psicoterapia estruturada, de curta duração, voltada para o presente, direcionada para a solução de problemas atuais e a modificação de pensamentos e comportamentos disfuncionais. O tratamento é baseado na formulação cognitiva, nas crenças e estratégias comportamentais que caracterizam um transtorno específico.[37]

A eficácia da modalidade de TCC em grupo tem sido observada em diferentes estudos da área e para diferentes demandas, equiparando-se à modalidade individual.[38]

Nos transtornos por uso de substâncias (TUS), a terapia em grupo é a "modalidade de tratamento mais comum".[39]

Brandsma e Pattison[40] revisaram a literatura da terapia de grupo com usuários de álcool e verificaram a existência de vários problemas, sendo impossível afirmar sua eficácia. No entanto, os resultados mostraram índices de abstinência ou melhora entre 15 e 53% em comparação aos tratamentos individuais.

Weiss e colaboradores,[39] em uma revisão da literatura, encontraram 24 estudos que comparavam o tratamento de terapia de grupo para TUS com outras modalidades, e os resultados não demonstraram diferenças significativas entre terapia de grupo e individual, nem maior eficácia de uma terapia isolada comparada a outra.

Marques e Formigoni[41] submeteram os pacientes a um tratamento cognitivo-comportamental de 17 sessões, em grupo ou individual, e concluíram que ambas as modalidades tiveram eficácia semelhante.

L.C. Sobell e Sobell[42] apontam algumas conclusões sobre o papel e a utilidade da terapia de grupo: os processos de grupo desempenham um importante papel na eficácia dos grupos; devido a sua estrutura inerente, eles oferecem importantes vantagens que não existem em ambiente de terapia individual; grupos que incorporam processos de grupo relataram resultados comparáveis aos da terapia individual; e grupos podem tratar muitos pacientes ao mesmo tempo, reduzindo, assim, o custo financeiro.

A CONSTRUÇÃO DO GRUPO NA ABORDAGEM DA TERAPIA COGNITIVO-COMPORTAMENTAL

Segundo Bieling e colaboradores,[38] a abordagem grupal deve integrar as estratégias da TCC (técnicas cognitivas e comportamentais) e a compreensão e intensificação do processo grupal (interações interpessoais entre os membros e membros e terapeutas).

As estratégias cognitivas a serem empregadas dependerão do transtorno a ser tratado. De modo geral, A. Beck e Weishaar[36] agruparam as técnicas em quatro categorias: conexão entre pensamentos, situações ativadoras e evocação de afetos negativos; uso da busca de evidências e distorções cognitivas; uso de experimentos; e exploração de crenças e pressupostos subjacentes. Além disso, estão presentes, o tempo todo, os conceitos fundamentais da terapia cognitiva: empirismo colaborativo, diálogo socrático e descoberta guiada.

Segundo Bieling,[38] as estratégias comportamentais são baseadas em exposição situacional, encenações, exposições simuladas, exposições imaginárias, exposições aos sintomas, automonitoramento comportamental, treinamento de habilidades sociais, resolução de problemas, treino de relaxamento e tratamentos comportamentais, como a terapia de aceitação e do compromisso e a meditação baseada na atenção plena.

O mesmo autor aponta que o grupo com referencial da TCC deve dar atenção aos fatores do processo grupal, ou seja, aos mecanismos de mudança, e não apenas à estrutura e às técnicas a serem aplicadas. Esses fatores são:

- **otimismo:** o grupo promove uma perspectiva otimista, esperançosa e motivacional da superação do problema
- **inclusão:** consciência de um problema em comum, sentir-se pertencente; reduz o isolamento
- **aprendizado grupal:** oportunidade de aprendizado em vários níveis
- **remoção do foco em si mesmo:** transferência da ênfase individual para o grupo
- **modificação de padrões desajustados de relacionamento:** experiências de aprendizado corretivo para as interações interpessoais desajustadas
- **coesão grupal:** a atratividade facilita a mudança cognitiva e comportamental
- **processamento emocional no contexto grupal:** trabalhar com expressões abertas, com emoções, pensamentos e comportamentos

Para estar atento ao processo grupal, o terapeuta de grupo precisa ter treinamento especializado.[38,42]

Mackenzie[43] e Satterfield[44], citados Sobell,[42] afirmam que grupos que falham em usar os processos grupais têm maior probabilidade de apresentar baixos níveis de coesão e, por vezes, de estar associados com resultados de tratamento menos satisfatórios.

Com relação à TCC e ao uso de substâncias, Rotgers e Nguyen[45] citam manuais de tratamento com protocolos específicos, entre eles Monti e colaboradores,[46] Velasquez[47] e o Projeto MATCH[48] (Adequação dos Tratamentos do Álcool à Heterogeneidade dos Pacientes).

Esses autores propõem uma abordagem grupal para o tratamento do uso de substâncias semelhante à usada no Projeto MATCH. Essa proposta reúne um conjunto central de sessões que serão ministradas a cada grupo, com um conjunto de sessões opcionais, que serão usadas conforme a necessidade. Os autores enfatizam que há a permissão do julgamento clínico na estruturação do currículo do grupo, ou seja, a opção de mudar e estender as sessões com base na avaliação do profissional e nas características dos pacientes. Também apoiam que, no início, seja incluída uma sessão individual com cada paciente, constituída de EM e *feedback*.

A estrutura de organização da sessão grupal em TCC inclui os seguintes componentes: boas-vindas e estabelecimento da agenda; revisão de tarefas; itens da agenda; apresentação do tópico do dia; e designação de tarefa e encerramento.[45]

O Quadro 27.3 apresenta um esboço do protocolo da TCC em grupo para o uso de substâncias, proposto por Rotgers e Nguyen.[45] Essas sessões são de alta prioridade na construção de um programa de grupo para usuários de substâncias.

Outro protocolo de terapia em grupo foi apresentado por L.C. Sobell e Sobell,[42] que propuseram a extensão do tratamento da automudança guiada (AMG), usado em terapia individual, à terapia de grupo com usuários de substâncias.

O modelo de tratamento da AMG tem como referencial teórico a TCC e o estilo e as estratégias da EM. Seu protocolo prevê uma avaliação inicial e quatro sessões de grupo semiestruturadas, podendo ter sessões adicionais, caso necessário, que são conduzidas como sessões de terapia individual. Utiliza-se o formato de grupo fechado, podendo ser empregado em grupos heterogêneos, tanto em relação ao gênero como à substância. O ideal é um grupo composto de 6 a 8 membros, além dos facilitadores. Os encontros ocorrem uma vez por semana, durante 2 horas, e cada membro recebe um telefonema na véspera do encontro para lembrá-lo da próxima sessão.

L.C. Sobell e Sobell[42] também destacam a importância do processo grupal, ou seja, usar as interações entre os membros do grupo como uma força para a mudança, considerando o poder do grupo.

O Quadro 27.4 apresenta os principais objetivos das sessões de terapia em grupo no modelo da automudança guiada.

L.C. Sobell e Sobell[42] compararam a intervenção da automudança guiada no formato de grupo *versus* individual. Os resultados demonstraram que:

- Não houve diferenças significativas entre os formatos.
- Os participantes, em ambos os formatos, mostraram melhora considerável e significativa, reduzindo o consumo de substâncias.
- Em relação aos participantes com problemas com álcool, observou-se diminuição em sua porcentagem de dias de uso em *binge* e aumento na porcentagem de dias em abstinência.
- Em relação aos participantes usuários de cocaína, observou-se melhora considerável durante o tratamento e o seguimento.
- Em relação aos participantes usuários de maconha, verificaram-se ganhos substanciais durante o tratamento, mas com alguma regressão no ano de seguimento. No entanto, ao fim desse período, esses participantes diminuíram o consumo da substância em relação ao início do tratamento.
- Observou-se, também, que houve economia de 41,4% do tempo dos terapeutas no formato de grupo em comparação ao individual.
- Outro ponto favorável à intervenção em grupo refere-se à avaliação dos participantes em relação às tarefas de casa, consideradas mais úteis do que na intervenção individual.
- Avaliações dos participantes após 12 meses foram positivas, com mais de 90% sugerindo a permanência do programa de automudança guiada, e 80% relatando que seu uso de substância não era mais um problema, ou era um problema menor em comparação a antes do tratamento.
- De forma geral, os participantes preferem terapia individual à de grupo. Porém, nesse estudo, após seguimento de 12 meses, 38,2% dos participantes do grupo e 5,8% dos que participaram do tratamento individual declararam que, se pudessem escolher, teriam optado pelo tratamento de grupo. Isso sugere a necessidade de procedimento de indução pré-grupo, para explicar os benefícios e a eficácia dessa terapia e esclarecer dúvidas.

Diante do exposto, são importantes algumas considerações sobre a TCC em grupo aplicada aos transtornos relacionados ao uso de substâncias:

1. O tratamento em grupo apresenta eficácia semelhante à do tratamento individual.

QUADRO 27.3
Principais estratégias do protocolo da terapia cognitivo-comportamental em grupo

Sessão	Estratégias
Sessão 1	*Feedback* motivacional individual
Sessão 2	Identificação de situações de alto risco (gatilhos)
Sessão 3	Planejamento de métodos para lidar com os impulsos/fissuras
Sessão 4	Manejo dos pensamentos negativos
Sessão 5	Decisões aparentemente irrelevantes
Sessão 6	Planejamento de emergências
Sessão 7	Habilidades de recusa
Sessão 8	Fazer e receber críticas
Sessão 9	Manejo da raiva
Sessão 10	Aumento de atividades agradáveis
Sessão 11	Resolução de problemas
Sessão 12	Desenvolvimento de redes de apoio

Fonte: Rotgers e Nguyen.[45]

QUADRO 27.4
Objetivos das sessões no modelo da automudança guiada

Sessões	Objetivos
Sessão 1	Discutir e examinar as avaliações dos objetivos dos membros. Examinar as anotações de automonitoramento. Proporcionar *feedback* personalizado baseado na avaliação. Avaliar e discutir a motivação para mudança. Tarefa de casa e instruções para a 2ª sessão.
Sessão 2	Examinar o progresso dos membros. Identificar situações de alto risco. Tarefa de casa e instruções para a 3ª sessão.
Sessão 3	Examinar o progresso dos membros. Discutir planos de mudança. Discutir novas opções e planos de ação para os gatilhos de alto risco. Tarefa de casa e instrução para a 4ª sessão.
Sessão 4	Examinar o progresso dos membros. Revisar a motivação e os objetivos dos membros. Discutir o fim do tratamento, marcar sessões adicionais e avisar sobre telefonemas posteriores de seguimento.

Fonte: Adaptado de L.C. Sobell e Sobell.[42]

2. O processo grupal permite coesão, identificação, sensação de pertencimento, protagonismo da mudança.
3. Tratamentos em grupo apresentam melhor custo-benefício.
4. As interações entre os membros do grupo servem como uma força para a mudança.
5. É necessário treinamento especializado do profissional para uso e aplicação efetivos do processo grupal.
6. As estratégias cognitivas e comportamentais usadas em grupo permitem maior foco em habilidades específicas para o tratamento do TUS, bem como para o gerenciamento de circunstâncias da vida que podem levar ao uso.
7. Fatores estruturais das sessões determinam o impacto positivo da terapia em grupo e definem a abordagem da TCC em grupo.
8. A eficiência dos grupos de TCC inclui o uso de protocolos construídos com cuidado, que abordem informações e exercícios importantes para a aplicação de técnicas cognitivas e comportamentais específicas, sem deixar de atentar aos fatores do processo grupal.

ATENÇÃO PLENA BASEADA NA PREVENÇÃO DA RECAÍDA (MBRP) EM GRUPO

Atenção plena, ou *mindfulness*, pode ser considerada mais que uma prática; trata-se de um estilo de vida.[49] A meditação é uma prática exercida há milhares de anos no Oriente e que apresenta benefícios à saúde, ao bem-estar e até mesmo à felicidade.[49-52] É necessário persistência e compromisso para que ela seja incorporada à rotina de vida. O programa é baseado em estudos sobre redução do estresse e terapia cognitiva, em um plano de oito semanas, que oferece uma forma de romper com hábitos, revelando padrões de pensamentos e comportamentos, e que foca a atenção no momento presente da experiência.[49] A atenção plena baseada na prevenção da recaída (MBRP – mindfulness-based relapse prevention) tem sua origem na atenção plena baseada na redução do estresse (MBSR – mindfulness-based stress reduction), desenvolvida originalmente por Jon Kabat-Zinn, na Universidade de Massachusetts, e na atenção plena baseada na terapia cognitiva para depressão (MBCT – mindfulness-based cognitive therapy for depression), desenvolvida originalmente por Mark Williams, John Teasdale e Zindel Segal para pacientes deprimidos.[49,53-56]

Existem dois tipos de práticas:

- As práticas de atenção plena formais envolvem estar em uma posição sentada ou deitada, em que haja o menor desconforto possível, para que, nesse momento, a pessoa permaneça imóvel e quieta e com a consciência alerta. As meditações na posição sentada focam sobretudo a concentração e a respiração, o ar que entra e sai, enchendo os pulmões, inflando e desinflando o abdome.[57]
- As práticas de atenção plena informais envolvem focar a atenção no momento presente das tarefas do dia a dia, como andar, alimentar-se, escovar os dentes ou qualquer outra atividade, pois muitas vezes essas tarefas são feitas sem atenção, no "piloto automático".

Um conceito importante de *mindfulness* é que não se trata de uma técnica para parar os pensamentos ou para atingir um estado de relaxamento. *Mindfulness* abrange aceitar que os pensamentos vêm e vão e que é possível apenas deixá-los ir. O relaxamento pode ser uma consequência, mas não é objetivo da prática.[49]

Estudos sobre os benefícios da atenção plena praticada com regularidade mostram que os praticantes têm emoções mais positivas do que as pessoas em geral;[49,58] diminuição da ansiedade, da depressão e da irritabilidade;[49,59] melhora da memória; aumento do vigor físico e mental; melhora nos relacionamentos; bem como redução do estresse crônico, da hipertensão e da dor crônica.[49,60] A prática também pode ser eficaz como tratamento coadjuvante da dependência química;[49,53,54,61,62] contra o câncer;[63] bem como para o fortalecimento do sistema imunológico[49,63,64] e para a melhora da qualidade de vida.[49,65]

Williams e Penman[49] diferenciam a atenção plena, ou modo existente, do modo atuante. Outros autores[57] denominam "modo ser" ou "modo fazer". Para entender melhor esses conceitos, o **Quadro 27.5** os descreve em sete características básicas.[49]

Os programas de treinamento de atenção plena são sistematizados para um período de oito semanas, com um encontro semanal de 2 horas cada. As práticas não se restringem a uma vez por semana, mas a sua realização durante os 6 ou 5 dias que precedem o encontro, com tarefas de casa.[49,53-57] O **Quadro 27.6** apresenta uma proposta de um programa de oito semanas em grupo baseado em MBSR e MBCT.

O programa de prevenção de recaída baseada em *mindfulness* tem uma base muito semelhante à apresentada.

QUADRO 27.5
Modo existente x modo atuante

1. Piloto automático x escolha consciente
O modo atuante, ou piloto automático, é muito útil para comportamentos que devem ser aprendidos e repetidos, como dirigir um automóvel, escovar os dentes, etc. Seria muito desgastante se toda vez fosse a primeira vez, se o cérebro não reconhecesse que aquele comportamento já se tornou um hábito. No entanto, quando o piloto automático está muito ativado, pode-se fazer diversas coisas sem sua plena consciência e, portanto, sem serem vividas.
O modo existente, ou atenção plena, permite estar atento e ter consciência da vida. Promove a capacidade de conectar-se consigo mesmo e de fazer escolhas intencionais.

2. Analisar x sentir
No modo atuante, o pensamento está muito ativo: analisando, recordando, planejando e comparando, passando grande parte do tempo desligado do momento presente e muito mais conectado ao mundo dos pensamentos.
Na atenção plena, há uma conexão ao sentir e ao momento presente, levando em consideração os sentidos da audição, visão, paladar, tato e olfato, como se fosse a primeira vez, com a pessoa tornando-se curiosa a respeito das experiências.

3. Lutar x aceitar
"O modo atuante envolve julgar e comparar o mundo 'real' com o mundo que idealizamos em nossos sonhos e pensamentos", focando na diferença entre os dois, gerando uma consequente insatisfação.
O modo existente nos convida a suspender o julgamento temporariamente e a observar o mundo e a vida, permitindo que as coisas sejam como são. Aceitar não é resignar-se. Aceitar é reconhecer, é observar sem julgamento, crítica ou negação. É ter a liberdade de escolher.

4. Ver os pensamentos como reais x tratá-los como eventos mentais
"No modo atuante, a mente usa as próprias criações, pensamentos e imagens como matéria-prima [...]. Você pode começar a confundi-las com a realidade."
A atenção plena ensina que pensamentos são apenas pensamentos. Os pensamentos são uma narração interna sobre a própria pessoa, o futuro, o passado e o mundo. A compreensão disso é libertadora! Liberta do excesso de preocupação, elucubração e ruminação.

5. Evitar x aproximar-se
A evitação é uma defesa emocional muito usada. Ela causa esgotamento físico e mental, além de isolamento social.
Na atenção plena, a pessoa é convidada a aproximar-se das coisas que deseja evitar. Nesse modo, não se diz "não sinta..." ou "não pense". No modo existente, há o reconhecimento das emoções, sensações, pensamentos ou situações aversivas, sem necessariamente evitá-los, mas reconhecendo sua existência.

6. Viagem no tempo mental x permanecer no momento presente
A memória é vulnerável e sofre distorções quando o estado de humor é alterado. Desse modo, quando se está sob estresse, a mente tende a lembrar-se apenas de fatos negativos em detrimento de lembranças de eventos positivos ou prazerosos. Isso também ocorre em relação ao futuro. Quando a pessoa se sente triste e pensa sobre o futuro, este não parece tão promissor quanto poderia ser.
No modo atuante, a pessoa olha para esses eventos como fatos, e não como memórias (em relação ao passado) ou planos (sobre o futuro). Revive-se o passado de modo cognitivo, emocional e comportamental, ou, da mesma forma, prevê-se o futuro e sente-se seu impacto no presente, antecipando-o. *Mindfulness* é um treinamento para a mente, para que viva no presente, vendo pensamentos como pensamentos, e não como fatos. Não se perde a capacidade de lembrar fatos passados ou planejar eventos futuros, mas estes são vistos como são, impedindo a dor de reviver o passado ou de se preocupar com o futuro.

7. Atividades exaustivas x tarefas revigorantes
No modo atuante, a pessoa tende a se envolver tão profundamente com projetos pessoais e profissionais importantes que acaba abrindo mão da própria saúde e bem-estar.
No modo existente, a pessoa busca o equilíbrio, identificando as atividades revigorantes e aquelas que levam ao esgotamento, buscando tempo e espaço para incluir as atividades revigorantes, o que lhe ensinará a lidar melhor com as atividades que esgotam.

Fonte: Adaptado de William e Penman.[49]

QUADRO 27.6
Programa de oito semanas de atenção plena

Semana 1	**Piloto automático**
	• Entender o que é o piloto automático e como ele atua na vida.
	• O que é *mindfulness*.
	• Apresentação e objetivos do programa. Informações sobre postura.
	• Realização formal de meditações focadas na respiração e no corpo, como o escaneamento corporal, ou *body scan*.
	• Realização de meditação informal focada na conexão entre os sentidos e a atenção – por exemplo, o ato de comer ou de realizar qualquer atividade do dia a dia, como andar, tomar banho, etc.
Semana 2	**Consciência do corpo**
	• Exploração das sensações do corpo e a diferença entre o pensar e o sentir/experimentar.
	• Inclui experiências dos cinco sentidos (audição, visão, paladar, tato e olfato), as quais podem ser feitas formalmente (na posição sentada, com as costas retas, por um período de 20 a 30 minutos) ou informalmente (praticando a atenção plena nas atividades do dia a dia). Em ambas as formas, o objetivo é direcionar a atenção para as sensações corporais sem julgamento, sem análise, e perceber, aos poucos, a diferença entre a mente que pensa e a mente que sente (sentir no sentido sensitivo, e não das emoções).
Semana 3	**Movimento atento**
	Insere práticas de movimento atento da ioga, com o objetivo de perceber melhor os próprios limites físicos e mentais, bem como a reação a eles. Nesta sessão, o participante aprenderá a perceber que o corpo é profundamente sensível a emoções perturbadoras, especialmente quando se tem o objetivo de alcançar metas, percebendo tensão, irritação ou infelicidade quando as coisas não saem do jeito esperado.
Semana 4	**Ir além dos rumores**
	• Aprender a ver os pensamentos como eventos mentais que vão e vêm, assim como os sons.
	• Aprender que a função da mente é pensar, assim como a função do ouvido é ouvir, ajudando a ver os pensamentos e sentimentos chegando e partindo da consciência e, portanto, sob uma nova perspectiva.
Semana 5	**Explorar e enfrentar as dificuldades**
	O tema desta sessão é explorar as dificuldades. Nela, o participante aprenderá a enfrentar as dificuldades, em vez de evitá-las, com abertura, curiosidade e compaixão.
Semana 6	**Desenvolvendo a compaixão**
	Nesta sessão, ensina-se a cultivar a ternura e a compaixão por meio de atitudes de generosidade, nutrindo um modo amigável consigo mesmo, com pessoas desconhecidas ou neutras e pessoas difíceis, ajudando a dissipar pensamentos negativos.
Semana 7	**Atividades revigorantes X desgastantes**
	Nesta sessão, o objetivo é ajudar, por meio da meditação, a fazer escolhas que sejam melhores, buscando-se o equilíbrio entre atividades revigorantes e desgastantes, e aprender a lidar melhor com as atividades desgastantes do dia a dia.
Semana 8	***Mindfulness* para a vida**
	Na última sessão, o objetivo é (re)ligar a atenção plena à vida diária, promovendo-se orientações sobre a manutenção da prática em longo prazo.

Fonte: Adaptado de William e Penman,[49] e Demarzo e Campayo.[57]

Para uma melhor compreensão, o **Quadro 27.7** apresenta os temas das sessões de MBRP. Nos grupos de MBRP, cada sessão tem um tema central, com práticas de meditação e discussões e exercícios de PR. Os temas incluem "piloto automático" e sua relação com a recaída, reconhecimento de pensamentos e emoções em relação a gatilhos, integração de práticas de atenção plena na vida diária, prática das habilidades em situações de alto risco e o papel dos pensamentos na recaída.[53] As sessões começam com uma meditação guiada de 20 a 30 minutos e envolvem uma variedade de exercícios experienciais, intercalados com discussões sobre o papel da atenção plena na PR e revisão das tarefas de casa.[53,54]

As bases teóricas para a integração da atenção plena com a prevenção tradicional da recaída pela TCC sugerem que a atenção plena pode ajudar a desenvolver o reconhecimento e a relação entre pensamentos e sentimentos, bem como a entendê-los de forma separada, evitando a escalada de padrões de pensamento que podem levar à recaída. Isso pode ser alcançado pela maior conscientização, regulação e tolerância de potenciais precipitantes da recaída. A atenção plena pode aumentar a capacidade de lidar com os gatilhos que levam às recaídas, interrompendo o ciclo anterior do comportamento automático de uso de substâncias. No caso de um lapso, a conscientização e a aceitação promovidas pela atenção plena podem ajudar no reconhecimento e na minimização dos

QUADRO 27.7
Programa de oito semanas de MBRP

Sessão 1	**Piloto automático e recaída**	Discussão sobre o piloto automático, que é a tendência a se comportar de maneira mecânica sem a plena consciência do fazer. Discussão sobre a relação entre piloto automático e o uso de substâncias como resposta a fissuras e compulsões. Introdução do exercício do escaneamento corporal para direcionar a atenção para o corpo.
Sessão 2	**Consciência de gatilhos e fissura**	Enfoca o aprendizado de vivenciar gatilhos, fissuras e pensamentos sem reagir automaticamente. Conscientização de gatilhos e sua reação no corpo, em especial sensações, emoções e pensamentos que acompanham a fissura.
Sessão 3	***Mindfulness* na vida diária**	Aprendizado do espaço PARAR para vivenciar situações diárias de uma maneira diferente. PARAR é um acrônimo que significa "parar, analisar, respirar, ampliar e responder". É um tempo que a pessoa pode se dar antes de reagir de maneira prejudicial.
Sessão 4	***Mindfulness* em situação de alto risco**	Esta sessão foca situações ou pessoas associadas ao uso de substâncias e a utilização de *mindfulness* para vivenciar a pressão ou o impulso de uso sem recorrer a ele. Discutem-se os riscos individuais de recaída e as maneiras de enfrentá-los.
Sessão 5	**Aceitação e ação habilidosa**	Prática de aceitação de sensações e sentimentos indesejáveis como forma de cuidar de si mesmo antes de reagir impulsivamente. Prática de técnicas de respiração como ferramenta para usar em situações desafiadoras na vida diária e em situações de alto risco.
Sessão 6	**Vendo pensamentos como pensamentos**	Exploração da consciência dos pensamentos, sua influência sobre o processo de recaída e formas hábeis de trabalhar com eles.
Sessão 7	**Autocuidado e equilíbrio no estilo de vida**	Identificação dos sinais pessoais de aviso de recaída e orientação sobre como reagir quando eles surgem, abrindo uma discussão sobre escolhas amplas de estilo de vida, autocompaixão e atividades revigorantes.
Sessão 8	**Apoio social e prática contínua**	Revisão das habilidades e práticas aprendidas, a importância da construção de uma rede de apoio. Reflexão sobre os planos individuais para a manutenção das práticas.

Fonte: Com base em Bowen e colaboradores.[54]

sentimentos de vergonha, culpa e pensamentos negativos que aumentam o risco de recaída.[53]

A prevenção de recaída baseada em *mindfulness* é uma abordagem de cuidados posteriores ao tratamento convencional (desintoxicação, terapia cognitiva, programas de mútua ajuda e 12 passos) que integra aspectos de PR com práticas adaptadas de MBSR e MBCT. A identificação das situações de alto risco é o foco central do tratamento. Os participantes são treinados a reconhecer pequenos sinais que podem levar à recaída, aumentando o reconhecimento dos sinais internos, como emoções e pensamentos, e externos, como situações. O objetivo é aumentar a conscientização desses gatilhos e desenvolver habilidades efetivas de enfrentamento e aumento da autoeficácia. As práticas de *mindfulness* destinam-se ao reconhecimento desses gatilhos, ao monitoramento das reações internas e à promoção de habilidades comportamentais de escolhas. As práticas se concentram no aumento da aceitação e da tolerância de estados físicos, emocionais e cognitivos, sejam eles positivos ou negativos, como a fissura, diminuindo, assim, a necessidade de aliviar o desconforto associado envolvendo-se no uso de substâncias.[53]

Estudos de revisão sistemática[61,66] mostram que há evidências de que as intervenções baseadas na atenção plena podem reduzir o consumo de várias substâncias, incluindo álcool, cocaína, anfetaminas, maconha, cigarros e opiáceos, em uma extensão significativamente maior do que os controles de lista de espera, grupos de apoio educacional inespecíficos e alguns grupos-controle específicos. Além disso, as evidências também sugerem que a MBRP está associada à redução da fissura, bem como ao aumento da atenção plena.[61,66]

Orientações sobre a prática de atenção plena em grupo

Os grupos de MBRP podem incluir de 6 a 12 participantes. Grupos maiores resultam em menos tempo para que cada membro compartilhe sua experiência, questionamentos e preocupações. Além disso, o facilitador pode ter dificuldade para finalizar todos os exercícios planejados para as sessões e a investigação. Grupos menores (menos de seis participantes) representam oportunidades mais escassas de aprendizado mútuo. Grupos de MBRP são comumente realizados com período de começo, meio e fim, sendo caracterizados como grupos fechados. Após o treinamento em MBRP, pode-se conduzir grupos de manutenção das práticas.[54]

As sessões começam e finalizam com uma prática de meditação para promover maior consciência e presença no grupo, qualidades incentivadas nos participantes. É importante realizar as apresentações iniciais e conhecer as expectativas dos participantes, bem como estabelecer alguns combinados, como o sigilo, a importância de não haver faltas (e, se houver, da necessidade de avisar com antecedência), bem como a importância das práticas domiciliares para que se alcance um bom resultado. Combina-se, também, que os participantes irão completar as oito semanas de tratamento adotando uma postura de receptividade e sem julgamento, e, após esse período, haverá uma avaliação sobre o efeito das oito semanas para cada um. O facilitador treina os participantes a focar no momento presente, e, sempre que estes começarem a divagar em memórias ou histórias, chama a atenção para o foco, podendo usar um sinal sonoro de um sino para pontuar o grupo. É válido ressaltar que, para conduzir grupos de MBRP, é necessária formação pessoal do facilitador.[54]

ESTRUTURAÇÃO DO FUNCIONAMENTO GRUPAL

GRUPOS ABERTOS OU FECHADOS

A escolha por grupos abertos é mais frequente. Esses grupos propiciam a entrada de novos integrantes em qualquer fase do tratamento, e pacientes mais antigos podem sair do grupo após terem recebido alta ou por desistência.

Nessa modalidade de grupo, o psicoterapeuta e os pacientes enfrentarão com mais frequência a separação, no caso da saída de pacientes, e o acolhimento do novo, situações que podem gerar ansiedade no grupo, mas também oportunidade de estar em constante contato com as próprias dificuldades, atualizando metas e razões para o tratamento.

O grupo fechado é formado por um número limitado de pessoas que concordam em seguir juntas durante um período de tratamento, e, após esse acordo, não é permitida a entrada de novos participantes. Nessa modalidade de grupo, é mais frequente trabalhar com um tempo específico, focalizando um início e um término do tratamento. É um procedimento importante e que deve estar alinhado com os princípios e objetivos da instituição. Um ponto negativo desse tipo de grupo é que os pacientes têm momentos diferentes para a mudança, e mesmo no término do grupo é possível que alguém ainda necessite permanecer em tratamento. Outro fator a ser considerado é que dependentes químicos, em geral, apresentam problemas quanto à assiduidade e facilidade para desistência do tratamento, uma vez que se trata de uma sintomatologia vulnerável a recaídas, ambiguidades e quebra de regras. Com isso, a desistência de várias pessoas, sem a possibilidade de reformular o quadro, pode colocar em risco a continuidade do grupo.

Nos grupos fechados, a desistência dos participantes possivelmente desperte ansiedade e o tema de morte/separação.[16] O psicoterapeuta deve estar atento a essa questão, apontando e trabalhando-a de acordo com a dinâmica do grupo, sempre fazendo um paralelo com a dependência química. Em internações, esse tipo de grupo pode ser uma boa prática.

GRUPOS HOMOGÊNEOS OU HETEROGÊNEOS

É evidente que um grupo nunca será homogêneo, tendo em vista as diferenças individuais. No entanto, devido a questões práticas, algumas situações importantes devem ser analisadas sob a ótica da efetividade. No passado, havia uma tendência a constituir grupos de dependentes de drogas e álcool em conjunto, pois ainda havia poucas evidências disponíveis.

Hoje, diante de algumas evidências práticas e de mais estudos sobre a dinâmica das diferentes dependências, foi observada a dificuldade para compor um grupo de pessoas com escolhas de drogas diferentes. A experiência mostrou, no entanto, que é conveniente compor grupos homogêneos para alcoolistas.[12] Ainda que o sintoma seja o mesmo, no caso, a dependência, o padrão de funcionamento no uso de drogas lícitas e ilícitas é peculiar, apresentando diversidades importantes relacionadas a comportamentos, forma de encarar a doença, nível de percepção, tipos de perdas, idade predominante, além do estereótipo. Fora isso, há uma tendência ao preconceito entre esses dois grupos, quando não se trata de dependência cruzada (termo farmacológico que traz como consequência a facilitação no desenvolvimento da dependência de uma substância quando o indivíduo já é dependente de outra em uso). Os dependentes de álcool tendem a criticar os dependentes de drogas, considerando-os "fora da lei", e os dependentes de drogas ilícitas tendem a destacar a coragem de se envolver com algo mais perigoso. Em consultórios particulares, ambientes de internação ou comunidades terapêuticas que não possam realizar grupos específicos, introduzir o dependente de drogas não é visto como um impeditivo para o tratamento.[12]

Outro critério de homogeneidade é o gênero. Homens e mulheres vivenciam a dependência de forma muito peculiar. As mulheres têm um prejuízo físico muito significativo. Os níveis de álcool no sangue se elevam muito devido a sua composição corporal de tecido gorduroso.[67] No aspecto social, as mulheres sofrem o julgamento da sociedade de forma mais severa. Costumam ser desprezadas, vistas como não cumpridoras dos papéis de esposa e mãe, e sujeitas a promiscuidade sexual.[4] Esses fatores levam-nas a buscar menos ajuda para tratar suas dependências. O grupo misto, nesse caso, poderá trazer dificuldades, pois elas poderão não se adaptar. Também, os temas grupais serão constituídos de queixas masculinas, e, mais uma vez, elas se sentirão oprimidas e pouco à vontade para se expor. Segundo Edwards e colaboradores,[4] serviços exclusivamente femininos podem atrair mulheres com necessidades específicas, como mães de dependentes, lésbicas, aquelas com história gestacional de problemas com álcool ou drogas e as que sofreram abuso sexual na infância.

Com relação a dependências de outras drogas, o perfil do indivíduo, muitas vezes mais jovem, e a forma de uso grupal e heterogênea podem ser fatores facilitadores na formação de grupos de tratamento heterogêneos. Ainda assim, mulheres, por serem um grupo específico de dependentes, podem demandar grupos específicos para suas necessidades, nos aspectos da maternidade e sexualidade, entre outros.

Deixando um pouco de lado as especificidades da dependência, estabelecer outros aspectos, como combinar pacientes com diferentes escalas educacionais, ocupacionais e de idade, pode ser enriquecedor.[16] A heterogeneidade dos integrantes pode ser muito interessante se houver uma homogeneidade da tarefa e dos objetivos.[8] Em relação à idade, é interessante certa diferença, desde que não sejam adolescentes, devido às especificidades dessa faixa etária.

Seleção dos pacientes

O contato individual com o paciente antes do ingresso no grupo é de extrema importância para o processo psicoterapêutico. Alguns dos objetivos desse atendimento prévio são pesquisar a queixa e as consequências associadas e verificar grau de motivação, presença de comorbidades, bem como suas contraindicações, no sentido de conciliar o perfil do paciente ao da proposta do grupo.

Um aspecto a ser destacado no processo seletivo são as contraindicações, descritas a seguir:

- **Funcionamento psicótico**. O paciente psicótico pode dificultar o funcionamento do grupo, o acompanhamento e o desenvolvimento da sessão. Suas queixas podem ser muito específicas, como persecutoriedade e desintegração do eu. Os dependentes químicos psicóticos ou com funcionamento psicótico beneficiam-se mais de cuidados individualizados específicos e direcionados.
- **Indivíduos com nível acentuado de agressividade/perversidade e/ou transtornos da personalidade**. A transferência negativa e destrutiva que estabelecem em seus vínculos afetivos tende a ser reproduzida e reforçada no grupo, que, em geral, se torna o espaço ideal para a prática de seu "domínio" e de transgressão de limites. O impacto dessas pessoas no grupo pode ser muito negativo. O grupo pode se tornar um ambiente hostil para seus membros, e o psicoterapeuta pode ter dificuldade em gerenciá-lo. O mais indicado, nesses casos, é o atendimento multidisciplinar personalizado.
- **Indivíduos com danos cognitivos**. Podem ter dificuldade para acompanhar o desenrolar das sessões. Geralmente, o ganho se dá pelo contato social que o grupo possibilita. O tratamento mais indicado são grupos específicos com outros participantes com danos cognitivos ou reabilitação neurocognitiva.
- **Indivíduos intoxicados ou pouco convictos quanto à abstinência**. A intoxicação altera a percepção dos indivíduos, que, nessas condições, apresentam pouquíssimos recursos para interagir de forma positiva devido aos efeitos agudos da substância. Por sua vez, pessoas que tenham recaído e, mesmo sob efeito da substância, tenham conseguido manter um contato mínimo preservado podem apresentar uma boa oportunidade de auxílio, tanto para si mesmas como para o grupo, que pode identificar aspectos pessoais na situação de recaída. No entanto, isso deve ser trabalhado na sessão. Já os pacientes pouco convictos quanto à abstinência poderão negar a importância dessa necessidade e, com isso, tentar convencer o grupo de que é melhor continuar em uso, tanto por meios verbais quanto não verbais, além de provavelmente não estarem disponíveis para ouvir outras opiniões. Dessa forma, precisam de atendimento individual primário, para que possam ser motivados para a mudança e definir objetivos pessoais para a questão da dependência. Aos pacientes que objetivam a abstinência, mas que se mostram resistentes ao grupo, pode ser sugerido que assistam a algumas sessões, variando de quatro encontros[1] a três meses de um encontro semanal,[12] para repensarem suas decisões.
- **Indivíduos de reconhecimento público**. Pessoas que têm algum tipo de exposição nos meios de comunicação, em suas vidas pessoais ou em cargos de chefia, por exemplo, provavelmente não tirarão proveito do tratamento grupal, devido a possíveis consequências negativas da exposição ante o *status* que têm, podendo ser beneficiadas em um tratamento individualizado.
- **Pessoas com algum grau de parentesco ou proximidade**. Pertencer a um mesmo grupo, de família, trabalho ou amizade, pode prejudicar a participação no mesmo grupo terapêutico, seja pelo envolvimento no tratamento, seja por vergonha ou medo de falar. Dessa forma, é aconselhável que essas pessoas sejam alocadas em grupos distintos.

Contrato terapêutico

O contrato terapêutico é o estabelecimento de normas e regras a fim de organizar o bom funcionamento do grupo. É um pilar muito importante no contexto das psicoterapias de grupo. Quando as regras são claras e bem definidas desde o início e apresentadas de modo objetivo a todos os participantes, funcionam como garantia inicial para que o trabalho possa ser desenvolvido.[68,69] Do contrário, as pessoas se sentirão autorizadas a modificá-lo conforme suas próprias necessidades,[12] reproduzindo sua função inadaptativa no grupo. É preciso que o contrato terapêutico contenha a definição de todos os aspectos previsíveis que possam fazer parte do tratamento (**Quadro 27.8**).

Existe a sugestão de o contrato ser escrito e assinado em duas vias (uma para o paciente, outra para o grupo) ou até mesmo em três vias (incluindo um representante familiar significativo como responsável).[70] Na prática, essa opção pode ser útil e garantir maior compromisso com o tratamento. De qualquer modo, os itens do contrato devem ser discutidos de forma clara no atendimento individual (antes do grupo) e reforçados, quando necessário, no grupo.

Objetivos do tratamento

Os objetivos do tratamento devem ser discutidos com os pacientes no primeiro atendimento individual. Normalmente, consistem em manter a abstinência, entendendo que a recaída poderá ocorrer no processo do tratamento. No entanto, manter apenas a abstinência, apesar de representar a procura pelo tratamento, em geral, por si só não será capaz de garantir uma boa evolução, visto que o indivíduo é um ser total, com muitas outras necessidades. Por isso, manter boa qualidade de vida e desenvolver autoestima e outras habilidades são também fatores importantes.

Outros objetivos podem ser propostos pelos pacientes, como, por exemplo, redução do uso e do beber social. Nesses casos, os grupos de abstinentes não são indicados, o encaminhado para a abordagem de redução de danos e de reeducação do beber em pacientes que abusaram de álcool ou o acompanhamento individual poderão ser mais efetivos.

O objetivo do tratamento deve ser estabelecido pelo paciente, e não pelo psicoterapeuta, podendo ser alcançadas abstinência, moderação e/ou redução de danos. O tratamento deve se adequar, portanto, às necessidades do paciente.

QUADRO 27.8
Itens do contrato

- Objetivo (abstinência e melhora da qualidade de vida)
- Prazo mínimo de compromisso e alta
- Tentativa de abstinência no dia da sessão
- Evitar segredos entre os membros do grupo
- Necessidade de sigilo no tocante ao conteúdo das sessões, bem como aos participantes
- Horários e local das sessões
- Aviso de faltas previstas
- Honorários, dia de pagamento, reajustes e férias do psicoterapeuta

---

Prazo mínimo de compromisso e alta

O tempo que o paciente permanece no grupo deve corresponder aos objetivos de cada tipo de tratamento (internação, ambulatório, hospital-dia, consultório, comunidades terapêuticas, etc.). Em geral, o tratamento pode ter fases ou ser direcionado conforme o grau de motivação indicado pela relação que o paciente passou a ter com a substância e pelo estágio motivacional em que se encontra, o que auxiliará no planejamento da frequência e da duração do tratamento.[71] Avaliar como o paciente está passando pelo momento atual de vida e como está lidando com sua vida em termos pessoais, profissionais, sociais, de saúde e familiares pode servir como indicador de aspectos a serem enfatizados no tratamento, bem como de seu desenvolvimento e crescimento interno.

A alta não é indicada para aqueles com menos de seis meses de abstinência e que ainda não estejam totalmente readaptados na família, no trabalho e no lazer, e em boas condições físicas e psíquicas. Mesmo que tenha sido combinada, a alta deve ocorrer de forma gradativa, durante alguns meses, nos quais o paciente passa a comparecer ao tratamento em período quinzenal, depois mensal, até que o desligamento completo ocorra. Essa seria uma forma de trabalhar a elaboração da separação com o grupo e com o paciente.

A princípio, o pedido de alta deve ser iniciativa do paciente, mas, dependendo da realidade na qual o profissional atua, esse ideal nem sempre é possível devido à grande demanda de pessoas que necessitam de ajuda e à pequena quantidade de locais que oferecem tratamento especializado e de qualidade. Além disso, algumas localidades de grande carência não só financeira, mas social e afetiva, levam os indivíduos a estabelecer vínculos tão estreitos com os psicoterapeutas e com o grupo que podem desenvolver laços de dependência e insegurança quando da alta. Alguns pacientes, entretanto, poderão perceber outras necessidades e demandas, podendo até mesmo procurar uma terapia individual.

Diante da possibilidade de alta, alguns relutam em aceitá-la, justificando seu medo e insegurança. No entanto, ainda que o paciente resista, é importante mantê-la como objetivo, negociando como acontecerá.

De qualquer forma, um pedido de alta deve ser muito bem avaliado em sua complexidade. Vale ressaltar que dar a possibilidade de os pacientes que receberam alta retornarem ao grupo, caso necessitem de ajuda, serve como garantia de continuidade de apoio.

Manter sigilo sobre conteúdo da sessão e evitar segredos entre os membros do grupo

O sigilo é um item muito importante no contrato grupal. É o cuidado que cada um deve ter com os conteúdos colocados no grupo. Ele garante que as pessoas presentes se respeitem e confiem umas nas outras. Quando o psicoterapeuta perceber qualquer descumprimento dessa regra, deverá esclarecer e reforçar o significado do sigilo ao grupo. É muito importante que seus membros se mostrem de forma verdadeira, não reprimindo conteúdos que possam ser trabalhados com maior profundidade e sinceridade.

HORÁRIO, LOCAL DAS SESSÕES E FALTAS

A fixação de um horário, dia da semana e local das sessões garante segurança para os pacientes, assim como um ambiente preparado para o próprio tratamento. Os participantes devem ser informados da importância da assiduidade, até mesmo como pré-requisito para garantir lugar no grupo.

Sempre que precisar faltar à sessão, é recomendável que o paciente avise ao psicoterapeuta do grupo com antecedência. É aconselhável, também, estabelecer um limite de faltas a serem toleradas, sem justificativa, para ser caracterizado abandono do tratamento. O grupo deve ter claro que a vaga ficará à disposição da instituição quando esse limite previamente firmado com o psicoterapeuta for atingido. Na prática clínica, sugere-se entre 2 ou 3 faltas sem justificativa, o que deve ser adaptado de acordo com a realidade de cada local de tratamento.

Quanto à quantidade de sessões, a sugestão é de 1 ou 2 sessões semanais, que podem variar entre 1 hora e 1 hora e meia.

HONORÁRIOS

Em clínicas ou consultórios particulares, o preço das sessões, o dia de pagamento e os reajustes devem ser administrados conforme na psicoterapia individual. O pagamento poderá ser cobrado antecipadamente, de acordo com a história do paciente e/ou com a anuência de um familiar.

FÉRIAS E OUTRAS INTERVENÇÕES

Férias, intervenções familiares ou outras situações previsíveis ou imprevisíveis deverão ser discutidas como parte do tratamento, uma vez que os pacientes dependentes tendem a agir de modo desconfiado e/ou inseguro. Grupos com pacientes com pouco tempo de abstinência podem ser conduzidos pelo coterapeuta durante as férias do psicoterapeuta. Essa conduta pode prevenir desistências prematuras, favorecendo a continuidade do tratamento.

NÚMERO DE PARTICIPANTES

É pouco provável que haja um número ideal preestabelecido, sobretudo porque cada grupo apresenta uma dinâmica de funcionamento diferente de acordo com o tipo de intervenção estabelecido. A prática tem mostrado que é recomendável um número mínimo de cinco pessoas para iniciar um trabalho em grupo. No entanto, considerando que as faltas e desistências nessa população são frequentes, pode-se iniciar chamando um número maior de participantes, acreditando que seis estarão presentes.

Trabalhar com um número muito reduzido pode ser desmotivador, bem como um grupo com muitas pessoas poderá comprometer a qualidade do trabalho, considerando os objetivos de uma psicoterapia de grupo. Autores sugerem um número máximo entre 12 e 15 participantes.[72] O que deve ser levado em conta, acima de tudo, é a condição do grupo de produzir e funcionar de maneira que todos se sintam assistidos, e do psicoterapeuta de assimilar cada um de seus integrantes, além das condições do ambiente institucional.

UTILIZAÇÃO DE RECURSOS ADICIONAIS

Usar outros recursos técnicos nas sessões grupais pode ser um grande aliado do psicoterapeuta no intuito de promover mudança, despertar o surgimento de cognições e sentimentos e criar uma base ilustrativa e informativa. Ou seja, pode-se usar técnicas, jogos, exercícios e outras dinâmicas conhecidas pelo grupo.

Quadro-negro para explicações expositivas, DVDs e outros recursos didáticos são sugeridos por Brown e Yalon.[73] O uso de recursos mistos muitas vezes é interessante. São muito proveitosas a possibilidade de dramatização (mesmo que o grupo não seja de psicodrama) e a aplicação de treinamento de habilidades de enfrentamento em algumas situações, como, por exemplo, a melhor forma de dizer "não" para o oferecimento de bebida ou drogas, de lidar com a raiva ou a provocação ou de se comportar em uma entrevista para obter um emprego.[4]

IMPORTÂNCIA E APLICABILIDADE DAS DINÂMICAS DE GRUPO NA ABORDAGEM GRUPAL

Cada grupo tem uma dinâmica de funcionamento decorrente basicamente da interação entre as pessoas, dos processos transferenciais e dos conteúdos psicológicos, latentes ou manifestos.[11] No entanto, ao referir técnicas de dinâmicas de grupo, buscam-se recursos que possam ser usados para diversas finalidades, entre elas educacionais (professores, alunos, direção), organizacionais (desenvolvimento de pessoal, seleção, entre outros) e tratamentos em diversas abordagens grupais (tanto como recurso fundamental, no caso do psicodrama [jogos psicodramáticos], quanto como coadjuvantes em terapias convencionais).

Dinâmicas de grupo referem-se a um conjunto de técnicas muito empregadas nas últimas décadas em programas de treinamento, desenvolvimento de habilidades em relações humanas, interações grupais, entre outras finalidades. Sua ampla aplicabilidade deve-se, em parte, à possibilidade de criar situações direcionadas para atingir objetivos específicos (p. ex., jogos, exercícios grupais, situacionais).

Dinâmicas de grupo são formas "indiretas" de lidar com temas variados, que envolvam questões interpessoais, intrapessoais, afetivas e até mesmo questões mais práticas e objetivas, como treinamento ou aperfeiçoamento de habilidades, entre outras.

O homem é essencialmente um ser em relação com os outros. Sofre diversas pressões a partir da relação com as pessoas ao se deparar com diversos sentimentos e pensamentos. De acordo com a qualidade das relações, pode tanto amadurecer como regredir. Portanto, as relações interpessoais são de grande influência na estruturação do pensamento e das atitudes de cada um. Entretanto, existe pouca consciência da importância das inter-relações na vida das pessoas, a qual não se adquire apenas por meio de conceitos teóricos, mas também a partir da vivência que pode modificar a melhor forma de pensar. A vivência em grupo é de forte influência para aquilo que se aprende, como grande parte de nossas crenças, atitudes e sentimentos.[74]

Na dependência química, a busca da substância e a manutenção do uso, em grande parte, estão relacionadas a crenças que o dependente tem acerca dos resultados do comportamento, em geral envolvendo expectativas sobre si mesmo e sobre a relação com as pessoas. O envolvimento com crenças disfuncionais gera e alimenta os comportamentos "mal-adaptativos". Quando elaboradas de maneira adequada às necessidades e às condições existentes, as dinâmicas podem contribuir, em momentos de resistência ou não dos pacientes, para a reavaliação dessas crenças disfuncionais e para a aprendizagem de outras formas de comportamento e de relacionamento.

As dinâmicas de grupo podem ser usadas para abordar características e objetivos como:

- **Planejamento.** Permite trabalhar de forma alternativa conteúdos que, de outra maneira, seriam tomados de modo muito abstrato. Além disso, permite estabelecer relações entre a experiência nos contextos social e grupal, podendo ser uma ferramenta para determinados objetivos terapêuticos.
- **No processo de mudança.** Muitas ferramentas podem auxiliar o indivíduo a visualizar mudanças possíveis e sua importância. Essas técnicas podem ajudar na elaboração das resistências e do medo do novo, além de possibilitar um maior comprometimento das pessoas para com a necessidade de mudança.
- **Na tomada de decisão.** As técnicas que lidam com processos decisórios individuais e grupais possibilitam o florescimento de opiniões subjetivas, a exploração das alternativas e maior clareza quanto ao significado das decisões.
- **Na integração das pessoas.** A integração de um grupo em formação é a primeira grande pilastra de um processo de psicoterapia. A escolha de técnicas para intensificação de relacionamentos favorece o estabelecimento de vínculos mais saudáveis e harmoniosos, possibilitando o aprendizado da qualidade da convivência e da comunicação com o outro. Isso gera maior compreensão e tolerância às diferenças individuais, o que é fundamental.
- **Flexibilidade.** Potencializa a capacidade de adaptação a diferentes situações, tanto nas atitudes quanto nos comportamentos.
- **Motivação.** Identifica e intensifica os motivos que levam a pessoa ao desejo de mudança, de crescimento e de cuidados para com os objetivos construtivos de vida.
- **Percepção.** Desenvolve a visão da realidade de maneira mais fidedigna, inserida em um senso crítico.
- **Lidar com incertezas/ambiguidades.** Possibilita posicionamento ante o conflito, a imprevisibilidade, as frustrações, desenvolvendo recursos internos para lidar com sentimentos ambíguos e difíceis, por meio da administração de conflitos de maneira positiva.
- **Riscos e desafios.** Discernimento para administrar riscos e desafios por meio de autocontrole e autoeficácia.

Quando a técnica grupal é usada no tratamento de dependência química, muitas vezes conteúdos subjetivos de grande relevância no comportamento e em sua manutenção podem se "cristalizar" ainda mais quando a resistência à mudança prevalece, bem como podem se flexibilizar, dependendo da forma como são abordados.

É imprescindível ter um objetivo claro a ser alcançado com a utilização de dinâmicas de grupo. Isso contribui, entre outras coisas, para a adequação das técnicas, evitando, por exemplo, o uso de dinâmicas complexas para atingir objetivos modestos. Não é recomendado fazer uso de dinâmicas para depois pensar nos objetivos, utilizando-as como um fim em si, pois, dessa forma, não há integração entre fatores importantes, como momento do grupo, passos a serem dados, dificuldades a serem trabalhadas, entre outros aspectos.

As dinâmicas podem ser grandes aliadas no sentido de facilitar o surgimento/a emergência de conteúdos pessoais/grupais. É possível usar vários níveis de exposição da pessoa. Situações em que não haja exposição tão clara e direta, nas quais o sujeito não precise se colocar em primeira pessoa, promovem fluidez de conteúdos com mais naturalidade, e é provável que haja menor resistência do que quando abordados de forma direta. Por sua vez, situações em que a pessoa se coloque claramente tendem a causar maior impacto, proporcionando, assim, maior identificação e envolvimento pessoal, o que deve ser bem administrado em decorrência dos sentimentos que promovem. Em geral, os conteúdos projetados por meio de dinâmicas possibilitam maior contato com fantasias, medos, expectativas e crenças das pessoas, fornecendo, dessa maneira, conteúdos ricos a serem "explorados" em diversas fases do tratamento.

PAPEL DO PSICOTERAPEUTA

O psicoterapeuta deverá estar atento aos objetivos que pretende atingir com o grupo e observar algumas características para se tornar um "facilitador", ou seja, adotar uma postura de participação, sensibilidade e de disposição para interagir com o grupo em suas necessidades, proporcionando confiança e apoio.[15] Além disso, o facilitador deve ter cuidado para não ter atitudes condenatórias, punitivas ou moralistas; pelo contrário, deve se portar de maneira simples e objetiva.[1]

Maturidade, equilíbrio, seriedade, conhecimentos da dinâmica da dependência, das técnicas psicoterápicas e dos processos grupais são necessários para a condução de um grupo com eficácia e responsabilidade.[15]

Apesar de ser um especialista em terapia e em dependência química, o psicoterapeuta deve lembrar que não é onipotente, e sim um ser humano com dificuldades e anseios. Segundo Falkowski,[1] com o passar do tempo, o psicoterapeuta é visto pelos pacientes como um perito na terapia, mas também passível de falhas. Assim, é necessário que faça uma autopsicoterapia e uma autossupervisão, na busca constante de seu equilíbrio psicológico.

Zimerman e Osório[6] estabelecem um conjunto de habilidades necessárias ao coordenador de grupo: gosto e confiança no trabalho em grupos, amor às verdades, coerência, senso de ética, respeito, paciência, continência, comunicação adequada, modelo de identificação, empatia, capacidade de síntese e integração. Esse conjunto de atributos pode auxiliar o psicoterapeuta de grupo a desempenhar o papel de "tradutor do grupo", ou seja, integrar as diversas falas dos participantes em uma fala única, de forma clara, concisa e objetiva.[11]

O facilitador deve conhecer os membros do grupo, suas necessidades, capacidades e limitações, para que possa oferecer atividades compatíveis que possibilitem a compreensão e o aprendizado de todos. Também deve estar atento a todo o movimento do grupo, evitando trabalhar questões de maneira unilateral ou somente na esfera individual.

Ao facilitador de grupo cabe esclarecer as situações, levar as pessoas a interiorizar seus problemas, provocar uma sincera reflexão e, ainda, criar um ambiente de compreensão e aceitação mútua. É crucial que o psicoterapeuta trabalhe para estabelecer uma atmosfera grupal segura e acolhedora e que seja tolerante com os erros e a falta de progresso imediato.[75]

COTERAPEUTA

É indicado, ao psicoterapeuta, trabalhar com um coterapeuta que possa auxiliá-lo com observações, discussões técnicas do processo e conteúdos das sessões e que, além de conduzir a sessão quando da sua indisponibilidade, possa dar suporte aos pacientes que não estejam se sentindo bem no dia da sessão.

EQUIPE MULTIDISCIPLINAR

A dependência química, devido a sua complexidade, deve ser avaliada por diferentes profissionais. A maioria das instituições trabalha com equipe multidisciplinar, formada por psicólogo, médico, assistente social, terapeuta ocupacional e enfermeiros. Isso possibilita a discussão sob a ótica de várias especialidades, potencializando a capacidade de eficácia e assertividade do tratamento proposto.

Quando for necessário trabalhar algum tema específico, podem ser convidados outros profissionais para participar do grupo, desde que haja o consentimento prévio, enriquecendo, assim, tanto o tratamento do paciente como os conhecimentos do psicoterapeuta do grupo.

QUESTÕES PRÁTICAS

É oportuno o relato de algumas questões de ordem prática que podem surgir em diversos momentos da condução dos grupos.

HÁBITOS DO PSICOTERAPEUTA

É comum, em grupo, o questionamento ao psicoterapeuta de seus hábitos sobre beber. Estão, aí, implícitas duas questões: "Se não bebe, o quanto entende de beber para me tratar?", "Se bebe, por que quer que eu pare?". Responder à questão sem estar preparado, interpretar ou devolvê-la ao grupo sem responder pode criar fantasias que dificultam a relação de confiança com o psicoterapeuta. Abordar os aspectos diferenciais entre uso e dependência de uma substância é um caminho viável e esclarecedor, podendo ser somado a uma sessão informativa sobre os diversos tipos de consumo. A falta de informação pode contribuir para a generalização de senso comum.[15]

DISCRIMINAÇÃO OU PRECONCEITO

Durante uma sessão de grupo, podem ocorrer situações que propiciem assuntos sobre diversidade sexual e cultural, que, por vezes, são abordados pelos membros do grupo que têm posicionamento de preconceito. O psicoterapeuta pode abordar o assunto com o grupo de maneira clara e objetiva, levando aos membros informações sobre o tema e promovendo reflexão sobre posturas preconceituosas. Pode, também, aproveitar para discutir o preconceito sofrido por eles próprios, suas ideias e crenças a respeito da dependência química.[76]

PACIENTES QUE PASSARAM PELA ABORDAGEM DOS 12 PASSOS E QUE INTERFEREM NO GRUPO

Há membros no grupo que já fizeram tratamento usando os 12 passos e que trazem sua experiência como única opção de um tratamento eficaz. Eles discordam das posturas dos demais membros ou propõem a mesma dinâmica de funcionamento para o grupo atual. Reforçar a importância e os benefícios dessa abordagem para alguns indivíduos, diferenciando-a da psicoterapia de grupo, é a postura mais indicada para o psicoterapeuta.

Pacientes em que a recaída persiste

Sugere-se afastamento do paciente e tentativa de nova estratégia, como acompanhamento individual associado à família ou ao casal. Até mesmo mudança do tipo de tratamento ou do referencial teórico pode ser benéfica. A continuidade no grupo pode ser uma fonte de vulnerabilidade e desesperança para os demais membros.

Pacientes resistentes a frequentar o grupo

Por vezes, há pacientes que não aceitam participar de grupo, alegando, por exemplo, já ter problemas demais e não querer saber/envolver-se com problemas de outros. Eles devem ser encorajados a participar do grupo em um período de adaptação, ao mesmo tempo em que podem ser mantidos em atendimento individual, até que possam ser acompanhados somente no grupo.

Pacientes monopolizadores e silenciosos

Há pacientes que têm necessidade de atrair a atenção do grupo para si, por meio de discurso prolixo e detalhista ou de interrogações e observações excessivas no tema dos outros, não permitindo interferências e tomadas de decisão dos demais. Se não houver interferência do psicoterapeuta, esse tipo de paciente pode estancar o processo terapêutico. O psicoterapeuta deve considerar a situação do ponto de vista vincular: o monopolizador e os monopolizados. Essa abordagem diminui o risco de haver "bodes expiatórios" e ilumina o papel de cada um. O objetivo é abrandar as defesas do monopolizador e poder comunicar a verdadeira natureza de seus temores e necessidades.[77]

Por sua vez, pacientes silenciosos podem não se beneficiar da terapia de grupo em longo prazo, devendo o psicoterapeuta estar atento a diversas questões que possam estar por trás do silêncio (inibições fóbicas, expressão de uma atitude hostil, uma forma de resistência à revelação de sentimentos para monopolizar o grupo, expressão de resistência dos demais). Esse silêncio deve ser visto como um comportamento no "aqui e agora do grupo", expressando uma maneira de relacionamento interpessoal. Compreender a dinâmica do silêncio é necessário para melhor manejar essa situação. Caso essa compreensão não seja possível, é indicado o cuidado para que o paciente não fique no esquecimento, podendo interpretar sua conduta de silêncio como falta de pressão para que fale.

Desistência

Há pacientes que logo após entrarem no grupo já não comparecem mais. Sabe-se que tentativas de contato com pacientes podem trazê-los de volta ao tratamento – por exemplo, contatos telefônicos, mensagens eletrônicas ou visita domiciliar em serviços que dispõem desse recurso. A desistência pode estar relacionada à dificuldade de se expor em grupo, como o sentimento de vergonha. Dessa forma, pode ser importante realizar um atendimento individual e avaliar o momento ideal para retomar o tratamento em grupo.

Eventos importantes de vida – gatilhos para a recaída

Muitas situações podem ser marcantes na vida do paciente, como morte de um ente querido, perda de emprego, separação, brigas, etc. Tais eventos podem desestabilizar a situação, podendo levá-lo a recaída. Por isso, sugere-se que o paciente seja acompanhado também individualmente, para aumentar as possibilidades de elaborar esses momentos de maneira positiva. No entanto, o acompanhamento individual nesse período deve ser breve, como recurso de apoio.

Abstinência no dia da sessão

O compromisso sincero do paciente com a tentativa de abstinência é um pré-requisito para o tratamento, o que não implica que a recaída não possa ocorrer ou que seja um impedimento para a continuidade do tratamento. O paciente que beber ou usar drogas no dia da sessão deverá ser avaliado quanto às condições de aproveitá-la, pois, caso contrário, poderá dificultar o andamento do grupo. Caso compareça à sessão extremamente intoxicado e sem condições de manter um contato preservado, deve ser retirado do grupo pelo coterapeuta (se este existir), devendo receber assistência necessária para a desintoxicação. É indicado que o fato seja discutido e refletido no grupo, reforçando a importância do cumprimento do contrato. Casos de pacientes que têm lapsos (uso de pouca quantidade da substância ou com poucas consequências) podem ser frutíferos em discussão no grupo, desde que mantido o grau de consciência do envolvido.

CONSIDERAÇÕES FINAIS

O trabalho em grupo é fortemente indicado e deve ser incentivado aos dependentes químicos devido à possibilidade de beneficiar um número maior de pessoas, no mesmo espaço de tempo, e por ser tão eficaz quanto o individual. Permite aos participantes que compartilhem questões semelhantes, aumentando sua autoeficácia, além de favorecer o tratamento medicamentoso e os procedimentos psicoterápicos. Também, em grupo, o paciente expõe mais suas ideias, seus pensamentos, seus sentimentos, suas dificuldades e seus problemas decorrentes da dependência química. No entanto, observa-se uma necessidade de pesquisas sobre o trabalho em grupo de dependentes químicos, visando trabalhar e abordar melhor o tema.

Segundo Weiss e colaboradores,[78] em uma revisão sistemática de 24 trabalhos prospectivos, não se pode afirmar a existência de uma intervenção de grupo mais efetiva do que outra. Não se pode afirmar, também, que a psicoterapia de grupo seja superior à individual. Há necessidade de mais estudos prospectivos com melhor metodologia estatística, em amostras maiores e de tempo de intervenção razoável para verificar as diferenças entre seus efeitos.

Não é possível afirmar que a psicoterapia de grupo reduz custos em relação ao tratamento. Contudo, dois aspectos são importantes para reflexão: o primeiro está relacionado ao modelo de grupo aberto ou fechado. No modelo fechado, há mais continência e coesão grupal, porém, aumenta o tempo de espera para oferta de tratamento, aumentando também o abandono precoce do grupo e a busca por alternativas de ajuda. Se, por um lado, grupos abertos resolvem tais obstáculos, por outro, inserem alguns problemas, como dificuldade de desenvolver um trabalho com começo, meio e fim, e, sobretudo, de seguir o grupo em um estudo de coorte. Além disso, não é fácil lidar com a heterogeneidade de ter um paciente novo a cada semana. O segundo aspecto importante em relação aos estudos com grupos de psicoterapia é a interdependência entre os membros do grupo, podendo ser representada por um participante mais assertivo ou outro com grave transtorno psiquiátrico ou, ainda, por uma figura de líder grupal autoritário ou persuasivo quanto a alcançar a abstinência. Esses fatores podem ser difíceis de controlar e diferem quando em comparação à psicoterapia individual.

Em resposta a essas duas questões, o National Institute on Drug Abuse (NIDA) recomendou estudos que identifiquem e testem os mecanismos de mudança, que mostrem a relação custo-efetividade em relação a outras modalidades de tratamento, que indiquem a iatrogenia de determinados tratamentos grupais, além de possíveis mediadores e moderadores de múltiplos efeitos do tratamento, incluindo composição do grupo, objetivos do tratamento, estágios de mudança e estado de recuperação dos líderes.[78]

REFERÊNCIAS

1. Falkowski W. Terapia de grupo e as adições. In: Edwards G, Dare C. Psicoterapia e tratamento de adições. Porto Alegre: Artmed; 1997.
2. Stead LF, Lancaster T. Group behaviuour therapy programes for smoking cessation. Cochrane Database Syst Rev. 2005;(2).
3. Flores PJ, Mahon L. The treatment of addiction in group psychotherapy. Int J Group Psychother. 1993;43(2):143-56.
4. Edwards G, Marshall EJ, Cook CCH. O tratamento do alcoolismo: um guia para profissionais de saúde. 3. ed. Porto Alegre: Artmed; 1999.
5. Soyka M, Helten C, Schafenberg CO. Psychotherapy of alcohol addiction: principles and new findings of therapy research. Wien Med Wochenschr. 2001;151(15-17):380-8.
6. Zimerman DE, Osorio LC. Como trabalhamos com grupos. Porto Alegre: Artmed; 1997.
7. Zimerman DE. A importância dos grupos na saúde, cultura e diversidade. Vínculo. 2007;4(4):1-16.
8. Pichon-Rivière E. O processo grupal. 3. ed. São Paulo: Martins Fontes; 1988.
9. Bleger J. Temas de psicologia: entrevista e grupos. São Paulo: Martins Fontes; 1980. p.59.
10. Zimerman DE. Fundamentos básicos de grupoterapias. 2. ed. Porto Alegre: Artmed; 2000.
11. Figlie NB, Payá R. Dinâmicas de grupo e atividades clinicas aplicadas ao uso de substancias psicoativas. São Paulo: Roca; 2013.
12. Ramos SP, Bertolote JM. Alcoolismo hoje. Porto Alegre: Artmed; 1997.
13. Yalom ID. The theory and practive of group psychotherapy. New Work: Basic Books; 1975.
14. Bloch S, Crouch E. Therapeutic factors in group psychotherapy. Oxford: Oxford University; 1985.
15. Melo DG, Figlie NB. Psicoterapia de grupo e outras abordagens grupais no tratamento da dependência. In: Figlie NB, Bordin S, Laranjeira R. Aconselhamento em dependência química. São Paulo: Roca; 2004.
16. Foulkes SH. Psicoterapia de grupo. 3. ed. São Paulo: IBRASA; 1976.
17. Miller W R, Rollnick S. Motivational Interview: helping people change. 3rd ed. New York: The Guilford; 2013.
18. Rollnick S, Miller WR, Butler CC. Entrevista motivacional no cuidado da Saúde: ajudando pacientes a mudar o comportamento. Porto Alegre: Artmed; 2009.
19. Figlie NB, Bordin S, Laranjeira R. Entrevista motivacional. In: Figlie NB, Bordin S, Laranjeira R. Aconselhamento em dependência química. 3. ed. São Paulo: Roca, 2015. p. 195-219.
20. Wagner CC, Ingersoll KS. Motivational interviewing in Groups. New York: The Guilford; 2013. p. 70–85.
21. Figlie NB. Entrevista motivacional e terapia cognitivo-comportamental no tratamento do uso de substâncias psicoativas. In: Zanelatto NA, Laranjeira T, organizadores. O tratamento da dependência química e as terapias cognitivo-comportamentais: um guia para terapeutas. Porto Alegre: Grupo A; 2013. p. 273-290.
22. LaChance H, Feldeistein Ewing SW, Bryan AD, Hutchinson KE. What makes group MET work? a radomized trial of college student drinkers in mandated alcohol diversion. Psychol Addict Behav. 2009;23(4):598-612.
23. Noonan WC. Group Motivational interviewing as a enhancement to outpatient alcohol treatment [tese]. New Mexico: University os New Mexico; 2000.
24. Burke BL, Arkowitz H, Menchola M. The efficacy of motivational interviewing: a meta-analysis of controlled clinical trials. J Consult Clin Psychol. 2003;71(5):843-61.
25. Rosenblum A, Foote J, Cleland C, Magura S, Mahmood D, Kosanke N. Moderators of effects of motivational enhancements to cognitive behavioral therapy. Am J Drug Alcohol Abuse. 2005;31(1):35-58.

26. Foote J, DeLuca A, Magura S, Warner A, Grand A, Rosenblum A, et.al. A group motivational treatment for chemical dependency. J Subst Abuse Treat. 1999;17(3):181-92.
27. Lincourt P, Kuettel TJ, Bombardier CH. Motivational Interviewing in a group setting with mandatory clients: a pilot study. Addict Behav. 2002;27(3):381-91.
28. Santa Ana EJ, Wulfert E, Nietert PJ. Efficacy of group motivational Interviewing (GMI) for psychiatric inpatients with chemical dependency. J Consult Clin Psychol. 2007;75(5):816–22.
29. Beadnell B, Nason M, Stafford PA, Rosengren DB, Daugherty R. Short-terms outcomes of a motivation enhancing approach to DUI intervention. Accid Anal Prev. 2012;45:792-801.
30. Michael KD, Curtin L, Kirkley DE, Jones DL, Harris RJ. Group based motivational interviewing for alcohol use among college students: an exploratory study. Prof Psychol-Res Pr. 2006;37:629-34.
31. Brown TG, Dongier M, Latimer E, Legault L, Seraganian P, Kokin M, et al. Group–delivered brief intervention versus standard care for mixed alcohol/other drugs problems: preliminary study. Alcohol Treat Quart. 2007;24(4):23-40.
32. Breslin C, Li S, Sdao-Jarvie K, Tupker E, Ittig-Deland V. Brief treatment for young substance abusers: a pilot study in an addiction treatment setting. Psychol Addict Behav. 2002;16(1):10-6.
33. Kisely SR, Preston NJ. A group intervention which assists patients with dual diagnosis reduce tobacco use. In: Abelian ME, Editor. Trends in psychoteraphy research. Hauppauge: Nova Science; 2006. p. 141-59.
34. Smith SS, Jorenby DE, Fiore MC, Andreson JE, Mielke MM, Beach KE, et al. Strike while the iron is hot: can stepped-care treatments resurrect relapsing smokers? J Consult Clin Psychol. 2001;69(3):429-39.
35. 35. Schmiege SJ, Broaddus MR, Levin M, Bryan AD. Randomized trial of group interventions to reduce HIV/STD risk change theoretical mediators among detained adolescents. J Consult Clin Psychol. 2009;77(1):38-50.
36. Beck AT, Weishaar ME. Cognitive therapy. In: Bieling PJ, McCabe RE, Antony MM, et al. Terapia cognitivo-comportamental em grupos: das evidências à prática. Porto Alegre: Artmed; 2008.
37. Beck J. Terapia cognitivo-comportamental: teoria e prática. 2. ed. Porto Alegre: Artmed; 2013.
38. Bieling PJ, McCabe RE, Antony MM. Terapia cognitivo-comportamental em grupos. Porto Alegre: Artmed, 2008.
39. Weiss RD, Jaffe WB, deMenil VP, Cogley CB. Group therapy for substance use disorders: what do we know? Harv Rev Psychiatry. 2004;12(6):339-50.
40. Brandsma JM, Pattison EM. The outcome of group psychotherapy alcoholics: an empirical review. Am J Drug Alcohol Abuse. 1985;11(1-2):151-62.
41. Marques AC, Formigoni ML. Comparison of individual and group cognitive-behavioral therapy for alcohol and/or drug-dependent patients. Addiction. 2001;96(6):835-46.
42. Sobell LC, Sobell MB. Terapia de grupo para transtornos por abuso de substâncias: abordagem cognitivo-comportamental motivacional. Porto Alegre: Artmed; 2013.
43. Mackenzie KR. Advances in group psychotherapy: current opinion in psychiatry. In: Sobell LC, Sobell MB. Terapia de grupo para transtornos por abuso de substâncias: abordagem cognitivo-comportamental motivacional. Porto Alegre: Artmed; 2013.
44. Satterfield JM. Integrating group dynamics and cognitive-behavioral groups: a hybrid model. Clinical psychology: science and practice. In: Sobell LC, Sobell MB. Terapia de grupo para transtornos por abuso de substâncias: abordagem cognitivo-comportamental motivacional. Porto Alegre: Artmed; 2013.
45. Rotgers, F. Nguyen TA. Abuso de substâncias. In: Bieling PJ, McCabe RE, Antony MM. Terapia cognitivo-comportamental em grupos. Porto Alegre: Artmed; 2008. p. 275-96.
46. Monti PM. Treating alcohol dependence: a coping skills training guide. In: Bieling PJ, McCabe RE, Antony MM. Terapia cognitivo-comportamental em grupos. Porto Alegre: Artmed; 2008.
47. Velasquez MM. Group treatment for substance abuse: a stages-of-change therapy manual. In: Bieling PJ, McCabe RE, Antony MM. Terapia cognitivo-comportamental em grupos. Porto Alegre: Artmed; 2008.
48. Project MATCH Research Group. Matching alcoholism treatments to client heterogeneity. In: Bieling PJ, McCabe RE, Antony MM. Terapia cognitivo-comportamental em grupos. Porto Alegre: Artmed, 2008.
49. Williams M, Penman D. Atenção plena, Mindfulness: como encontrar a paz em um mundo frenético. Rio de Janeiro: Sextante; 2015.
50. Singh NN, Lancioni GE, Winton AS, Wahler RG, Singh J, Sage M. Mindful caregiving increases happiness among individuals with profound multiple disabilities. Res Dev Disabil. 2004;25(2):207-18.
51. O'Leary K, Dockray S. The effects of two novel gratitude and mindfulness interventions on well-being. J Altern Complement Med. 2015;21(4):243-5.
52. Benzo RP, Kirsch JL, Nelson C. Compassion, mindfulness, and the happiness of healthcare workers. Explore (NY). 2017;13(3):201-6.
53. Bowen S, Chawla N, Collins SE, Witkiewitz K, Hsu S, Grow J, et al. Mindfulness-based relapse prevention for substance use disorders: a pilot efficacy trial. Subst Abus. 2009;30(4):295-305.
54. Bowen S, Chawla N, Marlatt GA. Prevenção de recaída baseada em Mindfulness para comportamentos aditivos: um guia para o clínico. Rio de Janeiro: Editora Cognitiva; 2015.
55. Martí ACI, Garcia-Campayo J, Demarzo M, organizadores. Mindfulness e ciência: da tradição à modernidade. São Paulo: Palas Athenas; 2016.
56. Teasdale JD, Williams JMG, Segal ZV. Manual prático de mindfulness: meditação da atenção plena. São Paulo: Pensamento; 2016.
57. Demarzo M, Garcia-Campayo J. Manual prático mindfulness: curiosidade e aceitação. São Paulo: Palas Athenas; 2015.
58. Amutio A, Martínez-Taboada C, Hermosilla D, Delgado LC. Enhancing relaxation states and positive emotions in physicians through a mindfulness training program: a one-year study. Psychol Health Med. 2015;20(6):720-31.
59. Perez-Blasco J, Viguer P, Rodrigo MF. Effects of a mindfulness-based intervention on psychological distress, well-being, and maternal self-efficacy in breast-feeding mothers: results of a pilot study. Arch Womens Ment Health. 2013;16(3):227-36.
60. Achilefu A, Joshi K, Meier M, McCarthy LH. Yoga and other meditative movement therapies to reduce chronic pain. J Okla State Med Assoc. 2017;110(1):14–6.
61. . Zgierska A, Rabago D, Chawla N, Kushner K, Koehler R, Marlatt A. Mindfulness meditation for substance use disorders: a systematic review. Subst Abus. 2009;30(4):266-94.
62. de Souza IC, de Barros VV, Gomide HP, Miranda TC, Menezes Vde P, Kozasa EH, et al. Mindfulness-based interventions for the treatment of smoking: a systematic literature review. J Altern Complement Med. 2015;21(3):129-40.

63. Sanada K, Alda Díez M, Salas Valero M, Pérez-Yus MC, Demarzo MM, Montero-Marín J, et al. Effects of mindfulness-based interventions on biomarkers in healthy and cancer populations: a systematic review. BMC Complement Altern Med. 2017;17(1):125.
64. Davidson RJ, Kabat-Zinn J, Schumacher J, Rosenkranz M, Muller D, Santorelli SF, et al. Alterations in brain and immune function produced by mindfulness meditation. Psychosom Med. 2003;65(4):564-70.
65. Demarzo MM, Andreoni S, Sanches N, Perez S, Fortes S, Garcia-Campayo J. Mindfulness-based stress reduction (MBSR) in perceived stress and quality of life: an open, uncontrolled study in a Brazilian healthy sample. Explore (NY). 2014;10(2):118-20.
66. Chiesa A, Serretti A. Are mindfulness-based interventions effective for substance use disorders? A systematic review of the evidence. Subst Use Misuse. 2014;49(5):492-512.
67. Kadis AL, Krasner JD, Winick C, Foulkes SH. Psicoterapia de grupo. 3. ed. São Paulo: IBRASA; 1998.
68. Dennis ML, Perl HI, Huebner RB, McLellan AT. Twenty-five strategies for improving the design, implementation and analysis of health services research related to alcohol and other drug abuse treatment. Addiction. 2000;95(11):281-308.
69. Zemel MLS. Psicoterapia de grupo. In: Formigoni ML. A intervenção breve na dependência de drogas: a experiência brasileira. São Paulo: Contexto; 1992.
70. Vannicelli M. Group psychotherapy with alcoholics; special techniques. J Stud Alcohol. 1982;43(1):17-37.
71. Connors GJ, Donovan DM, Diclemente CC. Substance abuse treatment and stages of change. New York: Guilford; 2001.
72. Velasquez MM, Maurer GG, Crouch C, Diclemente CC. Group treatment for substance abuse: a stages of change therapy manual. New York: Guilford; 2001.
73. Brown S, Yalon ID. Interactional group therapy with alcoholics. J Stud Alcohol. 1977;38(3): 426-56.
74. Fritzen SJ. Dinâmicas de recreação e jogos. Rio de Janeiro: Vozes; 1999.
75. Rotgers F, Nguyen TA. Abuso de substâncias. In: Bieling PG, McCabe RE, Antony MM. Terapia cognitivo-comportamental em grupos. Porto Alegre: Artmed; 2008.
76. Diehl A, Vieira DL. Sexualidade do prazer ao sofrer. São Paulo: Grupo Gen; 2017.
77. Brofman G. Psicoterapia psicodinâmica de grupo. In: Cordioli AV. Psicoterapias: abordagens atuais. 3. ed. Porto Alegre: Artmed; 2008.
78. Weiss RD, Jaffee WB, de Menil VP, Cogley CB. Group therapy for substance use disorders: what do we know? Harv Rev Psychiatry. 2004;12(6):339-50.

28

Os grupos de mútua ajuda para dependentes químicos e familiares

Daniel Cruz Cordeiro e Alessandra Diehl

PONTOS-CHAVE

✓ Políticas públicas atuais incentivam o uso de estratégias comunitárias que auxiliem o tratamento da dependência química.

✓ Há comprovação científica de que grupos de mútua ajuda aumentam a possibilidade de mudanças de vida necessárias ao tratamento da dependência química.

✓ Os grupos de mútua ajuda promovem acolhimento social, aumento de autoeficácia e novos propósitos de vida para o dependente de substâncias e seus familiares.

✓ Apesar de terem a espiritualidade como um de seus alicerces, os grupos de mútua ajuda baseados nos 12 passos não são cultos e nem pertencem a religiões.

As políticas de saúde pública vigentes no Brasil apontam para a necessidade de o dependente químico estar vinculado aos serviços de saúde e comunitários voltados para tipos de tratamentos que valorizem a reinserção social e a todos os demais instrumentos oferecidos pela comunidade que possam ser úteis nesse processo. Nesse sentido, principalmente nas últimas décadas, os grupos de mútua ajuda, como Alcoólicos Anônimos (AA) e Narcóticos Anônimos (NA), vêm ganhando espaço no meio científico, comprovando sua eficácia em diversos estudos.[1-3]

Os grupos de mútua ajuda são caracterizados pela intenção de atingir uma meta em comum, por meio de auxílio entre seus membros, que buscam mudanças sociais ou pessoais. A interação "cara a cara" é estimulada e enfatizada, assim como a responsabilização individual pelo grupo. Esses grupos devem ter um senso de identificação pessoal e, em geral, têm literatura específica e também realizam assistência emocional. Os mais conhecidos grupos de mútua ajuda são os AA e os NA;[4] os primeiros estão comemorando mais de 70 anos de existência.

O objetivo deste capítulo é fazer uma narrativa sobre a história, o papel, os principais conceitos e os estudos de efetividade dos grupos de mútua ajuda para o tratamento de pessoas com problemas por uso de substâncias e seus familiares.

HISTÓRICO DOS GRUPOS DE MÚTUA AJUDA

Desde a Revolução Industrial, que foi acompanhada por um intenso crescimento populacional das áreas urbanas, por mudanças culturais e pelo surgimento das bebidas destiladas, a Europa vivenciou um processo de considerável aumento do consumo de álcool.[5] Esse impacto também foi sentido nos Estados Unidos, com agricultores criando associações com o intuito de "banir" a destilação do uísque, tanto que, em 1826, foi criada a Sociedade Americana de Temperança, cujo objetivo era a redução do consumo de bebidas alcoólicas no país. Essa foi a primeira organização de movimento social dos Estados Unidos que mobilizou de forma maciça a população em prol de uma causa específica. As organizações ligadas aos movimentos de temperança nos anos de 1930 e 1940 atraíram muitos homens que desejavam uma mudança de seus próprios hábitos de beber, e a abstinência tornou-se um *status* da classe média e uma necessidade para os jovens e os ambiciosos.[6]

O uso de álcool passou a ser encarado como um problema individual de ordem moral e com responsabilidade da sociedade quando o assunto era recuperação. Nessa época, Rowland Hazard, um banqueiro com problemas relacionados ao uso de álcool, que tinha inúmeras recaídas e fizera tratamentos prévios com Carl Gustav Jung, fora orientado por este que o fator espiritual poderia ser a exceção no seu caso. De volta aos Estados Unidos, decidiu procurar os Grupos de Oxford. Frank, um pastor protestante da Filadélfia, após uma experiência espiritual, fundara tal grupo, que recebeu esse nome porque era frequentado, em boa parte, por estudantes da Universidade de Oxford. Esses grupos usavam métodos dos primeiros cristãos para modificar o mundo por meio da mudança das pessoas. Rowland Hazard começou a frequentar os Grupos de Oxford liderados por Samuel Shoemaker, um reverendo anglicano. Ambos, então, passaram a auxiliar outros dependentes de álcool, e essa é considerada a história que antecede a fundação dos AA, sendo, portanto, moldada naquela época com esses princípios.[7]

Em 1935, ocorreu o encontro de Bob Smith, um cirurgião, frequentador dos Grupos de Oxford, com Bill Wilson, um corretor da Bolsa de Nova York, ambos dependentes de álcool. Apesar de ser médico, a impressão de que o alcoolismo era uma doença não era de Bob, e sim de Bill. Essa nova maneira de pensar sobre o problema associado à sobriedade de Bill guiou os próximos passos dos dois, que passaram a trabalhar na recuperação de outros dependentes internados no Hospital Municipal da cidade. Nasce, assim, o primeiro grupo de AA, na cidade de Akros. No ano seguinte, o segundo grupo se forma na cidade de Nova York, e, em 1939, o terceiro grupo, em Cleveland.[8]

Com a criação de novos grupos em outras cidades, no decorrer de quatro anos, já eram mais de cem dependentes de álcool em recuperação. Bill Wilson adaptou procedimentos que eram usados nos Grupos de Oxford para criar, com o auxílio de Bob Smith e do reverendo Shoemaker, aqueles que viriam a ser os 12 passos como os conhecemos atualmente. O **Quadro 28.1** resume os 12 passos dos AA. O livro *Alcoholics Anonymous*, escrito por Bob Wilson e lançado em 1939, possibilitou de forma mais concreta e visual a elaboração do programa de recuperação de 12 passos.[7]

Ainda em 1939, uma série de matérias realizadas pelo jornal *Cleveland Plain Dealer* favoráveis aos AA ajudou a difundir o grupo nessa cidade, o qual cresceu de 20 membros, em poucos meses, para o excepcional número de 500 participantes em Cleveland. O grupo de Nova York conseguiu um pequeno escritório, e muitos participantes eram amigos de pessoas influentes, que passaram a auxiliar o programa. John Rockfeller Jr. promoveu jantares e distribuía o livro para divulgar os AA. No fim do ano de 1940, Nova York contava com mais de 2 mil membros. Em 1941, os AA expandiram-se por todos os Estados Unidos, alçando também o Canadá.[8]

As 12 tradições dos AA, escritas por Wilson, em 1946, auxiliaram ainda mais na eficácia do programa e em sua rápida expansão. Outros elementos associados a bons resultados são a filosofia de fácil entendimento e duas práticas usadas nos Grupos de Oxford: as reuniões realizadas nas casas de membros e a simplicidade do programa de mudança de vida.[7] O **Quadro 28.2** ilustra as 12 tradições dos AA.

O primeiro grupo de AA no Brasil surgiu em 1947, na cidade do Rio de Janeiro. Teve início quando Bob Valentine, um membro dos AA norte-americano de passagem pelo Rio de Janeiro, encontrou Lynn Goodale, também de origem americana. Por meio dos conhecimentos adquiridos com Valentine a respeito do funcionamento dos AA, Lynn encontrou a sobriedade e passou a se corresponder com a Fundação dos Alcoólicos nos Estados Unidos. Lynn, portanto, passa a ser o primeiro contato no Brasil com conhecimento acerca dos 12 passos.[11]

O programa foi bem recebido por outras populações, como no sistema carcerário e no sistema de saúde. Este último tem sido frequentemente convidado a, por meio de palestras de seus profissionais (como psicólogos e médicos), participar de reuniões dos AA. Os AA têm seus esforços reconhecidos e seus métodos recomendados pela sociedade e pela classe

---

QUADRO 28.1
Os 12 passos dos Alcoólicos Anônimos

1. Admitimos que éramos impotentes perante o álcool – que tínhamos perdido o domínio sobre nossas vidas.
2. Viemos a acreditar que um Poder Superior a nós mesmos poderia devolver-nos à sanidade.
3. Decidimos entregar nossa vontade e nossa vida aos cuidados de Deus, na forma em que O concebíamos.
4. Fizemos minucioso e destemido inventário moral de nós mesmos.
5. Admitimos, perante Deus, perante nós mesmos e perante outro ser humano, a natureza exata de nossas falhas.
6. Prontificamo-nos inteiramente a deixar que Deus removesse todos esses defeitos de caráter.
7. Humildemente rogamos a Ele que nos livrasse de nossas imperfeições.
8. Fizemos uma relação de todas as pessoas a quem tínhamos prejudicado e nos dispusemos a reparar os danos a elas causados.
9. Fizemos reparações diretas dos danos causados a tais pessoas, sempre que possível, salvo quando fazê-las significasse prejudicá-las ou a outrem.
10. Continuamos fazendo o inventário pessoal e, quando estávamos errados, nós o admitíamos prontamente.
11. Procuramos, através da prece e da meditação, melhorar nosso contato consciente com Deus, na forma em que O concebíamos, rogando apenas o conhecimento de Sua vontade em relação a nós, e forças para realizar essa vontade.
12. Tendo experimentado um despertar espiritual, graças a estes Passos, procuramos transmitir esta mensagem aos alcoólicos e praticar estes princípios em todas as nossas atividades.

Fonte: Baseado em Junta de Serviços gerais de AA no Brasil,[9] Alcoholics Anonymous,[10] Alcóolicos Anônimos Online.[11]

médica.[8] A estimativa para 2016 era de que, no mundo, existissem 109.872 grupos de AA para 1.962.499 membros de AA.[10]

Acredita-se que os AA foram a base para a fundação de outra irmandade bastante conhecida atualmente no mundo todo, os Narcóticos Anônimos (NA). Antes de seu surgimento, alguns grupos voltados para a recuperação de dependentes de drogas haviam surgido, mas falharam. O principal motivo para não obterem sucesso era a ilegalidade do próprio consumo de drogas, que impossibilitava a divulgação de suas reuniões. Usuários de drogas acolhidos nas reuniões de AA foram incentivados a montar seu próprio grupo, que surgiu na Califórnia em 1953. Os AA autorizaram o uso dos mesmos 12 passos e 12 tradições para moldar a estrutura das reuniões de NA. Em 1983, foi criado o livro fundamental dos NA, que levou à expansão da irmandade para outros países. Em 1989, os NA já estavam presentes em cerca de cem países. Diferentemente do crescimento dos AA, os NA foram sendo incorporados por grupos que já existiam e trabalhavam em prol da recuperação de dependentes químicos de forma isolada em diferentes países, como Polônia, Irlanda e Peru. Dados de 2012 apontam para 61.800 reuniões semanais em 129 países.[7]

OS GRUPOS DE MÚTUA AJUDA, UTILIZANDO OS ALCOÓLICOS ANÔNIMOS COMO EXEMPLO

Os grupos servem como espaço para trocar experiências a respeito do sofrimento e da recuperação relacionados ao uso de bebidas alcoólicas, em reuniões que ocorrem regularmente, respeitando os 12 passos e as 12 tradições. Essas reuniões podem ocorrer apenas para membros ou ser abertas para pessoas que estejam interessadas em conhecer ou apenas avaliar se conseguem se reconhecer também como um alcoólico. Os grupos funcionam por meio da ajuda mútua e apontam para a necessidade de que seus membros sejam honestos consigo mesmos, que aceitem e solicitem ajuda e pratiquem os passos. São grupos democráticos que mantêm sua organização por meio de unidades autônomas, sendo que nenhum grupo tem poder sobre seus membros. Para fazer parte dos AA, basta que a pessoa perceba que sua vida está com problemas ligados ao consumo de bebidas alcoólicas e declare interesse em participar da irmandade durante uma reunião. Nenhuma religião é excluída, e mesmo pessoas sem uma crença religiosa podem participar dos grupos, mesmo os AA tendo uma importante relação espiritual em sua filosofia.[8]

Os AA se autodefinem como

> [...] uma irmandade de homens e mulheres que compartilham suas experiências, forças e esperanças, a fim de resolver seu problema comum e ajudar outros a se recuperarem do alcoolismo. O único requisito para se tornar membro é o desejo de parar de beber. Para ser membro de AA não há necessidade de pagar taxas ou mensalidades; somos autossuficientes, graças às nossas próprias contribuições. AA não está ligada a nenhuma seita ou religião, nenhum partido político, nenhuma organização ou instituição; não deseja entrar em qualquer controvérsia; não apoia nem combate quaisquer causas. Nosso propósito primordial é mantermo-nos sóbrios e ajudar outros alcoólicos a alcançarem a sobriedade.[8]

QUADRO 28.2
As 12 tradições dos Alcoólicos Anônimos

1. Nosso bem-estar comum deve estar em primeiro lugar; a reabilitação individual depende da unidade de AA.
2. Somente uma autoridade preside, em última análise, o nosso propósito comum – um Deus amantíssimo que Se manifesta em nossa consciência coletiva. Nossos líderes são apenas servidores de confiança; não têm poderes para governar.
3. Para ser membro de AA, o único requisito é o desejo de parar de beber.
4. Cada Grupo deve ser autônomo, salvo em assuntos que digam respeito a outros Grupos ou a AA em seu conjunto.
5. Cada Grupo é animado de um único propósito primordial – o de transmitir sua mensagem ao alcoólico que ainda sofre.
6. Nenhum Grupo de AA deverá jamais sancionar, financiar ou emprestar o nome de AA a qualquer sociedade parecida ou empreendimento alheio à Irmandade, a fim de que problemas de dinheiro, propriedade e prestígio não nos afastem de nosso propósito primordial.
7. Todos os Grupos de AA deverão ser absolutamente autossuficientes, rejeitando quaisquer doações de fora.
8. AA deverá manter-se sempre não profissional, embora nossos centros de serviços possam contratar funcionários especializados.
9. AA jamais deverá organizar-se como tal; podemos, porém, criar juntas ou comitês de serviço diretamente responsáveis perante aqueles a quem prestam serviços.
10. AA não opina sobre questões alheias à Irmandade; portanto, o nome de AA jamais deverá aparecer em controvérsias públicas.
11. Nossas relações com o público baseiam-se na atração em vez da promoção; cabe-nos sempre preservar o anonimato pessoal na imprensa, no rádio e em filmes.
12. O anonimato é o alicerce espiritual das nossas Tradições, lembrando-nos sempre da necessidade de colocar os princípios acima das personalidades.

Fonte: Alcoólicos Anônimos Online.[11]

No *site* dos AA, estão disponíveis informações sobre o que se pode esperar da irmandade (**Quadro 28.3**).

As ferramentas que compõem o trabalho realizado nos AA são, basicamente, participação voluntária, experiências pessoais (como a principal fonte de ajuda), autossugestão, foco em um único problema, anonimato (para preservar o que foi dito e por quem foi dito e para focar no problema comum), ausência de hierarquia (como a que existe na relação médico-paciente), independência de instituições e de profissionais da saúde e inexistência de interesse financeiro.[12]

Há regras que são úteis para manter o respeito e o bom funcionamento das reuniões, com melhor proveito e sem interferências ou críticas. Uma delas refere-se à não interferência no depoimento do membro que estiver falando. Cada indivíduo deverá aguardar seu momento para falar de acordo com a organização estabelecida pelo mediador. Por nenhum motivo são aceitas interrupções, seja para contribuir com sugestões, conselhos, opiniões, seja para dar algum tipo de consolo ou "retorno", como costuma ser dito na linguagem dos 12 passos.[12] Alguns aspectos são importantes no processo de estruturação dos grupos de 12 passos, relacionados diretamente às mudanças necessárias à transformação. A pessoa deve:

- aceitar que está doente e impotente diante da doença
- admitir que há um poder maior, superior a ela
- fazer a busca dos erros do passado e de atitudes relacionadas à doença que possam ter prejudicado outras pessoas
- admitir perante o grupo os erros cometidos naquele período conturbado
- pedir ajuda ao "poder superior" na superação dos "defeitos" relacionados à doença que ainda estão presentes
- reparar os danos causados às pessoas por causa da doença
- ter consciência de que o processo de recuperação nunca será definitivo
- orar, como forma de contato com o "poder superior"
- levar a mensagem para aqueles que sofrem da mesma doença, mas ainda não conhecem o grupo[13]

A filosofia desses grupos baseia-se nos 12 passos e nas 12 tradições. Os passos são um conjunto de princípios espirituais que, aplicados como forma de vida, podem auxiliar na obtenção de uma vida íntegra, feliz e produtiva para a família e para a sociedade. As tradições, por sua vez, são formas pelas quais esses grupos se desenvolvem e se relacionam com o mundo a sua volta.[14] O **Quadro 28.4** lista o que os AA não se propõem a fazer.

Apesar de grupos de mútua ajuda não serem grupos de terapia, há neles muitos elementos em comum tanto com as psicoterapias em geral como com as psicoterapias realizadas em grupo:

a. um foco (universalidade do problema)
b. informações (compartilhadas)
c. catarse (relatos de experiências dolorosas são esperados)
d. crença e expectativa de melhora (a escuta do relato de outras pessoas que já superaram ou lidam com o problema de forma menos destrutiva leva à instilação de esperança)

QUADRO 28.3
O que esperar dos Alcoólicos Anônimos?

1. Os membros de AA ajudam qualquer alcoólico que demonstre interesse em ficar sóbrio.
2. Os membros de AA podem visitar o alcoólico que necessite de ajuda – embora eles possam sentir que seja melhor para o alcoólico solicitar tal ajuda antes.
3. Eles podem auxiliar a providenciar uma internação hospitalar. Os escritórios de serviços de AA frequentemente sabem onde existem hospitais para tratamento de alcoolismo, embora AA não seja afiliada a qualquer estabelecimento hospitalar.
4. Os membros de AA têm satisfação em compartilhar suas experiências com qualquer pessoa interessada, seja em conversações ou em reuniões formais.

Fonte: Sobriedade Online.[8]

QUADRO 28.4
O que os Alcoólicos Anônimos não se propõem a fazer?

1. Recrutar membros ou tentar aliciar alguém para juntar-se ao AA.
2. Manter registro de seus membros ou de suas histórias.
3. Acompanhar ou tentar controlar seus membros.
4. Fazer diagnósticos ou prognósticos clínicos ou psicológicos.
5. Providenciar hospitalização, medicamentos ou tratamento psiquiátrico.
6. Fornecer alojamento, alimentação, roupas, emprego, dinheiro ou outros serviços semelhantes.
7. Fornecer aconselhamento familiar ou profissional.
8. Participar de pesquisas ou patrociná-las.
9. Filiar-se a entidades sociais (embora muitos membros e servidores cooperem com elas).
10. Oferecer serviços religiosos.
11. Participar de qualquer controvérsia sobre álcool ou outros assuntos.
12. Aceitar dinheiro pelos seus serviços ou contribuições de fontes não AA.
13. Fornecer cartas de recomendação a juntas de livramento condicional, advogados, oficiais de justiça, escolas, empresas, entidades sociais ou quaisquer outras organizações ou instituições.

Fonte: Alcoólicos Anônimos Online.[11]

e. disposição pessoal (a responsabilização do indivíduo por sua melhora)
f. psicoeducação e obtenção de novas informações[12]

As teorias de desenvolvimento psicossocial destacam seis elementos que estão relacionados com o bem-estar psicológico, os quais vêm sendo apontados como possíveis benefícios dos grupos de mútua ajuda. Pessoas engajadas nesses grupos estariam se beneficiando de mudanças nestes elementos:[15]

a. autoaceitação
b. crescimento pessoal
c. propósito na vida
d. propósito positivo das relações com os outros
e. autonomia
f. domínio ambiental

EFICÁCIA DOS GRUPOS DE MÚTUA AJUDA BASEADOS EM 12 PASSOS

Ao longo do tempo de existência desses grupos, diversos estudos foram realizados para verificar sua eficácia. A ideia de que o apoio social resulta em maiores chances de mudanças é percebida em estudos que demonstram que indivíduos que participam ativamente de grupos de mútua ajuda baseados em 12 passos alcançam taxas de abstinência mais elevadas e mais duradouras do que aqueles que são tratados apenas profissionalmente. No entanto, a realização de estudos envolvendo grupos de 12 passos enfrenta muitas dificuldades. Esses grupos geralmente não têm interesse em participar de estudos científicos (uma vez que tal integração pode ferir algumas de suas tradições), e a possibilidade de existirem diferenças ideológicas produz um viés nas avaliações. Outro fator que dificulta a interpretação dos resultados desses estudos é o fato de muitos indivíduos terem diferentes tipos de intervenções de tratamento (às vezes ocorrendo simultaneamente).[2,3]

Para alguns, o comparecimento a salas de grupos de mútua ajuda poderia ser apenas a manifestação da abstinência ou a conformidade com a terapia profissional, em vez de a abstinência ser resultado desse comparecimento. Porém, alguns estudos, incluindo grande número de pessoas avaliadas, sugerem que os resultados relacionados à eficácia desses grupos e aos melhores desfechos parecem estar associados a elementos de frequência nas reuniões, ao fato de se ter um padrinho e ao engajamento em um trabalho no grupo, como, por exemplo, o de presidir reuniões.[2] A seguir, são apresentados alguns estudos que reúnem dados a respeito da importância desses grupos no tratamento da dependência química.

Morgenstern e colaboradores[16] acompanharam cem indivíduos que, após a alta de um tratamento profissional, se tornaram membros de AA. Foram avaliados após um mês e após seis meses. Os autores concluíram que:

- A afiliação aos AA resultou em manutenção da motivação para mudança de vida.
- Indivíduos ao longo da participação nos grupos de AA tiveram aumento da autoeficácia e dos esforços para enfrentamento ativo.

Rudolf H. Moos e Bernice H. Moos[17] acompanharam indivíduos (homens e mulheres) que pela primeira vez iniciaram tratamento formal (em serviços especializados) e nos AA para transtornos relacionados ao consumo de álcool. Durante 16 anos, de tempos em tempos, avaliaram a evolução dessas pessoas. Os autores concluíram que:

- Após 16 anos, os melhores resultados foram obtidos naquelas pessoas que, no primeiro ano, fizeram acompanhamento por mais de 27 semanas (nos AA e no tratamento profissional).
- O tratamento profissional inicial tem influência benéfica, porém continuar a participação em um programa de mútua ajuda baseado na comunidade parece ser determinante nos resultados em longo prazo.
- Ao longo do tempo, manter a participação nos AA foi mais importante que o tratamento formal para a manutenção da abstinência, do funcionamento social e da autoeficácia.
- Uma função direta dos AA diz respeito à melhora do funcionamento social devido a uma nova rede de pessoas em recuperação na vida desses indivíduos, o que permitiu a construção de habilidades de enfrentamento e mais recursos de apoio social.

Humpreys e colaboradores[3] fizeram uma análise de estudos que avaliaram a efetividade dos AA com o intuito de interpretar os dados sem nenhum tipo de viés. Concluíram que:

- Os AA têm um benefício real que está relacionado com suas características de funcionamento: reuniões que apresentam muitos processos terapêuticos, como apoio social para mudança de comportamento de saúde, rede de amizade, oportunidades para ações altruístas, disponibilidade de modelos, ensino de habilidades práticas e instilação de esperança.
- Os resultados positivos podem aumentar ainda mais a confiança de pessoas que estejam necessitando de auxílio dos AA para seus problemas com uso de álcool, além de familiares, médicos e pesquisadores.

Kelly[18] realizou uma revisão da literatura de 25 anos, avaliando os mecanismos de mudança comportamental dos AA, e chegou à conclusão de que:

- Os principais mecanismos de ação dos AA são cognitivo-sociais.
- A abstinência é obtida por meio das mudanças de redes de apoio social, da autoeficácia, das habilidades de enfrentamento e da motivação para a recuperação.

- A abordagem de reforço da comunidade em que se elimina o reforço positivo para beber e direciona para os reforços positivos da sobriedade (com apoio social e atividades recreativas) é importante.
- O ponto focal dos AA está relacionado com as emoções positivas, como felicidade e gratidão. Pessoas com capacidade de experimentar tais emoções têm mais chances de lidar com eventos de vida estressantes.
- Os AA devem ser levados a sério como ferramenta clínica (e não considerados não científicos devido aos seus elementos religiosos).
- Os AA parecem igualmente eficazes tanto para religiosos como para ateus/agnósticos.

DeLucia e colaboradores[15] avaliaram pessoas que estavam abstinentes há no mínimo 10 anos, participando de NA, e avaliaram os ingredientes de recuperação contidos no programa. Chegaram à conclusão de que:

- A experiência de recuperação é diversificada e varia de acordo com cada pessoa. Por exemplo, a literatura ou depoimentos podem ser entendidos de forma individualizada.
- Membros mais antigos criam um ambiente acolhedor para os que estão ingressando.
- Membros mais antigos são capazes de moldar regras, individualizando, assim, sua recuperação.
- As pessoas se sentem fazendo parte de uma irmandade, com suporte social consistente, aceitação incondicional e conexões emocionais compartilhadas.
- A percepção de estar há mais tempo na irmandade ajudou no aumento do propósito de vida e do autoconhecimento.

Zanello e colaboradores[12] investigaram o conteúdo das falas de participantes de quatro grupos de mútua ajuda: AA, NA, Comedores Compulsivos Anônimos (CCA) e Mulheres que Amam Demais Anônimas (MADA). Concluíram que:

- Os grupos de mútua ajuda são recursos etnoterápicos que atuam como aliados na rede de saúde. Possíveis preconceitos ainda existentes por parte dos profissionais da saúde devem ser reduzidos para que uma conversação entre estes e os grupos seja aberta.

Werner,[19] em sua tese de doutorado sobre as implicações espirituais envolvidas no programa de 12 passos dos AA, usou escalas para avaliar, em 116 participantes, experiência espiritual diária, envolvimento no inventário de AA e medidas do propósito de vida. Concluiu que:

- A maior participação no programa resulta em maior aquisição da sobriedade.
- A espiritualidade correlaciona-se com mais meses de sobriedade.
- Ter um propósito de vida ou um projeto de vida aumenta o tempo de abstinência.

Reis[20] escreveu sobre sua percepção ao avaliar dependentes químicos e seus familiares participando do Grupo Amor-Exigente. Sob a ótica psicanalítica, percebeu que:

- Participantes do grupo tinham mais chances de ficar abstinentes, e seus familiares podiam ter maior percepção de seus sofrimentos e necessidades.

GRUPOS DE MÚTUA AJUDA E OS CENTROS DE ATENÇÃO PSICOSSOCIAL ÁLCOOL E DROGAS (CAPS AD)

Como mencionado no início deste capítulo, dentro da política atual para o tratamento de problemas relacionados ao consumo de álcool e outras drogas, o tratamento deve estar voltado preferencialmente para serviços na comunidade e para a utilização de instrumentos que estejam disponíveis nessa comunidade. Por conseguinte, era de se esperar que CAPS AD (além de outros serviços ambulatoriais) utilizassem os grupos de mútua ajuda como ferramentas aliadas no processo de mudança de comportamento desses usuários. No entanto, na prática clínica diária, ainda se percebe muita falta de conhecimento sobre os grupos por parte dos profissionais e, infelizmente, uma mistura de preconceito com ideologia, a qual dificulta o alcance de uma maior integração salutar para o paciente e seus familiares.

Carvalho e colaboradores[21] recentemente conduziram um estudo com pessoas em ambos os locais: no CAPS AD e em um grupo de mútua ajuda (AA). Os autores notaram que ambas as ferramentas eram importantes como suporte na recuperação, sendo a metodologia utilizada a maior diferenciação – o CAPS AD, orientado pela lógica de redução de danos, e os AA, guiados pela ideia da "abstinência total" desde o início do processo. Mesmo com as gritantes diferenças de conceito, os pacientes que participaram do estudo referiram que estar inserido em um grupo de suporte e acolhimento era, para eles, a questão mais importante. Diferenças individuais e necessidades específicas podem facilitar a adesão maior a esse ou aquele modelo, porém em ambos houve melhora na qualidade de vida e nas relações familiares e sociais. O **Quadro 28.5** lista as principais diferenças entre esses locais de apoio.[21]

GRUPOS DE MÚTUA AJUDA PARA FAMILIARES DE DEPENDENTES QUÍMICOS

A dependência química é uma doença que afeta não somente o usuário de drogas, mas também todo o seu núcleo familiar, e é por isso que as famílias cujos membros usam drogas

QUADRO 28.5
Principais diferenças entre as metodologias de CAPS AD e grupos de 12 passos

Variáveis	CAPS AD	Grupos de mútua ajuda
Metodologia	Política de redução de danos	"Abstinência total"
Reforçadores do tratamento	Atendimento multidisciplinar dentro de uma perspectiva de integralidade (incluindo medicamentos, serviços sociais, atendimentos...)	Convivência em grupo (a escuta da vivência de outras pessoas para manutenção da abstinência)
Reforçadores após recaída	Apoio integral da equipe de profissionais	Acolhimento, presença de pares e espiritualidade

Fonte: Carvalho e colaboradores.[21]

necessitam de um olhar atento, porque também podem ficar muito adoecidas durante esse processo.[22] O relacionamento entre a família e o dependente químico vai se tornando, ao longo do tempo, extremamente doloroso. A família sente as dores do fracasso, da vergonha e do preconceito por ter um filho, uma mãe, um marido ou um pai dependente de substâncias. Se, por um lado, as famílias sentem-se, às vezes, traídas por aqueles que amam intensamente, por outro, o dependente químico sente as mesmas dores de seus entes queridos, e ambos tentam buscar um meio eficaz de fugir dessas amarguras.[23]

Dessa forma, não há como se pensar em ajudar o dependente químico sem incluir seus familiares nesse processo. O tratamento deve ser individualizado, integrado, e isso requer a colaboração entre uma variedade de cuidadores de saúde e principalmente da família do paciente.[24] É necessário que a família seja preparada para ser grande aliada no processo de tratamento dessas pessoas. No entanto, existe uma carga negativa muito grande sobre as famílias, a qual pode ser medida por meio de um indicador chamado *burden of care*. Em outras palavras, são os custos diretos e indiretos oriundos do impacto psicológico (sentimento de vergonha, culpa, angústia), físico (cansaço, fadiga), social (dias que deixou de ter lazer para cuidar do familiar) e econômico (gastos com hospitalizações, profissionais, medicações) aliados ao tempo de vida perdido em produtividade.[24] As intervenções dirigidas às famílias visam diminuir ou minimizar esse fardo e os custos, para que possam, de fato, ser fator de proteção e trabalhar em conjunto para ajudar no processo de tratamento.[25]

Uma extensa literatura sobre as intervenções de família de dependentes químicos tem demonstrado o impacto positivo das várias intervenções familiares em melhorar o ambiente familiar, reduzir a recaída e aliviar o fardo dos cuidados desses pacientes para os familiares e/ou seus cuidadores.[25] Apesar da eficácia bem documentada da abordagens em produzir resultados positivos para os familiares, como melhora social, melhor conhecimento da doença, ampliação de sentimentos de empoderamento, redução da sensação frequente de preocupação e desagrado sobre os entes queridos, apenas 10% das famílias recebem apoio.[26]

A busca pelo entendimento do impacto das relações familiares no processo de recaída, de como elas se constroem e de quais são os resultados gerados a partir delas deu origem, em meados dos anos de 1970, a uma tentativa de definir um fenômeno comportamental caracterizado por uma extrema dedicação em cuidar e uma tentativa de "salvar" o membro da família envolvido no uso de substâncias. A pessoa chega a adquirir características e comportamentos tão disfuncionais quanto aqueles observados no membro da família dependente de álcool ou outras drogas.[27]

Tal fenômeno foi denominado codependência.[24,28] O construto foi usado inicialmente para descrever a pessoa, seja parente, seja amiga, que tem uma relação direta e íntima com um dependente de álcool e o torna mais propenso à manutenção da dependência química.[27] A partir de uma perspectiva de intercâmbio social e da teoria da aprendizagem, argumenta-se que os tipos de estratégias de controle que os codependentes utilizam não são apenas ineficazes, mas de fato reforçam a probabilidade do uso de substâncias ser repetido no futuro, principalmente por meio dos tipos de comunicação negativa entre os envolvidos;.[27,29]

O conceito de codependência, embora muito popular no meio clínico do campo das dependências químicas, segue um construto muito criticado e controverso no meio científico.[24,30] Mais estudos de campo sobre a validação conceitual da codependência e os fatores a ela relacionados devem ser conduzidos a fim de corroborar sua real utilidade clínica e ampliar a evidência da existência desse fenômeno. O termo, mais do que um conceito psicológico de fato validado, parece representar um movimento social que deu empoderamento aos membros das famílias de usuários de álcool e outras drogas.[24] No entanto, foi nessa perspectiva de cuidar da "pessoa codependente" que surgiram os primeiros grupos de mútua ajuda destinados aos familiares de usuários de álcool e drogas.

AL-ANON, ALATEEN, NAR-ANON

Al-Anon é um programa de mútua ajuda baseado em 12 passos destinado às pessoas que estão preocupadas com o consumo de álcool de seus familiares e/ou amigos. Os Grupos Familiares Al-Anon tiveram sua origem em 1951, em Nova York, com as esposas de Bill e de Bob (citados anteriormente na origem e fundação dos AA). No Brasil, o Al-Anon existe desde 1965 e tem sua sede na cidade de São Paulo. É a forma de ajuda mais utilizada por familiares, gratuita e amplamente disponível, bastante popular nos Estados Unidos.[31] De aproximadamente 25 mil grupos Al-Anon em mais de 130 países, cerca de 15.700 estão nos Estados Unidos e no Canadá.[32] No *site* do Al-Anon do Brasil, encontra-se a seguinte informação:

> O Al-Anon não está ligado a nenhuma seita, religião, movimento político, organização ou instituição; não se envolve em qualquer controvérsia, nem endossa ou se opõe a qualquer causa. Não existem taxas para ser membro. O Al-Anon é autossuficiente, vivendo por meio das contribuições voluntárias de seus próprios membros. O Al-Anon tem apenas um propósito: prestar ajuda a familiares e amigos de alcoólicos. Isso é feito com a prática dos 12 passos, encorajando e compreendendo os parentes alcoólicos, bem como acolhendo e proporcionando alívio a familiares de alcoólicos.[33]

O Alateen é parte dos Grupos Familiares Al-Anon, destinado aos jovens cujas vidas foram ou estão sendo afetadas pelo contato direto com um dependente de álcool. O Alateen teve início em 1957, também nos Estados Unidos, e atualmente existe em mais de cem países. Os Alateens se reúnem em grupos para ajudarem-se naturalmente com os problemas que têm em comum. Compartilham força e esperança, aprendem a praticar o programa Al-Anon, os 12 passos e as 12 tradições do Alateen. Um grupo Alateen necessita de dois padrinhos, membros do Al-Anon, para orientação sobre a estrutura e o funcionamento do grupo. Os Alateens também têm à disposição literatura específica para jovens, assim como existe literatura específica para os familiares adultos.

O Nar-Anon, por sua vez, é um "braço para as famílias" cujos entes queridos têm problemas com drogas, em geral aqueles que participam de NA. Nas reuniões, os familiares e/ou amigos de dependentes de drogas trocam experiências e expressam seus sentimentos. As leituras da literatura Nar-Anon mantêm os membros em contato com uma nova e adequada maneira de viver e conviver.[34]

A participação em Al-Anon pode facilitar a interação contínua entre familiares e o membro da família com problemas com álcool, assim como, em geral, também ajuda o familiar a "funcionar" de forma mais saudável e a se sentir melhor. Além disso, tende a preservar a autoidentidade, a identidade social, valores, segurança, estabilidade e esperança.[30] Alguns efeitos negativos da participação em Al-Anon são a marginalização própria ou de outro membro usuário, o aumento da culpa, a valorização da condição de codependente, a manutenção de estereótipos sexistas (de que a mulher é a "culpada" pelo comportamento do marido), a dependência substituta pelo grupo e a perpetuação da vitimização.[30]

Os profissionais da saúde devem considerar fornecer encaminhamentos e orientações para participação de familiares em Al-Anon e monitorar o atendimento precoce.[35] Trata-se de um recurso de saúde pública potencialmente econômico para ajudar a aliviar as consequências negativas da preocupação com a dependência de outra pessoa.[31]

Achados de estudos que avaliaram a participação de familiares em grupos de mútua ajuda mostram que os mecanismos pelos quais os grupos de 12 passos são eficazes incluem sentir-se conectado ou "em ligação" com outros pais, obter uma direção e uma meta a seguir e ter acesso aos pares em busca de recompensa.[30,35]

AMOR-EXIGENTE

O Amor-Exigente é um programa de mútua ajuda que desenvolve preceitos para a organização da família que apresenta algum membro afetado pelo uso de substâncias. Também é praticado por meio dos 12 princípios básicos e éticos da espiritualidade e dos grupos de mútua ajuda, os quais, por meio de seus voluntários, sensibilizam as pessoas, levando-as a perceber a necessidade de mudar o rumo de suas vidas e do mundo, a partir de si mesmas (http://amorexigente.org.br/quem-somos/). Esse programa foi trazido para o Brasil pelo Padre Haroldo Rahm, estando, desde 1984, em atividade contínua e bastante atuante no País. O **Quadro 28.6** ilustra os 12 princípios que norteiam o Amor-Exigente.

CONSIDERAÇÕES FINAIS

Os grupos de mútua ajuda trabalham em prol da recuperação e da manutenção da sobriedade há muitos anos. Os AA, por exemplo, comemoraram 70 anos de funcionamento no Brasil. Talvez o sucesso desses grupos possa ser notado ao se contabilizar quantos grupos surgiram usando as mesmas regras de funcionamento dos AA ou NA ao longo das últimas décadas e ao se observar o estabelecimento de grupos para questões tão diferentes, como o MADA, o Dependentes de Amor e Sexo Anônimos (DASA), o CCA, o Jogadores Anônimos (JA), o Fumantes Anônimos (FA), entre tantos outros. Os estudos referenciados neste capítulo apresentam a eficácia desses grupos em seus diferentes focos, o que pode tornar sua aceitação algo mais frequente e mais intenso nas práticas diárias de quem trabalha com essas populações.

QUADRO 28.6
Princípios do Amor-Exigente

O 1º Princípio Básico do Amor-Exigente é: Identificador
Os pro0blemas da família, da escola e da comunidade têm raízes na estruturação atual da sociedade. Em linhas gerais, este princípio identifica os valores, aquilo que somos e o que queremos ser. Trabalha os objetivos de cada pessoa, para que se ajudem mutuamente.

O 2º Princípio Básico do Amor-Exigente é: Humanizador
Os pais também são gente. Professores também são gente. Você também é gente. Quer dizer que não somos super-heróis e nem somos perfeitos; ao contrário, devemos aceitar nossas limitações e nos perdoar sem perder a autoridade e o amor pela vida e nem desanimar por causa dos problemas.

O 3º Princípio Básico do Amor-Exigente é: Protetor
Os recursos são limitados. Precisamos aceitar que não somos uma fonte ilimitada de recursos. Para isso, devemos avaliar e conhecer os próprios limites, físicos, emocionais e econômicos, sabendo que nosso amor, maturidade e disposição vencem quando aprendemos a ceder e compreender os limites dos outros.

O 4º Princípio Básico do Amor-Exigente é: Valorizador
Pais e filhos não são iguais. Professores e alunos não iguais. Você e eu não somos iguais. Cada um de nós tem um papel diferente. É importante assumirmos nossa missão de pai, professor, médico, enfim, e orientar e nortear a conduta das pessoas, estabelecendo normas e regras, que precisam ser respeitadas, para o bem de todos.

O 5º Princípio Básico do Amor-Exigente é: Libertador
O sentimento de culpa torna as pessoas indefesas e sem ação. Acusar alguém ou alguma coisa para se livrar da responsabilidade do que não está dando certo com você ou com seus familiares nada resolve. Sem sentimento de culpa, de autopiedade ou de raiva, estaremos livres para agir e deixar que os outros cresçam, arcando com as consequências (boas ou más) do próprio comportamento.

O 6º Princípio Básico do Amor-Exigente é: Influenciador
O comportamento dos filhos afeta os pais; o comportamento dos pais afeta os filhos. O comportamento do aluno afeta o professor; o comportamento do professor afeta o aluno. Meu comportamento afeta você; seu comportamento me afeta. Diante de um comportamento inaceitável, não podemos competir com a outra pessoa ou perder a dignidade. É preciso manter o equilíbrio para conduzir os relacionamentos no rumo certo.

O 7º Princípio Básico do Amor-Exigente é: Preparador
Tomar atitude precipita crise. Vamos nos preparar, não permitir abusos e desrespeitos e cuidar para que nossas atitudes sejam corretas e corajosas. Devemos assumir posições claras e bem definidas e ser firmes e perseverantes, sem nos omitir ou delegar responsabilidades para terceiros.

O 8º Princípio Básico do Amor-Exigente é: Esperançador
Da crise bem administrada, surge a possibilidade de mudança positiva. Este é um princípio de extrema importância para que possamos atingir os resultados desejados com a aplicação do Programa Amor-Exigente. Devemos ter um plano de ação com metas e prioridades e fazer o que precisa ser feito, sem pena do outro ou de si próprio.

O 9º Princípio Básico do Amor-Exigente é: Apoiador
Na comunidade, as famílias precisam dar e receber apoio. Os grupos do Amor-Exigente reúnem pessoas em busca de ajuda para si mesmas e para seus familiares, compartilhando experiências, informações e instruções. Assim, elas não se sentem sozinhas e têm um ambiente propício para, juntas, com uma comunidade irmã, encontrarem novos caminhos.

O 10º Princípio Básico do Amor-Exigente é: Cooperador
A essência da família repousa na cooperação, não só na convivência. Devemos participar de trabalhos na família e na comunidade de modo a facilitar a cooperação e a solidariedade entre as pessoas. Isso nos dá a oportunidade de nos valorizar, de melhorar nossa autoestima e fazer parte das mudanças de uma época, assumindo a responsabilidade social que nos cabe.

O 11º Princípio Básico do Amor-Exigente é: Organizador
A exigência na disciplina tem o objetivo de ordenar e organizar a vida dos pais, dos filhos e de toda a família. A exigência na disciplina tem o objetivo de ordenar e organizar a minha vida. Sem organização e disciplina, sentimo-nos infantis e inseguros. É preciso estabelecer limites e criar condições para desabrochar o que temos de bom para sermos cada vez melhores.

O 12º Princípio Básico do Amor-Exigente é: Compensador
O amor com respeito, sem egoísmo, sem comodismo, deve ser também um amor que orienta, educa e exige. Amo você, só não aceito o que você está fazendo de errado. Amar não é fazer tudo pelas pessoas ou dar-lhes tudo o que é possível. Amar é essencialmente dar condições para que saibam escolher o que é correto e bom para si próprios e para os outros.

Fonte: Amor-Exigente.[36]

REFERÊNCIAS

1. Tonigan JS, Connors GJ, Miller WR. Participation and involvement in alcoholics anonymous. Psychol Addict Behav. 2003;10(2):625.
2. Vaillant GE. Alcoholics anonymous: cult or cure?. Aust N Z J Psychiatry. 2005;39(6):431-6.
3. Humphreys K, Blodgett JC, Wagner TH. Estimating the efficacy of alcoholics anonymous without self-selection bias: An instrumental variables re-analysis of randomized clinical trials. Alcohol clin exp res. 2014, 38(11):2688-94.
4. Marinho JAC, Silva IF, Ferreira SL. Terapia de rede social e de 12 passos. In: Diehl A, organizadora. Dependência química: prevenção, tratamento e políticas públicas. Porto Alegre: Artmed; 2011.

5. Mota L. Dependência química e representações sociais: pecado, crime ou doença? Curitiba: Juruá; 2009.
6. Gusfield JR. Symbolic crusade: status politics and the american temperance movement. Urbana: University of Illinois; 1986.
7. Lima Neto JLA. Metamodelo explicativo das relações sistêmicas entre os indivíduos em grupos de ajuda-mútua: o processo de recuperação do uso de drogas em narcóticos anônimos [Tese]. Salvador: Universidade Federal da Bahia; 2016.
8. Sobriedade Online. Os doze passos d AA: alcoólicos anônimos [Internet]. [capturado em: 10 maio 2017]. Disponível em: http://aasobriedade.org/modules.php?name=Conteudo&pid=2.
9. Junta de Serviços Gerais de AA do Brasil. O que é AA? [Internet]. 2015. [capturado em: 10 maio 2017]. Disponível em: http://www.alcoolicosanonimos.org.br/index.php/sobre-a-a/informacoes-sobre-a-a.
10. Alcoholics Anonymous. Estimates worldwide AA individual and group membership [Internet]. 2017. [capturado em: 12 maio 2017]. Disponível em: http://www.aa.org/assets/en_US/aa-literature/smf-132-estimates-worldwide-aa-individual-and-group-membership.
11. Alcoólicos Anônimos Online. História de AA no Brasil: introdução [Internet]. [capturado em: 10 maio 2017]. Disponível em: http://aaonline.com.br/ver.php?id=50&secao=2.
12. Zanello V, Hosel G, Afonso LA, Santos MS. Grupos anônimos de apoio: uma leitura dos fatores terapêuticos a partir da análise dos atos de fala. In: Conceição MIG, Tafuri MI, Chatelard DS (organizadores). Brasília: Technopolitik; 2015. p.404-18.
13. Roehe MV. O que são grupos de auto-ajuda. Rev Cienc Humanas. 2005;6(6):197-214. [capturado em: 10 maio 2017]. Disponível em: http://revistas.fw.uri.br/index.php/revistadech/article/view/264.
14. Cafruni KH, Brolese G, Lopes F. Tratamentos não farmacológicos para dependência química. Diaphora. 2014;14(1):10-9.
15. DeLucia C, Bergman BG, Formoso D, Weinberg LB. Recovery in narcotics anonymous from the perspectives of long-term members: a qualitative study. J Group Addiction Recov. 2015;10(1):3-22.
16. Morgenstern J, Labouvie E, McCrady BS, Kahler CW, Frey RM. Affiliation with alcoholics anonymous after treatment: a study of its therapeutic effects and mechanisms of action. J consult clin psychol. 1997;65(5):768-77.
17. Moos RH, Moos BS. Participation in treatment and alcoholics anonymous: a 16-year follow-up of initially untreated individuals. J clin psychol. 2006;62(6):735-50.
18. Kelly JF. Is alcoholics anonymous religious, spiritual, neither? findings from 25 years of mechanisms of behavior change research. Addiction. 2017;112(6):929-36.
19. Werner G. Transformation and recovery: spiritual implications of the alcoholics anonymous twelve-step program (Dissertation). Cambridge: Harvard University; 2015.
20. Reis MEBT. Um olhar psicanalítico sobre os grupos de apoio a famílias de drogadictos. Rev SPAGESP. 2014;15(2):109-21.
21. Carvalho JES, Liotti DBM, Lenzi MCR. Caps ad e alcoólicos anônimos: o processo de tratamento sob o ponto de vista dos usuários. Cad Bras Saúde Mental. 2015;7(16):41-61.
22. Payá R. Prevenção e famílias: realidades antagônicas ou complementares? In: Diehl A, Figlie NB. Prevenção ao uso de álcool e drogas: o que cada um de nós pode e deve fazer. Porto Alegre: Artmed; 2014. p.270-88.
23. Payá R. A dependência química na visão sistêmica. In: Payá R. Intercâmbio das psicoterapias: como cada abordagem psicoterapêutica compreende os transtornos psiquiátricos. São Paulo: Roca; 2010. p. 513-22.
24. Diehl A, Silva D, Bosso AT. Codependência entre famílias de usuários de álcool e outras drogas: de fato uma doença?. Rev Debates Psiquiatria. 2017;7(1):34-42.
25. Schulte SJ, Meier PS, Stirling J, Berry M. Treatment approaches for dual diagnosis clients in England. Drug Alcohol Rev. 2008;27(6):650-8.
26. Sakiyama HM, de Fatima Rato Padin M, Canfield M, Laranjeira R, Mitsuhiro SS. Family members affected by a relative's substance misuse looking for social support: who are they? Drug Alcohol Depend. 2015;147:276-9.
27. Izquierdo FM. Codependency y psicoterapia interpersonal. Rev Asoc Esp Neuropsiq. 2002;81(3):9-19.
28. O'Gorman P. Codependency explored: a social movement in search of definition and treatment. Psychiatr Q. 1993;64(2):199-212.
29. Le Poire BA. Does the codependent encourage substance-dependent behavior? Paradoxical injunctions in the codependent relationship. Int J Addict. 1992;27(12):1465-74.
30. Young LB, Timko C. Benefits and costs of alcoholic relationships and recovery through Al-Anon. Subst Use Misuse. 2015;50(1):62-71.
31. Timko C, Halvorson M, Kong C, Moos RH. Social processes explaining the benefits of Al-Anon participation. Psychol Addict Behav. 2015;29(4):856-63.
32. Timko C, Cronkite R, Laudet A, Kaskutas LA, Roth J, Moos RH. Al-Anon family groups' newcomers and members: concerns about the drinkers in their lives. Am J Addict. 2014;23(4):329-36.
33. Grupos Familiares Al-Anon no Brasil [Internet]. [capturado em: 07 ago 2017]. Disponível em: http://www.al-anon.org.br/index.html.
34. Grupo Nar-Anon do Brasil. Quem Somos [Internet]. 2015. [capturado em: 07 ago 2017]. Disponível em: http://www.naranon.org.br/visitantes/quem-somos/o-grupo-nar-anon.html.
35. Timko C, Laudet A, Moos RH. Al-Anon newcomers: benefits of continuing attendance for six months. Am J Drug Alcohol Abuse. 2016;42(4):441-9.
36. Amor-Exigente. Princípios [Internet]. 2016. [capturado em: 07 ago 2017]. Disponível em: http://amorexigente.org.br/principios/.

29

Como nós tratamos pacientes com dependência química?

Fernanda de Paula Ramos e Sérgio de Paula Ramos

PONTOS-CHAVE

✓ As primeiras metas do tratamento psicoterápico são construir o vínculo/aliança terapêutica e motivar o paciente a se engajar no processo terapêutico.

✓ No início do tratamento, as terapias cognitivo-comportamentais (TCCs), aliadas a outras abordagens, parecem ser as mais eficazes.

✓ A psicoterapia de orientação analítica é contraindicada a dependentes químicos na vigência de consumo de drogas ou durante a fase inicial de tratamento.

✓ Após abstinência consolidada há mais de um ano, alguns pacientes dependentes químicos terão indicação de iniciar psicoterapia dinâmica.

VINHETA CLÍNICA

Conheci Márcia (nome fictício) em uma enfermaria psiquiátrica. Seu médico assistente havia solicitado que eu assumisse o caso, justamente por ele exceder sua área de *expertise*. Era uma jovem nascida em Porto Alegre, com 22 anos de idade, que fora internada involuntariamente devido a uma tentativa de suicídio com arma branca. Apresentava depressão grave, refratária a medicações. O psiquiatra que a atendia já havia aplicado uma série de seis sessões de eletroconvulsoterapia (ECT) na paciente.

Márcia, agora mais acessível a abordagens, informou que, aos 14 anos, tivera seu primeiro contato com maconha e que, aos 15 anos, já estava usando cocaína aspirada. Usava-a de 3 ou 4 vezes por semana, no último ano, sempre acompanhada de bebidas alcoólicas, preferivelmente vodca, chegando a ingerir até meia garrafa em uma noite. O uso de maconha persistia com a frequência de um baseado à noite.

Sentia-se deprimida, sem perspectivas, e sua vida estava reduzida a elucubrar como conseguiria a próxima dose de cocaína. Nega que tenha cedido seu corpo para obtê-la, mas acrescenta que não esteve longe de fazê-lo.

Instigada a contar sua história, informou ser a caçula de dois irmãos, sendo o mais velho advogado, na ocasião fazendo mestrado. Quando criança, teve dificuldade nos estudos, mas nunca repetiu de ano. No entanto, aos 13 anos, foi convidada a se retirar da escola após uma série de comportamentos hostis. Foi para um colégio mais fraco e lá teve seu primeiro contato com a maconha. Acrescenta que, naquela época, já consumia bebidas alcoólicas nas festas. Márcia descrevia-se como uma moça triste, com vários períodos de excesso de sono e falta de vontade de sair da cama. Por isso, faltava muito às aulas, muitas vezes ficando no limite máximo tolerado. Nega que esse quadro tenha-se agravado com a maconha, que, segundo ela, a ajudava a dormir, por exemplo.

Por causa de seu desempenho escolar, seus pais a levaram para consultar um psiquiatra, que a diagnosticou com transtorno de déficit de atenção/hiperatividade (TDAH) e lhe prescreveu metilfenidato. Logo passou a usar a substância de forma intensa, pois lhe dava ânimo, segundo seus relatos. Aos 15 anos, já macerava os comprimidos e os cheirava. Logo em seguida, descobriu a cocaína. Inicialmente, seu consumo era semanal, mas, aos 18 anos, já era de 2 ou 3 vezes por semana.

Seu quadro depressivo se agravou, e seus pais a levaram a outro psiquiatra, que tentou ajudá-la por quase dois anos. Nesse período, usou diversos antidepressivos em doses adequadas e por tempo considerável sem muito benefício. Esclarece, no entanto, que seu uso de álcool, maconha e cocaína seguia concomitantemente às medicações. Apesar de não sentir melhora com o tratamento, era assídua nas consultas, pois refere que gostava das conversas com o profissional, embora achasse estranho que ele não se interessasse por seu uso de drogas, chegando a lhe dizer, segunda ela, que o consumo desapareceria com o tratamento de seus problemas psiquiátricos.

O pai de Márcia é um empresário bem-sucedido, descrito como homem excessivamente metódico e pouco dado a manifestações amorosas. Sua mãe é "do lar", pessoa depressiva, que se trata, há muitos anos, com fluoxetina, 40 mg/dia. Aparentemente, a família tem tênues vínculos afetivos, e o irmão mais velho de Márcia pouco permanece em casa, sempre dedicado aos estudos.

Márcia informou, ainda nesse primeiro contato, que consumira cocaína e álcool até 10 dias antes de sua internação, quando resolveu pôr fim a sua vida cortando o pulso esquerdo. Foi internada e, no dia seguinte, já se submetera à primeira aplicação de ECT.

Primeiras impressões: Márcia tem uma história psiquiátrica anterior ao uso de drogas. Mãe deprimida, pai obsessivo, com pobre relacionamento afetivo com a família. Dificuldade escolar, comportamentos disruptivos, períodos de hipersonia e anedonia. Ademais, um beber precoce, acompanhado de uso de maconha e de cocaína. Com o diagnóstico firmado de depressão, a farmacoterapia prescrita lhe foi pouco útil, provavelmente porque foi associada ao uso de drogas lícitas e ilícitas. Apesar de os medicamentos não lhe terem ajudado, manteve-se em psicoterapia por dois anos, pouco faltando às sessões.

Evolução da internação: Márcia permaneceu internada por 40 dias, tendo alta, sem sintomas depressivos, uma semana depois de seu exame toxicológico para *Cannabis* ter-se negativado. Colaborativa, desde o início, mostrava-se uma jovem carente de vínculos afetivos e sociais, marcada pela depressão. Manteve-se a prescrição de paroxetina 40 mg/dia, lamotrigina 300 mg/dia e clozapina 300 mg/dia, acompanhada de hemogramas semanais. Esta última medicação lhe foi prescrita após intenso desconforto pela abstinência de *Cannabis* e por justificar seu isolamento social por uma prolongada história de se achar estranha, chegando a ponto, várias vezes, de não se reconhecer quando se olhava no espelho. Quanto a seu envolvimento com as drogas, mostrava-se identificada com a abstinência de álcool e cocaína, mas nada garantia sobre a maconha. Ficou combinada uma psicoterapia bissemanal e abstinência de todas as drogas por seis meses.

Evolução da farmacoterapia: Tratei Márcia por dois anos com frequência bissemanal. Após esse tempo, foi possível reduzir a frequência para uma vez por semana, e, com três anos de evolução, passamos a consultas mensais. Sempre aderente às prescrições, seu quadro se estabilizou. Permaneceu abstêmia das drogas ilícitas, mas, em ocasiões sociais, às vezes, consumia cerveja, nunca mais de duas *long necks* por episódio. Foi possível reduzir gradativamente as doses das medicações, chegando a usar paroxetina 20 mg/dia, lamotrigina 100 mg/dia e clozapina 100 mg/dia. Digno de nota é o fato que, com dois anos de tratamento, tentei retirar a clozapina, sem sucesso, pois, poucos dias após a suspensão, Márcia voltou a se sentir estranha e com evidente aumento das fissuras por maconha.

Por oportuno, esclareço que Márcia, antes de me conhecer, já havia usado olanzapina e quetiapina. Com a primeira, teve expressivo ganho de peso e, com a segunda, experimentou demasiada sonolência, razões pelas quais o colega que me antecedeu introduziu a clozapina. Eu a mantive, animado pelo fato de Márcia não ter apresentado sintomas colaterais significativos com tal fármaco.

Evolução da psicoterapia: Márcia, desde o início da psicoterapia, mostrou-se sincera e assídua. Inicialmente, desenvolveu com o terapeuta seu único vínculo significativo, pois seus pais eram distantes, e, quando apareciam em cena, era para questionar o preço do tratamento e as doses das medicações, mesmo depois que estas tinham sido bastante reduzidas. Chamava a atenção esse isolamento e a falta de relações significativas. Nos dois primeiros anos de tratamento, não desenvolveu novas amizades, não namorou e nem teve vida sexual.

Conseguiu retomar seu curso universitário, mas, uma vez formada, seu emprego era aquém de suas possibilidades intelectuais e de formação. Sentia-se melhor, não apresentou lapsos de consumo de drogas e nem algo que significasse uma recaída comportamental. Chamava a atenção, no entanto, a pobreza de seu mundo interno, descrito, muitas vezes, como um grande vazio. A abordagem desse vazio, seu tratamento, bem como os desdobramentos práticos deste, foram as atividades que nos ocuparam nos últimos dois anos de tratamento. Posteriormente, passei a ver Márcia a cada mês, oportunidade em que me atualiza sobre sua vida e em que avaliamos a farmacoterapia. Estava namorando e feliz, pois seu irmão a convidara para ser madrinha de seu primeiro filho, dois fatos que, de algum modo, podiam significar progressos em sua vida de relações.

CONSIDERAÇÕES INICIAIS

Primeiramente, gostaríamos de destacar que o caso de Márcia expressa bem o perfil de pacientes que atendemos em nossos consultórios. A maioria deles apresenta alguma comorbidade psiquiátrica, além da dependência química, sendo as mais comuns transtornos do humor (depressão ou transtorno bipolar) e de ansiedade.[1] Vários desses pacientes já foram avaliados por outros colegas psiquiatras, clínicos, psicólogos e consultores e já realizaram tratamentos prévios.

Assim, as pessoas que atendemos têm um perfil bastante diverso da maioria dos estudos científicos, que justamente excluem de sua amostra pacientes com comorbidades. Dessa forma, usamos a melhor evidência científica na abordagem dos indivíduos com dependência química, mas cientes dessa dificuldade de aproximar o perfil de pacientes investigados nas pesquisas daqueles que vêm buscar auxílio em consultórios de especialistas.

Há uma grande dificuldade de se diagnosticar corretamente esses indivíduos e de encaminhá-los para tratamento especializado. Nos Estados Unidos, apenas 12% dos pacientes com comorbidades recebem tratamento para ambos os transtornos.[2] Em tempos passados, pensava-se que, ao se tratar um dos problemas psiquiátricos, o outro entraria em remissão. Desse modo, poderíamos, por exemplo, tratar a depressão do paciente que ele conseguiria ficar abstêmio de álcool. Infelizmente, isso não costuma ocorrer. Assim, nos dias atuais, recomendamos o tratamento da dependência química e da comorbidade psiquiátrica simultaneamente, como realizado no caso de Márcia.

AVALIAÇÃO INICIAL

É importante destacar que, na avaliação inicial desses pacientes, o uso de drogas pode mimetizar um quadro clínico psiquiátrico, que só pode ser realmente confirmado após, no mínimo, 30 dias de abstinência. Claro que, na prática clínica, muitas vezes, não podemos aguardar esse período, já que existem situações de risco, como no caso de Márcia, que teve uma tentativa de suicídio decorrente de intensos sintomas depressivos aliados ao uso de álcool, maconha, cocaína e metilfenidato. Nesse caso, acabamos iniciando tratamentos medicamentosos e psicoterapia para tratar o quadro vigente e orientamos a paciente e seus familiares de que o diagnóstico seria mais bem elucidado e confirmado na sequência do tratamento, após a abstinência das drogas.

No caso de Márcia, o colega indicou realização de ECT, mesmo com poucos dias de abstinência, devido à intensidade dos sintomas depressivos e da ideação suicida e à referida ineficácia das medicações usadas previamente. No entanto, podemos ponderar que talvez as medicações utilizadas previamente não tenham sido eficazes, uma vez que a paciente não teve um período de abstinência total de drogas. Assim, não estaria tecnicamente incorreto Márcia estar internada (em ambiente protegido) e optar-se, primeiramente, pela prescrição de um tratamento medicamentoso para a depressão. No entanto, nesse caso, correríamos o risco de esse não ser efetivo e de o quadro apresentado demorar mais tempo para remitir, já que a ECT costuma ter uma resposta mais rápida do que a farmacoterapia.

De todo modo, as hipóteses diagnósticas elaboradas inicialmente são frágeis, devido ao uso de substâncias concomitante. Com alguma frequência, tais hipóteses não se confirmam no seguimento desses pacientes, e outros diagnósticos são estabelecidos. Isso foi percebido no caso de Márcia, em que os sintomas depressivos eram os mais proeminentes no início, sendo depois identificados sintomas psicóticos, que permaneceram mesmo após longo período de abstinência de drogas.

Dados de história pregressa (anteriores ao consumo de substâncias), história familiar e períodos de abstinência prévios, se houver, ajudam a nos guiar nas hipóteses diagnósticas iniciais. Primeiramente, precisamos nos preocupar com o manejo de situações de risco, como risco de suicídio, auto e heteroagressão, *overdose*, exposição moral. Nesses casos, a internação está indicada. Também pensamos em internação diante de pacientes que não conseguem se manter abstêmios na vigência de tratamento ambulatorial e/ou grupos de mútua ajuda e de prevenção de recaída. Ainda, em situações em que pese a gravidade menor do quadro clínico, indica-se a internação pela falta de suporte familiar devido a família disruptiva.

FARMACOTERAPIA

Tendo em vista a complexidade diagnóstica durante a vigência do uso de substâncias e, muitas vezes, a intensidade dos sintomas apresentados pelos pacientes, com alguma frequência, prescrevemos fármacos, inicialmente, para aliviar o quadro clínico em curso. Em seguida, após abstinência estabelecida, precisamos confirmar os diagnósticos firmados no início do acompanhamento e adequar o esquema farmacológico, se necessário.

Durante os primeiros dias de abstinência dos indivíduos com dependência química, alguns apresentam sintomas físicos, como, por exemplo, tremores, sudorese, aumento da pressão arterial, cólicas, insônia, diarreia, tonturas e crises convulsivas, dependendo da droga usada e das vulnerabilidades de cada um. Outros pacientes apresentam alterações psíquicas, como ansiedade, irritabilidade, alucinações, impulsividade, depressão ou agitação. Alguns desses sintomas remitem após 1 ou 2 semanas de abstinência completa, já outros permanecem mesmo após longo período sem uso de drogas. Nesse caso, precisamos pensar na existência de alguma comorbidade psiquiátrica, que vai exigir manutenção da farmacoterapia.

Márcia apresentou episódios depressivos prévios ao uso de drogas, assim como um quadro de inquietação, que, durante a infância, foi diagnosticado, por um colega, como TDAH. Apresentava, ainda, sintomas de isolamento, estranheza e despersonalização. Devido a sua história pregressa e à intensidade dos sintomas no momento de sua avaliação inicial, era indicado o uso de fármacos para alívio dos sintomas depressivos e psicóticos e também para auxiliar nos momentos de fissura pelas drogas.

É importante ressaltar que dispomos de fármacos específicos para o manejo da abstinência e da fissura por álcool, tabaco e opioides, mas, para as demais substâncias, utilizamos fármacos inespecíficos (não fabricados para essa finalidade) unicamente para auxiliar no alívio dos sintomas vigentes. Outro fato digno de nota é que, durante o período inicial de abstinência e de tratamento (cerca de 6 meses a 1 ano), muitos pacientes dependentes químicos apresentam maior tolerância à farmacoterapia. Desse modo, costuma ser necessária a administração de doses maiores do que a média dos indivíduos com os mesmos sintomas para se obter o esbatimento do quadro clínico.

Tal fato foi observado no caso de Márcia, que inicialmente usou doses maiores de medicamentos (paroxetina, lamotrigina e clozapina), e, com o passar dos meses e anos de abstinência, foi possível a redução das doses de todos os fármacos. A suspensão deles, nesse caso, não foi possível, porque Márcia seguia apresentando sintomas psicóticos quando se tentou suspender o antipsicótico e também porque tinha história prévia de diversos episódios depressivos. Desse modo, podemos pensar, mesmo sem mais detalhes sobre o caso de Márcia, que talvez ela tivesse um diagnóstico de transtorno bipolar ou transtorno esquizoafetivo. Em ambas as hipóteses, o uso de farmacoterapia durante toda a vida está indicado, na tentativa de se evitarem novas crises.

CONSTRUÇÃO DO VÍNCULO

O primeiro objetivo do início do tratamento de dependentes químicos é a construção do vínculo terapêutico. Esses pacientes geralmente escutam críticas e julgamentos por parte de familiares, chefes e alguns amigos. Assim, costumam chegar, às primeiras consultas, contrariados, muitas vezes pouco motivados a se tratar e esperando de nós, terapeutas, a mesma reação demonstrada pelos familiares. Desse modo, em um primeiro momento, nos concentramos em realizar uma minuciosa revisão da história do paciente, coletando dados com ele, com familiares e, algumas vezes, com seus colegas de trabalho e com orientadores educacionais, no caso dos adolescentes. Preocupamo-nos em ser empáticos com o paciente e tentamos perceber o que poderia motivá-lo a cogitar a possibilidade de abster-se de drogas.

Nas primeiras consultas, pouco falamos sobre drogas, justamente para não aumentar a resistência do paciente ao tratamento. Garantimos a ele sigilo absoluto. A única exceção a isso é quando julgamos que ele está em alguma situação de risco. Nesse caso, somos obrigados eticamente a romper o sigilo a fim de resguardar a vida daquela pessoa.

Desde o início, tentamos estabelecer um *setting* de confiança e de construção da verdade. No entanto, não adquirimos uma conduta investigativa aos "moldes de um detetive", porque, mais uma vez, isso aumentaria as reações do paciente contrárias ao tratamento. Na busca pela verdade e por mudanças de comportamento do dependente químico, a realização de *screenings* periódicos de substâncias é de extrema valia. É importante que combinemos, no início do tratamento, os dias e o modo como tais exames devem ser realizados. Deixamos claro, também, que, caso o paciente não realize o exame na data estabelecida, este será considerado positivo.

ABORDAGEM INICIAL DO PACIENTE DEPENDENTE QUÍMICO

Após a avaliação inicial, o manejo agudo dos sintomas de abstinência e o esbatimento das situações de risco, iniciamos uma abordagem psicoterápica aliada à farmacoterapia, quando indicada. Usamos técnicas de entrevista motivacional, prevenção de recaída, TCC, treinamento de habilidades sociais, grupos de mútua ajuda e terapia familiar. Também é importante realizarmos psicoeducação com os pacientes sobre as repercussões do uso de drogas e os sintomas de abstinência, suas comorbidades, quando houver, e a relação entre ambas. Geralmente, o tratamento envolve equipe multidisciplinar (psiquiatra, psicólogo, consultor, enfermagem, educador físico, monitor, entre outros), na tentativa de auxiliar o paciente nas suas diversas demandas.

No caso de Márcia, observamos, o que é frequente entre dependentes químicos de múltiplas substâncias, que ela se encontrava em estados motivacionais diversos, dependendo da droga em questão. Estava, no início do tratamento, provavelmente no estado de contemplação referente ao uso de álcool, cocaína e metilfenidato. No entanto, como ela mesma referia, parecia estar em estado de pré-contemplação em relação ao seu uso de maconha. Essa combinação é frequente, já que os pacientes muitas vezes percebem os danos gerados pelo uso de álcool e estimulantes, como cocaína, mas têm dificuldade de identificar os prejuízos relativos ao uso de maconha.

É importante salientar que precisamos ter estratégias psicoterápicas diversas para cada estado motivacional em que o paciente dependente químico se encontra. No caso de Márcia, conseguimos estabelecer, com mais brevidade, ações e mudanças de comportamento, almejando a abstinência de álcool, metilfenidato e cocaína, como evidenciado no trecho a seguir:

P: Acho que estava realmente bebendo demais. No início, achava que podia me ajudar a relaxar e socializar, mas, com o passar do tempo, percebi que estava bebendo sozinha e que aumentava também minha fissura por cocaína.

T: E como você se sentia depois do uso?

P: Ficava péssima. Piorava minha tristeza, meu desânimo, me isolava mais ainda e tinha a sensação de perda de controle. Vou tentar ficar uns meses sem beber.

T: E o que você acha que poderia ajudá-la a alcançar esse objetivo?

P: Primeiro, acho que eu poderia não ter bebidas em casa e, talvez, tenha que dar um tempo para voltar a frequentar o bar perto da faculdade.

T: Me parecem boas ideias. Você acha que conseguiria tentar colocá-las em prática?

P: Acho que sim. Não ter bebidas em casa acho mais fácil. Já ter que deixar de ir ao bar perto da faculdade vai ser mais difícil, porque quase todos os meus colegas vão.

T: Quem sabe você tenta fazer isso nesta semana, e, na próxima consulta, vemos o que conseguiu.

P: Pode ser, mas não prometo que eu vá conseguir.

No exemplo, o terapeuta aproveitou a sessão para acessar a parte emocional do objeto de mudança (no caso, desejo de parar de beber), já que isso, com frequência, contribui para o processo. Também auxiliou a paciente a definir estratégias de ação para modificar seu modo de beber sem ser impositivo ou confrontativo. Tal abordagem, geralmente, conduz a pessoa de um estágio motivacional de preparação para o de ação.

Já em relação à maconha, precisamos, no início do tratamento, motivar gradativamente a paciente, gerando discrepâncias entre suas crenças relacionadas ao consumo de drogas e o quadro clínico vigente. Márcia não via prejuízos em seu uso de maconha no começo da internação. Nesse momento, quanto menos confrontativo éramos, menores também eram as resistências apresentadas por ela, como podemos ver no trecho a seguir:

P: Eu fumava cerca de três baseados por dia. Acho que isso me ajudava a ter animo e a socializar com os guris.

T: Por falar em guris, como andava sua vida afetiva?

P: Ah, agora fazia tempo que não ficava com ninguém. Fico chateada de estar há um tempo sem ficar, mas sei que sou uma pessoa legal.

T: Já que você é uma moça legal, o que acha que podia a estar atrapalhando para ficar com caras interessantes?

P: Não sei. Também não estava saindo muito em baladas. Acabava ficando mais em casa, vendo séries e fumando maconha.

T: E você acha que estar há mais tempo sem ficar com ninguém pode ter alguma coisa a ver com o consumo de maconha?

P: Acho que não. Mas já deixei de namorar um cara que odiava maconha. Ele me disse que ou eu namorava ele e largava a maconha, ou ele não ia querer namorar. Daí eu parei de ficar com ele. Mas acho que a maioria dos caras não se importaria com isso. Aquele lá que era um careta.

T: E se você tentasse se colocar no lugar de um cara que pudesse estar interessado em você? Acha que seria mais fácil ele admirá-la de "cara limpa" ou chapada?

P: Ah, não sei. Eu fico mais relaxada chapada. Só o que é chato é que fico rindo do nada. Daí, o cara poderia me achar meio boba.

T: Quem sabe, então, quando tiver alta, você poderia fazer um teste: ver o que aconteceria se saísse sem ter fumado maconha.

P: Acho difícil, mas um dia eu posso tentar. Esses tempos, quando eu ainda não estava tão mal da depressão, fui para a faculdade um dia sem fumar maconha. Daí, eu estava voltando para casa de ônibus, encontrei um colega meu e consegui conversar com ele. O guri é bem gato. Mas foi só isso. Não fiquei com ele.

T: Será que o fato de não estar chapada, naquela hora, não ajudou a aumentar suas percepções de quem estava ao seu redor, facilitando a comunicação?

P: É, acho que sim. Quando eu voltava de ônibus chapada, ficava sentada sozinha, ouvido música com fone nos ouvidos.

Nesse diálogo, percebemos que Márcia ainda não estava pronta para uma mudança em relação ao seu uso de maconha. O terapeuta foi auxiliando a criar discrepâncias entre as crenças que ela tinha em relação a essa droga (p. ex., que a ajudaria a se socializar) e os fatos relatados por ela (p. ex., não estar ficando com nenhum rapaz). Aqui, também, seguiu com a cautela de não confrontar a paciente. Assim, lentamente, Márcia foi percebendo que a maconha contribuía para seu isolamento social e também exacerbava suas oscilações de humor e sensações de estranheza.

Nessa etapa do tratamento, é fundamental estabelecermos metas pequenas e compartilhadas com o paciente. É preferível que combinemos, por exemplo, uma redução progressiva do consumo de maconha e que o paciente se comprometa a tentar alcançar tal objetivo, a estabelecermos uma meta de abstinência total, logo no início do tratamento, o que geralmente se torna inviável e pouco motivacional. No entanto, gradativamente, a ideia é que o dependente químico possa se engajar no projeto terapêutico e que a dupla (paciente e terapeuta) trabalhe em busca da abstinência do uso de substâncias.

Outra abordagem que utilizamos é a prevenção de recaída, que pode ser usada em sessão individual ou em grupo, este último geralmente realizado por consultores, monitores, psicólogos ou psiquiatras. No entanto, é importante salientarmos que as recaídas podem ocorrer, com alguma frequência, ao longo do tratamento de pacientes com transtornos aditivos (transtornos por uso de álcool e outras drogas, jogo patológico, compras compulsivas, adição por internet, entre outros). Isso não significa que o processo terapêutico tenha falhado e que devemos desistir. Apenas é necessário usar tais recaídas como aprendizado para aprimorarmos os manejos das situações de risco de uso de drogas. Ensinamos os pacientes a reconhecer os gatilhos (situações internas e externas) que podem levá-los a uma recaída e salientamos sua autoeficácia ao passarem por situações de risco sem retornar ao consumo da droga em questão, como no exemplo a seguir:

P: Essa semana terei várias provas na faculdade. Fico nervosa e com medo de não conseguir estudar para todas. Um dia desses até me lembrei da Ritalina, mas não a usei.

T: Então, podemos dizer que, diante de uma situação de estresse e de uma maior cobrança por desempenho cognitivo, você fica mais vulnerável a usar Ritalina?

P: Acho que sim. Antes usava para me concentrar por mais tempo, mas, depois, comecei a cheirar a Ritalina só para me dar prazer. Daí nem conseguia mais estudar. Agora estou vendo que consigo fazer os trabalhos e estudar para as provas mesmo sem usar esse remédio.
T: Que bom. De qualquer forma, é importante estarmos mais atentos ao fato de que essas são situações de maior risco de recaída.
P: Sim. Mas estou feliz porque estou conseguindo ser produtiva sem usar essa droga.
T: De fato. Legal você se dar conta de que está conseguindo passar por essas situações sem recair e que tem sido produtiva sem Ritalina.

No período inicial, é fundamental, também, elaborarmos, junto com o paciente, estratégias de manejo de momentos de fissura. Geralmente, essas situações são mais frequentes nos primeiros meses de tratamento e tendem a reduzir com o passar do tempo de abstinência.

No caso de Márcia, precisamos estabelecer quais eram as situações de risco de uso de cada uma das substâncias utilizadas por ela e pensar em estratégias de ação. É fundamental identificarmos as crenças que envolvem o uso de drogas do indivíduo. Márcia apresentava uma distorção do pensamento do tipo catastrofização: achava que não teria mais prazeres na vida sem o uso de substâncias e que não conseguiria ter ânimo ou se divertir sem elas. Usamos, então, técnicas cognitivo-comportamentais (explicadas mais detalhadamente no Cap. 22) para corrigir as distorções do pensamento da paciente (será mesmo que não é possível se divertir sem drogas?). O terapeuta é, nessa etapa do tratamento, bastante ativo e auxilia o paciente a pensar em resoluções para os problemas apresentados em cada sessão. Muitas vezes, os pacientes manejavam seus sentimentos (felicidade, raiva, frustrações, ansiedade) com drogas. Como lidar com tais emoções, estando abstêmio, é um desafio a ser vencido. Também usamos tais técnicas para ensinarmos o dependente químico a evitar o que denominamos "comportamentos de recaída".

Tais comportamentos ocorrem quando o indivíduo ainda não violou sua abstinência, mas voltou a apresentar comportamentos similares aos que tinha enquanto utilizava drogas, como, por exemplo, andar com amigos usuários, faltar às consultas psicoterápicas, frequentar locais de consumo, entre outros. Isso deve servir de sinal de alerta para pacientes, familiares e terapeutas para uma possível recaída. Claro que, após longos períodos de abstinência, vai se tornando menos penoso ao paciente frequentar algum lugar de risco de recaída sem necessariamente se sentir fissurado. No entanto, é importante salientarmos que, apesar de bem mais raras, as recaídas podem ocorrer mesmo após a consolidação da abstinência.

Usamos, também, o treinamento de habilidades sociais para auxiliar Márcia, progressivamente, a estabelecer relacionamentos sociais, sendo o primeiro com seu terapeuta, estando abstêmia do uso de drogas. Podemos fazer ainda, junto com o paciente, a técnica de *role-playing* para aperfeiçoar suas habilidades interpessoais. Assim, poderíamos, por exemplo, dramatizar uma cena em que Márcia estivesse na faculdade e precisasse conversar com colegas para combinar um trabalho em grupo. Essa seria uma boa oportunidade de pensarmos em como ela poderia ser mais assertiva a fim de facilitar seu engajamento com os demais. À medida que a terapia evoluía, Márcia foi conseguindo se aproximar mais do irmão, que a convidou para ser madrinha de seu filho, e, posteriormente, envolveu-se em relacionamento amoroso.

Os grupos de mútua ajuda, como os Alcoólicos Anônimos (AA) e os Narcóticos Anônimos (NA), também são de extrema valia no tratamento de muitos dependentes químicos. Neles, a pessoa com dependência tem como modelo um "padrinho", além de outros membros dos grupos (todos com problemas similares) com quem pode se identificar. Indivíduos com mais tempo de abstinência coordenam as reuniões. Tanto os AA quanto os NA utilizam os 12 passos. Márcia chegou a ir a um grupo de NA, mas não deu seguimento.

Outra abordagem bastante utilizada no tratamento dos transtornos aditivos é a terapia de família. Sabemos que as famílias adoecem junto com os pacientes e que, muitas vezes, são codependentes, apresentando comportamentos que dificultam o processo terapêutico. Assim, com frequência, indicamos tratamentos individuais ou familiares para parentes próximos dos indivíduos com dependência química. No caso de Márcia, pensamos que a terapia familiar seria indicada, mas, por restrições financeiras, não foi possível realizá-la. Existem, ainda, grupos de mútua ajuda também para familiares, como o Nar-Anon, o Al-Anon e o Amor Exigente.

PSICOTERAPIA SEQUENCIAL

Conforme discutido anteriormente, na abordagem inicial dos nossos pacientes dependentes químicos, eles geralmente necessitam ser motivados para um tratamento e para se abster das drogas (lícitas e ilícitas). Na continuidade, é importante que os ajudemos a permanecer abstêmios e a retomar sua vida familiar, social, amorosa, sexual e profissional. Quando essas conquistas forem alcançadas de modo estável, poderemos pensar em alta. Tal cenário é o predominante na maior parte dos pacientes, após um tempo variável de tratamento, que costuma ser por volta de dois anos. Outros pacientes seguem apenas com consultas clínicas eventuais para reavaliar os sintomas de suas comorbidades psiquiátricas e as medicações em uso.

Durante o período inicial de abstinência, a psicoterapia de orientação analítica é contraindicada, uma vez que não há evidências de benefício, sendo, inclusive, associada a maiores taxas de recaídas. Tal fato talvez seja oriundo do aumento de ansiedade, decorrente de algum *insight*, em um momento em que ele ainda está muito frágil psiquicamente e biologicamente muito suscetível a recaídas.

No entanto, após abstinência consolidada por 1 ou 2 anos, alguns pacientes seguem se queixando do vazio e da falta de prazer na vida, ainda que estejam sem usar drogas e tendo suas eventuais comorbidades tratadas. Mesmo quando não há um quadro de depressão, de ansiedade social ou de algum transtorno esquizoide ou esquizotípico instalado, ou quando, na presença destes, a farmacoterapia específica já tenha sido instituída, pode persistir a queixa em torno do vazio. Nesse caso, uma das abordagens possíveis é a progressão da psicoterapia cognitivo-comportamental para a psicodinâmica, o que podemos intitular de psicoterapia sequencial, como fez Wunser[3] já em 1972.

No caso da Márcia, desde o primeiro contato, foi possível perceber a gravidade de seu quadro. Ademais, parecia uma órfã de pais vivos, sem vínculos afetivos, com um mundo interno empobrecido e com ideias frequentes de morte. De fato, Márcia tem uma mãe deprimida, com o funcionamento materno comprometido. Seu pai é uma pessoa obsessiva dedicada integralmente a seus negócios e distante afetivamente dos filhos. Esse cenário bem poderia ter gerado, na infância mais precoce, o sentimento de falta, origem do vazio. Contudo, ficou evidente sua vontade de ser ajudada, exemplificada por sua adesão à psicoterapia anterior, mesmo notando a falta de progresso aparente.

Podemos pensar que Márcia, com sua história de prejuízo das funções maternas e paternas, apresentava o que Olivenstein[4] denominou "problema da falta". Para esse autor, talvez mais importante do que o prazer propiciado pelas drogas seja o sentimento de falta determinado por elas. As mães "não suficientemente boas" gerariam um estado de crônica falta, uma falta oceânica e jamais saciável. Sob essa ótica, depender de drogas seria o resultado do deslocamento desse sentimento de falta para uma "coisa", com a notória vantagem de esta ser alcançável em qualquer esquina do mundo. Também congruentes com essa ideia, Khantzian e Wilson[5] concluíram: "quando indivíduos usam drogas, eles alteram qualidades e quantidades dos sentimentos e, mais importante, substituem um sofrimento incontrolável por outro controlável, possibilitando, assim, que a disforia que eles não entendiam possa ser substituída por outra, droga induzida, que eles entendem".

Em sua evolução, Márcia não teve nenhuma recaída à cocaína e, mesmo com a anunciada pretensão de uso de maconha, nunca o fez. Durante todo o tratamento, faltou apenas 2 ou 3 vezes, tomando o cuidado de avisar antes uma eventual impossibilidade de comparecimento.

Com cerca de um ano de tratamento, estava estabilizada, sem sintomas psiquiátricos significativos, abstêmia de drogas ilícitas e ingerindo até duas latas de cerveja em raras ocasiões. Havia retomado os estudos na faculdade, mas, principalmente lá, sentia-se só, com dificuldade de executar trabalhos em grupo e avessa a atividades sociais próprias para a idade. Não tinha amigos, não ia a festas e, aos fins de semana, tendia a permanecer a maior parte do tempo dormindo ou simplesmente atirada no sofá vendo televisão.

Passou, então, a se queixar mais frequentemente do vazio que era sua vida e do desconforto sentido na convivência com os outros. Nada lhe parecia ter sentido, e seu interior era descrito como um "grande buraco", esvaziado de qualquer conteúdo. Esse não é um quadro clínico exclusivo de pessoas com transtornos aditivos, mas parece ser tão mais frequente na dependência química na razão direta da precocidade do envolvimento com drogas. Suas características, bem como os esforços terapêuticos decorrentes, costumam ser agrupadas sob o título de "clínica do vazio".

Este capítulo tem como objetivo a descrição da condução de um tratamento na prática. Foge, portanto, a esse desígnio uma revisão da teoria sobre a "clínica do vazio". Pensamos ser suficiente apenas mencionar o alerta realizado em capítulo sobre a psicodinâmica do paciente dependente químico:[6] "Preferimos pensar que, à medida que uma pessoa vai se tornando dependente de uma substância química, vai se instalando um processo que poderia ser chamado de dependógeno. Aí se configura um quadro de gratificação sem o outro ou a falta que é saciada em qualquer lugar e a qualquer hora. Para nós, essencialmente terapeutas, se isso vem antes da dependência química ou é dela uma consequência, é uma questão que não deve nos imobilizar. O fato é que, se isso não for tratado a seu tempo, estaremos apenas dando a nossos pacientes uma ajuda parcial e favorecendo que, no futuro, mesmo os abstêmios possam apresentar outras formas de comportamentos aditivos, como os transtornos alimentares e compras, jogo e sexo compulsivos".

É importante, pois, percebermos que a relação com a droga é uma relação sem o outro e que, nas relações sociais, existe, sim, o desejo do outro. Esse será o ponto de partida para a elaboração dessa situação. Dirão os psicanalistas: um percurso das relações narcísicas para as objetais.

No caso de Márcia, esse caminho foi útil. Durante algum tempo, o terapeuta foi visto de forma idealizada. No entanto, algumas situações do dia a dia, como, por exemplo, necessidade eventual de troca de horário da sessão por parte do terapeuta ou mesmo momentos de reajustes no valor dos honorários, foram vividas com grande contrariedade pela paciente. O terapeuta era idealizado desde que agisse subordinado a sua vontade. Quando se mostrava independente do desejo dela, o sofrimento a fazia tratar o terapeuta com agressividade e retrair-se. Nesses momentos, a sobrevida psíquica do terapeuta independente, que não revidava às agressões, tampouco se intimidava com elas, foi diminuindo a percepção fantasiada da periculosidade do outro e tornando-a mais acessível à vida de relações.

Desse modo, Márcia conseguiu se aproximar de um grupo de frequentadores de sua academia e, entre eles, interessou-se por Eduardo (nome fictício), um jovem dois anos mais novo que ela e de condição cultural inferior. Namoraram por um ano e meio, com vários momentos de crise, em geral desencadeadas por dissensos do cotidiano – por exemplo, ela desejava passar a tarde com ele, mas, às vezes, ele preferia ir ao futebol com os amigos. Tal situação era suficiente para Márcia não se sentir amada e se chatear. Nessas ocasiões, já aconteceu de sentir saudades da época em que usava drogas.

CONSIDERAÇÕES FINAIS

No início do tratamento dos pacientes dependentes químicos, devem ser aplicadas técnicas motivacionais adequadas para ajudá-los a se engajar no processo terapêutico. Uma vez alcançado esse objetivo, o foco deverá se concentrar em desintoxicar o paciente e fazer minuciosa avaliação diagnóstica tanto da gravidade da dependência quanto de eventuais comorbidades. Havendo comorbidades, estas devem ser tratadas em conjunto com a dependência química, tomando-se o cuidado de reavaliá-las com o aumento do tempo de abstinência. Além disso, um diagnóstico da vida de relações será útil na condução da psicoterapia.

O uso de medicação aversiva e/ou a diminuição do apetite para o consumo devem ser considerados em cada caso de alcoolismo. No tabagismo, a prescrição tanto da bupropiona quanto da vareniclina, bem como de terapias de reposição da nicotina, deve ser cotejada.

O esforço subsequente deverá ser o de evitar recaídas e reorganizar a vida do paciente. TCCs são as que se mostraram mais úteis. O importante aqui é considerarmos o que se pode chamar de "aritmética do prazer". As drogas usadas pelo paciente lhe davam prazer. Substituí-las por uma vida mais prazerosa sempre será o grande desafio.

Após a abstinência consolidada e a vida do paciente reestruturada, será chegado o momento da alta, a menos que sua qualidade de vida ainda denote comprometimento. Nesse caso, pode-se considerar a indicação da psicoterapia sequencial, ou seja, uma migração de psicoterapia cognitivo-comportamental para outra, de base psicodinâmica.

REFERÊNCIAS

1. Conway KP, Compton W, Stinson FS, Grant BF. Lifetime comorbidity of DSM-IV mood and anxiety disorders and specific drug use disorders: results from the National Epidemiologic Survey on Alcohol and Related Conditions. J Clin Psychiatry. 2006;67(2):247-57.
2. Drake RE, Mueser KT, Brunette MF. Management of persons with co-occurring severe mental illness and substance use disorder: program implications. World Psychiatry. 2007;6(3):131-6.
3. Wurmser LMR. Pecksniff's horse? psychodynamics in compulsive drug use. NIDA Res Monogr. 1977;(12):36-72.
4. Olievenstein C. A clínica do toxicômano. Porto Alegre: Artes Médicas; 1987.
5. Khantzian EJ, Wilson A. Substance abuse, repetition, and the nature of addictive suffering. In: Wilson A, Gedo JE. Hierarchical concepts in psychoanalysis: theory, research and clinical practice. New York: Guilford; 1993. p. 279.
6. Ramos SP. Psicodinâmica. In: Diehl A, Cordeiro DC, Laranjeira R. Dependência química: prevenção, tratamento e políticas públicas. Porto Alegre: Artmed; 2011.

Parte V
POPULAÇÕES ESPECIAIS

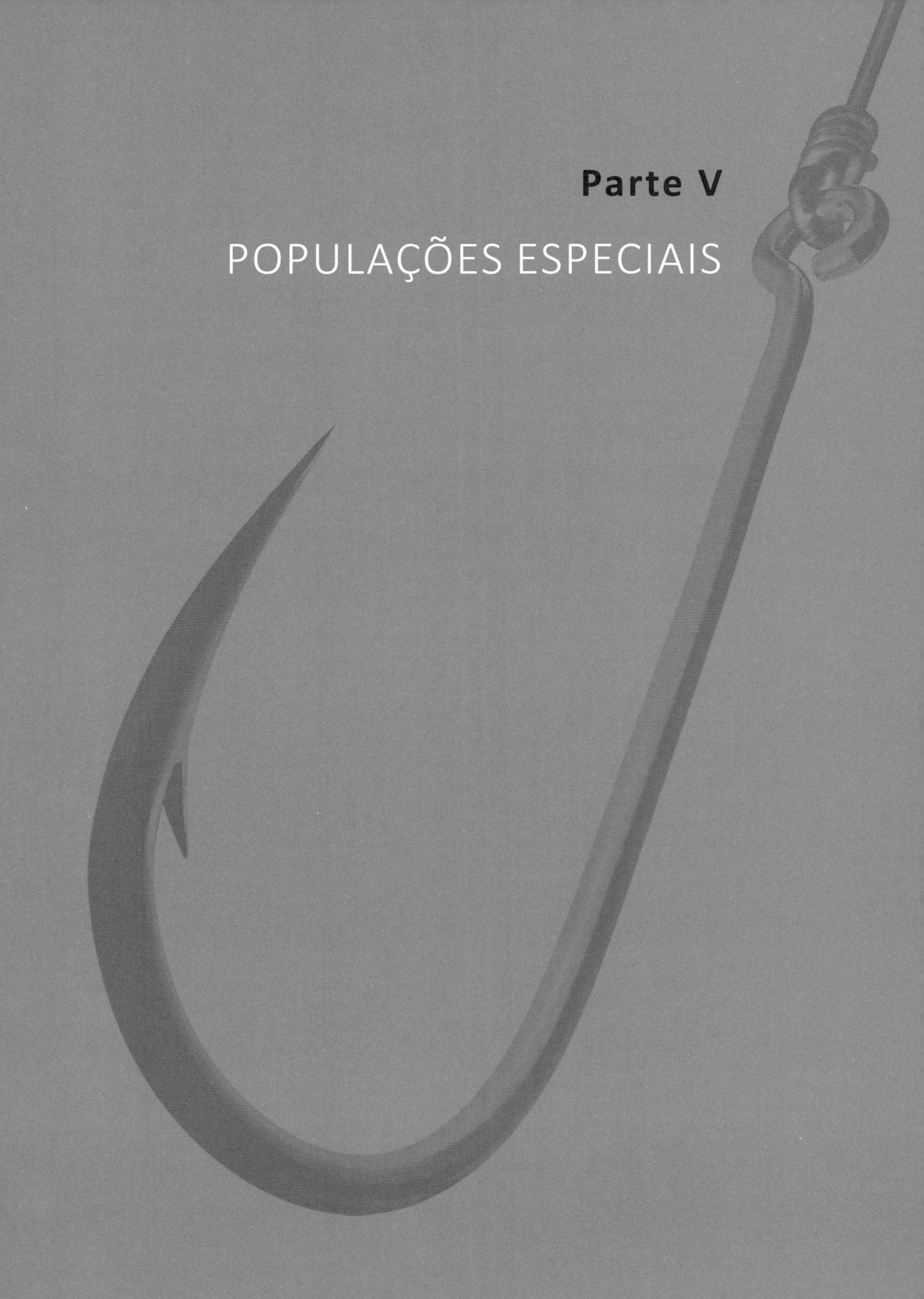

30
Crianças e adolescentes

Marco Antonio Bessa, Caio Borba Casella, Miguel Angelo Boarati e Sandra Scivoletto

PONTOS-CHAVE

✓ Quadros psicopatológicos de início na infância e na adolescência, como o transtorno de déficit de atenção/hiperatividade (TDAH) e o transtorno da conduta, aumentam o risco de envolvimento com drogas.

✓ O uso de substâncias na adolescência expõe os jovens a diversos riscos de prejuízos, inclusive de suicídio e de envolvimento com a criminalidade.

✓ Há uma graduação nos níveis de gravidade do consumo de drogas por essa população.

✓ A proximidade, o bom relacionamento e o monitoramento dos pais constituem os principais fatores de proteção ao uso de drogas na adolescência.

✓ O tratamento do adolescente usuário de drogas deve abranger aspectos vocacionais, lazer, habilidades e relacionamentos sociais, sexualidade, além do consumo de drogas.

Os primeiros contatos com álcool e drogas geralmente ocorrem na adolescência. Nos anos de 1950 a 1960, esse primeiro contato ocorria por volta dos 18 anos, quando os jovens ingressavam na faculdade. Nas últimas décadas, a experimentação de drogas e álcool tem sido cada vez mais precoce, com quadros de uso e dependência incidindo em idades cada vez menores, apesar de os esforços preventivos estarem aumentando.

A pré-adolescência e a própria adolescência são fases de experimentação de vários comportamentos. A principal tarefa do adolescente é a construção da identidade própria, de sua imagem e papel social. É uma fase na qual ocorre o desenvolvimento de várias habilidades, e, para tanto, é preciso que o indivíduo tenha oportunidade e seja estimulado. Portanto, é natural que enfrentem novas situações, sintam insegurança e se deparem com a necessidade de fazer escolhas. Assim, o jovem experimenta novos contatos sociais e novas atividades de lazer e começa a treinar papéis visando sua escolha vocacional. Quanto mais acesso tiver a essas novas atividades, e quanto maior a aceitação dessa atividade no grupo em que vive, mais fácil ocorrerá a experimentação. E o mesmo acontece com as drogas.

Felizmente, a maioria dos adolescentes interromperá o consumo de drogas conforme for assumindo outros papéis na vida adulta (o consumo de tabaco constitui exceção, tendendo a permanecer na idade adulta), fenômeno denominado *maturing out* (vencimento, superação – em tradução livre), como uma remissão espontânea.[1] Não estão, porém, isentos de riscos. Basta lembrar a possibilidade da ocorrência de acidentes, sobretudo os de trânsito, quando sob efeito de álcool ou drogas. Há, ainda, indivíduos que progredirão do consumo em geral experimental dessa fase para padrões mais graves de uso e dependência, que na adolescência costuma envolver o uso de múltiplas drogas.

Assim, o uso experimental de algumas substâncias, entre elas álcool, tabaco e também algumas ilícitas, é considerado por alguns autores como um comportamento dentro do padrão normal de desenvolvimento do adolescente. Ainda que o consumo de álcool e tabaco seja legalmente proibido para menores de 18 anos, o uso de algumas substâncias não deveria ser visto automaticamente como patológico. O problema é que o uso precoce de álcool e drogas pode afastar o adolescente de seu desenvolvimento normal, impedindo-o de experimentar outras atividades importantes nessa fase da vida. Outra questão é que não sabemos, previamente, quais adolescentes têm maior predisposição para passar do uso experimental para a dependência. A experimentação de uma substância expõe mais o jovem a outros fatores de risco, que podem contribuir para a evolução para o uso regular e a dependência.

Este capítulo apresentará, inicialmente, alguns dados epidemiológicos do problema do uso de drogas na adolescência, bem como conceitos e características clínicas específicas dessa faixa etária. Serão abordados os fatores de risco relacionados com essa questão. Posteriormente, serão apresentados aspectos referentes ao diagnóstico e às comorbidades e, por fim, os aspectos principais a serem considerados no tratamento e no prognóstico desses adolescentes.

ASPECTOS EPIDEMIOLÓGICOS

Os estudos epidemiológicos são importantes especialmente para quem pretende desenvolver programas de prevenção primária, ou seja, evitar que um jovem experimente alguma droga ou ao menos retardar o primeiro uso. A informação obtida pelo "uso na vida" mostra o quanto o acesso às drogas é fácil e o quanto determinada droga permeia a vida dos adolescentes. Também são importantes nos trabalhos de prevenção secundária (que consiste no diagnóstico e na intervenção precoces), sendo que a constância na realização desses levantamentos permite o monitoramento de tendências de uso e a mensuração de efetividade dos programas de prevenção. Conhecer a situação do uso de drogas de um país ou determinada região permite saber para quais tipos de drogas as estratégias de prevenção devem ser enfatizadas, qual a idade ideal para se iniciar a prevenção, qual gênero está mais propenso a usar determinado tipo de droga, qual a influência das classes sociais e dos modismos, entre outras informações.

O consumo de drogas ocorre em ondas, com novas substâncias sendo colocadas no mercado e despertando a curiosidade dos jovens. Portanto, a prevalência de uso de cada substância muda de ano para ano, assim como de acordo com a localização geográfica. As novas drogas surgem geralmente nos Estados Unidos e na Europa, chegando depois ao Brasil. Assim, acompanhando as tendências de uso nesses outros locais, podemos prever, de certa forma, as próximas "ondas" de consumo no Brasil. Ainda assim, de acordo com o local, há variações quanto ao tipo de droga mais consumido. O adolescente que experimenta uma droga geralmente o faz por curiosidade. Ele busca uma sensação diferente, algo que pode ser incentivado e valorizado pelo grupo. Assim, irá consumir não uma substância específica, e sim o que estiver disponível no momento, que varia de acordo com o lugar.

OS TIPOS DE DROGAS MAIS CONSUMIDOS E AS DIFERENÇAS ENTRE OS PAÍSES

Dos estudantes do último ano das escolas secundárias dos Estados Unidos, 61,2% já experimentaram álcool, sendo que 33,2% fizeram uso no último mês e 1,3% destes bebem diariamente.[2] No Brasil, em levantamento realizado em 2010 entre estudantes de ensino fundamental e médio da rede de escolas públicas, 60,5% referiram já ter consumido álcool em algum momento, sendo que 21,2% o haviam feito no último mês, 2,7% apresentaram uso frequente (uso de seis ou mais vezes no último mês) e 1,6%, uso pesado (uso de 20 ou mais vezes no último mês).[3] O uso na vida de álcool nos estudantes no Brasil foi menor do que na Argentina (73,2%), no Uruguai (75,1%) e no Chile (78,4%), mas próximo do verificado no Paraguai (62,9%) e na Costa Rica (60,4%) e maior do que na Bolívia (46,5%) e na Venezuela (47,2%).[4]

O uso de álcool e outras drogas está relacionado com 50% dos suicídios em jovens, sendo que o consumo de álcool está relacionado com 80 a 90% dos acidentes automobilísticos na faixa dos 16 aos 20 anos.[5] A maioria dos usuários de outras drogas, sobretudo os mais jovens, também consome álcool.

Como era de se esperar, o uso de álcool aumenta com a idade.[2,3] É importante ressaltar, entretanto, que um início mais precoce do uso está associado a pior prognóstico na vida adulta, com maior chance de uso pesado, dependência e comorbidades, por exemplo.[6,7]

O tabaco também está entre as substâncias mais consumidas pelos jovens. Nos Estados Unidos, entre os estudantes dos últimos anos das escolas secundárias, 28,3% já experimentaram cigarro ao longo da vida, 10,5% fizeram uso no mês anterior à avaliação e 4,8% faziam uso diário em 2016.[2] No Brasil, no levantamento de 2010,[3] os números entre os estudantes de ensino fundamental e médio foram um pouco mais elevados: 16,9% já tinham feito uso na vida, 9,6%, no último ano, e 5,5%, no último mês.

Com relação às outras drogas, segundo as estimativas brasileiras, 25,5% dos estudantes já experimentaram alguma droga que não álcool e tabaco, sendo que 5,5% fizeram uso no último mês, 0,8% fazem uso frequente, e 1,1% referem uso pesado.[3] A **Tabela 30.1** apresenta um panorama do consumo de drogas entre estudantes ao redor do mundo.

De forma geral, é interessante notar que em alguns países, como nos Estados Unidos, o consumo de muitas drogas tem apresentado tendência de queda ao longo dos últimos anos. O Monitoring the Future faz levantamentos regulares desse consumo nessa população desde a década de 1970.[2] No levantamento de 2016, houve uma queda do consumo de praticamente todas as classes de drogas, e praticamente nenhuma apresentou aumento estatisticamente significativo de consumo. O consumo de álcool e tabaco, por exemplo, foi o menor já registrado por esse levantamento. No Brasil, há algumas diferenças – foi observada uma tendência de crescimento de uso na vida de maconha e de cocaína entre os estudantes. No entanto, o uso na vida de álcool, tabaco, solventes e ansiolíticos apresentou queda. Também são observadas algumas diferenças no padrão de consumo de substâncias de acordo com o gênero do adolescente. Ainda que pareça haver alguma diminuição dessas diferenças com o passar dos anos, historicamente, os indivíduos do sexo masculino apresentam maior chance de consumo de drogas ilegais, e os do feminino, de medicações sem prescrição médica.

TABELA 30.1

Prevalência de uso de drogas na vida* entre estudantes – comparação entre vários países (dados em percentuais)							
Drogas	Brasil	Chile	Venezuela	França	Itália	Grécia	Estados Unidos
Álcool	60,5[1]	78,9[2]	47,2[3]	84[4]	84[4]	94[4]	41,9[5]
Cigarro	16,9[1]	57,2[2]	*	55[4]	58[4]	39[4]	18,2[5]
Maconha	5,7[1]	26,5[2]	1,7[3]	31[4]	27[4]	9[4]	28,6[5]
Solventes	8,7[1]	7,9[2]	0,7[3]	6[4]	6[4]	13[4]	6,5[5]
Cocaína	2,5[1]	5,9[2]	0,6[3]	4[4]	3[4]	1[4]	2,3[5]
Ansiolíticos/ tranquilizantes	5,3[1]	15,6[2]	15,8[3]	10[4]	5[4]	4[4]	5,5[5]
Anfetamina	2,2[1]	2,6[2]	6,4[3]	2[4]	3[4]	2[4]	8,1[5]

*Uso na vida: quando a pessoa fez uso de qualquer droga psicotrópica pelo menos uma vez na vida.
Fonte: *Elaborada com base* em Carlini e colaboradores,[3] Comisión Interamericana para el Control del Abuso de Drogas,[4] Ministério del Interior y Seguridad Pública,[8] European School Survey Project[9] e Monitoring the Future Study.[10]

Não há dados precisos sobre os jovens que abandonaram a escola. Sabendo que uma grande proporção daqueles que interromperam os estudos é usuária de drogas, o consumo de drogas entre os jovens deve estar subestimado nessas pesquisas. Diferentemente dos estudantes norte-americanos e brasileiros, os menores em situação de rua consomem principalmente solventes, maconha, ansiolíticos e cocaína, nessa ordem. Mais uma vez, as diferenças das drogas de preferência entre estudantes norte-americanos, brasileiros e menores em situação de rua parecem ser consequência de influências culturais diversas e, sobretudo, da disponibilidade da droga – que inclui a oferta, o preço e o acesso. Por exemplo, as drogas ilícitas com maior prevalência de uso na vida entre os estudantes brasileiros são os solventes, a maconha, os ansiolíticos, a cocaína e os anfetamínicos – com exceção da maconha e da cocaína, são substâncias que podem ser encontradas nas residências desses adolescentes ou obtidas em farmácias no Brasil (esmalte, benzina, calmantes e remédios para emagrecer).

Uma questão que não deve cair no esquecimento é o problema do uso de esteroides anabolizantes. Bahrke e colaboradores,[11] em uma breve revisão da literatura por ocasião do relato de um grupo de casos, observam que a prevalência do uso dessas substâncias alcança 6,6% dos adolescentes do sexo masculino de uma escola de ensino médio e que o risco de uso chega a ser 2 a 3 vezes superior nos jovens desse sexo quando comparado com o sexo feminino. Estudos norte-americanos também mostram que a média de idade do início do uso é de 14 anos, mas há relatos de uso até antes dos 10 anos. O uso de anabolizantes é mais provável em atletas que recebem patrocínio. Há também um número razoável de adolescentes que os usam e que não participam de competições, mas estão envolvidos em musculação e levantamento de peso em uma tentativa de melhorar a aparência como consequência de insatisfação com a própria imagem corporal. Outro fato importante apontado é a associação do uso de anabolizantes com o de outras drogas ilícitas. No Brasil, a prevalência de uso na vida de anabolizantes entre estudantes foi de 1,4%.[3]

Outra classe de substâncias que tem sido estudada é a dos energéticos – substâncias muito associadas ao álcool para aumentar o efeito excitatório.[12] Entre os estudantes brasileiros, a prevalência de uso na vida de energéticos (associados ao álcool) é de 15,4%.[3]

A estimativa da prevalência do consumo de drogas se depara com a dificuldade de mensurar a ocorrência de um comportamento ilegal, sendo, dessa forma, em geral, subestimada em relação aos números reais. Na interpretação dos dados referentes à prevalência de uso, também se deve ter em mente as influências sociais, econômicas e culturais, o que é particularmente importante na adolescência.

DEFINIÇÃO/DESCRIÇÃO

O consumo de drogas por crianças e adolescentes é um dos principais problemas das sociedades atuais. As pesquisas trouxeram avanços no entendimento de que o consumo de substâncias pode resultar, para significativo número de pessoas, na adição, uma grave doença cerebral. No entanto, o diagnóstico de transtorno por uso de substâncias (TUS) ou de dependência entre crianças e adolescentes ainda é um tema controverso.

As classificações, mesmo a mais recente, foram desenvolvidas para adultos, com poucas evidências de sua conveniência para adolescentes.[13] Por essa razão, o *Manual diagnóstico e estatístico de transtornos mentais* (DSM-5),[14] da American Psychiatric Association (APA), não diferencia adultos e jovens em termos da apresentação clínica desses transtornos, embora a adaptação para a aplicação em jovens não tenha sido testada ou validada. Outro ponto importante é que a própria adolescência, por ser uma fase de desenvolvimento com amplas modificações corporais, emocionais, culturais e sociais, dificulta estabelecer se o uso de substâncias é um transtorno primário, um transtorno psiquiátrico, um transtorno de adaptação ou uma fase transitória de comportamento.[15]

Os adolescentes buscam novas experiências e percebem o consumo de drogas como uma questão particular, não se preocupam com as consequências futuras desse uso, uma vez que o tempo que lhes interessa é o presente. Os jovens tendem a mentir para os adultos, ao negar ou minimizar o uso, o que limita o diagnóstico apenas pelo relato dos próprios adolescentes ou por entrevistas diagnósticas.

Cohen e Estroff[15] salientam que o diagnóstico de uso de substâncias em jovens depende mais da sensibilidade do clínico do que de critérios. Para isso, é necessário um entendimento intuitivo desse transtorno, um estilo flexível de abordagem do paciente e uma grande dose de ceticismo. Partindo do pressuposto de que adolescentes usuários de substâncias tendem a mentir, o profissional deve desenvolver a capacidade cognitiva de alternadamente acreditar e duvidar do relato do jovem – o pensamento duplo, de acordo com esses autores. Dessa forma, o terapeuta considerará se as queixas e os comportamentos relatados podem ser explicados por TUS.

Devido às grandes mudanças que ocorrem na adolescência, a família e a escola podem interpretar determinados comportamentos problemáticos como uma fase que logo passará, levando, às vezes, a uma tolerância exagerada a atitudes inadequadas, desvalorizando sinais que podem indicar o uso de substâncias.

Entre esses sinais, deve-se prestar atenção nas faltas às aulas, na queda do rendimento escolar, em mudanças radicais no vocabulário, nas amizades, no estilo de se vestir e nos interesses culturais, religiosos ou hábitos de lazer. Outros indicadores são isolamento social, irritabilidade, agressividade, alterações em hábitos como horário de dormir e de se alimentar, perda de objetos ou roupas, gastos exagerados, etc. Destacam-se, ainda, as mentiras frequentes, problemas disciplinares graves no colégio ou envolvimento com brigas ou problemas legais.

Além de não haver estudos exclusivos com crianças para o estabelecimento de critérios para o diagnóstico de TUS, esses critérios também têm-se mantido controversos para adultos.

Ao longo do tempo, tem havido uma divergência entre os padrões propostos pela Organização Mundial da Saúde (OMS), pela APA e por clínicos. Também ocorreram mudanças nas categorias diagnósticas das diferentes versões do DSM e da *Classificação internacional de doenças e problemas relacionados à saúde* (CID). Tal divergência ocorre porque as definições não são padronizadas, os critérios são mais qualitativos do que quantitativos, não ocorrendo uma clara distinção entre os diferentes níveis de gravidade de uso de drogas. Espera-se que, na próxima edição da CID, haja maior concordância com os critérios indicados no DSM-5.[14]

QUADRO CLÍNICO/ASPECTOS CLÍNICOS

À parte as polêmicas sobre critérios diagnósticos entre adultos e adolescentes, é importante ressaltar que os estudos científicos mostram que o consumo de drogas é mais prejudicial entre crianças e adolescentes, pois é nesse momento que ocorrem importantes transformações no sistema nervoso central (SNC), período de amadurecimento e de preparação para as novas funções e atividades da fase adulta.

O consumo de drogas por jovens também tem outras características importantes: eles iniciam o uso de substâncias de modo mais precoce que os adultos, o tratamento é procurado com menos tempo de uso,[16] há uma evolução mais rápida da experimentação até o uso, e os jovens tendem a usar múltiplas substâncias muito mais do que os adultos.[17]

Em razão das características peculiares da adolescência, a imprecisão dos critérios diagnósticos pode ser substituída por uma graduação de níveis de gravidade do uso. Alguns autores propõem a avaliação em níveis de uso ao longo de um espectro que vai da experimentação à dependência.[18]

Essa escala aumentaria a sensibilidade do clínico, evitando que o diagnóstico só se realizasse nos estágios mais graves do problema.

Em 1984, Halikas e colaboradores[19] já haviam proposto que a identificação do uso de drogas poderia se basear nas consequências adversas ocorridas em múltiplas dimensões. Apontavam três áreas da vida com danos: complicações biomédicas, problemas escolares e complicações psicossociais. Por sua vez, Blum[20] propôs um instrumento de avaliação centrado em quatro áreas:

1. gravidade do problema
2. fatores precipitantes: sinais, sintomas, consequências, padrões de uso de substâncias
3. fatores de risco predisponentes e perpetuadores: genéticos, sociodemográficos, intrapessoais, interpessoais e ambientais
4. critérios diagnósticos

No sentido de melhorar essa percepção do clínico, Nowinski[18] apresenta um esquema de evolução do uso entre adolescentes, com cinco estágios:

1. experimental (uso motivado pela curiosidade e/ou correr risco)
2. social (uso relacionado a eventos)
3. instrumental (busca de substância química para manipular emoções e comportamentos com fins hedonísticos ou compensatórios para enfrentar o estresse ou disforia)
4. hábito (acomodação – área cinzenta que leva à dependência –, na qual o uso de drogas torna-se um estilo de vida para enfrentamento e recreação, e o interesse anterior é abandonado)
5. compulsivo (acomodação completa, preocupação e deterioração do funcionamento global)

Fundamentada nos mais recentes conhecimentos das neurociências, Volkow[21] divide a adição em três estados recorrentes:

1. uso pesado (*binge*) e intoxicação
2. abstinência e afeto negativo
3. preocupação e antecipação (*craving*)

Cada estado está associado com a ativação de circuitos neurológicos específicos e as consequentes características clínicas e comportamentais.

Ponto importante: Em resumo, o clínico, além dos padrões de critérios diagnósticos, deve ficar atento às mudanças de comportamento que podem indicar o uso de drogas e às consequências que esse uso pode trazer às diversas áreas da vida da criança e do adolescente, para estabelecer medidas e intervenções que sejam preventivas, no sentido de minimizar o contato do paciente com as drogas e, no caso de uso, prevenir a evolução do consumo para padrões mais graves de adição.

FATORES DE RISCO E VULNERABILIDADE

Os pré-adolescentes e os adolescentes são indivíduos em desenvolvimento. É por volta dos 9 ou 10 anos que o pensamento da criança evolui da lógica concreta para as operações com proposições verbais ou simbólicas, portanto abstratas. A capacidade de interpretação presente nos adolescentes é consequência do desenvolvimento de sua recém-adquirida capacidade crítica de fazer julgamentos. Porém, a evolução cognitiva é elástica, podendo regredir em alguns momentos. O púbere pode perder as características infantis do pensamento, que eventualmente reaparecem quando ele estiver sob forte tensão. Quanto mais tranquila for a interação da criança com o ambiente, mais tranquilamente ocorrerá o amadurecimento psíquico. As fontes de estresse mais frequentes são as transformações corporais e as dificuldades para estabelecer novas relações e interações sociais (influências ambientais).

Na adolescência, as estruturas cerebrais responsáveis pela percepção temporal ainda estão em amadurecimento, sendo esse um dos motivos do maior imediatismo e da valorização do presente nessa faixa etária. Da mesma forma, as estruturas cerebrais responsáveis pelo controle dos impulsos ainda se encontram imaturas. Ou seja, o adolescente é capaz de imaginar algumas situações (pensamento abstrato), tem muitas ideias e energia para colocá-las em prática, porém sua capacidade de avaliar riscos, pensar nas consequências e organizar temporalmente a relação de causa-efeito ainda é imatura, sobretudo quando influenciado por aspectos emocionais e o desejo de prazer imediato. São essas características presentes em todos os adolescentes que os deixam mais vulneráveis ao uso de drogas, especialmente se o acesso for fácil e se estiverem em um ambiente que aceita esse comportamento. Para avaliar os fatores de risco e protetores aos quais os adolescentes estão expostos, é preciso ter em mente esses aspectos do desenvolvimento neurocognitivo e emocional.

Para conquistar sua própria identidade e sua autoconfiança, e na busca de sua independência, o adolescente saudável experimenta diferentes comportamentos e atitudes. Essa tendência reflete não só a busca por uma identidade própria, diferente da de seus pais em alguns aspectos, mas também o desejo de ser visto como um indivíduo autônomo, adulto. Assim, o adolescente se baseia, questiona, adapta e adota os modelos de comportamento adulto de que dispõe, sendo o uso de álcool, tabaco e de drogas apenas mais um entre vários modelos. A escolha do uso experimental ou do uso regular dessas substâncias se dá sob a influência de vários fatores presentes em seu desenvolvimento, sobretudo a importância para o adolescente do comportamento e das atitudes dos amigos.

A curiosidade natural dos adolescentes é um dos fatores de maior influência na experimentação de álcool e drogas, ao lado de fatores externos, como opinião dos amigos e facilidade de obtenção das substâncias. A curiosidade do adolescente o impulsiona a experimentar novas sensações e prazeres. Ele vive o presente, busca realizações imediatas, e os efeitos das drogas vão ao encontro desse perfil, proporcionando o "prazer" passivo e imediato. Atualmente, o fácil acesso, o baixo custo e a maior aceitação do uso de algumas substâncias, como a maconha, tornam quase inevitáveis o acesso dos adolescentes a elas e a oportunidade de experimentação.

O fácil acesso às drogas e a oportunidade de uso são fatores importantes no início do consumo. Um estudo[22] com norte-americanos maiores de 12 anos verificou que o tempo existente entre a primeira oportunidade de uso e o primeiro uso foi de um ano para maconha, cocaína, alucinógenos e heroína.[23] Os índices de oportunidade de uso (24% tiveram oportunidade de uso de cocaína; 14%, de alucinógenos; 5%, de heroína; e 51%, de maconha) foram comparáveis à ordem de prevalência do uso dessas drogas (maconha sendo a mais usada, etc.). Um dado interessante é que as diferenças de prevalência de uso de drogas entre os sexos puderam ser reconstituídas pelas diferenças de oportunidade de experimentar drogas, e não pela probabilidade de iniciar o uso. Assim como os meninos, a mesma proporção de meninas que tiveram a oportunidade de usar determinada droga acabou fazendo uso dela com frequência igual à dos meninos. A diferença está no fato de que um número menor de meninas tem oportunidade de usar drogas, o que ocorreu para todas as drogas estudadas. Esse dado se repetiu em 6.477 estudantes do Panamá.[24]

Entre os fatores externos, a influência dos modismos é particularmente importante. A moda reflete a tendência do momento, e os adolescentes são particularmente vulneráveis a essas influências. Eles estão saindo da infância e começando a ganhar autonomia para escolher suas próprias roupas, suas atividades de lazer, enfim, definir seu estilo. E a moda influenciará na escolha desse estilo, salientando-se a pressão da turma, os modelos dos ídolos e os exemplos que esses jovens tiveram em casa (os pais), ao longo de sua infância. Atualmente, o uso indiscriminado de medicamentos, como remédios para relaxar, medicamentos para melhorar o desempenho sexual, medicações para dormir, entre outros, dá ao jovem a impressão de que, para qualquer problema, há sempre uma alternativa química que não requer grandes esforços, de ação rápida, enfim, resposta consoante com o imediatismo característico da juventude. A maior ou menor influência desses modelos e modismos no processo de maturação do adolescente dependerá de suas características internas, que, por sua vez, refletirão mais a forma como esse jovem consumirá a droga. A forma de uso – experimental ou regular – das substâncias sofre influência dos fatores presentes em seu desenvolvimento, especialmente a autoestima. O jovem inseguro, com baixa autoestima, dará mais importância ao comportamento e às atitudes dos amigos, estando, portanto, mais vulnerável a pressões externas e mensagens de uso de drogas.

A família pode ser um fator de risco ou protetor para o uso de substâncias.[25] Em primeiro lugar, temos o fator genético: filhos de pais dependentes de álcool e/ou drogas têm quatro vezes mais risco de se tornarem dependentes. Uma série de estudos realizados com gêmeos aborda a questão da hereditariedade dos transtornos relacionados ao uso de drogas. Um estudo norte-americano com gêmeos mono e dizigóticos, em tratamento para uso de álcool e/ou drogas, apontou que fatores tanto ambientais como genéticos contribuem para o uso e a dependência de drogas ilícitas.[26] A hereditariedade estimada foi maior para o uso/dependência de cocaína, estimulantes, maconha e álcool, enquanto os fatores ambientais contribuíram mais para o uso inicial e ocasional dessas drogas. A genética também parece ter papel mais importante no uso na adolescência tardia do que no início dessa fase.[27] Entretanto, é importante ressaltar que não há um gene único para o uso de substâncias, e sim uma multiplicidade de genes, que, pela interação entre si e com outros aspectos biológicos e ambientais, aumentam esse risco.[28]

Labuda e colaboradores[26] controlaram a variável "proximidade emocional" entre os gêmeos em tratamento para uso de substâncias e concluíram que as diferenças de taxa de concordância entre mono e dizigóticos não são artefatos das diferenças de proximidade entre os dois grupos, mas representam influências genéticas na vulnerabilidade ao uso da substância. Mâsse e colaboradores[29] pesquisaram a relação entre as características de personalidade de crianças do jardim de infância e o uso de drogas na adolescência. Observou-se que personalidades com traços proeminentes de busca de sensações (*sensation seeking*) e pouco evitadoras de danos (*harm avoidance*) foram preditoras de uso precoce na adolescência. Dessa maneira, o desenvolvimento da dependência irá depender da interação entre predisposição genética, características de personalidade e fatores ambientais, que poderão ser protetores ou promotores.

Outro aspecto fundamental é o papel familiar na formação do adolescente. É função da família ensinar a criança a lidar com limites e frustrações. Crianças que crescem em um ambiente com regras claras geralmente são mais seguras e sabem o que devem ou não fazer para agradar. Quando se defrontam com um limite, sabem lidar com a frustração, por terem desenvolvido recursos próprios para superá-la. Sem regras claras, a criança busca os limites adotando um comportamento desafiador com os pais. Posteriormente, na adolescência, o jovem tenderá a repetir o comportamento desafiador fora de casa, em um momento em que está começando sua vida fora do núcleo familiar. É natural que esse jovem se sinta inseguro e, na tentativa de descobrir as regras do mundo, teste os limites, deparando-se com frustrações. Nesse momento, serão necessários mecanismos para lidar com frustrações que não foram desenvolvidos. Dessa maneira, as drogas podem surgir como "solução mágica": seu consumo faria todos os sentimentos ruins desaparecerem por alguns instantes, sem necessidade de esforços maiores. Na adolescência, sem a proteção da família, o adolescente desafiador e que não sabe lidar com frustrações apresenta maior risco para desenvolver uso de substâncias. Ter familiares próximos que usam substâncias também aumenta o risco de uso pelos adolescentes.[27] Contrariamente, pesquisas mostram que o monitoramento próximo dos pais sobre o desenvolvimento dos filhos e o bom vínculo entre eles é importante fator protetor em relação ao uso de drogas.[30,31]

Os pares também têm grande influência no comportamento dos adolescentes, e essa influência cresce conforme ele fica mais autônomo e independente dos pais. Adolescentes que têm mais pares próximos que usam substâncias têm maior risco de também usá-las.[27,32] Religiosidade, por sua vez, tem um efeito protetor.[28,33]

Analisando-se os fatores internos do adolescente que podem facilitar o uso de álcool e drogas, merecem destaque a insatisfação e a não realização em suas atividades, a insegurança e os sintomas depressivos. Os jovens precisam sentir que são bons em alguma atividade, e isso representará sua identidade e sua função no grupo. O adolescente que não consegue se destacar nos esportes, estudos, relacionamentos sociais, entre outras atividades, pode buscar nas drogas a sua identificação. A insegurança quanto ao desempenho exerce o mesmo papel, no sentido de empurrá-lo para experimentar atividades nas quais se sinta mais seguro. Em relação ao uso de esteroides anabolizantes, a insatisfação com a própria imagem corporal e a deposição de muita importância aos atributos físicos, que acabam tendo papel na manutenção da autoestima dos jovens, são fatores de risco para seu uso.[12] Essa função que a droga passa a assumir na vida desses jovens deverá ser obrigatoriamente revista durante o tratamento.

Os sintomas depressivos na adolescência e as crises de angústia que, em muitos casos, fazem parte da adolescência normal são também fatores de risco.[34] O jovem que está triste, desanimado ou mesmo ansioso e angustiado tende a buscar atividades ou coisas que o ajudem a melhorar. Os efeitos das drogas podem proporcionar, de forma imediata, uma melhora desses sintomas, sendo uma tentativa de "automedicação".

Quanto mais impulsivo e menos tolerante à frustração o adolescente, maior será o risco. Segundo um estudo desenvolvido com adolescentes dependentes, os que apresentavam sintomas depressivos evoluíram mais rapidamente da experimentação para o uso regular e também consumiam drogas mais fortes, como cocaína, em alguns casos sem o uso anterior de substâncias mais "leves", como maconha.[30] No tratamento, a depressão é um diagnóstico diferencial que deve ser pesquisado e tratado, com influência direta no prognóstico. Outro quadro psiquiátrico que vem sendo associado ao uso de substâncias na adolescência e é uma comorbidade frequente é o de TDAH.[27,32]

Ter experienciado eventos adversos (como negligência, abuso físico e sexual, e violência doméstica) também parece aumentar o risco de uso de substâncias, em especial as ilícitas.[32,35] Também se encontram maiores taxas de uso em populações de orientação homo ou bissexual.[36]

Estudos recentes de neuroimagem e de neuropsicologia também indicaram alguns fatores de risco para o uso de substâncias nessa faixa etária, como piores desempenhos em tarefas de inibição e memória de trabalho, menores volumes cerebrais nas regiões de controle cognitivo e processamento de recompensa, menor ativação cerebral em tarefas de função executiva e maior responsividade a recompensas.[37]

Como se pode ver, as pesquisas sobre os fatores de risco são muitas. De forma geral, fatores externos e internos interagem, não sendo possível isolar a ação de cada um. Os citados com maior frequência são: uso de drogas pelos pais e amigos; desempenho escolar insatisfatório; relacionamento deficitário com os pais; baixa autoestima; sintomas depressivos; ausência de normas e regras claras associada a baixa tolerância do meio às infrações; necessidade de novas experiências e emoções; baixo senso de responsabilidade; pouca religiosidade; antecedente de eventos estressantes; uso precoce de álcool. Os resultados dessas pesquisas são conflitantes, provavelmente porque existem conjuntos diversos de fatores que agem em diferentes estágios da progressão do envolvimento com drogas. Quanto maior o número de fatores de risco presentes, maior a intensidade de uso e maior o risco de progressão para drogas mais fortes. Em contrapartida, quanto menos fatores de risco estiverem presentes, mais "protegido" estará o jovem em relação ao uso de drogas. Acredita-se que, dessa forma, eles não encontrariam nas drogas um recurso para lidar com dificuldades.

DIAGNÓSTICO E CLASSIFICAÇÃO

Para se estabelecer o diagnóstico de TUS, é conveniente usar os seguintes elementos:

- história clínica e exame do estado mental
- exame físico
- autorrelato
- relato de colaterais: família, amigos, professores e colegas
- entrevistas estruturadas
- exames laboratoriais
- exames de rastreamento de drogas (urina, cabelo)

Os principais meios de diagnóstico para o TUS são a entrevista e a avaliação clínica do paciente, o exame do estado mental para o reconhecimento de sinais e sintomas, a determinação do grau e da extensão do uso e o diagnóstico de qualquer problema médico e psicológico relacionado ou preexistente ao uso. Alguns instrumentos estruturados podem ser usados. A aplicação dos questionários Cut down/Annoyed/Guilty/Eye-opener Questionnaire (CAGE), Alcohol Use Disorders Identification Test (AUDIT)[38] e Drug Use Screening Inventory (DUSI)[39] é útil.

O **Quadro 30.1** apresenta os critérios diagnósticos do DSM-5 para TUS e os agrupamentos gerais desses critérios.

O **Quadro 30.2** apresenta os agrupamentos gerais dos critérios diagnósticos para transtornos por uso de substâncias do DSM-5.

A entrevista com parentes ou responsáveis é útil para se obter informações sobre as queixas atuais, a história do desenvolvimento, o comportamento em diversos ambientes, o consumo de drogas e as condições de convivência familiar ou institucional. Outro ponto relevante é obter a história das doenças familiares, em particular as psiquiátricas. O risco de desenvolver TUS é maior em pacientes com antecedentes familiares. O adolescente tende a estar na fase de contemplação e, por isso, minimizar ou negar seu grau de envolvimento com as drogas.

Estabelecer *rapport* com o paciente é crucial para permitir que o uso de substâncias seja revelado. A construção de uma boa aliança terapêutica é facilitada pela aplicação do estilo da entrevista motivacional com abordagem empática, colaborativa, apoiadora e com ausência de julgamento. Também é fundamental que, no primeiro contato, seja informado ao paciente e aos pais ou responsáveis o termo de confidencialidade, sua extensão e limite. Isso aumenta a possibilidade de obtenção de uma história confiável sobre o consumo de drogas e outros problemas comportamentais.

O exame físico revela cicatrizes, tatuagens, *piercings*, picadas (agulhas) e comportamentos de autoferimento.

A história sexual inclui orientação sexual, abuso sexual, risco de contaminação por HIV, hepatite e outras doenças sexualmente transmissíveis (uso de droga injetável, prática sexual sem proteção).

É necessário investigar história de traumas, exposição a violência doméstica, negligência ou abuso físico ou sexual. Também se deve investigar ideação ou tentativa de suicídio ou história de ideação e tentativa de homicídio.

É importante identificar os fatores de risco e de proteção e o padrão de uso de cada substância: idade de início do uso ou experimentação, progressão para uso rotineiro, picos de uso ou uso pesado (*binge*) e uso atual – último mês e o uso mais recente. Outros passos importantes são buscar os critérios diagnósticos da CID-10 ou do DSM-5 e apontar os gatilhos para o uso e estímulos para a fissura (*craving*), o contex-

QUADRO 30.1
Critérios diagnósticos do DSM-5 para transtornos por uso de substâncias

A. Um padrão de uso problemático de substância, levando a prejuízos e sofrimento clinicamente significativos, manifestado por pelo menos 2 dos seguintes critérios, ocorrendo durante um período de 12 meses:
1. A substância é usada frequentemente em quantidades maiores ou por períodos mais prolongados do que o indivíduo deseja.
2. Desejo persistente ou tentativas malsucedidas para diminuir ou controlar o uso.
3. O indivíduo despende grande parte de seu tempo em atividades para obter a substância, usá-la ou recuperar-se dos seus efeitos.
4. Fissura, manifestada por meio de um desejo ou necessidade intensos de usar a droga, que pode ocorrer em qualquer momento, mas com maior probabilidade quando em um ambiente onde a droga foi obtida ou usada anteriormente.
5. Uso recorrente da substância resultando em problemas no trabalho, escola ou no lar (p. ex., ausências ou baixo desempenho no trabalho); ausências, suspensões, indisciplina ou expulsão da escola; negligência dos deveres do lar, como cuidar das crianças.
6. Uso persistente apesar de problemas interpessoais ou sociais causados ou exacerbados pelo uso da substância (brigas com cônjuge, lutas físicas).
7. Atividades sociais, profissionais ou recreativas anteriormente importantes são abandonadas ou reduzidas devido ao uso de drogas.
8. Uso recorrente de substâncias em situações em que há risco físico (dirigir carro, operar máquinas).
9. O uso da substância é mantido apesar de problemas físicos e psicológicos recorrentes, sabidamente causados ou exacerbados pela droga.
10. Tolerância, caracterizada por uma das seguintes situações:
    a. Necessidade de aumentar a quantidade de substância usada para obter o mesmo efeito.
    b. Diminuição do efeito com o uso contínuo da mesma quantidade da substância.
11. Abstinência, manifestada por qualquer dos seguintes aspectos:
    a. Síndrome de abstinência característica para a substância.
    b. A substância (ou uma substância estreitamente relacionada) é utilizada para aliviar ou evitar sintomas de abstinência.

Especificar a gravidade atual:

Leve: presença de 2 ou 3 sintomas
Moderada: presença de 4 ou 5 sintomas
Grave: presença de 6 ou mais sintomas
Especificar se:

Em remissão inicial: estar há pelo menos 3, mas menos de 12, meses sem preencher os critérios diagnósticos para TUS (exceto fissura)
Em remissão sustentada: estar há, pelo menos, 12 meses sem preencher os critérios diagnósticos para o transtorno, exceto fissura
Em terapia de manutenção
Em ambiente protegido

Fonte: American Psychiatric Association.[14]

QUADRO 30.2
Agrupamentos gerais dos critérios diagnósticos para transtornos por uso de substâncias do DSM-5

Nome do agrupamento	Critérios que compõem o agrupamento
Baixo controle	1-4
Prejuízo social	5-7
Uso arriscado	8-9
Critérios farmacológicos	10-11

Fonte: American Psychiatric Association.[14]

to de uso (companhias, locais, horários), as razões para o uso, as consequências positivas e negativas do uso e a motivação atual e objetivos para o tratamento.[40]

Os transtornos psiquiátricos e o TUS, em particular, são condições complexas, resultantes da mútua interação entre sistemas biológicos que estão incrustados nas condições cultural, política, econômica e social, sendo por elas fortemente influenciados.[41] Devem, portanto, ser avaliados de modo amplo e abrangente. Para evitar reducionismos e visões superficiais do paciente que vive uma fase de múltiplas transformações orgânicas e em seus papéis familiares, sociais e existenciais, sugere-se que seja adotado o modelo de Perspectivas da Psiquiatria, de McHugh e Slavney.[42] Nessa abordagem, o paciente é avaliado em quatro perspectivas: o que o paciente tem (doença), quem ele é (dimensão), o que ele faz (comportamento) e o que ele vivencia (história de vida).

Perspectiva da doença

As pesquisas nas últimas duas décadas têm apoiado o entendimento de que o TUS é uma doença do cérebro.[21] Essa é a visão hegemônica nas neurociências e na medicina atual.

O uso de substâncias pode variar em tipos de drogas consumidas, frequência e tempo de uso, ambiente e companhias durante o uso, via de administração da droga (oral, intravenosa, aspirada) e permanência ou abandono do uso ao longo da vida. É uma condição influenciada por múltiplos genes, em que cada um pode influenciar, de modo direto ou indireto, os sistemas de neurotransmissores, as vias metabólicas das substâncias, os circuitos neuronais, a fisiologia celular e os padrões de comportamento (busca de novidades, impulsividade, agressividade).

O consumo de substâncias nessa fase é preocupante, pois pode afetar de modo muito prejudicial o amadurecimento da substância branca cortical, a memória e o progresso educacional e psicossocial durante um período crítico do desenvolvimento.[43] Nesse sentido, há um forte risco de redução das oportunidades na vida e da vida útil em uma parcela substancial de jovens usuários.[44]

Perspectiva de quem é o paciente (dimensão)

Considera se o uso de substâncias está acontecendo por algum aspecto do temperamento da pessoa que a torna mais vulnerável a desenvolver uma reação exagerada em determinada situação. Aqui, os aspectos individuais tornam-se salientes, pois as suscetibilidades são diferentes. As pessoas diferem nas suas vulnerabilidades aos diversos fatores genéticos, ambientais, sociais e do desenvolvimento. Muitos desses fatores contribuem de modo peculiar na evolução da determinação da suscetibilidade individual de cada pessoa, no início do uso da droga, na manutenção do consumo e na forma de viver as mudanças progressivas do cérebro que caracterizam a adição.[41]

É importante pesquisar os pontos que aumentam a vulnerabilidade a essa condição: história familiar, exposição precoce ao uso de drogas, exposição a ambiente de alto risco – pouco apoio familiar e social, alta disponibilidade de drogas e fácil acesso, como é o caso no Brasil – e transtornos mentais, como os do humor e de ansiedade, TDAH e psicoses.[21]

Perspectiva do que a pessoa faz (comportamento)

A adolescência é um período de risco para adição. O cérebro ainda em desenvolvimento, com neuroplasticidade aumentada, é mais sensível ao efeito das substâncias, não apresenta as necessárias redes neurais desenvolvidas para o julgamento no nível do adulto (região do córtex pré-frontal) e ainda não consegue regular as emoções e exercer controle racional sobre situações perigosas. O que determina o comportamento do adolescente é a expectativa da recompensa, e não a percepção do risco.

Da mesma forma, é importante identificar os fatores de risco e proteção em cada caso e os sinais precoces do uso. Por exemplo, crianças e adolescentes com traços de personalidade com impulsividade e forte comportamento de busca de novidades apresentam alto risco para TUS.

Convivência com amigos e/ou namorada(o) que consomem drogas, mudança de hábitos – hora de dormir, roupas, corte de cabelo, tatuagens –, muito diferentes dos padrões familiares, queda do rendimento escolar, faltas às aulas e a compromissos, perda de interesse em atividades antes muito valorizadas, além de uma transformação normal da fase de desenvolvimento, podem indicar sintomas de transtornos psiquiátricos, entre eles o TUS.

Adolescentes são mais influenciáveis pela sugestão e vivem em ambientes com fortes estímulos de propaganda, sendo que a internet e as redes sociais tendem a ocupar um lugar central no desenvolvimento de comportamentos. As drogas estão mais disponíveis, e a comercialização, apesar da proibição de algumas, é mais fácil.

Perspectiva de história de vida

Como todo indivíduo carrega desejos, sonhos, objetivos e esperanças, a identificação da perda desses aspectos pode auxiliar na determinação de metas a serem estabelecidas, tanto no sentido da superação das perdas quanto no sentido de traçar caminhos para sua realização, com a percepção de que as drogas inviabilizam sua concretização.

Deve-se orientar a entrevista e o tratamento para explorar as frustrações, as circunstâncias negativas e o modo como estas se relacionam com os sentimentos e comportamentos do indivíduo, sobretudo o uso de drogas. Procura-se estabelecer uma narrativa com uma interpretação dos eventos da vida mais otimista, efetiva e ativa e que o auxilie a seguir na vida de modo diferente, com mais autonomia e flexibilidade, sem se tornar refém de um modo de vida repetitivo, limitante, fechado, em que desaparecem as possibilidades de descobertas subjetivas e a exploração da realidade objetiva por diferentes modos.

DIAGNÓSTICOS DIFERENCIAIS E COMORBIDADES PSIQUIÁTRICAS

As comorbidades psiquiátricas presentes em crianças e adolescentes que apresentam TUS são, na sua maioria, os principais diagnósticos diferenciais. Além disso, a correlação entre eles é bastante próxima, gerando confusão diagnóstica, sobretudo em quadros de início muito precoce, como, por exemplo, o transtorno de oposição desafiante (TOD) e quadros ansiosos. Não é incomum que um ataque de pânico ecloda a partir do uso de substâncias, principalmente estimulantes ou álcool, e que o diagnóstico definitivo dessa condição (transtorno de pânico ou agorafobia) só possa ser realizado a partir do acompanhamento clínico do paciente, que evoluirá com a manutenção e/ou piora dos sintomas ansiosos mesmo que se mantenha em abstinência por um longo tempo a partir de então.

Diagnósticos clínicos descritos inicialmente para crianças e adolescentes, como o TDAH, o transtorno da conduta (TC) e o TOD, apresentam sintomas como hiperatividade, impulsividade, inquietação psicomotora e postura opositora, agressiva e hostil, que poderão se confundir com o uso ativo de substâncias.

Outras condições, que em geral se iniciam na vida adulta, como o transtorno bipolar (TB) e a esquizofrenia, podem ter o curso clínico modificado, iniciando-se mais precocemente a partir do uso de substâncias. Além disso, é frequente que esses transtornos apresentem evoluções atípicas quando comparados aos quadros de início na vida adulta, confundindo ainda mais o profissional que está avaliando o caso e que não apresenta familiaridade no atendimento de crianças e adolescentes com transtornos mentais.

O transtorno mental comórbido poderá também aprofundar o uso de drogas, e este, por sua vez, tornar a evolução do transtorno mental associado mais grave e de prognóstico menos favorável, com menor adesão ao tratamento, risco de internações e suicídio.

O diagnóstico de uma comorbidade psiquiátrica somente poderá ser considerado a partir do momento em que a criança ou adolescente esteja em abstinência total do uso de quaisquer substâncias por determinado período, pois, do contrário, esse quadro deverá ser considerado parte da sintomatologia produzida pela própria droga.

Por essa razão, é fundamental que se conheçam os principais diagnósticos comórbidos/diferenciais, para que se possa traçar estratégias individualizadas, optando-se por tratamentos mais conservadores ou intensivos.

É possível que profissionais (psiquiatras ou psicólogos) que não tenham formação específica em psiquiatria da infância e adolescência e, consequentemente, não tenham experiência clínica no diagnóstico das psicopatologias nessa faixa etária, atendam essa população devido ao uso ou dependência de álcool e drogas nos diferentes serviços, como Centros de Atenção Psicossocial Álcool e Drogas (CAPS AD), clínicas para dependência química e instituições para menores infratores. Assim, é importante que tenham noções básicas tanto das características clínicas dos quadros próprios da infância e da adolescência (TDAH, TC e TOD) como das peculiaridades dos quadros que estão presentes também na idade adulta (transtornos de ansiedade, do humor e psicoses), para que possa fazer o diagnóstico diferencial e da comorbidade e realizar um planejamento mais adequado.

É fundamental que se discuta sobre esses diagnósticos diferenciais (e potenciais comorbidades) a fim de que não se negligencie a possibilidade do tratamento de um quadro comórbido e que seja feita a distinção entre uma psicopatologia de base e sintomas psiquiátricos produzidos pelo uso de álcool e drogas em uma criança ou adolescente.

Transtorno de déficit de atenção/hiperatividade

Diagnóstico de maior incidência entre crianças e adolescentes em idade escolar, girando em torno de 4 a 6%, segundo o DSM-5,[14] é a psicopatologia mais estudada, tanto em relação aos critérios diagnósticos como ao tratamento.

É caracterizado por pelo menos seis sintomas de hiperatividade/impulsividade e/ou desatenção com intensidade suficiente para causar impacto no desenvolvimento e prejuízos em várias esferas da vida do indivíduo (familiar, social e acadêmica).[14]

Numerosos estudos fazem a correlação direta entre o TDAH e o uso de substâncias, tanto na infância e adolescência como ao longo da vida,[45] sendo que uma criança ou adolescente com TDAH, principalmente dos subtipos hiperativo-impulsivo e misto, apresenta importante disfuncionalidade social e acadêmica devido à presença de comportamentos disruptivos, com envolvimento em brigas (devido à impulsividade e à dificuldade no controle inibitório), baixo limiar a frustrações, baixas notas e alto índice de abandono escolar. Essas crianças e adolescentes são alvo de constantes críticas e punições, tanto pelos pais e responsáveis como pelos professores e educadores. Desse modo, passam a ser estigmatizados e discriminados em seu meio, podendo, muitas vezes, encontrar apoio e compreensão entre outros jovens que vivem situação semelhante, mas também entre usuários de drogas e traficantes. A princípio, o uso pode ser apenas por curiosidade ou interesse por novas sensações, uma vez que pessoas com TDAH precisam de estímulos e novas experiências. A droga, sobretudo a maconha, mas também a cocaína e o *crack*, traz uma sensação de "bem-estar" e "alívio" dos sintomas, de questões pessoais e anseios. O indivíduo facilmente se torna dependente químico, e entrar para o tráfico torna-se uma questão de tempo.

É importante ressaltar que o TDAH é uma condição presente desde o início da vida da criança. O surgimento de sintomas de hiperatividade e impulsividade semelhantes aos do TDAH somente após o início do uso de drogas consiste em um quadro relacionado às drogas, e não em uma psicopatologia de base. Nesse momento, o diagnóstico diferencial é realizado.

Entretanto, no caso de uma criança ou adolescente que está em uso ativo de drogas, mas já apresentava sintomas de hiperatividade e impulsividade antes mesmo desse uso, é bem provável que se trate de uma condição comórbida. É fundamental, então, que o tratamento de ambas as condições seja realizado.

O tratamento farmacológico do TDAH com mais eficácia sobre os sintomas cardinais do quadro (hiperatividade, impulsividade e desatenção) envolve o uso de psicoestimulantes (no Brasil, apenas o metilfenidato e a lisdexanfetamina são comercializados). Existem várias especulações, tanto no meio científico como no leigo, sobre o risco de os psicoestimulantes causarem dependência química e sintomas de abstinência, uma vez que se trata de substâncias próximas às do grupo dos anfetamínicos. Entretanto, inúmeros estudos mostram que o tratamento com o metilfenidato, além de amenizar os sintomas do TDAH, não aumenta o risco para o uso de substâncias, podendo, em longo prazo, mostrar efeitos benéficos na prevenção ao uso de drogas.[46]

Transtorno da conduta e transtorno de oposição desafiante

Esses dois diagnósticos são característicos do período infantojuvenil, classificados no grupo dos transtornos do controle de impulsos, em conjunto com o transtorno explosivo intermitente e o transtorno da personalidade antissocial,[14] não podendo ser feitos na vida adulta. O TC é definido como comportamento antissocial persistente de crianças e adolescentes que prejudica significativamente a capacidade de funcionar nas áreas social, acadêmica ou ocupacional. Os jovens com esse transtorno repetidamente violam regras sociais condizentes com sua faixa etária, não demonstrando arrependimento ou capacidade empática. É possível observar comportamentos antissociais isolados, mas que não constituem o quadro de TC, uma vez que não são persistentes.

Já o TOD se caracteriza por um padrão persistente de comportamento não colaborativo, desafiador e hostil para com figuras de autoridade, sendo que, no entanto, não há violação de regras sociais mais graves, como observado no TC.[14] Normalmente, esse quadro ocorre em crianças e pré-adolescentes, e o TC, em adolescentes mais velhos. Alguns autores consideram que o TC seja um processo evolutivo de quadros de TOD mais graves.

Em crianças e adolescentes em uso ativo de drogas e álcool, é frequente a presença de sintomas disruptivos semelhantes aos de TC e TOD, sobretudo quebra de regras sociais, violação de direitos (pequenos furtos, mentiras, manipulações), além de postura opositora e hostil com pais, professores e outras autoridades, e não aceitação de limites.

Em momentos em que o uso de drogas estiver mais intensificado, será mais difícil fazer o diagnóstico diferencial.

Alguns pontos importantes podem facilitar essa diferenciação, sempre levando em conta a história pré-mórbida. Crianças e adolescentes que não apresentaram, ao longo do desenvolvimento, comportamentos desafiadores e ausência de crítica diante de seus comportamentos violentos e disruptivos, mas que passaram a apresentá-los após o início do uso das drogas, provavelmente não têm comorbidade, e sim sintomas relacionados ao quadro de dependência química. No entanto, caso tenha havido, em seu passado, atitudes de extrema agressividade e hostilidade com pares e cuidadores, ausência de envolvimento empático, atitudes cruéis e manipuladoras, é importante atentar para a possível presença de traços de psicopatia de base. Mesmo nesses casos, é necessário que se estabeleça o tratamento da questão relacionada ao uso de substâncias, para uma posterior avaliação do diagnóstico diferencial.

Comportamentos disruptivos e agressivos, mesmo que não fechem os critérios diagnósticos para TC ou TOD, podem facilitar o contato precoce com as drogas, como ocorre com crianças com TDAH. É comum que meninos tidos como "encrenqueiros" ou "maus elementos" sejam tratados com indiferença e negligência, sem que se busque auxílio diagnóstico e terapêutico. Mesmo crianças criadas com regras sociais frouxas e sem limites podem experimentar sensação de inadequação social e se tornar altamente vulneráveis ao contato com as drogas e posterior desenvolvimento de dependência química.

Assim, é fundamental que crianças e adolescentes que apresentam comportamentos considerados difíceis, tanto no contexto familiar e social como no escolar, recebam precocemente atendimento especializado (avaliação psiquiátrica e psicológica, orientação de pais), a fim de se evitar o primeiro contato com as drogas e posterior desenvolvimento de dependência química.

Esquizofrenia e outras psicoses

A adolescência é um período de risco para primeiro surto psicótico e também para o início de quadro de esquizofrenia. Alguns sintomas considerados prodrômicos podem surgir ainda na infância, podendo ser considerados como marcadores de risco para o início de um quadro psicótico de curso crônico.[47] Alguns quadros de esquizofrenia também podem se iniciar a partir do uso de substâncias.[48]

Não é incomum, no entanto, que crianças e adolescentes apresentem sintomas psicóticos diante do uso de drogas, principalmente cocaína, *crack* e drogas sintéticas. E esses sintomas somente ocorrem na vigência do uso da substância, remitindo completamente após a suspensão do uso.

Isso torna o diagnóstico diferencial entre esquizofrenia e outras psicoses e quadros psicóticos causados apenas pelo uso da substância bastante complicado. Assim, na vigência de uso ativo ou recente de álcool ou drogas, mesmo em quadros psicóticos bastante graves, com alucinações, delírios, discursos desorganizados e mesmo sintomas negativos, não é possível fazer o diagnóstico de esquizofrenia ou outro transtorno psicótico.[14]

A abstinência total do uso de álcool e drogas, o uso de medicação antipsicótica e a observação da evolução do quadro ao longo do tempo são medidas necessárias para que o diagnóstico diferencial entre um surto psicótico desencadeado pelo uso de substância e esquizofrenia e outras psicoses seja feito.

Na vigência de um quadro psicótico de base e que teve no uso da droga o evento desencadeante, será observada a manutenção dos sintomas psicóticos ou de um processo de deterioração típico da esquizofrenia ou de transtorno esquizofreniforme mesmo após suspensão por longo tempo de uso de qualquer substância. Isso não descarta que, na vigência do quadro de esquizofrenia já estabelecido, o jovem venha a fazer uso de álcool ou de outras drogas a fim de aliviar sintomas de estranheza e perplexidade decorrentes da vivência psicótica e, consequentemente, apresente um diagnóstico de esquizofrenia em comorbidade com o de dependência química. Essa associação certamente contribui para um prognóstico mais sombrio tanto do transtorno psicótico como do TUS, com quadros mais graves, crônicos, refratários e com sucessivas recaídas.

Transtornos de ansiedade

Dificuldades sociais, timidez excessiva e sensação de inadequação social são sentimentos frequentemente encontrados em crianças e adolescentes. Entretanto, não é incomum que sofram de um quadro de fobia social (FS) ou de outros diagnósticos de transtorno de ansiedade, como transtorno de ansiedade generalizada (TAG) e transtorno de pânico (TP), o que provoca grande sofrimento psíquico e limitações na sociabilidade e no desempenho acadêmico. Essas crianças e adolescentes, muitas vezes, não são diagnosticados e, consequentemente, não recebem tratamento adequado.

Nesse contexto, o contato com álcool e drogas, sobretudo a maconha, pode servir como facilitador do contato social, minimizando os sintomas fóbico-ansiosos, permitindo que o indivíduo apresente bom desempenho social.

Em um primeiro momento, é comum que o jovem desenvolva uma "dependência psicológica" da substância ("somente consigo chegar naquela garota se fumar um baseado ou tomar uns goles"). Em seguida, ocorrerá a dependência física, em que o consumo da substância não será apenas para reduzir os sintomas de ansiedade, e sim para eliminar sintomas de abstinência.

Estudos mostram clara evidência de que quadros de ansiedade aumentam consideravelmente o desenvolvimento da dependência de drogas, em especial álcool e *Cannabis*.[49]

É importante ter em mente que muitas crianças e adolescentes iniciam o uso de álcool e drogas para "tratamento empírico" de sintomas de ansiedade, porque o tratamento da dependência química implicará piora significativa desses sintomas durante a fase de promoção da abstinência e, posteriormente, por intensificação dos sintomas da patologia de base. Assim, é importante ter dados da história pregressa da criança ou adolescente quanto ao funcionamento social antes do primeiro contato com álcool ou drogas. Isso possibilitará que o médico se prepare para o tratamento de uma possível comorbidade com transtorno de ansiedade.

Contudo, é possível que a criança ou adolescente nunca tenha apresentado critérios diagnósticos para um transtorno de ansiedade, mas, após a abstinência total da droga, desenvolva sintomas de ansiedade, principalmente pelo receio da recaída. Nesse caso, também se faz necessário o tratamento clínico e psicológico do quadro de ansiedade que se instala.

No que diz respeito ao diagnóstico diferencial entre os transtornos de ansiedade e o uso de substâncias, especialmente na situação de emergência, quadros de intoxicação exógena por drogas com perfil estimulante, como cocaína e *crack*, são bastante semelhantes a um ataque de pânico. A gravidade clínica de um quadro de intoxicação, considerando o risco de morte por parada cardiorrespiratória, é real, sendo fundamental que o paciente seja atendido com rigor na avaliação clínica e na solicitação de exames complementares.

Muitas vezes, em situações de emergência médica, casos em que há suspeita do diagnóstico de algum transtorno de ansiedade são rapidamente triados ao setor de psiquiatria, sem uma devida avaliação clínica que descarte a possibilidade de intoxicação exógena. Essa conduta pode atrasar a instituição do tratamento adequado, levando o paciente a risco de morte.

Transtornos do humor

A depressão, o TB e o mais recentemente descrito transtorno disruptivo da desregulação do humor (TDDH) são os principais representantes dos transtornos do humor (TH). Os critérios diagnósticos para depressão e TB na infância e adolescência, segundo a CID-10 e o DSM-5, são os mesmos que para a população adulta, salvo o diagnóstico de transtorno depressivo persistente, cujo critério tempo de duração é de apenas um ano na infância e na adolescência e de dois anos nos adultos, e o diagnóstico de TDDH, que não existe para maiores de 18 anos.[14]

Psiquiatras gerais apresentam bastante familiaridade no diagnóstico desses quadros na população adulta, mas têm dificuldades na avaliação de crianças e adolescentes, uma vez que existem particularidades na apresentação clínica dessas condições em cada fase do desenvolvimento, especialmente quando se comparam crianças e adolescentes a adultos. Crianças deprimidas costumam apresentar mais irritabilidade em comparação a adolescentes e adultos, assim como adolescentes apresentam mais desesperança, dificuldades de concentração e baixa autoestima.[50]

A comorbidade entre o uso de drogas e os TH em crianças e adolescentes está bem estabelecida, assim como um pior prognóstico a partir dessa associação. O uso de substâncias agrava a evolução do quadro bipolar em jovens, aumentando o número de crises e reduzindo o intervalo de episódios livres de sintomas da doença.[51] Foi observado, em um estudo recente de Cardoso e colaboradores,[51] que crianças e adolescentes bipolares com comorbidade com TUS apresentavam altas taxas de tentativas de suicídio e hospitalizações ao longo da vida, maiores taxas de sintomas psicóticos e sintomas depressivos mais graves em comparação àqueles sem essa comorbidade.

O próprio TH é fator de risco para o uso de substâncias ainda durante a adolescência. Adolescentes deprimidos apresentam mais chances de usar drogas, a exemplo do que ocorre com aqueles com ansiedade.[49] Em um grande estudo de seguimento de adolescentes com TB (*Course Outcome Bipolar Youth* – COBY),[52] foi observado que 32% dos jovens com o diagnóstico de TB passavam a usar drogas (especialmente *Cannabis* e álcool) após 2,7 anos de seguimento, tendo como outros fatores associados a presença de TOD/TC, transtorno de pânico, baixa coesão familiar e não uso de medicação antidepressiva. Quanto maior o número de fatores associados presentes, maior o risco da comorbidade entre TB e TUS. Esse estudo ressalta a importância de medidas preventivas em uma população sabidamente de maior risco para complicações ao longo do tempo.

O uso de drogas pode mimetizar um quadro de depressão, com o aparecimento de anedonia, avolia, prejuízo de concentração, incapacidade de planejar o futuro, tristeza e angústia. O mesmo ocorre com algumas substâncias que produzem sintomas maniformes, como aceleração do fluxo de ideias, hiperatividade, taquilalia, euforia. Entretanto, uma vez que a criança ou adolescente está em uso ativo da substância, o diagnóstico de depressão ou TB não pode ser realizado, sendo necessário aguardar um tempo superior a 30 dias de completa abstinência a fim de que o diagnóstico da comorbidade possa ser estabelecido ou descartado e o tratamento complementar instituído.

EXAMES COMPLEMENTARES/TESTES COMPLEMENTARES QUE AUXILIAM O DIAGNÓSTICO

Entre os exames laboratoriais, recomendam-se hemograma, funções hepáticas, teste de HIV e imunologia para hepatite. A avaliação neuropsicológica pode apontar os prejuízos cognitivos ocasionados pelo uso de drogas, em particular na memória e na atenção, podendo auxiliar o adolescente a perceber de modo mais objetivo os danos que tal uso provoca, enfraquecendo a tendência que os jovens têm de negar esses malefícios, principalmente em relação ao uso de maconha, sobre a qual há toda uma cultura de ser uma substância inofensiva, natural e até terapêutica. Por fim, os exames de rastreamento do uso de substâncias em urina e fios de cabelo são ótimos marcadores diagnósticos para os tipos de substâncias consumidos, bem como instrumento de monitoramento da abstinência durante o tratamento.

Entre os fluidos biológicos, a urina tem sido empregada com mais devido a diversas vantagens: 1) a coleta de urina é fácil e não invasiva; 2) os metabólitos das substâncias na urina são encontrados em concentrações mais altas do que no sangue; 3) grandes volumes de urina podem ser coletados; 4) a urina é mais fácil de analisar do que o sangue, uma vez que é isenta de proteínas e outros componentes celulares; 5) os metabólitos na urina são estáveis, em especial se congelados; e 6) a urina é receptível a todos os outros métodos de teste de drogas.

No entanto, também há consideráveis desvantagens no uso de exames de urina. Primeiro, é a alta taxa de resultados falso-negativos. A amostra de urina, mesmo bem cuidada, pode ser substituída, de modo fácil, por uma amostra limpa. A amostra pode ser alterada por diluição ou por adição de íons, como sal, que podem interferir no método de testagem.

Para ser detectada, a droga deve estar no corpo, e a duração real pode variar significativamente dependendo da meia-vida biológica, da dosagem e de diferenças individuais na saúde e no metabolismo.

Os seguintes pontos de corte (*cut-offs*) e períodos de detecção são recomendados:

- Anfetaminas 1.000 ng/mL – 2-4 dias
- Barbitúricos 200 ng/mL – 2-4 dias, mais de 20 dias por longo tempo de uso
- Benzodiazepínicos 200 ng/mL – acima de 30 dias
- Cocaína/metabólito da cocaína 300 ng/mL – 1-3 dias
- Heroína 300 ng/mL – 1-3 dias
- Maconha 50 ng/mL – 1-3 dias; mais de 30 dias por uso crônico
- Metanfetamina 1.000 ng/mL – 2-4 dias
- Opiáceos 30 ng/mL – 2-7 dias; mais de 30 dias por uso crônico
- Fenciclidina 25 ng/mL – 2-7 dias; mais de 30 dias por uso crônico

O teste do fio de cabelo baseia-se no princípio de que as substâncias e seus metabólitos no sangue incorporam-se aos folículos e crescem dentro da haste do cabelo. Uma vez depositadas na haste, aí permanecem por período indeterminado. Como o cabelo cresce a uma taxa de 1 a 1,5 cm por mês, a droga depositada segue o crescimento da haste do cabelo. Assim, o teste de cabelo não só permite a detecção do uso da droga como fornece informações sobre a duração e o período em que foi consumida. O teste de cabelo é mais vantajoso que a análise de urina ou o teste de outros fluidos corpóreos, em particular devido à informação sobre a cronicidade do uso da droga.

CONDUTAS/TRATAMENTOS/ ACOMPANHAMENTO

O adolescente é um indivíduo em desenvolvimento, o que implica o reconhecimento de características únicas dessa faixa etária que serão de grande importância por ocasião da seleção ou do desenvolvimento de modalidades de tratamento para essa população. É indiscutível a necessidade de programas de tratamento especialmente desenvolvidos para faixas etárias mais jovens, uma vez que suas necessidades são diferentes das dos adultos. Eles parecem estar mais preocupados com fatos presentes, como vida familiar, na escola ou com os amigos, do que com os possíveis comprometimentos físicos ou psíquicos que as drogas possam acarretar.

Uma das principais tarefas no tratamento de adolescentes dependentes de drogas é ajudá-los a atingir a abstinência total de qualquer substância que altere seu psiquismo. No entanto, a abstinência não é o objetivo final – que é a retomada do desenvolvimento normal do adolescente. A obtenção da abstinência pode ser vista como uma porta ou ponte para a recuperação. Isso requer que o adolescente faça uma reformulação em sua identidade, de alguém que precisa de uma droga para se divertir, aliviar o desânimo ou superar medos e problemas para alguém que consiga se divertir com a vida e superar suas dificuldades sem as drogas. A dificuldade é que essa identidade é completamente nova. Ela não pode ser relembrada, deve ser construída. Não se trata de reabilitação, mas de habilitação.

No passado, o uso de drogas e álcool era visto como o principal problema e causador de qualquer outra disfunção que o adolescente apresentasse. Atingindo a abstinência, todos os problemas estariam resolvidos, ainda que pouca atenção direta e específica tivesse sido dada a eles. Entretanto, os objetivos no tratamento de adolescentes usuários de drogas e/ou álcool devem ser muito mais amplos, incluindo a mudança global no estilo de vida e a oportunidade de pertencer a um mundo real, não o da droga. A mudança no estilo de vida inicia-se com a abstinência completa de qualquer droga, passando pelo desenvolvimento de atitudes, valores e comportamentos socializantes, assim como o desenvolvimento de aptidões direcionadas a uma melhora das relações interpessoais e para a construção de um papel ou função na comunidade. É o desenvolvimento desse papel que confere identidade às pessoas e é realmente estruturante.

As principais metas a serem atingidas com o tratamento são: (1) abstinência inicial (fase aguda, durante os primeiros meses); (2) manutenção da abstinência; (3) avaliação e tratamento de outros quadros psiquiátricos associados; e (4) abordagem dos fatores pessoais e familiares que possam estar relacionados ao quadro. Deve ser lembrada a necessidade de desenvolvimento de habilidades até o momento não desenvolvidas, sobretudo com relação ao engajamento em atividades sociais, que serão importantes para o adolescente preencher suas horas de lazer e se realizar em outras atividades não relacionadas ao consumo de álcool e/ou drogas. Não é infrequente encontrarmos adolescentes que conseguem se manter abstinentes por um período relativamente longo, mas que não conseguem deixar os comportamentos delinquenciais relacionados ao consumo de drogas, apresentando as chamadas "recaídas secas" – comportam-se e relacionam-se com o grupo de amigos como se tivessem consumido drogas sem que o tenham feito.

Durante o tratamento, a abstinência é fundamental para a recuperação do paciente. A dúvida é se, após esse período de recuperação, e já tendo resgatado sua identidade, o adolescente poderia fazer uso recreacional ou social de algum outro tipo de droga, como bebidas alcoólicas. Mais estudos que acompanhem a evolução dos adolescentes após o tratamento são necessários para que essa questão possa ser respondida com embasamento científico, e não apenas com base na experiência clínica de profissionais que trabalham na área.

Uma questão delicada no tratamento de adolescentes é até que ponto o psiquiatra deve manter o sigilo e a confidencialidade. Ainda que o adolescente seja trazido pela família e tenha certa resistência para o tratamento, o psiquiatra atende o adolescente, e não a família, que terá seu atendimento à parte. Para obter a confiança do paciente, o psiquiatra deve estabelecer as regras de atendimento logo nas primeiras consultas, esclarecendo ao paciente e à família os espaços e as funções de cada um. Com frequência, os pais querem saber qual(is) droga(s) o filho usava, se ainda usa, entre outras questões delicadas. Cabe ao psiquiatra não responder diretamente às perguntas e orientar o paciente a como enfrentá-las, sempre buscando melhorar a comunicação da família, pois isso incentiva a família a voltar a dialogar, por mais difícil que seja o assunto. Como regra de atendimento, o psiquiatra deve deixar claro ao adolescente que, em determinadas situações, ele terá de falar com a família e estará autorizado a quebrar o sigilo. Isso ocorre quando o adolescente não está seguindo as orientações dadas, quando continua colocando em risco sua saúde (seja pelo uso excessivo de droga, seja pelo envolvimento em atividades ilegais) e nas situações em que a internação está indicada. Nessas ocasiões, o adolescente deve ser convidado a participar da consulta. Os pais podem solicitar uma consulta, mas, antes de realizá-la, cabe ao psiquiatra avaliar se é de fato necessário (ou se os pais estão querendo "invadir" o espaço do adolescente), sempre convidando o paciente a participar, uma vez que ele será o assunto. Quando os pais solicitam uma consulta "sigilosa", devem ser lembrados de que o sigilo do psiquiatra existe em relação ao paciente; o sigilo da família cabe ao terapeuta familiar, daí a importância de um atendimento em equipe, para que cada parte tenha seu próprio profissional. Uma alternativa para lidar com a ansiedade da família é, por exemplo, combinar, já no primeiro atendimento, consultas conjuntas mensais com o paciente e sua família para avaliar o andamento do tratamento, independentemente dos acontecimentos durante o desenrolar deste.

Apesar de ser um tratamento longo, as melhoras deverão ser reconhecidas o mais rapidamente possível, pois, assim, servirão de estímulo para que o adolescente não abandone o tratamento. Para tornar esse processo mais fácil, metas pequenas e de cumprimento em curto prazo devem ser estabelecidas. Gradativamente, outras metas são acrescentadas, e o adolescente é reinserido no meio social (p. ex., voltar a estudar, praticar esportes, etc.).

AS MODALIDADES DE TRATAMENTO EXISTENTES

Os pacientes usuários ou dependentes de drogas requerem tratamento diferenciado e individualizado. A manifestação e as consequências da dependência variam de paciente para paciente, o que requer abordagens terapêuticas direcionadas especificamente para as necessidades de cada caso. Sobretudo quando se trata do uso de drogas entre adolescentes, a escolha dos tipos de abordagens a serem empregados e a determinação dos objetivos do tratamento são primordiais.

De modo geral, os programas existentes incluem tipos diferentes de tratamento que variam de acordo com a intensidade de auxílio necessária ao paciente. Os regimes de tratamento são, basicamente: (1) hospitalar em regime de internação, seguido de acompanhamento ambulatorial; (2) ambulatorial/hospital-dia; (3) em comunidades terapêuticas.

A determinação do tipo de tratamento mais apropriado deve ser feita mediante avaliação individualizada de cada adolescente, permitindo-lhe mobilidade nas etapas do tratamento de acordo com sua evolução e resposta ao tratamento inicialmente oferecido.

Considerando que as metas do tratamento são a retomada do desenvolvimento normal do adolescente e sua capacitação para uma vida normal, o tratamento ambulatorial seria o mais indicado. Nesse regime, o jovem é orientado a obter a abstinência, retomar suas atividades e solucionar seus conflitos sem precisar ser retirado de seu ambiente. Entretanto, com frequência, eles minimizam a gravidade do quadro, mostram-se pouco mobilizados a ficar abstinentes (quando aceitam se tratar) e chegam a desafiar a equipe de atendimento, com tentativas deliberadas de manipulação. Nesses casos, ou naqueles em que o adolescente está claramente colocando em risco sua saúde, seja pelo uso descontrolado de drogas, seja pelo envolvimento grave com traficantes ou outras atividades ilegais, a internação torna-se recurso importante e necessário. Para os usuários de *crack* ou outras drogas cuja obtenção da abstinência é reconhecidamente difícil, a internação pode ser o primeiro recurso terapêutico a ser empregado.

As indicações de internação são: 1) risco de comportamentos auto ou heteroagressivos ou comportamento suicida; 2) risco de desenvolver síndrome de abstinência ou outras complicações clínicas; 3) necessidade de tratamento de outras comorbidades psiquiátricas; 4) falência da tentativa de tratamento ambulatorial.

O programa do tratamento em regime de internação tem duração aproximada de quatro semanas, envolvendo desintoxicação, avaliação de outros quadros psiquiátricos associados, orientação para manutenção de abstinência e prevenção de recaída e, por fim, preparação para a alta. Durante a internação, a obtenção da abstinência é relativamente fácil, ou seja, não exige que o jovem tome a iniciativa (postura ativa) de se afastar dos amigos que usam drogas ou evite situações de risco. Entretanto, por ocasião da alta, ele deve estar preparado para enfrentar essas dificuldades. Além disso, a alta acrescenta outra dificuldade: como esse jovem irá preencher seu tempo de forma produtiva, o que o auxiliará a manter a abstinência? Para lidar com essas dificuldades, o hospital-dia torna-se um recurso importante. O adolescente fica durante o dia em uma clínica, desenvolvendo atividades de psicoterapia e terapia ocupacional, e é orientado nesse processo de retomada de suas atividades no ambiente fora do hospital. Dessa forma, a alta não lhe é dada. Ao contrário, o próprio adolescente a vai conquistando conforme consegue desenvolver um maior número de atividades fora da clínica. Esse "processo de alta" também auxilia a família nessa fase em que o jovem retorna ao seu convívio diário após o período de internação.

Idealmente, os programas devem ser multidisciplinares, lembrando da etiologia multifatorial, para que possam oferecer uma abordagem biopsicossocial e envolver a família no processo. A equipe deve incluir pediatra ou clínico geral, psiquiatra infantil, psicólogo, enfermeiro, fonoaudiólogo, terapeuta ocupacional e pedagogo. Além disso, algumas vezes, a Vara da Infância e Juventude deverá ser consultada, a fim de prestar auxílio com os problemas legais, muitas vezes consequências do uso de drogas.

As comunidades terapêuticas são um recurso importante para quadros de dependência de longa duração, com comportamentos antissociais, problemas familiares e sociais, nos quais não existam quadros psiquiátricos associados. Geralmente, o tratamento nas comunidades terapêuticas é conduzido por ex-dependentes e emprega uma rotina rigorosa de atividades. Nesse esquema de atividades, o adolescente é obrigado a lidar com regras e limites, aprendendo a conquistar, de forma construtiva, sua autonomia, enquanto aprende a assumir responsabilidades na vida comunitária. A proposta de tratamento é desenvolvida por meio de programas com duração de 3 meses até 1 ano, período no qual participam de terapia de grupo, grupos de reflexão e aconselhamento individual. Por essa razão, implica que o paciente se afaste por um período longo de suas atividades, não sendo, então, muito apropriadas para os casos em que o jovem ainda está conseguindo manter seus estudos, por exemplo. As comunidades terapêuticas são especialmente indicadas nos casos em que há alteração importante de comportamento, nos quais o adolescente já não mantém mais atividades produtivas e está vivendo em função da droga.

As diferentes abordagens terapêuticas não são excludentes, e, muitas vezes, é necessária a associação de várias delas. Alguns recursos da comunidade podem ser aproveitados, como os "0800", serviços de aconselhamento, grupos de mútua ajuda (Alcoólicos Anônimos [AA] e Narcóticos Anônimos [NA]), centros de informação, serviços educacionais e vocacionais e centros comunitários de saúde mental. Assim como não há um padrão único de usuários/dependentes de drogas, não há também um tratamento único.

Independentemente do regime terapêutico a ser empregado, a participação da família ou de um sistema de apoio na comunidade é essencial.

INTERVENÇÕES NÃO FARMACOLÓGICAS

Intervenções psicossociais consistem na primeira linha do tratamento do TUS na adolescência, em seus diferentes níveis, e englobam diferentes aspectos, como psicoterapia familiar, individual e em grupo.

Entrevista motivacional breve

A entrevista motivacional breve tem um bom grau de evidência nessa população e aplica-se sobretudo em contextos como o da atenção primária, para promover engajamento no tratamento e motivação para mudança. Seu uso isolado, no entanto, é limitado no tratamento em longo prazo de pacientes com quadros mais graves de TUS.[6]

Terapia cognitivo-comportamental

A terapia cognitivo-comportamental (TCC) é baseada no pressuposto de que os sintomas psiquiátricos seriam causados e mantidos por cognições e comportamentos desadaptativos.[53] É a psicoterapia de maior embasamento científico para vários transtornos psiquiátricos e vem sendo estudada nos adolescentes com TUS. Ela dispõe de ferramentas como automonitoramento, questionamento socrático (questionamento sistemático das crenças do paciente), ensino de habilidades (por meio de lições de casa e modelagem, com base nos princípios de aprendizagem social), entre outras, e foca nos gatilhos para uso, uso desadaptativo e lapsos ou recaídas. Com frequência, a TCC é usada em conjunto com outras técnicas para aumento da motivação do paciente para o tratamento, como entrevista motivacional e *motivational enhancement therapy*. Apesar de ainda faltarem estudos definitivos, os dados atuais sugerem resultados positivos com seu uso.[6,54]

12 passos

A estratégia dos 12 passos segue os princípios usados pelos AA, que se baseiam em uma abordagem de autoajuda centrada em um contexto de suporte recíproco.[55] Ela pode fazer parte tanto de programas ambulatoriais quanto de internações e ser aplicada isoladamente ou em conjunto com outras intervenções, mas a eventual não disponibilidade de um grupo com idade compatível à do adolescente pode ser um problema.[6]

Manejo de contingências

Outra forma de terapêutica que tem recebido a atenção da literatura é o manejo de contingências (MC). Trata-se de uma terapia de linha comportamental com base nos princípios do behaviorismo, como reforçamento positivo. Reforçadores (como *voucher* de pagamento) são oferecidos quando o paciente apresenta o comportamento-alvo a ser reforçado (como abstinência e/ou adesão ao tratamento). Deve ser realizado o monitoramento desse comportamento, e uma possibilidade para isso é o uso de testes toxicológicos, que seriam aplicados em intervalos regulares. O MC costuma ser usado em associação a outras terapias, como a TCC, e vem apresentando bons resultados.[56]

Terapia familiar

A terapia familiar (TF) é a abordagem terapêutica de maior evidência para TUS na adolescência.[57] Como já observado, o adolescente transita por uma série de ambientes sociais, como a escola e a comunidade, mas a família ainda permanece como ponto central, o que justifica a importância dessa abordagem terapêutica. Diferentes pontos devem ser enfocados pela TF, como melhora do funcionamento do adolescente nos contextos familiar e social; habilidades de parentagem, incluindo monitoramento pelos pais; comunicação na família e da família com outros sistemas sociais (como a escola); melhora das habilidades de comunicação do adolescente; manejo de dificuldades; tomadas de decisão; e resolução de problemas relacionados ao uso de substâncias. Em geral, a terapia dura de 12 a 18 sessões, com frequência pelo menos semanal.[58]

Existem diferentes abordagens de TF. A terapia multissistêmica foca no engajamento da família e da comunidade. Tem como pressuposto que o comportamento do adolescente é multideterminado por diferentes sistemas (família, escola, pares, etc.) que interagem entre si e tem como objetivo trabalhar os problemas existentes nesses sistemas (como conflitos familiares, grupos nocivos) e entre esses sistemas (como o envolvimento dos pais na escola e a frequência escolar do grupo ao qual o adolescente pertence) para diminuir as dificuldades do adolescente neles. Esse modelo terapêutico emprega abordagens comportamentais, cognitivo-comportamentais e sistêmicas para fortalecer os elos familiares e os adolescentes e, principalmente, empoderar os cuidadores.[55,57]

A terapia familiar funcional usa abordagens comportamentais para melhorar interações familiares negativas, que contribuiriam para os problemas do adolescente.[55] Procura melhorar a comunicação entre os membros da família, aumentar o suporte entre eles, diminuir a negatividade e alterar padrões familiares disfuncionais.[57]

A TF multidimensional une aspectos da TCC e da terapia multissistêmica para trabalhar fatores intrapessoais (p. ex., pensamentos e sentimentos) e interpessoais que levariam o adolescente a comportar-se de forma problemática.[6,57] Procura abordar vários domínios da vida do adolescente, incluindo o individual, seus pais, o ambiente familiar e sistemas extrafamiliares. Não consiste em um único procedimento padrão, e sim em uma abordagem mais flexível que busca adaptar-se às circunstâncias de cada caso.[57]

Por sua vez, a TF estratégica breve é uma variante que considera que os sintomas do adolescente se devem a interações familiares desadaptativas, como limites excessivamente rígidos ou frouxos, culpabilização exclusiva do adolescente pelos pais como responsável pelos problemas familiares e alianças familiares inapropriadas.[57] Essa intervenção é bastante diretiva e prática, focada nos problemas apresentados, e segue uma estrutura prescrita.[57]

Intervenções farmacológicas

Não há medicações aprovadas para o tratamento de transtornos relacionados ao uso de substâncias nessa faixa etária, pois ainda são poucos os estudos nessa população. Assim, as intervenções psicossociais ainda são o principal aspecto do tratamento. No entanto, em alguns casos, a associação de medicações pode ajudar na obtenção de resultados positivos.

No caso do transtorno relacionado ao uso de álcool, deve-se separar o momento da abstinência do tratamento de manutenção. Casos de síndrome de abstinência alcoólica são raros entre adolescentes, de modo que há poucos estudos nessa população. Assim, extrapolam-se os dados obtidos para populações adultas, e os benzodiazepínicos permanecem como principal medicação nos quadros de abstinência.[59]

Quanto à fase de manutenção do tratamento, existem ensaios clínicos avaliando naltrexona e dissulfiram. A naltrexona parece ser bem tolerada e ajudar a reduzir a fissura e o uso pesado de álcool, e o dissulfiram foi associado a maior número de dias de abstinência e a poucos efeitos colaterais.[59] No entanto, o uso deste último por adolescentes acaba sendo controverso na prática, tendo em vista os efeitos potencialmente fatais de sua interação com o álcool.

Para o tabaco, *patchs* de nicotina parecem ter algum benefício em curto prazo.[59] Não há dados consistentes quanto à bupropiona, mas talvez o uso de 300 mg/dia tenha efeito positivo.

A N-acetilcisteína, na dose de 1.200 mg, é uma alternativa promissora para o transtorno relacionado ao uso de maconha em adolescentes.[60] A buprenorfina tem evidências no tratamento de abstinência de opioides nessa faixa etária[59] e, em combinação com a naloxona, parece ter papel também na fase de manutenção, ainda que taxas de recaída tenham-se mostrado elevadas após a descontinuação dessa terapêutica.[58,59]

Continuidade do tratamento

Apesar de muitas abordagens terem um bom resultado inicial, os índices de recaída em TUS na adolescência são elevados, com muitos jovens não sustentando a abstinência após um ano de tratamento,[58] o que impele a elaboração de um plano de cuidado mais prolongado.[6] Algumas estratégias básicas incluem sessões terapêuticas de *booster* após o período inicial da terapia, o treino de habilidades de assertividade, a reestruturação cognitiva a partir de experiências passadas e o tratamento das comorbidades, as quais estão associadas a pior prognóstico.[6]

PREVENÇÃO

Um aspecto muito importante na abordagem dos TUS na adolescência é a prevenção do desenvolvimento desses transtornos, evitando, ou pelo menos retardando, o contato do adolescente com substâncias, tendo em vista que, conforme já apresentado, quanto mais precoce esse contato, pior o prognóstico na vida adulta.

São três os principais ambientes para intervenções preventivas: a comunidade, a escola e a família.[61] Alguns exemplos de intervenções no âmbito da comunidade associadas à redução do uso pela população jovem incluem restrições do uso de tabaco em locais públicos, restrições a propagandas de tabaco e álcool, idade mínima para consumo e aumento da taxação desses produtos.[7]

As escolas e outros ambientes educacionais também constituem ambiente interessante para intervenções preventivas, pois propiciam acesso fácil a essa população. Intervenções nesses ambientes parecem ter efeito protetor quanto ao uso de álcool e outras substâncias, especialmente quando são focadas no desenvolvimento de habilidades e adaptadas de acordo com o estágio de desenvolvimento da criança/adolescente.[62,63] Intervenções baseadas puramente na transmissão de informações sobre os efeitos nocivos das substâncias não parecem ser efetivas,[7] e mesmo as que focam em habilidades têm um tamanho de efeito pequeno,[62] devendo fazer parte de programas que englobem outras estratégias.

A família também é alvo potencial de intervenções de prevenção, que podem focar em prover informações sobre substâncias, encorajar o monitoramento parental e ajudar na elaboração de regras e na melhora da comunicação entre pais e filhos.[7]

Por fim, estudos recentes também têm avaliado o uso da tecnologia na prevenção e no tratamento de TUS em adolescentes, mas as pesquisas ainda se encontram em estágios iniciais.[54] Tendo em vista a intensa presença da tecnologia, incluindo mídias sociais, na vida dessa população, essas ferramentas podem vir a ter papel importante nessa terapêutica.

PROGNÓSTICO

Como qualquer outra morbidade, os TUS, especialmente em crianças e adolescentes, apresentarão melhor evolução quanto mais cedo forem diagnosticados os problemas e iniciados os tratamentos.

O prognóstico depende de vários fatores: idade de início do uso de substâncias, tipo, quantidade e frequência de substâncias consumidas, predisposição genética, existência de comorbidades psiquiátricas, disponibilidade das drogas e aceitação cultural da droga no ambiente de convivência. A idade de início do uso de substâncias, por exemplo, é um forte fator de risco para o uso de substâncias e uma rápida progressão para o uso de múltiplas substâncias ilícitas.

Adolescentes que consomem *Cannabis*, por exemplo, exibem maiores taxas de evasão escolar, idas a emergências e a hospitais, infrações à lei, comorbidades psiquiátricas e problemas de comportamento quando cotejados com os que não consomem essa substância.

É evidente que os jovens que mantiverem o consumo de substâncias por período de tempo mais prolongado e na vida adulta apresentarão mais problemas de saúde e alterações no desenvolvimento de todas as suas potencialidades educacionais, sociais e profissionais.

Por exemplo, Arria e colaboradores[64] mostraram que o uso pesado de álcool na adolescência suprime os níveis do hormônio do crescimento, reduz os níveis de testosterona e eleva a produção de hormônios adrenais e a disponibilidade de estrogênio, levando a déficits no desenvolvimento.

O uso de substâncias é fator de risco para suicídio entre jovens, e o álcool é a droga relacionada com maior fator de risco.

Além disso, o uso de drogas expõe os jovens a outras condições de risco, como traumatismos, acidentes de carro, afogamento, violência, iniciação sexual precoce, prática de sexo sem proteção, doenças sexualmente transmissíveis, contaminação por HIV e vírus de hepatites, prostituição, envolvimento com o tráfico de drogas e criminalidade em geral.

Os adolescentes com TUS com frequência têm outros transtornos psiquiátricos – as comorbidades já comentadas neste capítulo.

Há um avanço célere no conhecimento da genética do risco para o TUS devido ao desenvolvimento tecnológico e à abordagem transdisciplinar para investigar a modulação da contribuição genética por outras variáveis biológicas, sociais e ambientais. Isso indica uma aproximação da possibilidade de estratégias mais personalizadas e mais efetivas de prevenção e tratamento, tanto para o TUS quanto para outros transtornos. Caso comecemos a entender os eventos epigenéticos mais confiáveis e preditivos relacionados aos riscos para o TUS, poderemos ter outras fortes novidades por meio de intervenções epigenéticas. Será possível o vislumbre de melhores condições para manejar a produção genética, por meio do uso discriminado de variáveis ambientais-chave, de modo individual ou em combinação com novos produtos farmacêuticos epigenéticos. Por exemplo, a observação de modelos de cruzamentos de animais, de enriquecimento ambiental, da separação materna e de adversidades precoces na vida mostra como a modulação epigenética poderá ter impacto nos efeitos das drogas e nos comportamentos por uso de drogas.[41] O importante é que o conhecimento dos fatores de risco individuais e sociais e a identificação de sinais precoces de problemas por uso de substâncias tornam possível ajustar estratégias de prevenção para cada paciente.[21]

CONSIDERAÇÕES FINAIS

O uso de drogas na adolescência, para alguns, faz parte do processo normal de busca de novas experiências e da individualização e do amadurecimento que caracterizam essa fase. Sabe-se, também, que a maioria dos jovens que experimentam drogas não se torna dependente. No entanto, a dependência é apenas um dos riscos que o jovem corre ao usar essas substâncias. Existem outros, muito graves, como acidentes de automóvel, traumatismos, afogamento, prática de sexo inseguro, exposição a doenças sexualmente transmissíveis, gravidez indesejada e vários outros comportamentos de risco. Além disso, por ser fase de importante transformação e maturação do SNC, o uso de drogas nesse período pode prejudicar muito esse desenvolvimento, causando danos ao potencial intelectual, emocional e social desses jovens.

O uso de substâncias por adolescentes é um tema que deve ser tratado com muito cuidado para não se exagerar ou "demonizar" a simples experimentação ou negligenciar o uso problemático ou mesmo a dependência. Por isso, a família e a escola são importantes estruturas que devem ficar atentas ao desenvolvimento dos jovens, dando orientação, apoio e sólidas referências emocionais, intelectuais e de valores.

Sempre que surgirem dúvidas ou indícios de que os adolescentes apresentam comportamentos que podem indicar transtornos psiquiátricos e/ou uso de drogas, a avaliação de um psiquiatra é necessária.

REFERÊNCIAS

1. McCrady BS, Epstein EE. Addictions: a comprehensive guidebook. New York: Oxford University; 1999. p. 483.
2. Johnston LD, O'Malley PM, Miech RA, Bachman JG, Schulenberg JE. Monitoring the future national survey results on drug use, 1975-2016: overview, key findings on adolescent drug use [Internet]. Ann Arbor: Institute for Social Research. University of Michigan; 2017. p. 113. [capturado em: 24 ago 2017]. Disponível em: www.monitoringthefuture.org/pubs/monographs/mtf-overview2016.pdf.
3. Carlini ELA, Noto AR, Sanchez ZM, Carlini CMA, Locatelli DP, Abeid LR, et al. VI Levantamento nacional sobre o consumo de drogas psicotrópicas entre estudantes do ensino fundamental e médio da rede pública de ensino nas 27 capitais brasileiras. Brasília: Secretaria Nacional Antidrogas; 2010.
4. Comisión Interamericana para el Control del Abuso de Drogas. Informe sobre Uso de Drogas en las Américas 2015 [Internet]. Washington: Organización de los Estados Americanos; 2015 [capturado em 24 ago. 217]. Disponível em: http://www.cicad.oas.org/mwg-internal/de5fs23hu73ds/progress?id=PZtV-pn6U--IMpp8MuslinfOkBtEcRZz0_MM-uvr3jyc,&dl.
5. Valois RF, Thatcher WG, Drane JW, Reininger BM. Comparison of selected health risk behaviors between adolescents in public and private high schools in South Carolina. J Sch Health. 1997;67(10):434-40.
6. Margret CP, Ries RK. Assessment and treatment of adolescent substance use disorders: alcohol use disorders. Child Adolesc Psychiatr Clin N Am. 2016;25(3):411-30.

7. Stockings E, Hall WD, Lynskey M, Morley KI, Reavley N, Strang J, et al. Prevention, early intervention, harm reduction, and treatment of substance use in young people. Lancet Psychiatry. 2016;3(3):280-96.
8. Ministério del Interior y Seguridad Pública (CH). Estatísticas sobre consumo de drogas y alcohol de la serie de Estudios de Población Escolar de SENDA, de 2001 a 2011. Santiago: SENDA; 2011.
9. European School Survey Project on Alcohol and Other Drugs. Report 2015: results from the European school survey project on alcohol and other drugs. Luxembourg: Publications Office of the European Union, 2016.
10. Monitoring the Future Study. Trends in lifetime prevalence of use of various drugs for grades 8, 10, and 12 combined. An Arbor. The University of Michigan; 2016.
11. Bahrke MS, Yesalis CE, Brower KJ. Anabolic-androgenic steroid abuse and performance-enhancing drugs among adolescents. Child Adolesc Psychiatr Clin N Am. 1998;7(4):821-38.
12. Ferreira SE, Mello MT, Rossi MV, Formigoni ML. Does an energy drink modify the effects of alcohol in a maximal effort test? Alcohol Clin Exp Res. 2004;28(9):1408-12.
13. Kaminer Y. Adolescent substance abuse: a comprehensive guide to theory and practice. New York: Plenum Medical Company; 1994. p. 13.
14. American Psychiatric Association. Diagnostic and statistical manual of mental disorders: DSM-5. 5th ed. Washington: American Psychiatric Publishing; 2013.
15. Cohen PR, Estroff TW. Diagnosis of adolescent substance abuse disorders. In: Estroff TW, editor. Manual of adolescent substance abuse treatment. Estroff, TW. Arlington: American psychiatric Publishing; 2001.
16. Kandel DB, Yamaguchi K, Chen, K. Stages of progression in drug involvement from adolescence to adulthood: further evidence of gateway theory. J Stud Alcohol. 1992;53(5):447-57.
17. Scivoletto S, Henriques Jr SG Andrade AG. Uso de drogas por adolescentes que buscam atendimento ambulatorial: comparação entre crack e outras drogas ilícitas, um estudo piloto. Rev Assoc Bras Psiquiatria. 1997;19(1):7-17.
18. Nowinski J. Substance abuse in adolescents and young adults: a guide to treatment. New York: WW Norton; 1990. p. 38-65.
19. Halikas JA, Lyttle M, Morse CL, Hoffmann RG. Proposed criteria for the diagnosis of alcohol abuse in adolescence. Compr Psychiatry. 1984;25(6):581-5.
20. Blum RW. Adolescent substance abuse: diagnostic and treatment issues. Pediatr Clin North Am. 1987;34(2):523-37.
21. Volkow N, Koob GF, McLella T. Neurobiologic Advances from brain disease model of adiction. N Engl J Med. 2016;374(4):362-71.
22. National Household Surveys on Drug Abuse [Internet]. Rockville: SAMSHA; 2017. [capturado em 24 ago. 2017]. Disponível em: https://nsduhweb.rti.org/respweb/homepage.cfm.
23. Van Etten ML, Anthony JC. Comparative epidemiology of initial drug opportunities and transitions to first use: Marijuana, cocaine, hallucinogens and heroin. Drug Alcohol Depend. 1999;54(2):117-25.
24. Delva J, Wallace Jr JM, O'Malley PM, Bachman JG, Johnston LD, Schulenberg JE. The epidemiology of alcohol, marijuana, and cocaine use among Mexican American, Puerto Rican, Cuban American, and other latin american eighth-grade students in the United States: 1991–2002. Am J Public Health. 2005;95(4):696-702.
25. Van Den Bree MBM, Johnson EO, Neale MC, Pickens RW. Genetic and environmental influences on drug use and abuse/dependence in male and female twins. Drug Alcohol Depend. 1998;52(3):231-41.
26. LaBuda MC, Svikis DS, Pickens RW. Twin closeness and co-twin risk for substance use disorders: assessing the impact of the equal environment assumption. Psychiatry Res. 1997;70(3):155-64.
27. Marshall EJ. Adolescent alcohol use: risks and consequences. Alcohol Alcohol. 2014;49(2):160-4.
28. Meyers JL, Dick DM. Genetic and environmental risk factors for adolescent-onset substance use disorders. Child Adolesc Psychiatr Clin N Am. 2010;19(3):465-77.
29. Mâsse LC, Tremblay RE. Behavior of boys in kindergarten and the onset of substance use during adolescence. Arch Gen Psychiatry. 1997;54(1):62-8.
30. Scivoletto S. Tratamento psiquiátrico ambulatorial de adolescentes usuários de drogas: características sócio-demográficas, a progressão do consumo de substâncias e fatores preditivos de aderência e evolução no tratamento [Tese]. São Paulo: Faculdade de Medicina, Universidade de São Paulo; 1997. p. 133.
31. Ryan SM, Jorm AF, Lubman DI. Parenting factors associated with reduced adolescent alcohol use: a systematic review of longitudinal studies. Aust N Z J Psychiatry. 2010;44(9):774-83.
32. Whitesell M, Bachand A, Peel J, Brown M. Familial, social, and individual factors contributing to risk for adolescent substance use. J Addict. 2013;579310.
33. Kub J, Solari-Twadell PA. Religiosity/spirituality and substance use in adolescence as related to positive development: a literature review. J Addict Nurs. 2013;24(4):247-62.
34. Scivoletto S, Henriques Jr SG, Andrade AG. A progressão do consumo de drogas entre adolescentes que procuram tratamento. J Bras Psiquiatria. 1996;45(4):201-07.
35. Gonçalves H, Soares AL, Santos AP, Ribeiro CG, Bierhals IO, Vieira LS, et al. Adverse childhood experiences and consumption of alcohol, tobacco and illicit drugs among adolescents of a Brazilian birth cohort. Cad Saude Publica. 2016;32(10).
36. Marshal MP, Friedman MS, Stall R, King KM, Miles J, Gold MA, et al. Sexual orientation and adolescent substance use: a meta-analysis and methodological review. Addiction. 2008;103(4):546-56.
37. Squeglia LM, Cservenka A. Adolescence and drug use vulnerability: findings from neuroimaging. Curr Opin Behav Sci. 2017;13:164-70.
38. Harris SK, Louis-Jacques J, Knight JR. Screening and brief intervention for alcohol and other abuse. Adolesc Med State Art Rev. 2014;25(1):126-56.
39. Fidalgo TM, Formigoni, ML. Instrumentos de Avaliação de uso de álcool e drogas. In: Goresntein C, Wang YP, Hungerbuhler I. Instrumentos de avaliação em saúde mental. Porto Alegre: Artmed; 2016. p. 224-42.
40. Riggs PD, Davies Rd. A clinical approach to integrating treatment for adolescent depression and substance abuse. J Am Acad Child Adolesc Psychiatry. 2002;41(10):1243-5.
41. Baler RD, Volkow ND. Adiction as a systems failure: focus on adolescence and a smoking. J Am Acad Adolesc Psychiatry; 2011;50(4):329-39.
42. Brasil MA, Roca F, Pereira ME, Fleck MP, Bessa MA, Botega N, et al Does your patient meet criteria? reflection on contemporay psychiatry.Trends Psych Psychother. 2015;37(4):169-70.
43. Newbury-Birch D. Impact of alcohol consumption on young people: a systematic review. Nottingham: Departament for Children Schools and Families; 2009.

44. Impinem A, Makela P, Karjalainen K, Rahkonen O, Lintonen T, Lillsunde P, et al. High mortality among people suspected of drunk-driving: na 18-year registr-based follow up study. Drug Alcohol Depend. 2010;110(1-2):80-4.
45. Wilens TE. The nature of relationship between attention-deficit/hyperactivity disorder and substance use. J Clin Psychiatry 2007; 68(11):4-8.
46. Mannuzza S, Klein RG, Truong NL, Moulton JL, Roizen ER, Howell KH, et al. Age of methylphenidate treatment initiation in children with ADHD and later substance abuse: prospective follow-up into adulthood. Am J Psychiatry. 2008;165(5):604-9.
47. Mazzoni P, Kimhy D, Khan S, Posner K, Maayan L, Eilenberg M, et al. Childhood onset diagnoses in a case series of teens at clinical high risk for psychosis. J Child Adolesc Psychopharmacol. 2009;19(6):771-6.
48. Compton MT, Kelley ME, Ramsay CE, Pringle M, Goulding SM, Esterberg ML et al. Association of pre-onset cannabis alcohol, and tobacco use with age at onset prodrome and age at onset of psychosis in first-episode patients. Am J Psychiatry. 2009;166(11):1251-7.
49. O'Neil KA, Conner BT, Kendall PC. Internalizing disorders and substance use disorders in youth: comorbidity, risk, temporal order, and implications for intervention. Clin Psychol Rev. 2011;31(1):104-12.
50. Fu-I L, Wang YP. Comparison of demographic and clinical characteristics between children and adolescents with major depressive disorder. Rev Bras Psiquiatr. 2008;30(2):124-31.
51. Cardoso TA, Jansen K, Zeni CP, Quevedo J, Zunta-Soares G, Soares JC. Clinical Outcomes in Children and Adolescents With Bipolar Disorder and Substance Use Disorder Comorbidity. J Clin Psychiatry. 2017;78(3): 230-3.
52. Goldstein BI, Strober M, Axelson D, Goldstein TR, Gill MK, Hower H, et al. Predictors of first-onset substance use disorders during the prospective course of bipolar spectrum disorders in adolescents. J Am Acad Child Adolesc Psychiatry. 2013;52(10):1026-37.
53. Wu SS, Schoenfelder E, Hsiao RC. Cognitive Behavioral Therapy and Motivational Enhancement Therapy. Child Adolesc Psychiatr Clin N Am. 2016;25(4):629-43.
54. Marsch LA, Borodovsky JT. Technology-based Interventions for preventing and treating substance use among youth. Child Adolesc Psychiatr Clin N Am. 2016;25(4):755-68.
55. Winters KC, Tanner-Smith EE, Bresani E, Meyers K. Current advances in the treatment of adolescent drug use. Adolesc Health Med Ther. 2014;5:199-210.
56. Stanger C, Budney AJ. Contingency management approaches for adolescent substance use disorders. Child Adolesc Psychiatr Clin N Am. 2010;19(3):547-62.
57. Horigian VE, Anderson AR, Szapocznik J. Family-based treatments for adolescent substance use. Child Adolesc Psychiatr Clin N Am. 2016;25(4):603-28.
58. Belendiuk KA, Riggs P. Treatment of Adolescent Substance Use Disorders. Curr Treat Options Psychiatry. 2014;1(2):175-88.
59. Hammond CJ. The Role of Pharmacotherapy in the Treatment of Adolescent Substance Use Disorders. Child Adolesc Psychiatr Clin N Am. 2016;25(4):685-711.
60. Gray KM, Carpenter MJ, Baker NL, DeSantis SM, Kryway E, Hartwell KJ, et al. A double-blind randomized controlled trial of N- acetylcysteine in cannabis-dependent adolescents. Am J Psychiatry. 2012;169(8):805-12.
61. Harrop E, Catalano RF. Evidence-Based Prevention for Adolescent Substance Use. Child Adolesc Psychiatr Clin N Am. 2016;25(3):387-410.
62. Faggiano F, Minozzi S, Versino E, Buscemi D. Universal school-based prevention for illicit drug use. Cochrane Database Syst Rev. 2014;(12):CD003020.
63. Onrust SA, Otten R, Lammers J, Smit F. School-based programmes to reduce and prevent substance use in different age groups: What works for whom? Systematic review and meta-regression analysis. Clin Psychol Rev. 2016;44:45-59.
64. Arria AM, Tarter RE, Van Thiel DH. The effects of alcohol abuse on the health of adolescents. Special Focus: alcohol and youth. Alcohol Health Res World. 1991;15:52-57.

31
Mulheres

Cynthia de Carvalho Wolle e Monica Zilberman

PONTOS-CHAVE

✓ O consumo de substâncias entre as mulheres é crescente, assim como a convergência na frequência de uso de bebidas alcoólicas entre os gêneros, sobretudo entre os adolescentes.

✓ As mulheres têm mais vulnerabilidade aos efeitos do uso de substâncias (comorbidades psiquiátricas, problemas de saúde física, etc.).

✓ As diferenças de gênero em relação ao consumo de álcool e substâncias compreendem fatores biológicos, ambientais, psicossociais e de desenvolvimento.

✓ As políticas de prevenção e tratamento de mulheres dependentes de substâncias deveriam focar as particularidades dessa população.

O consumo de substâncias entre as mulheres é um crescente problema na área da saúde pública. Nas últimas décadas, as taxas de prevalência de consumo de álcool, tabaco e outras drogas têm aumentado consideravelmente nesse grupo.[1-3]

Ao longo da história, o consumo excessivo de álcool e suas consequências eram atribuídos a uma questão de escolha e recaíam nos julgamentos morais. A noção de que o desejo de beber é irresistível em algumas pessoas por questões psicológicas é relativamente recente. A partir do século XIX, essa noção passou a se tornar central em relação ao conceito de "vício", termo popularmente usado para se falar de dependência.[4] Todavia, até hoje, ainda podemos notar a presença marcante do julgamento moral e do preconceito perante o uso e a dependência de substâncias, sobretudo entre as mulheres.

Décadas atrás, o uso de álcool entre as mulheres era restrito socialmente, pois era visto como incompatível com seu papel doméstico tradicional, afetando seu comportamento social e responsabilidades e reduzindo seu controle sobre a própria sexualidade.[1] A entrada das mulheres no mercado de trabalho a partir da Segunda Guerra e a consequente aproximação dos papéis sociais masculinos e femininos contribuíram para que as mulheres passassem a exibir comportamentos até então vistos como exclusivos dos homens. Trabalhar fora de casa e frequentar bares são exemplos de ações hoje compartilhadas por homens e mulheres e que ampliam as oportunidades femininas para beber e usar substâncias. Isso contribui para o aumento na prevalência de transtornos decorrentes do uso de substâncias entre as mulheres.[5]

Por muitos anos, os estudos sobre a dependência química eram centrados nos homens, e as abordagens clínicas às poucas mulheres que se apresentavam para tratamento eram derivadas da abordagem conhecida para os homens. Já nas últimas décadas, os pesquisadores têm relatado diferenças nos padrões de uso de substâncias entre homens e mulheres, assim como diferenças de gênero em relação a consequências nas esferas social, psicológica e física. Muitas mulheres se desligam de sua família de origem, abandonam os filhos, perdem o emprego, envolvem-se em situações de violência,[6] praticam sexo sem proteção, envolvem-se em atividades ilícitas e na prostituição em decorrência da dependência de substâncias.[7]

Outro fenômeno atual bastante estudado pelos pesquisadores e de grande preocupação na área da saúde é o aumento significativo do consumo de substâncias entre as adolescentes. Pesquisas nacionais[3,8] e internacionais[9,10] têm apontado para uma convergência nas taxas de prevalência de consumo de substâncias entre meninos e meninas, chegando o consumo feminino de algumas substâncias a ponto de exceder, em algumas situações, o masculino.

Apesar da semelhança comportamental entre homens e mulheres, são observadas diferenças de gênero em diversas áreas: motivos para o uso, efeitos psicológicos das substâncias, diferenças metabólicas, comorbidades físicas e psiquiátricas e fatores socioculturais e genéticos. Também há importantes efeitos nas mulheres quanto à gestação e à amamentação, e há diversas particularidades no tratamento.

Este capítulo pretende revisar e resumir as diferenças de gênero em relação ao uso de substâncias, bem como demonstrar como o ciclo da vida da mulher influencia o risco e a forma de consumo de substâncias.

EPIDEMIOLOGIA

De acordo com os dados do II Levantamento Nacional Sobre os Padrões de Consumo de Álcool na População Brasileira, de 2012, aproximadamente 40% das mulheres brasileiras e 62% dos homens acima de 18 anos beberam ao menos uma vez no ano.[11] Em comparação com os dados obtidos em 2006, no I Levantamento,[12] podemos notar que houve estabilidade no consumo de álcool entre homens e mulheres (em 2006, 65% para os homens e 41% para as mulheres). Contudo, ambos os gêneros relataram aumento tanto no número de bebidas consumidas na semana (homens: 12,82 em 2006; 15,78 em 2012; mulheres: 4,89 em 2006; 7,66 em 2012) como no consumo em *binge* (homens: 57% em 2006; 66% em 2012; mulheres: 39% em 2006; 48% em 2012). Além disso, houve diminuição na prevalência de problemas de saúde e/ou sociais entre os homens, mas não entre as mulheres (homens: 37% em 2006; 26% em 2012; mulheres: 13% em 2006; 14% em 2012). Em relação ao tipo de bebida alcoólica mais consumido, a cerveja é a mais consumida pelos dois gêneros em todo o País. Porém, em geral, as mulheres mostraram consumir mais vinho em relação aos homens, e estes, por sua vez, mais destilados.

Em relação às demais substâncias, o II Levantamento Domiciliar Sobre o Uso de Drogas Psicotrópicas no Brasil[8] encontrou que mais homens do que mulheres já usaram na vida tabaco, cocaína, alucinógenos, *crack* e esteroides. Em contrapartida, as mulheres tiveram consumo na vida mais elevado de benzodiazepínicos (BZDs), anorexígenos e analgésicos.

Entre os adolescentes, pôde-se observar, nos últimos anos, certa convergência entre as taxas de consumo de álcool entre os gêneros. No Brasil, meninos e meninas já bebem com frequências semelhantes.[3] Porém, em relação à quantidade do consumo, os meninos ainda apresentam uma taxa bem mais elevada, de cinco ou mais doses em uma ocasião. A diferença de gêneros em relação ao uso de outras substâncias entre os adolescentes brasileiros é semelhante à dos adultos. Os meninos também apresentaram maior uso na vida de tabaco, maconha, cocaína, *crack*, solventes e esteroides, enquanto as meninas tiveram uso mais prevalente de BZDs, anorexígenos e analgésicos (opiáceos).[2]

Nos Estados Unidos, os padrões são semelhantes aos do Brasil: os meninos apresentam taxas mais altas de uso de drogas ilícitas, de tabaco e de esteroides. As meninas, por sua vez, têm taxas mais altas de uso de drogas prescritas, como anfetaminas, sedativos e tranquilizantes. Em relação ao uso de álcool, nota-se uma aproximação da prevalência de consumo frequente e consumo em *binge*, sendo que as meninas mais novas (14 anos) apresentaram taxas ligeiramente mais altas de consumo do que os meninos.[9]

MULHERES

FATORES BIOLÓGICOS

Um dos fatores que explicam as diferenças de gênero em relação ao uso de álcool é o fato de as mulheres terem um volume corporal de água menor do que os homens. Isso as leva a ter concentrações de álcool no sangue maiores do que as atingidas pelos homens que consomem a mesma quantidade (ainda que proporcional ao peso e à altura). Visto que é distribuído na água presente no corpo, o álcool fica menos diluído e mais concentrado nas mulheres. Além disso, à medida que elas envelhecem, seu corpo passa a ter um aumento na razão gordura/água, o que as torna ainda mais sensíveis à bebida. Elas também têm menos quantidade da enzima álcool desidrogenase no estômago, que é responsável pelo metabolismo do álcool e, em menor quantidade, faz as mulheres metabolizarem a substância mais lentamente, resultando em maior absorção do álcool ingerido.

A concentração de álcool no sangue da mulher varia amplamente; uma mesma dose pode trazer uma concentração imprevisível na mulher, em comparação a uma concentração mais estável nos homens.[13] Ademais, elas podem ter reações mais intensas quando bebem quantidades similares às de homens, dado que sua tolerância à bebida é menor que a deles.[14]

As mulheres tendem a desenvolver dependência de álcool mais rapidamente. Trata-se do "efeito telescópio", conceito usado em estudos clínicos para explicar o fenômeno por meio do qual as mulheres iniciavam tratamento com histórias mais curtas de problemas com álcool do que os homens, mas com sintomas equivalentes.[15] Foi observado que, mesmo iniciando o uso de álcool em idade mais avançada do que os homens, as mulheres buscavam tratamento com a mesma idade. Apesar de não ter sido observado na população em geral,[16] o efeito telescópio permanece uma característica importante no tratamento de mulheres usuárias de álcool, pois, muitas vezes, demoram mais para chegar ao tratamento, pois o sentimento de culpa e medo, reforçado pelo estigma social, adia sua busca, e nem sempre os tratamentos disponíveis são compatíveis com suas necessidades (p. ex., cuidado com os filhos, horários flexíveis, etc.).[4] O efeito telescópio também foi observado em relação ao uso feminino de opiáceos e cocaína, embora, para esta última, os dados ainda sejam pouco consistentes.[15]

Em relação à cocaína, as mulheres também demonstram reações diferentes dos homens, embora as evidências e explicações sobre estas não sejam ainda muito consistentes. Foi observado que elas têm uma resposta subjetiva mais duradoura à cocaína inalada, enquanto eles têm uma resposta mais intensa e rápida. A mulher também apresenta intoxicação mais acentuada durante sua fase folicular, visto que na fase lútea a mucosa nasal se torna mais viscosa, o que limita a absorção da substância, diminuindo os níveis plasmáticos.[17] Em relação à maconha e aos opiáceos, especula-se acerca de uma potencial influência dos hormônios sexuais. Quanto ao tabaco, as mulheres também apresentam níveis plasmáticos menores de nicotina, mas tendem a tragar com mais frequência e mais intensidade para obter o mesmo efeito.[18]

Fatores genéticos

No que se refere ao uso e à dependência de substâncias, estudos sobre o alcoolismo envolvendo gêmeos relataram maior influência genética nos homens do que nas mulheres, com hereditariedade estimada em 33% para eles e 11% para elas.[14] Os efeitos ambientais parecem ter impacto mais significativo no início do uso de substâncias ilícitas entre as mulheres, mas os fatores genéticos podem modular a progressão do uso experimental ao padrão de dependência.[19]

Fatores psicológicos

Os fatores psicológicos têm papel preponderante no início do uso de substâncias entre as mulheres. Sentimentos como timidez, ansiedade e preocupação com a imagem corporal são frequentemente relatados por mulheres e meninas usuárias. As adolescentes, em especial, se deparam com padrões de beleza muito altos, o que entra em contraste com o momento de mudança e insegurança física pelo qual passam.[20]

As mulheres usuárias de substâncias apresentam taxas de comorbidade psiquiátrica maiores do que os homens. Entre essas estão os transtornos do humor (p. ex., mania e depressão), de ansiedade (p. ex., fobia e transtorno de estresse pós-traumático [TEPT]) e aqueles decorrentes do uso de substâncias (provavelmente associados ao abuso de tranquilizantes). Elas também exibem maior risco de distimia, transtorno obsessivo-compulsivo e transtorno de pânico, enquanto os homens são mais suscetíveis a apresentar transtorno da personalidade antissocial, jogo patológico e transtorno de déficit de atenção/hiperatividade (TDAH). Já o uso de maconha está relacionado a relatos mais frequentes de ataques de pânico em mulheres do que em homens.[2]

Tanto meninas como mulheres são mais propensas a ter transtornos psiquiátricos primários com dependência de substâncias secundária, em oposição à tendência masculina de apresentar a dependência de substâncias como transtorno primário. Quando são diagnosticados transtornos psiquiátricos e de uso de substâncias, é importante que ambos sejam tratados de forma intensiva.[21]

Consequências à saúde

As mulheres dependentes de bebidas alcoólicas apresentam maior risco de desenvolver hipertensão, desnutrição, anemia, doença cardiovascular, doenças hepáticas e gástricas, câncer de mama, atrofia cortical, prejuízo de atenção e dificuldades visuoespaciais. Além disso, alguns desses problemas se desenvolvem mais rapidamente na população feminina quando comparada à masculina. É provável que a maior sensibilidade ao álcool esteja associada à maior morbidade e mortalidade observadas em mulheres em decorrência do uso dessa substância.[22]

As funções reprodutivas e sexuais podem se comprometer com o uso pesado de álcool, incluindo ausência de ovulação, diminuição dos ovários e infertilidade. Isso porque o fígado prejudicado exacerba a conversão da androstenediona em testosterona, aumentando seus níveis plasmáticos. A resposta sexual fisiológica fica prejudicada devido à alta concentração de álcool no sangue: aumenta a latência para o orgasmo, e sua intensidade diminui.[14]

Em relação ao uso de tabaco, existem evidências de maior prejuízo ao sistema imunológico e risco elevado de doença cardiovascular e câncer de pulmão e bexiga em comparação aos homens. Também foram observadas maiores taxas de prevalência de câncer de ovário, mama e do colo do útero comparativamente às mulheres não fumantes.[23] A nicotina pode levar a alterações no ciclo menstrual, infertilidade, menopausa precoce, além de inibição da liberação da prolactina e do hormônio luteinizante.[24]

O uso de cocaína foi relacionado a hiperprolactinemia e consequente alteração no ciclo menstrual, além de amenorreia, galactorreia, infertilidade, disfunção da fase lútea e níveis aumentados do hormônio luteinizante. Em um estudo norte-americano com usuários de cocaína, as mulheres relataram mais dores de cabeça e mais relações sexuais não desejadas do que os homens, que, por sua vez, referiram paranoia e agressão física a outra pessoa como consequências adversas do uso da substância.[25]

Com relação a esteroides e anabolizantes, as adolescentes são mais suscetíveis ao uso. Os efeitos colaterais decorrentes do uso dessas substâncias nas mulheres podem incluir aumento da pressão arterial e do colesterol, comprometimento do sistema imunológico, danos ao fígado, acne severa, engrossamento da voz, irregularidades menstruais, hirsutismo e/ou aumento do clitóris. Ainda, as adolescentes podem sofrer complicações no crescimento e ter baixa estatura. Já os efeitos psicológicos incluem euforia, agressividade, alteração da libido e do humor e psicose, para ambos os gêneros.[26]

O uso de álcool e outras substâncias também aumenta o risco e a exposição a situações de violência vivenciadas pela mulher, principalmente a doméstica.[27] Além disso, aumenta o risco de violência sexual e estupro, seja ela ou o agressor o usuário, podendo gerar um círculo vicioso em que a mulher que sofre o trauma desenvolve o abuso/dependência de substâncias, tornando-se mais vulnerável à vitimização.[28] O uso do *crack* está estreitamente relacionado à prostituição entre as mulheres, tanto nos Estados Unidos como no Brasil.[7]

As drogas injetáveis também oferecem um risco importante à saúde da mulher, em relação à maior chance de contrair doenças infecciosas como HIV, hepatites B e C, sífilis e outras doenças sexualmente transmissíveis, por meio do compartilhamento de seringas. Além disso, as usuárias desse tipo de substância, muitas vezes, mantêm relações sexuais sem proteção, potencializando o risco de doenças.

CONSEQUÊNCIAS À SAÚDE DA GESTANTE E DO FETO

A história do uso de substâncias deve ser investigada em toda mulher grávida. Mesmo que ela tenha interrompido o uso durante a gestação, há chance de recaída após o parto, o que prejudica o vínculo mãe-bebê.[28]

As consequências na saúde da gestante e do feto estão descritas com mais detalhes no Capítulo 32 desta obra.

ADOLESCENTES

O uso de álcool, tabaco e drogas ilícitas entre as meninas tem aumentado consideravelmente ao longo dos últimos anos, chamando a atenção dos profissionais da saúde. Como já observado, há uma convergência das taxas de prevalência de uso de substâncias e transtornos decorrentes do uso entre meninas e meninos.

De maneira geral, os meninos apresentam maior uso na vida de substâncias estimulantes, como *crack* e cocaína, além de esteroides, enquanto as meninas mostram preferência por analgésicos e BZDs[8,9]

As razões para o início do uso são diferentes entre os gêneros. Para elas, o uso de substâncias funciona como um mecanismo de enfrentamento, enquanto, para eles, o uso se dá em sua maior parte por curiosidade. Uma vez que em geral se colocam em risco e buscam aventuras, é mais provável que os meninos se tornem usuários precoces. Embora algumas meninas também tendam a agir dessa maneira, a maioria se comporta de forma oposta à dos meninos, demonstrando timidez, ansiedade e depressão, e encontra principalmente no álcool uma saída para lidar com os problemas da adolescência.[20]

Os fatores psicológicos exercem grande influência no uso de substâncias entre as meninas. Um estudo norte-americano verificou que meninas do ensino médio, em comparação com os meninos, relatam com maior frequência depressão, falta de esperança, tristeza e pensamento suicida. Esses sentimentos geralmente estão relacionados ao uso de substâncias entre as meninas. Estas também são mais propensas a ter pensamentos negativos e tentar suicídio do que as que nunca tinham feito uso de substâncias. Já em relação às universitárias, o uso de álcool é frequentemente uma forma de enfrentar sentimentos como timidez ou ajudá-las a se sentir melhor em festas ou encontros.[29]

As relações familiares também exercem papel importante no consumo de substâncias entre os adolescentes. Jovens que vivem em famílias disfuncionais, sobretudo em seu padrão de comunicação e inconsistência em relação a regras e limites, são mais propensos a consumir álcool e drogas.[30] Sentir-se pressionado pelos pais também tem associação positiva com o consumo de álcool em *binge*.[31] Entretanto, as famílias também podem exercer papel de proteção, sobretudo para as meninas, que buscam apoio emocional no ambiente familiar com mais frequência.[32] O grau de comunicação com o pai também mostrou ter efeito protetor mais evidente nas meninas.[31]

A comorbidade psiquiátrica entre as meninas que usam substâncias também é mais prevalente do que entre os meninos e do que entre as meninas que não fazem uso. São comuns os diagnósticos de mania, déficit de atenção, transtorno da conduta, transtornos do humor, alimentares e psicóticos entre as meninas usuárias. Traços de personalidade, como impulsividade e comportamentos antissociais, também são fatores de risco para o uso, além de preditores de pior desfecho nos tratamentos.[33] Entre as meninas, as características de personalidade *borderline* podem apresentar um duplo fator de risco, devido à presença de impulsividade e traços de ansiedade/depressão.[34] Os fatores psicológicos e, em especial, a autoestima têm impacto maior para o uso de substâncias entre as meninas do que entre os meninos. O TDAH e o TEPT também estão relacionados a maior risco de uso de substâncias entre as adolescentes.[20]

As meninas também têm preocupações mais frequentes com a imagem corporal do que os meninos e muitas vezes associam o fumo e o uso de pílulas para emagrecer à dieta, na tentativa de aumentar o controle do peso. Os fatores psicológicos e, em especial, a autoestima têm, portanto, um impacto maior para o uso de substâncias entre as meninas do que entre os meninos.

A MULHER NA MELHOR IDADE

Considerando o aumento das taxas de prevalência de consumo de substâncias entre as mulheres e a tendência a uma convergência dessas taxas entre mulheres e homens, espera-se que, nas próximas décadas, haja um aumento das taxas de transtornos decorrentes do uso de substâncias entre as mulheres mais velhas.

A mulher na "melhor idade" vivencia desafios característicos dessa fase tanto na esfera biológica como na social, como menopausa, osteoporose, limitações motoras, aposentadoria, viuvez, além da síndrome do "ninho vazio".[35]

Embora alguns estudos tenham apresentado evidências de que uma pequena quantidade de álcool por dia possa oferecer proteção contra doenças cardiovasculares e doença de Alzheimer, há maior vulnerabilidade ao álcool entre as idosas. O consumo moderado dessa substância foi associado a aumento da densidade mineral óssea e à consequente diminuição do risco de fratura nas mulheres mais velhas, oferecendo um efeito protetor sobre a osteoporose. Porém, o consumo elevado de bebidas alcoólicas aumenta o risco de câncer de mama e osteoporose, e o consumo pesado precoce pode levar a danos ósseos irreversíveis.[36]

O álcool muitas vezes é associado a medicações prescritas entre as mulheres mais velhas. Algumas medicações apresentam efeito semelhante ao do dissulfiram quando ingeridas com bebidas alcoólicas, e outras podem ter seu efeito reduzido pelo álcool. A interação entre álcool e medicações pode contribuir para o maior risco de trauma, hipertensão, arritmia cardíaca, problemas gastrintestinais, déficits neurocognitivos e sintomas de ansiedade e depressão.[37]

Os profissionais da saúde devem, portanto, estar atentos aos riscos potenciais das medicações prescritas em combinação com o álcool. Algumas mulheres abusam das medicações prescritas, e esse abuso de substâncias pode ser decorrente do isolamento social e de comorbidade psiquiátrica vivenciados nessa fase da vida.[2] Outras substâncias que também são usadas de maneira abusiva pelas mulheres mais velhas são os opiáceos e sedativos, requerendo atenção maior dos profissionais.[38]

Dessa forma, ao pensar estratégias de tratamento e prevenção do abuso de substâncias entre as mulheres idosas, devem ser consideradas as limitações motoras e cognitivas características da idade, o isolamento social e situações como viuvez e perda do papel social.[37]

TRATAMENTO

Um dos principais pontos do tratamento de mulheres com uso abusivo ou dependência de substâncias é a detecção precoce. Quanto antes o tratamento for iniciado, maiores as chances de melhores desfechos. Algumas ferramentas de triagem podem ajudar na detecção do uso abusivo de drogas entre as mulheres, como, por exemplo, o questionário TWEAK (acrônimo de Tolerance, Worry, Eye-opener, Amnesia, Cut-down),[39] que pode ser incluído na entrevista de avaliação e é composto por uma questão quantitativa e quatro questões de resposta sim/não. Um total de dois ou mais pontos indica problemas relacionados ao uso de bebidas alcoólicas (Quadro 31.1).

O tratamento deve incluir aconselhamento, educação e orientação, além de intervenções psicossociais e farmacológicas. Grupos compostos apenas por mulheres podem ser mais atrativos, sobretudo no caso de vítimas de violência. Mulheres grávidas devem ter prioridade no atendimento, de preferência vinculando-o ao acompanhamento obstétrico e nutricional, para que se obtenha um melhor desfecho da gestação.

Na presença de mais de um transtorno diagnosticado, como, por exemplo, depressão como transtorno primário e dependência de álcool como secundário, o tratamento deve focar ambos intensivamente. A paciente deve ser acompanhada de forma sistemática para o caso de recorrência dos sintomas depressivos enquanto estiver se abstendo de beber. Quando a depressão é secundária ao uso de substâncias, os sintomas depressivos tendem a remitir espontaneamente com a cessação do uso.

Em relação ao tratamento da dependência do cigarro, as terapias de reposição (adesivos, gomas de mascar, pastilhas) e medicamentosa (bupropiona) são bastante efetivas. Muitas vezes, os sintomas depressivos são um obstáculo às tentativas de parar de fumar e devem ser tratados concomitantemente. O ciclo menstrual deve ser observado, pois os sintomas da tensão pré-menstrual podem ser confundidos com sintomas de abstinência, além de dificultarem o tratamento.[3]

As meninas com problemas relacionados ao uso de substâncias geralmente não chamam a atenção dos profissionais da saúde pelo uso em si, exceto nos casos de intoxicação ou em casos como a hipertermia decorrente do uso do *ecstasy*. Por isso, é importante que se faça uma investigação abrangente sobre a possibilidade de uso. As meninas geralmente minimizam seu problema ou o justificam com "todo mundo faz isso". O uso de cigarros e drogas estimulantes muitas vezes é justificado como meio de manter ou perder peso. Já as adolescentes que fazem uso de álcool ou sedativos como forma de lidar com a depressão estão sob maior risco de suicídio. Por essa razão, é de extrema importância a investigação mais detalhada sobre o uso de substâncias.[20]

O tratamento pode envolver diversas modalidades que variam de intensidade, isto é, desde breve aconselhamento até internação hospitalar. É importante que o profissional da saúde faça uma avaliação médica e psiquiátrica apropriada para que, então, seja traçado um plano de tratamento individualizado. Além disso, deve ser evitada a administração de medicações prescritas com potencial de dependência.

QUADRO 31.1
Ferramenta de triagem para uso de álcool – Questionário TWEAK

Você bebe bebidas alcoólicas? Se sim, por favor responda:
Tolerance: quantas doses você toma até começar a sentir os efeitos do álcool?
Worry: parentes e amigos têm-se preocupado/reclamado da sua forma de beber?
Eye-opener: você bebe logo pela manhã às vezes?
Amnesia: às vezes, após beber, não consegue lembrar o que falou ou fez?
K Cut-down: você às vezes sente que precisa controlar seu consumo de álcool?

Escores: T: 2 pontos para 3 ou +; W: 2 pontos; E, A, K: 1 ponto. Dois ou mais pontos indicam potencial problema com álcool.

Fonte: Adaptado de Russel e colaboradores.[39]

O tratamento para problemas associados a substâncias entre meninas e mulheres pode ser dividido em três fases: tratamento imediato, tratamento de curto prazo e tratamento de longo prazo.[20]

TRATAMENTO IMEDIATO

A primeira fase do tratamento envolve uma avaliação inicial ampla, que pode ser proporcionada por um bom vínculo entre profissional e paciente, o que ajuda a formar uma aliança terapêutica madura. As metas da paciente devem ser simples, de comum acordo. Entre elas, deve estar a interrupção do uso de drogas o mais brevemente possível.[20]

A cessação do uso envolve a motivação da paciente e a desvinculação do uso com a resolução de problemas ou alívio de sensações desagradáveis, para que ela consiga ficar o maior tempo possível sem usar. A participação em grupos de mútua ajuda, como os Alcoólicos Anônimos (AA) e Narcóticos Anônimos (NA), deve ser estimulada ativamente.

O tratamento com medicamentos prescritos pode ser necessário para aliviar os sintomas de abstinência. É importante, contudo, monitorar o uso desses medicamentos, sobretudo daqueles com potencial de dependência, como BZDs e opiáceos (metadona). As adolescentes são mais propensas ao uso de múltiplas substâncias do que as mulheres adultas, o que as leva potencialmente a mais sintomas de abstinência.[20]

A desintoxicação deve ser feita no contexto ambulatorial ou de internação, de acordo com a necessidade do caso. Alguns tratamentos envolvem a cessação concomitante do uso de tabaco; embora isso pareça mais difícil para a usuária, essa pode ser uma das metas do tratamento.

O envolvimento da família é muito importante para o sucesso do tratamento. Às vezes, pode ser útil a participação familiar em grupos de mútua ajuda, como o Al-Anon.

TRATAMENTO DE CURTO PRAZO

Após o início do tratamento, a paciente precisa ser educada sobre os efeitos e as consequências do uso das substâncias. Devem ser abordados os potenciais transtornos decorrentes do uso, sintomas de abstinência, possíveis gatilhos para a recaída e técnicas de prevenção de recaída. Com frequência, a paciente terá de encontrar novas formas de enfrentamento, novos grupos de amigos e opções de lazer que não envolvam o uso de substâncias. A autoestima, na maioria das vezes, está prejudicada, assim como a autoimagem. Com isso, o conhecimento acerca da doença e de outros recursos de enfrentamento pode encorajar o estabelecimento de uma nova postura. O entendimento sobre o papel do álcool e/ou da droga na vida da usuária proporciona uma maior motivação interna para o tratamento.[20]

Grupos compostos apenas por mulheres, especialmente no caso de vítimas de violência sexual, são preferíveis. Alguns grupos mistos podem ser complementados por momentos em que apenas as mulheres estejam presentes.[2]

O profissional responsável pelo caso deve estar ciente de todos os recursos disponíveis na comunidade para ajudar na recuperação. Escolas, faculdades e igrejas, muitas vezes, oferecem grupos, encontros e atividades nos quais o uso de substâncias não é permitido.

As comorbidades psiquiátricas devem ser tratadas concomitantemente. Algumas medicações ainda não foram estudadas na população de adolescentes e devem, portanto, ser usadas com cautela. O dissulfiram, medicamento que provoca reação tóxica quando há a ingestão de álcool, deve ser evitado nas meninas devido ao elevado risco de impulsividade e reações adversas.[2]

As recaídas são comuns e esperadas nessa fase. O uso deve, então, ser interrompido o mais rapidamente possível, e deve ser realizada uma reflexão abrangente sobre as possíveis causas da recaída, incluindo gatilhos, situações e o que poderia ser feito. Quando as recaídas se tornam recorrentes, um tratamento de nível mais intenso deve ser iniciado.

TRATAMENTO DE LONGO PRAZO

Esta última fase do tratamento é muito importante para a manutenção da abstinência. Ela se refere ao momento em que a paciente coloca em prática tudo o que aprendeu durante o tratamento, incluindo as novas formas de enfrentamento e de lidar com as situações potencialmente estressoras. A motivação deve ser continuamente reforçada, e a paciente deve ser auxiliada na elaboração de um plano de emergência para o caso de alguma mudança repentina e profunda. Também é importante o apoio das pessoas de seu convívio, que possam ajudá-la em seus momentos de crise.

A psicoterapia, individual ou em grupo, muitas vezes pode ajudar na manutenção desse novo estilo de vida. Além disso, a participação em grupos de autoajuda pode ser bastante útil. Vale lembrar que o profissional da saúde também deve estar atento a outros membros da família que possam ter problemas decorrentes do uso de substâncias e que também precisem de tratamento.

PREVENÇÃO

Um dos principais pontos na prevenção do uso de substâncias é o retardamento do início do uso, pois, quanto mais cedo se inicia o uso, mais graves podem ser os riscos. Em relação ao álcool, o uso precoce pode estar relacionado a danos ao cérebro ainda em desenvolvimento.[34] Além disso, pessoas que iniciam o uso do álcool por volta dos 15 anos têm chance até quatro vezes maior de desenvolver dependência em algum momento de suas vidas do que as que iniciam aos 20 anos ou mais.[40]

Vale mencionar, também, a "teoria da porta de entrada", que se refere à possibilidade de algumas substâncias, como o tabaco e a maconha, servirem de porta de entrada para outras mais pesadas. Apesar de nem todas as pessoas que fumam maconha experimentarem outras drogas, há evidências de que há um risco maior de progressão do uso quando este se inicia antes dos 15 anos de idade.[40]

Os profissionais da saúde da atenção primária estão em uma posição privilegiada para a detecção do uso de risco de substâncias entre as mulheres, em especial as meninas. É de extrema importância que haja um treinamento que os auxilie a diagnosticar, orientar e encaminhar os casos de risco durante as consultas de triagem e rotina. Deve-se lembrar que meninas e mulheres, em especial as grávidas, estão em maior risco de danos à saúde decorrentes do uso de substâncias.

Os programas de prevenção deveriam focar questões predominantes na mulher, como a violência doméstica e sexual, o uso durante a gravidez e a maior sensibilidade ao álcool e outras drogas. Em relação às adolescentes, é de extrema importância a participação das escolas nas campanhas de prevenção, principalmente ao focar as meninas mais jovens, época em que o uso em geral não se iniciou. Outra forma de prevenir o uso de drogas nas escolas e faculdades é o estabelecimento de regras sobre uso de tabaco, bebidas alcoólicas e substâncias ilícitas em suas dependências. Ademais, programas sigilosos de ajuda aos estudantes usuários e parentes de usuários também podem funcionar como um suporte adicional.

Um importante aspecto dos programas de prevenção é o fortalecimento do apoio familiar à mulher, visando aumentar sua participação no tratamento. Em relação às meninas, deve ser reforçado o papel do modelo paterno. A participação das adolescentes em atividades extracurriculares, como atividades esportivas, também é um meio eficaz de prevenção. No entanto, é importante que haja campanhas de prevenção também contra o uso inapropriado de anabolizantes e estimulantes.[20]

Os meios de comunicação podem exercer um importante papel na prevenção do uso de substâncias. Atletas, personalidades e pessoas influentes podem transmitir mensagens sobre os possíveis riscos do uso de drogas. A redução de personagens usando tabaco, álcool e outras drogas em revistas, novelas e filmes também pode ajudar a alterar a atitude das mulheres em relação ao uso.

Também é importante oferecer assistência à mulher que esteja passando por situações estressoras, como separação, viuvez e perda de emprego. O aconselhamento combinado com a educação pode ajudar a prevenir o uso de início tardio. Isso inclui temas como o risco do abuso de medicações prescritas, a vulnerabilidade do organismo feminino às substâncias, os riscos ao feto, entre outros.

Políticas de prevenção de danos, como a troca de seringas e a distribuição de camisinhas, aliadas a educação, realização de testes de triagem e encaminhamento aos serviços de referência, também contribuem para a diminuição do uso e suas consequências.

CONSIDERAÇÕES FINAIS

O consumo de substâncias entre as mulheres é crescente, assim como a convergência na frequência de uso de bebidas alcoólicas entre os gêneros, sobretudo entre as adolescentes. Assim, a prevenção e o tratamento especializado são de extrema importância, uma vez que as mulheres são mais vulneráveis aos efeitos do álcool e de outras substâncias.

REFERÊNCIAS

1. Wilsnack RW, Vogeltanz ND, Wilsnack SC, Harris RT, Ahlström S, Bondy S, et al. Gender differences in alcohol consumption and adverse drinking consequences: cross-cultural patterns. Addiction. 2000;95(2):251-65.
2. Zilberman ML, Blume SB. Substance use and abuse in women. In: Romans SE, Seeman MV, editors. Women's mental health: a life cicle approach. Baltimore: Lippincott, Williams & Wilkins; 2005. p. 179-90.
3. Wolle CC, Sanches M, Zilberman ML, Caetano R, Zaleski M, Laranjeira RR, et al. Differences in drinking patterns between men and women in Brazil. Rev Bras Psiquiatr. 2011;33(4):367-73.
4. Zilberman M. Substance abuse across the lifespan in women. In: Brady KT, Back SE, Greenfield SF, editors. Women and addiction: a comprehensive handbook. New York: Guilford Publications; 2009. p. 3-13.
5. McClellan ML. Lady lushes: gender, alcoholism, and medicine in modern America. New York: Rutgers University; 2017.
6. Swan MH, Bossarte RM, Sullivent EE. Age of alcohol use initiation, suicidal behavior, and peer and dating violence victimization and perpetration among high-risk, seventh-grade adolescents. Pediatrics. 2008;121(2):297-305.
7. Nappo SA. Comportamento de risco de mulheres usuárias de crack em relação às DST/AIDS. São Paulo: Centro Brasileiro de Informações sobre Drogas Psicotrópicas; 2004.
8. Carlini EA, Galduroz JC, Noto AR, Nappo AS. II Levantamento domiciliar sobre o uso de drogas psicotrópicas no Brasil: estudo envolvendo as 108 maiores cidades do Brasil. São Paulo: Centro Brasileiro de Informações sobre Drogas Psicotrópicas; 2005.
9. Johnston LD, O'Malley PM, Miech RA, Bachman JG, Schulenberg JE. Monitoring the Future national survey results on adolescent drug use 1975-2016: overview, key findings on adolescent drug use. Ann Arbor: Institute for Social Research. The University of Michigan; 2017.
10. Substance Abuse and Mental Services Administration. Results from the 2013 national survey on drug use and heatlh: summary of national findings. Rockville, MD: Substance Abuse and Mental Health Administration; 2014;H48(14-4863):9-169.
11. Caetano R, Mills B, Madruga C, Pinsky I, Laranjeira R. Discrepant trends in income, drinking and alcohol problems in na

emergent economy: Brazil 2002 to 2012. Alcohol Clin Exp Rev. 2015;39(5):863-71.
12. Laranjeira RR, Pinsly I, Zaleski M, Caetano R. I Levantamento Nacional sobre os padrões de consumo de álcool na população brasileira. Brasília: Secretaria Nacional Antidrogas; 2007.
13. Baraona E, Abittan CS, Dohmen K, Moretti M, Pozzato G. Gender differences in pharmacokinetics of alcohol. Alcohol Clin Exp Res. 2001;25(4):502-57.
14. Blume SB, Zilberman ML. Women: clinical aspects. In: Lowinston JH, Ruiz P, Millman RB, editors. Substance abuse: a comprehensive textbook. 4th ed. Philadelphia: Lippincott Williams & Wilkins; 2004.
15. Zilberman M, Tavares H, el-Guebaly N. Gender similarities and differences: prevalence and course of alcohol and other substance related disorders. J Addict Dis. 2003;22(4):61-74.
16. Keyes KM, Martins SS, Blanco C, Hasin DS. Telescoping and gender differences in alcohol dependence: new evidence from two national surveys. Am J Psychiatry. 2010; 167(8):969-76.
17. Greenfield SF, O'Leavy G. Gender diffrences in substance use disorders. In: Lewis-Hall F, Williams TS, Panetta JA, Herrera JM, editors. Psychiatric illness in women: emerging treatments and research. Washington: American Psychiatric Publishing; 2002. p. 467-533.
18. Zeman MV, Hiraki L, Sellers EM. Gender differences in tobacco smoking: higher relative exposure to smoke than nicotine in women. J Womens Health Gend Based Med. 2002;11(2):147-53.
19. Zilberman ML, Blume SB. Women and drugs. In: Lowinston JH, Ruiz P, Millman RB, editors. Substance abuse: a comprehensive textbook. 4th ed. Philadelphia: Lippincott Williams & Wilkins; 2004.
20. Blume SB, Zilberman ML, Tavares H. Substance use, abuse, and dependence in adolescent girls. In: Romans SE, Seeman MV, editors. Women's mental health: a life cicle approach. Baltimore: Lippincott, Williams & Wilkins; 2005. p.133-45.
21. Zilberman ML, Tavares H, Blume SB, el-Guebaly N. Substance use disorders: sex differences and psychiatrics comorbidities. Can J Psychiatry. 2003;48(1):5-15.
22. National Institute on Alcoholism Abuse (USA). 10th Special report to the U.S. congress on alcohol and health: highlights from current research. Rockville: Department of Health and Human Services, Public Health Service; 2000.
23. Centers for Disease Control and Prevention. Recent trends in mortality rates for four major cancers, by sex and race/ethnicity – United States, 1990-1998. MMWR Morb Mortal Rep. 2002;51(3):49-53.
24. Sharpe RM, Franks S. Enviroment, lifestyle and infertility: an intergenerational issue. Nat Cell Biol. 2002;4(Suppl):33-40.
25. Wong CJ, Badger GJ, Sigmon SC, Higgins ST. Examining possible gender differences among cocaine-dependent outpatients. Exp Clin Psychofarmacology. 2002;10(3):316-23.
26. Miller KE, Hoffman JH, Barnes GM, Sabo D, Melnick MJ, Farrell MP. Adolescent anabolic steroid use, gender, physical activity, and other problem behaviors. Subst Use Misuse. 2005;40(11):1637-57.
27. Ally EZ, Laranjeira RR, Viana MC, Pinsky I, Caetano R, Mitsuhiro SS, et al. Intimate partner violence trends in Brazil: data from two waves of the Brazilian National Alcohol and Drugs Survey. Rev Bras Psiquiatr, 2016;38(2):98-105.
28. Wolle C, Zilberman M. Gestação e vulnerabilidade. In: Garcia F, Costa MR, Guimarães LP, Neves MCL, organizadores. Vulnerabilidade e o uso de drogas. Belo Horizonte: 3i Editora; 2016. p.153-63.
29. Ralph N, McMenamy C. Treatment outcomes in an adolescent chemical dependency program. Adolescence. 1996;31(121):91-107.
30. Webb JA, Bray JH, Getz JG, Adams G. Gender, perceived parental monitoring, and behavioral adjustment: influences on adolescent alcohol use. Am J Orthopsychiatry. 2002;72(3):392-400.
31. Martínez-Hernaéz A, Marí-Klose M, Julià A, Escapa S, Marí-Klose P. Consumo episódico excesivo de alcohol en adolescentes: su asociación con lós estados de ánimo negativos y los factores familiares. Rev Esp Salud Pública. 2012;86(1):101-14.
32. Choquet M, Hassler C, Morin D, Falissard B, Chau N. Perceived parental styles and tobacco, alcohol, and cannabis use among French adolescents: gender and family structure differentials. Alcohol Alcohol. 2008;43(1):73-80.
33. Spear LP. The adolescent brain and the college drinker: biological basis of propensity to use and misuse alcohol. J Stud Alcohol Suppl. 2002;(14):71-81.
34. Grant BF, Dawson DA. Age at onset of alcohol use and its association with DSM-IV alcohol abuse and dependence: results from the National Longitudinal Alcohol Epidemiologic Survey. J Subst Abuse. 1997;9:103-10.
35. Sartori ACR, Zilberman M. Revisitando o conceito de síndrome do ninho vazio. Rev psiquiatr clin. 2009;36(3):112-21.
36. Sampson HW. Alcohol and other factors affecting osteoporosis risk in women. Alcohol Res Health. 2002;26(4):292-8.
37. Epstein EE, Fischer-Elber K, Al-Otaiba Z. Women, aging, and alcohol use disorders. J Women Aging. 2007;19(1-2):31-48.
38. Simoni-Wastila L, Yang HK. Psychoactive drug abuse in older adults. Am J Geriatr Pharmacother. 2006;4(4):380-94.
39. Russel M, Martier SS, Sokol RJ, Mudar P. Screening for pregnancy risk-drinking. Alc Clin Exp Res. 1994;18(5):1156-61.
40. National Center on Addiction and Substance Abuse at Columbia University. The formative years: pathways to substance abuse among girls and young women ages 8-22. New York: CASA; 2003.

32

Gestantes e perinatal

Carla Bicca e Jerônimo Mendes-Ribeiro

PONTOS-CHAVE

✓ A gestação é incompatível com o uso de drogas.
✓ A substância que ultrapassa a barreira hematencefálica vai chegar ao feto.
✓ Não há nível "seguro" para consumo de álcool na gravidez.
✓ As drogas lícitas são as que mais causam danos na gestação e no período perinatal.
✓ As drogas podem causar síndrome de abstinência neonatal.

O uso de drogas e outras substâncias por mulheres com potencial de gravidez e durante a gravidez varia amplamente entre diferentes populações. Enquanto algumas descontinuam ou tentam reduzir o consumo de álcool, nicotina e outras drogas recreativas, na gravidez, um número significativo resolve continuar o uso.[1] Embora a atenção maior se dê aos primeiros três meses, agentes tóxicos podem afetar qualquer estágio. A gestação é um período de desafio contínuo devido às incertezas quanto aos riscos para a mulher e para o feto (exposição intrauterina), as quais perduram durante a lactação.

Como 40% das gestações não são planejadas,[2] é comum a exposição a alguma substância nas semanas que antecederam a identificação da gravidez. Há falta de dados definitivos, em consequência das barreiras éticas para a realização de estudos epidemiológicos sobre o uso indevido de drogas na gravidez, das dificuldades metodológicas inerentes a essa subpopulação e da falta de informações precisas sobre a dose e a pureza da substância em estudo, o padrão de uso e o uso concomitante de álcool ou outras drogas consideradas recreativas. Além disso, a subnotificação ou até mesmo a ocultação do relato do uso de drogas são comuns.[3]

O uso de drogas pode estar associado a deficiências nutricionais maternas, doenças infecciosas, evitação ou falta de acesso a cuidados pré-natais adequados e fatores psicossociais que influenciam na evolução da gestação. Há programas que oferecem intenso suporte psicossocial, entretanto, é elevada a taxa de usuárias de substâncias que decidem interromper a gestação.[4] Por essas razões, a seleção em pesquisa de um grupo-controle é difícil, e, como resultado, muitos estudos não os têm. Estudos de coorte têm limites em recrutar uma amostra significativa e manter as participantes no estudo. Como consequência, os achados podem ser imprecisos, e a interpretação dos dados, difícil, particularmente na atribuição de causalidade para determinada exposição. Para muitas substâncias, nenhuma evidência clara de aumento do risco fetal é documentada. Portanto, intervenções mãe-bebê que visem redução do uso ou controle do quadro de abstinência de substâncias são importantes.

Em 2014, a Organização Mundial da Saúde (OMS) publicou diretrizes descrevendo as melhores práticas para fornecer suporte à mãe e à criança.[5]

É fundamental que a equipe de cuidados de saúde trabalhe em estreita colaboração com a gestante e sua família para que o impacto do uso de drogas durante a gravidez e a amamentação seja, preferencialmente, evitado ou, ao menos, diminuído.

ESTÁGIOS REPRODUTIVOS

A formação do embrião e seu desenvolvimento, a embriogênese, é um processo contínuo, que inicia na fertilização do óvulo pelo gameta masculino. O ovo resultante da fecundação sofrerá consecutivas divisões celulares. As últimas células (os oócitos) se desenvolvem ainda no período pré-natal, quando aproximadamente 400 delas estarão disponíveis, a partir da menarca, para ovulação. Essa divisão será finalizada a partir da fertilização.

A toxicologia reprodutiva é a área que lida com causas, mecanismos e feitos na prevenção de distúrbios causados por agentes tóxicos no ciclo reprodutivo, incluindo alterações na fertilidade, risco de teratogênese e embrio/fetotoxicidade. A teratogenicidade é a manifestação de tal efeito. O interesse no estudo dessas manifestações ascendeu no início da década de 1960, com os desfechos causados pela talidomida.

Nessa linha, o risco do uso de drogas tem sido documentado e embasa a necessidade de se investir em prevenção, diferentemente de diversos outros agentes que podem implicar a gênese de desfechos maternos, obstétricos e neonatais negativos. Assim, profissionais da saúde, casais que planejam ter filhos e gestantes devem ser informados sobre os potenciais riscos da exposição a drogas.

PRINCÍPIOS GERAIS DA TOXICOLOGIA REPRODUTIVA

Medicamentos que podem induzir toxicidade reprodutiva geralmente são identificados ainda antes de serem lançados no mercado, por meio de estudos pré-clínicos. Considerações finais a respeito de sua segurança reprodutiva, obtidas por meio de estudos epidemiológicos, mesmo depois de algum tempo no mercado, são, muitas vezes, inconclusivas e, portanto, alvo de complexas decisões que envolvem a discussão dos riscos e dos potenciais benefícios individuais. No entanto, o uso de drogas, embora comumente percebido como inócuo em determinadas culturas, não se baseia nesses conceitos. Há substâncias que são usadas na rua, pouco conhecidas cientificamente, que são modificadas e recebem acréscimo de diversos componentes e que não têm o rigor metodológico de um medicamento. Além disso, muitas mulheres omitem ou mascaram o real consumo em termos de quantidade e frequência de determinada substância, com receio de possíveis repercussões jurídicas.

A resposta tóxica ao embrião e ao feto depende, resumidamente, da substância em questão, da dose administrada, da suscetibilidade genética de determinada espécie, do estágio de desenvolvimento reprodutivo do concepto (janelas de suscetibilidade). Além disso, estudos ainda devem avançar na busca do entendimento de mecanismos de reparação precoce e de alvos moleculares críticos envolvidos no processo do desenvolvimento.

RESPOSTAS DO ORGANISMO À TOXICIDADE

As respostas do organismo à toxicidade incluem distúrbios genéticos e cromossômicos, abortamento espontâneo, morte intrauterina, prematuridade, baixo peso ao nascer, malformações congênitas e efeitos em longo prazo (teratogênese no desenvolvimento neurocognitivo e comportamental). As alterações podem ser vistas tanto imediatamente à exposição como de forma mais tardia.

A fase crítica de indução de malformações estruturais em humanos em geral ocorre muito precocemente, entre 20 e 70 dias após a data da última menstruação ou uma semana antes do atraso menstrual até 44 dias de atraso menstrual. Considerando que 40% das gestações não são planejadas, a descoberta da gestação pode ocorrer quando esses estágios estão em pleno desenvolvimento ou já concluídos.

ADAPTAÇÕES E MUDANÇAS FISIOLÓGICAS

A gestação induz muitas adaptações e mudanças fisiológicas, levando a importante redução da concentração sérica de muitos medicamentos. O volume corporal total aumenta em cerca de 8 litros, e há outras mudanças, como absorção intestinal, metabolismo hepático e modificações do padrão de ativação enzimática por meio do aumento dos hormônios femininos (Quadro 32.1). O fluxo plasmático renal praticamente dobra no terceiro trimestre, levando a alterações na metabolização renal de diversas substâncias.[6]

A placenta

Desde o desenvolvimento até ser um órgão funcionalmente maduro, a placenta passa por diversas transformações, e pouco é conhecido sobre o transporte de substâncias em fases precoces do desenvolvimento. A placenta é essencialmente uma barreira lipídica entre a circulação materna e a fetal,

QUADRO 32.1
Mudanças da farmacocinética das drogas durante a gestação

Absorção	
Motilidade gastrintestinal	↓
Função pulmonar	↑
Perfusão tecidual da pele	↑
Distribuição	
Volume plasmático	↑
Água corporal	↑
Proteínas plasmáticas	↓
Deposição de gordura	↑
Metabolismo	
Atividade hepática	↑↓
Excreção	
Filtração glomerular	↑

Fonte: Adaptada de Loebstein.[6]

tal como a membrana lipídica do trato gastrintestinal. Assim, medicamentos que são bem absorvidos no trato gastrintestinal tendem a passar facilmente pela barreira fetoplacentária. Portanto, a maioria das drogas atingirá iguais concentrações ao longo do tempo, inevitavelmente expondo o feto a tais substâncias, pois a maioria delas tem peso molecular entre 600 e 800 g/mol, podendo atravessar livremente a placenta. Ao redor do terceiro mês de gestação, o fígado do feto já é capaz de ativar ou inativar algumas substâncias por meio de oxidação. No entanto, o feto ainda não apresenta barreira hematencefálica, ficando suscetível a agentes fetotóxicos. Porém, com a extensa quantidade de substâncias às quais ele pode ser exposto e os relativamente poucos transtornos observados após o nascimento, é esperado que fetos e recém-nascidos (RN) tenham um sistema de reparo incrível.

Assim, diversos mecanismos que envolvem a exposição do feto a agentes em estágios críticos do desenvolvimento, por meio de efeitos genéticos e epigenéticos, ligados a receptores de membrana, podem ativar ou inativar importantes vias, recrutando proteínas e sinalizando transcrição gênica. Além disso, produtos da metabolização desses agentes podem alterar a síntese proteica pela interferência direta ou em enzimas cujas funções catalíticas são importantes no desenvolvimento.

Alguns efeitos da toxicidade no desenvolvimento são mediados não por meio de mecanismos que envolvem o feto, mas pela mãe, ou seja, a toxicidade advém das ações tóxicas do agente afetando a mãe e, indiretamente, o concepto.

Embora cerca de dois terços dos transtornos do desenvolvimento sejam idiopáticos, a interação entre esses agentes que contribui para o aparecimento de outras condições torna-os relevantes em desfechos no desenvolvimento fetal. As drogas (álcool, cocaína, benzodiazepínicos [BZDs]) estão entre os agentes sabidamente associados a potencial de embrio/fetotoxicidade em humanos.

A exposição paterna a drogas e os possíveis desfechos em relação ao feto ainda precisam ser mais bem estudados.

USO DE DROGAS E GRAVIDEZ

As mulheres em fase reprodutiva que usam drogas, e sobretudo as grávidas, requerem atenção redobrada dos profissionais da saúde. Comorbidades com transtornos psiquiátricos, história de trauma e abuso, evitação ou difícil acesso a cuidados pré-natais e dificuldades socioambientais fazem parte da complexidade do atendimento a essas mulheres.

O uso de substâncias também é fator significativo nas mortes de mulheres no primeiro ano após a gravidez.[7]

Há algum consenso relacionado ao uso de drogas. O tabagismo durante a gravidez está associado a uma série de resultados adversos, por isso é recomendado que os profissionais da saúde encaminhem as gestantes aos serviços de cessação do tabagismo na gestação e apoiem as mulheres envolvidas na cessação do tabagismo e em tentativas de parar de fumar.

O álcool também está associado a efeitos adversos, sendo um dos mais graves a síndrome álcoolica fetal. Já o consumo de drogas ilícitas está associado a uma série de resultados adversos para o feto e para a mãe.

Abordar quaisquer fatores de risco modificáveis antes de mulheres e adolescentes engravidarem, no início da gravidez e ao longo do período perinatal, como programas de cessação do uso (tabagismo), intervenções comportamentais e opções de prescrição (obesidade), estado nutricional (suplementação de folato), diabetes melito, uso de drogas (serviços especializados) e violência doméstica (serviços de advocacia/serviços especializados do setor voluntário), pode evitar piores desfechos.[8] A **Figura 32.1** mostra as taxas de uso de substâncias ilícitas em gestantes por faixa etária, bem como as taxas gerais de consumo de álcool e cigarros durante a gravidez. Segundo a Pesquisa Nacional sobre Uso de Drogas e Saúde de 2013, 5,4% das gestantes entre 15 e 44 anos relataram usar drogas ilícitas. Menos gestantes relataram uso de substâncias ilícitas no terceiro trimestre (2,4%) em relação ao primeiro e segundo trimestres (9 e 4,8%, respectivamente). Os problemas decorrentes do uso de substâncias continuam sendo alguns dos diagnósticos mais comumente subestimados ou não realizados em gestantes, e aquelas com transtornos por uso de substâncias são menos propensas a receber cuidados pré-natais em relação a gestantes que não usam substâncias, porque as usuárias muitas vezes têm medo de repercussões jurídicas.

TIPOS DE DROGAS

ÁLCOOL

Os efeitos nocivos do consumo materno de álcool (etanol) sobre o desenvolvimento do feto são reconhecidos há muito tempo. Apesar disso, a exposição intrauterina ao álcool continua sendo a causa evitável mais comum de transtornos da aprendizagem e de deficiência nos países desenvolvidos.[10]

O consumo de álcool antes da gravidez (ou seja, quantidade e frequência de beber típico) e a exposição a abuso ou violência são preditores de uso de álcool durante a gravidez.[11]

Os efeitos nocivos do álcool se projetam não só sobre o feto, mas ao longo da vida, manifestando-se por dificuldades intelectuais, físicas, comportamentais, sociais e emocionais.[10]

As pesquisas em epidemiologia, prevenção, diagnóstico e tratamento do transtorno do espectro alcoólico fetal (TEAF) aumentaram drasticamente nos últimos anos, havendo extensa literatura publicada sobre o tema.[12]

O TEAF engloba aborto espontâneo, parto prematuro, baixo peso ao nascer e atraso no desenvolvimento, que estão associados ao consumo de álcool na gestação. Embora o uso de álcool seja a chave para o desenvolvimento da síndrome alcoólica fetal (SAF), outros fatores, como uso de outras drogas (p. ex., nicotina e cocaína), estresse e desnutrição, aumentam o impacto do álcool no feto e devem ser considerados.[13]

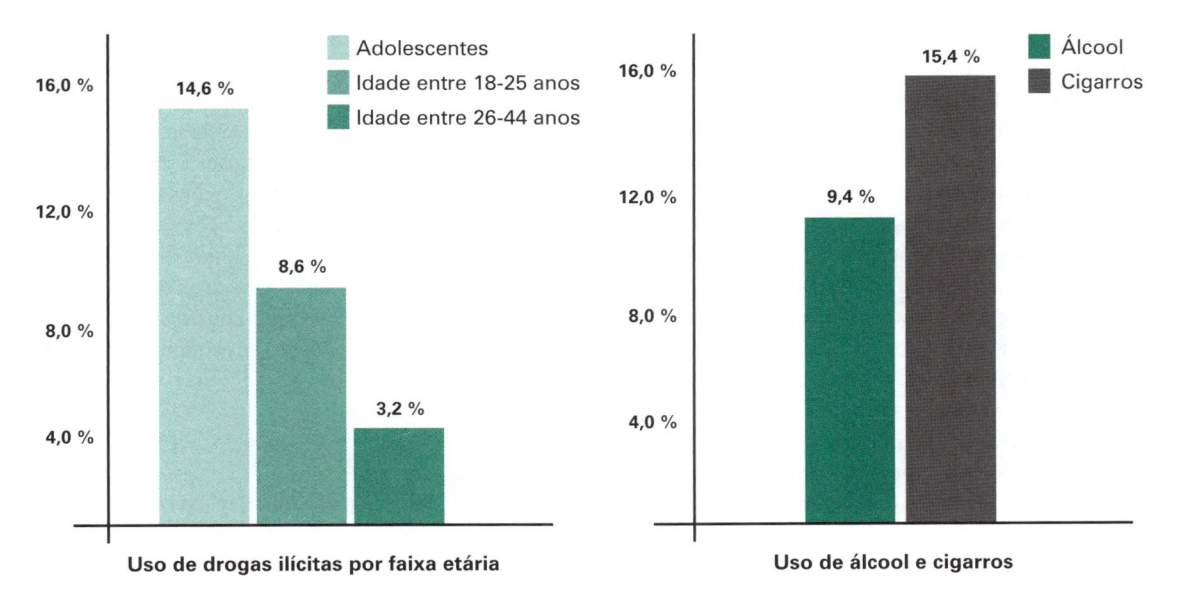

Figura 32.1 Prevalência do consumo de substâncias ilícitas, cigarro e álcool em gestantes.
Fonte: McLafferty e colaboradores.[9]

O álcool é rapidamente absorvido pela mucosa oral, estômago e duodeno superior, onde ocorre a maior absorção (70-80%). Concentrações séricas atingem o pico dentro de 50 a 60 minutos após a ingestão, mas são influenciadas pela variação do metabolismo de cada indivíduo, características físicas e circunstâncias nas quais o álcool foi consumido (p. ex., com o estômago vazio). Além dessas variações individuais, a gravidez influencia a farmacocinética, dependendo do estágio gestacional. O álcool se dissolve igualmente bem em todos os fluidos corporais, passando para a placenta sem obstáculos; devido à alta permeabilidade, atinge rapidamente o cérebro. Da mesma maneira, chega à corrente sanguínea fetal pela circulação materna. Além disso, a exposição fetal pode ser maior em consequência de retardo da distribuição do álcool a partir do líquido amniótico. Alguns estudos demonstraram que foi possível detectar o álcool na circulação fetal várias horas após não ser detectado na circulação materna.[14]

Efeitos diretos do etanol e de seu metabólito, acetaldeído, estão implicados em teratogenicidade. Mecanismos propostos incluem aumento do estresse oxidativo, alterações do metabolismo da glicose, dos lipídeos e da síntese proteica, por meio de mecanismos epigenéticos, de diminuição da neurogênese e aumento de apoptose, alterando a expressão gênica. É provável que diversos mecanismos, a serem conhecidos, estejam envolvidos.[15]

Efeitos do álcool no feto

O álcool e seus metabólitos são teratogênicos e impactam estrutural e funcionalmente no desenvolvimento fetal. Os efeitos da exposição *in utero* são revistos em Jones[16] e incluem:

- **características dismórficas no RN:** encurtamento das fissuras palpebrais, afinamento do lábio superior, encurtamento do quinto dedo, hipoplasia das unhas, prega palmar em "taco de hóquei"
- **anomalias estruturais:** do cérebro, coração, rins, membros, esqueleto, microcefalia, redução do crescimento intrauterino e pós-natal
- **anomalias neurocomportamentais:** deficiência visual e auditiva, transtorno de déficit de atenção/hiperatividade (TDAH), dificuldades de aprendizagem
- **morte infantil**

A gravidade das consequências no feto dependerá essencialmente da duração e da intensidade do consumo materno de álcool durante a gravidez, bem como do período do desenvolvimento em que ocorreu a exposição.

No **início da gravidez**, o uso de álcool está associado a aumento do risco de malformações congênitas, principalmente as faciais, além de a efeitos neurocomportamentais. No entanto, tem sido mostrado que o consumo materno pesado de álcool pode causar dano neuronal e resultar em alterações neurológicas e comportamentais, mesmo após as primeiras 12 semanas de gestação.

O termo "síndrome alcoólica fetal" (SAF) foi cunhado na década de 1970 para descrever o padrão específico de características faciais dismórficas, de alterações no crescimento e de anomalias do sistema nervoso central (SNC) associado a filhos de mulheres com uso crônico ou dependência de álcool.[17] No entanto, essa tríade, na verdade, representa a forma mais grave de teratogênese associada ao álcool, sendo responsável pela minoria das crianças afetadas pela exposição *in utero*. Dados coletados prospectivamente sugerem que 80%

das crianças expostas a altos níveis de álcool no período pré-natal são afetadas, ao menos, por uma das características da SAF. Foram identificados problemas no desenvolvimento neurológico em 40% dos casos daquelas que não preencheram critérios para o diagnóstico clássico dessa condição.[18] O somatório de estudos relevantes sobre SAF resultou na introdução do termo "transtornos do espectro alcoólico fetal" (TEAF), que abrange todo o espectro de teratogenicidade do álcool. Essa classificação inclui a SAF "clássica", a SAF parcial (crescimento não é afetado), distúrbios neurológicos relacionados ao álcool (DNRA), malformações congênitas relacionadas ao álcool (ARBD) e os efeitos do álcool no feto.[19]

As repercussões em longo prazo dos TEAF são preocupantes, porque as características faciais clássicas da SAF podem tornar-se menos óbvias com o tempo, mas microcefalia, retardo de crescimento, TDAH, déficits cognitivos e motores permanecem inalterados.[20]

Consequências dos danos da exposição ao álcool na gestação atingem a vida adulta em função de retardo do crescimento físico (mais frequente em pacientes do sexo masculino), do desenvolvimento mental e de transtornos da conduta, trazendo desafios consideráveis, particularmente referentes a trabalho.[21] Apenas cerca de 50% dos pacientes com SAF/EAF (efeitos alcoólico-fetais) diagnosticados na infância foram capazes de viver de forma independente na idade adulta, e apenas 20% estavam empregados. Não houve diferença do prognóstico na fase adulta entre EAF e TEAF: os pacientes com EAF tiveram prognóstico menos favorável por terem diagnósticos tardios.[22] Embora se acredite que os efeitos do álcool no embrião sejam dose-dependentes, não há definição de nível "seguro" para consumo de álcool na gravidez. Diversos estudos tentam definir o risco fetal em função do padrão de ingestão ou da quantidade de álcool consumida.[23] No entanto, mesmo o consumo leve a moderado tem associação com aumento do risco relativo de desfechos negativos, tanto obstétricos quanto neonatais.[24]

Diagnóstico de transtorno do espectro alcoólico fetal

Quando há suspeita de SAF, é recomendada a avaliação da criança por um geneticista, clínico ou pediatra com especialização nessa área. O objetivo é descartar síndromes genéticas subjacentes, sobretudo se a exposição pré-natal ao álcool não pôde ser confirmada (como ocorre com frequência em casos de adoção). Se disponível, deve-se considerar realizar investigação genética em todos os casos de crianças que apresentem clinicamente dismorfismo ou atraso de desenvolvimento, especialmente se associados a malformações congênitas.[22]

Recomendações

Como o álcool é reconhecido como um teratógeno, é altamente recomendável evitar seu uso durante toda a gestação. Mulheres que planejam engravidar e que apresentam um padrão disfuncional de ingestão de álcool devem ser encorajadas a descontinuar o uso.

É fundamental, na abordagem de todas as gestantes, perguntar o mais precocemente possível sobre álcool, tabaco e outras drogas, para iniciar intervenções adequadas que visem minimizar o risco fetal e materno.

Em alguns centros, foram desenvolvidos programas de triagem materna de rotina para detectar o uso de álcool e drogas. O uso de xaropes que contêm álcool e de medicamentos à base de álcool deve ser evitado na gestação.

TABACO

O tabagismo é a principal causa evitável de morbidade e mortalidade fetal,[25] e seu uso no período gestacional é investigado há algumas décadas. Os estudos têm sugerido a ligação entre o tabagismo materno na gravidez e o aumento do risco para transtornos mentais (transtorno bipolar, esquizofrenia, TDAH, etc.). Resultados de um estudo de coorte com uma amostra populacional de 1,7 milhão de descendentes suecos demonstrou que as crianças que tiveram níveis elevados de exposição ao tabagismo, quando comparadas àquelas cujas mães não usaram tabaco durante a gestação, apresentaram risco aumentado de doença mental grave (razão de chances [RC] 1,51, IC 95% 1,44-1,59). No entanto, quando os pesquisadores tentaram controlar potenciais fatores de confusão genéticos e familiares, observando o risco de doença mental grave em pares de irmãos, essa associação foi diminuída. Nos irmãos em que apenas um foi exposto ao tabagismo materno durante a gestação, o risco para doença mental grave não diferiu significativamente (tabagismo moderado: RC 1,09, IC 95% 0,94-1,26, 1,14; IC 95% 0,96-1,35).[26] Embora esses achados possam ser tranquilizadores, o tabagismo durante a gestação esteve associado a vários outros desfechos adversos, como risco aumentado de abortamento, malformações congênitas, prematuridade, natimortos, síndrome de morte súbita do lactente (SIDS) e transtornos físicos e mentais na infância. Além disso, os resultados do estudo não excluíram a possibilidade de que fumar durante a gravidez esteja associado a formas menos graves de transtornos mentais, como TDAH. Langley[27] investigou a associação entre o tabagismo materno durante a gestação e o risco de TDAH nos filhos e demonstrou que a chances de a prole ter TDAH é semelhante, independentemente de o uso de tabaco durante a gestação ter sido da mãe ou do pai. O estudo excluiu a possibilidade de tabagismo passivo pela mãe. Isso sugere que efeitos genéticos, e não intrauterinos, podem ser a causa.[9] Os estudos que analisaram malformações congênitas em lactentes de mulheres que fumaram na gestação não demonstram aumentos significativos, mas vários autores têm relatado uma associação entre tabagismo durante o primeiro trimestre e aumento do risco de fissura de lábio e palato. Apesar da recomendação de cessação do tabagismo durante a gestação, estima-se que 10% das mulheres nos Estados Unidos continuem a fumar nesse período.[28]

Uma ampla revisão sistemática da Cochrane de 88 ensaios clínicos randomizados, incluindo 28 mil indivíduos, constatou que os programas de parada do tabagismo reduzem a proporção de gestantes que continuam a fumar e diminuem as taxas de baixo peso e prematuridade.[29]

A nicotina é uma droga classificada como estimulante menor (que causa a adição), sendo a principal toxina do tabaco. Entretanto, a fumaça do tabaco mistura vários gases (principalmente o monóxido de carbono) e mais 4 mil substâncias diferentes, sendo 250 substâncias nocivas para a saúde e 50 substâncias carcinogênicas, incluindo metais pesados e pesticidas organofosforados. É absorvida pela mucosa da cavidade oral, pelo trato respiratório e pelo trato gastrintestinal. Atravessa a placenta e se acumula no sangue fetal e no líquido amniótico para alcançar concentrações que excedem àquelas da mãe, resultando em aumento da frequência cardíaca fetal.

Complicações na gestação

O período gestacional é complexo, e complicações podem ocorrer com a mãe ou com o feto. O tabagismo na gestação é um problema de saúde pública, por aumentar a vulnerabilidade da gravidez. O tabaco pode causar danos em todas as fases da gestação. As mulheres que fumaram em qualquer momento durante sua fase reprodutiva foram mais propensas a ter abortamento espontâneo, morte fetal ou gravidez ectópica tubária,[30] e há uma relação de efeito dose-dependente. Alguns autores sugerem, inclusive, que o risco dobra a partir de 10 cigarros por dia.[31]

O uso de cigarro na gestação está associado a anormalidades placentárias (que podem resultar em morte do RN no período perinatal); restrição do crescimento (peso do RN, em média, 200 g), como resultado de alterações fisiopatológicas da placenta que limitam o fluxo sanguíneo uterino; e hipoxia, em função das concentrações séricas de monóxido de carbono, levando a retardo do crescimento intrauterino (RCIU). Quando a idade gestacional é considerada, o RCIU como consequência de tabagismo materno é até 2,5 vezes maior entre os descendentes de fumantes em comparação aos RNs de não fumantes. Primíparas e mulheres mais velhas parecem estar em maior risco desse efeito. O interessante é que a cessação do tabagismo nas primeiras semanas de gravidez demonstrou remover o aumento do risco de RCIU.[31]

A prematuridade é, em média, 50% mais comum entre fumantes, e há uma relação dose-resposta, com o risco de ruptura prematura das membranas antes da 33ª semana de gravidez. Esse risco dobra entre as mulheres que fumam 20 cigarros por dia. As mulheres multíparas estão particularmente em risco de parto prematuro antes da 33ª semana de gravidez. Mortalidade perinatal (morte fetal após a 20ª semana de gestação ou do RN até 28 dias após o nascimento) está aumentada em cerca de 30% entre as mulheres que fumaram durante a gravidez, e esse aumento está intimamente relacionado a complicações obstétricas, como descolamento prematuro de placenta, e é a maior causa de síndrome da morte súbita infantil.[32]

Doenças na infância

Diversos estudos demonstram uma associação positiva entre tabagismo materno e diversas condições médicas gerais, assim como alterações no desenvolvimento neuropsicomotor, comportamental e cognitivo, além de associação com distúrbios do sono. Fora isso, o tabagismo materno passivo também tem sido implicado em afetar negativamente o resultado fetal. Mulheres que nunca tinham fumado, mas estiveram expostas indiretamente ao tabaco, tiveram um risco significativamente aumentado para aborto espontâneo, morte fetal e gravidez ectópica tubária quando comparadas àquelas que nunca tinham fumado e não haviam sido expostas.[33]

Abordagem terapêutica para cessação do tabagismo

O objetivo é fazer a mãe entender que ela pode evitar riscos à gestação que envolvem o tabagismo e tentar parar de fumar, se possível sem o uso de medicamentos. O médico, terapeuta ou qualquer profissional da saúde deve estar imbuído de motivação para sensibilizar a gestante. Alguns estudos demonstram a diferença nos resultados com terapeutas mais motivados para a tarefa. A meta da cessação pode não ser da gestante, ou ela pode tentar e não conseguir. Outra opção é a terapia de reposição de nicotina (TRN), que rapidamente afasta da gestante e, consequentemente, do feto os agentes deletérios do tabaco fumado, permanecendo apenas a exposição à nicotina. Quando o uso de farmacoterápicos (TRN, bupropiona e vareniclina) foi feito por não gestantes, foi demonstrada efetividade na cessação do tabagismo, mas os estudos ainda não são conclusivos, e as evidências são insuficientes para demonstrar a eficácia ou a segurança da TRN na gestação. Os cigarros eletrônicos (sistemas eletrônicos de entrega de nicotina), que estão sendo usados no mundo inteiro, não têm resultados que justifiquem seu uso por gestantes.

Há evidências de significância limítrofe sugerindo que a TRN utilizada com suporte comportamental por gestantes para cessação do tabagismo pode aumentar a cessação do tabaco no fim da gravidez em aproximadamente 40%. Não houve evidência consistente sobre a TRN ter impacto positivo ou negativo sobre os resultados de nascimento, mas os achados do único teste que seguiu crianças após o período neonatal descobriram que aquelas que nasceram de mulheres do grupo de TRN apresentaram menor probabilidade de sofrer comprometimento do desenvolvimento, o que sugere que a TRN usada na gestação pode melhorar os resultados do desenvolvimento infantil.

Os medicamentos bupropiona e vareniclina também foram estudados, e os dados obtidos do banco de dados ainda são insuficientes, porém não contraindicam o uso. No entanto, essas intervenções em fumantes pesadas podem oferecer benefício clínico e devem ser decididas de acordo com cada caso, em discussão com a paciente e sua família (**Fig. 32.2**).

Houve apenas um pequeno teste com bupropiona, mas nenhum com vareniclina ou sistemas eletrônicos de entrega de nicotina (SEEN), os cigarros eletrônicos. É necessário cuidado quando se interpreta a estimativa agrupada para o efeito da TRN usada na gestação para a cessação do tabagismo na gravidez posterior, uma vez que as análises dos subgrupos revelaram efeitos de tratamento muito diferentes dos estudos controlados com placebo e não placebo, sugerindo heterogeneidade clínica. É possível que essas descobertas se devam a preconceitos inexplicados, presumivelmente dentro dos testes menos robustos, não controlados por placebo. A eficácia real da TRN para cessação do tabagismo na gestação pode, portanto, estar mais próxima da estimativa da relação de risco derivada de ensaios controlados por placebo, que atingiu apenas significância limítrofe.

Recomendações

Fumar em qualquer fase da gestação é potencialmente prejudicial não só para o feto, mas também para a mãe, seu parceiro e outras crianças em casa.

As mulheres devem ser fortemente aconselhadas a interromper o tabagismo antes da gestação e abster-se de fumar durante toda a gravidez e após o nascimento. A decisão sobre usar ou não TRN ou farmacoterapia para cessação do tabaco durante a gravidez deve ser feita individualmente, embasada na melhor literatura disponível. Em algumas situações, o uso de TRN pode ser preferível à exposição continuada ao tabaco.

No entanto, sempre que possível, parar de fumar durante a gravidez deve ser um objetivo alcançado por meio de intervenções não farmacológicas, como terapia cognitivo-comportamental (TCC) e apoio clínico da equipe de cuidados, se disponível. A monitoração adicional de bem-estar e do crescimento fetal pode ser indicada, dependendo da gravidade do caso.

Cafeína e xantina (estimulantes menores)

A cafeína é um estimulante do SNC da classe metilxantina e é uma das substâncias mais usadas no mundo. Diferentemente de outras substâncias psicoativas, é legal, barata e não regu-

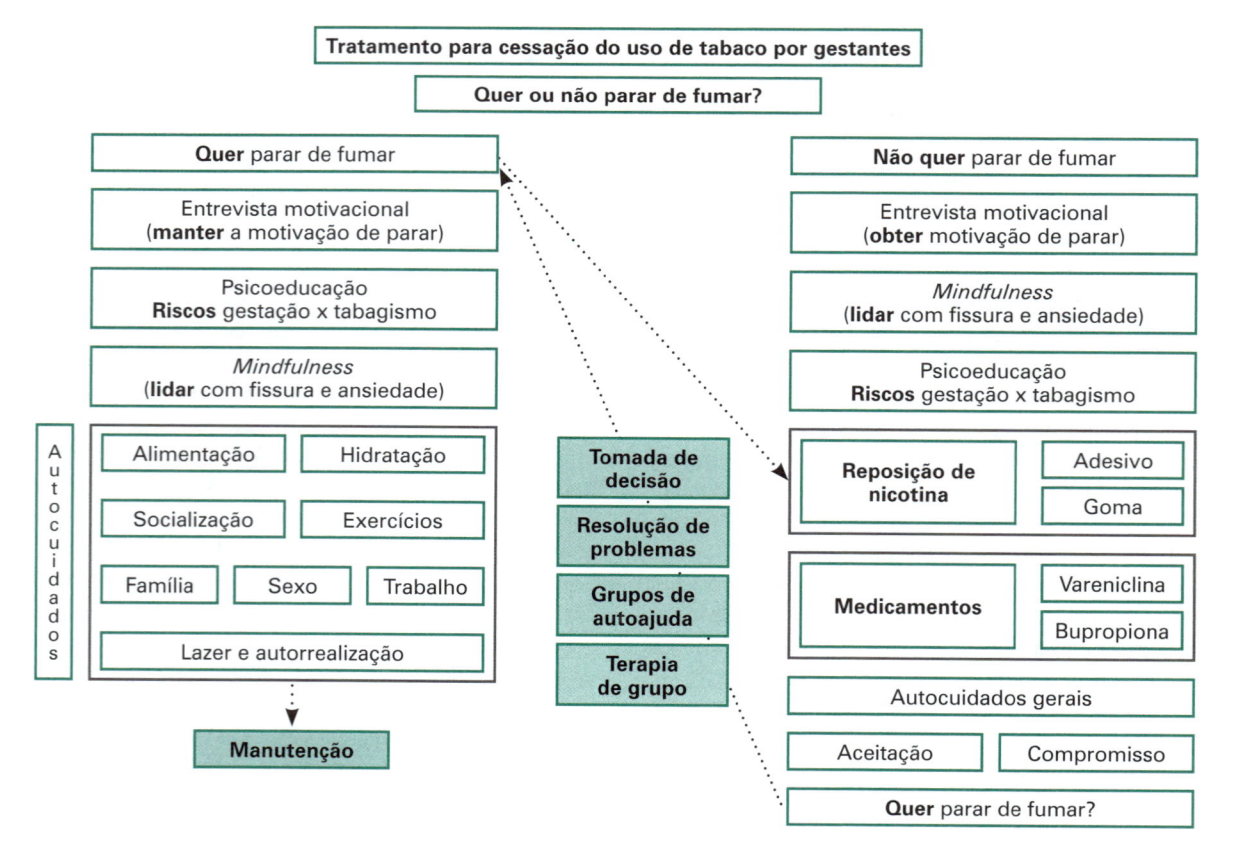

Figura 32.2 Abordagem terapêutica para cessação do tabagismo.

lada na maior parte do mundo. O hábito de beber café pode levar à dependência, e pode haver o desenvolvimento de síndrome de abstinência (SA) de cafeína após a cessação abrupta de sua ingestão[34] Os sintomas se sobrepõem com sintomas de ansiedade, depressão, transtornos do humor, insônia. Eles também podem ser a causa de sinais vitais anormais, como taquicardia, aumento da frequência respiratória e pressão arterial baixa ou elevada. A cafeína e a xantina são componentes farmacologicamente ativos de uma variedade de bebidas, como café, chá, erva-mate, refrigerantes, bem como do cacau e seus derivados. Uma xícara de café fresco ou passado contém cerca de 70 a 140 mg de cafeína, e uma xícara de chá (240 mL), aproximadamente 50 mg, ou mais, dependendo de como a bebida é preparada. Por exemplo, uma xícara de café expresso geralmente tem cerca de 30 a 50 mL e contém 63 mg de cafeína, e uma dose dupla de café expresso contém 125 mg de cafeína. O expresso tem uma concentração maior de cafeína, mas o volume tomado é menor que do café passado. As bebidas produzidas à base de cola contêm até 25 mg de cafeína por 100 mL. Os energéticos, que são consumidos popularmente na busca por energia, têm um teor maior de cafeína e contêm, muitas vezes, outras substâncias estimulantes.[35] A cafeína é também um componente de certos medicamentos, como analgésicos e antigripais, que são vendidos sem prescrição médica. As xantinas também estão presentes nos medicamentos usados no tratamento da asma, como a teofilina.

A cafeína é estudada há décadas, mas os estudos recentes têm focado no seu metabolismo e nas variações farmacogenômicas que levam a diferenças interindividuais na maneira como ela se comporta no organismo. Polimorfismos de nucleotídeos (nível do alelo nos genes) parecem estar envolvidos nas diferenças individuais na metabolização da cafeína e nas práticas de consumo.

As evidências estão começando a fornecer informações sobre potenciais tendências ou efeitos epigenéticos, incluindo caracterizações adicionais de polimorfismos de nucleopeptídeos que se acredita estarem associados a práticas de consumo (autorregulação), bem como efeitos específicos, incluindo várias alterações comportamentais (humor, tolerância, retirada). Compreender o metabolismo, a farmacologia e o mecanismo de ação da cafeína é útil para interpretar seus efeitos, adversos ou não, em todo o corpo.[36]

Toxicidade

A cafeína é rápida e completamente absorvida dentro de 45 minutos após a ingestão. As concentrações plasmáticas máximas são alcançadas entre 15 e 120 minutos após a ingestão oral. Seus efeitos fisiológicos são resultado da inibição da atividade da adenosina e da fosfodiesterase. A meia-vida média da cafeína é de cerca de 5 horas, podendo variar de 1,5 a 9,5 horas, dependendo de algumas influências (p. ex., gravidez, obesidade, uso de contraceptivos orais, tabagismo, altitude). A tolerância, especialmente aos efeitos estimulantes, se desenvolve ao longo do tempo, e a cessação do uso resulta em sintomas de abstinência.

A cafeína e a xantina são substâncias estimulantes menores do SNC, mas não são euforizantes como os estimulantes maiores (cocaína e anfetaminas). Elas são substâncias lipofílicas, com rápida absorção no trato gastrintestinal, atravessando facilmente a placenta. Seus efeitos estimulantes sobre o feto resultam em aumento de atividade e da frequência cardíaca fetal, inclusive com casos documentados de arritmia fetal. O uso regular de grandes quantidades de cafeína tem sido associado a redução da fertilidade em homens e mulheres.[36] Uma metanálise de estudos envolvendo cerca de 50 mil gestantes sugeriu uma taxa ligeiramente elevada de abortamento espontâneo entre as que bebiam mais de 150 mg de cafeína por dia durante a gravidez.[37] Stefanidou e colaboradores[38] relataram uma relação dose-resposta entre a ingestão de cafeína e aborto recorrente, com maior risco no período periconceptivo e no início da gestação. No entanto, uma metanálise posterior não foi capaz de confirmar tais riscos.[39] O consumo de cafeína, mesmo em doses elevadas, não demonstrou estar associado a aumento da taxa de malformações congênitas.[40]

O consumo diário de cafeína inferior a 150 mg, na gestação, não parece afetar o crescimento fetal, e, apesar de ter sido relatado um possível efeito adverso sobre o peso ao nascimento em doses mais elevadas, são necessários estudos que consigam quantificar dados relativos ao consumo de cafeína separadamente ao uso concomitante de outras substâncias.[41]

Dados de pesquisas atuais indicam a cafeína como fator de risco ou proteção, dependendo das condições de saúde do indivíduo. Alguns estudos realizados com amostras muito específicas demonstram que existem mecanismos biológicos plausíveis para essa relação, mas não há dados com populações maiores ou em situações de vulnerabilidade, como a gestação e a lactação, o que requer uma posição preventiva, sem alterações nas diretrizes de ingestão atuais para gestantes, antes que mais estudos sejam realizados e comprovem um mínimo de segurança.

Uma revisão sistemática que avaliou os efeitos adversos incluiu dois relatórios separados de gestantes que experimentaram efeitos agudos associados à ingestão autorrelatada de grande volume de bebida à base de cola. Ambas as mulheres apresentaram paralisia muscular e hipocalemia. Esses dados não são suficientes para desenvolver uma conclusão, mas suscitam a reflexão.[42]

Farmacocinética e farmacodinâmica

A cafeína é um antagonista competitivo do receptor de adenosina, bloqueando a adenosina endógena, evitando, assim, o início da sonolência causada por essa substância. O consumo regular de cafeína aumenta o número de receptores de adenosina no SNC e torna os indivíduos mais sensíveis a seus efeitos fisiológicos normais. Em drogas como anfetaminas e cocaína, a adenosina estimula a atividade dopaminérgica no *nucleus accumbens*, produzindo, assim, efeitos semelhantes aos da dopamina no cérebro, o que explica seu potencial de adição. No entanto, a cafeína não induz a liberação de dopamina no *nucleus accumbens*, e sim no córtex pré-frontal, o que é consistente com as propriedades de reforço da cafeína. A substância também estimula o uso de glicose no núcleo caudado, que medeia a atividade motora e regula o ciclo sono-vigília.

Após a ingestão oral, a cafeína é absorvida rápida e completamente na corrente sanguínea, com o pico de níveis sanguíneos alcançado em 30 a 45 minutos. A cafeína é metabolizada pelo fígado e excretada pelos rins na urina. É rapidamente eliminada, com meia-vida típica de 4 a 6 horas.

A cafeína produz uma variedade de efeitos fisiológicos no sistema vascular cerebral, na pressão arterial, no funcionamento respiratório, na atividade gastrintestinal, no volume de urina e no desempenho do exercício. Doses baixas a moderadas (20-200 mg) produzem aumento do bem-estar, da felicidade, da energia, do alerta e da sociabilidade, ao passo que doses mais elevadas são mais propensas a produzir sintomas de ansiedade, nervosismo e dor de estômago.

É sabido que a cafeína atravessa a placenta e diminui o fluxo sanguíneo para ela, embora os efeitos específicos sobre o feto não sejam conhecidos. Também não se sabe que efeitos os sintomas de abstinência de cafeína da gestante podem provocar no feto.

Síndrome de abstinência

A retirada da cafeína causa abstinência leve a clinicamente significativa e comprometimento do funcionamento normal. A gravidade dos sintomas – que incluem dor de cabeça, fadiga, diminuição da energia/atividade, diminuição do estado de alerta, sonolência, diminuição da satisfação, humor deprimido, dificuldade de concentração, irritabilidade e sensação de cabeça enevoada – varia de indivíduo para indivíduo e pode ser de leve a extrema.

Alguns estudos demonstraram que a incidência de dor de cabeça é de cerca de 50%, e de dificuldade clinicamente significativa ou comprometimento funcional, de 13%. O início dos sintomas de privação ocorre de 12 a 24 horas após a cessação da ingestão de cafeína, com picos de 20 a 51 horas, podendo durar até 2 a 9 dias.

Sinais de retirada de cafeína incluem prejuízo do desempenho comportamental e cognitivo, diminuição ou aumento da pressão arterial, diminuição da atividade motora, aumento da frequência cardíaca, tremor nas mãos, aumento da diurese, rubor de pele, sintomas gripais, náuseas e vômitos, constipação, rigidez muscular, dores articulares e dor abdominal.

Tratamento para cessação do uso de cafeína

A gestante deve ser orientada a respeito dos possíveis riscos, a ela e ao feto, decorrentes do uso de metilxantinas (**Fig. 32.3**), bem como sobre como controlar o uso ou sobre a necessidade de abster-se de tomar café. No entanto, na maioria das vezes, a gestante não percebe malignidade no uso do café e não o refere se não for questionada. Outras vezes, seu uso é de diferentes formas de xantinas que não estão associadas, no entendimento da gestante, às demais substâncias que consome. Na anamnese da gestante, deve haver questões sobre uso e síndrome de abstinência de cafeína e xantinas, caso haja suspeita. Ela deve ser questionada sobre a dose de ingestão habitual (dose de manutenção da cafeína), a duração do consumo de cafeína, o tempo da última ingestão, histórias de retiradas prévias e gravidade.

O período gestacional contraindica o uso de medicamentos para lidar com a abstinência, além de não haver evidências de medicação indicada para a abstinência de cafeína.

Recomendações

As evidências, até o momento, são insuficientes para que seja recomendada a dosagem de cafeína (ou outros estimulantes menores) que pode ser consumida durante a gestação sem qualquer risco ao feto. A recomendação atual é a de que o consumo não seja maior do que 100 mg de cafeína (cerca de 1 xícara de café por dia). O conteúdo diário de cafeína também deve ser considerado somando-se medicamentos e outros alimentos, como chocolate ou alguns tipos de chá e refrigerantes à base de cola. Se a ingestão materna for considerada excessiva ou estiver associada a sintomas, deve ser indicada monitoração fetal adicional. Deve-se lembrar que a diminuição da quantidade ou a cessação do uso de cafeína podem desencadear sintomas de abstinência.

BENZODIAZEPÍNICOS E OPIOIDES

As gestantes que usam BZDs, em sua maioria, não usam opioides associados, mas as usuárias de opioides normalmente usam BZDs. Um estudo realizado nos Estados Unidos e que mapeou o perfil de uso de opioides e BZDs das gestantes de acordo com a região em que residiam encontrou, na maioria das regiões, altas taxas de uso concomitante de opioides e BZDs.

Benzodiazepínicos

Os BZDs e os medicamentos relacionados às benzodiazepinas são ansiolíticos e hipnóticos que atuam sobre os receptores gama-aminobutíricos ($GABA_A$). Considera-se que apresentam baixo potencial para malformações congênitas graves, mas faltam pesquisas sobre sintomas de desenvolvimento mais sutil e prolongado desses medicamentos. Um estudo realizado com 6.240 crianças investigou a associação entre o uso de BDZs na gestação e os efeitos em longo prazo sobre o compor-

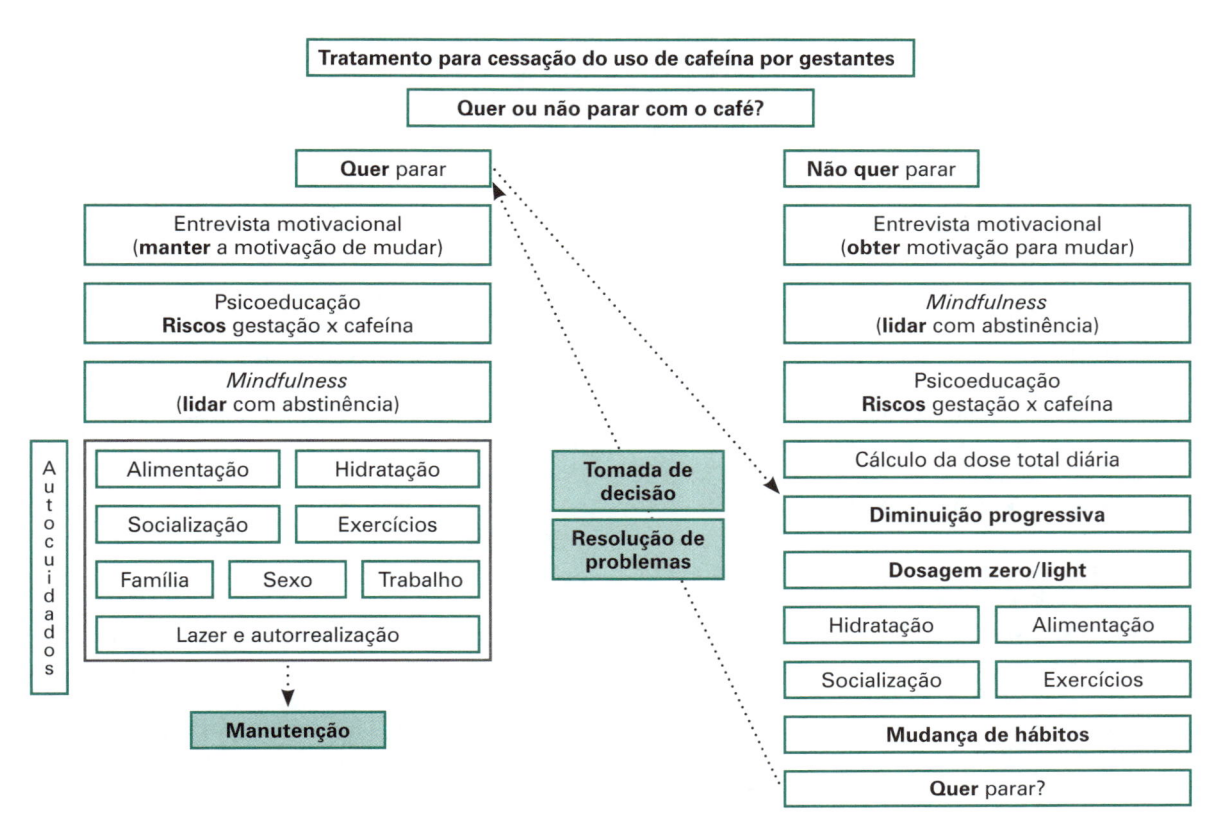

Figura 32.3 Abordagem terapêutica para cessação do uso de cafeína.

tamento da criança. Os resultados mostraram que, aos 6 anos, as crianças expostas a BZDs no pré-natal apresentaram maiores escores de transtorno de oposição desafiante (TOD) e comportamento agressivo, mas não de ansiedade. No entanto, essas associações foram explicadas por sintomas de ansiedade materna durante a gestação. Além disso, a exposição pré-natal à ansiedade (sem exposição a BZD) foi associada a aumento de escores de TOD infantil, comportamento agressivo e ansiedade. Em conclusão, não houve associação independente da exposição pré-natal a BZDs com TOD e comportamento agressivo na infância quando os sintomas de ansiedade materna no pré-natal foram levados em consideração.[43]

Opioides

O uso de opioides aumentou drasticamente nos últimos anos, sobretudo entre as mulheres e, consequentemente, entre as gestantes. As gestantes que entram em tratamento para transtorno por uso de opioides normalmente são encaminhadas pela equipe responsável pelo pré-natal. O perfil dessas mulheres depende das substâncias que usam. As usuárias de heroína (prevalência não detectável no Brasil) são aquelas que buscaram a droga pela característica aditiva, e há as que tiveram acesso a opioides com prescrição (mais prevalente no Brasil), na maioria das vezes para lidar com dores (p. ex., enxaqueca, dores articulares graves, acidentes). As mulheres que têm acesso a prescrições em idade fértil, muitas vezes, estão em uso quando engravidam. Independentemente do perfil da dependência, algumas mulheres relatam o problema com a droga na avaliação e desejam tratamento, e outras omitem o uso por medo, vergonha ou incapacidade de assumir o problema.[44]

A dependência de opioides está associada a complicações maternas e neonatais aumentadas e, se não tratada, há aumento do risco de retardo do crescimento fetal, descolamento da placenta, parto prematuro e morte fetal.[8] Uma revisão sistemática avaliou a associação entre o uso materno pré-natal de opioides e malformações congênitas. Foram encontradas associações positivas significativas com fissuras labiais, defeitos do septo ventricular, comunicação interatrial e pé torto.[45]

O uso de opioides entre gestantes requer atenção por provocar consequências para o feto (síndrome de abstinência, malformações ou morte) e para a mãe, além de alto custo social.[44]

Tratamento para cessação do uso de opioides

Os métodos de tratamento para a retirada de opioides tradicionalmente usados não têm indicação para gestantes. A adição é um fator importante, e, na parada do uso, o desconforto é grande e vem acompanhado de sintomas clínicos. A gestante deverá estar motivada para aceitar a retirada ou entender que esse será um período de desconforto maior, que irá diminuir gradativamente. Algumas vezes, a parada precisa ocorrer em sistema de internação, para que seja possível lidar com a parte emocional e clínica, com suporte adequado. Cabe ressaltar que, na diminuição da dose ou na cessação do uso de opioides, podem ocorrer alterações clínicas, com manifestações orgânicas, como ocorre na abstinência de álcool. Contudo, o período gestacional não permite o uso de medicamentos específicos para a retirada de opioides, que estão classificados como risco B e C na gravidez. O tratamento requer atenção frequente e medidas específicas para cada queixa que surgir. Este capítulo se concentra nos opioides com prescrição, os mais prevalentes no Brasil.

Síndrome de abstinência de opioides

Os opioides prescritos são usados, na maioria das vezes, por via oral (absorção irregular e meia-vida de 2 a 6 horas), intramuscular (meia-vida de 1 a 2 horas) ou intravenosa (meia-vida de minutos a 1 hora). Os sintomas de abstinência podem começar em minutos, após diminuição da dose ou parada do uso, em usuários crônicos de opioide injetável até 72 horas. As variáveis são muitas para delimitar o tempo e a intensidade da abstinência, e por isso há necessidade de tratamento personalizado.

Os sintomas da abstinência são físicos (corrimento nasal, lacrimejamento, sudorese, arrepios, bocejos, dores musculares, cólicas, náuseas, vômitos e diarreia) e psicológicos (cansaço extremo, irritação, ansiedade, insônia, instabilidade emocional), tornando o período inicial de muito desconforto e com alto risco de retorno ao uso.[20]

Tratamento para síndrome de abstinência de opioides

a. **Substituição por metadona**

Opção usada com bons resultados em não gestantes.[46] Entretanto, deve ser muito bem avaliada, pois testes farmacológicos causaram repercussão no feto.

b. **Antagonistas opioides**

Naloxona: sem estudos controlados em gestantes. Em estudos com animais, não demonstrou danos ao feto, mas não há garantia de segurança na lactação. A orientação é usar apenas em caso de necessidade absoluta.

Naltrexona: sem estudos controlados em gestantes. Nos estudos com animais, apresentou alterações no feto.

c. **Lidar com os sintomas pontualmente**

Sintomas clínicos: psicoeducar sobre a abstinência; promover hidratação abundante (grande perda de líquido pelo suor); alimentar-se em pouca quantidade e de forma frequente (evitar alimentos diarreicos e constipantes); orientar para que a paciente tome um banho morno para quente e prolongado a fim de diminuir os estímulos musculares; usar medicamentos de uso regular e liberado na gestação para dores, náuseas, diarreia, vômitos, que serão pouco eficazes, porque a abstinência de opioides é um quadro maior que envolve alteração cerebral; e introduzir massoterapia (para as dores).

Sintomas psicológicos: cansaço extremo, irritação, ansiedade, insônia, instabilidade emocional. Sugere-se psicoeducar sobre a abstinência e introduzir técnicas de relaxamento e massoterapia. Em caso de insônia prolongada, piora da irritabilidade ou maior ansiedade, pode-se usar um BZD de meia-vida longa (p. ex., diazepam).

Tratamento para cessação do uso de benzodiazepínicos

O uso de BZDs está associado a baixa percepção de risco. As pessoas usam "um comprimidinho" para dormir, relaxar, lidar com problemas ou por estarem acostumadas. No atendimento de uma gestante, o uso de BZDs deve sempre ser questionado, devido a sua alta prevalência entre brasileiras. O tratamento será direcionado pelo uso referido, como indicado a seguir.[47]

a. **Uso esporádico**: contextualizar o uso (frequência de uso, número de comprimidos, dose, motivo do uso, quem prescreve), psicoeducar sobre os riscos envolvidos no uso, avaliar possibilidades de lidar com as situações sem usar, explicar sobre a síndrome de abstinência de BZDs. Motivar a manter o não uso.
b. **Uso continuado**: contextualizar o uso (tempo de uso, motivo de ter iniciado, frequência e dose, períodos de maior e menor uso, períodos de não uso, síndrome de abstinência), psicoeducar sobre a dependência de BZDs, a síndrome de abstinência e os riscos envolvidos, motivar para iniciar processo de mudança, introduzir técnicas de relaxamento e *mindfulness*. Trabalhar a aceitação da dependência e o comprometimento com uma vida mais saudável.
c. **Medicação**

1º passo: trocar o BZD em uso por um de meia-vida longa
2º passo: estabelecer a dose inicial do novo BZD e manter a dose equivalente (p. ex., 10 mg do BZD de meia-vida longa equivalem a 2 mg do BZD de meia-vida curta), que não tenha sintomas de privação
3º passo: reduzir progressivamente a dose em 25 a 50% a cada dois dias, dependendo dos sintomas
4º passo: parar o uso

Dica: Normalmente a retirada dos 50% iniciais é mais fácil que a dos 50% finais, sobretudo em usuárias de longo tempo.

Recomendações

Os estudos sobre o uso de BZDs na gestação não demonstram danos substanciais ao feto, mas não há estudos, até o momento, que relacionem a abstinência de BZD pela mãe e o efeito, talvez não clínico, mas psicológico, sobre o feto.

O feto de mãe usuária de BZD pode ter síndrome de abstinência neonatal (SAN).

Continua incerta a teratogenicidade dos opioides.

Uma avaliação cuidadosa de riscos e benefícios é justificada ao se considerar o tratamento com opioides para mulheres em idade reprodutiva.

No Brasil, os opioides mais utilizados por gestantes são os prescritos.

CANNABIS

Em conjunto com álcool, nicotina e opioides, a *Cannabis* é a droga mais consumida durante a gestação. Em países cujo consumo foi regulamentado, seu uso é cada vez mais comum, principalmente entre mulheres mais jovens e gestantes. Estima-se que metade das mulheres que fazem uso de maconha o mantenha durante a gestação, parte delas por acreditar ser esta uma substância relativamente benigna e que seu uso possa estar associado a menos efeitos colaterais ou a uma maior segurança em relação aos antidepressivos como tratamento de ansiedade e sintomas depressivos, desconsiderando dados acerca de que o feto em desenvolvimento pode ser particularmente vulnerável aos seus efeitos. A *Cannabis* é a droga ilícita mais comumente usada, com taxas de prevalência perinatal de cerca de até 40%, embora a maioria das mulheres cesse o uso quando descobre que está grávida.[48] O tetra-hidrocanabinol (THC), principal componente psicoativo da maconha, tem meia-vida de 8 dias e é detectável por até 30 dias na corrente sanguínea. Uma vez na corrente sanguínea, é prontamente capaz de atravessar a barreira hematencefálica e a placenta, devido a suas propriedades lipofílicas. Dados provenientes de estudos pré-clínicos demonstram que o THC se deposita no feto e atinge concentrações séricas maternas rapidamente. Assim, dadas as propriedades farmacocinéticas do THC, os tecidos maternos atuam como um reservatório para essa substância e outros canabinoides, o que resulta em exposição fetal prolongada. Mesmo que seja feito uso eventual de maconha durante a gestação (p. ex., uma vez por mês), a exposição fetal à droga persiste durante todo o desenvolvimento no útero. Pesquisas mais antigas sobre os efeitos da maconha no desenvolvimento embrionário não refletem as dosagens típicas de hoje, pois os níveis de THC na maconha aumentaram quase 25 vezes desde a década de 1970.[49]

Uma metanálise[50] sumariou dados de 24 estudos e evidenciou que mulheres que consumiram *Cannabis* durante a gestação podem ter risco aumentado de anemia em comparação com as que não usaram a droga nesse período. Em relação a desfechos obstétricos, o risco de trabalho de parto prematuro foi avaliado em dois estudos: um demonstrou aumento no risco, mas o outro não demonstrou nenhuma associação. Nenhuma associação foi encontrada entre a exposição à *Cannabis in utero* e as seguintes variáveis: diabetes materno, ruptura prematura das membranas, início prematuro do parto, trabalho de parto prolongado, hiperêmese gravídica, hemorragia materna e ganho de peso materno.

Desfechos neonatais

Os bebês expostos à *Cannabis* tiveram diminuição do peso ao nascer e foram mais propensos a necessitar de cuidados em UTI neonatal em comparação com lactentes cujas mães não usaram *Cannabis* durante a gestação.

Os efeitos da exposição pré-natal à *Cannabis* no comportamento neonatal foram pouco avaliados na literatura. Com relação ao escore de Apgar, não houve diferenças significativas entre os bebês expostos à *Cannabis* e os não expostos. No entanto, os estudos apresentam diversas limitações, pois muitos consumidores de *Cannabis* costumam usar tabaco ou álcool. Portanto, é extremamente difícil identificar um efeito de *Cannabis* (ou seja, excluindo os efeitos do tabaco, do álcool e de outras drogas recreativas). O consumo da droga ocorre frequentemente com outras substâncias, como tabaco e álcool, que também têm efeito independente nos resultados do feto.[50] Quando fumada, a *Cannabis* provoca concentrações séricas de monóxido de carbono (cinco vezes) e de teor de alcatrão (três vezes) superiores aos níveis alcançados ao fumar cigarros. O THC é a principal toxina dos 100 produtos químicos da maconha e causa intoxicação por meio de interação com o sistema endocanabinoide do SNC.

Estudos com animais e clínicos não indicam que o uso materno de *Cannabis* ou o THC provoquem um aumento global do risco de malformações congênitas. Existem dados inconsistentes sobre risco de baixo peso ao nascer, restrição de crescimento intrauterino e prematuridade por uso materno de *Cannabis*.[51-54] Em 2015, um estudo relatou a associação entre *Cannabis* e resultados adversos, como baixo peso ao nascer e trabalho de parto prematuro.[55]

Uma revisão da literatura conduzida por Huizink[56] concluiu que o baixo peso ao nascer estaria associado com exposição intrauterina à *Cannabis* a partir da metade da gestação, mas que os dados para outros desfechos relacionados ao nascimento seriam inconsistentes. Têm sido relatados sinais e sintomas neurológicos, como agitação e excitabilidade, em RNs expostos à maconha no útero.[57] Os dados publicados sobre desenvolvimento cognitivo na infância derivados de estudos prospectivos longitudinais em crianças expostas à maconha na gestação geraram resultados conflitantes.

A maioria dos estudos não excluiu participantes com uso de múltiplas substâncias. Outra limitação importante é que a maioria dos estudos se baseia em autorrelatos quanto à quantidade e à frequência de consumo de *Cannabis*. Dado o estigma social associado ao uso de drogas durante a gestação, a prevalência do uso de drogas nesse período pode ser subestimada.

Os resultados de uma metanálise se basearam em poucos estudos comparativos, o que é insuficiente para se chegar a uma conclusão definitiva sobre o risco de determinado desfecho. Assim, temos muito pouca informação sobre os efeitos da exposição pré-natal à *Cannabis*. Seus efeitos permanecem, de maneira geral, desconhecidos, e pesquisas futuras nessa área necessitam usar critérios de inclusão mais rigorosos e em populações mais homogêneas.

Recomendação

1. *Cannabis* e preparações que contenham THC não devem ser usadas durante a gestação.
2. Gestantes podem se beneficiar de psicoeducação sobre os potenciais efeitos adversos do uso de *Cannabis* durante a gravidez, sendo recomendada a cessação do uso quando a mulher manifestar desejo de engravidar ou, em caso de gestação não planejada, descobrir a gravidez. Como o consumo de *Cannabis* torna-se socialmente aceitável em muitos países, a compreensão de seus efeitos sobre a saúde materna e fetal deve se tornar prioridade em saúde pública.
3. A menos que o benefício do canabidiol seja maior que o risco potencial de efeitos no desenvolvimento neurológico do feto, o uso terapêutico dessas preparações deve ser evitado. Até o momento, não há nenhuma evidência de que o uso de *Cannabis* ou de seus derivados seja mais eficaz que quaisquer tratamentos para transtornos mentais.
4. É aconselhado monitoramento neonatal para os sintomas de abstinência do RN.

Anfetaminas (estimulantes menores)

As anfetaminas são estimulantes que aumentam as concentrações de catecolaminas no SNC por meio de vários mecanismos. As drogas que contêm anfetaminas geralmente são ingeridas, inaladas, fumadas ou injetadas e incluem a metanfetamina. Preparações que contêm uma mistura variável de anfetaminas (*speed*) também são comumente usadas como drogas.

Além de potenciais efeitos adversos sobre o cérebro do feto em desenvolvimento, os efeitos vasoconstritores das anfetaminas podem levar a diminuição da perfusão da unidade fetoplacental ou de órgãos fetais individuais. Também pode ocorrer dano fetal secundário a desnutrição materna, em consequência dos efeitos de inibição de apetite dessas substâncias.

No entanto, estudos prospectivos mais recentes não identificaram aumento global do risco de malformação congênita ou qualquer padrão específico de anomalias sugestivas de teratogênese.[58]

Todavia, uma metanálise de 10 estudos identificou aumento do risco de prematuridade, baixo peso ao nascer e bebês pequenos para a idade gestacional.[59] Sintomas de abstinência neonatais, como agitação, taquipneia, vômitos, tremor, escoriação e instabilidade térmica, foram relatados entre RNs expostos a anfetaminas no útero, quando comparados com neonatos não expostos. Um estudo que seguiu 65 crianças que foram expostas a anfetaminas no útero até os 14 anos de idade identificou um número significativamente aumentado de dificuldades de aprendizagem quando comparadas ao grupo-controle.[60] Entretanto, foi comum a existência de comorbidades com outras substâncias, e estas podem não retratar fielmente a exposição a anfetaminas.

MDMA (*ecstasy*)

Ecstasy é jargão para várias drogas ilícitas, entre elas a anfetamina alucinógena MDMA (metilenodioximetanfetamina). Experimentos com animais mostraram crescimento fetal prejudicado com a exposição materna a altas doses dessa substância. O estudo prospectivo com uma série de casos em que houve exposição ao MDMA de 136 mulheres grávidas, encontrou 12 crianças com anomalias congênitas em um total de 78 nascimentos. Não houve um padrão consistente entre as anomalias. Aproximadamente metade das mães também tinham consumido álcool ou outras drogas.[61]

Recomendação

1. Gestantes devem evitar anfetaminas e compostos relacionados em todos os trimestres da gravidez devido ao potencial para efeitos adversos no neurodesenvolvimento mesmo após o primeiro trimestre.

Cocaína aspirada e *crack* (estimulantes maiores)

Cocaína

A cocaína é um alcaloide extraído a partir da folha da coca (*Erythroxylon coca*). Ela é quimicamente relacionada com anestésicos locais. Trata-se de uma droga recreacional que pode ser fumada, inalada, ingerida ou injetada. É um inibidor da recaptação de serotonina-norepinefrina-dopamina associado com efeitos estimulantes simpaticomiméticos e centrais, como vasoconstrição, taquicardia e taquipneia, e, portanto, pode provocar arritmias cardíacas e alterar significativamente a pressão arterial.

A absorção intranasal ocorre dentro de 20 minutos, e a utilização intravenosa (IV) provoca efeito dentro de alguns minutos, por isso há risco de toxicidade materna com doses mais baixas do que por outras vias de administração. A cocaína atravessa a placenta e é encontrada em concentrações relativamente altas no líquido amniótico.

As consequências de seu uso incluem risco aumentado de descolamento prematuro da placenta e ruptura espontânea de membranas.[62] Estudos que investigaram o risco de abortamento espontâneo mostraram resultados inconsistentes.[63,64] Um estudo encontrou associação de uso de cocaína com trabalho de parto prematuro, anomalias congênitas, retardo do crescimento intrauterino, desprendimento placentário, RNs de baixo peso, morte neonatal.[65] As complicações maternas incluem síndrome pré-eclampsia, edema pulmonar agudo, convulsões, arritmia cardíaca e morte súbita.[66] A exposição pré-natal à cocaína também tem sido associada a problemas de desenvolvimento entre crianças em idade pré-escolar e em idade escolar, embora muitas vezes existam diversas variáveis ambientais de confusão em jogo.[67]

Uma metanálise de 31 estudos demonstrou associação significativa entre exposição pré-natal à cocaína e prematuridade, baixo peso ao nascer e RNs pequenos para a idade gestacional.[68]

Várias malformações congênitas e complicações neonatais, incluindo malformações cardíacas, gastrosquise, fenda palatina, defeitos dos sistemas urogenitais e esqueléticos, convulsões, atresia, infarto intestinal e enterocolite necrosante neonatal, têm sido relatadas em casos individuais após a exposição à cocaína no útero.[69-73] No entanto, um estudo prospectivo com 717 crianças que foram expostas à cocaína não encontrou aumento significativo na taxa de malformações congênitas, mas mostrou risco aumentado de atraso de crescimento e sintomas neurológicos transitórios em RNs no pós-parto imediato, como tremor e excitabilidade.[74]

O amplo espectro de alterações morfológicas descrito tem sido atribuído, por alguns autores, à vasoconstrição induzida pela cocaína, resultando em redução da circulação placentária e nos órgãos do feto em desenvolvimento, além de indução de alterações na expressão de genes-chave no desenvolvimento embrionário.[75]

Distúrbios do sono e de sucção, tremores, vômitos, choro estridente, espirros, taquipneia, fezes amolecidas e febre estão entre os sintomas de abstinência do RN exposto ao uso materno de cocaína. Alguns estudos relatam também anormalidades no exame neurológico de RNs expostos, bem como distúrbios comportamentais e de desenvolvimento mais tarde na vida.

Em um estudo prospectivo de longo prazo que envolveu crianças expostas à cocaína no primeiro trimestre da gestação, em comparação a crianças não expostas,[76,77] houve significativa redução no crescimento (peso, altura e circunferência craniana) entre crianças de 7 a 10 anos de idade, mas não entre as de 1 a 3 anos.

Em resumo, o consumo de cocaína é um marcador de uma gestação potencialmente de alto risco. Embora a evidência não seja robusta o suficiente para identificar definitivamente a cocaína como um teratógeno em si, a probabilidade de doença materna coexistente é alta. A necessidade de acompanhamento pré-natal adicional com ultrassonografia fetal detalhada deve ser avaliada de acordo com cada caso.

Crack

O *crack* é a cocaína obtida revertendo a forma de cloridrato para a forma alcalinizada, buscando uma concentração mais pura, permitindo o uso de uma pequena quantidade com efeito mais intenso. O número de gestantes que usam *crack* está aumentando na sociedade, mas a prevalência exata do uso da droga durante esse período não pode ser estimada com precisão. Estudos anteriores relataram que o uso materno de *crack* está relacionado a atraso do crescimento intrauterino,[78] mas outros não encontraram relação entre o uso de *crack* e o crescimento neonatal. Foram relatados resultados adversos na gestação associados ao uso de *crack*, como sofrimento fetal, acidente vascular cerebral, morte súbita, parto prematuro, desprendimento de placenta, ruptura uterina, parto fetal, bebês com baixo peso ao nascer e colite necrosante.[65]

Singer e colaboradores[79] encontraram diferenças significativas na taxa de natimortos entre mulheres que usavam apenas *crack* e um grupo de gestantes que não usavam drogas. Em contraste, outro pesquisador mostrou que a usuária de *crack* não tinha uma taxa maior de descolamento de placenta do que outras mulheres. Embora os efeitos negativos do *crack* nos usuários adultos sejam conhecidos, o impacto da exposição intrauterina à droga é preocupante. Há relatos de complicações materna, fetal e neonatal no período de gestação. O leite materno e a urina permanecem positivos por longos períodos. A urina da criança exposta à cocaína pelo leite materno pode permanecer positiva por até 60 horas. A inalação passiva de fumaça do *crack* pode resultar em bebês com exame positivo para cocaína na urina. O pó de cocaína nunca deve ser aplicado aos mamilos das mães que amamentam. Quando a mãe fumar *crack*, deve retirar e jogar fora o leite por 48 horas.[80]

LSD E OUTROS ALUCINÓGENOS

Ácido lisérgico (LSD)

O LSD tem sido associado a malformação dos olhos, cérebro e esqueleto.[81] Em alguns dados advindos de relatos de caso e estudos menores, tem sido descrito aborto espontâneo após a exposição ao LSD com comprovada toxicidade materna.

Mescalina

A mescalina é um alucinógeno derivado de cactos mexicanos (peiote – *Lophophora williamsii*), sendo estruturalmente relacionado com as anfetaminas. Formas sintéticas de mescalina também estão disponíveis. Não há relatos publicados de resultado fetal após o uso na gestação. Ideação suicida e efeitos sistêmicos, incluindo rabdomiólise, em casos graves, têm sido relatados com o uso da mescalina em pacientes encarcerados. Portanto, ela deve ser evitada na gestação.

Fenciclidina

Intoxicação grave pode estar associada a efeitos colaterais anticolinérgicos, grave depressão respiratória e cardiovascular e efeitos no SNC que requerem tratamento. A fenciclidina é rapidamente absorvida no intestino delgado após a ingestão oral; cruza a placenta e pode se acumular no tecido fetal. Experimentos com animais mostraram degeneração dos neurônios corticais fetais.[81] Microcefalia, assimetria facial, síndrome complexa intra e extracranial e defeito de nascença têm sido descritos em relatos de caso de uso único materno de fenciclidina durante a gestação. Restrição de crescimento intrauterino e ajuste neurológico desordenado pós-parto também foram observados, além de sintomas típicos de abstinência de opioides. Um estudo que acompanhou 57 crianças expostas a fenciclidina mostrou que 65% apresentaram síndrome de abstinência narcótica neonatal.[82] Com 1 ano de idade, não havia nenhuma diferença em uma avaliação comportamental em comparação com um grupo-controle de não expostos.

Psilocibina

A psilocibina é um componente ativo (*Psilocybe semilanceata* e *cyanescens*) de "cogumelos mágicos" com efeito alucinógeno. Os cogumelos são frequentemente secos e em pó, mas às vezes são ingeridos frescos. Embora anomalias estruturais não tenham sido relatadas, o uso pode estar associado com toxicidade severa e, portanto, não é recomendado na gestação.

Recomendação

Gestantes devem evitar alucinógenos sob quaisquer circunstâncias. Tendo em vista que os dados disponíveis sobre os efeitos fetais do uso na gestação são limitados, uma ecografia pré-natal detalhada é recomendada após a exposição no primeiro trimestre, caso não seja oferecida como parte da rotina de pré-natal.

SÍNDROME DE ABSTINÊNCIA NEONATAL

A SAN consiste em uma constelação de características clínicas em RNs que tiveram exposição *in utero* a substâncias como opioides, BZDs, medicações psicotrópicas, álcool e *Cannabis*. Os sinais e sintomas surgem, no máximo, até o quinto dia após o nascimento e consistem em irritabilidade exacerbada do SNC, do sistema nervoso autônomo e do trato gastrintestinal e disfunção do sistema respiratório. O uso associado de mais de uma droga por parte da mãe é frequente.

Quando o risco é conhecido, os bebês devem ser monitorados desde o momento do nascimento, para detectar quais necessitarão de tratamento, com sistemas de pontuação (Escala de Finnegan modificada),[83] que permitirão à equipe de saúde quantificar a gravidade da SAN e tomar decisões em relação ao tratamento.

O tratamento pode levar entre 16 e 25 dias e requer equipe multidisciplinar especializada. Em alguns casos, como tratamento farmacológico, pode haver necessidade de hospitalização prolongada; no entanto, o objetivo é manter o RN o menor tempo possível no hospital. Os bebês de usuárias de polidrogas costumam necessitar de atendimento antes dos 5 dias, mas o tratamento é o mesmo daqueles que não foram expostos a polidrogas.[84] A dependência de heroína intensificou, nas últimas décadas, os estudos e a terapêutica sobre SAN. Os programas de substituição por metadona fizeram as gestantes usuárias de heroína procurar tratamento, e foi criado o Neonatal Abstinence Scoring System (NASS),[85] que consiste em uma medida de retirada de opioides neonatal. No Brasil, a heroína não é uma droga com prevalência significativa e, na maioria das vezes em que ocorre a SAN, é por uso de medicamentos opiáceos. É um quadro clínico pouco frequente, e por isso há mais risco de ser subdiagnosticado. No entanto, a prevalência de uso de outras drogas (álcool, BZDs, maconha, cocaína) é elevada e também requer, em diferentes graus, atenção para a detecção de abstinência no RN.

Os estudos devem ser direcionados para diagnóstico, medidas de triagem e avaliação psicométrica da retirada de opioides em neonatos. A retirada pode ser feita progressivamente com uso de medicamentos não opioides (p. ex., BZDs ou outro sedativo, buprenorfina e clonidina), tratamento não farmacológico integrado de SAN (verificação continuada do peso vs. sintomas), tratamento baseado no NASS e tratamento de segunda linha para SAN.[86]

Importante:

- É essencial um período de observação pós-natal para neonatos de mães usuárias de substâncias para, se detectado quadro de abstinência, permitir tratamento imediato.
- Os lactentes são com frequência admitidos no berçário por razões diferentes da abstinência, o que dificulta o diagnóstico de SAN.
- São indicados 4 a 7 dias de observação, apesar das fracas evidências de que ocorra SAN.
- A maioria dos lactentes com SAN foi exposta a mais de uma droga *in utero* e requer admissão ao berçário antes que os expostos a apenas uma droga.

CONSIDERAÇÕES FINAIS

O conhecimento da fisiologia da reprodução e da toxicidade orienta os cuidados preventivos. Enquanto a prescrição de um medicamento requer uma análise criteriosa de sua necessidade (potenciais efeitos do não tratamento vs. exposição) e envolve uma tomada de decisão complexa – em que é avaliada a relação risco/benefício e a preferência, quando possível, pelo medicamento que apresente melhores evidências para um resultado com menos riscos ao feto e à gestante –, o uso de drogas envolve o risco de maneira direta e a descontinuação é parte do cuidado.

REFERÊNCIAS

1. Moore DG, Turner JD, Parrott AC, Goodwin JE, Fulton SE, Min MO, et al. During pregnancy, recreational drug-using women stop taking ecstasy (3,4-methylenedioxy-N-methylamphetamine) and reduce alcohol consumption, but continue to smoke tobacco and cannabis: initial findings from the Development and Infancy Study. J Psychopharmacol. 2010;24(9):1403-10.
2. Sedgh G, Singh S, Hussain R. Intended and unintended pregnancies worldwide in 2012 and recent trends. Stud Fam Plann. 2014;45(3):301-14.
3. Garg M, Garrison L, Leeman L, Hamidovic A, Borrego M, Rayburn WF, et al. Validity of self-reported drug use information among pregnant women. Matern Child Health J. 2016;20(1):41-7.
4. Terplan M, Ramanadhan S, Locke A, Longinaker N, Lui S. Psychosocial interventions for pregnant women in outpatient illicit drug treatment programs compared to other interventions. Cochrane Database Sys Rev. 2015;(4):CD006037.
5. Guidelines for the identification and management of substance use and substance use disorders in pregnancy [Internet]. Geneva: World Health Organization; 2014. [capturado em: 12 set. 2017]. Disponível em: https://www.ncbi.nlm.nih.gov/books/NBK200701/.
6. Loebstein R, Lalkin A, Koren G. Pharmacokinetic changes during pregnancy and their clinical relevance. Clin Pharmacokinet. 1997;33(5):328-43.
7. Nair M, Kurinczuk JJ, Brocklehurst P, Sellers S, Lewis G, Knight M. Factors associated with maternal death from direct pregnancy complications: a UK national case-control study. BJOG. 2015;122(5):653-62.
8. McAllister-Williams RH, Baldwin DS, Cantwell R, Easter A, Gilvarry E, Glover V, et al. British association for psychopharmacology consensus guidance on the use of psychotropic medication preconception, in pregnancy and postpartum 2017. J Psychopharmacol. 2017;31(5):519-52.
9. McLafferty LP, Becker M, Dresner N, Meltzer-Brody S, Gopalan P, Glance J, et al. Guidelines for the management of pregnant women with substance use disorders. Psychosomatics. 2016;57(2):115-30.
10. Ross EJ, Graham DL, Money KM, Stanwood GD. Developmental consequences of fetal exposure to drugs: what we know and what we still must learn. Neuropsychopharmacology. 2015;40(1):61-87.
11. Skagerstr MJ, Chang G, Nilsen P. Predictors of drinking during pregnancy: a systematic review. J Womens Health. 2011;20(6):901-13.
12. Del Campo M, Jones KL. A review of the physical features of the fetal alcohol spectrum disorders. Eur J Med Genet. 2017;60(1):55-64.
13. Abel EL, Hannigan JH. Maternal risk factors in fetal alcohol syndrome: provocative and permissive influences. Neurotoxicol Teratol. 1995;17(4):445-62.
14. Heller M, Burd L. Review of ethanol dispersion, distribution, and elimination from the fetal compartment. Birth Defects Res A Clin Mol Teratol. 2014;100(4):277-83.
15. Ornoy A, Ergaz Z. Alcohol abuse in pregnant women: effects on the fetus and newborn, mode of action and maternal treatment. Int J Envirol Res Public Health. 2010;7(2):364-79.
16. Jones KL. The effects of alcohol on fetal development. Birth Defects Res Embryo Today Rev. 2011;93(1):3-11.
17. Jones KL, Smith DW. Recognition of fetal alcohol syndrome in early infancy. Lancet. 1973;302(7836):999-1001.
18. Kuehn D, Aros SA, Cassorla F, Avaria M, Unanue N, Henriquez C, et al. A prospective cohort study of the prevalence of growth, facial, and central nervous system abnormalities in children with heavy prenatal alcohol exposure. Alcohol Clin Exp Res. 2012;36(10):1811-9.
19. Memo L, Gnoato E, Caminiti S, Pichini S, Tarani L. Fetal alcohol spectrum disorders and fetal alcohol syndrome: the state of the art and new diagnostic tools. Early Hum Dev. 2013;89(1):S40-3.
20. Viteri OA, Soto EE, Bahado-Singh RO, Christensen CW, Chauhan SP, Sibai BM. Fetal anomalies and long-term effects associated with substance abuse in pregnancy: a literature review. Am J Perinatol. 2015;32(5):405-16.
21. Dörrie N, Föcker M, Freunscht I, Hebebrand J. Fetal alcohol spectrum disorders. Eur Child Adolesc Psychiatry. 2014;23(10):863-75.
22. Spohr HL, Willms J, Steinhausen HC. Fetal alcohol spectrum disorders in young adulthood. J Pediatr. 2007;150(2):175-9.
23. Flak AL, Su S, Bertrand J, Denny CH, Kesmodel US, Cogswell ME. The Association of Mild, Moderate, and Binge Prenatal Alcohol Exposure and Child Neuropsychological Outcomes: A Meta-Analysis. Alcohol Clin Exp Res. 2014;38(1):214-26.
24. Phelan S. Smoking cessation in pregnancy. Obstet Gyn Clin N Am. 2014;41(2):255-66.
25. Quinn PD, Rickert ME, Weibull CE, Johansson ALV, Lichtenstein P, Almqvist C, et al. Association Between Maternal Smoking During Pregnancy and Severe Mental Illness in Offspring. JAMA Psychiatry. 2017;74(6):589-96.
26. Committee Opinion No. 471: Smoking Cessation During Pregnancy. Obstet Gyn. 2010;116(5):1241-4.
27. Langley K, Heron J, Smith GD, Thapar A. Maternal and paternal smoking during pregnancy and risk of ADHD symptoms in offspring: testing for intrauterine effects. Am J Epidemiol. 2012;176(3):261-8.
28. Chamberlain C, O'Mara-Eves A, Porter J, Coleman T, Perlen SM, Thomas J, et al. Psychosocial interventions for supporting women to stop smoking in pregnancy. Cochrane Database Sys Rev. 2017;2CD001055.
29. Hyland A, Piazza KM, Hovey KM, Ockene JK, Andrews CA, Rivard C, et al. Associations of lifetime active and passive smoking with spontaneous abortion, stillbirth and tubal ectopic pregnancy: a cross-sectional analysis of historical data from the Women's Health Initiative. Tob Control. 2015;24(4):328-35.
30. Rogers JM. Tobacco and pregnancy. Reprod Toxicol. 2009;28(2):152-60.
31. Fleming P, Blair PS. Sudden infant death syndrome and parental smoking. Early Hum Dev. 2007;83(11):721-5.
32. Hyland A, Piazza KM, Hovey KM, Ockene JK, Andrews CA, Rivard C, et al. Associations of lifetime active and passive smoking with spontaneous abortion, stillbirth and tubal ectopic preg-

nancy: a cross-sectional analysis of historical data from the Women's Health Initiative. Tob Control. 2015;24(4):328–35.

33. Mandel HG. Update on caffeine consumption, disposition and action. Food Chem Toxicol. 2002;40(9):1231–4.

34. American Psychiatric Association. DSM-5: manual diagnóstico e estatístico de transtornos mentais. 5. ed. Porto Alegre: Artmed; 2014. 992p.

35. Wikoff D, Welsh BT, Henderson R, Brorby GP, Britt J, Myers E, et al. Systematic review of the potential adverse effects of caffeine consumption in healthy adults, pregnant women, adolescents, and children. Food Chem Toxicol. 2017.

36. Jensen TK, Henriksen TB, Hjollund NHI, Scheike T, Kolstad H, Giwercman A, et al. Caffeine Intake and fecundability: a follow-up study among 430 Danish couples planning their first pregnancy. Reprod Toxicol. 1998;12(3):289–95.

37. Fernandes O, Sabharwal M, Smiley T, Pastuszak A, Koren G, Einarson T. Moderate to heavy caffeine consumption during pregnancy and relationship to spontaneous abortion and abnormal fetal growth: a meta-analysis. Reprod Toxicol. 1998;12(4):435–44.

38. Stefanidou EM, Caramellino L, Patriarca A, Menato G. Maternal caffeine consumption and sine causa recurrent miscarriage. Eur J Obstet Gyn R B. 2011;158(2):220–4.

39. Jahanfar S, Jaafar SH. Effects of restricted caffeine intake by mother on fetal, neonatal and pregnancy outcomes. Cochrane Database Sys Rev. 2015;6: CD006965.

40. Brent RL, Christian MS, Diener RM. Evaluation of the reproductive and developmental risks of caffeine. Birth Defects Res B Dev Reprod Toxicol. 2011;92(2):152–87.

41. Rhee J, Kim R, Kim Y, Tam M, Lai Y, Keum N, et al. Maternal caffeine consumption during pregnancy and risk of low birth weight: a dose-response meta-analysis of observational studies. PLoS ONE. 2015;10(7):e0132334.

42. Peacock A, Mattick RP, Bruno R. A review of caffeine use as a risk or protective factor for womens health and pregnancy. Curr Opin Psychiatry. 2017;30(4):253–9.

43. Radojčić MR, Marroun El H, Miljković B, Stricker BHC, Jaddoe VWV, Verhulst FC, et al. Prenatal exposure to anxiolytic and hypnotic medication in relation to behavioral problems in childhood: A population-based cohort study. Neurotoxicol Teratol. 2017;61:58–65.

44. Hand DJ, Short VL, Abatemarco DJ. Substance use, treatment, and demographic characteristics of pregnant women entering treatment for opioid use disorder differ by United States census region. J Subst Abuse Treat. 2017;76:58–63.

45. Lind JN, Interrante JD, Ailes EC, Gilboa SM, Khan S, Frey MT, et al. Maternal use of opioids during pregnancy and congenital malformations: a systematic review. Pediatrics. 2017;139(6):e20164131.

46. US Food and Drug Administration (FDA). Fact sheet: FDA opioid addiction plan. 2016.

47. Voshaar RC, Couvée JE, Van Balkom AJ, Mulder PG, Zitman FG. Strategies for discontinuing long-term benzodiazepine use. Meta-analysis. Br J Psychiatry. 2006;189:213-20.

48. Forray A, Foster D. Substance use in the perinatal period. Curt Psychiatry Rep. 2015;17(11):91.

49. Psychoyos D, Hungund B, Cooper T, Finnell RH. A cannabinoid analogue of 3H-delta9-tetrahydrocannabinol disrupts neural development in chick. Birth Defects Res. 2008;83:477-88.

50. Gunn JKL, Rosales CB, Center KE, Nunez A, Gibson SJ, Christ C, et al. Prenatal exposure to cannabis and maternal and child health outcomes: a systematic review and meta-analysis. BMJ Open. 2016;6(4):e009986.

51. Hayatbakhsh MR, Flenady VJ, Gibbons KS, Kingsbury AM, Hurrion E, Mamun AA, et al. Birth outcomes associated with cannabis use before and during pregnancy. Pediatr Res. 2012;71(2):215–9.

52. Gray TR, Eiden RD, Leonard KE, Connors GJ, Shisler S, Huestis MA. Identifying prenatal cannabis exposure and effects of concurrent tobacco exposure on neonatal growth. Clin Chem. 2010;56(9):1442–50.

53. Shiono PH, Klebanoff MA, Nugent RP, Cotch MF, Wilkins DG, Rollins DE, et al. The impact of cocaine and marijuana use on low birth weight and preterm birth: a multicenter study. Am J Obstet Gynecol. 1995;172(1):19–27.

54. Fried PA, O'Connell CM. A comparison of the effects of prenatal exposure to tobacco, alcohol, cannabis and caffeine on birth size and subsequent growth. Neurotoxicol Teratol 1987;9(2):79–85.

55. Metz TD, Stickrath EH. Marijuana use in pregnancy and lactation: a review of the evidence. Am J Obstet Gynecol. 2015;213(6):761-78.

56. Huizink AC. Prenatal cannabis exposure and infant outcomes: Overview of studies. Prog Neuropsychopharmacol Biol Psychiatry. 2014;52:45–52.

57. de Moraes Barros MC, Guinsburg R, de Araújo Peres C, Mitsuhiro S, Chalem E, Laranjeira RR. Exposure to marijuana during pregnancy alters neurobehavior in the early neonatal period. J Pediatr. 2006;149(6):781–7.

58. Felix RJ, Chambers CD, Dick LM, Johnson KA, Jones KL. Prospective pregnancy outcome in women exposed to amphetamines. Teratology. 2000;61:441.

59. Ladhani NN, Shah PS, Murphy KE. Prenatal amphetamine exposure and birth outcomes: a systematic review and metaanalysis. Am J Obstet Gynecol. 2011;205(3):219.e1-7.

60. Eriksson M, Jonsson B, Steneroth G, Zetterström R. Amphetamine abuse during pregnancy: environmental factors and outcome after 14-15 years. Scand J Public Health. 2000;28(2):154-7.

61. McElhatton PR, Bateman DN, Evans C, Pughe KR, Thomas SH. Congenital anomalies after prenatal ecstasy exposure. Lancet. 1999;354(9188):1441–2.

62. Addis A, Moretti ME, Ahmed SF, Einarson TR, Koren G. Fetal effects of cocaine: an updated meta-analysis. Reprod Toxicol. 2001;15(4):341–69.

63. Bingol N, Fuchs M, Diaz V, Stone RK, Gromisch DS. Teratogenicity of cocaine in humans. J Pediatr. 1987;110(1):93–6.

64. Chasnoff IJ, Burns WJ, Schnoll SH, Burns KA. Cocaine use in pregnancy. N Engl J Med. 1985;313:666–9.

65. Aghamohammadi A, Zafari M. Crack abuse during pregnancy: maternal, fetal and neonatal complication. J Matern Fetal Neonatal Med. 2016;29(5):795-7.

66. Fox CH. Cocaine use in pregnancy. J Am Board Fam Pract. 1994;7(3):225-8.

67. Ackerman JP, Riggins T, Black MM. A review of the effects of prenatal cocaine exposure among school-aged children. Pediatrics. 2010;125(3):554–65.

68. Gouin K, Murphy K, Shah PS. Effects of cocaine use during pregnancy on low birthweight and preterm birth: systematic review and metaanalyses. Am J Obstet Gynecol. 2011;204(4):340–12.

69. Draper ES, Rankin J, Tonks AM, Abrams KR, Field DJ, Clarke M, et al. Recreational drug use: a major risk factor for gastroschisis? Am J Epidemiol. 2008;167(4):485–91.

70. Forrester MB, Merz RD. Risk of selected birth defects with prenatal illicit drug use, Hawaii, 1986-2002. J Toxicol Environ Health A. 2007;70(1):7-18.
71. Eyler FD, Behnke M, Conlon M, Woods NS, Wobie K. Birth outcome from a prospective, matched study of prenatal crack/cocaine use: I. Interactive and dose effects on health and growth. Pediatrics. 1998;101(2):229-37.
72. Mercado A, Johnson G, Calver D, Sokol RJ. Cocaine, pregnancy and postpartum intracerebral hemorrhage. Obstet Gynecol. 1989;73(3):467-72.
73. Chasnoff IJ, Chisum GM, Kaplan WE. Maternal cocaine use and genitourinary tract malformations. Teratology. 1988;37(3):201-4.
74. Bauer CR, Langer JC, Shankaran S, Bada HS, Lester B, Wright LL, et al. Acute neonatal effects of cocaine exposure during pregnancy. Arch Pediatr Adolesc Med. 2005;159(9):824-34.
75. Lester BM, Padbury JF. Third pathophysiology of prenatal cocaine exposure. Dev Neurosci. 2009;31(1-2):23-35.
76. Richardson GA, Goldschmidt L, Larkby C. Effects of prenatal cocaine exposure on growth: a longitudinal analysis. Pediatrics. 2007;120(4):e1017-27.
77. Richardson GA, Goldschmidt L, Larkby C, Day NL. Effects of prenatal cocaine exposure on child behavior and growth at 10 years of age. Neurotoxicol Teratol. 2013;40:1-8.
78. Kuhn L, Kline J, Ng S, Levin B, Susser M. Cocaine use during pregnancy and intrauterine growth retardation: new insights based on maternal hair tests. Am J Epidemiol. 2000;152(2):112-9.
79. Singer LT, Salvator A, Arendt R, Minnes S, Farkas K, Kliegman R.. Effects of cocaine/polydrug exposure and maternal psychological distress on infant birth outcomes. Neurotoxicol Teratol. 2002;24(2):127-35.
80. Jones W. Cocaine use and the breastfeeding mother. Pract Midwife. 2015;18(1):19-22.
81. Schardein JL. Chemically induced birth defects. 3rd edn. New York: Marcel Dekker; 2000.
82. Wachsman L, Schuetz S, Chan LS, Wingert WA. What happens to babies exposed to phencyclidine (PCP) in utero? Am J Drug Alcohol Abuse. 1989;15(1):31-9.
83. Finnegan LP, Connaughton Jr JF, Kron RE, Emich JP. Neonatal abstinence syndrome: assessment and management. Addict Dis. 1975;2(1-2):141-58.
84. Smirk CL, Bowman E, Doyle LW, Kamlin COF. How long should infants at risk of drug withdrawal be monitored after birth? J Paediatr Child Health. 2014;50(5):352-5.
85. Jones HE, Seashore C, Johnson E, Horton E, O'Grady KE, Andringa K, et al. Psychometric assessment of the Neonatal Abstinence Scoring System and the MOTHER NAS Scale. Am J Addict. 2016;25(5):370-3.
86. Jones HE, Fielder A. Neonatal abstinence syndrome: Historical perspective, current focus, future directions. Prev Med. 2015;80:12-7.

33
Idosos

Érico Castro-Costa e Alessandra Diehl

PONTOS-CHAVE

✓ O uso de substâncias por idosos é um problema frequente e crescente em alguns lugares do mundo e envolve substâncias lícitas e ilícitas.

✓ O reconhecimento do uso de substâncias por idosos é por vezes difícil, devido às alterações biológicas e sociais decorrentes do envelhecimento, as quais dificultam o emprego dos critérios diagnósticos habituais.

✓ A consideração do risco real de uso de substâncias nos idosos de forma problemática é vital para o diagnóstico precoce, encaminhamentos e seguimentos adequados para essa condição.

Dados norte-americanos revelam que atualmente há 43,1 milhões de pessoas com 65 anos ou mais vivendo nos Estados Unidos. A prevalência de transtornos por uso de substâncias em idosos permanece relativamente constante até os 60 anos. Depois disso, a taxa desses transtornos cai para 6%. Os dados do The National Survey on Drug Use and Health (NSDUH) de 2014, por exemplo, destacam que somente 25,8% das pessoas com 65 anos ou mais já usaram drogas ilegais durante a vida, ao passo que as taxas de uso ao longo da vida foram de 53,8% para as idades entre 60 e 64 e mais de 50% para cada faixa etária entre 19 e 59. A prevalência de consumo intenso, ou "pesado", de álcool em 2014 foi menor entre os adultos de 65 ou mais (2,2%) do que entre todos os outros grupos de idade adulta.[1]

Percebe-se que um número crescente de idosos apresenta transtornos relacionados ao uso de substâncias. Estudos recentes indicam que esse comportamento é maior do que nas gerações anteriores, e o impacto dessa alteração já é detectado nos atuais atendimentos dos idosos.[2,3] Entre as substâncias lícitas usadas por essa população, destacam-se o álcool e medicamentos prescritos (benzodiazepínicos [BZDs] e analgésicos). O uso de substâncias ilícitas ainda é pequeno comparado ao de lícitas e de medicamentos prescritos, porém reflete o envelhecimento da geração *baby boomers* (indivíduos nascidos entre 1946 e 1960).[4,5]

Em decorrência das alterações biológicas e sociais determinadas pelo envelhecimento, devem ser consideradas estratégias específicas de prevenção e intervenção precoce ao uso de substâncias no atendimento aos idosos.[2,5-7] Assim, este capítulo tem como objetivo fornecer informações e orientações acerca do uso de substâncias lícitas e ilícitas por idosos, no intuito de facilitar o manejo desse problema nessa população.

O USO DE SUBSTÂNCIAS NOS IDOSOS

O reconhecimento do uso de substâncias nos idosos (**Quadro 33.1**) é um desafio, e a maioria dos quadros não é diagnosticada ou é tratada de maneira inadequada pelo médico e por outros profissionais da saúde. Os critérios diagnósticos para essas condições são pouco confiáveis quando empregados a idosos e tendem a minimizar os quadros mais graves.[8,9]

Isso ocorre porque os principais critérios diagnósticos para identificação do uso de substâncias (problemas relacionados com o trabalho, interferências nas interações sociais e aumento da tolerância com a cronicidade do uso) nem sempre se aplicam aos idosos. Entretanto, os idosos procuram atendimento médico com mais frequência que adultos, aumentando a chance do reconhecimento do uso de substâncias mesmo na presença de um padrão de sintomas de menor intensidade.[10]

DROGAS LÍCITAS

DROGAS DE PRESCRIÇÃO MÉDICA

Em geral, idosos apresentam maior taxa de uso de medicamentos quando comparados com adultos mais jovens. Entre-

> **QUADRO 33.1**
> **Principais drogas lícitas e ilícitas usadas por idosos**
>
> **Drogas lícitas**
> - *Benzodiazepínicos*
>   - Longa duração: flurazepam, diazepam
>   - Curta ação: alprazolam, triazolam, temazepam
> - *Novos hipnóticos não benzodiazepínicos (drogas Z)*
>   - Zopiclona/eszopiclona
>   - Zolpidem
>   - Zaleplom
> - *Barbitúricos e não barbitúricos sedativo-hipnóticos*
>   - Pentobarbital, secobarbital, aprobarbital/secobarbital, hidrato de cloral, etclorvinol
> - *Analgésicos opioides*
>   - Morfina, levorfanol, metadona, codeína, hidrocodona, oxicodona, propoxifeno, fentanil, tramadol
> - *Estimulantes do sistema nervoso central*
>   - Metilfenidato, metanfetamina, lisdexanfetamina
>   - Tabaco
>
> **Drogas ilícitas**
> - Maconha e haxixe
> - Heroína
> - Cocaína e *crack*
> - Alucinógenos (ácido lisérgico, *ecstasy*)
>
> *Fonte*: Adaptado de Simoni-Wastila e Yang.[9]

tanto, poucos são os estudos que investigaram a prevalência do uso de medicamentos psicoativos nessa faixa etária. Aqueles que o fizeram demonstraram que o uso dessas substâncias é baixo, mas que apresenta impacto significativo nessa minoria de idosos.[8,9]

Opioides, para o tratamento da dor, e BZDs, para ansiedade/insônia, são as duas classes de medicamentos que causam as maiores complicações para idosos. Um estudo recente demonstrou que 25% dos idosos usam medicamentos psicoativos com risco de abuso.[9] A maioria dessas drogas foi prescrita ou obtida legalmente,[8] e seu uso pesado em geral foi feito de maneira não intencional pelos idosos.[9]

Comumente, os idosos que apresentam risco mais elevado de uso de substâncias são mulheres[9,11,12] com isolamento social[9,12] e história pregressa de uso de substâncias ou transtornos mentais.[9,11-13] Além disso, o uso dessas drogas psicoativas é crônico, sendo que os BZDs constituem a principal classe e estão associados a aumento do comprometimento cognitivo,[14-16] à presença de sintomas depressivos[15,16] e a maior risco de quedas.[17]

Os idosos dependentes de BZD apresentam algumas características que podem sinalizar um quadro de dependência e que, muitas vezes, não são valorizadas pelo profissional da saúde, como resistência em diminuir a dose do BZD, descumprimento da orientação de diminuição da dose, solicitação de receitas "extras", fora do dia da consulta, muitas vezes com histórias de que "precisou" tomar medicação a mais para dormir, ou de que a medicação não faz mais efeito, ou qualquer outra desculpa que possibilite ter acesso facilitado à substância.[18]

Outro problema emergente com o uso desses medicamentos é sua associação frequente com o uso de álcool,[9,12,13] que piora a sintomatologia clínica desses quadros e determina[19] um crescimento exponencial de hospitalizações de idosos pertencentes à geração *baby boomer*, que aumentou em 117% nos últimos anos.[20-22]

Por fim, é importante destacar o potencial de depedência dos indutores de sono não BZDs, denominados drogas Z ou Z-compostos, que foram introduzidos mais recentemente e com a vantagem inicial nos estudos pré-clínicos de menores, ou até mesmo ausência de, efeitos relacionados com os BZDs, como náusea, amnésia e risco de dependência.[23,24] Entretanto, estudos recentes demonstraram que as drogas Z apresentam grande risco de dependência,[25] particularmente o zolpidem, e associação com acidentes automobilísticos, sobretudo em mulheres, o que levou os órgãos regulatórios dos Estados Unidos, como a Food and Drug Administration (FDA),[26] e de outros países a determinar novas recomendações para as doses e as formas de apresentação.

ÁLCOOL

Evidências recentes demonstram que um terço dos idosos desenvolve problemas com o álcool na velhice, ao passo que dois terços apresentam complicações médico-clínicas e prejuízos psicossociais devido ao início de uso precoce.[7,27] Nos idosos, as mudanças biológicas decorrentes do envelhecimento (redução corporal dos níveis de água, diminuição das enzimas hepáticas, maior vulnerabilidade cerebral) e o maior risco de interações medicamentosas (devido ao uso de várias medicações) determinam uma maior suscetibilidade aos efeitos decorrentes do consumo de álcool.[28]

Embora o consumo leve ou moderado de álcool seja considerado um fator protetor contra doenças coronarianas em adultos de meia-idade, evidências demonstram que nos idosos esse efeito é muito menor e até mesmo inexistente, principalmente com o consumo moderado.[29] O consumo de grandes quantidades de álcool está associado ao desenvolvimento de volume cerebral menor nos idosos, que com frequência está relacionado a declínio cognitivo acelerado e demência.[30] Além disso, o consumo de álcool está relacionado a câncer de boca, do sistema digestivo, do fígado e de mama, nas mulheres, bem como com doenças cerebrovasculares, diabetes melito e acidentes, como quedas da própria altura.[31-33]

Definições dos problemas relacionados com álcool

As definições habituais usadas para uso e dependência de álcool são difíceis de empregar em idosos, uma vez que a maioria deles já se aposentou ou apresenta grande redução dos contatos sociais. Os critérios da 5ª edição do *Manual diagnóstico e estatístico de transtornos mentais* (DSM-5)[34] para o transtorno por uso de álcool são apresentados no **Quadro 33.2**. Eles diferem dos critérios do DSM-IV por não se restringirem somente ao padrão de abuso e dependência, permitindo a possibilidade do "consumo de risco", já existente nos critérios da 10ª edição da *Classificação internacional de doenças e problemas relacionados à saúde* (CID-10). Além disso, a história de problemas com a lei em decorrência do uso de álcool não faz mais parte dos 11 critérios diagnósticos. Em seu lugar, entrou a presença de fissura (*craving*). Com o fim da dicotomia entre os diagnósticos de abuso e dependência de álcool, o emprego do DSM-5 torna-se mais adequado para a avaliação do consumo da substância nos idosos. As alterações próprias do envelhecimento não permitiam, na maioria das vezes, o preenchimento dos critérios diagnósticos do DSM-IV.

QUADRO 33.2
Critérios diagnósticos para transtorno por uso de álcool de acordo com o DSM-5

Um padrão problemático do uso de álcool, levando a comprometimento ou sofrimento clinicamente significativos, manifestado por pelo menos dois dos seguintes critérios, ocorrendo durante um período de 12 meses:

1. Uso em quantidades maiores ou por mais tempo que o planejado
2. Desejo persistente ou incapacidade de controlar o desejo
3. Gasto importante de tempo em atividades para obter a substância
4. Fissura importante
5. Deixar de desempenhar atividades sociais, ocupacionais ou familiares devido ao uso
6. Continuar o uso apesar de apresentar problemas sociais ou interpessoais
7. Restrição do repertório de vida em função do uso
8. Manutenção do uso apesar de prejuízos físicos
9. Uso em situações de exposição a risco
10. Tolerância
11. Abstinência

Fonte: Adaptado de American Psychiatric Association.[34]

Epidemiologia

O consumo de álcool é um dos principais fatores de risco para mortalidade e incapacidade em todo o mundo. Entre os idosos, o consumo de álcool está associado a muitas doenças clínicas e transtornos mentais, sendo responsável por 12% das mortes prematuras e da incapacidade entre os homens e por 2% entre as mulheres. Estudos europeus recentes demonstram a tendência de redução da abstinência no consumo de álcool entre os idosos, com o crescimento dos bebedores pesados (*heavy drinkers*), o que está associado com maiores taxas de mortalidade e hospitalizações.[7,9,27] Similarmente, pesquisadores norte-americanos também descrevem essa tendência do aumento de idosos com problemas relacionados com álcool, estimando que estes somarão 3,5 milhões em 2030, o que representará 5% dessa população.

Poucos foram os estudos que avaliaram o consumo de álcool nos idosos brasileiros. Entretanto, Garcia e colaboradores[35] demonstraram que a mortalidade por causas associadas ao consumo de álcool é elevada no Brasil, especialmente entre os homens na faixa etária de 50 a 69 e nos residentes das Regiões Nordeste e Centro-Oeste. Com relação à prevalência, Castro-Costa e colaboradores,[36] em um estudo com uma amostra representativa da população brasileira, demonstraram que 10,4% dos idosos apresentavam um consumo episódico exagerado (*binge*), 12% eram bebedores pesados (*heavy drinkers*) e 2,9% preenchiam os critérios para dependência.[36] Por sua vez, um estudo na cidade de São Paulo encontrou prevalência de 9,1% para dependência entre os idosos avaliados.[37]

Entre os idosos que iniciaram o consumo de álcool precocemente (antes dos 65 anos), observou-se alta prevalência de comportamentos antissociais, história familiar de alcoolismo, declínio das condições socioeconômicas e isolamento familiar. Já os que o iniciaram tardiamente apresentaram como características mais frequentes a alta escolaridade, com bons salários, presença de eventos estressantes da vida, como aposentadoria/luto, e bom suporte familiar. Além dessas diferenças existentes entre os dois grupos, é importante ressaltar que os idosos com consumo de álcool de início tardio têm duas vezes mais chances de remissão com o tratamento.[7,27-29]

Farmacologia do álcool com o envelhecimento

O efeito do álcool é alterado com o envelhecimento. Embora sua absorção no trato gastrintestinal seja rápida em qualquer faixa etária, a redução da massa magra no idoso aumenta o pico de concentração sanguínea devido à redução do volume de distribuição do álcool. Ainda no trato gastrintestinal, pode-se observar aumento da acidez gástrica, com aumento do sangramento.[7,27-33]

Com relação ao sistema nervoso central, observa-se maior sensibilidade aos efeitos do álcool e, com isso, piora do comprometimento cognitivo preexistente ou sua precipitação, alterações do padrão de sono, como insônia, terrores noturnos e despertares precoces, e diminuição do apetite, com aumento do risco de má nutrição e posterior confusão mental.[7-13,27-30]

Outras alterações observadas são piora do controle da pressão arterial, do diabetes e da artrite ou de outras dores relacionadas. Por fim, é importante lembrar o risco de interação medicamentosa com álcool, diminuindo, aumentando ou neutralizando o efeito de medicamentos usados por idosos, o que pode levar a diversas condições clínicas adversas, como hipoglicemia (insulina), sangramento (ácido acetilsalicílico), rebaixamento de consciência (BZDs) e hipotensão (anti-hipertensivos).[7-13]

Dificuldades na identificação do consumo de álcool nos idosos

A identificação dos problemas decorrentes do consumo de álcool nos idosos é um desafio. Isso ocorre porque os sintomas de uso podem se assemelhar a sintomas de doenças clínicas e psiquiátricas frequentes nessa faixa etária (**Quadro 33.3**). Existe preconceito para os transtornos decorrentes do uso de álcool em todas as faixas etárias, mas principalmente entre os idosos, tanto dos familiares quanto do próprio paciente, em decorrência das graves alterações comportamentais existentes.

Tabaco

O tabagismo entre pessoas idosas é um grave problema de saúde e também social, uma vez que as consequências da manutenção desse hábito ao longo da vida podem restringir a eficiência da saúde e representar outro grande desafio para a sociedade e para profissionais da saúde, com gastos, mais hospitalizações, mais uso de medicamentos, entre outras consequências.[38]

Globalmente, o tabagismo é uma das principais causas da doença pulmonar obstrutiva crônica (DPOC), cujos sintomas costumam se apresentar no início da vida adulta e, posteriormente, durante a velhice. Um número substancial de pessoas com DPOC continua a fumar, embora a cessação do tabagismo seja conhecida por diminuir a taxa de progressão da doença e evitar uma maior deterioração da função pulmonar. Há evidências que sugerem que, muito embora os fumantes de longa duração possam parar de fumar com sucesso com a ajuda de programas estruturados especializados, idosos com DPOC acham mais difícil conseguir uma cessação sustentada.[39] Além disso, fumar durante a velhice parece contribuir de forma modesta e independente para a piora do desempenho cognitivo.[40]

Uma revisão antiga conduzida por LaCroix e Omenn[41] apoia as seguintes conclusões sobre os benefícios da cessação do tabagismo em idosos:

1. Os fumantes idosos que abandonam o tabagismo têm risco reduzido de morte em comparação com os fumantes atuais dentro de 1 a 2 anos após o abandono. Seu risco geral de morte se aproxima daqueles que nunca fumaram após 15 a 20 anos de abstinência.
2. A cessação do tabagismo em idosos reduz acentuadamente os riscos de eventos coronarianos e de mortes cardíacas no prazo de um ano após o abandono, e o risco continua diminuindo gradualmente por muitos anos. Isso é especialmente verdade para idosos com e sem antecedentes de doença coronariana e sintomas cardiovasculares.
3. Os riscos de morrer de vários cânceres relacionados ao tabagismo são reduzidos ao deixar de fumar. Embora o declínio no risco possa ser mais gradual para idosos do que para os adultos de meia-idade, os benefícios da cessação são evidentes dentro de 5 a 10 anos de abandono.
4. A cessação do tabagismo reduz o risco de mortalidade por DPOC após 10 a 15 anos de abstinência em homens e após 5 a 10 anos de abstinência em mulheres. Dentro de um período de tempo mais curto, o abandono reduz a prevalência de sintomas respiratórios, diminui a taxa de declínio da função pulmonar e pode reduzir as deficiências funcionais e melhorar a tolerância ao exercício.

QUADRO 33.3
Condições clínicas, neuropsiquiátricas e funcionais que dificultam o diagnóstico de uso de álcool e de outras substâncias nos idosos

Neuropsiquiátricas
- Quadros psiquiátricos (depressão, ansiedade, alterações do humor, esquizofrenia e outros transtornos psicóticos)
- Comprometimento cognitivo (doença de Alzheimer e outras demências)
- *Delirium*
- Transtornos da personalidade
- Convulsões
- Tremores
- Alterações do sono (insônia, hipersonia, sonolência excessiva diurna)

Clínicas
- Dores crônicas
- Distúrbios gastrintestinais
- Distúrbios hepáticos e renais

Funcionais
- Quedas, fraturas e outros traumas
- Declínio funcional
- Deterioração da higiene
- Acidentes automobilísticos

5. A cessação do tabagismo pode ajudar a diminuir a osteoporose e reduzir o risco de fraturas do quadril, mas os efeitos sobre as taxas de perda óssea ou subsequente risco de fratura ainda não foram estudados adequadamente.
6. O tabagismo contínuo no fim da vida está associado ao desenvolvimento e à progressão de várias condições crônicas principais, perda de mobilidade e má função física. Os ex-fumantes parecem ter níveis mais elevados de função física e melhor qualidade de vida do que os fumantes em permanência. Os médicos e outros profissionais da saúde deveriam incentivar os idosos a parar de fumar.

Percebe-se que, muito embora a cessação do tabagismo em idosos possa ser desafiadora, o conhecimento das crenças de saúde desses idosos é um pré-requisito importante para apoiar a mudança de comportamento. Um estudo conduzido por Schofield e colaboradores[39] que avaliou as crenças de idosos sobre parar de fumar revelou que quase dois terços dos indivíduos continuaram a fumar, apesar de terem percebido o tabagismo como uma ameaça para a saúde. Indivíduos que continuaram a fumar citaram várias barreiras para interromper o hábito, e todos, em algum momento, já tinham tentado parar de fumar. Mais da metade ainda estava tentando cessar o uso. As indicações para a ação de parar de fumar vieram de fontes externas (p. ex., insistência de familiares), em vez de fontes relacionadas à gravidade da doença.[39]

Apesar de fumantes idosos serem reconhecidos como um grupo prioritário para intervenções, atualmente há escassez de pesquisas relacionadas com a cessação do tabagismo na terceira idade e sobre como orientar a prática de profissionais da saúde sobre esse tema em específico.[42] Uma visão comum entre os idosos sobre o tabagismo é a de que "o dano já está feito", e, portanto, haveria pouco interesse em tentar parar de fumar. Ao ser sugerida uma tentativa de cessação, enquanto alguns profissionais da saúde parecem fornecer bons níveis de suporte, a grande maioria fornece muito pouca orientação e/ou motivação para que o idoso venha a parar de fumar. Ainda, o conhecimento dos locais e serviços disponíveis para a cessação do tabagismo costuma ser insuficiente. Muitos idosos relatam que nunca foram aconselhados a parar de fumar. Muitos também relatam que receberam pouca ajuda e apoio de profissionais da saúde quando tentaram parar de fumar.[42]

Assim, é necessário que os profissionais da saúde reflitam sobre sua prática atual com o objetivo de proporcionar um encorajamento e um apoio sustentados para a cessação do tabagismo e a prevenção de recaída em idosos.[39] Em especial, os membros da equipe de saúde da atenção primária têm um papel fundamental a desempenhar no incentivo às pessoas idosas a parar de fumar. Para tanto, é essencial que eles levem em consideração as crenças de saúde dos idosos e as suas próprias, a fim de que questões como o conhecimento dos recursos para cessação do tabagismo sejam abordadas.[42]

Os programas de cessação do tabagismo para essa população precisam, também, ser direcionados a indivíduos idosos que não estão prontos para parar de fumar. A educação sobre os benefícios de parar de fumar em idosos perpassa, ainda, a compreensão do processo de envelhecimento, o qual está fortemente relacionado com o conceito de saúde em sua essência, que consiste em um completo bem-estar físico, psicológico e social.[43]

DROGAS ILÍCITAS

Historicamente, o uso de drogas ilícitas é um problema de adultos mais jovens. No entanto, nas últimas décadas, a mudança do perfil de uso dessas drogas determinou o interesse da investigação de seu uso também nos idosos.[44] Apesar disso, os estudos atuais apresentam grandes limitações metodológicas, decorrentes das pequenas amostras, das populações específicas (idosos atendidos em pronto atendimento, prisioneiros, etc.), do emprego de diferentes faixas etárias para a determinação dos idosos (variação entre 50-65 anos) e de diferentes definições para os padrões de uso.[44]

Epidemiologia

A prevalência do uso de drogas ilícitas em idosos é inferior a 1%.[19,45] Essa prevalência é consideravelmente maior entre os idosos admitidos no pronto atendimento, com prevalência de 2,4% para maconha, 1,9% para cocaína e 11,6% para opioides.[46] Entre os prisioneiros com 55 anos ou mais, 31% relataram o uso de substâncias ilícitas. Com relação ao padrão de uso, observa-se diminuição do uso com o aumento da idade.[47,48] Em um grande estudo que descreveu as admissões no pronto atendimento, observou-se que 60% foram de indivíduos entre 50 e 54 anos, e somente 1,5% dos atendimentos foram em idosos com mais de 75 anos.[49] Esse mesmo estudo demonstrou que 70% eram homens e 60% eram negros, com o uso da cocaína representando aproximadamente 60% dos casos; heroína, 25%; e maconha, 20%. Curiosamente, adultos entre 50 e 64 anos apresentaram maior preferência por cocaína e heroína, ao passo que idosos (≥ 65 anos) preferiram cocaína e maconha.

Padrões de uso

Como o uso de álcool, dois padrões bem definidos de uso de drogas ilícitas foram demonstrados: usuários de início precoce e usuários de início tardio. O primeiro grupo inclui indivíduos com uma longa história de uso que o continua mesmo com o envelhecimento, ao passo que o segundo desenvolveu o uso depois dos 65 anos.[19,44,45]

Com relação aos fatores associados, também se observa que o padrão de início precoce está associado a sexo masculino, fatores socioeconômicos, raça e comorbidades com transtornos psiquiátricos. Já o padrão de início tardio é menos frequente, sendo responsável por menos de 10% do uso de drogas ilícitas pelos idosos. Vários fatores estão relacionados ao início tardio do uso de drogas ilícitas. Entre eles, destacam-se o desenvolvimento de condições clínicas dolorosas, o desenvolvimento de transtornos psiquiátricos, incluindo depressão geriátrica, demência e outras causas de comprometimento cognitivo, bem como o aparecimento recente de situações estressantes na vida, como luto, isolamento social, dificuldades financeiras e suporte social deficiente.

Uso de drogas específicas

Maconha

O uso de maconha se distingue do da heroína e da cocaína, principalmente entre os idosos. No adulto, o consumo em geral tem início na adolescência, com diminuição drástica em torno dos 30 anos, com um padrão ocasional de uso e em um contexto de sociabilização. Somente 10 a 20% dos usuários consomem a droga diariamente.

Em contraste, o uso de maconha entre os idosos raramente representa o consumo contínuo ou residual iniciado na adolescência ou apresenta papel social. Em geral, é iniciado ou reiniciado devido a seus efeitos sobre o estresse, o apetite e a dor, tendo como justificativa o emprego inadequado do termo "maconha medicinal", que vem sendo usado recentemente e recebendo grande aceitação social, apesar das evidências em contrário (embora o assunto seja de debate contínuo, ele não será explorado neste capítulo).

Entre os usuários de maconha como um todo, incluindo os idosos, observa-se grande prevalência de transtornos psiquiátricos do Eixo I, particularmente transtorno depressivo maior, transtorno bipolar e esquizofrenia. No entanto, a direção da associação entre o uso de maconha e os transtornos psiquiátricos, ou se a associação é bidirecional, é tema de amplo debate atualmente. Todavia, as evidências dos efeitos do uso da maconha sobre a cognição são bem definidas, demonstrando que são permanentes mesmo após a interrupção do uso por um período prolongado, com os idosos sendo mais propensos a essas consequências.[19,44,45]

Por fim, o uso da maconha também apresenta efeitos não psiquiátricos, como aqueles que ocorrem nos sistemas respiratório, imune e cardiovascular. Diferentemente da crença popular entre usuários, a maconha contém mais substâncias carcinogênicas e alcatrão do que a fumaça de tabaco filtrada. Além disso, ela atua como broncodilatador, permitindo penetração mais intensa de substâncias tóxicas em todo o pulmão. Devido a seus efeitos respiratórios, a maconha também parece aumentar a carga de trabalho cardíaco, à qual provavelmente um adulto jovem se adapta com mais facilidade do que idosos, muitos dos quais com doenças cardiovasculares preexistentes.

Cocaína

A maioria das evidências compara o efeito cardiovascular da cocaína em usuários e não usuários da mesma idade.[44] Usuários de cocaína têm maior risco de sofrer uma ruptura de aneurisma em idades mais jovens e em aneurismas com menores diâmetros do que não usuários. Infarto agudo do miocárdio também ocorre em idades mais jovens em usuários em relação a não usuários de cocaína. Com isso, idosos que usam a droga apresentam risco maior do que idosos não usuários de sofrer infarto agudo do miocárdio, acidente vascular cerebral e *delirium*. Entretanto, não foi observado um efeito gradiente para o uso de cocaína.

Heroína

Nos dias atuais, a maioria das evidências existentes não é sobre o uso de heroína, e sim sobre o uso dos opioides prescritos.[44] Nos últimos anos, o uso dos analgésicos opioides prescritos ultrapassou o de heroína como a substância de escolha dessa classe também nos idosos. Entretanto, entre os usuários de início precoce, a heroína provavelmente permanece como a primeira escolha, porque a tendência de modificação não ocorre imediatamente nos usuários idosos.

Reconhecimento do uso de substâncias ilícitas

O diagnóstico de uso de drogas em idosos apresenta um desafio único para o médico assistente.[19,44,45] Em muitos casos, o paciente idoso apresenta várias queixas e questões médicas, e o médico assistente pode ser compreensivelmente absorvido com essas preocupações e negligenciar a possibilidade de uso de drogas ilícitas. Além disso, os pacientes geriátricos, como os pacientes que usam drogas ilícitas em qualquer idade, geralmente se sentem constrangidos, ocultando o uso para o médico assistente ou subestimando seus sintomas. Por fim, muitos dos sinais e sintomas comportamentais que, em um adulto, podem sugerir a intoxicação ou abstinência de drogas podem ser facilmente confundidos com doenças clínicas ou transtornos psiquiátricos e, portanto, tratados inadequadamente. O passo mais importante no reconhecimento do uso de drogas ilícitas nos idosos é simplesmente considerar essa possibilidade, e a investigação de fatores de risco para o uso de drogas ilícitas também pode auxiliar para a realização do diagnóstico (**Quadro 33.4**).

QUADRO 33.4
Fatores de risco para uso de drogas ilícitas nos idosos

- Idosos mais jovens, do sexo masculino, não casados
- Baixo nível social
- Uso prévio de substância ilícita
- Tratamento atual de manutenção com metadona
- Uso de medicamentos ou álcool
- Comorbidade com transtornos psiquiátricos (sobretudo depressão/ansiedade)
- Uso de substância entre familiares mais próximos
- Envolvimento em crimes (sobretudo crimes por drogas)
- Isolamento social/baixo nível de suporte social
- Prisioneiros idosos

Fonte: Adaptado de Wu e Blazer;[19] Rosen e colaboradores;[50] Briggs e colaboradores.[51]

MANEJO OU ESPECIFICIDADES PARA O TRATAMENTO DO USO DE SUBSTÂNCIAS EM IDOSOS

O **Quadro 33.5** mostra as principais recomendações a serem observadas no manejo do tratamento de idosos usuários de álcool e outras drogas.

CONSIDERAÇÕES FINAIS

O uso de substâncias lícitas e ilícitas é real e muito frequente nos idosos. No entanto, seu reconhecimento é difícil, principalmente devido às alterações biológicas e sociais decorrentes do envelhecimento e à ausência de critérios diagnósticos específicos para essa faixa etária. O profissional da saúde deve estar sempre preparado para considerar o diagnóstico de dependência química nos idosos, com o intuito de beneficiá-los com intervenções mais precoces para esse problema. Por fim, mais estudos sobre o tema devem ser realizados, em vista da escassez ou até mesmo ausência dessa informação nos países desenvolvidos, mas principalmente naqueles em desenvolvimento, como o Brasil.

QUADRO 33.5
Principais recomendações para o tratamento de idosos com transtorno por uso de substâncias

- Devido às alterações fisiológicas do envelhecimento e às várias doenças crônicas comuns nos idosos, o tratamento dos transtornos por uso de substâncias, muitas vezes, necessita de atenção médica mais específica que a direcionada à população em geral.
- Medicamentos tradicionalmente usados no tratamento da população em geral devem ser prescritos com parcimônia a idosos, levando-se em consideração possíveis interações medicamentosas com outras substâncias comumente utilizadas nessa população.
- Ao diagnosticar a dependência de BZD, deve-se orientar o paciente a diminuir gradualmente as doses do BZD utilizado até a interrupção total do uso, para evitar os sintomas de abstinência. Os sintomas de abstinência nos idosos são diferentes daqueles encontrados em adolescentes e adultos, e incluem confusão e desorientação mental em vez de ansiedade e insônia.
- Idosos são fisiologicamente mais predispostos a quedas, que aumentam com o uso de álcool e/ou de medicamentos mais sedativos e/ou hipotensores.
- A desintoxicação dos analgésicos opioides nos idosos deve ser realizada preferencialmente em ambiente médico (hospitais ou ambulatórios). A medicação de escolha não difere da usada em adolescentes ou adultos, mas o clínico deve alterar as dosagens devido às alterações metabólicas associadas com o envelhecimento.
- O processo de desintoxicação do álcool deve ser feito preferencialmente com o paciente hospitalizado em serviço clínico, pois o risco de confusão mental é maior, e a supervisão de doenças crônicas concomitantes é necessária. Desintoxicação ambulatorial deve ser considerada em idosos medicamente estáveis, com bom suporte social e que possam ser rapidamente transferidos a um hospital, se necessário.
- Deve-se evitar o tratamento com dissulfiram, devido ao risco aumentado de efeitos colaterais, e a naltrexona ainda não tem seu uso no idoso bem estabelecido.

Fonte: Zanuto e colaboradores.[18]

REFERÊNCIAS

1. Substance Abuse and Mental Health Services Administration. Age-and gender-based populations. Rockville: SAMHSA; 2017. [capturado em: 06 ago. 2017]. Disponível em: https://www.samhsa.gov/specific-populations/age-gender-based.

2. Korper S, Council CL. Substance use by older adults: estimates of future impact on the treatment system. Rockville: SAMHSA; 2002.

3. Blow FC, Barry KL. Treatment of older adults. In: Ries RK, Miller SC, Fiellin DA, Saitz R, editors. Principles of addiction medicine. 4th ed. Philadelphia: Lippincott Williams & Wilkins; 2009. p. 479–92.

4. Fletcher BW, Compton WM. The older drug abuser. In: Ruiz P, Strain EC, editors. Lowinson and Ruiz's substance abuse: a comprehensive textbook. 5th ed. Philadelphia: Lippincott Williams & Wilkins; 2011. p. 802–12.

5. Agency for Healthcare Research and Quality. Hospitalizations for medication and illicit drug-related conditions on the rise among Americans ages 45 and older. Washington: Department of Health & Human Services; 2010

6. Substance Abuse and Mental Health Services Administration. Substance abuse among older adults: treatment improvement protocol (TIP) series 26. Rockville: Center for Substance Abuse Treatment; 1998.

7. Blow FC, Barry KL. Alcohol and substance misuse in older adults. Curr Psychiatry Rep. 2012;14(4):310–19.

8. Simoni-Wastila L, Zuckerman IH, Singhal PK, Briesacher B, Hsu VD. National estimates of exposure to prescription drugs with addiction potential in community-dwelling elders. Subst Abus. 2005;26(1):33–42.

9. Simoni-Wastila L, Yang HK. Psychoactive drug abuse in older adults. Am J Geriatr Pharmacother. 2006;4(4):380–94.

10. Simoni-Wastila L, Strickler G. Risk factors associated with problem use of prescription drugs. Am J Public Health. 2004;94(2):266–8.

11. Finlayson RE, Davis LJ. Prescription drug dependence in the elderly population: demographic and clinical features of 100 inpatients. Mayo Clin Proc. 1994;69(12):1137–45.

12. Jinks MJ, Raschko RR. A profile of alcohol and prescription drug abuse in a high-risk community-based elderly population. Dicp. 1990;24(10):971– 5.

13. Solomon K, Manepalli J, Ireland GA, Mahon GM. Alcoholism and prescription drug abuse in the elderly: St. Louis University grand rounds. J Am Geriatric Soc.1993;41(1):57–69.

14. Dealberto MJ, Mcavay GJ, Seeman T, Berkman L. Psychotropic drug use and cognitive decline among older men and women. Int J Geriatr Psychiatry. 1997;12(5):567–74.

15. Hogan D, Maxwell CJ, Fung TS, Ebly EM. Prevalence and potential consequences of benzodiazepine use in senior citizens: results from the Canadian Study of Health and Aging. Can J Clin Pharmacol. 2003;10(2):72–7.

16. Hanlon JT, Horner RD, Schmader KE, Fillenbaum GG, Lewis IK, Wall WE Jr, et al. Benzodiazepine use and cognitive function among community-dwelling elderly. Clin Pharmacol Ther. 1998;64(6):684–92.

17. Leipzig RM, Cumming RG, Tinetti ME. Drugs and falls in older people: a systematic review and meta-analysis: I. Psychotropic drugs. J Am Geriatr Soc. 1999;47(1):30–9.

18. Zanuto E, Costa EC, Garrido RP. Idosos. In: Diehl A, Cordeiro DC, Laranjeira R. Dependência química: prevenção, tratamento e políticas públicas. Porto Alegre: Artmed; 2011. p. 391-400.

19. Wu LT, Blazer DG. Illicit and nonmedical drug use among older adults: a review. J Aging Health. 2011;23(3):481–504.

20. Adams WL, McIlvain HE, Lacy NL, Magsi H, Crabtree BF, Yenny SK, et al. Primary care for elderly people. Gerontologist. 2002;42(6):835–42.

21. Holmes HM, Hayley DC, Alexander GC, Sachs GA. Reconsidering medication appropriateness for patients late in life. Arch Intern Med. 2006;166(6):605–9.

22. Patterson TL, Jeste DV. The potential impact of the baby-boom generation on substance abuse among elderly persons. Psychiatric Serv. 1999;50(9):1184–8.

23. Depoortere H, Zivkovic B, Lloyd K, Sanger DJ, Perrault G, Langer SZ, et al. Zolpidem, a novel non benzodiazepine hypnotic.I. Neuropharmacological and behavioral effects. J Pharmacol Exp Ther. 1986;237(2):649-58.

24. Soyka M, Bottlender R, Möller HJ. Epidemiological evidence for a low abuse potential of zolpidem. Pharmacopsychiatry. 2000;33(4):138-41.

25. Hajak G, Müller WE, Wittchen HU, Pittrow D, Kirch W. Abuse and dependence potential for the non-benzodiazepine hypnotics zolpidem and zopiclone: a review of case reports and epidemiological data. Addiction. 2003;98(10):1371-8.

26. Food and Drug Administration.Risk of next-morning impairment after use of insomnia drugs; FDA requires lower recommended doses for certain drugs containing zolpidem (Ambien, Ambien CR, Edluar, and Zolpimist) [Internet]. Rockville: US Food and Drug Administration; 2013. [capturado em: 14 maio 2017]. Disponível em: www.fda.gov/downloads/drugs/drugsafety/ucm335007.pdf.

27. Wang YP, Andrade LH. Epidemiology of alcohol and drug use in the elderly. Curr Opin Psychiatry. 2013;26(4):343-8.

28. Galluzzo L, Scafato E, Martire S, Anderson P, Colom J, Segura L, et al. Alcohol and older people. The European Project VINTAGE: Good Health into Older Age. Design, methods and major results. Ann Ist Sanita. 2012;48(3):221-31.

29. Paul CA, Au R, Fredman L, Massaro JM, Seshadari S, De Carli C, et al. Association of alcohol consumption with brain volume in the Framingham Study. Arch Neurol 2008;65(10):1363-7.

30. Gupta S, Warner J. Alcohol related dementia: a 21st-century silent epidemic? Br J Psychiatry. 2008;193(5):351-3.

31. Rehm J, Taylor B, Patra J. Volume of alcohol consumption, patterns of drinking and burden of disease in the European region 2002. Addiction. 2006;101(8):1086-95.

32. Rehm J, Room R, Taylor B. Method for moderation: measuring lifetime risk of alcohol-attributable mortality as a basis for drinking guidelines. Int J Methods Psychiatr Res 2008;17(3):141-51.

33. Sorock GS, Chen LH, Gonzalgo SR, Baker SP. Alcohol-drinking history and fatal injury in older adults. Alcohol. 2006;40(3):193-9.

34. American Psychiatric Association. Manual diagnostico e estatísticos de transtornos mentais – DSM-5. 5. ed. Porto Alegre: Artmed; 2014.

35. Garcia LP, Freitas LRS, Gawryszewski VP, Duarte EC. Uso de álcool como causa necessária de morte no Brasil, 2010 a 2012. Rev Panam Salud Publica. 2015;38(5):418-26.

36. Castro-Costa E, Ferri CP, Lima-Costa MF, Zaleski M, Pinsky I, Caetano R, et al. Alcohol consumption in late-life--the first Brazilian National Alcohol Survey (BNAS). Addict Behav. 2008;33(12):1598-601.

37. Hirata ES, Nakano EY, Junior JA, Litvoc J, Bottino CM. Prevalence and correlates of alcoholism in community-dwelling elderly living in São Paulo, Brazil. Int J Geriatr Psychiatry. 2009;24(10):1045-53.

38. Kwapisz U, Baczyk G. Elderly smokers and their health status in FANLTC study. Przegl Lek. 2010;67(10):883-7.

39. Schofield I, Kerr S, Tolson D. An exploration of the smoking-related health beliefs of older people with chronic obstructive pulmonary disease. J Clin Nurs. 2007;16(9):1726-35.

40. Corley J, Gow AJ, Starr JM, Deary IJ. Smoking, childhood IQ, and cognitive function in old age. J Psychosom Res. 2012;73(2):132-8.

41. LaCroix AZ, Omenn GS. Older adults and smoking. Clin Geriatr Med. 1992;8(1):69-87.

42. Kerr S, Watson H, Tolson D, Lough M, Brown M. Smoking after the age of 65 years: a qualitative exploration of older current and former smokers' views on smoking, stopping smoking, and smoking cessation resources and services. Health Soc Care Community. 2006;14(6):572-82.

43. Schmitt EM, Tsoh JY, Dowling GA, Hall SM. Older adults' and case managers' perceptions of smoking and smoking cessation. J Aging Health. 2005;17(6):717-33.

44. Taylor MH, Grossberg GT. The growing problem of illicit substance abuse in the elderly: a review. Primary Care Comp CNS Disorders. 2012;14(4).

45. Shah A, Fountain J. Illicit drug use and problematic use in the elderly: is there a case for concern? Int Psychogeriatr. 2008;20(6):1081–9.

46. Rockett IR, Putnam SL, Jia H, Smith GS. Declared and undeclared substance use among emergency department patients: a population-based study. Addiction. 2006;101(5):706–12.

47. Arndt S, Turvey CL, Flaum M. Older offenders, substance abuse, and treatment. Am J Geriatr Psychiatry. 2002;10(6):733–9.

48. Gossop M, Moos R. Substance misuse among older adults: a neglected but treatable problem. Addiction. 2008;103(3):347–8.

49. Substance Abuse and Mental Health Service Administration. Emergency department visits involving illicit drug use by older adults: 2008. Rockville: SAMHSA; 2010.

50. Rosen D, Hunsaker A, Albert SM, Cornelius JR, Reynolds CF. Characteristics and consequences of heroin use among older adults in the United States: a review of the literature, treatment implications, and recommendations for further research. Addict Behav. 2011;36(4):279–85.

51. Briggs W, Magnus V, Lassiter P, Patterson A, Smith L. Substance use, misuse, and abuse among older adults: implications for clinical mental health counselors. J Ment Health Couns. 2011;33(2):112–27.

34

Lésbicas, *gays*, bissexuais, transexuais e intersexuais LGBTTQQIA +

Alessandra Diehl

"O mundo não é dividido em ovinos e caprinos. Nem todas as coisas são pretas nem todas as coisas brancas. Somente a mente humana inventa categorias e tenta forçar os fatos em escaninhos separados. O mundo vivo é um continuum em cada e todos os seus aspectos. O quanto antes nós aprendermos a este respeito do comportamento sexual humano, mais brevemente alcançaremos o som do entendimento da realidade sobre sexo."

Kinsey[1]

PONTOS-CHAVE

- ✓ Lésbicas, *gays*, bissexuais, transexuais e intersexuais (LGBTI) estão sob maior risco de uso de álcool e outras drogas, assim como de transtornos e problemas mentais como depressão, ansiedade, suicídio e tentativas de suicídio em comparação com a população em geral ou com seus pares heterossexuais e cisgêneros.
- ✓ Vulnerabilidades específicas, como homofobia, *bullying* homofóbico, preconceito, discriminação, assédio, maus-tratos e outras formas de violência tentam explicar as taxas aumentadas de consumo de substâncias em indivíduos LGBTI a partir da teoria do estresse das minorias.
- ✓ A competência cultural, combinada à sensibilidade dos profissionais da saúde em reconhecer e respeitar as variações das identidades de gênero e orientações sexuais, tende a melhorar a eficácia do tratamento do uso de substâncias para indivíduos LGBTI, bem como contribuir para o objetivo de proporcionar serviços eficazes em uma sociedade cada vez mais diversificada.
- ✓ Dois bons investimentos prioritários para a prevenção do uso de álcool e drogas entre esses indivíduos seriam os esforços em melhorar o acolhimento de jovens LGBTI no ambiente escolar e promover orientação às famílias (pais de filhos LGBTI) e a mobilização de intervenções escolares para a promoção de uma cultura de maior tolerância e paz.
- ✓ Políticas públicas mais eficazes devem focar verdadeiramente no trabalho em rede de serviços desde a atenção primária, a secundária até aquelas que fornecem tratamentos especializados para HIV/aids, para o processo transexualizador e para a cirurgia de transgenitalização.

Evidências científicas robustas têm sugerido que as minorias sexuais, que incluem uma ampla gama de orientações sexuais (lésbicas, *gays*, bissexuais, assexuais), identidades de gênero (transgênero, *two spirit*, travesti, *hijras*, *muxes*, terceiro gênero, intersexual) e de expressões de gênero (agênero, transexuais não binários, pansexual), em geral baseadas em identidade sexual, no comportamento sexual ou na atração sexual,[2-4] estão sob maior risco de uso de álcool e outras drogas e transtornos/problemas mentais como depressão e suicídio[5-10] se comparadas à população em geral ou seus pares heterossexuais e cisgêneros.[11-13] O **Quadro 34.1** traz a terminologia e um glossário de termos e conceitos da temática da diversidade sexual.

Esses riscos aumentados parecem estar relacionados a uma série de vulnerabilidades específicas a essas orienta-

QUADRO 34.1
Termos e definições úteis sobre a diversidade sexual

Termo	Definição
Sexo	Refere-se ao aspecto biológico, ou seja, às características anatomofisiológicas que distinguem machos e fêmeas.
Gênero	Trata-se de uma convenção social para o que determinada cultura compreende como masculino ou feminino.
Genderqueer	Termo que se refere ao não binarismo de gênero • Gênero fluido – entre os gêneros • Agênero – não pertencer a nenhum gênero • Outro gênero ou "terceiro gênero"
Orientação sexual	É a direção do desejo erótico, do afeto amoroso e da atração sexual e emocional de uma pessoa pelas outras. Esse desejo não é algo que pareça ser prontamente mensurado, estático ou que possa ser facilmente categorizado. De maneira geral: • Heterossexual: quem sente atração por pessoas do sexo oposto • Homossexual: quem sente atração por pessoas do mesmo sexo • Bissexual: quem sente atração por pessoas de ambos os sexos • Assexual: quem não sente atração sexual por outra pessoa. Acredita-se que o conceito seja uma das orientações sexuais, e não apenas uma baixa do desejo sexual • Pansexual: termo controverso, em geral referente a quem sente atração sexual por outras pessoas independentemente de sexo, gênero, orientação sexual, identidade ou expressão de gênero
LGBTTQQIA +	Lésbicas, *gays*, bissexuais, travestis, transexuais, *queer*, *questioning*, intersexuais e assexuais. O sinal + é usado para representar as diversas identidades que estão emergindo.
Estar no armário (estar dentro do armário ou estar trancado no armário)	Termo coloquial para se referir a um contexto em que um indivíduo LGBTI esconde sua orientação ou identidade sexual ou de gênero das outras pessoas ou de si mesmo.
Papéis de gênero	São construtos culturais e históricos que fazem referência às atribuições sociais do masculino e do feminino que um indivíduo ocupa na sociedade.
Identidade de gênero	É como uma pessoa mentalmente se percebe, se reconhece, se vê ou se identifica quanto ao gênero (i.e., se ela se reconhece como homem, mulher ou como alguém fora do binarismo homem e mulher).
Expressão de gênero	Refere-se à maneira como uma pessoa se apresenta ao se vestir, andar, cortar o cabelo, falar, se comportar, usar acessórios para se apresentar à sociedade, conforme determinada cultura entende os gêneros feminino e masculino. Em outras palavras, é como as pessoas demonstram o próprio gênero para o mundo externo.
Cisgênero	Indivíduo que nasce com um sexo biológico e se reconhece ou se identifica mentalmente com esse sexo de nascimento.
Transgênero	Termo "guarda-chuva" para designar pessoas sem conformidade de gênero, que não se identificam com seu sexo biológico; inclui transexuais, travestis.
Transexual	Pessoa que nasce com um sexo biológico, mas que, mentalmente, se identifica com o sexo oposto ao do nascimento. Em geral, deseja modificar seu corpo para se tornar o mais alinhado possível com o gênero experienciado, o que pode incluir cirurgia de transgenitalização.
Homem trans	Alguém que nasceu biologicamente/anatomicamente mulher, mas se identifica e se apresenta como homem.
Mulher trans	Alguém que nasceu biologicamente/anatomicamente homem e se identifica e se apresenta como mulher.
Travesti	Em teoria, o termo "travesti" poderia ser usado para a pessoa que nasceu biologicamente de um sexo e se apresenta como o de outro sem grande desconforto com seus órgãos genitais, ou drásticas mudanças físicas para alinhamento corporal com o gênero experienciado. Entretanto, no Brasil, há o senso comum em empregar o termo "travesti" para indivíduos que nascem biologicamente homens e desejam se vestir como mulheres em suas vidas sociais, que representam papel de gênero feminino e que se apresentam com vestimentas e características secundárias femininas, como mamas e sem barba e pelos, mas que não desejam remover o órgão genital e nem sempre têm extremo desconforto ou descontentamento com ele. A travesti não se apresenta como mulher para fins exclusivos de gratificação sexual, mas para viver e ser aceita como do gênero feminino.

(Continua)

(Continuação)

Intersexual	Historicamente conhecidos como hermafroditas; o termo "intersexual" refere-se a diferentes apresentações de genitais ambíguos ou atípicos. Trata-se de pessoas que têm uma combinação dos dois sexos biológicos.	
Travestismo fetichista	Trata-se de uma parafilia (padrão atípico de excitação) em que a pessoa deseja se vestir com peças de roupas ou um traje completo do sexo/gênero oposto para fins de excitação sexual.	
Heterossexismo	Sistema de crenças que naturaliza e idealiza a heterossexualidade como superior, ao mesmo tempo que desvaloriza, estigmatiza, discrimina e nega os não heterossexuais. Também compreendida como vulnerabilidade que contribui para desfechos negativos em saúde.	
Homofobia	Preconceito geralmente expresso por meio de atitudes e sentimentos negativos, como intolerância, ódio, nojo ou desprezo direcionados a homossexuais.	
Transfobia	Trata-se de uma série de atitudes e sentimentos negativos, como ódio e ira direcionados a transexuais, transgêneros, travestis.	
Simpatizante	Trata-se da criação de um ambiente que aceite e seja aberto a pessoas LGBTI. O termo pode se referir a instituições ou pessoas.	
Hijras	*Hijra* é um terceiro papel de gênero institucionalizado na Índia. Elas afirmam não serem nem masculinos, nem femininos, mas contêm elementos de ambos. Algumas podem submeter-se a castração do pênis e/ou testículos sem a criação de uma neovagina.	
Muxes	Elas são um grupo único de indígenas do México nascidas biologicamente homens que abertamente usam vestuário zapoteca feminino. Têm sido descritas também como um terceiro gênero. Muitas têm o cabelo longo, e algumas podem se submeter a procedimentos estéticos e cirúrgicos para ter um fenótipo mais feminino.	
Two spirit	Também considerado um terceiro gênero entre os nativos indígenas dos Estados Unidos nascidos biologicamente homens e que se utilizam de elementos da expressão de gênero tanto do feminino quanto do masculino.	
Disforia de gênero	Nomenclatura usada pelo DSM-5 para se referir à condição clínica caracterizada pela incongruência entre o sexo biológico de nascimento e a identidade de gênero experienciada pelo indivíduo.	

Fonte: Elaborado com base em Diehl e colaboradores,[4] Diehl e Vieira,[14] Cabaj,[15] e Cabaj.[16]

ções sexuais e identidades de gêneros, que, somadas à teoria do estresse minoritário,[17-19] tentam entender as taxas de consumo de substâncias aumentadas em indivíduos de minoriais sexuais.[20] Entre essas vulnerabilidades atreladas à condição de ser uma pessoa pertencente às minorias sexuais estão a homofobia, o baixo apoio social e familiar, o estigma, a exposição à violência desde muito cedo na vida, a agressão ou o assédio, experiências de rejeição e discriminação na escola (*bullying* homofóbico), na família, na igreja e no local de trabalho, a homofobia internalizada, o "processo de saída armário" e os estressores agudos e/ou crônicos que dão origem à exacerbação de outros estressores vivenciados ao longo do ciclo de vida de vitimização durante o desenvolvimento dessa população.[21-24] O Quadro 34.2 traz uma breve explicação sobre a teoria do estresse das minoriais.

A violência e a privação/violação de direitos humanos constantes que desrespeitam a dignidade humana parecem ser marca bastante presente na maioria dos indivíduos de comunidades LGBTI. A começar por maus-tratos na infância e durante a idade adulta, com diversas formas de violência, as minorias sexuais experimentam taxas alarmantes de vitimização por múltiplas fontes, inclusive nos relacionamentos íntimos.[27,28]

Portanto, ser *gay*, lésbica, bissexual ou transgênero pode significar o desejo de ser amado e ter aspirações e objetivos como qualquer outra pessoa no mundo, mas pode também significar ter de enfrentar desafios sociais diferentes de outros indivíduos, grupos e/ou maiorias. Pode significar ambivalência quanto ao valor pessoal devido a mensagens pouco afirmativas da sociedade com relação à identidade e à aceitação. E, por fim, pode significar o enfretamento de diversas barreiras,[29] como no acesso a serviços de tratamento para os problemas relacionados ao uso de álcool e outras drogas, os quais com frequência incluem discriminação, hostilidade e insensibilidade dos prestadores de serviços para questões de identidade de gênero e orientações sexuais não heterossexuais, rigor nas instalações de gênero binário (sexo feminino/masculino), segregação nos programas e falta de aceitação do gênero não cisgênero e da orientação não heteronormativa nos processos de recuperação do consumo de substâncias.[14,30]

Esses fatos são muito importantes, uma vez que têm implicações significativas para o planejamento de políticas de saúde (tratamento e prevenção), para a adequada condução de pesquisas científicas e para o treinamento de profissionais nos serviços de saúde geral e em equipamentos de atenção ao tratamento da dependência de substâncias onde essa população pode ser atendida.[31]

> **QUADRO 34.2**
> **Teoria do estresse das minorias**
>
> Teoria fundamentada inicialmente por Meyer,[19] entende que o excesso de situações adversas e condições no meio social, e não somente situações individuais, é motivo de somatórias de estresses, os quais tendem a ser prejudiciais à saúde física e mental de pessoas pertencentes às minorais, incluindo as minorias sexuais estigmatizadas. A teoria do estresse das minorias propõe que as disparidades de saúde entre populações como as minoriais sexuais podem ser explicadas, em grande parte, por estressores induzidos por uma cultura hostil e homofóbica, que muitas vezes resultam em experiências de preconceito de familiares e terceiros, rejeição e homofobia internalizada, e podem afetar o comportamento e o acesso aos cuidados em saúde. Preconceito externo de terceiros refere-se a qualquer experiência real ou percebida por um indivíduo com associações estruturais ou institucionais ou relacionada ao preconceito social direto (i.e., ouvir xingamentos e manifestações de ódio). Também estão inclusos nessa teoria a expectativa de uma pessoa de sofrer rejeição por sua identidade e o estigma social contra *gays* e indivíduos transexuais.
>
> *Fonte:* Elaborado com base em Meyer,[19] Tebbe e Moradi,[25] Dentato e colaboradores.[26]

Assim, é objetivo deste capítulo fazer uma revisão das questões que envolvem esses dois universos, da dependência química e da população LGBTI, a fim de auxiliar o leitor com terminologias usadas para essa população, com o entendimento de vulnerabilidades específicas que ela enfrenta e com questões relevantes para a prevenção, o tratamento e as políticas públicas relacionadas ao uso de álcool e outras drogas para LGBTI.

PANORAMA NACIONAL E INTERNACIONAL DO USO DE SUBSTÂNCIAS NA POPULAÇÃO LGBTI

Compreender como disparidades em saúde afetam diferentes grupos da sociedade tem sido uma meta de pesquisadores e formuladores de políticas em saúde pública. Muitas outras áreas de saúde permanecem subestudadas, amostras representativas populacionais e estudos longitudinais são poucos, e os esforços de vigilância de rotina para a saúde da população transexual são ainda mais escassos. A ausência de itens de pesquisa com os quais identificar entrevistados transexuais geralmente restringe a disponibilidade de dados com os quais se pode estimar, por exemplo, a magnitude das desigualdades em saúde e caracterizar a saúde em âmbito populacional de pessoas transexuais na esfera global.[32]

No entanto, muito embora orientação sexual e identidade de gênero não sejam conceitos com construções recentes, é fato que alguns levantamentos populacionais sobre uso de álcool e drogas começaram apenas recentemente a incluir em suas pesquisas o questionamento e a investigação de dados sobre os padrões de consumo de substâncias em minorias sexuais.[33,34]

Nas sociedades em geral, há uma predominância de indivíduos heterossexuais. No Brasil, dados do Estudo Populacional da Vida Sexual do Brasileiro,[35] com amostra de mais de 7 mil pessoas, revelam que, entre as mulheres brasileiras, 96,7% se definiram como heterossexuais; 2,4%, homossexuais; e 0,9%, bissexuais. Já entre os homens, 92% se declararam heterossexuais; 6,1%, homossexuais; e 1,8%, bissexuais.[35] A grande limitação metodológica desse estudo é que não foi feito de forma censitária, pois o recrutamento se deu em praças, *shoppings* e afins. Portanto, traz um grande viés de seleção.

Estudos sobre o uso de álcool e drogas nessa população têm sido mais escassos e apresentado várias limitações metodológicas. Entre elas, cita-se o viés de seleção, uma vez que foram conduzidos em locais de maior concentração de consumo de álcool e outras drogas, como boates e bares.[36] Outra questão metodológica importante de grandes pesquisas populacionais sobre padrões de consumo de substâncias é a ausência de questionamento sobre a orientação afetivo-sexual e a forma como esses conceitos (orientação sexual e identidade de gênero) são formulados como pergunta em grandes levantamentos epidemiológicos sobre dependência de substâncias. Isso certamente tem refletido nos poucos dados de representatividade populacional sobre esse grupo de pessoas.[33]

Nos Estados Unidos, dados de 201,5 provenientes do National Survey on Drug Use and Health, conduzido em 132.210 endereços e com 68.073 pessoas, incluindo 51.118 adultos com 18 anos ou mais, sendo destes aproximadamente 3 mil adultos acima de 18 anos que se identificaram como *gay*, lésbica ou bissexual, mostraram que adultos pertencentes às minorias sexuais tinham mais probabilidade do que os demais de ser usuários de drogas ilícitas no ano anterior à pesquisa e de ser usuários de pelo menos 1 das 10 categorias de drogas ilícitas do país no ano anterior à pesquisa. Entre os adultos das minorias sexuais, 39,1% usaram drogas ilícitas no ano anterior à pesquisa, ou quase 2 de 5 pessoas. Cerca de um terço dos adultos de minoria sexual (30,7%) usou maconha no ano anterior, e 10,4% (cerca de 1 em 10) fizeram uso indevido de analgésicos prescritos. Em comparação, entre os adultos da maioria sexual, 17,1% usaram drogas ilícitas no ano anterior, 12,9% usaram maconha, e 4,5% abusaram de analgésicos prescritos.[33] No ano anterior à pesquisa, os adultos de minorias sexuais dos Estados Unidos também foram mais propensos que os adultos não pertencentes às minoriais sexuais ao uso de cocaína (5,1 vs. 1,8%); heroína (0,9 vs. 0,3%); alucinógenos (5 vs. 1,6%), incluindo dietilamida do ácido lisérgico (LSD) (1,7 vs. 0,5%) e *ecstasy* (3,2 vs. 0,9%); inalantes (3,7 vs. 0,3%); metanfetaminas (2,3 vs. 0,6%); uso indevido de tranquilizantes prescritos (5,9 vs. 2,2%); uso indevido de estimulantes prescritos (4,2 vs. 1,9%); e uso inadequado de sedativos prescritos (1,2 vs. 0,6%).[33] O mesmo levantamento ainda mostra que adultos pertencentes às minorias sexuais tinham mais probabilidade que os demais de ser fumantes regulares. Especificamente, 32,2% dos adultos das minorias sexuais são fumantes de cigarros, comparados com 20,6% dos adultos de maiorias sexuais.[33] Quanto ao álcool, entre os adultos de minorias sexuais, 63,6% são bebedores de álcool atuais, e 36,1% são bebedores problemáticos/abusivos. Em contraste, entre adultos não de minoriais, 56,2% são bebedores de álcool atuais, e 26,7% são bebedores problemáticos/abusivos. Estima-se que 8,2% dos adultos de minorias sexuais e 7,1% dos adultos de não minoriais sejam bebedores de álcool pesados (5 ou mais doses em 2 horas em *binge*).[33]

No Brasil, por exemplo, tanto os grandes levantamentos domiciliares nacionais sobre o uso de substâncias na população brasileira, realizados pelo Centro Brasileiro de Informações sobre Drogas Psicotrópicas (CEBRID),[37,38] em 2002 e 2005, quanto o primeiro Levantamento Nacional sobre o Consumo de Álcool e Drogas (LENAD), em 2006, não contêm nenhum dado sobre orientação afetivo-sexual dos participantes.[38,39] Já em 2012, o Instituto Nacional de Políticas Públicas do Álcool e Outras Drogas (INPAD), no LENAD II,[39] perguntou sobre orientação sexual e identidade de gênero em pesquisa censitária de abrangência nacional. Tal pesquisa usou um procedimento de amostragem em *cluster* de vários estágios para selecionar 4.607 indivíduos com idade igual ou superior a 14 anos – incluindo uma amostra de 1.157 adolescentes – da população domiciliar brasileira. Os residentes brasileiros que não falam português (brasileiros na Floresta Amazônica) e indivíduos com deficiência intelectual grave foram excluídos da amostra por avaliação clínica. A taxa de resposta global foi de 77%, enquanto na sobreamostra de adolescentes foi de 79%. A amostragem do LENAD II envolveu três etapas: seleção de 149 municípios usando métodos de probabilidade proporcional ao tamanho da amostra; seleção de um total de 375 setores censitários de dentro desses condados, usando também métodos de probabilidade proporcional ao tamanho; e, dentro de cada setor censitário, a seleção de oito domicílios, por amostragem aleatória simples, e a seleção de um membro de cada domicílio a ser entrevistado, pela técnica do "aniversário mais próximo". Dados ainda no prelo sobre essa população mostram que 4% da amostra se declarou pertencente a minorias sexuais. O consumo de cocaína foi de 3% entre heterossexuais e de 8% entre os homens de minoriais sexuais. Uma diferença significativa também foi observada no uso de anfetaminas – 1% dos homens heterossexuais relataram ter usado drogas dessa categoria no ano anterior à pesquisa, em comparação com 4,1% dos homens de minoriais sexuais. O uso de outras drogas ilegais no ano anterior também foi significativamente diferente entre os dois grupos,

com 2,8 contra 7,6% de prevalência entre homens heterossexuais e homens de minoriais sexuais, respectivamente.[40]

Um estudo conduzido por Diehl, Pillon e Santos[41] com uma amostra de 616 pacientes dependentes de substâncias internados em uma enfermaria especializada entre maio de 2019 e novembro de 2011 mostrou que 7% dessa amostra se identificou como lésbica, *gay* ou bissexual. Associações foram identificadas apenas entre orientação sexual e tabagismo (p = 0,027). Não houve diferenças estatísticas entre o nível de dependência de substâncias e indivíduos heterossexuais ou LGB. Os autores concluíram que, assim como em outros estudos[42] prévios, o uso de tabaco ainda permanece uma questão importante entre os indivíduos LGB, apesar dos esforços globais para reduzir o consumo de tabaco na população em geral. Os achados têm implicações para um programa de prevenção e intervenção mais eficaz que almeja atingir os subgrupos populacionais com maior risco de uso de determinada droga, como o tabaco.[41]

PRINCIPAIS DROGAS DE USO E DEPENDÊNCIA ENTRE A POPULAÇÃO LGBTI

O **Quadro 34.3** apresenta as principais drogas de uso e dependência descritas em pesquisas e na prática clínica como mais usadas pela população LGBTI.

VULNERABILIDADES ASSOCIADAS AO USO DE SUBSTÂNCIAS NA POPULAÇÃO LGBTI

Bullying

Um estudo nacional com cerca de 1.015 estudantes, com idades entre 13 e 21 anos, avaliou as experiências vividas nos ambientes educacionais durante 2015. Os resultados mostram que 60% dos participantes sentiam-se inseguros na escola por se definirem como alguém LGBTI, outros 73% disseram ter sido agredidos verbalmente por conta de sua orientação sexual ou identidade de gênero na escola, 36% afirmaram ter sofrido agressões físicas, 36% enfatizaram ter sido "ineficaz" a resposta dos profissionais das escolas para impedir as agressões. Destes, 39% constataram que nenhum membro de sua família falou com membros da equipe de profissionais da escola quando sofreram agressão ou violência.[44]

Alguns estudos têm apontado que o *bullying* escolar homofóbico poder estar associado ao uso e à experimentação precoces de substâncias por parte dos adolescentes LGBTI e, consequentemente, ao desenvolvimento de problemas e dependência associados ao consumo de drogas.[11,45] A **Figura 34.1** ilustra como a vitimização na escola e a afiliação com pares com comportamento mais disruptivo podem estar associadas ao uso de substâncias.

QUADRO 34.3
Principais drogas de uso e dependência entre a população LGBTI

Droga de uso e dependência	Características
Cetamina, K	O uso da cetamina predomina entre usuários de múltiplas substâncias, motivados sobretudo pelo desejo de experimentar novas sensações prazerosas, de relaxamento, de busca de sensações hedonistas, de "sair fora do corpo", de efeitos oníricos e psicodélicos, de riscos imotivados, de aumentar a intensidade da perda do controle ou de sentir-se *high*. A "viagem" com a cetamina é descrita como curta, mas extremamente intensa. Apesar de estar relacionada ao aumento da excitação sexual e à diminuição de inibição, há relatos de retardo ejaculatório após o uso. Pode também ser usada com a finalidade de relaxar os músculos do ânus, diminuindo a dor durante a penetração anal.
GHB	O gama-hidroxibutirato (GHB) é um depressor do sistema nervoso central (SNC). Causa desinibição, sociabilidade e sensação de embriaguez semelhante ao que ocorre em leves intoxicações por álcool. Tem sido alvo da mídia e de estudos sobre sua função como facilitador em casos de estupro.
Ecstasy, "bala", "E"	Conhecido como a droga do amor, causa euforia e bem-estar, aumento da percepção para sons, cores e sensações táteis, taquicardia, sudorese, além de aumento do estado de alerta, tensão maxilar, bruxismo, anorexia.
Meth, Crystal	Causa diminuição do sono e do apetite, inquietação, aumento do estado de alerta e alteração do humor, com tendência a certa euforia e mesmo disforia.
Poppers	Emergiu em ambientes de sex shops, associado à suposta capacidade de aumentar o desejo e o desempenho sexuais. Quando a pessoa está dançando ou fazendo sexo, os vapores são respirados, geralmente pelo nariz (ou inalados de um pano molhado com a substância). Seus vapores produzem uma agitação que causa riscos imotivados, aumento da frequência cardíaca, euforia e relaxamento muscular.
Tabaco	A nicotina é a principal substância do tabaco e tem ação estimulante no SNC. Causa câncer, problemas cardíacos e disfunções sexuais.
Álcool	Depressor do SNC, droga legalizada.
Cocaína	Estimulante do SNC, causa bem-estar, sensação de alerta e aumento da energia.

Fonte: Elaborado com base em American Lung Association,[42] Diehl e Schmidt.[43]

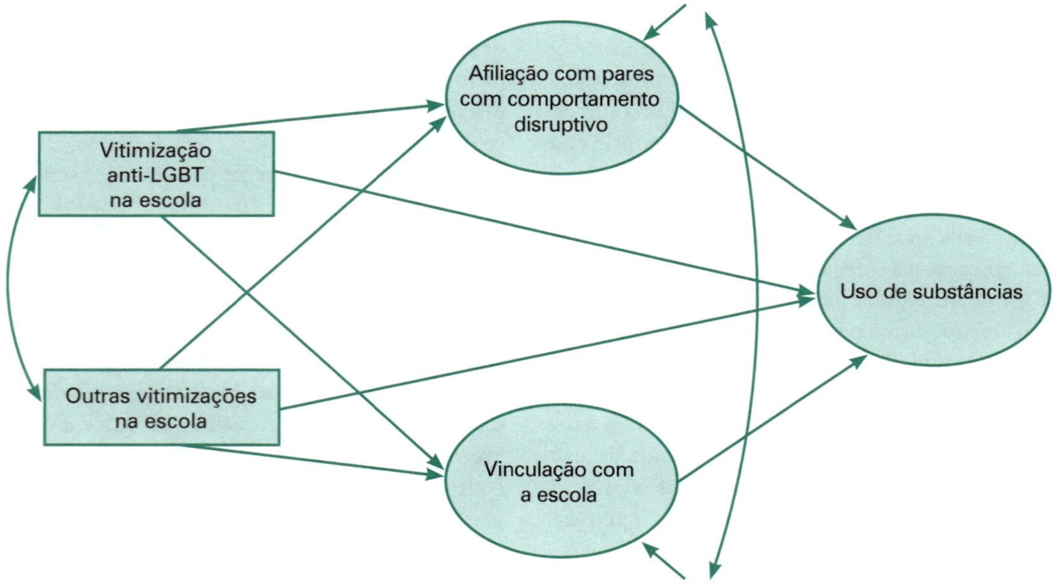

Figura 34.1 Vitimização na escola e a afiliação com pares com comportamento mais disruptivo e associação com o uso de substâncias.
Fonte: Kelly e colaboradores.[45]

Homofobia, estigma, preconceito, discriminação e outras formas de violência

Percebe-se que as agressões, a violência e a intolerância começam muito cedo na vida dos LGBTI. A não aceitação inicia-se primeiramente em casa, pelos familiares, que, por despreparo, falta de conhecimento, medo, estigma e preconceito social, acabam por repreender e hostilizar toda e qualquer manifestação de orientação não heteronormativa. Estudos têm demonstrado que tanto lésbicas como *gays* relatam ter sofrido assédio ou violência física de membros da própria família devido a sua orientação sexual. Quando comparados com os adultos heterossexuais (17,5%), uma porcentagem significativamente maior de adultos *gays* ou lésbicas (56,4%) e bissexuais (47,4%) relatou ter sido vítima de violência por parceiro íntimo.[46,47]

A homofobia e a transfobia são fenômenos sociais complexos bastante preocupantes em vários países do mundo pelas altas taxas que seguem ocorrendo, mas também pelo grande desperdício de criatividade, produtividade e, sobretudo, humanidade entre as pessoas.[48-50] O Brasil é líder internacional em crimes de homofobia: a cada 21 horas, um indivíduo com orientação sexual não heterossexual é assassinado no País por crime de ódio. Além disso, 40% de todos os assassinatos do mundo contra indivíduos LGBTI ocorrem no Brasil.[51] Entende-se que a homofobia e a transfobia são toda forma de rejeição, ódio, ira ou aversão a homossexuais e transexuais, sendo protagonistas de muitos crimes contra pessoas com orientação sexual não heterossexual e identidades de gênero não cisgênero simplesmente pela forma que amam ou são.[49,50]

Suicídio e tentativas de suicídio

Jovens de minorias sexuais estão em maior risco de ideação suicida, tentativas de suicídio e comportamentos de autoagressão. As probabilidades de jovens LGBTI tentarem suicídio são cerca de 2 a 7 vezes maiores do que as probabilidades para os heterossexuais ou seus pares cisgêneros. A metade dos jovens transgêneros já pensou em suicídio, e mais de 40% relatam ter tentado suicídio.[52,53] A **Figura 34.2** ilustra outras formas de violência que podem contribuir para a ideação suicida em jovens LGBTI. Estudos com população adulta LGBTI também têm mostrado que a questão do suicídio é uma temática que segue sendo importante nessa população.[36]

Depressão e ansiedade

A depressão afeta *gays* em taxas mais elevadas que a população em geral e, com frequência, com mais problemas graves para aqueles que permanecem "no armário", ou seja, aqueles que não conseguiram assumir sua orientação homoafetiva para seus pares, familiares e para a sociedade em geral. Homens e mulheres bissexuais relatam consistentemente níveis mais elevados de depressão e ansiedade.[54] Mulheres que têm parceiras do mesmo sexo têm taxas mais altas de depressão maior, fobia simples e transtorno de estresse pós-traumático (TEPT) que a população em geral.[55]

Homofobia internalizada

Trata-se da negação da própria orientação sexual, por meio da qual as próprias pessoas podem não gostar de si pelo fato de serem homossexuais, devido a toda carga negativa que aprenderam e assimilaram a respeito dessa questão. É um processo interno, de ódio e repúdio aos próprios desejos homossexuais, à própria aceitação de sua identidade *gay* e lésbica.[56] Dessa forma, não é rara a presença de diversas crenças depreciativas de si mesmo, como "Eu não tenho valor", "Sou diferente dos demais", "Me sinto inferior e menos que meus colegas", "O que meus amigos do colégio vão pensar de mim?", "Serei excluído no colégio", "Eles vão zombar de mim", "Estou em pecado", "Eu não quero e não posso sentir isso", "Eu odeio isso em mim", "Eu não quero ser assim, pois isso irá magoar meus pais".[57]

O processo de *coming out*

Essa expressão em inglês, adaptada para o idioma português, quer dizer "sair do armário". Refere-se à experiência de alguns, mas não todos, *gays* e lésbicas de explorar ou assumir seu *status* homossexual para si e para seus pares e familiares, tentando conciliá-lo à socialização anterior.[58] O processo de "sair do armário" para si e para os outros consiste em várias etapas de desenvolvimento que vão do sentimento inicial de ser diferente ao despertar do desejo por pessoas do mesmo sexo, à autoidentificação, até a revelação, que varia de acordo com as experiências e trajetórias dos indivíduos em diferentes velocidades e circunstâncias.[14]

Esse parece ser um dos momentos mais difíceis e propícios ao uso de substâncias, com riscos de maior possibilidade de manutenção desse uso ao longo da vida.[59] O uso de drogas pode servir como um alívio "mais fácil", promovendo aceitação da orientação sexual e, mais importante, fornecendo um "conforto" que muitas vezes não está presente na família ou na sociedade. O uso de substâncias pode auxiliar o processo de socialização e a realização daquilo que se acha ser "proibido". Muitos *gays* podem ter suas primeiras experiências sexuais sob a influência de álcool e outras drogas. Para muitos *gays* e lésbicas, essa associação entre uso de substâncias em um contexto para lidar com questões de orientação sexual e outras dimensões da sexualidade pode persistir, assim como pode tornar-se parte do processo de "sair do armário" e da formação pessoal e social da identidade.[60]

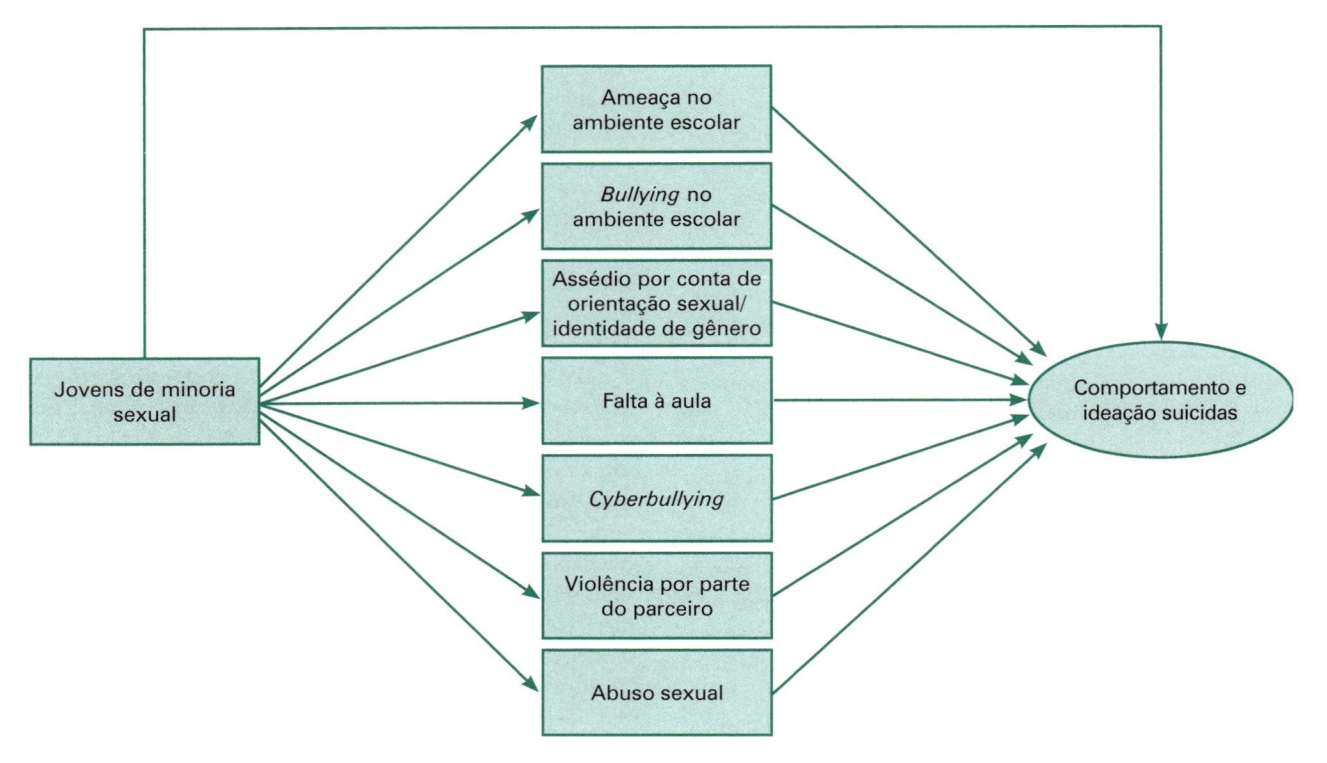

Figura 34.2 Formas de violência que podem contribuir para a ideação suicida.
Fonte: Bouris e colaboradores.[11]

HIV/aids e outras infecções sexualmente transmissíveis (ISTs)

No Brasil, houve um aumento de mais de 50% em seis anos dos casos de contaminação pelo HIV em jovens de 15 a 24 anos.[61,62] Adolescentes *gays* e bissexuais são um grupo em que as taxas de novas infecções por HIV estão aumentando, bem como entre adolescentes transexuais. O levantamento brasileiro feito entre jovens, com mais de 35 mil meninos de 17 a 20 anos de idade, indica que, em cinco anos, a prevalência do HIV nessa população passou de 0,09 para 0,12%. O estudo também revela que, quanto menor a escolaridade, maior o percentual de infectados pelo vírus (prevalência de 0,17% entre os meninos com ensino fundamental incompleto e de 0,10% entre aqueles com ensino fundamental completo). O resultado positivo para o HIV está relacionado, sobretudo, ao número de parcerias (quanto mais parcerias, maior a vulnerabilidade), à coinfecção com outras ISTs e às relações homossexuais desprotegidas. O estudo é representativo da população masculina brasileira nessa faixa etária e revela um retrato das novas infecções.[61,62]

ASPECTOS RELEVANTES PARA O TRATAMENTO

De maneira geral, acredita-se que todo serviço precisa ser empático para as pessoas com problemas com álcool e outras drogas que buscam ajuda para si e/ou para seus familiares. Da mesma maneira, os serviços precisam ser amigáveis também para questões do universo dos LGBTI e para qualquer outra identidade de gênero diferente da normativa binária habitualmente encontrada que por ventura deseja entrar em tratamento para os problemas relacionados ao consumo de substâncias.[29,63] Os indivíduos transexuais, por exemplo, são mal-compreendidos e muitas vezes inadequadamente tratados em muitos programas convencionais de tratamento para problemas com consumo de substâncias. Tratamentos que se mostraram culturalmente competentes e sensíveis às questões de identidade de gênero em contextos especializados, com um apelo para estender essas iniciativas ao longo da gama de outros locais de prestação de serviços que envolvem indivíduos transgêneros, têm sido apontados como bem mais promissores do que aqueles que não têm essa habilidade. A competência cultural, combinada com a sensibilidade dos profissionais em reconhecer e respeitar as variações das identidades de gênero, tende a melhorar a eficácia do tratamento do uso de substâncias para indivíduos transexuais, bem como contribuir para o objetivo de proporcionar serviços eficazes em uma sociedade cada vez mais diversificada.[64]

Existem dados científicos suficientes que destacam os fatores contextuais biológicos, comportamentais, sociais e estruturais que envolvem os riscos à saúde e as resiliências para pessoas transexuais. No entanto, a fim de mitigar esses riscos e promover a resiliência, é necessária uma abordagem abrangente que inclua a afirmação da identidade de gênero no quadro de saúde pública, além de sistemas de saúde aprimorados e acesso a cuidados de saúde informados por dados de alta qualidade e parcerias eficazes com comunidades transexuais locais para garantir a receptividade e a especificidade na programação.[32]

Serviços de tratamento que contam com *couseling gay*, ou seja, conselheiros em recuperação claramente abertos sobre sua orientação sexual ou identidades de gênero, mostram-se bastante úteis em ajudar no processo de identificação e acolhimento. Também tem sido relatada a contribuição do *staff* de outros profissionais, como psicólogos, médicos, enfermeiros abertamente *gays*, para esse espelhamento e aumento da diversidade em locais de trabalho, o que contribui muito para a produtividade e a criatividade dos serviços.[14,63]

É importante que, na concepção do desenho do atendimento, haja intervenções mais diretivas das substâncias que podem ser mais comumente abusadas por pessoas com uma identidade sexual minoritária. Além disso, a psicoterapia deve abordar os gatilhos relacionados à homofobia internalizada, bem como as dificuldades interpessoais que podem estar associadas à questão de estar fora do armário quanto a sua orientação ou identidade de gênero expressa, as quais podem ser gatilhos para o consumo de drogas e futuras recaídas.[59,60,63] Também é importante lembrar que a participação da família e de parcerias afetivas no tratamento da dependência de substâncias é essencial para o processo de recuperação de todo e qualquer usuário. Isso, certamente, não é diferente para a população LGBTI. Portanto, a equipe deve estar preparada para sensibilizar e encorajar o paciente a trazer a família (parcerias afetivas, namorado[a], filhos e pais) para o contexto do tratamento, assim como mobilizá-la a participar do processo de tratamento. Nesse contexto, vale mencionar que às vezes o paciente LGBTI pode contar apenas com as chamadas "famílias de escolha", ou seja, aqueles amigos mais próximos, que residem com o paciente ou que fornecem suporte e integram uma rede positiva e saudável de apoio, os quais devem ser considerados e integrados ao processo de tratamento. Isso porque a família de origem pode inicialmente não estar disponível, dada a possibilidade de que os laços tenham sido quebrados quando o paciente assumiu sua identidade sexual e/ou sua orientação sexual. Além disso, é importante que os profissionais da saúde estejam atentos ao fato de que as configurações familiares atuais mudaram – de acordo com o último censo, no Brasil, hoje, 50,1% das famílias são constituídas por "famílias mosaicos", nas quais a constituição clássica de pai, mãe e filhos já não é mais a predominante. As técnicas de terapia de família e casal são as mesmas usadas para todos os pacientes, independentemente da orientação sexual. O profissional que conduz o grupo de família deve ter habilidade para lidar com as possíveis diferenças e estigmas no grupo devido aos conceitos heteronormativos.[65]

Os principais achados da revisão da literatura sobre dependência química em LGB conduzida por Diehl, em 2009,[66] trouxeram algumas implicações para a prática clínica. Entre elas: 1) A importância de se perguntar sobre a orientação afetivo-sexual em serviços de saúde. A maioria dos programas de tratamento destinados a usuários de substâncias não investiga ou não aborda a orientação afetivo-sexual de seus pacientes, e poucos serviços são especializados para ter esse "olhar diferenciado". Programas de tratamento para o uso de substâncias frequentemente apresentam falta de recursos adequados para satisfazer às necessidades dessa população, apesar de muitos declararem ter um enfoque diferenciado. Nos Estados Unidos e em Porto Rico, por exemplo, somente 11,8% dos 911 serviços de tratamento para usuários de substâncias pesquisados (incluindo internações, tratamento residencial e ambulatorial) de fato ofereciam tratamento especializado para o público LGBTI.[67] Devido à homofobia, alguns pacientes poderão ter dificuldade ou se sentir desconfortáveis para aceitar o tratamento. Lidar com essa questão nos grupos, na sala de espera ou mesmo no espaço de convivência é tarefa muitas vezes difícil para um profissional não sensibilizado. Há uma ideia errônea de que o uso da substância pode "alterar" a orientação sexual do indivíduo. Crenças como essas constituem barreiras para o tratamento desse público e devem ser sempre manejadas.[59] 2) Lésbicas e mulheres bissexuais podem ter necessidades especiais e devem ser alvo de promoção de saúde, prevenção e tratamentos especializados, sobretudo aquelas com problemas relacionados ao álcool. Sabe-se que níveis mais altos de intoxicação alcoólica podem aumentar o comportamento sexual de risco. Além disso, a dependência de álcool acarreta dificuldades de adesão para terapias de HIV, sendo que a substância pode aumentar a progressão da infecção dessa doença por supressão imune.[68]

Os Alcoólicos Anônimos (AA) foram um dos grupos de mútua ajuda pioneiros em perceber a necessidade da criação de "grupos temáticos" ou dirigidos para o público LGBTI. No livro *The History of Gay People in Alcoholics Anonymous: From the Beginning*, Audrey Borden[69] relata essa trajetória desde a formação de um dos primeiros grupos de AA para homossexuais masculinos fundado em Boston, em 1949. Atualmente, há mais de 1.800 reuniões de AA por semana para *gays* nos Estados Unidos e grupos de AA para *gays* em mais de 60 cidades de outros países. O **Quadro 34.4** ressalta outras questões que são relevantes para se pensar o tratamento da dependência química em indivíduos LGBTI.

ASPECTOS RELEVANTES PARA A PREVENÇÃO

Prevenção segue sendo a palavra de ordem. Dois investimentos prioritários para a prevenção do uso de álcool e drogas entre indivíduos LGBTI seriam os esforços do acolhimento da família (pais e mães de filhos homossexuais), para a maior compreensão desse universo, e, em uma perspectiva afirmativa da orientação sexual e da identidade de gênero, o trabalho para a maior aceitação dos filhos como eles são.[72]

QUADRO 34.4
Questões relevantes para o tratamento da dependência química em indivíduos LGBTI

Questões relevantes para o tratamento	Comentário/observação
"Sair do armário" tende a integrar mais os indivíduos.	Tendo em vista que "permanecer no armário" depende de defesas dissociativas, sair dele proporciona integração psicológica e maior enriquecimento da vida, do trabalho e dos relacionamentos do indivíduo.
Terapias de "curas" da orientação sexual para "voltar para a heterossexualidade" são totalmente desaconselháveis do ponto de vista tanto técnico quanto ético	A homossexualidade deve ser compreendida como uma variação da orientação sexual, uma das muitas dimensões da sexualidade humana, da expressão do afeto (amoroso) e sexual/erótica, sendo a orientação sexual um fenômeno complexo com muitas variações ao longo do espectro de heterossexualidade e homossexualidade. Parece mais adequado que qualquer intervenção para indivíduos com orientação homoafetiva vise: aliviar angústias e ansiedade, trabalhar dificuldades e assertividade, diminuir o risco de suicídio e promover o desenvolvimento integral, o ajustamento pessoal, educacional, social e familiar, buscando satisfação nos relacionamentos afetivos.
Homossexualidade não é doença, não é desvio, não é perversão	Podemos observar, recentemente, diversas manifestações sociais e algumas manobras legislativas no Brasil que se apoiam nas remanescentes categorias pouco definidas da *Classificação internacional de doenças e problemas relacionados à saúde* (CID-10) com relação à orientação sexual para propor tratamentos de "conversão" para a heterossexualidade. Nessas perspectivas de entendimento da orientação sexual é que o grupo de trabalhos da Organização Mundial da Saúde (OMS) propôs a necessidade de revisar a atual CID com relação a essa categoria para a futura CID-11. A proposta desse grupo de trabalho é a total eliminação das categorias do código F66 (transtornos psicológicos e comportamentais associados ao desenvolvimento sexual e a sua orientação) da CID-10, as quais incluem: F66.0 Transtorno da Maturação Sexual; F66.1 Orientação Sexual Egodistônica; F66.2 Transtorno do Relacionamento Sexual. Essas categorias não apresentaram relevância ou qualquer utilidade clínica. Além disso, há o intuito de eliminar qualquer "brecha" que permita a interpretação de uma resposta normal do desenvolvimento como patologia, pois a patologização gera estigma, discriminação social e idiossincrasias terapêuticas.
Atitudes desejáveis dos profissionais	Empatia, postura afirmativa sobre a identidade e a orientação sexuais, atmosfera acolhedora e sem julgamentos.
Nome social	Trata-se do nome pelo qual a pessoa deseja ser chamada e tratada publicamente. Dirigir-se a alguém pelo nome social é simples e importante para evitar constrangimentos desnecessários. No caso de serviços de saúde e de tratamento para uso de substâncias, por exemplo, além de evitar constrangimentos, o uso do nome social possibilita a criação do vínculo com o profissional e com o serviço com mais facilidade e aumenta adesão ao tratamento.
Participação de familiares no processo de tratamento	É importante lembrar que a participação da família e de parcerias afetivas no tratamento da dependência de substâncias é essencial para o processo de recuperação de todo e qualquer usuário. Isso, certamente, não é diferente para a população LGBTI. Muitas vezes, o paciente LGBTI que busca ajuda para cessar o uso de substâncias pode contar apenas com as chamadas "famílias de escolha", ou seja, amigos mais próximos que residem com o paciente ou que fornecem suporte e integram uma rede positiva e saudável de apoio, os quais devem ser considerados e integrados ao processo de tratamento.
Homossexualidade não é "opção"	Parece claro que as pessoas não escolhem sua orientação sexual, pois, de alguma forma, ela é *built in*, ou seja, algo inato. Por isso, orientação sexual não é "opção sexual".
Deve-se usar abordagem holística	Ao atender indivíduos homoafetivos, é necessário usar uma abordagem holística, a fim de lidar com várias necessidades médicas, psicológicas, sociais, legais e ocupacionais possíveis em um contexto social.
Aconselhamento sobre a saúde sexual	A eficácia de práticas de sexo seguro para reduzir a taxa de infecção pelo HIV é uma das grandes histórias de sucesso da comunidade *gay*. O sexo seguro (com uso de preservativo em todas as relações sexuais – oral, vaginal e anal) demonstrou ser eficaz na redução do risco de receber e transmitir o vírus. No entanto, estudos ao longo dos últimos anos demonstraram o retorno de muitas práticas sexuais inseguras. Os profissionais da saúde devem saber como aconselhar seus pacientes (não apenas LGBTI, mas todos aqueles que têm vida sexual ativa, independentemente da orientação sexual) para apoiar a manutenção de práticas sexuais mais seguras.
Acomodações em enfermarias/banheiros	A maioria das enfermarias e das comunidades terapêuticas está orientada para atender indivíduos dentro de um padrão binário de masculino e feminino. Poucos são os serviços que conseguem criar políticas de orientação de acomodações/leitos para além da questão binária, para como de fato o indivíduo se identifica. Não parece existir ainda, no Brasil, uma legislação para orientar tal questão.

Fonte: Elaborado com base em Drescher,[2] Diehl e Vieira,[14] Diehl e colaboradores,[70] American Psychiatric Association.[71]

Da mesma forma, são importantes intervenções escolares para uma cultura de maior tolerância e paz, sobretudo no próprio ambiente escolar, onde os indivíduos passam a maior parte do tempo de suas vidas e onde os valores podem ser acrescentados. Pode-se promover a associação de estudantes de ensino médio com monitorias ou ligas que combinem a diversidade sexual, o que os norte-americanos chamam de *gay-straight alliances* (GSAs), em prol de trabalhos voluntários e conjuntos para a escola e seu entorno. Jovens LGBTI correm menos risco de usar substâncias ilícitas quando a escola conta com GSAs, um clube escolar que trabalha para criar um ambiente de apoio para todos os alunos, independentemente da orientação sexual e/ou identidade de gênero e expressão. Pesquisas sugerem que frequentar uma escola com GSAs pode reduzir o fardo dos estressores minoritários.[74,76] Especificamente, os jovens LGBTI que frequentam escolas com GSAs relatam experimentar menos vitimização escolar, maior senso de pertencimento à escola e menos ocultação de seu *status* de minorias sexuais. Goodenow e colaboradores[74] relataram que as GSAs estavam associadas a menor risco de suicídio na adolescência, enquanto Toomey e colaboradores[75] descobriram que essa redução no risco de suicídio também se estendeu até a idade adulta jovem. Frequentar escolas com GSAs também parece estar associado a níveis mais baixos de consumo de cigarro e álcool e de problemas relacionados ao álcool entre adolescentes e adultos LGBTI.[76,77]

ASPECTOS RELEVANTES PARA POLÍTICAS DE SAÚDE PÚBLICA VOLTADAS À POPULAÇÃO LGBTTQQI+

Infelizmente, poucas pesquisas têm buscado compreender essas disparidades de saúde entre LGBTIs adolescentes e adultos e seus pares heterossexuais e cisgêneros, sobretudo em países de baixo e médio rendimentos. Poucas pesquisas têm centrado esforços em identificar fatores que podem promover a resiliência contra resultados negativos para a saúde, como o apoio familiar ou outros desfechos que podem ser protetores.[78] Assim, a ampliação de pesquisas nessa área seria uma importante medida de saúde pública a ser analisada. As considerações de saúde dos transexuais ressaltam a necessidade de se examinar explicitamente as vias de identidade de gênero e sexo nas pesquisas epidemiológicas e na vigilância em saúde pública de forma mais ampla.[32] Uma das intervenções em políticas públicas seria a ampliação da capacitação educacional de profissionais da saúde para as questões de saúde de transexuais, com a introdução de módulos sobre a saúde, e o treinamento cultural das competências necessárias para a formação clínica de profissionais de saúde, uma vez que sua formação educacional sobre a saúde de indivíduos transexuais, incluindo o uso de álcool e outras drogas, ainda é escassa.[79]

Também parece importante a promoção de políticas públicas mais eficazes, que foquem verdadeiramente no trabalho em rede de serviços desde a atenção primária, passando pela secundária, até aquelas que fornecem tratamentos especializados para HIV/aids, processo transexualizador e cirurgia de transgenitalização.[80-82]

A reinserção social e a ampliação de possibilidades no mercado de trabalho seguem sendo desafios para qualquer dependente químico que entra em processo de recuperação. Essa barreira é muito maior para transexuais e travestis que entram em recuperação, uma vez que a violência desde cedo na vida, com evasão escolar e rejeição familiar, tende a levar transexuais e principalmente travestis à situação de rua. A baixa escolaridade, associada ao imenso preconceito, não reserva a essas pessoas muitas possibilidades que não a prostituição, o que aumenta ainda mais a cadeia de vulnerabilidades sociais e de saúde, levando à exclusão.[83] Garantir a reinserção educacional e a promoção de recolocação no mercado de trabalho formal certamente contribui para assegurar a dignidade humana.[80,81]

CONSIDERAÇÕES FINAIS

Tanto os serviços que prestam assistência social quanto outros serviços de saúde em geral, mas também aqueles destinados ao tratamento da dependência química, precisam ser sensíveis a indivíduos que podem ser "sexualmente variantes" quanto a sua identidade e/ou orientação sexual. Os profissionais da saúde precisam trabalhar para proibir atitudes negativas em seu ambiente de tratamento, seja por funcionários, seja por outros usuários e/ou seus familiares, bem como para diminuir os preconceitos e garantir que os serviços sejam de fato acessíveis e garantam direitos.[4]

A formação dos profissionais da saúde deve ser ampliada no sentido de melhorar o aprendizado sobre empatia, humanidade e ética, a fim de que haja possibilidades de treinamento de outras habilidades igualmente necessárias, além da já reconhecida tecnicidade. Deve haver empatia, humanidade e ética para com qualquer indivíduo que busca ajuda por problemas de álcool e outras drogas, incluindo a população que foi foco deste capítulo, mas sobretudo habilidades no manejo de questões pertinentes a indivíduos transexuais nos serviços de saúde, os quais parecem ser os mais "esquecidos".[48,84] Isso poderia ser feito por meio da promoção de programas de educação sexual e sensibilização para a mudança cultural em direcção a uma maior tolerância à diversidade sexual e de gênero.[4]

A expansão da pesquisa sobre essas populações também é importante no sentido de aumentar a compreensão de como as sociedades e culturas lidam com questões de variação de gênero (na infância, adolescência e vida adulta), identidade de gênero e orientações sexuais diferentes das heteronormativas,[48] sobretudo em países da América Latina, onde ocorrem 78% dos crimes de ódio do mundo contra indivíduos transexuais.[85] A pesquisa comparativa das características clínicas dos fenótipos trans levaria a uma maior compreensão da complexidade da identidade de gênero, o que poderia contribuir para a redução do estigma associado a identidades de gênero e a promoção ativa dos direitos humanos de indivíduos com tais identidades variantes do modelo binário.[4]

REFERÊNCIAS

1. Kinsey AC, Pomeroy WB, Martin CE. *Sexual behavior in the human male*. Philadelphia: Indiana University; 1948.
2. Drescher J. Queer diagnoses: parallels and contrasts in the history of homosexuality, gender variance, and the diagnostic and statistical manual. Arch Sex Behav. 2010;39(2):427-60.
3. Beek TF, Cohen-Kettenis PT, Kreukels BP. Gender incongruence/gender dysphoria and its classification history. Int Rev Psychiatr. 2016.28(1):5-12.
4. Diehl A, Vieira DL, Zanetti M, Fanganielo A, Robles R, Sharan P, et al. Social stigma, legal and public health barriers faced by the third gender phenomena in Brazil, India and Mexico: travestis, hijras and muxes. Int J Soc Psychiatry. 2017;63(5):389-99.
5. Flentje A, Leon A, Carrico A, Zheng D, Dilley J. Mental and physical health among homeless sexual and gender minorities in a major urban US city. J Urban Health. 2016;93(6):997-1009.
6. Skerrett DM, Mars M. Addressing the social determinants of suicidal behaviors and poor mental health in LGBTI populations in Australia. LGBT Health. 2014;1(3):212-7.
7. King M, Nazareth I. The health of people classified as lesbian, gay, and bisexual attending family practitioners in London: a controlled study. BMC Public Health. 2006;6:127.
8. Hughes TL, Wilsnack SC, Kantor LW. The Influence of gender and sexual orientation on alcohol use and alcohol-related problems: toward a global perspective. Alcohol Res. 2016;38(1):121-32.
9. Mereish EH, Bradford JB. Intersecting identities and substance use problems: sexual orientation, gender, race, and lifetime substance use problems. J Stud Alcohol Drugs. 2014;75(1):179-88.
10. Berger I, Mooney-Somers J. Smoking cessation programs for lesbian, gay, bisexual, transgender, and intersex people: a content-based systematic review. Nicotine Tob Res. 2016.
11. Bouris A, Everett BG, Heath RD, Elsaesser CE, Neilands TB. Effects of victimization and violence on suicidal ideation and behaviors among sexual minority and heterosexual adolescents. LGBT Health. 2016;3(2):153-61.
12. D'haese L, Dewaele A, Houtte MV. Homophobic violence, coping styles, visibility management, and mental health: a survey of flemish lesbian, gay, and bisexual individuals. J Homosex. 2016;63(9):1211-35.
13. Kerridge BT, Pickering RP, Saha TD, Ruan WJ, Chou SP, Zhang H, et al. Prevalence, sociodemographic correlates and DSM-5 substance use disorders and other psychiatric disorders among sexual minorities in the United States. Drug Alcohol Depend. 2017;170:82-92.
14. Diehl A, Vieira DL. Orientação sexual: lésbica, gay, bisexual ou assexual. In: Diehl A, Vieira DL. Sexualidade do prazer ao sofrer. 2. ed. Rio de Janeiro: Roca; 2017. p.145-64.
15. Cabaj RP. Gay men and lesbians. In: Galanter M, Kleber HD. The American Psychiatric Publishing textbook of substance abuse treatment. 4th ed. Washington: American Psychiatric; 2008. p.623-38.
16. Cabaj RP, Stein TS. Textbook of homosexuality and mental health. Washington: American Psychiatric; 1996.
17. Hequembourg AL, Brallier SA. An Exploration of sexual minority stress across the lines of gender sexual identity. J Homosex. 2009;56(3):273-98.
18. Lea T, de Wit J, Reynolds R. Minority stress in lesbian, gay, and bisexual young adults in Australia: associations with psychological distress, suicidality, and substance use. Arch Sex Behav. 2014;43(8):1571-8.
19. Meyer IH. Minority stress and mental health in gay men. J Health Soc Behav. 1995;36(1):38–56.
20. Hequembourg AL, Dearing RL. Exploring shame, guilt, and risky substance use among sexual minority men and women. J Homosex. 2013;60(4):615-38.
21. Blosnich JR, Horn K. Associations of discrimination and violence with smoking among emerging adults: differences by gender and sexual orientation. Nicotine Tob Res. 2011;13(12):1284-95.
22. Parks CA, Hughes TL, Kinnison KE. The relationship between early drinking contexts of women "coming out" as lesbians and current alcohol use. J LGBT Health Res. 2007;3(3):73-90.
23. Rosario M, Schrimshaw EW, Hunter J, Levy-Warren A. The coming-out process of young lesbian and bisexual women: are there butch/femme differences in sexual identity development? Arch Sex Behav. 2009;38(1):34-49.
24. Woodhead C, Gazard B, Hotopf M, Rahman Q, Rimes KA, Hatch SL. Mental health among UK inner city non-heterosexuals: the role of risk factors, protective factors and place. Epidemiol Psychiatr Sci. 2016;25(5):450-61.
25. Tebbe EA, Moradi B. Suicide risk in trans populations: An application of minority stress theory. J Couns Psychol. 2016;63(5):520-33.
26. Dentato MP, Halkitis PN, Orwat J. Minority stress theory: an examination of factors surrounding sexual risk behavior among gay & bisexual men who use club drugs. J Gay Lesbian Soc Serv. 2013;25(4).
27. van Anders SM. Beyond sexual orientation: integrating gender/sex and diverse sexualities via sexual configurations theory. Arch Sex Behav. 2015;44(5):1177-213.
28. DiStefano AS. Intimate partner violence among sexual minorities in Japan: exploring perceptions and experiences. J Homosex. 2009;56(2):121-46.
29. Levounis P, Drescher J, Barber ME. O Livro de casos clínicos GLBT. Porto Alegre: Artmed; 2014.
30. Clements-Nolle K, Marx R, Guzman R, Katz M. HIV prevalence, risk behaviors, health care use, and mental health status of transgender persons: Implications for public health intervention. Am J Public Health. 2001;91(6):915-21.
31. Center for Substance Abuse Treatment (US). Building bridges: LGBT populations: a dialogue on advancing opportunities for recovery from addictions and mental health problems. Rockville: US Department of Health Services; 2012.
32. Reisner SL, Poteat T, Keatley J, Cabral M, Mothopeng T, Dunham E, et al. Global health burden and needs of transgender populations: a review. Lancet. 2016;388(10042):412-36.
33. Medley G, Lipari RN, Bose J. Sexual orientation and estimates of adult substance use and mental health: results from the 2015 National Survey on Drug Use and Health. Rockville: SAMHSA; 2016.

34. Sell RL, Dunn PM. Inclusion of lesbian, gay, bisexual and transgender people in tobacco use-related surveillance and epidemiological research. J LGBT Health Res. 2008;4(1):27-42.
35. Abdo CHN. Estudo populacional da vida sexual do brasileiro. São Paulo: Bregantini; 2004.
36. King M, Semlyen J, Tai SS, Killaspy H, Osborn D, Popelyuk D, et al. A systematic review of mental disorder, suicide, and deliberated self harm in lesbian, gay and bisexual people. BMC Psychiatric. 2008:8:70.
37. Carlini EA, Galduroz JCE, Noto AR, Nappo SA. I Levantamento Domiciliar sobre o uso de drogas psicotrópicas no Brasil: estudo envolvendo 107 maiores cidades do país. São Paulo: CEBRID; 2002.
38. Carlini EA, Galduroz JCE, Noto AR, Nappo SA. II Levantamento Domiciliar sobre o uso de drogas psicotrópicas no Brasil: estudo envolvendo 108 maiores cidades do país. São Paulo: CEBRID; 2005.
39. Laranjeira R, Madruga C, Pinsky I, Caetano R, Mitsuhiro SS. II Levantamento Nacional de Álcool e Drogas (LENAD) – consumo de álcool do Brasil: tendências entre 2006/2012. São Paulo: INPAD; 2013.
40. Diehl A, Pillon S, Caetano R, Laranjeira R, Madruga C. Disparities between sexual orientation, violence & substance use: an overview of the Brazilian scenario. In: Congress of World Association for Sexual Health (WAS): Proceedings of Congress of World Association for Sexual Health; Prague- Czech Republic; 28-31 May 2017.
41. Diehl A, Pillon SC, Santos M. Sexual-orientation disparities in cigarette smoking and sexual behavior in a sample of Brazilian inpatients drug users.Titulo artigo. No prelo 2017 .
42. American Lung Association. Smoking out a deadly threat: tobacco use in the LGBT community [Intenet]. Whashington: American Lung Association National Headquarters; 2010. [capturado em 31 maio 2011]. Disponível em: www.lung.org/assets/documents/research/lgbt-report.pdf.
43. Diehl A, Schmidt AC. Outras drogas de abuso. In: Figlie NB, Bordin S, Laranjeira R. Aconselhamento em dependência química. 3. ed. São Paulo: GEN; 2015. p. 121-36.
44. Secretaria de Educação da Associação Brasileira de Lésbicas, Gays, Bissexuais, Travestis e Transexuais (ABGLT). Pesquisa Nacional sobre o Ambiente Educacional no Brasil. Curitiba: Secretaria de Educação da Associação Brasileira de Lésbicas, Gays, Bissexuais, Travestis e Transexuais; 2016. [capturado em: 13 out 2017]. Disponível em: http://static.congressoemfoco.uol.com.br/2016/08/IAE-Brasil-Web-3-1.pdf.
45. Kelly J, Davis C, Schlesinger C. Substance use by same sex attracted young people: Prevalence, perceptions and homophobia. Drug Alcohol Rev. 2015;34(4):358-65.
46. Gross L, Aurand SK, Addessa R. The 1999-2000 study of discrimination and violence against lesbian and gay men in Philadelphia and the commonwealth of Pennsylvania. Philadelphia: Philadelphia Lesbian and Gay Task Force; 2000. [capturado em: 1 jun 2011]. Disponível em: http://www.plgtf.org/cr2kstudy.pdf.
47. VanKim NA, Padilla JL. New Mexico's progress in collecting lesbian, gay, bisexual, and transgender health data and its implications for addressing health disparities. Albuquerque: New Mexico Department of Health. Chronic Disease; 2010.
48. Mizock L. Transgender and gender diverse clients with mental disorders: treatment issues and challenges. Psychiatr Clin North Am. 2017;40(1):29-39.
49. Fernandes FBM. Assassinatos de travestis e "pais de santo" no Brasil: homofobia, transfobia e intolerância religiosa. Saúde Debate. 2013;37(98):485-92.
50. Lyons T, Krüsi A, Pierre L, Kerr T, Small W, Shannon K. Negotiating violence in the context of transphobia and criminalization: the experiences of trans sex workers in Vancouver, Canada. Qual Health Res. 2017;27(2):182-90.
51. Grupo Gay da Bahia. Assassinato de homossexuais (LGBT) no Brasil: relatório 2013/2014 [Internet]. 2014. [capturado em: 21 ago 2017]. Disponível em: https://homofobiamata.files.wordpress.com/2014/03/relatc3b3rio-homocidios-2013.pdf.
52. Spirito A, Esposito-Smythers C. Attempted and completed suicide in adolescence. Annu Rev Clin Psychol. 2006;2:237–66.
53. Grossman AH, D'Augelli AR. Transgender youth and lifethreatening behaviors. Suicide Life Threat Beh. 2007;37(5):527–37.
54. Bostwick WB, Boyd CJ, Hughes TL, McCabe SE. Dimensions of sexual orientation and the prevalence of mood and anxiety disorders in the United States. Am J Public Health. 2010;100(3):468–75.
55. Ryan C, Huebner D, Diaz RM, Sanchez J. Family rejection as a predictor of negative health outcomes in white and latino lesbian, gay, and bisexual young adults. Pediatrics. 2009;23(1):346–52.
56. Steever J, Francis J, Gordon LP, Lee J. Sexual minority youth. Prim Care. 2014;41(3):651-69.
57. Goldbach JT, Tanner-Smith EE, Bagwell M, Dunlap S. Minority stress and substance use in sexual minority adolescents: a meta-analysis. Prev Sci. 2014;15(3):350-63.
58. Lins RN. Sexo: homossexualidade. In: Lins RN. A cama na varanda. Arejando nossas ideias a respeito de amor e sexo: novas tendências. Rio de Janeiro: Best Seller; 2007. p. 263-310.
59. Center for Substance Abuse Treatment (US). A provider's introduction to substance abuse treatment for lesbian, gay bisexual, and transgender individuals. Rockville: US Substance Abuse and Mental Health Services Administration; 2001.
60. Center for Substance Abuse Treatment (US). Building bridges: LGBT populations: a dialogue on advancing opportunities for recovery from addictions and mental health problems. Rockville: Substance Abuse and Mental Health Services Administration; 2012.
61. Ministério da Saúde (BR). Departamento de DST Aids e Hepatites Virais. Estimação da prevalência do HIV por meio de informações dos sistemas de vigilância, 2012. Brasília: Ministério da Saúde; 2013.
62. Barbosa Jr A, Szwarcwald CL, Pascom ARP, Souza Jr PB. Tendências da epidemia de AIDS entre subgrupos sob maior risco no Brasil, 1980-2004. Cad Saude Publica. 2009;25(4):727–37.
63. Harvey DB. Sexual health in drug and alcohol treatment: group facilitator's manual. New York: Springer Publishing Company; 2010.
64. Nuttbrock LA. Culturally competent substance abuse treatment with transgender persons. J Addict Dis. 2012;31(3):236-41.
65. Diehl A, Vieira DL, Santoro L. Dependência química e diversidade sexual. In: Silva GL. Drogas: políticas e práticas. São Paulo: Roca; 2011. p. 125-42.
66. Diehl A. Abuso e dependência de substancias psicoativas em homossexuais e bissexuais: revisão da literatura [Monografia]. São Paulo: Faculdade de Medicina da Universidade de São Paulo; 2009.
67. Bryan N, Cochran BN, Peavy KM, Robohm JS. Do specialized services exist for lgbt individuals seeking treatment for substance misuse? a study of available treatment programs. Subst Use Misuse. 2007;42(1):161–76.

68. Rosario M, Schrimshaw EW, Hunter J. Disclosure of sexual orientation and subsequent substance use and abuse among lesbian, gay, and bisexual youths: critical role of disclosure reactions. Psychol Addict Behav. 2009;23(1):175-84.
69. Borden A. The History of gay people in Alcoholics Anonymous: from de beginning. New York: The Haworth; 2007.
70. Diehl A, Vieira DL, Mari JJ. The ICD 11 will not recognize possibilites of homossexuality patolozying. Rev Debates psiquiat. 2014;4(5):20-4.
71. American Psychiatric Association. Diagnostic and statistical manual of mental disorders. 5th ed. Washington: American Psychiatric Association; 2013.
72. Diehl A, Vieira DL. Homossexualidade na adolescência. Rev Pátio Ensino Médio. 2011.
73. Steever J, Francis J, Gordon LP, Lee J. Sexual minority youth. Prim Care. 2014;41(3):651-69.
74. Families Matter: Social Support and Mental Health Trajectories Among Lesbian, Gay, Bisexual, and Transgender Youth. McConnell EA1, Birkett M2, Mustanski B3.J Adolesc Health. 2016. pii: S1054-139X(16)30247-6.
75. Toomey RB1, Ryan C, Diaz RM, Russell ST. High School Gay-Straight Alliances (GSAs) and Young Adult Well-Being: An Examination of GSA Presence, Participation, and Perceived Effectiveness. Appl Dev Sci. 2011;15(4):175-85.
76. Heck NC, Livingston NA, Flentje A, Oost K, Stewart BT, Cochran BN. Reducing risk for illicit drug use and prescription drug misuse: High school gay-straight alliances and lesbian, gay, bisexual, and transgender youth. Addict Behav. 2014;39(4):824-8.
77. Poteat T, Park C, Solares D, Williams JK, Wolf RC, Metheny N, et al. Changing hearts and minds: Results from a multi-country gender and sexual diversity training. PLoS One. 2017;12(9):e0184484.
78. Hatzenbuehler ML, McLaughlin KA, Nolen-Hoeksema S. Emotion regulation and internalizing symptoms in a longitudinal study of sexual minority and heterosexual adolescents. J Child Psychol Psychiatry. 2008;49(12):1270-8.
79. Wylie K, Knudson G, Khan SI, Bonierbale M, Watanyusakul S, Baral S. Serving transgender people: clinical care considerations and service delivery models in transgender health. Lancet. 2016;388(10042):401-11.
80. Amorim SM, Vieira FS, Brancaleoni AP. Percepções acerca da condição de vida e vulnerabilidade à saúde de travestis. Saúde Debate. 2013;37(98):525-35.
81. Aran M, Murta D, Lionco T. Transexualidade e Saúde Pública]. Cien Saude Colet. 2009;14(4):1141-9.
82. Lionço, T. Que direito à saúde para a população GLBT? considerando direitos humanos, sexuais e reprodutivos em busca da integralidade e da equidade. Saúde Soc.2008;17(2):11-21.
83. Carrieri AP, Souza EM, Aguiar ARC. Trabalho, violência e sexualidade: um estudo de lésbicas, travestis e transexuais. Rev Adm Contemp. 2014;18(1):78-95.
84. McPhail D, Rountree-James M, Whetter I. Addressing gaps in physician knowledge regarding transgender health and healthcare through medical education. Can Med Educ J. 2016;7(2):70-8.
85. Trans Muder Monitoring Update. International day against homophobia, transphobia & biphobia (IDAHOT) press release already 100 reported murders of trans people in 2016 [Internet]. 2016. [capturado em: 22 ago 2017]. Disponível em: http://transrespect.org/en/idahot-2016-tmm-update/.

35

Médicos e profissionais da saúde

Leonardo Afonso dos Santos, Alessandra Diehl e Ronaldo Laranjeira

Meu nome é Adam. Sou um ser humano, marido, pai, médico pediatra especializado em cuidados paliativos e diretor de residência médica. Eu tenho uma história de depressão e ideação suicida e sou um etilista em recuperação.[1]

PONTOS-CHAVE

✓ Profissionais da área da saúde estão submetidos a condições de vulnerabilidade ao uso indevido de substâncias.

✓ A prevalência de transtornos por uso de substâncias (TUS) em profissionais da saúde é ao menos similar à da população em geral, mas há diferenças importantes quanto às características da dependência e aos padrões de uso.

✓ Os profissionais debilitados precisam de programas terapêuticos específicos capazes de abordar as dificuldades e as singularidades associadas a esse grupo populacional.

Recentemente, uma pesquisa norte-americana conduzida pela Business Insider, usando dados do Bureau of Labor Statistics, ranqueou as profissões consideradas "mais estressantes".[2,3] Para tanto, usou uma escala de 0 a 100 que media a frequência com que os trabalhadores deviam lidar com críticas e atividades altamente complexas. Das 20 profissões que lideraram o *ranking*, 9 eram da área da saúde, incluindo médicos clínicos, anestesistas, dentistas, cirurgiões, técnicos de enfermagem, conselheiros em saúde mental. Isso é um sinal do grande impacto emocional e psíquico a que pode estar submetida uma pessoa que decide seguir nessa área. Essa grande carga de estresse, associada a situações específicas de acesso a medicamentos e substâncias psicoativas, traz uma vulnerabilidade importante a transtornos mentais, entre eles os transtornos relacionados ao uso de substâncias.[4-6]

Carl Jung, em sua obra *Psicologia da transferência*, já falava das contradições inerentes ao "curador" e ao processo de curar.[7] Traz consigo o valioso conceito arquetípico do "curador ferido" já em *Questões fundamentais da psicoterapia*, de 1951, baseado no mito de Quíron.[8] Segundo a mitologia grega, Quíron foi um centauro, detentor de amplos conhecimentos de ciência e terapias curativas, que ensinou Esculápio, tido como o "deus da medicina", a arte de curar. No entanto, Quíron tinha em si uma ferida incurável, que lhe causava dores incessantes. Jung extrapola esse conceito aos médicos e terapeutas e mostra como isso pode ser verdadeiro no campo terapêutico.[8] Em *Psicologia da transferência*, ele afirma: "é inevitável que o médico deva ser influenciado até certa extensão e mesmo sua saúde nervosa deva sofrer... Por causa disso ele corre um risco – e deve corrê-lo devido à natureza das coisas".[7]

Parece claro que Jung, ao fazer essa afirmação, quer abordar algo maior, que é toda a natureza dos processos de transferência e contratransferência existentes no processo analítico.[9] No entanto, isso nos mostra a existência de uma vulnerabilidade pertinente aos médicos e profissionais da saúde em geral, que muitas vezes pode ser usada como ferramenta terapêutica, na busca de melhor entendimento e empatia com os pacientes. Contudo, infelizmente, tal vulnerabilidade nem sempre é bem compreendida pela sociedade e pelos próprios profissionais, porque se espera deles que sejam seres "acima das mazelas humanas", que não cometam falhas ou não apresentem "fraquezas" – como se isso fosse possível dentro do entendimento do humano que é um ser, em sua essência, falível. Esse ideal de "perfeição" é responsável por ocultar e tardar o diagnóstico dos profissionais que sofrem, em especial, das diversas condições em saúde mental, incluindo a dependência de substâncias.[1,10]

Atualmente, sabe-se que a prevalência de transtornos relacionados a substâncias é, pelo menos, equivalente entre profissionais da saúde e a população em geral. Se considerarmos especialidades específicas, como anestesiologistas, cirurgiões, emergencistas e psiquiatras, a prevalência se torna ainda maior.[10-14] Isso se mostra importante, ainda mais se considerarmos que fatores de proteção, como grau de instrução, escolaridade e condições socioeconômicas, deveriam tornar os índices nessa população mais baixos. Entender melhor as vulnerabilidades a que esses profissionais estão submetidos e as especificidades do manejo desses pacientes é o principal objetivo deste capítulo. Além disso, cabe a nós tentar diminuir o estigma e o preconceito associados aos "curadores feridos" (**Quadro 35.1**). Ao longo do capítulo, o leitor poderá ver partes do relato do médico Adam B. Hill, publicado na revista *New England Journal of Medicine* (NEJM) em março de 2017, sobre sua relação com o álcool e a depressão e as necessárias transformações que teve de sofrer em seu processo terapêutico.

QUADRO 35.1
O arquétipo do "curador ferido", a tradição religiosa e a cultura popular

O "curador ferido", como todo arquétipo, é algo vivo dentro do que Jung chamaria de "inconsciente coletivo". Podemos identificá-lo em diversas áreas, como na religião, na literatura e no cinema. No Cristianismo, o sacrifício de Jesus, impossibilitado de "passar o amargo cálice" da morte, ou a figura de Paulo, que operava milagres em nome de Cristo, mas não podia extirpar um "espinho na carne" que o acometia, são exemplos disso.
Em 1948, Akira Kurosawa, no filme *O anjo embriagado*, conta a história de um médico, Dr. Sanada, com problemas com álcool que trata de um jovem gângster acometido de tuberculose. Na televisão, a série de grande sucesso *House* trata de um reconhecido médico que, na sua intimidade, deve lidar com dores insuportáveis que o levam a uma dependência de opioides.
T.S. Eliot, no poema *East Coker*, escreve: "The wounded surgeon plies the steel / That questions the distempered part" ("Encurva a lâmina o cirurgião ferido / E com ela interroga a parte lesionada"). Machado de Assis conversa um pouco com o tema, no conto *O alienista*, quando o médico Dr. Simão Bacamarte se vê como o verdadeiro paciente que deve integrar a "Casa Verde", que cuidava dos pacientes insanos.

Fonte: Adaptado de Jung[7,8] e Groesbeck.[9]

HISTÓRICO

Eu vivia com medo, envergonhado da minha própria história de saúde mental. Quando compreendi minha própria vulnerabilidade, eu descobri que muitos outros também querem ser escutados – o suficiente para nós iniciarmos uma revolução cultural.[1]

O uso de substâncias entre médicos e curadores é conhecido desde a Antiguidade, apesar de a maior parte da literatura sobre o assunto ser baseada apenas em relatos anedóticos. O desconhecimento sobre os reais efeitos das diferentes substâncias tornava-os vulneráveis à experimentação de drogas com potencial aditivo. No entanto, já no século XIX, há relatos, de cunho negativo ou pejorativo, de médicos aditos, como descreveu Paget, em 1869, sobre médicos com "hábitos de intemperança".[4] Um caso curioso é o de William Halstead, considerado por muitos "o pai da cirurgia moderna", descrito por William Osler em *Inner History of the Johns Hopkins Hospital*.[15] Halstead teria desenvolvido dependência de cocaína, que usava como anestésico cirúrgico, e Osler faz menção à luta enérgica e diária que ele teria enfrentado.[4]

O próprio Freud, entusiasmado com os possíveis efeitos benéficos e terapêuticos da cocaína, fez uso da droga em pequenas quantidades por pelo menos dois anos.[16] Em 1884, publicou um artigo de revisão intitulado *Über Coca* (**Fig. 35.1**) e posteriormente chegou a indicá-la como alternativa ao tratamento da dependência de morfina: "A cocaína tem seu maior futuro na abstinência da morfina e talvez também do álcool".[16] Viria a se arrepender de tais declarações após ter indicado o uso da droga ao amigo patologista Ernest Fleischl-Marxow, dependente de morfina devido a dores em um coto amputado. Fleischl tornou-se um dos primeiros dependentes de cocaína e opioides, assim como Sir Arthur Conan Doyle, outro médico e famoso escritor, criador de *Sherlock Holmes*. Tal situação ficou conhecida, na ocasião, como "duplo vício".[17]

No início do século XX, postulava-se uma prevalência (possivelmente exagerada) de 10 a 40% de médicos prejudicados pelo uso de substâncias.[10] Na Inglaterra, em 1920, em uma tentativa de controlar a dependência por meio do registro de aditos, em torno de 25% dos registrados eram profissionais da saúde. Apesar disso, o uso de substâncias entre esses profissionais permaneceu como um problema oculto pelo menos até 1973, quando a American Medical Association (AMA) passou a reconhecer o impacto médico da dependência de álcool e outras drogas como um problema grave. Em 1980, foi criada a American Society of Addiction Medicine, e, em 1997, a International Society of Addiction Medicine, que postula sobre o importante papel do profissional da saúde no manejo das dependências e sua relação com elas.[4]

No Brasil, a primeira iniciativa na área ocorreu apenas em 2002, com o surgimento da Rede de Apoio a Médicos Dependentes Químicos, resultado de um convênio entre o Conselho Regional de Medicina do Estado de São Paulo (CREMESP) e a Unidade de Pesquisa em Álcool e Drogas da Escola Paulista de Medicina (UNIAD – EPM/Unifesp).[19-21]

EPIDEMIOLOGIA

No último ano, eu decidi que não poderia mais me sentar e assistir amigos e colegas sofrerem em silêncio. Eu queria que meus colegas em sofrimento soubessem que não estão sozinhos.[1]

A prevalência exata dos transtornos por uso de substâncias (TUS) entre profissionais da saúde é, na verdade, desconhecida[4,10] devido às limitações metodológicas dos muitos estudos, à heterogeneidade dos dados e à ausência de estudos prospectivos de larga escala. Além disso, o estigma e o preconceito nos fazem supor que muitos desses profissionais jamais serão diagnosticados. No entanto, calcula-se que pelo menos 10 a 15% dos profissionais da saúde façam uso de substâncias durante algum momento de suas carreiras.[4,17]

No passado, considerava-se que o uso de substâncias entre profissionais da saúde era muito maior do que na população em geral. Alguns grandes estudos nas décadas de 1980 e 1990 mudaram essa visão.[5,10] Hughes e colaboradores,[22] com uma amostra de 9.600 médicos norte-americanos, encontraram menores taxas de consumo de tabaco e substâncias ilícitas entre os médicos quando comparados à população de mesmo gênero e idade. No entanto, encontraram maiores taxas de uso de álcool e medicamentos prescritos, como opioides e benzodiazepínicos (BZDs). Esses dados de prevalência sobre o consumo de substâncias podem variar na literatura, demonstrando heterogeneidade a depender do local e da metodologia empregada. Cottler e colaboradores,[23] por exemplo, com indivíduos do Sudeste dos Estados Unidos, demonstraram que, comparando médicos e não médicos encaminhados para tratamento, os primeiros demonstraram menores taxas de experimentação de *Cannabis* e cocaína/*crack*, mas, entre aqueles que já tinham feito uso, os médicos demonstraram significativamente mais critérios para dependência dessas substâncias.

Um estudo mais recente, conduzido por Sorensen e colaboradores,[24] com cerca de 2 mil médicos dinamarqueses, encontrou 19% deles com quadro de uso de álcool e 3% de outras drogas. Especificamente em relação ao álcool, Rosta,[25] em revisão de literatura, encontrou taxas de 12 a 16% de uso da substância entre médicos e de 6 a 8% de dependência.

Voig e colaboradores,[26] encontraram menores taxas de abstinência de álcool entre médicos e estudantes de Medicina alemães quando comparados à população em geral, e, sobretudo entre os homens, as taxas de consumo de álcool (considerado no estudo como mais de 20 g/dia) foram maiores quando considerada a faixa entre 18 e 29 anos (33 vs. 20% da população em geral). Na faixa etária de 30 a 59, a taxa entre os médicos se mostrou menor que na população em geral (25 vs. 26-32%).

As taxas de uso de substâncias entre estudantes de Medicina parecem realmente preocupantes. Mesquita, Laranjeira e Dunn[27] procuraram fazer uma revisão, alertando sobre o assunto. Roncero e colaboradores,[28] com dados mais atuais, encontraram, na literatura, o álcool e o tabaco como as substâncias mais usadas por estudantes de Medicina, seguidas por maconha, sedativos e outros estimulantes. A taxa de uso frequente de tabaco foi de 17,23%, com razão entre homens e mulheres de 2:1. A taxa de uso de álcool, de acordo com os questionários Cut down/Annoyed/Guilty/Eye-opener Questionnaire (CAGE) e/ou Alcohol Use Disoders Indentification Test (AUDIT), foi de 24%, e 75% dos estudantes disseram ter consumido álcool na última semana. Com relação à maconha, 11,84% reportaram uso no último mês. Os opioides, que parecem ser um problema grave entre os profissionais já formados, tiveram taxas de uso relativamente pequenas entre os estudantes (de 0,4%, mas com grande variação regional). Em relação a sedativos, a proporção de estudantes que relataram uso no último mês foi de 9,91%, e essa foi a única droga mais prevalente entre as mulheres, com taxa de 1 homem: 2 mulheres. Quanto a cocaína/*crack*, a taxa no último mês foi de 2,12%. Os estimulantes apresentaram um padrão de uso preocupante, muito relacionado aos momentos de mais intensa demanda acadêmica, com taxa de 7,7% (13,24% se incluídos café e bebidas energéticas).[28]

Poucos estudos avaliaram o uso de alucinógenos e inalantes. Aqueles que apresentaram dados de uso de alucinó-

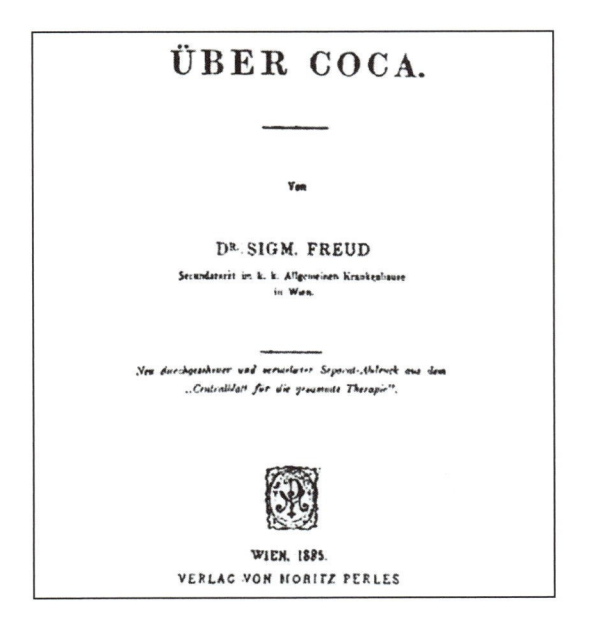

Figura 35.1 Imagem da publicação de Sigmund Freud *Über Coca*, em que dissertava sobre os benefícios da cocaína.
Fonte: Freud.[18]

genos mostraram taxa de 2,85% de uso em algum momento da vida. Já o uso de inalantes mostrou-se um fenômeno muito mais latino-americano, sobretudo no Brasil, por causa do uso, entre os estudantes, do chamado "lança-perfume", com taxa de 14,2% de uso na vida.[28,29] A **Tabela 35.1** mostra esses dados sobre a proporção de uso de substâncias entre estudantes de Medicina, apontando as importantes diferenças regionais.

No Brasil, um estudo dirigido pelo professor Dartiu da Silveira, em 2007, com os estudantes de Medicina da Universidade Federal de São Paulo (Unifesp), questionou o uso recente (nos últimos 30 dias) de substâncias. Entre os homens, 80,5% tinham história de uso recente de álcool; 25,3%, de maconha; 25,2%, de solventes (incluindo lança-perfume); 25,2%, de tabaco; 3,8%, de anfetaminas; e 2,9%, de tranquilizantes. Entre as estudantes, as taxas foram de 72,6% para o álcool, 14,6% para o tabaco, 10,5% para solventes, 7,5% para tranquilizantes, 5,7% para maconha e 2,6% para anfetaminas (**Tab. 35.2**).[30]

Considerando os profissionais da saúde em geral, apesar da ausência de dados de larga escala, encontramos algumas subpopulações que merecem destaque, as quais serão abordadas a seguir em mais detalhes.

Anestesiologistas

A dependência e o uso de drogas ocorrem com mais frequência entre anestesiologistas do que em outras especialidades médicas.[11,31] Acredita-se que isso ocorra devido ao uso recorrente dessas substâncias por esses profissionais na prática, em especial opioides e outros sedativos.[11,32] Isso adquire ainda mais importância se considerarmos que essas drogas têm potencial letal maior que as drogas comuns, de uso recreativo.[32]

Uma coorte retrospectiva, realizada por Warner e colaboradores,[33] entre médicos norte-americanos residentes de anestesiologia, demonstrou que os casos devidamente registrados de TUS não representam o real problema, devido ao

TABELA 35.1

Proporção do uso de substâncias ilícitas entre estudantes de Medicina ao redor do mundo								
		América do Norte	América Latina	Europa	África	Oriente islâmico	Oriente não islâmico	Oceania
Maconha	%	16,5%	9,55%	20%	0,01%	9%	-	-
	N	5.095	9.196	2.722	728	146		
Cocaína	%	3,86%	1,88%	1%	0%	-	-	-
	N	1.865	2.038	1.937	728			
Opiáceos	%	1,1%	0,17%	1%	0%	8% (2% heroína)	-	-
	N	300	1.864	1.937	728	146		
Sedativos	%	3,56%	9,6%	17,6%	5%	-	-	-
	N	4.957	4.190	4.663	728 (Nigéria)			
Estimulantes	%	7,15%	9,57%*	4,5%	1,15%	8,7%	-	-
	N	1.727	6.923	2.722	1.460	310		
Alucinógenos	%	0,6%	3,68%	8% (LSD + cogumelos)	0%	-	-	-
	N	300	4.591	2.722	728			
Inalantes	%	-	14,11%	5,5%	-	-	-	-
	N		7283	2.722				

N: número da população de estudantes de Medicina questionados sobre uso de substâncias.
*com café e bebidas estimulantes: 14,3%
Fonte: Roncero e colaboradores.[28]

TABELA 35.2

Relato de uso de substâncias nos últimos 30 dias entre estudantes de Medicina da Universidade Federal de São Paulo (Unifesp)						
	Álcool	**Tabaco**	**Inalantes**	**Maconha**	**Tranquilizantes**	**Anfetaminas**
Homens	80,50%	25,20%	25,20%	25,30%	2,90%	3,80%
Mulheres	72,60%	14,60%	10,50%	5,70%	7,50%	2,60%
Total	76,88%	20,34%	18,46%	16,32%	5,01%	3,25%

Fonte: Da Silveira e colaboradores.[30]

estigma e ao medo de "retaliações". Mesmo assim, 384 dos 44.612 residentes de anestesiologia (0,86%) foram registrados como tendo TUS ainda durante a residência médica. Destes, 44 (11%) morreram em decorrência de problemas relacionados ao uso de substâncias.[33]

Com relação ao uso de álcool, especificamente, os anestesiologistas se mostraram próximos da média dos médicos em geral, com taxas menores que dermatologistas, cirurgiões, ortopedistas e emergencistas, por exemplo.[34]

Enfermeiros

Apesar de os dados de pesquisa entre enfermeiros com TUS terem aumentado nas últimas décadas, ainda é difícil estabelecer prevalências exatas e fazer comparações. Há, no entanto, estimativas que indicam que o uso entre enfermeiros é menor para o álcool (5 vs. 8% da população em geral), para drogas ilícitas (2%) e significativamente maior para medicações controladas, sem prescrição médica (7 vs. 3% da população em geral).[35]

Farmacêuticos

Ainda há poucos estudos detalhando o consumo de drogas entre farmacêuticos. Sugere-se que os farmacêuticos, assim como enfermeiros, corram maior risco de uso de medicamentos prescritos, devido ao fácil acesso a eles.[36] Em um estudo antigo conduzido por McAuliffe e colaboradores[37] em Estados norte-americanos, 46% dos farmacêuticos admitiram ter usado alguma forma de substância controlada sem prescrição pelo menos uma vez, e 19% admitiram tê-lo feito no último ano.[37,38]

Psiquiatras

Apesar de haver divergências na literatura, alguns estudos demonstram uma prevalência maior de uso de substâncias entre psiquiatras do que em outras especialidades.[13] Um estudo suíço relatou uso diário de tranquilizantes e pílulas para dormir em 10,6% dos psiquiatras, o que foi significativamente maior do que o observado na população de médicos e na população em geral.[39] Um estudo de Hughes e colaboradores[12] com uma amostra de 1.754 médicos residentes nos Estados Unidos demonstrou que residentes de medicina de emergência e psiquiatria apresentaram maiores taxas de uso de substâncias do que residentes de outras especialidades. Os residentes de medicina de emergência relataram maior uso atual de cocaína e maconha, e os residentes de psiquiatria relataram maior uso de BZDs e maconha.

Na contramão desses dados, uma recente revisão com pacientes médicos em programas de reabilitação, realizada por Yelowless e colaboradores,[40] não encontrou maior número de psiquiatras entre as especialidades médicas. O estudo concluiu que a aparente visão de que os TUS são mais prevalentes entre os psiquiatras pode ser injustificada. Entretanto, a possibilidade de que os psiquiatras "escondam" ou evitem mais a entrada em programas de reabilitação do que os profissionais de outras especialidades não pode ser descartada.[40]

VULNERABILIDADES E ASPECTOS CAUSAIS

Meus anos de recuperação me ensinaram importantes lições. A primeira é sobre se autocuidar e criar um plano que nos permita lidar com nosso rigoroso e estressante trabalho.[1]

Merlo e colaboradores,[45] pesquisando os padrões de uso entre profissionais da saúde em recuperação, observaram que a maioria teve seu primeiro contato com drogas antes de se envolver com suas respectivas profissões.[40] Fatores como curiosidade, pressão dos pares, rebeldia e disponibilidade lideraram como causas para o primeiro contato. Apesar disso, fatores inerentes aos trabalhadores da área da saúde, como estresse, ansiedade e altas pressões, não podem ser ignorados como fatores precipitantes e, principalmente, mantenedores e agravadores do uso de substâncias.[5,45,46] Os mesmos autores, em outro estudo, aplicaram um questionário entre médicos que fizeram uso indevido de medicações controladas e estavam sendo supervisionados por programas de reabilitação para profissionais da saúde.[46] As razões mais citadas para a manutenção do uso dessas substâncias entre eles estão descritas no **Quadro 35.3**.

Portanto, apesar de a maioria dos profissionais da saúde apresentar um primeiro contato com drogas similar ao da população em geral, os fatores que os levam ao desenvolvimento de dependência ou que permeiam o uso são bem distintos. Entre estes, além do acesso facilitado às substâncias, um dos fatores mais estudados é a "síndrome de esgotamento", conhecida como *burnout*.[47]

BURNOUT

A síndrome de *burnout* é cada vez mais considerada uma grave condição de saúde mental, muito embora ainda não seja reconhecida como uma "doença mental" como a depressão ou outros diagnósticos psiquiátricos.[47,48] *Burnout* é definido como "uma síndrome patológica em que o esgotamento emocional e o desprendimento inadaptado se desenvolvem em resposta ao estresse ocupacional prolongado".[47,49] O *burnout* e sua apresentação são entendidos por meio de três dimensões, e a síndrome apresenta uma variedade de sinais e sintomas, como pode ser visto no **Quadro 35.4**.

Dyrbye e colaboradores[52] realizaram uma pesquisa sobre o *burnout* entre estudantes de Medicina, residentes e médicos

> **QUADRO 35.2**
> **Situações especiais: o uso de estimulantes**
>
> Algo que vem chamando a atenção da comunidade científica são os potenciais riscos e abusos dos "estimulantes legalizados", como a cafeína e outras bebidas energéticas, muito difundidos entre profissionais da área da saúde, especialmente os que trabalham em esquemas de plantões, ou ainda entre estudantes, como forma de aumentar o rendimento nos estudos. Em estudo recente, com cerca de 3.300 médicos cirurgiões, mais da metade deles (50,5%) relatou ter feito uso de café na semana anterior à pesquisa para diminuir a fadiga ou aumentar o rendimento no trabalho. Para energéticos, a taxa foi de 6,1% na semana anterior, mas um quarto (24,2%) relatou ter feito uso passado.
> Mais preocupante ainda é o conhecido uso de psicoestimulantes, como o metilfenidato ou anfetamínicos, para a melhora de desempenho cognitivo, também muito comum entre estudantes de Medicina e de outras especialidades da área da saúde. Em estudo com alunos de quatro faculdades de Medicina da região de Chicago, nos Estados Unidos, 18% relataram já ter feito uso de psicoestimulantes pelo menos uma vez para melhorar o desempenho nos estudos. Destes, cerca de 60% relataram uso frequente durante a faculdade de Medicina.
>
> *Fonte:* Elaborado com base em Laure,[41] Franke e colaboradores,[42] Fond e colaboradores,[43] Emanuel e colaboradores.[44]

em início de carreira nos Estados Unidos. Segundo os autores, as taxas que apresentavam da síndrome foram maiores do que as de seus pares da população em geral. As maiores taxas de esgotamento estiveram entre os médicos residentes, e os estudantes de Medicina apresentaram maiores taxas de sintomas depressivos. Apesar disso, as taxas de ideação suicida nesses grupos não foram maiores do que na população em geral.

Como não há critérios definitivos para a síndrome de *burnout*, é difícil estabelecer taxas exatas de sua ocorrência. Calcula-se que um quarto dos residentes, por exemplo, apresente sintomas de *burnout*.[53,54] Se considerarmos sintomas específicos, como a chamada despersonalização, em que os profissionais parecem se tornar mais "frios" e apresentar certo "cinismo" no contato com os pacientes, essa taxa pode chegar a 61%.[54]

Um estudo entre médicos dinamarqueses[55] demonstrou que aqueles com sintomas de *burnout* apresentaram razão de chances (RC) de 1,86 (IC 95% = 1,13-3,05, p < 0,014) de consumo de álcool comparados aos que não demonstraram sintomas da síndrome. Entre as dimensões da síndrome que mais apresentaram relação, temos, em ordem, a despersonalização (RC = 2,23), seguida da exaustão emocional (RC = 1,89) e de baixos índices de realização profissional (RC = 1,66).[55]

O *burnout* está, também, claramente associado ao desenvolvimento de depressão. Na verdade, é considerado um gatilho, mas também pode ser retroalimentado por ela.[54] A depressão em si é um importante fator de risco para o desenvolvimento de TUS. Um estudo de Oreskovich e colaboradores[34] demonstrou que médicos que foram positivamente rastreados para depressão apresentaram taxas mais elevadas de uso de álcool ou dependência.

TRAÇOS DE PERSONALIDADE E ALEXITIMIA

Alguns autores consideram que médicos e outros profissionais da saúde podem ter mais traços de personalidade que favoreçam comportamentos de risco.[6,13] Isso tem sido refutado em estudos mais recentes,[56] mas ao menos um traço tem-se mostrado persistentemente relacionado aos profissionais da saúde: a alexitimia. Esta se refere à dificuldade em identificar e descrever emoções e diferenciar sentimentos e sensações somáticas de alteração emocional. Shapiro[57] considera que a formação médica tradicional e as intensas experiências emocionais a que os estudantes devem se submeter, sem um suporte voltado a essas questões, favoreçam o estabelecimento da dificuldade e do distanciamento emocional que se observa nesses profissionais.

A alexitimia é considerada fator de risco para TUS[58] e uso de álcool.[59,60] Pedersen e colaboradores,[55] estudando as relações entre alexitimia e *burnout* em médicos e uso de álcool, observaram que, entre aqueles que apresentaram os menores escores na Toronto Alexithymia Scale (TAS-20), uma escala padronizada para avaliação de alexitimia, 13,3% tiveram AUDIT ≥ 8. Já entre os que apresentaram os maiores escores na TAS-20, demonstrando maior alexitimia, 26,6% pontuaram AUDIT ≥ 8. Os autores concluem que esses dados corroboram o que já vinha sendo visto em outros estudos, extrapolando-os para a realidade médica. Além disso, a alexitimia também se revelou associada a aumento das dimensões es-

> **QUADRO 35.3**
> **Razões citadas para a manutenção do uso de substâncias por médicos com história de uso de medicações controladas**
>
> - Dor física
> - Sintomas psíquicos e emocionais
> - Estresse
> - Uso recreacional
> - Sintomas de abstinência
>
> *Fonte:* Merlo e colaboradores.[46]

QUADRO 35.4
Dimensões e sinais e sintomas associados à síndrome de *burnout*

Dimensões
- Esgotamento emocional: relaciona-se às sensações de sobre-esforço e fastio emocional, especialmente associadas às interações e tarefas de trabalho
- Despersonalização: distanciamento afetivo dos clientes a quem se presta o serviço; supõe o desenvolvimento de cinismo e frieza
- Reduzida realização pessoal/profissional: insatisfação com o cargo, o trabalho e a própria capacidade laborativa

Sinais e sintomas
- Afetivos: humor depressivo, choro, mudanças súbitas de humor
- Cognitivos: ideias de desesperança, baixa autoestima, sensação de que "irá enlouquecer"
- Físicos: fadiga, dores, alterações gastrintestinais, cefaleia, alterações do sono
- Comportamentais: agitação, irritabilidade, impulsividade, procrastinação
- Motivacionais: ausência de entusiasmo, interesses, ausência de idealismo e planos de carreira

Fonte: Com base em Brown e colaboradores,[47] Schaufeli e Enzmann,[50] Maslach e colaboradores.[51]

pecíficas da síndrome de *burnout*, as quais, por sua vez, também se associaram a maior uso de álcool, como pode ser visto na **Figura 35.2**.

ABORDAGEM

Em vez de estigmatizar médicos que procuram por tratamento, nós precisamos quebrar as barreiras que temos erguido entre nossos colegas que estão à beira do abismo e o tratamento e a recuperação.[1]

PROGRAMAS DE SAÚDE ESPECÍFICOS PARA MÉDICOS E PROFISSIONAIS DA SAÚDE – OS PHPs

A abordagem aos profissionais da saúde debilitados pelo uso de substâncias tem sido muito baseada nas experiências iniciadas na década de 1970, com a criação de programas de saúde específicos para médicos (*Physician Health Programs* – PHPs), pioneiramente nos Estados Unidos e, logo depois, em países como Canadá, Austrália, Reino Unido e Espanha.[61] Os PHPs, em geral, não têm como objetivo prover um tratamento formal para a dependência em si, mas funcionam como programas ativos de manejo e monitoração de longo prazo para os médicos participantes.[62] A criação de programas específicos se mostrou muito vantajosa devido a algumas características peculiares inerentes a essa população.

VANTAGENS DA INSTITUIÇÃO DE PROGRAMAS DE SAÚDE ESPECÍFICOS PARA MÉDICOS E PROFISSIONAIS DA SAÚDE

Profissionais da saúde, em especial médicos, têm dificuldade em procurar por ajuda, especialmente pelos meios tradicionais oferecidos à população. Isso pode ser explicado por motivos como vergonha, estigma, preconceito, falta de confiança, alexitimia ou falta de abertura dos colegas que são procurados. Braquehais e colaboradores[63] têm demonstrado que essa dificuldade em procurar por ajuda é ainda maior entre psiquiatras. Por isso, programas especiais para essa população facilitam o acesso desses profissionais e sua aceitação da "condição de paciente".

Outra questão importante é relativa ao impacto na *performance* e no desempenho clínico dos profissionais da saúde debilitados pelo uso de substâncias. Nas profissões da área da saúde, não há espaço para erros ou negligência. Qualquer situação que coloque em risco a vida ou o bem-estar de pacientes deve ser identificada e reportada.[64] Por isso, a existência de programas específicos, capazes de monitorar, prevenir

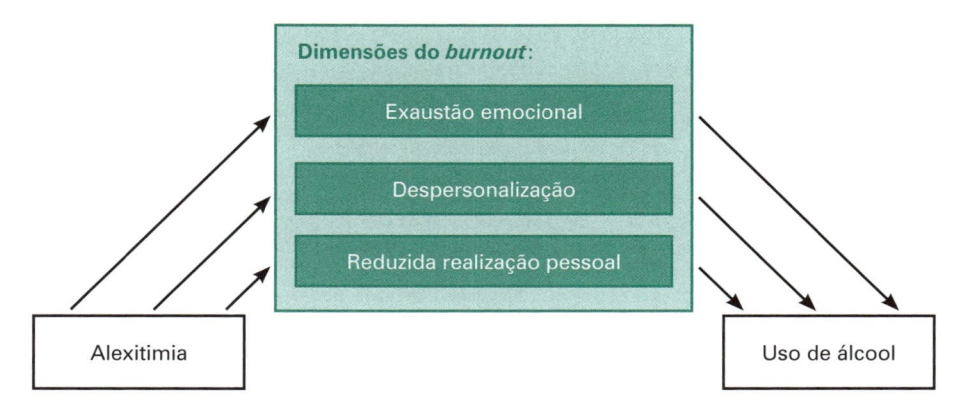

Figura 35.2 Possíveis mecanismos diretos e indiretos entre alexitimia, dimensões do *burnout* e uso de álcool.
Fonte: Pedersen e colaboradores.[55]

e proteger esses profissionais, se faz necessária (ver **Quadro 35.5**, sobre a questão ética envolvida em reportar colegas profissionais). Os PHPs também têm sido importantes na recolocação profissional dos profissionais debilitados. Muitos desses programas estão atrelados às unidades de classe e mantêm as licenças médicas dos profissionais sob monitoração, realocando médicos nos específicos empregos sempre que possível e, quando necessário, em funções em que se mantenham com menos acesso às substâncias de uso.[61]

Além disso, sem a instituição de programas, os médicos e os profissionais da saúde correm o risco de se submeter a um tratamento informal, caracterizado por "consultas de corredor", conversas com colegas, etc. Há uma prática recorrente entre colegas que é a de não cobrar pelas consultas. Isso, apesar de ser um ato de coleguismo e corporativismo, pode levar a um entendimento de não existência de relação médico-paciente. O médico não encara seu colega como paciente, e o paciente não encara seu colega como médico.

Por fim, uma característica que fala a favor dos PHPs é sua eficácia. Na verdade, tem-se observado que os profissionais da saúde, quando iniciam e integram um programa de tratamento para dependência, apresentam taxas de sucesso significativamente maiores que as da população em geral.[10] E, em se tratando de programas direcionados, como os PHPs, as taxas de sucesso são ainda maiores. McLellan e colaboradores,[65] em uma coorte com 904 médicos admitidos consecutivamente em 16 PHPs dos Estados Unidos, observaram, entre aqueles com desfechos conhecidos (11% mudaram de jurisdição ou programa), taxas em torno de 75% de sucesso no tratamento, após cinco anos. Na verdade, entre os 802 médicos que tiveram desfechos conhecidos, 78,7% estavam licenciados e trabalhando após cinco anos. Entre os 155 médicos (19,1%) que falharam com o programa, em geral precocemente, 64 (41%) tiveram suas licenças revogadas, 35 (22,5%) pararam de atuar voluntariamente e 27 (17%) morreram, seis deles por suicídio.[65] Esses dados podem ser visualizados na **Figura 35.3**.

COMO FUNCIONAM OS PROGRAMAS DE SAÚDE ESPECÍFICOS PARA MÉDICOS E OUTROS PROFISSIONAIS

Os PHPs baseados no modelo norte-americano são diversos, mas todos se fundamentam em confiança, experiência e em seus acordos específicos com as entidades de classe que licenciam os profissionais.[61] Os profissionais, que podem ter sido reportados voluntariamente ou não, ao concordarem com a realização do programa, assinam um contrato que lhes garantirá suporte e segurança quanto às possíveis consequências jurídico-profissionais.

O tratamento se inicia por um período intensivo de cerca de três meses, em que se define o local de tratamento intra ou extra-hospitalar, com tendência à valorização do modelo ambulatorial. Segue-se uma fase de 3 meses a 1 ano de tratamento menos intensivo, ambulatorial (em geral 2 ou 3 vezes por mês), e depois o manejo se dá com consultas menos frequentes por um período de pelo menos cinco anos. O seguimento tipicamente inclui testes aleatórios de uso de álcool e outras drogas, monitoramento e suporte psicológico, bem como a participação obrigatória em grupos de apoio como Alcoólicos Anônimos (AA) ou Narcóticos Anônimos (NA). Estudos mostram que a maioria dos médicos aceita bem as condições de tratamento e o monitoramento intensivo aleatório, uma vez que se veem também protegidos e bem assessorados a partir do momento em que assinam o contrato[61] (**Quadro 35.6**).

A maioria das experiências registradas na literatura ainda é de programas específicos com os profissionais médicos. Entretanto, há experiências com classes distintas, sobretudo em países desenvolvidos. Cares e colaboradores[35] apresentam dados de questionários aplicados a enfermeiros envolvidos em um programa específico para a classe, nos Estados Unidos, que corroboram a necessidade de estratégias específicas e de cuidados inerentes aos estigmas e à recolocação profissional.

QUADRO 35.5
As questões éticas envolvidas em reportar colegas médicos

O Código de Ética Médica (2010) é bem claro ao dispor em seu item VII sobre a relação entre médicos. Em seu artigo 50, descreve que é vedado ao médico "Acobertar erro ou conduta antiética de outro médico" e, no artigo 57, "Deixar de denunciar atos que contrariem os postulados éticos à comissão de ética da instituição em que exerce seu trabalho profissional e, se necessário, ao Conselho Regional de Medicina".

Portanto, cabe ao profissional médico relatar colegas quando suspeita de atitudes que possam prejudicar a prática, como intoxicação no ambiente de trabalho, prescrição abusiva ou indevida de fármacos ou desempenho claramente prejudicado por patologia, como dependência.

Essa atitude, além de preservar os pacientes e a sociedade como um todo, deve ser vista também como protetiva ao profissional envolvido, e não punitiva. Por isso, é importante a existência de programas especializados para profissionais debilitados, que possam acolher esses profissionais, a fim de tratá-los e recapacitá-los para a prática, realizando também o posterior monitoramento, sem o estigma da persecutoriedade ou da desconfiança.

Fonte: Conselho Federal de Medicina.[64]

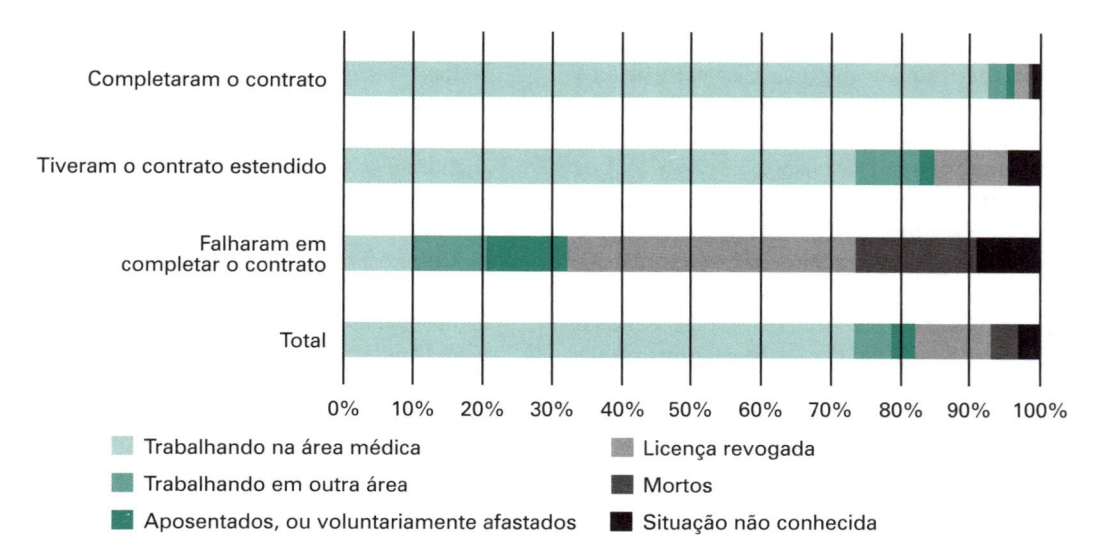

Figura 35.3 Situação profissional de médicos com dependência de substâncias após seguimento de cinco anos em programas de saúde específicos para profissionais (em porcentagem).
Fonte: Com base em McLellan e colaboradores.⁶⁵

Legenda:
- Trabalhando na área médica
- Trabalhando em outra área
- Aposentados, ou voluntariamente afastados
- Licença revogada
- Mortos
- Situação não conhecida

QUADRO 35.6
Modelo de programa de saúde específico para médicos e profissionais da saúde (baseado no modelo norte-americano – PHP)

Fase 1 – Tratamento intensivo – 3 meses
- Assinatura de contrato terapêutico
- Afastamento do trabalho, com proteção e suporte jurídico-profissional
- Opção pelo tratamento hospitalar/hospital-dia ou ambulatorial intensivo
- Suporte psicológico
- Tratamento de comorbidades
- Envolvimento familiar no tratamento
- Participação em grupos de mútua ajuda
- Seguimento e monitoração por meio de testes toxicológicos

Fase 2 – Tratamento semi-intensivo – 3 meses a 1 ano
- Suporte psicológico
- Participação em grupos de mútua ajuda
- Consultas 2 a 3 vezes por mês
- Início da realocação profissional
- Monitoração por meio de testes toxicológicos aleatórios

Fase 3 – Tratamento de manutenção – 3 meses a 5 anos*
- Suporte psicológico
- Manutenção da participação em grupos de apoio
- Realocação profissional (pode se fazer necessária a mudança de cargo)
- Monitoração por meio de testes toxicológicos aleatórios

*Alguns pacientes podem, por vontade própria ou indicação médica, continuar o seguimento indefinidamente.

Fonte: Com base em Braquehais,⁶¹ DuPont,⁶⁶ Braquehais e colaboradores.⁶⁷

No Brasil, como abordado anteriormente, a experiência com programas específicos para médicos e profissionais da saúde ainda é muito pequena. Até onde temos conhecimento, apenas no Estado de São Paulo contamos com uma iniciativa. A UNIAD – EPM/Unifesp, em conjunto com o CREMESP, criou, em 2002, a Rede de Apoio a Médicos Dependentes Químicos, citada anteriormente.¹⁹⁻²¹

PREVENÇÃO

Quando um colega se suicida, nós ficamos com raiva, nós lamentamos, nós procuramos por entendimento e tentamos processar a morte... e então nós voltamos a fazer as coisas do mesmo jeito que sempre fizemos, de alguma forma esperando resultados diferentes – uma definição de insanidade.¹

Como visto anteriormente, a maioria dos profissionais da saúde com TUS teve um primeiro contato com a droga precocemente, ainda antes de escolher a profissão.⁴⁵ Isso demonstra que as medidas sociais capazes de diminuir o consumo de álcool e drogas entre jovens e adolescentes em geral também serão capazes de prevenir o uso futuro em profissionais.

No entanto, como também já abordado, os profissionais da saúde estão submetidos a vulnerabilidades que os predispõem ao uso e favorecem a manutenção de TUS. Algumas dessas vulnerabilidades podem ser diminuídas por meio de medidas relativamente simples, como o controle rígido de prescrições de medicamentos controlados e a orientação por meio de palestras e medidas que chamem a atenção para um problema real.

Identificar profissionais que venham apresentando declínio ou ocorrências profissionais suspeitas faria parte de uma prevenção secundária da dependência, evitando o progresso e a maior gravidade do uso de substâncias e visando a prevenção de problemas graves relacionados à prática com os pacientes. Aqui, entra o importante papel de familiares e amigos próximos, visto que a área profissional geralmente é uma das últimas a serem atingidas em um processo de adoecimento e dependência de substâncias.[10] Em geral, o profissional irá apresentar primariamente brigas familiares, separações e divórcio, comportamentos inadequados, negligência parental e isolamento social antes de ter prejuízos laborais importantes. No trabalho, os primeiros sinais surgem com a mudança frequente de emprego, a realização de muitos intervalos durante a jornada de trabalho e, posteriormente, com o esquecimento de afazeres, faltas aos plantões, ordens e prescrições inapropriadas e, por fim, sinais claros de intoxicação, como confusão mental e fala arrastada.

O combate ao *burnout* é, com certeza, uma das medidas mais importantes de prevenção ao uso de substâncias entre profissionais.[68] Willians e colaboradores[68] realizaram uma revisão sobre os dados de eficácia das intervenções relacionadas ao *burnout* em estudantes de Medicina e médicos residentes. Das 10 intervenções mais estudadas, pelo menos cinco demonstraram estudos comprovando eficácia, entre elas:

- **Redução da carga horária de trabalho e atividades educacionais**: os estudos compararam a eficácia da implementação dos padrões de trabalho limitados pelo Accreditation Council for Graduate Medical Education (ACGME), que, entre outras regras, limitavam a carga horária a, no máximo, 80 horas semanais, proibiam plantões com carga horária maior que 24 horas e estipulavam um dia livre de trabalho ou atividades educacionais por semana e um período mínimo de 10 horas de descanso entre os períodos de trabalho.
- **Implementação de sistemas de avaliação no estilo *pass/fail***: os estudos demonstraram que as instituições que adotaram um modelo de avaliação em que o estudante recebe apenas um grau satisfatório ou insatisfatório, de acordo com seu desempenho, apresentaram menores níveis de *burnout* quando comparadas aos modelos de avaliação por notas ou letras. Isso, teoricamente, está relacionado ao estresse pela busca e desejo de notas muito altas e à competitividade que ocorre entre os alunos nos sistemas tradicionais.
- **Técnicas respiratórias de relaxamento**: a técnica de relaxamento estudada que mostrou eficácia foi a Respiratory One Method (ROM), que se baseia na meditação e no relaxamento por meio da verbalização da palavra inglesa *one*. O relaxamento respiratório se mostrou eficaz em reduzir a dimensão de "esgotamento emocional" do *burnout*, mas não as dimensões de despersonalização ou a insatisfação pessoal.
- **Grupos de autoconhecimento**: um estudo dirigido por Holms e colaboradores[69] comparou, entre alunos de 3º ano de Medicina, a eficácia de grupos de autoconhecimento dirigidos por um psiquiatra treinado em terapia de grupo analítica e grupos liderados por clínicos, voltados para a ciência e o desenvolvimento da carreira. Demonstrou-se uma redução significativa no estresse percebido nos grupos de autoconhecimento quando comparados aos outros.
- ***Mindfulness***: três estudos demonstraram a eficácia do treinamento *mindfulness* entre acadêmicos na redução do *burnout*. O *mindfulness*, muito em voga atualmente, valoriza a concentração, a percepção e o relaxamento fisiológico.

Por fim, podemos considerar que poucas medidas são tão capazes de prevenir o uso de substâncias e proteger médicos e profissionais da saúde contra o desenvolvimento de transtornos relacionados a esse uso quanto o combate ao estigma e ao preconceito.[1,10,61] Como visto, os profissionais da saúde tendem a procurar por auxílio apenas tardiamente,[1,4] muitas vezes pelo medo das possíveis repercussões sociais e profissionais. Um entendimento de suas próprias fragilidades e a destituição da imagem de "sobre-humanos" entre os profissionais da saúde se fazem necessários.

CONSIDERAÇÕES FINAIS

Eu reorganizei a hierarquia das minhas necessidades para refletir o fato de que eu sou um ser humano, um marido, um pai e, então, um médico.[1]

Poucos médicos ou profissionais da saúde conseguem se vislumbrar na condição de pacientes. A aquisição de conhecimentos e os inúmeros estressores emocionais com que se deparam na formação e na prática clínica tornam a doença algo "externo" ou pertencente ao "outro". No entanto, como vimos, muitas das condições inerentes ao próprio ato de cuidar tornam os profissionais da saúde vulneráveis ao desenvolvimento de inúmeras condições patológicas, como a depressão, o *burnout* e os TUS.[4,10]

O estigma relacionado aos TUS se torna muito mais intenso entre os profissionais da saúde. Reconhecer-se dependente é assumir uma fraqueza, mostrar-se incapaz e correr riscos de demissão e punições. Para tanto, faz-se necessária a implementação de cuidados específicos para essa população, como ocorre com os programas para profissionais da saúde (PHPs).[61]

Implementar políticas que possam abarcar as necessidades e vulnerabilidades específicas desse grupo urge em nossa sociedade. Além disso, o combate às condições exaustivas de trabalho e ao *burnout*, e a implementação de medidas preventivas em hospitais e estabelecimentos de saúde são ações capazes de alterar desfechos deletérios aos profissionais, aos pacientes e à sociedade como um todo.[68]

O arquétipo do "curador ferido" é uma realidade, e, assim como Quíron, as próprias feridas podem parecer incuráveis para si mesmo. Contudo, buscar auxílio e tratamento e se colocar na posição de paciente pode ser salvador e reconfortante para profissionais que, mesmo em postos de trabalho tão prestigiados, nada mais são que seres humanos.

REFERÊNCIAS

1. Hill AB. Breaking the stigma: a physicians perspective on self-care and recovery. N Engl J Med. 2017;376(12):1103-5..
2. Smith J. 27 jobs to avoid if you hate stress [Internet]. Business Insider. 2015. [capturado em: 14 set. 2017]. Disponível em: http://www.businessinsider.com/jobs-to-avoid-if-you-hate-stress-2015-9.
3. Belloni L. Conheça as 20 profissões mais estressantes [Internet]. Rev Exame. 2016. [capturado em: 14 set. 2017]. Disponível em: http://exame.abril.com.br/carreira/conheca-as-20-profissoes-mais-estressantes-nos-eua/.
4. Baldisseri MR. Impaired healthcare professional. Crit Care Med. 2007;35(2):S106-16.
5. McAuliffe WE. Risk factors in drug impairment in random samples of physicians and medical students. Int J Addict. 1987;22(9):825-41.
6. Flaherty JA, Richman JA. Substance use and addiction among medical students, residents, and physicians. Psychiatr Clin North Am. 1993;16(1):189-97.
7. Jung CG. The psychology of transference. –London: Routledg; 1998. p.7.
8. Jung CG. Fundamental questions of psychotherapy. In: Jung CG. The practice of psychotherapy. London: Routledge & Kegan Paul; 1966;(16).
9. Groesbeck CJ. A imagem arquetípica do médico ferido. Rev Junguiana. 1983;1:72-96.
10. Centrella M. Physician addiction and impairment-current thinking: a review. J Addict Dis. 1994;13(1):91-105.
11. Maier C, Iwunna J, Soukup J, Scherbaum N. Addicted anaesthetists. Anasth Intensiv Notf. 2010;45(10):648-54.
12. Hughes PH, Baldwin Jr DC, Sheehan DV, Conard S, Storr CL. Resident physician substance use, by specialty. Am J Psychiatry. 1992;149(10):1348-54.
13. Wilson A, Rosen A, Randal P, Pethebridge A, Codyre D, Barton D, et al. Psychiatrically impaired medical practitioners: an overview with special reference to impaired psychiatrists. Australas Psychiatry. 2009;17(1):6-10.
14. Oreskovich MR, Kaups KL, Balch CM, Hanks JB, Satele D, Sloan J, et al. Prevalence of alcohol use disorders among American surgeons. Arch Surg. 2012;147(2):168–74.
15. Osler W, Bates DG, Bensley EH. The inner history of the Johns Hopkins hospital. Johns Hopkins Med J. 1892;125(4):184-94.
16. Lebzeltern G. Sigmund Freud and cocaine. Wien Klin Wochenschr. 1983;95(21):765-9.
17. dos Reis Jr A. Sigmund Freud (1856-1939) e Karl Köller (1857-1944) e a descoberta da anestesia local. Rev Bras Anestesiol. 2009;59(2):244-57.
18. Freud S. Über coca. Viena: Verlag Von Moritz Perles; 1885.
19. Rede de Apoio a Médicos Dependentes Químicos. Saúde do médico [Internet]. J Cremesp. 2003;188. [capturado em: 14 set. 2017]. Disponível em: http://www.cremesp.org.br/?siteAcao=Jornal&id=162.
20. Rede de Apoio a Médicos registra 395 atendimentos em dez anos. Dependência. J Cremesp. 2012;290. [capturado em: 14 set. 2017]. Disponível em: http://www.cremesp.org.br/?siteAcao=Jornal&id=1553.
21. Palhares-Alves HN, Laranjeira R, Nogueira-Martins LA. A pioneering experience in Brazil: the creation of a support network for alcohol and drug dependent physicians: a preliminary report. Rev Bras Psiquiatr. 2007;29(3):258-61
22. Hughes PH, Brandenburg N, Baldwin DC Jr, Storr CL, Williams KM, Anthony JC, et al. Prevalence of substance use among US physicians. JAMA. 1992;267(17):2333-9.
23. Cottler LB, Ajinkya S, Merlo LJ, Nixon SJ, Ben Abdallah A, Gold MS. Lifetime psychiatric and substance use disorders among impaired physicians in a physicians health program: comparison to a general treatment population: psychopathology of impaired physicians. J Addict Med. 2013;7(2):108-12.
24. Sørensen JK, Pedersen AF, Bruun NH, Christensen B, Vedsted P. Alcohol and drug use among Danish physicians. A nationwide cross-sectional study in 2014. Dan Med J. 2015;62(9).
25. Rosta J. Prevalence of problem-related drinking among doctors: a review on representative samples. Ger Med Sci. 2005;3.
26. Voigt K, Twork S, Mittag D, Göbel A, Voigt R, Klewer J, et al. Consumption of alcohol, cigarettes and illegal substances among physicians and medical students in Brandenburg and Saxony (Germany). BMC Health Serv Res. 2009;9:219.
27. Mesquita AM1, Laranjeira R, Dunn J. Psychoactive drug use by medical students: a review of the national and international literature. Sao Paulo Med J. 1997;115(1):1356-65.
28. Roncero C, Egido A, Rodríguez-Cintas L, Pérez-Pazos J, Collazos F, Casas M. Substance use among medical students: a literature review 1988- 2013. Actas Esp Psiquiatr. 2015;43(3):109-21.
29. Di Pietro MC, Doering-Silveira EB, Oliveira MP, Rosa-Oliveira LQ, Da Silveira DX. Factors associated with the use of solvents and cannabis by medical students. Addict Behav. 2007;32(8):1740-4.
30. Da Silveira DX, Rosa-Oliveira L, Di Pietro M, Niel M, Doering-Silveira E, Jorge MR. Evolutional pattern of drug use by medical students. Addict Behav. 2008;33(3):490-5.
31. Garcia-Guasch R, Roigé J, Padrós J. Substance abuse in anaesthetists. Curr Opin Anaesthesiol. 2012;25(2):204-9.
32. Katz JD. The impaired and/or disabled anesthesiologist. Curr Opin Anaesthesiol. 2017;30(2):217-22.
33. Warner DO, Berge K, Sun H, Harman A, Hanson A, Schroeder DR. Risk and outcomes of substance use disorder among anesthesiology residents: a matched cohort analysis. Anesthesiology 2015;123(4):929–36.
34. Oreskovich MR, Shanafelt T, Dyrbye LN, Tan L, Sotile W, Satele D, et al. The prevalence of substance use disorders in American physicians. Am J Addict. 2014;24(1):30-8.
35. Cares A, Pace E, Denious J, Crane LA. Substance use and mental illness among nurses: workplace warning signs and barriers to seeking assistance. Subst Abus. 2015;36(1):59-66.
36. Leignel S, Schuster JP, Hoertel N, Poulain X, Limosin F. Mental health and substance use among self-employed lawyers and pharmacists. Occup Med. 2014;64(3):166-71. 10.
37. McAuliffe WE, Santangelo SL, Gingras J, Rohman M, Sobol A, Magnuson E. Use and abuse of controlled substances by pharmacists and pharmacy students. Am J Hosp Pharm. 1987;44(2):311-17.

38. Dabney DA, Hollinger RC. Illicit prescription drug use among pharmacists: evidence of a paradox of familiarity. Work Occupation. 1999;26(1):77–106.
39. Domenighetti G, Tomamichel M, Gutzwiller F, Berthoud S, Casabianca A. Psychoactive drug use among medical doctors is higher than in the general population. Soc Sci Med. 1991;33(3):269-74.
40. Yellowlees PM, Campbell MD, Rose JS, Burke Parish M, Ferrer D, Scher LM, et al. Psychiatrists with substance use disorders: positive treatment outcomes from physician health programs. Psychiatr Serv. 2014;65(12):1492-5.
41. Laure P, Binsinger C. Consumption of "performance-enhancing" products by general practitioners. Therapie. 2003;58(5):445-50.
42. Franke AG, Bagusat C, McFarlane C, Tassone-Steiger T, Kneist W, Lieb K. The Use of Caffeinated Substances by Surgeons for Cognitive Enhancement. Ann Surg. 2015;261(6):1091-5.
43. Fond G, Gavaret M, Vidal C, Brunel L, Riveline JP, Micoulaud-Franchi JA, et al. (Mis)use of prescribed stimulants in the medical student community: motives and behaviors: a population-based cross-sectional study. Medicine. 2016;95(16):e3366.
44. Emanuel RM, Frellsen SL, Kashima KJ, Sanguino SM, Sierles FS, Lazarus CJ. Cognitive enhancement drug use among future physicians: findings from a multi-institutional census of medical students. J Gen Intern Med. 2013;28(8):1028-34.
45. Merlo LJ, Trejo-Lopez J, Conwell T, Rivenbark J. Patterns of substance use initiation among healthcare professionals in recovery. Am J Addict. 2013;22(6):605-12.
46. Merlo LJ, Singhakant S, Cummings SM, Cottler LB. Reasons for misuse of prescription medication among physicians undergoing monitoring by a physician health program. J Addict Med. 2013;7(5):349-53.
47. Brown SD, Goske MJ, Johnson CM. Beyond substance abuse: stress, burnout, and depression as causes of physician impairment and disruptive behavior. J Am Coll Radiol. 2009;6(7):479-85.
48. Bender A, Farvolden P. Depression and the workplace: a progress report. Curr Psychiatry Rep. 2008;10(1):73-9.
49. Linzer M, Visser MR, Oort FJ, Smets EM, McMurray JE, de Haes HC. Predicting and preventing physician burnout: results from the United States and the Netherlands. Am J Med. 2001;111(2):170-5.
50. Schaufeli W, Enzmann D. The burnout companion to study and practice: a critical analysis. London: Taylor & Francis; 1998.
51. Maslach C, Schaufeli W, Leiter MP. Job Burnout. Ann Rev Psychol. 2001;52:397-442.
52. Dyrbye LN, West CP, Satele D, Boone S, Tan L, Sloan J, et al. Burnout among U.S. medical students, residents, and early career physicians relative to the general U.S. population. Acad Med. 2014;89(3):443-51.
53. Talih F, Warakian R, Ajaltouni J, Shehab AA, Tamim H. Correlates of depression and burnout among residents in a lebanese academic medical center: a cross-sectional study. Acad Psychiatry. 2016;40(1):38-45.
54. Thomas NK. Resident burnout. JAMA. 2004;292(23):2880-9.
55. Pedersen AF, Sørensen JK, Bruun NH, Christensen B, Vedsted P. Risky alcohol use in Danish physicians: Associated with alexithymia and burnout? Drug Alcohol Depend. 2016;160:119-26.
56. Bucknall V, Burwaiss S, Mcdonald D, Charles KE, Clement R. Mirror mirror on the ward, who´s the most narcissistic of them all? Pathologic personality traits in health care. Can Med Assoc J. 2015;187(18):1359-63.
57. Shapiro J. Perspective: does medical education promote professional alexithymia? A call for attending to the emotions of patients and self in medical training. Acad Med. 2011;86(3):326-32.
58. Hamidi S, Rostami R, Farhoodi F, Abdolmanafi A. A study and comparison of Alexithymia among patients with substance use disorder and normal people. Proc Soc Behav Sci. 2010;5:1367–70.
59. Coriale G, Bilotta E, Leone L, Cosimi F, Porrari R, De Rosa F, et al. Avoidance coping strategies: alexithymia and alcohol abuse: a mediationanalysis. Addict Behav. 2012;37(11):1224–9.
60. Shishido H, Gaher RM, Simons JS. I don't know how I feel therefore I act: alexithymia, urgency, and alcohol problems. Addict Behav. 2013;38(4):2014–7.
61. Braquehais MD, Tresidder A, DuPont RL. Service provision to physicians with mental health and addiction problems. Curr Opin Psychiatry. 2015;28(4):324-9.
62. DuPont RL, McLellan AT, Carr G, Gendel M, Skipper GE. How are addicted physicians treated? A national survey of Physician Health Programs. J Subst Abuse Treat. 2009;37(1):1-7.
63. Braquehais MD, Bel MJ, Lusilla P, Valero S, Mozo X, Nasillo V, et al. Psychiatrists admitted to a physicians' health programme. Occup Med. 2015;65(6):499-501.
64. Conselho Federal de Medicina. Código de Ética Médica: Resolução CFM nº 1.931/2009. Brasília; 2010.
65. McLellan AT, Skipper GS, Campbell M, DuPont RL. Five year outcomes in a cohort study of physicians treated for substance use disorders in the United States. BMJ. 2008;337:a2038.
66. DuPont RL. The new paradigm for recovery: making recovery – and not relapse – the expected outcome of addiction treatment. Rockville: Institute for Behavior and Health; 2014.
67. Braquehais MD, Lusilla P, Bel MJ, Navarro MC, Nasillo V, Díaz A, et al. Dual diagnosis among physicians: a clinical perspective. J Dual Diagn. 2014;10(3):148-55.
68. Williams D, Tricomi G, Gupta J, Janise A. Efficacy of burnout interventions in the medical education pipeline. Acad Psychiatry. 2015;39(1):47-54.
69. Holm M, Tyssen R, Stordal K I, Haver B. Self-development groups reduce medical school stress: a controlled intervention study. BMC Med Educ. 2010;10:23.

36

Outras populações

Alessandra Diehl e Daniel Cruz Cordeiro

PONTOS-CHAVE

✓ A prevalência de transtornos mentais, sobretudo dependência química, pode ser considerada elevada em determinadas populações, como pessoas em situação de rua, refugiados, indígenas, entre outras.

✓ Buscar estruturar residências e condições de trabalho após períodos de desintoxicação é uma maneira respeitosa, inclusiva e humanitária de realizar o tratamento de pessoas em situação de rua.

✓ A provisão de tratamento para o uso de drogas para pessoas no sistema carcerário reduz tanto o uso de substâncias quanto a reincidência criminal.

✓ A carência de tratamento para questões relativas à saúde mental e para o uso de substâncias pode não só afetar a saúde geral das pessoas como também levar a má adesão ao tratamento do HIV e à resistência à terapia antirretroviral (TARV).

✓ Várias são as vulnerabilidades que podem predispor imigrantes e refugiados ao uso de substâncias: mudanças relacionadas a ambiente, idioma, alimentação, religião local, separação da família de origem, viver sozinho, hábitos e costumes diferentes, entre outras.

✓ O baixo acesso a serviços de saúde e, consequentemente, à oferta de tratamento pode se constituir em vulnerabilidade ao uso de substâncias em indivíduos que moram na zona rural.

✓ Políticas inclusivas e intersetoriais são necessárias para que se possa realizar tratamento integral, com dignidade e respeito a todas as populações.

✓ Populações indígenas não têm conhecimento, em sua medicina tradicional, para tratar dependência química.

Um componente fundamental na missão da saúde pública é também compreender e atender as necessidades únicas de saúde mental e consumo de substâncias dos diferentes grupos populacionais. Entre as ações necessárias, citam-se: descobrir e abordar as diferentes necessidades de indivíduos com condições de saúde comportamental com base em sua idade, sexo, raça e etnia, identidade de gênero e orientação sexual; respeitar as crenças, práticas e necessidades culturais e linguísticas dos diferentes grupos; melhorar o acesso, a qualidade e os resultados dos cuidados entre diferentes grupos populacionais; e melhorar a participação de diferentes grupos populacionais na força de trabalho de saúde comportamental.[1] Assim, é objetivo deste capítulo discutir características particulares da dependência química em alguns grupos de populações.

PESSOAS EM SITUAÇÃO DE RUA

Uma habitação estável parece fornecer a base necessária para que as pessoas possam dignamente traçar e executar seus projetos de vida. Sem um lugar seguro e adequado para viver, é quase impossível alcançar uma boa saúde ou o pleno potencial social, econômico e cultural de uma comunidade. Pessoas com transtornos mentais e/ou uso de substâncias podem ser particularmente vulneráveis a se tornar desabrigadas, morar na rua, viver em situação de rua ou, ainda, viver de forma precária.[2] Em geral, três subgrupos podem ser identificados de acordo com tempo de permanência e grau de vínculos familiares: ficar na rua – circunstancialmente; estar na rua – recentemente; ser da rua – permanentemente.[3,4]

De acordo com o relatório anual de 2016 de Desenvolvimento e Habitação Urbana dos Estados Unidos, 202.297 pessoas que vivem sem teto naquele país têm uma doença mental grave ou um transtorno crônico pelo uso de substâncias. Em janeiro de 2016, 1 em cada 5 pessoas sem casa nos Estados Unidos tinha uma doença mental grave, e uma prevalência semelhante tinha um transtorno por uso de substâncias (TUS) crônico.[2] Assim, acredita-se que cerca de 30% das pessoas que sofrem de falta de moradia crônica nos Estados Unidos tenham uma doença mental grave e que cerca de dois terços tenham um transtorno primário por uso de substâncias ou outra condição de saúde crônica.[2]

O censo de pessoas em situação de rua da cidade de São Paulo, por exemplo, mostra que, em 2015, havia 15.905 pessoas vivendo nessa situação de vulnerabilidade social, sendo que 82% são homens, com média de 39,7 anos; 52,7% deles localizam-se na região central da cidade, conhecida como Sé, 3,1% são menores de 18 anos, e 4,7% têm mais de 65 anos de idade. O mesmo levantamento constatou que a substância mais usada é o álcool: 44,6% entre acolhidos e 70,1% entre os de situação de rua sem abrigamento. Com relação às drogas ilícitas, 52,5% dos que estão na rua e 28,7% dos acolhidos confirmaram o uso de alguma dessas substâncias. Mais da metade da população em situação de rua de São Paulo já passou por internação em alguma instituição, destacando-se o sistema prisional e as clínicas de recuperação de dependência química. Entre os acolhidos, 30,5% passaram por clínicas de recuperação; 27,5%, pelo sistema prisional; e 11%, por instituições psiquiátricas; pela Fundação Casa, passaram 10%. Com relação àqueles localizados nas ruas, 40% já passaram pelo sistema prisional; 32,8%, por clínicas de recuperação de dependência química; e 12%, pela Fundação Casa. Os problemas de saúde mais citados foram de saúde bucal (27,5% dos acolhidos e 34,5% dos que estão na rua), sequela de acidentes (26% dos acolhidos e 26,7% dos que vivem na rua), vírus da imunodeficiência humana (HIV; 3,3% dos acolhidos e 4,5% da rua) e tuberculose (3,9% dos acolhidos e 4,5% dos que estão na rua).[5] A população em situação de rua sofre, ainda, com a violência em diversas formas, desde agressão verbal até tentativas de homicídio. Tanto os acolhidos quanto as pessoas em situação de rua foram vítimas das seguintes formas de violência: agressão verbal, como xingamento, ofensa e humilhação (55 e 70%, respectivamente); roubo ou furto (59 e 64%); agressão física (38 e 50%); tentativa de homicídio com facada ou tiro (16 e 24%); remoção forçada (25 e 38%); e violência sexual (4 e 6%). Os praticantes das agressões relatados pelas pessoas em situação de rua são, em grande parte, as próprias pessoas que pernoitam nas ruas, os agentes de segurança pública, os agentes de segurança privada e pedestres.[6]

Como observado por Vanucchi e colaboradores:[7] "O álcool e as drogas fazem parte da realidade das ruas, seja como alternativa para minimizar a fome e o frio e estratégia para dormir, seja como elemento de socialização entre os membros dos grupos de rua". Sobretudo após a grande epidemia de *crack* no Brasil, o viver na rua como consequência do consumo de *crack* tornou-se uma realidade cada vez mais comum.[8]

Esses problemas de saúde podem criar dificuldades no acesso e na manutenção de habitação estável, acessível e adequada. O viver em "situação de rua", ou "morar na rua", é um grave problema social e de saúde pública que não parece ser uma situação somente de países de baixa e média renda. Também está presente, em menor monta, em alguns países desenvolvidos e com maior renda, gerando várias situações de agravamento de pobreza e exclusão social, sem haver até o momento, políticas públicas eficazes capazes de diminuir tal incremento em muitos lugares do mundo.[9-12]

Muitos fatores podem levar um indivíduo a "morar na rua", entre eles o rompimento de vínculos afetivos e familiares, problemas psicológicos, abandono ou morte de um ente querido, falta de um núcleo familiar, situação econômica resultante de perda do emprego, dificuldade de inserção no mercado de trabalho, presença de um transtorno psiquiátrico maior, consumo de drogas e imigração. Trata-se, em geral, de uma situação de extrema ruptura das relações familiares e afetivas, de vínculos culturais, além de ruptura total ou parcial com o mercado de trabalho, a não participação social efetiva, acarretando significativa exclusão social para essa população.[13]

Pessoas em situação de rua são uma população bastante heterogênea, mas apresentam algumas características em comum no que concerne às semelhanças de vivência na extrema pobreza, vínculos familiares rompidos ou prejudicados, inexistência de moradia formal, elevado uso de substâncias como álcool, tabaco e *crack*, presença de doenças mentais e clínicas associadas (tuberculose, HIV, sífilis), maior número de visitas a pronto-socorros, práticas sexuais sem proteção.[14] Além disso, os baixos mecanismos de prestação de serviços em saúde fornecidos para essa população revelam que o acesso a eles ainda é deficiente e que há baixa adesão ao tratamento e pouco efeito dos tratamentos oferecidos nas doenças comórbidas.[13,15]

Um estudo conduzido por Mennemeyer e colaboradores,[16] com a finalidade de avaliar o custo-benefício de vários tipos de tratamento (p. ex., fornecimento de habitação, laborterapia e manejo de contingências, geralmente todos associados com teste de urina para verificar a manutenção da abstinência de substâncias) para pessoas em situação de rua que usam substâncias em Birmingham, Alabama (Estados Unidos), mostrou que, em geral, os métodos mais intensivos de aconselhamento tiveram melhores defechos quanto à aquisição da abstinência. No entanto, 4 dos 7 tratamentos avaliados foram ineficientes para essa população, o que parece bastante desolador a princípio. Em contrapartida, os autores incentivam como uma importante implicação para a prática clínica a promoção de habitação ou ambiente protegido com aconselhamento e manejo de contingências como estratégia que pode melhorar substancialmente a abstinência para as pessoas em situação de rua que fazem uso de cocaína e outras substâncias.[16] Identifica-se, assim, a necessidade de aprofundar o debate acerca das políticas públicas voltadas a essa população. A eficácia do tratamento às pessoas em situação de rua foi maior quando este foi dirigido a aspectos clínicos relacionados a questões do HIV/aids, de forma intermediária para dependência de opioides, e menor para psicose. Os achados mostram que são necessários novos modelos de cuidados para essa população.[15]

Realizar a abordagem e construir uma proposta terapêutica para indivíduos em situação de rua exige um olhar específico para suas vulnerabilidades sociais e individuais.[7] O **Quadro 36.1** aponta as principais barreiras que podem dificultar o acesso ao tratamento de pessoas em situação de rua.

Observa-se que as pessoas em situação de rua usam inúmeras estratégias cotidianas de produção de vida e de projetos que visam mais o aqui e o agora da sobrevivência, tanto nas ruas como fora delas. Ao mesmo tempo que ganham o que chamam de "liberdade", parecem estar aprisionadas a uma total invisibilidade da sociedade. Assim, lidar com estigmas referentes a essa população é outro desafio importante.[17] Ensinar profissionais da saúde a se importar com elas, em uma atmosfera empática de acolhimento, sem julgamento e sem a ótica de quem tem casa/moradia e vive em uma realidade muito distante do caos das ruas, não parece ser uma tarefa fácil, assim como convencer gestores públicos de que políticas não higienistas, em curto prazo, não parecem funcionar também é tarefa difícil.[17] Mas vale o esforço!

O **Quadro 36.2** mostra os cuidados a serem tomados na prescrição medicamentosa às pessoas em situação de rua em uso de substâncias.

Assim como as pessoas em situação de rua têm de reinventar seu cotidiano para lidar com a violência, as vulnerabilidades e os recursos existentes nas ruas e criar estratégias de sobrevivência, a rede assistencial deve caminhar no mesmo sentido, procurando articular, comunicar e se solidarizar, para, juntas, construírem respostas mais efetivas e assertivas para os problemas dessa população. Deve-se possibilitar aos indivíduos em situação de rua a chance de terem instrumentos para modificar suas condições de vida, exercendo sua condição de ser humano e, com ela, seu direito de escolha, já que viver na rua só pode ser considerado uma escolha quando houver outras condições para que se possa, de fato, optar por outras.[7] O **Quadro 36.3** resume algumas das principais estratégias/recomendações que podem ser úteis para atender pessoas em situação de rua que têm problemas com álcool e outras drogas.

PESSOAS NO SISTEMA DE JUSTIÇA/CRIMINAL E EM SITUAÇÃO CARCERÁRIA

A conexão entre uso de drogas e criminalidade já é bem conhecida.[18] As taxas de criminalidade variam de 23 a 97%, de acordo com o perfil da população com dependência de subs-

---

QUADRO 36.2
Cuidados a serem tomados na prescrição medicamentosa às pessoas em situação de rua em uso de substâncias

1. A prescrição de antipsicóticos na forma de depósito (p. ex., haloperidol decanoato) não deve ser realizada se o paciente não tiver experiência prévia com a medicação. O desenvolvimento de efeitos colaterais (p. ex., rigidez muscular e dificuldade de deambulação) pode dificultar a sobrevivência na rua, além de contribuir para a não adesão a tratamentos posteriores.
2. É necessário ter cuidado com medicamentos sedativos. Deve-se atentar ao fato de que a pessoa em situação de rua precisa estar atenta e vigilante para cuidar de sua segurança, e os medicamentos que provocam sonolência podem impedir que isso ocorra, aumentando a vulnerabilidade do indivíduo às situações de violência, por exemplo.
3. Deve-se lembrar de que há alta frequência de uso de álcool e outras drogas e possibilidade do uso concomitante do medicamento com essas substâncias.
4. Os psicotrópicos costumam ter alto valor de mercado na rua, o que aumenta a chance de o indivíduo ter seu medicamento roubado ou ele próprio vendê-lo para atender a uma necessidade mais imediata. Além disso, ele dificilmente tem um local adequado para guardá-lo. Portanto, deve-se evitar a prescrição de grandes quantidades de comprimidos.
5. A posologia deve ser o mais simples possível (1 ou 2 vezes ao dia). Ajuda quando se vincula a administração do medicamento a alguma atividade rotineira do paciente.
6. Garantir o acesso à medicação quando possível; a dificuldade de adquirir o medicamento, muitas vezes, faz a pessoa diminuir as doses para prolongar a duração dos comprimidos.

Fonte: Vannucchi e colaboradores.[7]

QUADRO 36.1
Principais barreiras enfrentadas por pessoas em situação de rua para acesso a tratamento

- Dificuldade de locomoção por limitação física
- Impossibilidade de pagar pelo transporte
- Dificuldade de encontrar vagas em albergues
- Necessidade de se adaptar aos horários das refeições dos albergues ou de restaurantes que oferecem comida a preço popular ("bocas de rango")
- Necessidade de fazer "bicos" ou mesmo pedir dinheiro nas ruas

Fonte: Vannucchi e colaboradores.[7]

QUADRO 36.3
Principais recomendações para prestação de cuidados a pessoas em situação de rua

- Moradores de rua vêm de uma vasta gama de origens. Os provedores devem reconhecer que as diversas experiências, valores e crenças de cada pessoa terão impacto sobre o acesso aos serviços para pessoas sem moradia e que vivem nas ruas.
- É igualmente importante reconhecer que os valores culturais do tratamento e dos prestadores de serviços influenciam a forma como os serviços são prestados. Os provedores devem ser treinados para identificar as condições subjacentes associadas à falta de moradia e tratá-las de maneira livre de julgamentos, usando práticas baseadas em evidências.
- Buscar estruturar residências e condições de trabalho após períodos de desintoxicação é uma maneira respeitosa, inclusiva e humanitária de realizar o tratamento dessa população.
- Tentativas de resgate dos vínculos familiares devem ser sempre encorajdas e discutidas com essa população.
- O manejo de contingências tem sido uma técnica bastante estimulada para essa população.
- Moradores de rua necessitam de trabalhos de *outreach*, ou seja, "se a montanha não vai a Maomé, Maomé vai até a montanha". Isso significa que serviços que buscam seus pacientes *in locus* nas ruas ou em abrigos/albergues e realizam abordagens motivacionais/de aconselhamento para que acessem os serviços podem ter mais chances de sucesso.
- Existe um importante trabalho do serviço social em facilitar a promoção e a garantia de direitos para exercício da cidadania de moradores de rua com relação, por exemplo, a documentação e outros aspectos. A Lei nº 12.316/1997 da cidade de São Paulo, por exemplo, traz em seu primeiro artigo o seguinte texto: "o poder público municipal deve manter na Cidade de São Paulo serviços e programas de atenção à população de rua garantindo padrões éticos de dignidade e não violência na concretização de mínimos sociais e dos direitos de cidadania a esse segmento social [...]".

Fonte: Homelessness and Housing.[2]

tâncias (p. ex., diferentes drogas de escolha e diferentes faixas etárias), assim como os tipos de crimes investigados.[19-22]

Na última década, cresceu o interesse na relação entre a droga, em especial o *crack*, e o risco de violência/crime.[23,24] Muitos dos estudos na literatura científica sobre esse tema têm focado mais na relação do consumo de substâncias com violência em perpetradores sexuais e menos em outros aspectos do comportamento sexual que podem estar atrelados ao crime, à violência e à droga.[25,26] Esse é um assunto ainda bastante complexo, e a associação entre esses três elementos ainda não é bem compreendida, visto que nem sempre há uma relação direta e linear entre as três questões.[20,27]

É necessário considerar, também, os contextos socioculturais, étnicos, de gênero, o viver em situação de rua, a faixa etária, o envolvimento em "gangues" e/ou crime organizado, a presença de outras doenças mentais associadas ao uso de álcool e drogas e a vivência e experiência do tráfico de drogas.[28,29]

Um estudo interessante nessa área foi conduzido por Oteo Pérez e colaboradores,[30] com uma amostra de 1.039 usuários frequentes de *crack*, os quais foram recrutados de três grandes cidades holandesas, com o objetivo de avaliar fatores associados à criminalidade e ao tráfico de drogas entre esses usuários. Um total de 431 (41,5%) participantes havia se envolvido em crimes nos últimos 30 dias da pesquisa, em geral relacionados à venda de drogas (68,9%), seguidos por crimes contra a propriedade (34,4%) e alguns casos de crimes violentos (9,7%).

O envolvimento atual dessa amostra com a criminalidade esteve associado a ter pouca idade, falta de moradia, padrões mais pesados de uso de *crack* e história prévia de sentença criminal. Aqueles usuários de *crack* que recebem benefícios sociais do governo tendem a ser mais propensos a se especializar apenas em vender drogas e menos em cometer crimes contra a propriedade. Os autores desse estudo sugerem que a redução do uso de drogas entre os usuários de *crack* e da criminalidade envolvida nessas condições poderiam sofrer um impacto significativo se questões habitacionais fossem minimizadas, abordando suas condições de moradia. No entanto, advertem que os benefícios sociais podem agir como fator de proteção contra o cometer crimes contra a propriedade, mas não contra a venda de drogas.[30]

Um dos poucos estudos brasileiros que investigaram a violência e os comportamentos sexuais de risco em usuários de *crack* foi um estudo de base populacional com 1.560 participantes entre 18 e 24 anos que mostrou claramente as chances aumentadas de não usar preservativo, de agressão e de posse de arma de fogo nessa população.[31] Em geral, os estudos com usuários de *crack* têm percebido o aumento dos comportamentos sexuais de risco,[19,31] bem como potencial envolvimento em situações predisponentes à violência ou a problemas legais.[32,33] A combinação desses elementos tende a aumentar a complexidade dos casos de pacientes que procuram tratamento e que, portanto, são muitas vezes mais difíceis de gerenciar, exigindo a inclusão de outras esferas de atenção (legal e forenses) que transcendem os cuidados tradicionais oferecidos no modelo biomédico.[34,35]

A investigação dessa temática desempenha um papel vital em todo o processo de recuperação desses usuários, mas principalmente na reinserção social no pós-tratamento. Esforços de avaliação dessa natureza e da melhor compreensão da extensão desses problemas são importantes para melhorar as estratégias de políticas públicas no desenvolvimento de programas de intervenção para essa população.[35,36]

Os resultados de vários estudos mostram inequivocamente que o tratamento para o uso de drogas para pessoas com envolvimento com a criminalidade e/ou que estão no sistema carcerário reduz tanto o uso de substâncias quanto a reincidência criminal.[18] Atualmente, a população prisional com envolvimento em infrações relacionadas a substâncias é volumosa em vários países do mundo, como Estados Unidos e também Brasil. Trata-se, portanto, de uma dupla questão: saúde pública e segurança. Assim, é um aspecto importante e crítico, hoje, reduzir a criminalidade global a fim de se evitar inúmeros prejuízos associados a essa prática, como homicídios, perdas de produtividade no trabalho, desintegração familiar e prejuízos econômicos para os países. Sobretudo em relação a este último tópico, é importante ressaltar que o tratamento tende a sair mais barato para os cofres públicos. O custo médio do tratamento com metadona é de cerca de US$ 5.000 por ano nos Estados Unidos, em comparação ao valor de US$ 24.000 para prisões estaduais e federais manterem pessoas encarceradas. Diminuir o número de pessoas encarceradas por uso de drogas pode reduzir enormes custos econômicos e sociais.[18]

As pesquisas científicas também mostram que o tratamento da dependência química pode funcionar mesmo quando um indivíduo entra sob mandado legal e não motivado. Contudo, apenas uma pequena parcela dos que necessitam de tratamento o recebe, e, muitas vezes, quando recebem tratamento, este é fornecido de forma inadequada. Para ser eficaz, o tratamento deve começar na prisão e ser mantido por meio da participação em programas comunitários e com o envolvimento em um processo terapêutico contínuo que lida com prevenção de recaída e trabalha a reinserção social para o afastamento de uma vida de crime.[18]

A adaptação de serviços para atender às necessidades dos indivíduos é um importante componente do tratamento da dependência química que se mostra eficaz em populações que estão em situação de encarceramento judicial ou respondem a processos penais e criminais. Vale lembrar que esses indivíduos diferem em termos de idade, sexo, etnia e cultura, gravidade do problema, estágio de motivação, nível de supervisão necessário e presença de outros transtornos mentais, como psicoses e transtornos da personalidade. Os indivíduos também respondem de maneira diversa a diferentes formas de tratamento e abordagens. Em geral, o tratamento para os problemas com drogas deveria abordar questões relativas a motivação e solução de problemas, construir habilidades para resistir o uso e modificar os comportamentos relacionados à prática de criminalidade. Lições aprendidas com o uso mantido de substâncias e a prática de atividades criminais, com o entendimento das consequências e responsabilidades individuais desses comportamentos de uma forma construtiva, também são elementos importantes que devem ser incluídos no processo de abordagem dessa população. Intervenções terapêuticas dirigidas a um público-alvo podem facilitar o desenvolvimento de relacionamentos interpessoais mais saudáveis e melhorar a habilidade dos participantes de interagir com a família, seus pares e outras pessoas na comunidade.[18]

Monitorar o uso de substâncias por meio de testes toxicológicos ou de outra forma objetiva deve fazer parte do tratamento ou da supervisão da justiça criminal, a fim de servir como *feedback* para os participantes do programa. Isso também gera oportunidade de intervir para a mudança dos comportamentos não construtivos, estabelecendo recompensas e sanções que visem facilitar a mudança e modificar o plano de tratamento de acordo com o progresso.[18]

O tratamento deve ter como alvo os fatores que estão associados aos comportamentos criminais. O "pensar criminoso" é uma combinação de atitudes e crenças que suportam o estilo de vida e o comportamento criminoso, como sentir-se no direito de ter as coisas a sua maneira, sentir que o comportamento criminoso de alguém é justificado, não aceitar a responsabilidade por suas ações e consistentemente falhar em antecipar ou apreciar as consequências de seu comportamento.[18]

Além disso, é importante que a abordagem de tratamento integre suporte para HIV/aids e outras infecções sexualmente transmissíveis (ISTs), visto que a prevalência de HIV em populações carcerárias é cinco vezes maior que na população em geral.[18]

O **Quadro 36.4** resume as principais recomendações para a prestação de cuidados para indivíduos do sistema prisional.

USUÁRIOS DE DROGAS INJETÁVEIS E PORTADORES DO HIV

Estudos e programas de prevenção da transmissão do HIV entre dependentes químicos têm focado sobretudo em usuários de drogas injetáveis (DIs).[37-39] No fim de 2015, a Organização Mundial da Saúde (OMS) informou que 36,7 milhões de pessoas estavam vivendo com o HIV no mundo, mas apenas 18,2 milhões recebiam tratamento antirretroviral. Dados também da OMS informam que, no mundo, cerca de 13 milhões de pessoas usam DIs e que 1,7 milhão delas vive com o HIV. O consumo de DIs representa cerca de 10% das infecções por HIV em âmbito mundial. As pessoas que usam drogas também são desproporcionalmente mais afetadas pela hepatite C. A prevalência global estimada de hepatite C em pessoas que usam DIs é de 67%. Além disso, em todo o mundo, existem 2,2 milhões de coinfecções por vírus da hepatite C e HIV, das quais mais de metade é de pessoas que usam DIs.[40] Os programas de prevenção da transmissão do HIV auxiliaram a reduzir a incidência e a prevalência de pessoas infectadas.[41,42] No entanto, a maioria das pessoas que usam substâncias em todo o mundo não é usuária de DIs, e houve uma escassez de intervenções de prevenção do HIV visando esse público que não usa DI.[37,39]

Essa realidade deve se tornar um crescente e novo foco de pesquisa devido ao papel que o sexo desprotegido desempenha na transmissão do HIV e outras ISTs em usuários de dro-

QUADRO 36.4
Recomendações importantes para a prestação de cuidados a indivíduos do sistema prisional

- A oferta de tratamento para indivíduos do sistema carcerário é uma das melhores alternativas para interromper o ciclo do uso de drogas e de crimes.
- Os desfechos são melhores quando os profissionais da saúde e os da justiça trabalham de forma harmônica e conjunta.
- Advogados de defesa, promotores e juízes precisam trabalhar juntos durante o processo penal e de condenação, a fim de determinar programas de tratamento adequados e que atendam às necessidades dessa população, por meio, por exemplo, de tribunais de drogas ou programas de tratamento condicionais ou compulsórios com participação em programas comunitários de tratamento da dependência química sob supervisão da justiça criminal. Em alguns casos, os juízes podem também recomendar que o infrator participe do tratamento durante o período em que estiver preso e exigir que ele faça parte de um programa de continuidade com supervisão correcional após a liberação do sistema prisional.
- Baixa motivação para participar do tratamento ou para interromper o consumo de substâncias não deve impedir o acesso ao tratamento. A pressão legal que incentiva a abstinência e a participação no tratamento também pode ajudar esses indivíduos a melhorar a retenção e estimula a permanência em programas mais prolongados.
- As intervenções motivacionais podem ser úteis nesses casos, e as técnicas de manejo de contingências muitas vezes proporcionam recompensas para cumprir os objetivos do programa. Terapia cognitivo-comportamental e manejo de contingências estão entre as técnicas sugeridas para serem aplicadas a essa população.
- As estratégias de manejo de contingências, comprovadamente eficazes em contextos comunitários, usam incentivos ou recompensas baseados em *vouchers*, como fichas de ônibus, para reforçar a abstinência (medida por testes de drogas negativos) ou para moldar o progresso em direção a outros objetivos de tratamento. O manejo de contingências é mais eficaz quando a recompensa contingente segue próxima ao comportamento monitorado.
- A pressão legal pode aumentar o comparecimento ao tratamento e melhorar a retenção.
- Medicações são elementos essenciais e devem ser oferecidas mediante avaliação clínica e psiquiátrica adequada.
- Em geral, a duração mínima do tratamento deve ser superior a 90 dias.
- Se o paciente retornar aos ambientes associados com o uso de drogas, pode haver o desencadeamento de *cravings*, resultando em recaídas.

Fonte: National Institute on Drug Abuse.[18]

gas não injetáveis.[37] Esse papel é justificado no Brasil sobretudo por dois motivos, comentados a seguir.

O primeiro motivo está relacionado ao fato de que a taxa de novos infectados pelo HIV no Brasil cresceu 11% entre 2005 e 2013, ao contrário dos números de tendências globais, que mostraram um declínio em todo o mundo (diminuição global de 27,5%), conforme os dados recentemente divulgados pelo Programa Conjunto das Nações Unidas sobre HIV/aids.[43] Os dados evidenciam que, no Brasil, uma nova epidemia tem altas taxas de infecção entre três populações mais vulneráveis: homens que fazem sexo com homens (HSH), cujo tamanho relativo corresponde a 3,1% da população; profissionais do sexo femininas (1,2%); e usuários de drogas. Entre os últimos, os que usam formas injetáveis correspondem a apenas 0,5%.[44]

Estima-se que no Brasil cerca de 540 mil indivíduos entre 15 e 49 anos vivam com HIV/aids.[45] Trinta anos após o início da epidemia de aids, a relação atual entre sexualidade e HIV/aids sofreu mudanças profundas. Isso porque a epidemia levou a uma ampla gama de abordagens e metodologias na pesquisa sobre o tema e a uma abertura maior na discussão e no debate sobre sexualidade, valores sexuais, preconceitos, práticas e comportamentos sexuais. A sexualidade tornou-se um dos principais espaços contestados no discurso público, de maneira antes inconcebível, e forças conservadoras e progressistas entraram no debate de tal maneira que tiveram um profundo impacto sobre políticas sexuais nas duas últimas décadas em todo o mundo.[46]

Em termos da cobertura de teste de HIV, apenas 36,5% da população sexualmente ativa no Brasil entre 15 e 64 anos o realizou alguma vez na vida,[44] havendo, ainda, a necessidade de superar o grande preconceito e o estigma que envolve as três populações mais vulneráveis ao aumento da incidência de HIV/aids notificadas pelo UNIADS. Da população brasileira, 41% têm ódio e "antipatia" a usuários de drogas; 22% têm o mesmo sentimento para com profissionais do sexo; 19% para com *gays* e bissexuais; e 22% para com travestis.[47] Além disso, a inclusão de minorias e membros mais vulneráveis da população nos serviços de saúde ainda é um desafio para os planejadores de saúde.[48]

O segundo motivo é que, entre os usuários de drogas do Brasil hoje, destaca-se o aumento das taxas de consumo de cocaína associada ao *crack* vivenciado nos últimos 25 anos. Isso porque, com o advento do *crack* fumado, no início dos anos de 1990, houve uma mudança da via de administração da cocaína em muitos países, incluindo o Brasil.[27,49-51] Cabe salientar que, aqui, também não há propriamente uma "cultura de injetáveis" nos dias de hoje, porque o *crack* invadiu esse cenário em várias camadas sociais. Além de ser uma droga tida como barata, está amplamente disponível, inclusive nas zonas rurais. Nunca houve, de fato, uma tradição do uso de heroína e metanfetamina injetáveis, como ocorre em outros países.[52,53]

Um estudo conduzido por Azevedo e colaboradores,[32] comparando usuários de cocaína fumada na forma de *crack* (n = 132) com os de cocaína injetável (n = 119), já sinalizava que os usuários de *crack* tinham menor tempo de consumo de drogas quando comparados aos de cocaína injetável. No entanto, tiveram maiores taxas de atividade sexual de risco e diferenças no consumo de múltiplas drogas. Embora a soroprevalência do HIV entre usuários de *crack* tenha-se mostrado inferior à de usuários de cocaína injetável (7 vs. 33%), essa taxa é elevada se comparada à da população em geral da mesma idade. Assim como a população brasileira em geral, em que mais de 95% das pessoas sabem que o preservativo é a melhor maneira de se evitar a infecção pelo HIV,[44] também se sabe que os usuários de *crack* têm acesso à informação sobre HIV/aids, mas não fazem uso desse conhecimento para mudar comportamentos de risco que os expõem a essa infecção e sua transmissão para parcerias sexuais.[32]

Entre mulheres usuárias de *crack* no Brasil, por exemplo, o crescente número de casos de infecção pelo HIV pode ser associado ao desenvolvimento de comportamentos sexuais de risco, envolvendo troca de favores sexuais por drogas ou dinheiro, ou ao fato de estarem na atividade de mendicância.[50] Como as taxas de desemprego são maiores entre essas mulheres do que entre homens, elas geralmente usam o sexo como moeda de troca quando o desejo por drogas é intenso e não têm mais dinheiro. Acabam deixando de usar o preservativo e participando de várias atividades sexuais por dia em locais não seguros, visto que muitas não têm habitação estável. Além disso, com frequência se envolvem em atividades com múltiplas parcerias sexuais.[50,53-56]

Essa relativa carência de dados sobre comportamentos sexuais em usuários de drogas não injetáveis justifica a necessidade de expansão da evidência nacional disponível. Tais estudos são muito necessários, devido às características e práticas sexuais de risco entre indivíduos com transtornos relacionados ao uso de substâncias[37,50,51] e às disfunções sexuais causadas pelo uso crônico de álcool e outras drogas, que comprometem a autoestima e a qualidade de vida e predispõem a recaídas.[37]

Cabe destacar a falta de tratamento para questões relativas à saúde mental e para o uso de substâncias, o que não só pode afetar a saúde geral das pessoas como levar a má adesão ao tratamento do HIV e resistência à terapia antirretroviral (TARV). Tais cuidados são inacessíveis para a maioria das pessoas com o vírus. A análise da OMS sobre a disponibilidade de serviços de saúde mental para pessoas vivendo com o HIV mostrou que apenas 38% dos gerentes nacionais de programas de HIV relataram fornecer rastreio de saúde mental em alguns locais de atendimento, enquanto 43% relataram não fornecer qualquer rastreamento ou tratamento de saúde mental. Nenhum dos países reportou a implementação de tais cuidados em todo seu território. Muitos gestores nacionais de programas de HIV acreditam que os serviços integrados para HIV e saúde mental são essenciais. No entanto, a escassez de financiamento, recursos humanos e competências e a falta de capacidade dos prestadores de cuidados de saúde consistem em obstáculos importantes para que isso aconteça.[40] A discriminação contra pessoas com transtornos mentais e de uso de substâncias ou infecção pelo HIV pode dissuadi-las de buscar cuidados de saúde, reduzindo a chance de uma melhor qualidade de vida por meio do uso dos mais recentes métodos de tratamento e prevenção. Quando não tratados, a doença mental e o consumo de substâncias podem criar problemas de saúde e psicossociais adicionais, além da não adesão aos cuidados com o HIV. Os cuidados de saúde mental e o tratamento de TUS podem ter impacto significativo e positivo na consecução dos objetivos do tratamento do HIV e melhorar a saúde das pessoas com o vírus.[1]

A realização de testes rápidos de HIV, seguida de aconselhamento para redução de riscos comportamentais (oferta de testes acompanhada por 30 minutos de aconselhamento de redução de risco ou por 5 minutos de breve informação sobre o procedimento de teste) no local onde a pessoa faz tratamento para saúde mental ou para o uso de drogas, tem mostrado melhores resultados, uma vez que os pacientes têm mais probabilidade de fazer um teste de HIV rápido quando os programas de tratamento de uso de substâncias oferecem o teste em vez de encaminhá-los a um centro de referência de HIV/aids.[40]

A OMS e outras agências das Organizações das Nações Unidas (ONU) apoiam fortemente a redução de danos (RD) como abordagem baseada em evidências para a prevenção e o tratamento do HIV para pessoas que usam DIs e não desejam parar. No entanto, segundo a OMS, a criminalização do uso de drogas, aliada ao estigma e à discriminação contra quem usa DIs, contribuem para as contínuas epidemias de HIV, pois quem usa DIs não consegue acessar a RD e outros serviços de saúde. Em muitos contextos, programas de RD simplesmente não estão disponíveis ou são extremamente limitados em acessibilidade e disponibilidade devido a políticas e leis restritivas e ineficazes. Entre as estratégias recomendadas pela OMS para a prevenção, o tratamento e o cuidado do HIV entre esses indivíduos, estão: programas de trocas de agulhas/seringas descartáveis, terapia de substituição de opioides, testes e aconselhamento sobre o HIV, tratamento e cuidados com o HIV, programação de distribuição de preservativos, intervenções comportamentais sobre comportamentos sexuais de risco e uso de substâncias, prevenção e tratamento das hepatites virais, tuberculose e condições de saúde mental, intervenções em saúde sexual e reprodutiva, fornecimento de naloxona e treinamento sobre prevenção de *overdose* para usuários de DI.[40]

IMIGRANTES E REFUGIADOS

O atual conflito na Síria causou a maior crise de deslocamento de refugiados do nosso tempo. Desde março de 2011, quase metade da população foi deslocada, incluindo quase 8 milhões de pessoas na Síria e mais de 4 milhões de refugiados que fugiram para países como Líbano, Turquia, Jordânia, entre outros, em busca de segurança. Mais de metade dos deslocados é de crianças.[57] Perseguição, conflito e pobreza forçaram mais de 1 milhão de pessoas a fugir para a Europa em 2015. Muitos arriscaram suas vidas e enfrentaram uma jornada traiçoeira. Metade dos que cruzaram o Mediterrâneo eram sírios fugindo da guerra em seu país; 41.713 pessoas arriscaram suas vidas para chegar à Europa por mar até o momento do desenvolvimento deste capítulo, em 2017, e cerca de 940 morreram afogados até esse mesmo período.[58]

Um corpo de literatura emergente identifica o uso de substâncias como preocupação crescente entre os refugiados que se reassentam em vários locais do mundo.[59-62] Pesquisas epidemiológicas populacionais têm mostrado que os refugiados em países de baixa e média renda estão em maior risco de sofrer de uma série de problemas mentais, neurológicos e de uso de substâncias.[63] O terrorismo, a guerra e a violência unilateral podem influenciar a morbidade e a mortalidade atribuíveis a TUS em longo prazo, o que sugere a necessidade de maior atenção de gestores públicos, com rápida avaliação e tratamento para essas populações.[64]

Como os imigrantes, os refugiados podem enfrentar barreiras culturais, linguísticas ou de sistemas para se conectar a programas de tratamento de uso de substâncias, as quais podem ser agravadas por experiências singulares, como exposição a trauma, deslocamento em campos de refugiados e reassentamento.[59,62] Problemas que surgem quando as pessoas começam a usar substâncias para lidar com o estresse severo de situações de emergência incluem esgotamento de recursos familiares e comunitários, violência, exploração, negligência de crianças e outras ameaças à segurança. Vários campos de refugiados têm-se tornado um terreno fértil para a dependência de drogas e álcool.[64,65]

Um estudo de revisão da literatura sobre o uso de substâncias entre populações de refugiados ou que foram deslocadas por conflitos religiosos, guerra civil ou terrorismo sugere que o uso de substâncias (como álcool, opiáceos ou tranquilizantes menores) é comum. Entre as consequências do uso de substâncias por essas populações estão transmissão do HIV, falha no tratamento da tuberculose, violência de gênero e problemas econômicos. Entre os fatores de risco para problemas de uso de substâncias estão o gênero (mais comum em homens), condições relacionadas ao trauma, o uso de substâncias pré-deslocamento e fatores socioeconômicos.[66]

Independentemente do local, não é difícil imaginar que muitos são os estressores que aumentam as vulnerabilidades enfrentadas por imigrantes. O contato com uma nova realidade e as várias mudanças relacionadas a ambiente, idioma, alimentação, religião local, separação da família de origem, viver sozinho, hábitos e costumes diferentes são difíceis de ser tolerados. Além disso, cita-se sobretudo o trabalho escravo, consequência de um sistema complexo, no qual estão presentes desigualdade social, falta de oportunidades, vulnerabilidade social, falta de políticas sociais, subdesenvolvimento econômico, rede de tráfico de pessoas, entraves jurídicos que dificultam a permanência legal e a regularização do trabalhador imigrante e dificuldade de acesso igualitário a serviços de saúde. Somam-se a isso preconceitos e estigmas que acabam por gerar mais exclusão social.[7] À exclusão, estão atrelados vários problemas relacionados a violência, doença mental e, em especial, uso e dependência de substâncias.[7]

Um estudo conduzido por Horyniak e colaboradores[61] com refugiados e imigrantes da África que foram para a Austrália mostra que os participantes costumam se reunir em espaços públicos para consumir álcool em uma base diária ou quase diária. Foram identificadas três motivações fundamentais para isso: beber para lidar com o trauma, beber para lidar com o tédio e a frustração, e beber como experiência social. Os participantes relataram ter sofrido uma série de consequências sociais e de saúde devido a seu padrão de consumo de álcool, incluindo desagregação das relações familiares, falta de moradia, violência interpessoal e precário contato com o sistema de justiça e saúde.[61]

Entre os temas recorrentes que emergem quanto ao uso de substâncias entre refugiados, identificam-se a falta de motivação e de modelos de tratamento culturalmente informados, e trauma passado como barreiras ao envolvimento com o tratamento.[59] Jovens refugiados relatam que a maior dificuldade quando desenvolvem problemas de uso de substâncias e outros relativos à saúde mental é a desconexão social. Além disso, muitos desconhecem serviços que poderiam apoiá-los.[67]

É importante que haja uma competência cultural para compreender as particularidades e heterogeneidades no contexto de cada uma dessas comunidades, reconhecendo seus ícones, seus festivais e suas crenças, e sabendo, por exemplo, que existem diferenças entre ser bengalês, indiano e paquistanês. Assim, o que pode ser efetivo para um grupo pode não funcionar para outro. Programas destinados a atender esse público devem agir no âmbito local, com adaptação e flexibilidade. Além dessa aculturação, a facilitação do idioma, com a participação de membros bilíngues da comunidade estreita as relações e tende a diminuir barreiras e desconfianças.[7] Dada a importância das relações sociais na comunidade de imigrantes, é provável que o uso de estratégias baseadas em pares seja particularmente eficaz. Também são necessários o desenvolvimento e a implementação de programas que abordem causas e consequências psicossociais e de saúde subjacentes do uso intenso de álcool em comunidades de imigrantes.[61]

POPULAÇÃO RURAL

As disparidades de saúde entre as populações rurais e urbanas são uma importante preocupação de saúde global.[68] Estudos têm sinalizado que populações de zonas rurais podem ser mais vulneráveis a determinadas doenças por exposição ocupacional, por exemplo, e pelo baixo acesso aos serviços de saúde. As mídias informais no Brasil têm sinalizado que o *crack* também alcançou as zonas rurais, onde historicamente já havia alguma notícia do alto consumo de tabaco (sobretudo cigarros sem filtro e fumos de corda) e algum consumo de álcool. A literatura nacional sobre o tema é ainda muito escassa, e até o momento não há dados de estudos epidemiológicos publicados sobre a real dimensão do consumo de substâncias nas zonas rurais brasileiras.

Já nos Estados Unidos, por exemplo, os dados revelam que a chamada "América rural" compõe 90% da massa continental do país, com cerca de um quarto da população. Em 2014, a taxa de uso de drogas ilícitas no mês anterior entre pessoas de 12 anos ou mais foi de 10,6% em grandes áreas metropolitanas, 10,2% em pequenas áreas metropolitanas e 8,6% em áreas não metropolitanas. Nas áreas não metropolitanas, a taxa foi de 9,6% nos municípios urbanizados, 8,4% nos menos urbanizados e 5% nos completamente rurais. As taxas de dependência ou uso de álcool ou outras drogas entre pessoas de 12 anos ou mais em 2014 foram semelhantes em grandes áreas metropolitanas (8,4%) e pequenas áreas metropolitanas (8,2%), mas foram maiores que em áreas não metropolitanas (6,9%).[69]

Entre as propostas de atuação para essa população, estão a melhora de acesso a serviços de saúde, com expansão da cobertura de médicos e outros profissionais da saúde em áreas rurais,[70] para suporte e tratamento específicos, assim como a identificação precoce de situações de maior vulnerabilidade e a valorização de competências culturais e valores dessas comunidades.

DEFICIENTES FÍSICOS

Deficientes físicos apresentam diversas vulnerabilidades que os predispõem a uso e dependência de substâncias, necessitando, por isso, de um "olhar diferenciado" que facilite o acesso a serviços de tratamento para dependência química, assim como uma ampla política de inclusão.[7]

Entre as mulheres com deficiência, as vulnerabilidades para uso de substâncias estão relacionadas, em geral, a baixa autoestima, pressão dos pares, história familiar de uso de álcool ou outras drogas, problemas pessoais de ajustamento, desemprego, facilidade de acesso a drogas prescritas e outros problemas de saúde associados, baixo nível de aceitação da deficiência, o "melhor amigo" usa drogas, pouco empoderamento de direitos do deficiente e longo período de perda da produtividade.[7]

Cerca de 10% das mulheres no mundo vivem com uma deficiência. Nos países mais pobres, 75% da população com deficiência é do sexo feminino. No Brasil, de acordo com o Censo de 2010 do Instituto Brasileiro de Geografia e Estatística (IBGE), cerca de 25 milhões de mulheres têm algum tipo de deficiência – e quase um terço delas é negra. Acredita-se que 40% das mulheres com deficiência sejam vítimas de abuso, e 12% de estupro. No Brasil, as mulheres com deficiência são vulneráveis a violência manifestada sob várias facetas: agressão física, compulsão legal, coerção econômica, intimidação, manipulação psicológica, fraude e negligência.

Mesmo que muitos países já estejam bastante avançados na questão de atribuição de direitos aos deficientes físicos, é evidente que as adequações são ainda insuficientes. Observa-se que a maioria dos equipamentos apresenta uma série de barreiras físicas para acesso ao tratamento, bem como uma grande carência de recursos terapêuticos e acomodações adequadas, sobretudo para deficientes visuais. Há poucos serviços que apresentam plena acessibilidade aos deficientes físicos ou pessoas com necessidades especiais e que, de fato, agendam a gama variada de assuntos que podem envolver essa população. Apesar das várias vulnerabilidades mencionadas, a busca por tratamentos por deficientes físicos usuários de substâncias segue baixa. É importante sobretudo educar as pessoas que não apresentam deficiências sobre os deficientes físicos, para que ajudem a diminuir a opressão e a discriminação.[7]

POPULAÇÕES INDÍGENAS

Nos últimos anos, as taxas de suicídio entre os povos indígenas no Brasil têm aumentado substancialmente. Quando comparados à população não indígena do Amazonas, índios daquela região teriam 4,4 vezes mais chances de cometer suicídio. Três quartos dos suicídios vêm ocorrendo nos municípios de Tabatinga e São Gabriel da Cachoeira, áreas que estão na rota do tráfico internacional.[71] Além disso, o uso de álcool tem desempenhado papel importante nesse evento. Mesmo não sendo considerado o fator central, seu papel é de catalisador de uma série de conflitos.[72]

No mundo, há cerca de 400 milhões de pessoas de origem indígena. Boa parte vivendo em precárias condições de saúde, relacionadas a infecções, falta de higiene, desnutrição, superlotação e contaminação ambiental, muitas destas associadas à pobreza. Entre as explicações para essa situação, estão transição de estilos de vida tradicionais para modernos, perda de identidade, escassas políticas de promoção de saúde e prevenção de doenças, além de cuidados clínicos inadequados.[7,73]

No século passado, foi observado um processo de urbanização com o crescimento das cidades e a migração das populações das zonas rurais para as urbanas e periféricas das grandes cidades. Essa migração também ocorreu entre os povos indígenas, gerando aculturação, com uma série de mudanças de hábitos, como diminuição de atividade física e de alimentação, o que vem levando a modificações nos padrões de saúde. O consumo de alimentos de alta concentração calórica, ricos em gordura e sal e com baixa quantidade de fibras, além de bebidas alcoólicas e drogas, provocou o surgimento de doenças que antes não eram comuns a esses povos, como doenças cardiovasculares, diabetes tipo 2, obesidade e transtornos relacionados ao uso de substâncias.[7,73]

O Intersalt, estudo epidemiológico realizado com 52 populações no mundo todo, apresentou resultados interessantes a respeito da relação do consumo de sal e a elevação da pressão arterial. Apenas quatro povos (os índios Yanomami, os do Xingu e as populações rurais do Quênia e de Papua Nova Guiné) não tiveram aumentos importantes de elevação arterial com o aumento da idade, porque ingeriam menos sal. Os índios Yanomami investigados não apresentavam casos de obesidade ou hipertensão arterial e desconheciam bebidas alcoólicas.[7,74]

Fatos semelhantes podem ser observados nos povos indígenas brasileiros. As doenças infecciosas ainda são as mais prevalentes entre essa população, porém, o papel de doenças crônicas não transmissíveis, como diabetes melito, hipertensão arterial, obesidade e dependência de álcool, ganha cada vez mais importância nesse contexto. Essas doenças estão diretamente relacionadas a uma taxa de mortalidade 3 a 4 vezes maior nessa população do que na média nacional.[7,75]

A dependência de álcool tem sido considerada um dos principais fatores relacionados ao aumento dessa mortalidade, com o surgimento ou a piora de doenças, como cirrose, depressão e doenças cardíacas, e com mortes relacionadas a fatores externos, como acidentes e brigas.[75] Outra complicação encontrada nessa população devido ao consumo de álcool é aumento dos casos de suicídio, homicídio e estupro. Na população indígena infantil, o resultado do consumo de álcool pelos pais tem aumentado a ocorrência de síndrome alcoólica fetal (SAF) e desnutrição. Esta última devido aos pais estarem com frequência intoxicados e deixarem os menores desassistidos.[7,76]

Esses diversos problemas relacionados ao consumo de álcool passaram a ser percebidos também em locais mais distantes, onde antes a influência da vida moderna parecia menor. Em comunidades aborígenes na Austrália, por exemplo, a prevalência de diabetes é 18 vezes maior do que nas populações não indígenas do país.[73]

Acredita-se que essas mudanças façam parte de uma crise internacional em saúde pública e que foram iniciadas com a colonização e as rápidas alterações culturais resultantes da absorção da economia global e da marginalização desses povos. Isso implicou mudanças das identidades individuais e coletivas e da autoestima, produzindo estresse contínuo, observado por meio do uso de substâncias, pela depressão e pelo suicídio nessas populações.[7,73]

Tais processos de colonização do mundo tiveram semelhanças importantes, sendo que os atuais problemas de saúde (incluindo transtornos psiquiátricos relacionados ao uso de substâncias) são resultado de políticas governamentais inadequadas, criação de reservas indígenas, adoção de estilos de vida sedentários, marginalização, racismo e, por fim, criação de uma autoimagem indígena negativa.[77]

A crença de que o dependente químico é uma pessoa geneticamente inferior ou que tem "moral falha" acaba por mascarar a causalidade social e absolve a comunidade não indígena de sua parcela de responsabilidade no problema. Os comportamentos relacionados ao consumo de substâncias nas populações indígenas parecem estar associados a três fatores:

1. fuga do estresse crônico
2. forma de automedicação
3. relação inversa com o nível socioeconômico; em outras palavras, quem mais consome álcool ou drogas entre os povos indígenas são os economicamente mais desfavorecidos[77]

Os índios norte-americanos apresentam as maiores taxas de mortes relacionadas ao consumo de álcool, se comparados à população em geral. As taxas de dependência são mais altas do que as da população em geral (20 a 70 vs. 13%).[7,77]

No Brasil, os Kaingang (Caingangue) usam mais bebidas alcoólicas do que a população em geral, com prevalência de alcoolismo em torno de 26,8%, sobretudo entre homens de 15 a 33 anos. As mulheres apresentaram maiores taxas de consumo de álcool em grupos de idade mais avançada, dos 30 aos 49 anos.[7,76]

O *crack* também parece já ter chegado à população indígena brasileira, assim como a maconha e a cocaína. Os relatos ainda são provenientes de diversas mídias não científicas, e pouco se sabe a respeito da real dimensão dessa problemática nesses indivíduos. Os noticiários enfocam o envolvimento de indígenas não apenas com o consumo de substâncias ilegais, mas também a associação com o tráfico. A própria Fundação Nacional do Índio (Funai) já vem há tempo alertando as autoridades sobre esse fenômeno ainda pouco compreendido.[7,78]

Acredita-se que os dados relacionados ao consumo de substâncias nessas populações sejam subdiagnosticados, sobretudo devido à falta de instrumentos mais específicos e que possam ser generalizados.[79] O CAGE, por exemplo, um teste de triagem para identificação de possíveis bebedores-problema (já validado no Brasil), não parece ter-se adequado à investigação de alcoolismo em índios do alto do Rio Solimões. Os pesquisadores encontram diversas incongruências nas respostas, sendo que a singularidade cultural indígena produziu novos e imprevistos sentidos às perguntas.[7,79]

A cachaça é a bebida mais usada. O vinho e a cerveja, muitas vezes, nem são considerados bebidas alcoólicas pela população indígena. Álcool de limpeza é consumido como bebida entre vários povos. Outras substâncias também são consumidas, como maconha, cocaína e solventes, sendo que o consumo varia entre os diferentes grupos.[76]

A literatura norte-americana, por muito tempo, descreveu o *firewater*, fenômeno no qual os índios teriam uma predisposição para o consumo excessivo de álcool, levando-os a ter um consumo maior de bebidas quando comparados a outros grupos étnicos. No entanto, não há evidências que comprovem tal diferença. Alguns fatores sociais estão relacionados ao consumo excessivo de álcool, como desemprego, pobreza, falta de oportunidades e de integração (tanto com culturas tradicionais indígenas quanto com culturas ocidentais). Dificuldades de lidar com a baixa autoestima, a ansiedade, os sentimentos de frustração, a impotência, a desesperança e o isolamento também podem estar relacionadas ao consumo excessivo. O padrão de consumo de bebida alcoólica, além de ser pouco conhecido por pesquisadores, é diferente para cada grupo indígena.[7,80]

No Brasil, a saúde indígena também sofreu mudanças. A princípio, epidemias do trato respiratório, como tuberculose, pneumonia, gripe e coqueluche, dizimaram grandes populações. Depois, outras doenças, como varíola, sarampo, malária e dermatoses, também as alcançaram. Hoje, observa-se que as mudanças nos estilos de vida vêm provocando ISTs, bem como infecções relacionadas ao consumo de alimentos industrializados.[7,81]

O uso de bebidas alcoólicas entre os índios brasileiros era realizado em festas e rituais, em contextos de papéis sociais e atividades xamanísticas, sendo as bebidas produzidas de modo artesanal. Com a entrada dos colonizadores, as bebidas trazidas por povos europeus foram usadas como moeda de troca, assim como para subjugar e aliciar os indígenas.[79]

Os índios Maxacali, de Minas Gerais, por exemplo, desde a década de 1920 vêm recebendo bebidas alcoólicas como forma de pagamento de trabalhos realizados para fazendeiros. Além disso, comerciantes locais vendem álcool puro por preços altos ou fazem trocas de bebidas por grandes quantidades de seus produtos agrícolas. Essa prática tem resultado em desagregação entre os indígenas da mesma comunidade, com aumento de violência e de doenças associadas ao consumo de álcool.[82] Outro exemplo significativo é observado nos Bororo do Mato Grosso. Desde os contatos iniciais dessa etnia com os colonizadores, os hábitos e comportamentos vêm mudando de forma drástica. Tradicionalmente, eram caçadores, pescadores e coletores de frutas e sementes, e tinham pouca dedicação à agricultura. Hoje, a pesca tem perdido suas características religiosas, a caça e a coleta de frutos diminuíram, assim como suas terras. A fonte de renda passou a ser o artesanato, os trabalhos assalariados em fazendas próximas e as aposentadorias rurais recebidas pelos mais velhos, que são usadas por toda a família. Os Bororo usavam sua bebida alcoólica tradicional (o iwóro), feita com a fermentação do palmito de acurí, em grande quantidade somente nos funerais, ocasião em que também associavam o fumo, as danças e as representações. Atualmente, esse grupo usa bebidas alcoólicas industrializadas e fuma fora de eventos ritualísticos.[7,83]

Entre os Kaingang, o consumo está relacionado ao ritual de passagem para a idade adulta. Nesse contexto, a recusa de bebidas entre os jovens é percebida por eles como covardia ou fraqueza. Essa pressão social associada ao consumo não mais de bebidas artesanais, mas de outras, industrializadas e de fácil obtenção, pode estar contribuindo para a instalação do uso de álcool entre os jovens dessa etnia.[76]

Essa realidade não ocorre apenas com essas etnias indígenas e não apenas no Brasil, tampouco é um problema atual. Em 1576, o Frei Berbardino de Sahagún já relacionava o consumo de bebidas alcoólicas trazidas para as Américas pelos europeus com um fator de desunião e destruição da cultura indígena. A figura do índio alcoolizado tornou-se imagem comum nos diferentes processos de colonização. No Brasil, a cachaça, por exemplo, foi usada como elemento "pacificador".[7,82]

O álcool, em muitos casos, parece ser causa e consequência de mudanças sociais, como as descritas por Quiles,[83] que relata a desordem das aldeias dos Bororo de Meruri, em Minas Gerais. O pesquisador observou o cotidiano, com TVs ligadas o dia todo na aldeia, homens em redes se recuperando de "bebedeiras" ou se preparando para beber mais tarde. Algumas casas tinham garrafas de rum, licor, "pinga" e até mesmo álcool de farmácia espalhadas a esmo.[7,83]

No livro *Processos de alcoolização de povos indígenas no Brasil: perspectivas plurais*, os autores pontuam aspectos diversos do papel da bebida alcoólica nas sociedades indígenas, desde o início do consumo precoce de cachaça ao *status* de quem tem emprego e por conta disso pode comprar e dividir com os demais a bebida, assim como o papel desta nos aspectos relacionados à violência.[84]

Como mencionado, o suicídio vem sendo relacionado de forma importante com o consumo de bebidas alcoólicas entre os povos indígenas.[76] A bebida alcoólica é proibida nas terras indígenas, segundo a Lei nº 6.001, que também proíbe a venda de bebidas para indígenas. Já em 1757, legisladores portugueses tentavam impedir que fazendeiros usassem bebidas alcoólicas como moeda de troca, pois acreditavam que os "males indígenas" tinham ligação direta com seu consumo. Uma das determinações dessa época foi a proibição de transporte de bebidas em canoas.[7,82]

O grande número de etnias indígenas e seus diferentes níveis de contato com a chamada civilização ocidental acarretam dificuldades importantes em produzir dados a respeito do consumo de bebidas nessa população. Isso resulta em limitação metodológica nos estudos científicos, que acabam produzindo informações específicas apenas às populações estudadas, sem poder de generalização dos dados. Por exemplo, um estudo com índios do alto Rio Negro demonstrou que mesmo o consumo de bebidas alcoólicas tradicionais, como o caxiri, sofreu modificações devido ao contato com as culturas ocidentais. Essa bebida, antes fermentada por meio da saliva das mulheres, hoje sofre fermentação com a uso de açúcar e aquecimento, resultando em maior concentração alcoólica. Além disso, essa mesma população ainda consome cachaça e até mesmo substâncias etílicas não produzidas para o consumo, como desodorante, álcool de limpeza e perfume.[7,79]

Muitos dos problemas relacionados ao consumo decorrem da integração de costumes indígenas com a presença de novos elementos. O caxiri, por exemplo, bebida produzida de forma artesanal, era usado em grande quantidade apenas em rituais festivos, mas consumida restritamente. Hoje, a cachaça vem tomando o lugar do caxiri, e os indígenas continuam bebendo em grande quantidade, porém fora do contexto cultural, em razão da facilidade de acesso e do armazenamento em estoques.

Como também ocorre em populações não indígenas, o tratamento das diferentes dependências químicas está relacionado a uma mudança do padrão de comportamento e dos hábitos de vida. Com isso, um dos problemas associados a esse tratamento nas populações indígenas é a não valorização de seus conhecimentos relacionados ao modo de vida, à saúde e ao bem-estar, o que resulta em baixa adesão. Há importante associação entre os níveis mais elevados de saúde e bem-estar nos povos que valorizam suas culturas e transmitem língua e conhecimento para as gerações mais jovens.[7,77]

Nas duas últimas décadas, esforços têm sido feitos para melhorar a compreensão dos fatores associados à remissão da dependência de álcool em populações indígenas. Em um estudo, foi observado que fatores relacionados à abstinência de álcool para essa população são semelhantes aos encontrados para populações não indígenas. Entre os principais fatores de proteção, citam-se: gênero feminino, idade mais avançada e estar casado. Alguns fatores tiveram relação inversa a essa abstinência, como ser fumante, usar drogas ilícitas e ter transtornos do humor ou de ansiedade.[7,85]

No Brasil, a penetração de religiões, em especial as pentecostais, entre os índios tem resultado em diminuição do uso de álcool e tabaco, visto que elas proíbem o consumo após o indivíduo ter-se convertido.[76] Entre os Kaingang do noroeste do Rio Grande do Sul, por exemplo, há relato de diminuição tanto do consumo de bebidas alcoólicas quanto do tabaco.[86] Discussões sobre o impacto dessas religiões e o respeito à cultura indígena parecem necessárias no contexto da saúde.

Sobre os cuidados da saúde da população indígena brasileira, devemos lembrar que, em 1999, foram criados os Distritos Sanitários Especiais Indígenas (DSEI) e, em 2010, por meio do Decreto nº 7.336, a Secretaria Especial de Saúde Indígena (SESAI).[87]

O DSEI é uma base territorial e populacional de organização da Fundação Nacional da Saúde (Funasa) com ações voltadas à atenção básica à saúde, formada por uma equipe mínima necessária. Conta, atualmente, com 34 distritos e está em funcionamento articulado ao Sistema Único de Saúde (SUS). Entre os preceitos do DSEI, estão: considerar os conceitos de saúde e doença da população assistida e os aspectos intersetoriais de seus determinantes, a partir de um processo participativo de planejamento, e ter instâncias de controle social formalizadas em todos os níveis de gestão.

As aldeias servidas por esse programa contam com a participação de agentes de saúde indígena que têm suas ações ligadas a um posto de saúde. O **Quadro 36.5** traz as atividades desses profissionais.

As Unidades Básicas de Saúde (UBS) devem estar organizadas e equipadas para receber essa população, e, em casos de maior complexidade, são conduzidas para serviços que contem com atendimento especializado para a demanda, como hospital local de pequeno ou médio porte (p. ex., para consultas com especialistas ou realização de exames de imagem), ou para serviços encontrados em hospital geral/especializado. Essas pessoas também podem contar com as unidades da Casa de Saúde do Índio, localizadas nos municípios de referência e que servem de apoio entre a aldeia e a rede de serviços do SUS.[88]

Mesmo com esses recursos voltados para a saúde indígena, há lacunas em seu atendimento, como carência de profissionais para atender a população local, alta rotatividade dos profissionais, falta de infraestrutura para alguns procedimentos e ações. Também há falhas na articulação dos chamados "sistemas tradicionais indígenas de saúde" entre todos os sistemas oferecidos voltados à saúde dessa população.[87]

Quando o assunto é dependência química, esses cuidados exigem ainda maior atenção. Intervenções voltadas para o consumo de bebidas alcoólicas têm-se mostrado deficientes sobretudo por ignorarem o consumo das bebidas do ponto de vista sociocultural. Uma intervenção realizada com o povo Kaingang em Santa Catarina falhou ao não considerar os próprios conceitos de beber de forma adequada ou inadequada dessas pessoas.[89]

Oliveira apresentou algumas estratégias de enfrentamento da dependência química em uma etnia indígena que tiveram resultados promissores. Entre essas estratégias, estão:[7,76]

1. Discussão entre as lideranças indígenas de cada etnia/aldeia com agentes de saúde e pessoas da própria comunidade, expondo os problemas e as consequências do con-

---

QUADRO 36.5
Ações do agente de saúde indígena

- Acompanhamento de crescimento e desenvolvimento
- Acompanhamento de gestantes
- Atendimento dos casos de doenças mais frequentes (infecção respiratória, diarreia, malária)
- Acompanhamento de pacientes crônicos
- Primeiros socorros
- Promoção à saúde e prevenção de doenças de maior prevalência
- Acompanhamento da vacinação
- Acompanhamento e supervisão de tratamentos de longa duração

Fonte: Ministério da Saúde.[88]

sumo de bebidas alcoólicas e como essas pessoas percebem tal problemática.
2. Cursos de capacitação para líderes de comunidade que ofereçam maior conhecimento técnico para abordar o tema em escolas e centros comunitários.
3. Elaboração de materiais educativos produzidos na comunidade e pelos próprios participantes.
4. Incentivo a práticas esportivas, o que diminui as chances de consumo precoce de substâncias entre os mais jovens.
5. Revitalização das tradições e culturas, para elevar a autoestima. Esse trabalho tem o intuito de promover a valorização do indivíduo, por meio da dança, da música, do fortalecimento de costumes e da própria etnia.
6. Organização de atendimento de saúde para o indivíduo dependente químico e sua família.

CONSIDERAÇÕES FINAIS

É importante que os setores que ofereçam tratamento para a dependência química intensifiquem esforços para assegurar que tanto a equipe como a competência organizacional dos serviços estejam preparadas para garantir o atendimento das múltiplas necessidades dos diversos tipos de pessoas com TUS, em especial as minorias aqui descritas.

Acredita-se que políticas públicas eficazes e intersetoriais para a dependência química que de fato contemplem as minorias sejam de interesse para toda a sociedade que efetivamente deseje se ocupar de seus membros mais vulneráveis sob a ótica da cidadania, a fim de possibilitar que os indivíduos tenham instrumentos para modificar suas condições de vida, exercendo sua condição de seres humanos.

De acordo com várias estimativas conservadoras, cada 1 dólar investido em programas de tratamento de dependência química gera uma economia de 4 a 7 dólares com custos relacionados a crimes, roubos e violência doméstica. Contudo, talvez a maior economia tanto para os indivíduos quanto para a sociedade resulte da diminuição de conflitos interpessoais, da maior produtividade de trabalho, de menos acidentes relacionados com drogas, da diminuição de mortes e de perdas de vidas, que nos são tão valiosas.[7,90]

REFERÊNCIAS

1. HIV, AIDS, and viral hepatitis [Internet]. Rockville: Substance Abuse and Mental Health Service Administration; 2015 [capturado em 25 jul. 2017]. Disponível em: https://www.samhsa.gov/hiv-aids-viral-hepatitis.
2. Homelessness and housing [Internet]. Rockville: Substance Abuse Mental Health Service Administration; 2017 [capturado em 20 abr. 2017]. Disponível em: https://www.samhsa.gov/homelessness-housing.
3. Costa APM. População em situação de rua: contextualização e caracterização. Rev Textos Cont. 2005;4(1):1-15.
4. Vieira MAC, Bezerra EMR, Rosa CMM. População de rua: quem é, como vive, como é vista. São Paulo: HUCITEC; 1992.
5. Fundação Instituto de Pesquisas Econômicas. Censo da população em situação de rua da cidade de São Paulo [Internet]. São Paulo: Secretaria de Assistência e Desenvolvimento Social; 2015 [capturado em 25 jul. 2017]. Disponível em: http://www.prefeitura.sp.gov.br/cidade/secretarias/upload/assistencia_social/observatorio_social/2015/censo/FIPE_smads_CENSO_2015_coletivafinal.pdf. Acesso em 19.04.2017.
6. Boehm C. Migrantes são mais de 70% da população em situação de rua na capital paulista [Internet]. São Paulo: Agência Brasil; 2016. [capturado em 25 jul. 2017] Disponível em: http://agenciabrasil.ebc.com.br/direitos-humanos/noticia/2016-04/migrantes-sao-mais-de-70-da-populacao-em-situacao-de-rua-na-capital.
7. Vannucchi C, Cordeiro DC, Diehl A. Minorias. In: Diehl A, Cordeiro DC, Laranjeira R. Dependência química: prevenção, tratamento politicas públicas. Porto Alegre: Artmed; 2011. p. 423-433.
8. Ribeiro M, Laranjeira R. O tratamento do usuário de crack. Porto Alegre: Artmed; 2012.
9. McCormick B, White J. Hospital care and costs for homeless people. Clin Med. 2016;16(6):506-10.
10. Sharman S, Dreyer J, Clark L, Bowden-Jones H. Down and out in London: addictive behaviors in homelessness. J Behav Addict. 2016;5(2):318-24.
11. Moura YG, Sanchez ZM, Opaleye ES, Neiva-Silva L, Koller SH, Noto AR. Drug use among street children and adolescents: what helps? Cad Saude Publica. 2012;28(7):1371-80.
12. Moura YG, Sanchez ZM, Noto AR. Diversity of contexts in drug use among street adolescents. Qual Health Res. 2010;20(9):1241-53.
13. Montiel JM, Bartholomeu D, Carvalho LF, Pessotto, F. Avaliação de transtornos da personalidade em moradores de rua. Psicol Cienc Prof. 2015;35(2):488-502.
14. Grangeiro A, Holcman MM, Onaga ET, Alencar HDR, Placco ALN, Teixeira PR. Prevalência e vulnerabilidade à infecção pelo HIV de moradores de rua em São Paulo, SP. Rev Saúde Pública. 2012;46(4):674-84.
15. Vila-Rodriguez F, Panenka WJ, Lang DJ, Thornton AE, Vertinsky T, Wong H, et al. The hotel study-clinical and health service effectiveness in a cohort of homeless or marginally housed persons. Am J Psychiatry. 2013;170(12):1413-22.
16. Mennemeyer ST, Schumacher JE, Milby JB, Wallace D. Costs and effectiveness of treating homeless persons with cocaine addiction with alternative contingency management strategies. J Ment Health Policy Econ. 2017;1;20(1):21-36.
17. Hallais JA, Barros NF. Street outreach offices: visibility, invisibility, and enhanced visibility. Cad. Saúde Pública. 2015;31(7).
18. National Institute on Drug Abuse. Principles of drug abuse treatment for criminal justice populations: a research-based guide [Internet]. NIH Publication. 2014;11(5316) [capturado em 25 jul. 2017]. Disponível em: https://www.drugabuse.gov/publications/principles-drug-abuse-treatment-criminal-justice-populations/principles
19. Carvalho HB, Seibel SD. Crack cocaine use and its relationship with violence and HIV. Clinics. 2009;64(9):857-66.
20. Fernández-Montalvo J, López-Goñi JJ, Arteaga A, Cacho R. Criminological profile of patients in addiction treatment. Adicciones. 2013;25(2):146-55.
21. Johnson KW, Shamblen SR, Courser MW, Young L, Abadi MH, Browne T. Drug use and treatment success among gang and non-gang members in El Salvador: a prospective cohort study. Subst Abuse Treat Prev Policy. 2013;4(8):20.

22. Diehl A, Pillon SC, Santos MA, Rassool GH, Laranjeira R. Criminality and sexual behaviours in substance dependents seeking treatment. J Psychoactive Drugs. 2016;48(2):124-34.
23. Oliveira CB, Souza MR. Dependência química do 'crack' como gerador de criminalidade no âmbito patrimonial: chemical dependence on 'crack' as cause of crimes against property. Rev Bras Direito Público 2013;1(1):1-17.
24. Kessler FHP, Terra MB, Faller S, Stolf AR, Peuker AC, Benzano D, et al. Crack users show high rates of antisocial personality disorder, engagement in illegal activities and other psychosocial problems. Am J Addict. 2012;21(4):370-80.
25. Baltieri DA, Andrade AG. Comparing serial and nonserial sexual offenders: alcohol and street drug consumption, impulsiveness and history of sexual abuse. Rev Bras Psiquiatr. 2008;30(1):25–31.
26. Baltieri DA, Andrade AG. Drug consumption among sexual offenders against females. Int J Offender Ther and Comp Criminol. 2008;52(1):62–80.
27. Rodrigues DS, Backes DS, Freitas HM, Zamberlan C, Gelhen MH, Colomé JS. Knowledge derived from studies on crack: an incursion into Brazilian dissertations and theses. Cien Saude Colet. 2012;17(5):1247-58.
28. Villagra Lanza P, Gonzalez Menendez A, Fernandez Garcia P, Casares MJ, Martin Martin JL, Rodriguez Lamelas F. Addictive, criminal and psychopathological profile of a sample of women in prison. Adicciones 2011;23(3):219-26.
29. Pinchevsky GM, Wright EM, Fagan AA. Gender differences in the effects of exposure to violence on adolescent substance use. Violence Vict. 2013;28(1):122-44.
30. Oteo Pérez A, Benschop A, Blanken P, Korf DJ. Users in the Netherlands. Eur Addict Res. 2014;21(2):53-62.
31. Narvaez JC, Jansen K, Pinheiro RT, Kapczinski F, Silva RA, Pechansky F, et al. Violent and sexual behaviors and lifetime use of crack cocaine: a population-based study in Brazil. Soc Psychiatry Psychiatr Epidemiol. 2014;49(8):1249-55.
32. Azevedo RC, Botega NJ, Guimarães LA. Crack users, sexual behavior and risk of HIV infection. Rev Bras Psiquiatr. 2007;29(1):26-30.
33. Dias AC, Araújo MR, Dunn J, Sesso RC, de Castro V, Laranjeira R. Mortality rate among crack/cocaine-dependent patients: a 12-year prospective cohort study conducted in Brazil. J Subst Abuse Treat. 2011;41(3):273-8.
34. Abdalla-Filho E, Souza PA, Tramontina JF, Taborda JG. Mental disorders in prisons. Curr Opin Psychiatry. 2010;23(5):463-6.
35. Bastos FI. Structural violence in the context of drug policy and initiatives aiming to reduce drug-related harm in contemporary Brazil: a review. Subst Use Misuse. 2012;47(13-14):1603–10.
36. Zweig JM, Yahner J, Rossman SB. Recent victimization experiences and continued criminal behaviors: what are the links for adult drug-involved offenders? Violence Vict. 2012;27(5):674-88.
37. Diehl, A. Disfunção sexual, aborto, diversidade sexual, comportamento sexual de risco e crime em uma amostra de usuários de drogas não injetáveis [dissertação]. São Paulo: Universidade Federal de São Paulo. Escola Paulista de Medicina. Programa de Pós-Graduação em Psiquiatria; 2016.
38. Chikovani I, Goguadze K, Bozicevic I, Rukhadze N, Gotsadze G. Determinants of risky sexual behavior among injecting drug users (IDUs) in Georgia. AIDS Behav. 2013;17(5):1906-13.
39. Shoptaw S, Montgomery B, Williams CT, El-Bassel N, Aramrattana A, Metsch L, et al. Not just the needle: the state of HIV-prevention science among substance users and future directions. J Acquir Immune Defic Syndr. 2013;63:S174-S178.
40. World Health Organization. Consolidated guidelines on HIV prevention, diagnosis, treatment and care for key populations [Internet]. [Geneva]: WHO; 2016.
41. Suohu K, Humtsoe C, Saggurti N, Sabarwal S, Mahapatra B, Kermode M. Understanding the association between injecting and sexual risk behaviors of injecting drug users in Manipur and Nagaland, India. Harm Reduct J. 2012;9:40.
42. Mishra RK, Ganju D, Ramesh S, Lalmuanpuii M, Biangtung L, Humtsoe C, et al. HIV risk behaviors of male injecting drug users and associated non-condom use with regular female sexual partners in north-east India. Harm Reduct J. 2014;13;11:5.
43. UNAIDS. The 2014 Global AIDS response progress reporting (GARPR) guidelines [Internet]. [Geneva], UNAIDS; 2014 [capturado em 16 jul. 2014]. Disponível em: www.unaids.org.
44. Ministério da Saúde (BR). Pesquisa de conhecimento, atitudes e práticas na população brasileira. Brasília: MS; 2011 [capturado em 26 jul. 2017]. Disponível em: http://bvsms.saude.gov.br/bvs/publicacoes/pesquisa_conhecimentos_atitudes_praticas_populacao_brasileira.pdf
45. Ministério da Saúde (BR). Estimação da prevalência do HIV por meio de informações dos sistemas de vigilância, 2012. Brasília: MS; 2013.
46. Diehl A, Vieira DL. Sexualidade do prazer ao sofrer. 2. ed. Rio de Janeiro: Roca; 2016.
47. Venturi G. Diversidade sexual e homofobia no Brasil: intolerância e respeito às diferenças sexuais [Internet]. São Paulo: Fundação Perseu Abramo; 2009 [capturado em 18 out. 2009]. Disponível em: http://www2.fpa.org.br/portal/modules/news/index.php?storytopic=1770
48. Brito AM, Castilho EA, Szwarcwald CL. AIDS and HIV infection in Brazil: a multifaceted epidemic. Rev Soc Bras Med Trop. 2001;34(2):207-17.
49. Dunn J, Laranjeira RR. Transitions in the route of cocaine administration: characteristics, direction and associated variables. Addiction. 1999;94(6):813-24.
50. Nappo SA, Sanchez Z, Oliveira LG. Crack, AIDS, and women in São Paulo, Brazil. Subst Use Misuse. 2011;46(4):476-85.
51. Dickson-Gomez J, McAuliffe T, Rivas de Mendoza L, Glasman L, Gaborit M. The relationship between community structural characteristics, the context of crack use, and HIV risk behaviors in San Salvador, El Salvador. Subst Use Misuse. 2012;47(3):265-77.
52. Eskandarieh S, Nikfarjam A, Tarjoman T, Nasehi A, Jafari F, Saberi-Zafarghandi MB. Descriptive aspects of injection drug users in Iran's National Harm Reduction Program by Methadone Maintenance Treatment. Iran J Public Health. 2013;1;42(6): 588-93.
53. Bertoni N, Burnett C, Cruz MS, Andrade T, Bastos FI, Leal E, et al. Exploring sex differences in drug use, health and service use characteristics among young urban crack users in Brazil. Int J Equity Health. 2014;13(1):70.
54. Brewer TH, Zhao W, Metsch LR, Coltes A, Zenilman J. High-risk behaviors in women who use crack: Knowledge of HIV serostatus and risk behavior. Ann Epidemiol. 2007;17(7):533-9.
55. Williams M, Bowen A, Ross M, Timpson S, Pallonen U, Amos C. An investigation of a personal norm of condom-use responsibility among African American crack cocaine smokers. AIDS Care. 2008;20(2):218-27.
56. Bungay V, Johnson JL, Varcoe C, Boyd S. Women's health and use of crack cocaine in context: Structural and 'everyday' violence. Int J Drug Policy. 2010;21(4):321-9.
57. Hassan G, Kirmayer LJ, Mekki-Berrada A, Quosh C, Chammay R, Deville-Stoetzel JB, et al. Culture, context and the mental

58. Un Refugee Agency [Internet]. [c2001-2017; capturado em 22 abr. 2017]. Disponível em: http://www.unhcr.org/europe-emergency.html.
59. McCleary JS, Shannon PJ, Cook TL. Connecting refugees to substance use treatment: a qualitative study. Soc Work Public Health. 2016;31(1):1-8.
60. Kerridge BT, Saha TD, Hasin DS. Armed conflict, substance use and HIV: a global analysis. AIDS Behav. 2016;20(3):473-83.
61. Horyniak D, Higgs P, Cogger S, Dietze P, Bofu T. Heavy alcohol consumption among marginalised African refugee young people in Melbourne, Australia: motivations for drinking, experiences of alcohol-related problems and strategies for managing drinking. Ethn Health. 2016;21(3):284-99.
62. Roberts B, Ezard N. Why are we not doing more for alcohol use disorder among conflict-affected populations? Addiction. 2015;110(6):889-90.
63. Kane JC, Ventevogel P, Spiegel P, Bass JK, Ommeren M, Tol WA. Mental, neurological, and substance use problems among refugees in primary health care: analysis of the Health Information System in 90 refugee camps. BMC Med. 2014;12:228.
64. Kerridge BT, Khan MR, Rehm J, Sapkota A. Terrorism, civil war and related violence and substance use disorder morbidity and mortality: a global analysis. J Epidemiol Glob Health. 2014;4(1):61-72.
65. Lai L. Treating substance abuse as a consequence of conflict and displacement: a call for a more inclusive global mental health. Med Confl Surviv. 2014;30(3):182-9.
66. Ezard N. Substance use among populations displaced by conflict: a literature review. Disasters. 2012;36(3):533-57.
67. Posselt M, Procter N, Crespigny C, Galletly C. Merging perspectives: obstacles to recovery for youth from refugee backgrounds with comorbidity. Australas Psychiatry. 2015;23(3):293-9.
68. Lourenço AE. The meaning of 'rural' in rural health: a review and case study from Brazil. Glob Public Health. 2012;7(1):1-13.
69. Other specific populations [Internet]. [2017; capturado em 20 jan. 2017]. Disponível em: https://www.samhsa.gov/specific-populations/other.
70. Pereira LL, Santos LM, Santos W, Oliveira A, Rattner D. Mais Médicos program: provision of medical doctors in rural, remote and socially vulnerable areas of Brazil, 2013-2014. Rural Remote Health. 2016;16(1):3616.
71. Souza MLPD, Orellana JDY. Desigualdades na mortalidade por suicídio entre indígenas e não indígenas no estado do Amazonas, Brasil. J Bras Psiquiatr. 2013;62(4):245-52.
72. Souza MLPD. Narrativas indígenas sobre suicídio no Alto Rio Negro, Brasil: tecendo sentidos. Saúde Soc. 2016;25(1):145-59.
73. Gracey M, King M. Indigenous health part 1: determinants and disease patterns. Lancet. 2009;374(9683):65-75.
74. Mancilha-Carvalho JJ, Silva NAS. Os Yanomami no Intersalt. Arq Bras Cardiol. 2003;80(3):289-94.
75. Grubits S, Noriega JAV, Freire HBG, Guimarães L. Problemática do alcoolismo nos grupos indígenas. Recife: Associação Brasileira de Psicologia Social; 2009 [capturado em 15 jun. 2010]. Disponível em: http://abrapso.org.br/siteprincipal/images/Anais_XVENABRAPSO/545.%20problem%C1tica%20do%20alcoolismo%20nos%20grupos%20ind%CDgenas.pdf
76. Oliveira M. Uso de bebidas alcoólicas e alcoolismo entre os Kaingáng da bacia do Rio Tibagi: uma proposta de prevenção e intervenção. In: Jeolás LS, Oliveira M. editores. Seminário sobre cultura, saúde e doença Londrina. Rio de Janeiro: Fundação Oswaldo Cruz; 2003. p.43-65.
77. King M, Smith A, Gracey M. Indigenous health part 2: the underlying causes of the health gap. Lancet. 2009;374(9683):76-85.
78. Arruda R. Funai alerta para avanço da cocaína em tribos da fronteira. Brasília: Web Brasil Indígena; 2008 [capturado em 19 jun. 2010]. Disponível em: http://www.webbrasilindígena.org/?p=631.
79. Souza MLP, Schweickardt JC, Garnelo L. O processo de alcoolização em populações indígenas do Alto Rio Negro e as limitações do CAGE como instrumento de screening para dependência ao álcool. Rev Psiquiatr Clín. 2007;34(2):90-6.
80. Caetano R, Clark C L, Tam T. Alcohol consumption among racial/ethnic minorities. Alcohol Health Res World. 1998;22(4):235-41.
81. Ribeiro D. Os índios e a civilização: a integração das populações no Brasil moderno. São Paulo: Companhia das Letras; 1996.
82. Fernandes JA. Cauinagens e bebedeiras: os índios e o álcool na história do Brasil. Rev Antropológicas. 2002;13(2):39-59.
83. Quiles M. Mansidão de fogo: aspectos etnopsicológicos do comportamento alcoólico entre os Bororo. In: Anais do Seminário Sobre Alcoolismo e DST/AIDS entre os Povos Indígenas. Brasília: Ministério da Saúde; 2001. p.166-79.
84. Oliveira MCD. Processos de alcoolização indígena no Brasil: perspectivas plurais. Cienc Saúde Coletiva. 2016;21(1):311-2.
85. Gilder DA, Lau P, Corey L, Ehlers CL. Factors associated with remission from alcohol dependence in an American Indian community group. Am J Psychiatry. 2008;165(9):1172-8.
86. Bertotto JC, Bertotto C, Gehlen DLB. Prevalência de carcinoma espinocelular na boca de índios Kaigangs. Stomatos. 2003;9(17):35-42.
87. Cardoso MD. Health and indigenous peoples in Brazil: notes on some current policy mistakes. Cad Saude Publica. 2014;30(4):860-6.
88. Ministério da Saúde (BR). Fundação Nacional da Saude. Saúde indígena. [Internet] 2001. [capturado em 25 jul. 2017]. Disponível em: http://www.bvsde.paho.org/bvsapi/p/fulltext/distritos/distritos.pdf.
89. Ghiggi Junior A, Langdon EJ. Reflections on intervention strategies with respect to the process of alcoholization and self-care practices among Kaingang indigenous people in Santa Catarina State, Brazil. Cad Saúde Pública. 2014;30(6):1250-8.
90. National Institute on Drug Abuse. Drug addiction treatment reduces drug use and its associated health and social costs. Bethesda; 2009 [capturado em 19 jun. 2010]. Disponível em: http://www.nida.nih.gov/PODAT/faqs.html#faq4.

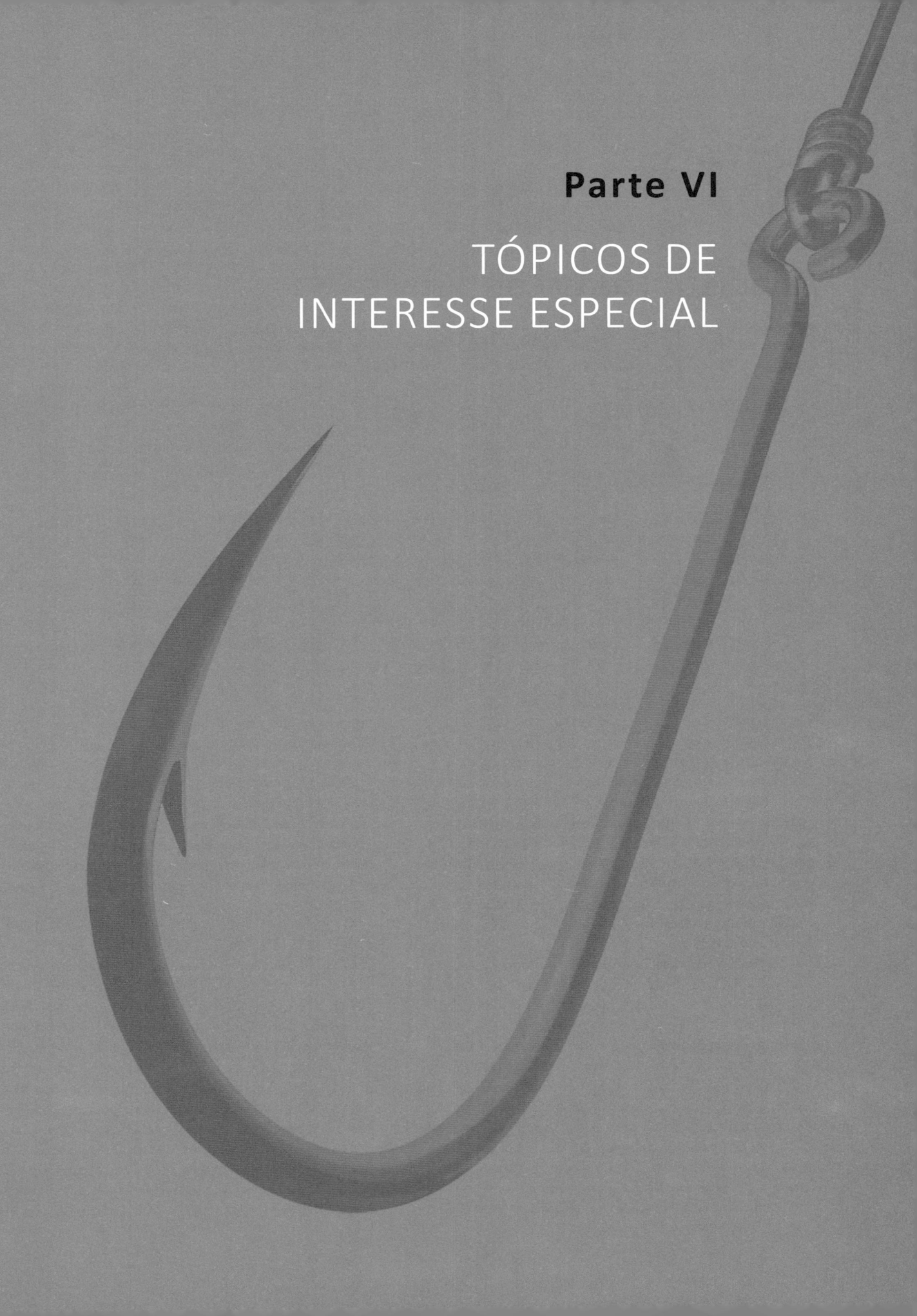

Parte VI

TÓPICOS DE INTERESSE ESPECIAL

37
Psiquiatria forense aplicada à dependência química

Elias Abdalla-Filho, Hewdy Lobo Ribeiro e Antonio Carlos Justino Cabral

PONTOS-CHAVE

✓ O grau de subjetividade nas perícias de dependência química é significativamente maior quando comparado àquele presente nas perícias de transtornos mentais psicóticos.

✓ Psiquiatras assistentes devem entender a relação entre dependência química e suas possíveis repercussões jurídicas, uma vez que essa classe de pacientes tem uma probabilidade maior de se envolver em questões judiciais.

✓ Peritos e assistentes técnicos em psiquiatria forense devem atentar para avaliações isentas de interferência tendenciosa de operadores do Direito, o que não é raro em casos de dependência química.

A psiquiatria forense é a área de atuação da ciência da psiquiatria que esclarece aos operadores do Direito questões relacionadas aos transtornos mentais em casos judiciais.[1] A rigor, o termo "forense" se refere aos casos que passam especificamente pelo fórum, enquanto "psiquiatria legal" seria uma expressão mais ampla que inclui a forense, mas não se restringe a ela. Assim, o termo "legal" se refere à aplicação generalizada da psiquiatria à lei, tanto nos casos que chegam ao fórum como naqueles que não chegam. No entanto, a expressão "psiquiatria forense" vem sendo largamente usada como se fosse sinônimo de psiquiatria legal, e é nesse contexto que ela é aqui usada.

Os psiquiatras forenses podem ser nomeados tanto para examinar a capacidade de entendimento e de determinação de um usuário de substâncias que cometeu um crime (chamado imputabilidade penal) como para examinar sua capacidade de exercer as atividades da vida civil, ou seja, a capacidade civil.[2] Nesse sentido, um exame bastante solicitado pela Justiça é exatamente a verificação de dependência química e as possíveis repercussões que esse quadro pode ter tanto na imputabilidade penal quanto na capacidade civil de alguém.

Diferentemente da prática assistencial, em que o compromisso estabelecido pelo psiquiatra é com seu paciente, com o objetivo de tratar sua dependência, o compromisso estabelecido pelo psiquiatra forense é com a Justiça, e seu trabalho consiste em esclarecer as dúvidas dos profissionais do Direito em relação à condição mental da pessoa que estiver sendo examinada – o periciando. Assim, pode-se observar que a dependência química recebe abordagem diferenciada quando avaliada sob a ótica forense. Todo psiquiatra que trabalha em perícia judicial, sobretudo na esfera criminal, muito provavelmente já teve oportunidade de perceber a dificuldade peculiar de precisar o diagnóstico de dependência química, podendo ser destacados os seguintes fatores que colaboram para isso:

a. A dependência química é um fenômeno essencialmente clínico, não havendo um exame complementar que possa ratificá-la para fins periciais. Dessa forma, o relato do paciente tem importância muito grande, e o exame desse relato guarda um grau de subjetividade significativamente maior quando comparado a exames de quadros psicóticos.
b. A clínica repousa essencialmente na história e no exame do periciando. Enquanto na prática psiquiátrica assistencial tem-se a história clínica do paciente em relação ao consumo de drogas de forma mais acessível e verdadeira, seja relatada por ele mesmo, seja por familiares, isso não é o que se passa na esfera forense. A história é com frequência tendenciosa, fazendo o periciando, na maioria das vezes, o esforço de induzir o perito ao diagnóstico de depen-

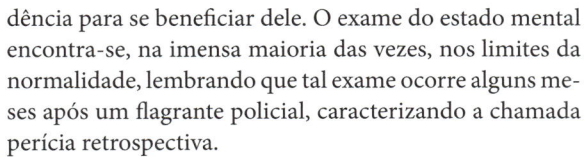

dência para se beneficiar dele. O exame do estado mental encontra-se, na imensa maioria das vezes, nos limites da normalidade, lembrando que tal exame ocorre alguns meses após um flagrante policial, caracterizando a chamada perícia retrospectiva.

c. Muitos peritos tomam como verdade absoluta os depoimentos de autoridades policiais sobre o flagrante policial e as circunstâncias nas quais ele se deu. No entanto, é imprescindível lembrar que tais relatos simplesmente fazem parte também da história, não podendo ser confundidos com o que pode ser diretamente observado pelo perito. Em outras palavras, tais documentos devem ser valorizados, mas não supervalorizados.

Dessa forma, o perito precisa adotar uma postura de maior atenção e cautela em relação à possibilidade de simulação de um quadro de dependência por parte do examinando, que, por sua vez, tem todo interesse em um resultado do laudo que conclua por esse estado de dependência, pois, na maioria das vezes, está sendo denunciado pelo Ministério Público como traficante de drogas. Sendo considerado dependente, poderá receber tratamento em vez da condenação que receberia como traficante. Da mesma forma, pode tentar dissimular um quadro clínico, negando sintomas em situações como em exames de verificação de cessação de periculosidade.[3] Para esse objetivo perverso, o examinando, muitas vezes, durante o período estabelecido entre o flagrante policial e o exame psiquiátrico, recebe informações sobre a dependência química, desde os sintomas apresentados por dependentes da droga com a qual foi flagrado até as implicações jurídicas das diversas situações como usuário não dependente, dependente, traficante e dependente-traficante.

Na esfera civil, como será visto adiante, a abordagem forense do suposto dependente químico também não deixa de trazer suas dificuldades técnicas. Apesar de se tratar de perícia transversal, ou seja, do exame das condições psíquicas atuais do periciando, há a necessidade de avaliar, sobretudo, o grau de dependência do examinando para aferir se realmente tem sua capacidade civil comprometida ou anulada.

Na clínica assistencial, o paciente estabelece uma relação de confiança e afeto com o terapeuta, criando um vínculo à medida que consegue perceber o interesse legítimo do profissional em ajudá-lo. Isso favorece muito a percepção do psiquiatra sobre a condição mental de seu paciente. A esfera forense oferece condições menos propícias de um contato de confiança desse tipo. Além de não se ter todo esse tempo para a elaboração do laudo, o compromisso maior do psiquiatra é com a Justiça, e não com os interesses pessoais do examinando, sendo que o segredo médico, obviamente, não existe, o que precisa ser dito a ele. Ademais, diferentemente do confortável ambiente terapêutico, que também lhe proporciona maior privacidade, a perícia é realizada em locais muito associados à realidade policial/judicial (instituto médico-legal, hospitais de custódia, etc.).

Este capítulo tratará de temas pertinentes à prática pericial do dependente químico, incluindo as ideias até aqui expostas, mas de forma mais detalhada.

DIFICULDADES DIAGNÓSTICAS NO ÂMBITO FORENSE

Como dito, há diferenças técnicas importantes entre a clínica assistencial da dependência química e sua avaliação forense na esfera legal. No entanto, há também diferenças do ponto de vista ético. Apesar de seguir o mesmo código de ética que o restante da medicina, o psiquiatra perito está liberado do sigilo diante de informações pertinentes para o caso e do consentimento na avaliação pericial para medida de segurança. Por isso, é importante que em toda avaliação o psiquiatra informe e esclareça sobre os objetivos da perícia.[4]

Assim como o psiquiatra clínico, o perito deve se basear nos critérios diagnósticos da quinta edição do *Manual diagnóstico e estatístico de transtornos mentais* (DSM-5)[5] ou da *Classificação internacional de doenças e problemas relacionados à saúde* (CID-10).[6] No entanto, sua avaliação técnica abrangerá muito mais do que o preenchimento de critérios clínicos. Antes de realizar uma perícia, deve-se fazer a leitura dos autos e tomar conhecimento dos quesitos a serem respondidos, com especial atenção, nos casos criminais, às condições da pessoa no momento em que cometeu o delito.

O exame pericial para constatação de dependência de drogas é feito, muitas vezes, após considerável tempo do fato deflagrado, e em geral não há um exame toxicológico daquele momento. Isso aumenta o grau de dificuldade da perícia, já que, conforme salientado, com frequência se tem um estado psíquico nos limites da normalidade e não se pode confiar apenas no relato do periciando.

Em muitas das avaliações, será necessário obter também a história de fontes colaterais, como parentes, amigos, vizinhos ou testemunhas que presenciaram os fatos. A possível análise pormenorizada da história de vida do periciando e a coerência bibliográfica devem ser descritas, como seu desempenho no emprego, na escola, na vida familiar e no círculo de amizades e o envolvimento com a Justiça por meio de antecedentes criminais. Também é importante para a perícia o histórico de saúde mental do sujeito, se possível com apresentação de prontuários e relatórios técnicos da equipe que o acompanhava em Unidade Básica de Saúde (UBS), Centro de Atenção Psicossocial (CAPS), enfermarias psiquiátricas, entre outras instalações. Profissionais que atendem ou atenderam o periciando podem, inclusive, ser fontes de dados relevantes para o caso.[7]

O dependente de drogas geralmente tem um comprometimento da vida em diversos âmbitos, e o perito poderá usar avaliações neuropsicológicas e exames de neuroimagem como instrumentos que complementarão a elaboração do diagnóstico. É importante a realização de avaliações periciais multiprofissionais, incluindo psiquiatras, psicólogos, neuropsicólogos, entre outros profissionais, uma vez que a integração dessas avaliações permite uma visão mais ampla e global da situação, proporcionando maior clareza e credibilidade nos argumentos sobre a saúde mental do indivíduo.[7,8]

Com o avanço da neuropsicologia, há, no contexto brasileiro, cada vez mais formas de avaliar aspectos cognitivos e comportamentais dos periciandos, sendo o resultado da avaliação neuropsicológica um mapeamento de disfunções presentes e de seus impactos nas capacidades de entendimento e determinação do periciando, fornecendo bases e evidências para a decisão judicial.[9]

Também é importante ressaltar a particularidade da avaliação de casos de pessoas com transtorno da personalidade antissocial que fazem uso de drogas, mas que não apresentam um padrão de dependência. Nessa situação, esses sujeitos se manifestam de forma manipuladora, simulando e dissimulando respostas e reações. Diante dessa complexidade dos casos, é importante que o perito tenha acesso a instrumentos de medida objetivos e padronizados e à avaliação psicológica como diagnóstico complementar para evitar que não se passe por dependente de drogas um indivíduo que não se enquadre nessa categoria.[10]

Existem casos em que não pairam dúvidas sobre a incapacidade de entendimento e de determinação, pois há indicativos objetivos, como comorbidade com quadro psicótico grave ou história de internações identificadas em registros hospitalares. No entanto, a apresentação do quadro de dependência química pode não ser evidente. É inegável a dificuldade em relação à objetividade das informações dos laudos psiquiátricos devido à subjetividade inerente à avaliação dos indivíduos.[1] Em casos de simulação, por exemplo, é importante o perito não se precipitar e avaliar rapidamente, e sim estar aberto para perceber indicativos subjetivos e não tirar suas conclusões apenas pela percepção dos elementos objetivos. Também vale ressaltar a necessidade de estar atento às manifestações da subjetividade do próprio avaliador, o que afetará completamente a conclusão do laudo. Por exemplo, dois peritos podem ter compreensões absolutamente diferentes sobre o controle do impulso do uso de substância em determinado caso; um pode entender que era um impulso incontrolável, e outro, que o impulso poderia ter sido controlado, mas não o foi.

O exame de verificação de dependência de drogas é de extremo valor para a Justiça, uma vez que a instrumentaliza para uma abalizada tomada de decisão. É importante lembrar, no entanto, que a decisão do juiz não está necessariamente atrelada às conclusões do laudo pericial psiquiátrico. Se houver constatação de dependência que comprometa a capacidade de entendimento ou de determinação no momento do ato em julgamento e que tenha clara ligação com a infração penal e a aceitação pelo juízo, caberá medida de segurança. Teoricamente, de acordo com a penalidade que se aplicaria ao crime cometido, a medida de segurança pode ser de internação em hospital de custódia ou tratamento ambulatorial.[11-13] No entanto, o juiz com frequência segue as recomendações anotadas pelo perito. O laudo pode, assim, indicar, de acordo com a gravidade e as características da dependência, a modalidade mais adequada de tratamento, tendo em vista a aplicação do modelo antimanicomial no contexto penal.

O papel da psiquiatria forense é auxiliar o judiciário nas questões que lhe competem, devendo o perito se ater somente em responder ao que lhe é indagado ou complementar o laudo com dados relevantes do ponto de vista psiquiátrico-forense, mas jamais se identificar com o juiz, emitindo um julgamento do periciando.

OS DEPENDENTES NA NOVA LEI DE DROGAS: QUAL O SEU LUGAR?

O artigo 16 da antiga Lei nº 6.368/1976, que definia como crime o uso de drogas, foi substituído pelo artigo 28 da Lei nº 11.343/2006. Essa substituição gerou uma situação inusitada do ponto de vista legal, uma vez que o dependente químico passou a não ser enquadrado em qualquer uma das figuras típicas possíveis na legislação criminal, ou seja, não é mais um criminoso, um contraventor ou mesmo um infrator comum. Segue um detalhamento dessa situação.

O crime não foi abolido pela nova lei, e sim, modificado. Isso pode ser observado na própria redação do artigo 28, que determina que o usuário (dependente ou não) "será submetido às seguintes penas [...]". Não sendo o crime abolido, qual seria essa nova figura do dependente?

Brega Filho e Saliba[14] abordam a polêmica gerada entre os próprios doutrinadores a esse respeito. Alguns defendem a ideia de que houve a descriminalização com a base argumentativa de que não há mais pena privativa de liberdade, portanto, inexiste crime, e, não havendo prisão simples nem multa, inexiste contravenção penal. Na legislação penal brasileira, há o critério bipartido, ou seja, existe crime e contravenção, e não outra possibilidade. Então, onde se situa o dependente? Acabou-se por criar, segundo os autores, uma nova espécie no gênero delito ou infração penal, já que há uma pena a ser aplicada. Trata-se, segundo Gomes, de uma "infração *sui generis*".[15]

A Lei nº 11.343, de 23 de agosto de 2006, mais conhecida como "Nova Lei Antidrogas", avançou no sentido de separar o indivíduo que é traficante dos dependentes e usuários de drogas, o que não é tão simples na prática, uma vez que se pode ter o traficante que também é dependente. A nova legislação vai ao encontro de textos científicos que entendem a questão da dependência de drogas como problema de saúde pública. Houve, assim, uma evolução do Direito Criminal ao adotar tal postura, atendendo, dessa forma, as necessidades sociais que o momento exige.[16-18]

Foi instituído, na lei atual, o Sistema Nacional de Políticas Públicas sobre Drogas (Sisnad), além de se estabelecer que o dependente e o usuário são passíveis de atenção à saúde, enquanto o traficante é reconhecido como criminoso sujeito a punições. Fica claro, no artigo 28 da Nova Lei Antidrogas, que o usuário é quem adquirir, guardar, tiver em depósito, transportar ou trouxer consigo, para consumo pessoal, drogas sem autorização ou em desacordo com determinação legal ou regulamentar. A pessoa flagrada em acordo com tal artigo terá aplicação das seguintes penas: advertência sobre os efeitos das drogas, prestação de serviço à comunidade ou medida educativa de comparecimento a programa ou curso educativo. Importante ressalvar que, com a nova Lei, desaparece a prisão em flagrante para usuários de drogas. Para determinar se a droga se destina a consumo pessoal, o juiz avaliará a quantidade encontrada, bem como as circunstâncias locais objetivas e os antecedentes do sujeito; ou seja, por si só, a quantidade apreendida não é fator condenatório. Fica muito clara a intenção do Estado em adotar uma postura mais educativa e preventiva no combate às drogas, embora não tenha despenalizado seu consumo. Penas alternativas substituíram a privação da liberdade do sujeito adoecido.[19]

O critério para aferição da inimputabilidade adotado na legislação brasileira é o biopsicológico, ou misto. Exige não só o substrato da doença mental, como também a necessidade de estarem alterados o entendimento ou a determinação diante da infração penal. Em relação à inimputabilidade, a Nova Lei Antidrogas traz, no seu artigo 45:[18] "É isento de pena o agente que, em razão da dependência, ou sob o efeito, proveniente de caso fortuito ou força maior, era, ao tempo da ação ou da omissão, qualquer que tenha sido a infração penal praticada, inteiramente incapaz de entender o caráter ilícito do fato ou de determinar-se de acordo com esse entendimento".

Entende-se como caso fortuito a ingestão acidental, e a força maior, a ingestão por coação, sendo ambas situações raras. Tal redação zela por punir e não exclui a imputabilidade do sujeito que faz uso deliberado da substância. Outros casos que não excluem nem atenuam a culpa são aqueles em que o autor assume o risco de usar álcool ou outra substância e, assim, pratica um delito.[17-19]

Aqui, a Nova Lei coaduna-se com o Código Penal,[20] que traz em seu artigo 26: "É isento de pena o agente que, por doença mental ou desenvolvimento mental incompleto ou retardado, era, ao tempo da ação ou da omissão, inteiramente incapaz de entender o caráter ilícito do fato ou de determinar-se de acordo com esse entendimento".

A intoxicação patológica, a intoxicação aguda com *delirium* e a abstinência com distorções da percepção se enquadram nesse artigo.[17,18,21,22] Assim, para que haja inimputabilidade, é necessário que, além da enfermidade mental e da dependência química, haja capacidade de entendimento e/ou autodeterminação totalmente abolidas. No caso específico da dependência de drogas, o entendimento seria distorcido por psicose induzida por drogas, por exemplo. Já no caso da autodeterminação, o prejuízo seria uma incapacidade de autocontrole em razão de abstinência, fissura ou grave impulsividade.

RESPONSABILIDADE PENAL E A POLÊMICA QUESTÃO DA CAPACIDADE VOLITIVA

Em psiquiatria forense, classifica-se a dependência química como perturbação da saúde mental. Ela, por si só, desde que não curse com desencadeamento de manifestações psicóticas ou outros distúrbios que anulem ou comprometam a capacidade de entendimento, tem uma gravidade menor do que a doença mental propriamente dita, porque a perturbação da saúde mental pode afetar tão somente a capacidade de determinação de seu portador, ou seja, a capacidade volitiva, mas não a capacidade cognitiva.

Uma vez constatado que o periciando era portador de dependência química à época da prática infracional, o perito é indagado sobre sua capacidade de entendimento e de determinação em relação ao delito praticado. Em outras palavras, deseja-se saber se a dependência química comprometeu ou anulou a capacidade do autor de uma determinada infração penal de entender o caráter criminoso do fato e, se foi capaz de entender, também foi capaz de se determinar de acordo com esse entendimento. A capacidade de entendimento de um determinado ato depende da capacidade cognitiva do sujeito e não está comprometida na imensa maioria dos casos de dependência química. Somente os dependentes gravíssimos, mantendo-se intoxicados todo o tempo, teriam tal capacidade comprometida, e aqueles que desencadeiam manifestações psicóticas teriam essa capacidade anulada.

No entanto, a avaliação da capacidade de entendimento de pacientes dependentes químicos não enseja maiores dúvidas, sendo praticamente um consenso entre os psiquiatras forenses, como dito anteriormente. A maior dificuldade pericial reside na avaliação da capacidade de determinação dos autores de delitos, porque a determinação guarda relação com a capacidade volitiva, que, por sua vez, tem natureza muito mais dinâmica do que a capacidade cognitiva. Em um mesmo dia, uma pessoa pode ter um impulso irresistível e outro que poderia ter sido resistido, mas não o foi de forma livre e deliberada. Como fazer essa distinção? Além da subjetividade do periciando em seu relato, há ainda a subjetividade do perito em sua interpretação do discurso do examinando.[1] Ademais, é bom lembrar que se trata sempre de uma perícia retrospectiva, ou seja, examina-se o periciando hoje para descobrir o que ocorreu no passado. Tudo isso revela a impossibilidade de uma perícia precisa e matematicamente exata.

Apesar da preservação da capacidade de entendimento (o que pertence ao racional, ao intelecto), a capacidade volitiva pode estar comprometida pelo impulso irresistível do consumo da droga, ou seja, um comprometimento do controle da vontade de consumir a droga da qual ele se encontra dependente.

A maior dificuldade reside na discriminação entre o impulso irresistível e o impulso não resistido de consumir a droga. Enquanto o primeiro foge ao controle do dependente químico, o segundo poderia ser reprimido, mas não o foi por decisão deliberada de consumo da droga.

A capacidade de determinação estaria comprometida se atendidos os seguintes critérios:

a. a perícia revelou ser o periciando dependente de determinada droga
b. esse periciando foi flagrado com a mesma droga da qual é dependente
c. a quantidade de droga encontrada não era maior do que a suficiente para atender a seu impulso irresistível de consumi-la

No entanto, é comum o periciando flagrado com uma quantidade relativamente grande da droga da qual é dependente alegar ter comprado uma quantidade maior para seu consumo para evitar idas frequentes ao fornecedor. Isso não mais configura um impulso irresistível, mas um impulso não resistido. Ou seja, ele tinha condições de evitar a compra para o consumo futuro, mas preferiu não fazê-lo. Portanto, nessas condições, tinha plena capacidade de entendimento e de determinação.

Como mencionado, esse não é um ponto de vista consensual entre os diferentes autores, uma vez que existem os defensores de que a capacidade de determinação está afetada apenas na ocorrência de manifestação psicótica, assim como aqueles que só reconhecem a importância da dependência química na ocorrência de síndrome de abstinência que demonstre uma dependência física, com o que não concordamos.[19]

É importante lembrar que os sistemas de psiquiatria forense variam de acordo com cada país.[23] O sistema legal anglo-saxão, por exemplo, não considera a capacidade volitiva de um periciando, mas tão somente sua capacidade cognitiva. Conforme esse sistema, a preservação da capacidade de entendimento de um ilícito penal praticado é o suficiente para considerar o autor de um ilícito penal plenamente imputável. Uma das explicações dadas para esse direcionamento ao exame é que o início do consumo da droga em questão pelo indivíduo se deu presumivelmente de forma voluntária e com plena consciência dos riscos inerentes ao uso, incluindo a própria dependência.[24]

COMORBIDADES

Em se tratando de transtornos relacionados ao uso de substâncias, de acordo com o DSM-5, eles podem ser divididos em transtornos por uso de substâncias e transtornos induzidos por substâncias. Neste capítulo, chamamos atenção para os aspectos de comorbidade advindos desses transtornos. Entende-se como comorbidade o acometimento simultâneo de dois ou mais transtornos mentais no mesmo indivíduo, podendo ou não ser um desencadeador do outro.[25]

Devido à alta taxa de comorbidade entre transtorno por uso de substâncias e doenças mentais, devemos sempre fazer uma abordagem abrangente e de duplo diagnóstico. Ao se avaliar quem procura ajuda para tratar o uso, a intoxicação ou a abstinência de drogas, devemos investigar um transtorno mental subjacente. O manejo correto do diagnóstico dual desses casos se faz necessário em decorrência dos impactos negativos sobre a esfera cognitiva e psicossocial, da maior taxa de hospitalização, da menor adesão ao tratamento proposto e da maior taxa de envolvimento em episódios de violência, entre outras consequências.[26-28]

O DSM-5 estabelece que, se os sintomas são representativos de um transtorno mental persistente e tiveram desenvolvimento durante o uso ou a intoxicação, se persistirem em um prazo de um mês ou mais após a intoxicação ou abstinência da substância e não puderem ser explicados por um transtorno mental independente, é possível inferir um quadro de comorbidade.

Na dimensão do diagnóstico psiquiátrico, segundo Euler e colaboradores, os transtornos do humor, os transtornos de ansiedade e os quadros psicóticos, sejam da linha da esquizofrenia, sejam do humor ou mistos, são os mais comuns. Já na dimensão do diagnóstico de personalidade, os transtornos da personalidade antissocial e *borderline* são os mais prevalentes.[29] Em muitos casos, o consumo de substâncias químicas representa uma manifestação a mais de um comportamento transgressor de um indivíduo com transtorno da personalidade antissocial, que, por sua vez, acaba gerando uma relação de dependência com uma ou mais drogas.

Com o surgimento de novas drogas de ação no sistema nervoso central, a comorbidade, segundo Scherbaum, tem papel de relevância em virtude do aparecimento de quadros psicopatológicos persistentes e da necessidade do diagnóstico dual e de seu tratamento.[30]

Portanto, para que haja sucesso na intervenção terapêutica proposta, é indispensável o correto diagnóstico das possíveis comorbidades e o acompanhamento da evolução clínica, sem que outras condições clínicas impeçam o tratamento da dependência.[31]

O DEPENDENTE, O TRAFICANTE E O DEPENDENTE-TRAFICANTE

A verificação médica da existência de dependência de drogas baseia-se em critérios amplamente descritos em manuais de diagnósticos, e isso não é diferente para a psiquiatria forense. Apesar do histórico uso oficial da CID-10 no Brasil foi publicada em 1993.[6] Como o DSM foi atualizado em 2013, em sua quinta versão (DSM-5), ele tem sido preferido nos últimos estudos.[5]

O psiquiatra forense precisa saber, inicialmente, qual a substância ou quais as substâncias em questão e obter os dados da história de consumo de drogas para ver se esta se enquadra nos critérios de diagnóstico da dependência. O diagnóstico é estabelecido na presença de sintomas cognitivos, comportamentais e fisiológicos característicos, podendo, de acordo com a quantidade de sintomas, ser considerado leve, moderado ou grave. De acordo com o DSM-5, os critérios clínicos que caracterizam o transtorno por uso de substâncias são: uso disfuncional com comprometimento ou desconforto significativo durante qualquer tempo no período de 12 meses; quantidade e tempo gasto maior que o pretendido; desejo ou tentativas frustradas de cessar ou controlar o uso; grande tempo gasto na obtenção, no uso e na recuperação dos efeitos da substância; fissura; uso contínuo apesar de consequências relacionadas à falha em obrigações; abandono de lazeres; prejuízos físicos, psicológicos, sociais ou interpessoais; tolerância à substância; síndrome de abstinência.[5]

É papel do psiquiatra forense verificar a existência de dependência de drogas no periciando, não cabendo a função de investigação de possível tráfico, pertencente à área de atuação da Justiça. Não cabe ao médico exceder o limite de sua área de formação e trabalho, não devendo emitir opiniões ou julgamentos fora do âmbito médico-psiquiátrico. Deve ater-se ao esclarecimento das dúvidas de natureza psiquiátrica levantadas pelos operadores do Direito. Porém, como exposto, o uso de drogas prejudica a vida do dependente, diminuindo seu repertório pessoal e sua capacidade de trabalho, sendo uma das consequências mais frequentes o envolvimento com atividades ilícitas, como furtos, roubos e tráfico, em troca da substância ou do dinheiro para consegui-la.[32]

O traficante se aproveita dessa condição do dependente propondo comissão ou oferta de substâncias como pagamento das vendas de drogas mediante sua participação ativa no tráfico. Eis, então, a figura do dependente-traficante. Esse indivíduo partiu para a atividade criminosa pelas circunstâncias da dependência, isto é, o tráfico a serviço da dependência. A perícia psiquiátrica, então, poderá aferir que, por apresentar uma incapacidade de se determinar de acordo com o entendimento, o sujeito pratica o ato ilícito para adquirir meios de satisfazer sua dependência, existindo um nexo causal entre o crime de tráfico e a dependência.

Dados do censo nacional realizado em hospitais de custódia publicados por Diniz identificaram que, entre as 2.956 pessoas internadas em medida de segurança em 2011, 11% (309) eram dependentes de substâncias como diagnóstico primário.[33]

Uma das alternativas à internação em hospital de custódia é a Justiça Terapêutica, baseada nas *Drug Courts* dos Estados Unidos, a qual vem sendo implementada em todo o País. Essa estratégia tem-se revelado uma solução viável e eficaz para casos de pequenos delitos em que a dependência química está diretamente relacionada, ou seja, para traficantes dependentes e dependentes infratores. Segundo Simão, a Justiça Terapêutica representa uma alternativa penal, em que o usuário recebe tratamento e terapias e participa de programas que aumentam as chances de mudança de comportamentos em relação ao uso de substâncias e de reinserção social.[34]

O psiquiatra forense deve dar atenção aos menores de idade, que são usados estrategicamente pelos traficantes como distribuidores por terem benefício jurídico por meio do Estatuto da Criança e do Adolescente (ECA).[35] Esses são clássicos dependentes-traficantes ou traficantes-dependentes beneficiados pela legislação com atuação criminosa a eles delegada. Segundo o ECA, de 11 de julho de 1990, é considerado criança o indivíduo até 12 anos de idade incompletos, e adolescente, aquele entre 12 e 18 anos. De acordo com esse estatuto, a criança ou o adolescente que comete um ato infracional previsto por lei passará por um cuidado diferente do dispensado aos maiores de idade. Em casos extremos, haverá a internação, como medida privativa de liberdade, em local adequado para a idade, mantendo-se assegurados os direitos de estudar ou profissionalizar-se. Sabidamente, os traficantes se utilizam desse estrato da população para disseminar o tráfico de drogas e, assim, aproveitar o Estatuto como maneira de proteger os indivíduos maiores de 21 anos da reclusão e de penalidades mais severas.[35,36]

Independentemente da idade, a exposição do dependente ao tráfico é um grande fator de risco à violência. O dependente-traficante está duplamente vulnerabilizado por sua necessidade de consumo e pelas exigências de seu trabalho (como não negociar preço), sendo uma das possíveis consequências a morte.[32] Soma-se, ainda, a violência policial, intensificada quando o usuário ou usuário-traficante tenta negar o uso ou delatar o local de compra. Os próprios dependentes relatam que, desde a Lei nº 11.343/2006, identificar-se como usuário é uma estratégia para não ser considerado traficante e evitar a violência policial.[32]

LEGISLAÇÃO NA ESFERA CIVIL

Os transtornos relacionados ao uso de substâncias, seja por seu próprio uso, seja por transtornos induzidos por elas, podem alcançar situações graves e complexas do ponto de vista social que demandam incapacidade civil de uma pessoa, o que, consequentemente, dá margem a sua interdição.

A interdição consiste em um instrumento jurídico de uma ação no âmbito cível e tem como finalidade a declaração de incapacidade de determinada pessoa. A interdição é a consequência da incapacidade civil provocada, no caso, pelos transtornos relacionados a substâncias. O que se deseja, em uma ação cível, é demonstrar que determinada pessoa com transtornos relacionados a substâncias perdeu a capacidade de adquirir direitos e contrair obrigações. Dentro da ritualística processual, o primeiro item a ser preenchido é a idade, ou seja, maiores de 18 anos. O segundo se refere a seu estado psíquico.

A interdição, do ponto de vista psiquiátrico-forense, pode ser parcial ou total. A interdição total ocorre quando a pessoa apresenta absoluta incapacidade para os atos da vida civil, e a parcial acontece quando há relativa capacidade para esses atos. Ela é determinada pelo juiz após perícia psiquiátrico-forense a cargo de médico perito.

No entanto, em janeiro de 2016, entrou em vigor a Lei nº 13.146/2015, também conhecida como Lei Brasileira de Inclusão da Pessoa com Deficiência (LBI), ou Estatuto da Pessoa com Deficiência. Segundo a LBI, a pessoa deficiente é "aquela que tem impedimento de longo prazo de natureza física, mental, intelectual ou sensorial". Dessa forma, o termo "deficiência" da LBI não se refere à "deficiência intelectual" do DSM-5, mas abrange todos os casos de "impedimento mental".

Esse documento, contrariamente ao Código Civil de 2002, estabelece uma condição de igualdade entre os deficientes e as pessoas não deficientes em relação ao exercício dos atos da vida civil, interferindo, portanto, no resultado da perícia psiquiátrica. Assim, do ponto de vista legal, a deficiência não mais comprometeria a capacidade civil plena de uma pessoa, o que vem gerando, segundo Abdalla-Filho, bastante polêmica.[37]

No entanto, os transtornos mentais decorrentes do uso de substâncias permaneceram na classe "perturbação da saúde mental", onde se encontram pessoas passíveis de interdição parcial temporária. Assim, os "ébrios habituais e os viciados em tóxicos" (conforme vocabulário jurídico) permaneceram na LBI como relativamente incapazes. A interdição total passou a não ser mais possível segundo essa nova lei. Para essa população, a condição que a impossibilita de ter a capacidade civil plena não é o entendimento de seus atos, e sim sua capacidade de autodeterminação.

A interdição é a maneira jurídica de proteger o indivíduo vulnerável. Ela pode ser temporária, o que faz o perito sugerir nova perícia psiquiátrica após período estabelecido sem rigidez, mas em torno de até dois anos. Mesmo sem a recomendação do perito, o periciando poderá solicitar novo exame para levantamento de interdição quando não estiver mais sob o domínio da influência dos transtornos relacionados a substâncias.

Para se dar início aos trâmites legais da interdição cível, incumbe ao autor provar a legitimidade da incapacidade mediante documentação. O requerente deverá juntar laudo médico que comprove suas alegações ou informar a impossibilidade de fazê-lo.

Muita dúvida tem sido gerada nos psiquiatras quando o autor da interdição solicita o laudo médico ou relatório médico inicial. Cabe aqui ressaltar que, no laudo inicial, deve constar somente a descrição dos transtornos relacionados ao uso de substâncias, seu uso ou quadro induzido, bem como sua repercussão na vida da pessoa e de seus familiares e a repercussão desses comportamentos. Não se deve escrever "capacidade" ou "incapacidade" nesse momento, pois isso será matéria do laudo pericial a ser realizado pelo perito. Com isso, desmistifica-se a emissão do laudo inicial essencial para o início dos trâmites legais no processo de interdição.

REFERÊNCIAS

1. Abdalla-Filho E. Objectivity and subjectivity in forensic psychiatry. Rev Bras Psiquiatr. 2013;35(2):113-4.
2. Sher L. Forensic psychiatric evaluations: an overview of methods, ethical issues, and criminal and civil assessments. Int J Adolesc Med Health. 2015;27(2):109-15.
3. Oliveira GC, Mecler K, Chalub M, Valença AM. O exame de verificação de cessação de periculosidade: a importância da avaliação ampliada em um caso com conclusão contrária ao parecer da equipe assistente. Rev Latin Psicopatologia Fundam. 2016;19(2):322-41.
4. Ribeiro HL, Cordeiro Q, Cabral Filho A. Aspectos éticos nas perícias de medida de segurança. In: Cordeiro Q, Lima MGA, organizadores. Medida de segurança: uma questão de saúde e ética. São Paulo: Conselho Regional de Medicina do Estado de São Paulo; 2013. p. 245-55.
5. American Psychiatric Association. Manual diagnóstico e estatístico de transtornos mentais: DSM-5. 5. ed. Porto Alegre: Artmed; 2014.
6. Organização Mundial da Saúde. Classificação de transtornos mentais e de comportamento da CID-10: descrições clínicas e diretrizes diagnósticas. Porto Alegre: Artmed; 1993.
7. Glancy GD, Ash P, Bath EP, Buchanan A, Fedoroff P, Frierson RL, et al. AAPL practice guideline for the forensic assessment. J Am Acad Psychiatry Law. 2015;43(2):S3-S53.
8. Serafim AP, Barros DM. Interdisciplinary evaluation: interface between psychiatry and forensic psychology. J bras Psiquiatr. 2014;63(1):86-7.
9. Serafim AP, Saffi F, Silva TGB, Almeida CV, Hokama E, Barros DM, et al. Forensic neuropsychological assessment: a review of its scope. Rev Psiquiatr Clin. 2015;42(2):63-7.
10. Argimon IIL, Davoglio TR. Avaliação de comportamentos anti-sociais e traços psicopatas em psicologia forense. Aval Psicol. 2010;9(1):1111-8.
11. Simon RI. Leis e psiquiatria. In: Hales RE, Yudofsky SC. Tratado de psiquiatria clínica. 4. ed. Porto Alegre: Artmed; 2006. p. 1475-515.
12. Baltieri DA, Rigonatti SP. Aspectos básicos da psiquiatria forense. In: Alvarenga PG, Andrade AG. Fundamentos em psiquiatria. Barueri: Manole; 2008. p. 521-45.
13. Palomba GA. Tratado de psiquiatria forense civil e penal. São Paulo: Atheneu; 2003.
14. Brega Filho V, Saliba MG. Usuários e dependentes na nova lei de drogas: descriminalização, transação penal e retroatividade benéfica [Internet]. Rev Âmbito Jurídico. 2007;10(38) [capturado em 04 mar 2017]. Disponível em: http://ambito-juridico.com.br/site/index.php?artigo_id=3461&n_link=revista_artigos_leitura.
15. Gomes LF. Nova lei de drogas comentada. São Paulo: Revista dos Tribunais; 2014.
16. Pinheiro B. Arrependimento posterior ou arrependimento post factum benéfico. In: Pinheiro B. Teoria geral do delito. Rio de Janeiro: Elsevier; 2009. p. 159-166.
17. Greco Filho V. Tóxicos: prevenção, repressão: comentários à Lei n. 11.343/2006. 13. ed. São Paulo: Saraiva; 2009.
18. Sabatovski E, Fontoura IP. Nova lei antidrogas: legislação complementar, relação das substâncias entorpecentes e psicotrópicas. 2. ed. Curitiba: Juruá; 2007.

19. Costa GM, Chalub M, Taborda JGV. Perícia nos transtornos por uso de substâncias. In: Abdalla-Filho E, Chalub M, Telles LEB. Psiquiatria forense de Taborda. 3. ed. Porto Alegre: Artmed; 2016. p.147-68.
20. Brasil. Decreto-Lei no 2.848, de 7 de dezembro de 1940. Código Penal. 1984. Disponível em: http://www.planalto.gov.br/ccivil_03/decreto-lei/Del2848compilado.htm.
21. Chalub M, Telles LEB. Álcool, drogas e crime. Rev Bras Psiquiatr. 2006;28(2):S69-73.
22. Valença AM, Chalub M, Mendlowicz MV, Mecler K, Nardi AE. Responsabilidade penal nos transtornos mentais. J Bras Psiquiatr. 2005;54(4): 328-33.
23. Abdalla-Filho E, Bertolote JM. Sistemas de psiquiatria forense no mundo. Rev Bras Psiquiatr. 2006;28(2):S56-61.
24. Abdalla Filho E, Engelhardt W. A prática da psiquiatria forense na Inglaterra e no Brasil: uma breve comparação. Rev Bras Psiquiatr. 2003;25(4):245-8.
25. National Institute of Drug Abuse. Comorbidity: addiction and other mental disorders [Internet]. 2011 [capturado em 24 ago. 2017]. Disponível em: https://www.drugabuse.gov/publications/drugfacts/comorbidity-addiction-other-mental-disorders.
26. Drake RE, Mueser KT, Brunette MF. Management of persons with co-occurring severe mental illness and substance use disorder: program implications. World Psychiatry. 2007;6(3):131-6.
27. Silveira DX, Jorge MR. Co-morbidade psiquiátrica em dependentes de substâncias psicoativas: resultados preliminares. Rev Bras Psiquiatr. 1999;21(3):145-51.
28. Zaleski M, Laranjeira RR, Marques ACPR, Ratto L, Romano M, Alves HNP, et al. Diretrizes da Associação Brasileira de Estudos do Álcool e outras Drogas (ABEAD) para o diagnóstico e tratamento de comorbidades psiquiátricas e dependência de álcool e outras substâncias. Rev Bras Psiquiatr. 2006;28(2):142-8.
29. Euler S, Sollberger D, Bader K, Lang UE, Walter M. A systematic review of personality disorders and addiction: epidemiology, course and treatment. Fortschr Neurol Psychiatr. 2015;83(10):544-54.
30. Scherbaum N, Schifano F, Bonnet U; New Psychoative Substance (NPS): a challenge for addiction treatment services. Pharmacopsychiatry. 2017;50(3):116-22.
31. Diehl A, Palhares HNA. Tratamento farmacológico e psicossocial da comorbidade entre transtornos mentais e dependência química. In: Diehl A, Cordeiro DC, Laranjeira R. Tratamentos farmacológicos para dependência química: da evidência científica à prática clínica. Porto Alegre: Artmed; 2010. p. 327-44.
32. Ribeiro LA, Sanchez ZM, Nappo SA. Estratégias desenvolvidas por usuários de crack para lidar com os riscos decorrentes do consumo da droga. J Bras Psiquiatr. 2010; 59(3):210-8.
33. Diniz D. A custódia e o tratamento psiquiátrico no Brasil: censo 2011. Brasília: Letras Livres; 2013.
34. Simao FMP. A justiça terapêutica implantada pelo poder judiciário do estado de goiás como alternativa de enfrentamento ao binômio delito e dependência química [Dissertação]. Goiânia: Pontifícia Universidade Católica de Goiás; 2016.
35. Câmara dos Deputados (BR). Estatuto da criança e adolescente: lei 8.069, de13-7-1990 atualizado de acordo com a lei 12.010 de 03.08.2009. 15. ed. Rio de Janeiro: Atlas; 2009.
36. Lacks J, Werner J, Miranda-Sá Jr LS. Psiquiatria forense e direitos humanos nos pólos da vida: crianças, adolescentes e idosos. Rev Bras Psiquiatr. 2006;28(2):S80-5.
37. Abdalla-Filho E. Psychiatric evaluation of civil capacity with the new Brazilian Statute of the Person with Disabilities. Rev Bras Psiquiatr. 2017;39(3):271-3.

38
Suicídio e uso de substâncias

Leonardo Afonso dos Santos e Alessandra Diehl

PONTOS-CHAVE

✓ O suicídio é um problema de saúde pública global.
✓ O uso e a dependência de substâncias são fatores de risco importantes para o suicídio.
✓ O suicídio é um fenômeno passível de prevenção, e o tratamento dos transtornos relacionados a substâncias e a prevenção ao uso de drogas devem fazer parte dessas medidas.

O termo "suicídio" é derivado do latim a partir das palavras *sui* (si mesmo) e *caedes* (ação de matar). Fenômeno presente desde os primórdios da história humana, recebeu, ao longo do tempo, uma ampla gama de significações filosóficas e conceituais: da veemente proibição à glorificação heroica do ato.[1] Em 400 a.C., por exemplo, Hipócrates já atribuía o suicídio à melancolia como consequência da depressão. Já a cultura cristã, baseada na teologia de Santo Agostinho (354-430 d.C.), o considera intrinsecamente ligado ao pecado e à condenação, já que não haveria tempo para o arrependimento e o perdão. Em 967, na Inglaterra, ele se torna um ato criminoso. Somente em 1827, com Esquirol, o fenômeno adquire a conotação de um problema psiquiátrico, e, apenas recentemente, em 1976, passou a ser compreendido em uma abordagem mais biológica.[2]

Entende-se por comportamento suicida o ato pelo qual o indivíduo se agride, independentemente de quão letal seja esse ato ou mesmo sem reconhecimento genuíno dessa atitude. Assim, o comportamento suicida é compreendido como parte de um *continuum* que engloba pensamentos, gestos e atitudes autodestrutivos até o suicídio em si, o ato de deliberadamente se matar.[2,3] Esse conhecimento é de extrema importância, na medida em que nos impele a agir assim que o paciente demonstre os primeiros sinais de tal comportamento. E, em geral, há espaço para a identificação desses sinais: estudos com grandes amostras revelam que mais de 80% dos pacientes que cometem suicídio estiveram em algum serviço primário de saúde no ano anterior a sua morte, e, destes, cerca de metade esteve no mês anterior.[4-6] Um estudo realizado no Estado de Ohio[6] demonstra, ainda, que muitos tendem a ser usuários frequentes de serviços de saúde, com número médio de visitas aos serviços variando de 1 nos últimos sete dias a 16 no ano anterior ao ato, seja por doenças clínicas, seja por transtornos psiquiátricos, como transtornos do humor e dependência química.

Esses dados reforçam as novas políticas de intervenções que vêm sendo adotadas em todo o mundo com relação ao comportamento suicida. Em 2014, a Organização Mundial da Saúde (OMS) lançou um relatório intitulado "Prevenção do suicídio: um imperativo global" (*Preventing Suicide - A Global Imperative*),[3] em que lança as bases para um projeto que visa à redução da taxa de suicídio em 10% nos países envolvidos até 2020. Para isso, foca-se no combate ao estigma e na destruição de "mitos" relacionados ao tema. Ideias como "pessoas que falam sobre suicídio não o cometem" ou "falar sobre o suicídio pode ser interpretado como um encorajamento ao ato" são completamente errôneas e prejudicam uma adequada abordagem desses pacientes (Quadro 38.1). Além disso, o estigma que até hoje permeia o assunto leva muitos a não falar sobre si e acarreta, ainda, uma subnotificação dos atos e tentativas de suicídio por profissionais da saúde, seja por solicitação de familiares, seja por questões pessoais.

Ainda hoje, em muitos países, entre eles o Brasil, predomina um forte julgamento moral e religioso perante o suicida. Prevalecem, muitas vezes, o sentimento de desprezo e o conceito cultural de que o suicida se conduz dessa forma "porque quer".[3,6] Da mesma forma, diversas ideias, vulnerabilidades e preconceitos cercam o paciente com problemas relacionados a substâncias. Não é difícil, portanto, perceber

> **QUADRO 38.1**
> **Mitos e verdades em relação ao suicídio**
>
> Muitos mitos foram construídos ao longo do tempo acerca do tema suicídio. Essas ideias muitas vezes ainda vigoram nas sociedades, causando prejuízo enorme para um melhor entendimento e abordagem do paciente suicida. Em seu relatório de 2014, a OMS selecionou algumas dessas ideias, a fim de desmitificá-las:
> - Mito: "Pessoas que falam de suicídio não pretendem realizá-lo de verdade."
> - Mito: "A maioria dos suicídios acontece repentinamente, sem aviso."
> - Mito: "Um suicida de verdade vai acabar por se matar de qualquer jeito."
> - Mito: "Falar sobre suicídio é uma má ideia e pode ser interpretado como encorajamento."
>
> Como podemos ver, todas essas ideias são falsas. A verdade é que o suicídio pode ser prevenido, e devemos estar atentos aos sinais e pedidos de ajuda que as pessoas possam dar, além de abordar com clareza o tema com nossos pacientes, o que muitas vezes já é bastante terapêutico.
>
> *Fonte:* World Health Organization.[3]

que esses pacientes precisarão de um cuidado a mais no enfrentamento de um duplo estigma, além das dificuldades inerentes à abordagem de ambos, o que justifica tentarmos entender um pouco das complexas interações existente entre os temas. Esse é o objetivo deste capítulo.

SUICÍDIO: UM PROBLEMA GLOBAL DE SAÚDE PÚBLICA

Segundo dados da OMS, são registradas, no mundo, em torno de 800 mil mortes por suicídio por ano. Em 2015, foram 788 mil mortes, com 10,7 casos por 100 mil habitantes. Em 2012, ano em que se baseou o mais recente relatório da OMS sobre o assunto, a taxa era de 11,4 por 100 mil, configurando-se a 15ª causa de morte geral. No entanto, quando selecionamos populações específicas, esses números se tornam ainda mais alarmantes: os homens, por exemplo, apresentaram taxa 1,7 vez maior que as mulheres, estando em torno de 13,5 por 100 mil habitantes. Se selecionarmos somente a população entre 15 e 29 anos, o suicídio representa 8,5% das mortes, sendo a segunda causa de morte nessa população.[3]

Além disso, a distribuição do suicídio pelo mundo é muito heterogênea. Apesar de a ausência de registros fidedignos em muitos países dificultar uma avaliação correta dessa diferença (apenas 35% dos países membros da OMS dispõem de um registro civil completo, com pelo menos cinco anos de dados), ela mostra a importância dos fatores sociais e, sobretudo, culturais envolvidos, uma vez que as taxas de suicídio de imigrantes estão mais estreitamente correlacionadas com seu país de origem do que com seu país adotivo.[7] Curiosamente, dois dos países com as maiores taxas de suicídio no mundo são nossos vizinhos: a Guiana, que aparecia em primeiro lugar no relatório da OMS em 2012, hoje na quarta colocação, e o Suriname, na sexta colocação. A **Tabela 38.1** apresenta o *ranking* dos países com as maiores taxas de suicídio, e a **Figura 38.1** apresenta um panorama da distribuição do suicídio no mundo.

Os comportamentos suicidas não fatais (pensamentos, planejamentos e tentativas) ocorrem em taxas muito maiores que o suicídio em si. Em ensaios multinacionais produzidos pela World Mental Health (WMH) nos anos 2000, com mais de 100 mil indivíduos, em 21 países, incluindo o Brasil, as estimativas da prevalência de ideação, planos e tentativas de suicídio em 12 meses foram de 2,0, 0,6 e 0,3%, respectivamente, para os países desenvolvidos, e de 2,1, 0,7 e 0,4% para os países em desenvolvimento.[9] Indivíduos que relatam ideação nos últimos 12 meses têm prevalência de tentativas significativamente maiores em 12 meses (15,1% nos países desenvolvidos e 20,2% nos países em desenvolvimento), e o planejamento suicida aumenta ainda mais o risco.[9-11]

O Brasil apresentou, em 2015, taxa de suicídio geral de 6,3 casos por 100 mil habitantes. Em 2012, era de 6,0 por 100 mil, com taxas de 2,6 casos por 100 mil entre mulheres e de 9,4 casos por 100 mil entre homens. Apesar de apresentar taxas relativamente menores que a média mundial, e mesmo que a média do continente americano (9,6 por 100 mil habitantes), esses números foram suficientes para colocar o País em oitavo lugar no mundo em número absoluto de suicídios. Além disso, verifica-se, aqui, uma tendência preocupante de

TABELA 38.1

Ranking de países segundo as taxas de suicídio por 100 mil habitantes
1º Sri Lanka – 35,3
2º Lituânia – 32,7
3º Coreia do Sul – 32,0
4º Guiana – 29,0
5º Cazaquistão – 27,5
6º Suriname – 26,6
7º Bielorrússia – 22,8
8º Guiné Equatorial – 22,6
9º Polônia – 22,3
10º Letônia – 21,7
11º Hungria – 21,6
12º Eslovênia – 21,4
13º Bélgica – 20,5
14º Angola – 20,5
15º Rússia – 20,1
16º Japão – 19,7
17º Estônia – 18,9
18º Bolívia – 18,7
19º Costa do Marfim – 18,1
20º Croácia – 17,5
103º Brasil – 6,3

Fonte: World Health Organization.[8]

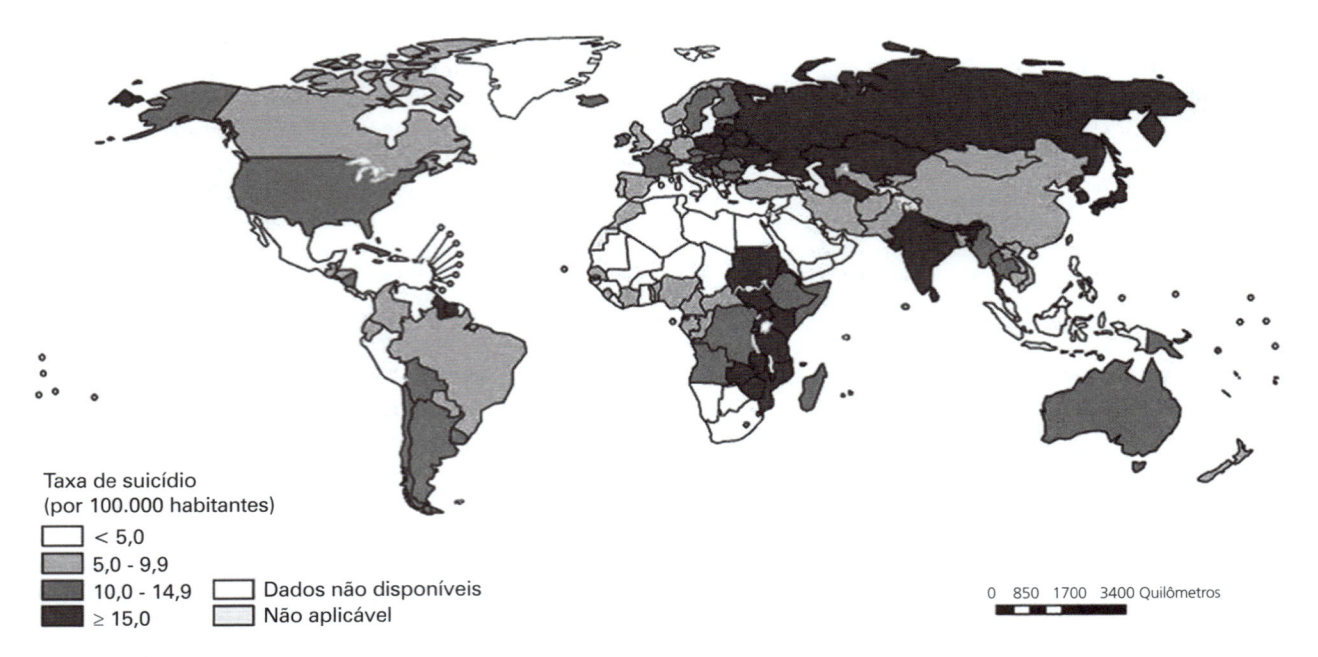

Figura 38.1 Taxas de suicídio por 100 mil habitantes no mundo em 2012 – ambos os sexos.
Fonte: World Health Organization.[3]

aumento das taxas de suicídio entre a população. Entre os anos de 2000 e 2012, houve aumento de 10,4% nas taxas da população em geral, 17,8% quando consideramos somente as mulheres, e 8,2% entre os homens.

Em relação ao comportamento suicida como um todo, poucos estudos brasileiros propõem-se a analisar melhor essas relações. No Multisite Intervention Study on Suicidal Behaviours (SUPRE-MISS), projeto da OMS que no Brasil foi dirigido por Botega e colaboradores,[12] na cidade de Campinas (São Paulo), as prevalências foram de 17,1% para ideação suicida, 4,8% para planos e 2,8% para tentativas de suicídio. Esses dados são apresentados de forma ilustrativa na **Figura 38.2**.

É importante, ainda, destacar o enorme impacto socioeconômico causado por custos de saúde e anos de vida perdidos relacionados ao comportamento suicida. Esse impacto tem sido avaliado em *years of life lost* (YLLs), *years lived with disability* (YLDs) e em *disability adjusted life years* (DALYS), que integra o impacto dos dois primeiros (anos de vida perdidos e anos de vida com incapacidade). Segundo dados do *Global Burden of Disease Study*, de 2010,[13] o suicídio é a 13ª causa de anos de vida perdidos no mundo. Além disso, é claro, destaca-se também o impacto psicológico do suicídio nas famílias e na sociedade, um prejuízo imensurável.

Fatores de risco

Muitos são os fatores de risco relacionados ao suicídio, e, de modo geral, podemos dividi-los em duas categorias: fatores individuais e fatores socioambientais.[18] Entre os primeiros, podemos citar história de patologia de saúde mental, em especial transtornos do humor e transtornos relacionados a substâncias, vulnerabilidade genética, história prévia de tentativas de suicídio. Entre os fatores sociais, estão isolamento social, desemprego, pobreza, ausência de vínculos familiares. O **Quadro 38.2** traz os principais fatores de risco e de proteção relacionados ao suicídio.

De todos os fatores, o mais forte indicador de risco de suicídio no futuro é ter apresentado uma ou mais tentativas anteriores.[3,18] Isso reitera a importância de se elaborar planos de abordagem de vítimas de tentativas de suicídio em emergências e hospitais gerais. Em relação ao gênero, um interessante fenômeno é descrito na literatura. Enquanto os homens apresentam risco relativo geral até 3 vezes maior de suicídio do que as mulheres, em relação ao comportamento suicida, incluindo pen-

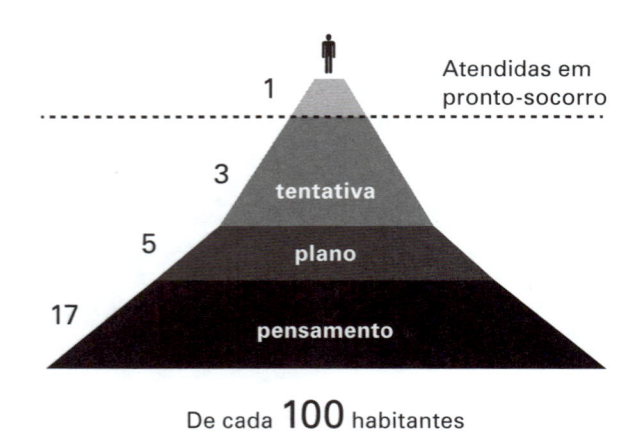

Figura 38.2 Comportamento suicida ao longo da vida.
Fonte: Botega e colaboradores.[12]

QUADRO 38.2
Fatores de risco e de proteção para o suicídio

Fatores de risco	
• Tentativas de suicídio prévias • Idade • Sexo masculino • Doença mental • Traços impulsivos de personalidade • Sentimentos de desesperança e baixa autoestima • Predisposição genética • Desemprego • Uso de substâncias	• Baixo nível socioeconômico e educacional • Fácil acesso a meios (armas, pesticidas, medicações) • Doenças crônicas • Traumas decorrentes de abuso sexual • Estigma associado a procurar por ajuda
Fatores de proteção	
• Suporte familiar • Religiosidade • Envolvimento comunitário • Emprego • Acesso a serviços de saúde	• Vida social ajustada e satisfatória • Estilo de vida com estratégias positivas de enfrentamento (*coping*) e bem-estar

Fonte: Elaborado com base em World Health Organization,[3] McLean e colaboradores,[11] Botega e colaboradores[12] e Yoshimasu e colaboradores.[18]

samentos, planos e tentativas, as mulheres apresentam 1,5 vez mais esses comportamentos que os homens.[19] O **Quadro 38.3** mostra como esse fenômeno se dá em populações especiais.

Ter um transtorno mental é um dos fatores de risco mais importantes para o comportamento suicida.[3,18,19] Um estudo clássico de Bertolete e colaboradores[20] relata que até 98% dos pacientes que cometeram suicídio, em análise posterior, preenchiam critérios para algum transtorno mental. Segundo dados da OMS e da World Mental Health (WMH) Survey Initiative, de 2008, os transtornos mentais mais frequentemente envolvidos com comportamento suicida são, em ordem: os transtornos do humor, com aumento do risco em 3,4 a 5,9 vezes, em comparação à população em geral, seguidos dos transtornos do controle de impulsos, de ansiedade e relacionados a substâncias.

SUICÍDIO E O USO DE SUBSTÂNCIAS

ÁLCOOL

Entre todas as substâncias, até o momento, a que mais apresenta evidências de relação positiva bem estabelecida com o comportamento suicida é o álcool.[3] Em uma análise mais profunda, rapidamente percebemos que essa relação deve ser compreendida por meio de dois construtos distintos: o uso

QUADRO 38.3
O suicídio em populações especiais

Alguns grupos populacionais específicos têm apresentado taxas alarmantes de suicídio. Um desses grupos é o de adolescentes e jovens adultos. Apesar de a idade ser um fator de risco (quanto maior a idade, maior o risco),[14] o suicídio tem aumentado na faixa etária mais jovem, sendo hoje a segunda causa de morte entre 15 e 29 anos de idade no mundo.[3] No Brasil, ocupa a terceira posição nesse grupo.

    Homossexuais e bissexuais também têm apresentado risco elevado para comportamento suicida, bem como para transtornos relacionados ao uso de substâncias.[15] Uma grande metanálise, conduzida por King e colaboradores,[15] evidenciou que o risco de tentativas de suicídio na população *gay* é 2,5 vezes maior que entre heterossexuais, assim como a razão de chances para dependência de álcool e outras substâncias é de 1,5. Várias são as complexidades que parecem favorecer esses dois eventos, sendo que o pensamento corrente aponta para aspectos multifatoriais diversos interagindo entre si. Entre esses fatores, citam-se a homofobia, o heterossexismo e fatores relacionados à formação da identidade *gay* e do processo de *coming out* ("sair do armário").[16]

    Uma epidemia de suicídio entre jovens indígenas da tribo guarani-kaiowá ocorrida na década de 1990 chamou a atenção para as taxas alarmantes de suicídio nessas populações. Oliveira e Lotufo[17] avaliaram o panorama do suicídio entre indígenas e encontraram tribos com taxas 40 vezes maiores que a média brasileira (kaiowás), 28% de mortalidade por suicídio (ticunas) e, ainda, casos como os sorowá, uma tribo com cerca de 130 habitantes com uma das maiores taxas de suicídio corrigida no mundo (1.992 por 100 mil habitantes).

agudo de álcool e o transtorno (dependência) por uso de álcool.[21] Apesar de as evidências demonstrarem risco aumentado para comportamento suicida em ambos, há vias diferentes pelas quais cada um influencia esse aumento.[22]

Calcula-se que, em média, 37% dos suicídios e 40% das tentativas de suicídio são precedidos por uso agudo de álcool.[23] Uma metanálise conduzida por Borges e colaboradores,[24] em 2016, demonstrou que o uso agudo de álcool, em qualquer quantidade, esteve associado a aumento do risco de tentativas de suicídio, com um risco relativo geral de 6,97 (intervalo de confiança [IC] 95% 4,77-10,17). Se forem consideradas "grandes quantidades", esse risco aumenta para 37,18 (IC 95% 17,38-79,53), demonstrando importante relação dose-resposta.

Esse risco estimado no uso agudo de álcool mostrou-se maior que os efeitos do uso crônico, reforçando o entendimento de que há mecanismos específicos pelos quais o álcool agudamente aumenta o risco de tentativas de suicídio. Muito provavelmente, esses mecanismos estão relacionados aos efeitos no sistema nervoso central (SNC), a saber: aumento da agressividade e da impulsividade,[25-27] sentimento de tristeza, ou rebaixamento do humor,[28] e diminuição das funções cognitivas.[29,30]

No entanto, estudos falham em considerar separadamente as diferentes circunstâncias e motivações para beber antes do comportamento suicida. Por exemplo, embora raramente considerado, o álcool pode ser usado deliberadamente antes do comportamento suicida a fim de remover as barreiras psicológicas, como para aumentar a coragem e entorpecer o medo, para "anestesiar" a dor de morrer ou para tornar a morte mais provável (p. ex., "misturou álcool com pílulas").[21]

Na tentativa de entender melhor a ação do uso agudo de álcool em meio a essas circunstâncias, Bagge e colaboradores[31] analisaram possíveis "preditores de curto prazo" em pacientes após tentativas de suicídio. Para isso, a equipe fez uma análise retrospectiva das 24 horas anteriores de 166 pacientes atendidos em serviços de urgência por tentativa de suicídio. Dois fatores, o uso de álcool e a ocorrência de eventos negativos de vida, mostraram aumento estatisticamente significativo da ideação suicida na hora seguinte ao uso (ou evento). Esse aumento foi comparado à ideação suicida basal e à ideação imediatamente anterior ao uso, que ainda assim se mostrou significativa, apontando o uso agudo de álcool como importante fator de risco independente.

Park e colaboradores[32] demonstraram que o uso agudo de álcool também esteve relacionado a uso maior dos chamados métodos de suicídio de alta letalidade, como o uso de armas de fogo ou o ato de pular de lugares altos.

No Brasil, em 2009, Diehl e Laranjeira[33] conduziram um estudo com cerca de 80 pacientes admitidos em um pronto-socorro no município de Embu das Artes (São Paulo) por tentativas de suicídio. Destes, 21,2% confirmaram ter feito uso de bebida alcoólica nas 6 horas que antecederam a tentativa, 7,5% relataram ter usado drogas ilícitas, e 10% demonstraram critérios para dependência de substâncias.

Um estudo conduzido entre as vítimas de suicídios necropsiadas nos postos médico-legais do Estado de São Paulo, durante o ano de 2005, demonstrou alcoolemia positiva em 33,1% dos casos. A porcentagem de homens com alcoolemia positiva foi 1,8 vez superior à das mulheres. Entre os homens, 37,1% tinham alcoolemia positiva, enquanto entre as mulheres, 20,1%.[34]

Botega e colaboradores,[35] em investigação realizada entre os pacientes internados no Hospital de Clínicas da Universidade Estadual de Campinas (HC-Unicamp), observaram, entre os que faziam uso de álcool, história de tentativa prévia de suicídio em 8,1%, contra 5,2% entre os que negaram o uso.

Em relação ao uso crônico/dependência de álcool, há muito se sabe da relação positiva na associação com o suicídio. Em meados do século XIX, Nathaniel Currier[36] encabeçou o chamado "Movimento de Temperança", um esforço organizado para incentivar a moderação ou a abstinência de bebidas alcoólicas. Currier e Ives produziram pelo menos 30 gravuras que ilustravam o *Drunkards Progress*, um processo de nove passos que demonstra o progresso de um etilista do primeiro copo à morte por suicídio. Ao longo século XX, diversos estudos se propuseram a estudar essas relações, com importantes diferenças metodológicas e conceituais. Hoje, com critérios bem definidos e amplamente aceitos, temos evidências bem documentadas de que a dependência de álcool é um fator de risco importante para o comportamento suicida. Realizando uma revisão sistemática da literatura, Borges e Loera[37] observaram que a dependência de álcool confere entre 2,6 e 3,7 vezes maior probabilidade de tentativas de suicídio.

Um estudo realizado em Israel em 2014,[38] com 1.237 adultos com história positiva para uso pelo menos eventual de álcool, demonstrou que, entre aqueles que preenchiam critérios para dependência (que incluía apresentar pelo menos 3 dos 11 critérios citados no *Manual diagnóstico e estatístico de transtornos mentais* [DSM-IV], em um período de 12 meses, em qualquer período da vida), o risco de ideação e comportamentos relacionados ao suicídio foi 2,18 vezes maior que entre aqueles que não preenchiam critérios para dependência (9 contra 4,1%).

Os mecanismos pelos quais o uso crônico de álcool se relaciona com o comportamento suicida também foram alvo de discussão na revisão realizada por Borges e Loera.[37] Os autores, avaliando esses mecanismos, os dividiram em duas classes distintas: fatores predisponentes e fatores precipitantes. Entre os fatores predisponentes, citam-se impulsividade, negativismo e desesperança. Já entre os precipitantes são citadas as rupturas interpessoais causadas pelo uso de substâncias e as comorbidades, como a depressão maior (**Quadro 38.4**).

A depressão maior tende a ser comum entre dependentes de substâncias, especialmente dependentes de álcool, devido a eventos de vida estressantes.[39] O consumo crônico de

QUADRO 38.4
Mecanismos pelos quais o álcool se relaciona ao comportamento suicida

Uso agudo de álcool	Dependência de álcool

Mecanismos se relacionam aos efeitos agudos da substância no SNC:
• Aumento da agressividade e da impulsividade
• Sentimento de tristeza, ou rebaixamento do humor
• Diminuição das funções cognitivas
	Mecanismos se relacionam às mudanças sociais e comportamentais, divididas em:
	• Fatores predisponentes:
	  – Aumento do padrão impulsivo de comportamento
	  – Negativismo
	  – Desesperança
	• Fatores precipitantes:
	  – Rupturas interpessoais devido ao uso da substância
	  – Comorbidades (em especial depressão maior)

Fonte: Elaborado com base em Borges e colaboradores,[24] Gustafon,[25] Dougherty e colaboradores,[26] Caswell e colaboradores,[27] Heinz e colaboradores,[28] Peterson e colaboradores,[29] Popke e colaboradores[30] e Borges e Loera.[37]

álcool resulta em mudanças na rede social, na cultura e nas tradições.[40] Como consequência do aumento dos problemas sociais do indivíduo, o consumo de substância também aumenta, como uma estratégia de enfrentamento da solidão e da desesperança, criando um grave ciclo, no qual o indivíduo se aprofunda cada vez mais na dependência.[41]

Do ponto de vista biológico, o consumo de substâncias altera os níveis de neurotransmissores, incluindo a serotonina (5-HT),[42] que também tem sido relacionada ao comportamento suicida[43] e ao aumento da impulsividade, um fator precipitante para o comportamento suicida. No caso do álcool, especificamente, um polimorfismo no braço longo do alelo 5-HTTLPR (*serotonin-transporter-linked polymorphic region*) tem sido relacionado à fissura pelo álcool e ao comportamento suicida.[44]

Uma terceira forma pela qual o álcool poderia se relacionar ao comportamento suicida, ainda que não diretamente, seria na codependência (uma obsessão familiar sobre o comportamento do dependente, visando, no controle do consumo da substância, o eixo da organização familiar).[45] Alguns estudos russos demonstram aumento do comportamento suicida entre as mulheres de pacientes dependentes de álcool. Merinov e Shustov[46] demonstraram que mulheres casadas com dependentes de álcool com comportamento suicida apresentam taxas ainda maiores, em um fenômeno denominado "comorbidade matrimonial suicida". Apesar de mais estudos em diferentes populações serem necessários para confirmar esses dados, eles propõem que as mulheres desses pacientes recebam uma atenção especial durante o trabalho terapêutico.

DROGAS ILÍCITAS

A maioria dos trabalhos que estudam a associação entre drogas ilícitas, como maconha, cocaína, *crack*, heroína e metanfetamina, consiste em estudos que consideram as substâncias como um todo, incluindo o álcool. No entanto, dados de uma grande iniciativa do Institute for Health Metrics and Evaluation (IHME), o Global Burden of Disease (GBD – 2010), divulgados por Ferrari e colaboradores,[13] listaram as drogas que, em padrão de dependência, mais se associam a anos de vida perdidos ajustados por incapacidade (DALYS) por suicídio. Após o álcool (13,25%), as anfetaminas tiveram as maiores taxas, com 2,4% dos DALYS por suicídio, seguidas pelos opioides, com 1,9%, e, por último, a cocaína, com 0,9% (**Fig. 38.3**).

Poorolajal e colaboradores[47] realizaram uma grande metanálise, incluindo 43 estudos, entre coorte, casos-controle e transversais. Apontando para a grande heterogeneidade dos dados, eles classificaram, então, os estudos entre os de baixa e os de alta qualidade, de acordo com a The Newcastle-Ottawa Scale (NOS). Considerando apenas os de alta qualidade, os transtornos relacionados a substâncias apresentaram risco relativo para ideação, tentativa e morte por suicídio, respectivamente, de 1,37, 1,80 e 1,44. Entre as drogas, as que mais tiveram associação nessa análise foram os opioides, mas todas as drogas ilícitas tiveram índices relativamente próximos. Os autores concluíram que, apesar de haver evidências suficientes da existência de uma associação positiva entre comportamento suicida e transtornos por uso de substâncias, mais estudos, sobretudo de coorte prospectivos, são necessários para se obter dados mais robustos, especialmente no que diz respeito às drogas ilícitas e à morte por suicídio. Da mesma forma, mais estudos observacionais são necessários para se estimar o padrão de dose-resposta do uso de substâncias relacionado ao suicídio, bem como os métodos mais usados.

Recentemente, Maria Oquendo,[48] psiquiatra e atual presidente da American Psychiatric Association (APA), em matéria vinculada em *blog* do National Institute on Drug Abuse (NIDA) em 20 de abril de 2017, publicou texto com o título "Transtornos por uso de opioides e suicídio: uma tragédia escondida" (*Opioid Use Disorders and Suicide: A Hidden Tragedy*). Entre os dados americanos que ela aponta, estão os seguintes fatos:

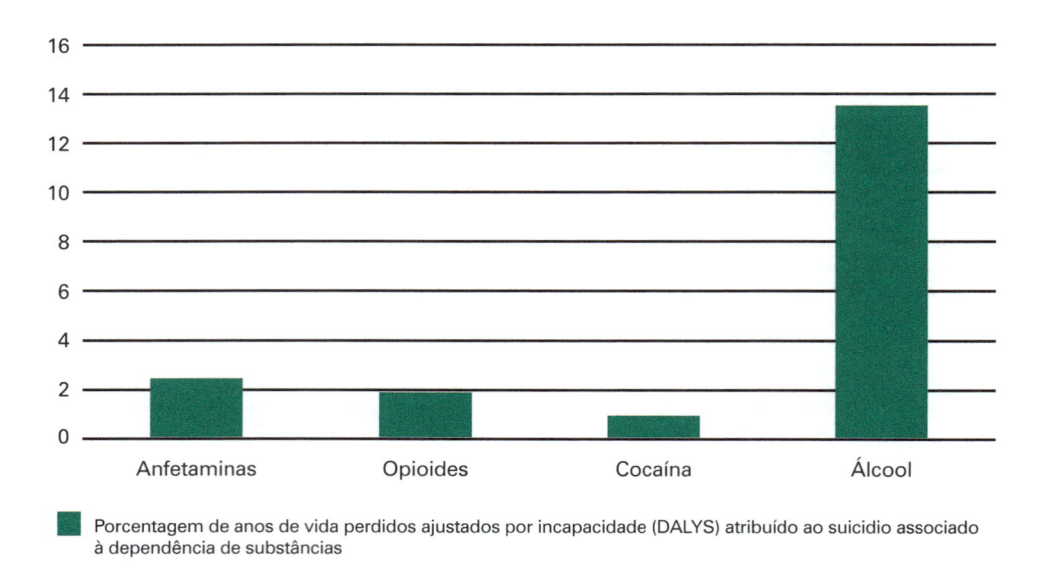

Figura 38.3 Comparação do impacto de diferentes substâncias nos anos de vida perdidos ajustados por incapacidade (DALYS) por suicídio.
Fonte: Ferrari e colaboradores.[13]

Gráfico: Porcentagem de anos de vida perdidos ajustados por incapacidade (DALYS) atribuído ao suicídio associado à dependência de substâncias — Anfetaminas ~2,5; Opioides ~2; Cocaína ~1; Álcool ~13,5.

- O diagnóstico de transtorno por uso de opioides leva a um risco aumentado de suicídio tanto para homens quanto para mulheres.
- Os pesquisadores têm calculado que a taxa de suicídio entre aqueles com uso de opioides foi de 86,9/100 mil, em comparação com a taxa já alarmante de 14/100 mil na população em geral dos Estados Unidos.
- O risco de morte por suicídio foi superior a 2 vezes para os homens com uso de opioides. Para as mulheres, o aumento foi superior a 8 vezes.

Uma revisão mais antiga, conduzida por Wilcox e colaboradores,[49] apontava que não só o tipo de substância, mas também a via de consumo, tem impacto nos desfechos suicidas, sendo maior entre os usuários de drogas intravenosas. Os usuários de múltiplas drogas também apresentaram maior associação, sendo que, quanto maior o número de drogas usadas, maior a predição.

A dependência de maconha não foi incluída na lista dos fatores de risco relacionados ao suicídio no relatório do Global Burden of Disease.[50] Uma atualização desse mesmo grupo de estudos, que incluiu dois novos estudos, e uma revisão consideram a associação de alguma forma contraditória e possivelmente enviesada. No entanto, em revisão e metanálise de Borges e colaboradores,[50] a evidência atual tende a sustentar que o consumo crônico de *Cannabis* pode predizer comportamento suicida. Há muita heterogeneidade, e mais estudos controlados e de qualidade devem ser realizados para entendermos melhor essa relação.

No Brasil, há alguns estudos gerais que tendem a confirmar a importante associação entre consumo de drogas e comportamento suicida. Além do estudo de Diehl e Laranjeira,[33] já citado, Werneck e colaboradores[51] publicaram um estudo com dados de 160 tentativas de suicídio registradas entre abril de 2001 e março de 2002 em um hospital geral do Rio de Janeiro. Destas, 68% ocorreram entre mulheres, e 26% entre adolescentes. A ingestão de pesticidas e o uso de medicamentos foram os principais métodos. Observou-se que 15% tinham história de uso de álcool; 11%, uso de drogas ilícitas; e 27%, uso de medicamentos psicotrópicos.

Formiga e colaboradores,[52] em estudo para avaliar a prevalência de diagnósticos duplos (comórbidos) entre usuários de drogas lícitas e ilícitas no Brasil, constataram um risco de suicídio de 5,7% entre usuários abstinentes de drogas, com história prévia de tentativas em 37,4%; 20% entre usuários de álcool, com história prévia de tentativas de 41,7%; e 33,3% entre usuários de álcool e drogas ilícitas, com história prévia de tentativas de 46,2%. Esse estudo, além de apontar um aumento importante do comportamento suicida quando há drogas ilícitas envolvidas, mostra a importância do tratamento da dependência química e da abstinência para esses pacientes, diminuindo circunstancialmente o risco de suicídio.[52]

O *crack*, um grave problema de saúde pública no Brasil contemporâneo, não está entre as drogas mais consumidas nos países desenvolvidos, o que implica poucos dados sobre seus efeitos especificamente no comportamento suicida. No entanto, um estudo da Universidade Federal do Rio Grande do Sul (UFRGS) publicado em 2014, que trata das comorbidades mais associadas ao *crack*, demonstrou que os indivíduos que reportaram seu uso em algum momento na vida também apresentaram aumento do risco de suicídio, com razão de chances = 4,43 (2,20-9,32) e $p < 0,001$, significativo mesmo quando controlado para gênero, *status* socioeconômico e uso de cocaína associado.

Oquendo,[48] atentando para as estatísticas impressionantes em seu país, finaliza seu editorial chamando a atenção para o grande estigma e desatenção que as pessoas com transtornos por uso de substâncias sofrem. Certamente, seu discurso também vale muito para o cenário brasileiro:

> Como país, precisamos desesperadamente superar as atitudes estigmatizantes e enfrentar o problema. Precisamos desesperadamente saber quais são os melhores tratamentos para um dado indivíduo, e para isso também precisamos de pesquisa para identificar biomarcadores para a resposta ao tratamento e ter políticas públicas eficazes.

BENZODIAZEPÍNICOS E OUTROS SEDATIVO-HIPNÓTICOS

Benzodiazepínicos (BZDs) e outros sedativos também têm sido associados a comportamento suicida. Brower e colaboradores[53] publicaram dados norte-americanos do *National Comorbidity Survey Replication*, em que o uso de "pílulas para dormir" ou outros sedativos esteve associado a um aumento de três vezes no risco de tentativas de suicídio, mesmo após ajustado para insônia, uso de substâncias, ansiedade e transtornos do humor. Apesar desses dados, pouca atenção tem sido dada à questão dos sedativos e sua associação ao suicídio.[54] Além disso, pode-se também esperar que os BZDs sejam capazes de proteger alguns pacientes contra o suicídio, considerando que ansiedade e insônia são dois fatores de risco modificáveis para o suicídio.

Na tentativa de entender melhor essas posições aparentemente antagônicas dos BZDs no comportamento suicida, Dodds[54] realizou uma revisão sistemática na qual demonstrou que, na maioria dos estudos, os BZDs tiveram relação positiva com tentativas ou suicídios completos. No entanto, os efeitos parecem ser bem maiores em alguns tipos específicos de pacientes. Os BZDs associaram-se a aumento de auto e heteroagressividade, além de impulsividade, dois possíveis mediadores para comportamento suicida. Portanto, pacientes com uma base menos ansiosa e mais impulsiva/agressiva, como os com transtornos da personalidade *borderline* e antissocial, e pacientes com doenças degenerativas do SNC (p ex., demência), demonstraram aumento muito mais substancial do comportamento suicida. Isso aponta a necessidade clínica de se prescrever com cuidado essas medicações, usando-as de forma bem indicada, sempre na menor dose efetiva possível e por pouco tempo.

Muito da ação de desinibição, com aumento da impulsividade, dos BZDs e sedativo-hipnóticos dá-se devido à ação, similar à do álcool, nos receptores do ácido gama-aminobutírico A (GABA-A).[54] Essa ação sinérgica é muito prejudicial, em especial nas intoxicações, pois os BZDs com frequência são usados como instrumentos de suicídio, favorecendo depressões respiratórias letais.[54]

MANEJO CLÍNICO/ABORDAGEM

As abordagens com relação ao suicídio serão apresentadas de duas formas: nas estratégias para o manejo do paciente em crise e nas estratégias de prevenção, bastante focadas nas recomendações da OMS em sua última publicação sobre o tema.

Botega,[59] em seu livro *Crise suicida*, deixa claro quais são os objetivos essenciais no manejo do paciente em crise: em curto prazo, mantê-lo seguro; em médio prazo, mantê-lo estável. Isso vale para qualquer paciente em crise suicida, com história de uso de substâncias ou não. Ver **Quadro 38.5**, que mostra que isso vale para qualquer pessoa, incluindo os famosos e as celebridades.

Pensando em um profissional que se depara com um paciente que acabou de cometer uma tentativa de suicídio, em uma situação de urgência/emergência, alguns mandamentos devem ser seguidos:[60]

- **1º mandamento: proteja a vida.** Estratégias de suporte de vida podem ser necessárias. Deve-se realizar exame físico completo e exames complementares, dependendo da forma da tentativa, e obter a história com o paciente e acompanhantes.
- **2º mandamento: não minimize a tentativa de suicídio.** A tentativa não deve ser desprezada por não ser potencial-

---

QUADRO 38.5
Suicídio, transtornos mentais e dependência química entre famosos

Em agosto de 2014, a morte do comediante Robin Willians por suicídio chocou o mundo. O ator tinha história de transtorno depressivo e dependência química de álcool e cocaína, mas não houve registro de uso agudo no momento do ato.[55] Após sua morte, soube-se que o ator tinha descoberto recentemente uma demência por corpúsculos de Lewy.[56]

Talvez uma das cartas de suicídio que mais tenha gerado repercussão tenha sido a do vocalista Kurt Cobain, da banda Nirvana, em 1994. O artista excêntrico teve uma vida marcada por alterações de humor, desgastes emocionais, dependência de heroína e outras drogas.[57]

Em julho de 1890, o mundo perdeu um dos maiores artistas plásticos de todos os tempos. Vincent van Gogh cometeu suicídio atirando contra o próprio peito, após uma vida atribulada, com diversas crises sugestivas de transtorno bipolar e problemas com o álcool.[58]

Fonte: Elaborado com base em Presse,[56] The Biography.com website,[57] Blummer.[58]

mente fatal e deve ser interpretada como um pedido de ajuda que necessita de atenção e entendimento.
- **3º mandamento: demonstre empatia.** Evite julgamentos e confirme que está disposto a ajudar.
- **4º mandamento: avalie fatores de risco e de proteção.** Mediante uma avaliação minuciosa de fatores de risco e de proteção, é possível orientar melhor a conduta a ser tomada.

Realizada a avaliação e a estabilização do paciente, deve-se decidir o ambiente terapêutico em que ele será tratado. Deve-se optar por internação psiquiátrica nos casos de risco iminente de vida, alteração grave do estado mental, ausência de uma rede de apoio da família, ou uma família claramente disfuncional ou, ainda, sem condições de dar continência emocional ao paciente. Há circunstâncias em que se pode optar pela chamada "internação domiciliar".[59] O paciente deve ser supervisionado todo o tempo (24h por dia) por familiares, e deve-se impedir o acesso aos possíveis meios: armas, objetos cortantes, medicamentos.

É importante lembrar que a crise suicida é uma condição clínica muito grave, em que a segurança do paciente toma precedência sobre a confidencialidade. Comunicar um familiar ou responsável é mandatório, mesmo que o paciente não concorde.[59] Após os esclarecimentos aos familiares e ao paciente, um plano de monitoramento deve ser estabelecido. Isso inclui o agendamento de consultas, telefonemas periódicos, identificação dos gatilhos, diminuição dos estressores, aumento do apoio social e viabilização de contatos emergenciais.

Alguns modelos específicos de suporte têm obtido resultados bastante favoráveis ao redor do mundo. Um exemplo é o Attempted Suicide Short Intervention Program (ASSIP).[61] O ASSIP é um programa de terapia breve desenvolvido por um grupo de pesquisa suíço para pacientes que tentaram suicídio. Consiste em um modelo de três sessões de terapia, suplementadas por cartas personalizadas aos participantes por 24 meses. Na primeira sessão, é gravada uma entrevista na qual o paciente conta sua história. Na segunda, ele assiste, com o terapeuta, a trechos de sua entrevista, e os dois conversam sobre ela. Na terceira, o paciente traz suas reflexões sobre as discussões e, em conjunto com o terapeuta, confecciona cartões de enfrentamento que serão usados em seu dia a dia.

Esse tipo de intervenção obteve redução de 83% no risco de tentativas de suicídio durante o seguimento de 24 meses, quando comparado com o grupo-controle. Outros tipos de intervenções também têm respostas bastante satisfatórias; no entanto, no Brasil, não há registro de estratégias padronizadas de suporte a esses pacientes. Se considerarmos que o maior fator de risco para o suicídio é ter tentativas anteriores, perde-se uma grande oportunidade de intervir em alguns dos pacientes mais vulneráveis.[61]

Entre os pacientes com história de uso de substâncias, o plano de seguimento deverá obrigatoriamente contemplar uma abordagem a essa área. Restringir os meios que possam facilitar o suicídio inclui restringir o uso agudo de álcool ou outras drogas.[59] Aos pacientes dependentes, um tratamento voltado para essa patologia é capaz de reduzir circunstancialmente o risco de suicídio.[62,63]

PREVENÇÃO

O suicídio é um grave problema de saúde pública em todo o mundo, mas é passível de prevenção. No relatório da OMS de 2014, esse é o grande foco da publicação, claro já no título: "Prevenção do suicídio: um imperativo global".[3] É imperativo que mais governos se mobilizem, por meio de investimento humano e financeiro na prevenção do suicídio. Entretanto, reduzir o suicídio nacionalmente deve ser um esforço multissetorial para ser efetivo. As intervenções para a prevenção do suicídio podem ser de três tipos:

1. **Universais:** políticas públicas que visam atingir toda a população, como melhorar e garantir o acesso aos serviços de saúde, elaborar políticas de saúde mental e restringir o acesso aos meios usados para suicídio.
2. **Seletivas:** políticas que visam grupos específicos ou minorias, como treinar os profissionais e educadores que estão em contato com adolescentes e divulgar números de *helplines* e orientações gerais a populações vulneráveis.
3. **Individuais:** intervenções para indivíduos vulneráveis específicos, como o manejo de pacientes que já apresentaram tentativas de suicídio ou o tratamento de pacientes com transtornos mentais e uso de substâncias.

O **Quadro 38.6** traz algumas das atitudes preventivas que podem ser colocadas em prática em cada um dos níveis citados.

É interessante perceber que um dos itens citados pela OMS se relaciona à criação de estratégias para prevenir o uso de álcool. Na verdade, em 2010, a OMS já havia publicado um relatório intitulado "Estratégia global para reduzir o uso nocivo de álcool", demonstrando como os prejuízos relacionados a esse comportamento são extensos, tanto individual como socialmente.[64] Nessa publicação, a OMS sugere políticas de intervenção ao uso de álcool em 10 áreas distintas:

1. **Lideranças/conscientização e compromisso:** inclui a formulação de políticas e planos de ação para a redução do uso de álcool em âmbito nacional e a elaboração de estratégias de conscientização, evitando a estigmatização e a criminalização de indivíduos e grupos afetados.
2. **Serviços de saúde:** inclui aumentar a capacidade de realizar prevenção, tratamento e cuidados para os usuários de álcool e outras substâncias, garantindo o acesso universal.
3. **Comunidade:** inclui identificar áreas prioritárias, capacitar autoridades locais, dando suporte na ação comunitária, e prevenir a venda de álcool para menores de idade.

QUADRO 38.6
Intervenções capazes de prevenir o suicídio

Universais	• Implementação de políticas em saúde mental • Políticas capazes de reduzir o uso de álcool • Acesso garantido ao sistema de saúde • Restrição aos meios usados para suicídio • Mobilização responsável da mídia • Aumento da conscientização sobre saúde mental, transtornos por uso de substâncias e suicídio
Seletivas	• Intervenções em grupos vulneráveis • Treinamento de profissionais da saúde, professores, policiais, líderes comunitários e religiosos • Implementação de linhas de ajuda de crise (*helplines*)
Individuais	• Acompanhamento individual e suporte social e comunitário • Avaliação e manejo dos comportamentos suicidas • Avaliação e manejo de transtornos mentais e por uso de substâncias

Fonte: World Health Organization.[3]

4. **Políticas de beber e dirigir:** introduzir e fiscalizar um limite para a concentração de álcool no sangue ao dirigir, realizar campanhas em suporte dessas políticas.
5. **Disponibilidade de álcool:** estabelecer um sistema apropriado para regular a produção e o fornecimento de bebidas alcoólicas que imponha limitações razoáveis à distribuição de álcool e ao funcionamento dos estabelecimentos de bebidas alcoólicas, levando em consideração as normas culturais do país em questão.
6. **Marketing de bebidas alcoólicas:** reduzir o impacto das propagandas, sobretudo entre jovens e adolescentes, regulando e impondo regras às atividades publicitárias.
7. **Políticas de preço:** incluir a formulação de um regime de tributação interna específica do álcool, acompanhado de um sistema de execução eficaz, que pode levar em conta o teor alcoólico da bebida.
8. **Redução das consequências do uso e da intoxicação pelo álcool:** inclui regular o contexto dos locais onde se faz uso de bebida, a fim de minimizar a violência e o comportamento disruptivo, como servir bebidas em copos de plástico, aplicando leis e responsabilizando legalmente por consequências e danos decorrentes da intoxicação.
9. **Redução do impacto do álcool produzido ilegal ou informalmente:** inclui realizar um bom controle de qualidade, fiscalizando a produção e a distribuição das bebidas.
10. **Monitoramento e vigilância:** estabelecer estruturas efetivas de monitoramento do uso de álcool, com a criação de banco de dados e instituições capazes de analisar e divulgar os dados relativos a suicídio e uso/consumo de álcool, por meio de publicações nacionais.

Xuan e colaboradores[65] publicaram recentemente uma revisão da literatura a respeito das políticas em relação ao álcool e ao suicídio. Apesar de considerarem o número de estudos nessa área ainda muito baixo, em geral, as políticas que foram capazes de reduzir o consumo ou tornar o álcool menos disponível também foram capazes de reduzir as taxas de suicídio. Entre elas, citam-se:

- controle de preço e taxação do álcool
- leis de idade mínima legal para consumo de álcool
- controle da densidade de estabelecimentos que comercializam álcool, por região
- leis de tolerância zero para motoristas (foi capaz de reduzir as taxas de suicídio entre adolescentes e adultos jovens)

Mais estudos são necessários em diferentes sociedades e culturas, para se avaliar a eficácia e o custo-benefício de cada uma dessas políticas.[65] Na esfera individual, não poderíamos deixar de reforçar a importância da implementação terapêutica nas condições de saúde mental e nas dependências de substâncias, como forma de reduzir as taxas de comportamento suicida.[3] Diversos estudos têm demonstrado que a participação em grupos, como os Alcoólicos Anônimos (AA), é uma medida capaz de diminuir substancialmente o risco de suicídio nesses pacientes.[66-68]

CONSIDERAÇÕES FINAIS

O mundo parece estar sofrendo os primeiros impactos benéficos das políticas de prevenção ao suicídio apregoadas nos últimos anos pela OMS e por dezenas de outras entidades. A taxa global de suicídio parece sofrer pequena redução nos últimos anos, e alguns países nos quais as políticas de prevenção ao suicídio já estão vigentes há mais tempo apresentam estatísticas promissoras.[3] No entanto, muito países, incluindo o Brasil, ainda apresentam taxas crescentes de mortalidade por suicídio, e muitos outros não apresentam nem mesmo dados minimamente fidedignos sobre o assunto.[3]

Além disso, novas realidades globais, como o surgimento de grandes populações de refugiados e movimentos migratórios massivos, pedem novas políticas e novos cuidados com relação ao suicídio e ao uso de substâncias. Poucos estudos ainda se propõem a estudar esses fenômenos, mas há indícios importantes de aumento das taxas de suicídio sobretudo entre as crianças refugiadas, além de maior uso de álcool e comportamento suicida entre homens jovens.[72,73] Há um risco aumentado também quando os refugiados permanecem por longos períodos em campos ou centros de detenção, com seus pedidos de asilo negados.[72]

Em relação às associações entre suicídio e uso de substâncias, muitos conceitos já estão bem estabelecidos, embora uma infinidade de outros ainda deva ser estudada para um esclarecimento mais consolidado.[47,50] Além disso, o uso de substâncias no mundo é dinâmico, com o surgimento frequente de novas drogas e novos padrões de consumo que podem mudar as relações com o comportamento suicida.

Fato é que, hoje, o consumo de drogas, no uso agudo ou no uso em padrão de dependência, é um importante fator de risco para o comportamento suicida nas mais diversas populações e um dos fatores que pode contribuir significativamente para reduzir as taxas de suicídio em todo o mundo, por meio de estratégias de prevenção e tratamento. Para isso, evidentemente, são necessários esforços redobrados para melhorar o conhecimento dos clínicos e de outros profissionais médicos, de profissionais da saúde e do público em geral, com vistas a encorajar o reconhecimento precoce e o tratamento do uso de álcool e drogas.

O Brasil é um dos países que conta com uma política nacional de prevenção de suicídio.[3] De fato, vemos um movimento cada vez mais estabelecido, por meio de campanhas como a do "Setembro Amarelo". No entanto, muito mais é necessário para de fato contribuirmos e barrarmos o aumento das taxas de suicídio que vem sendo observado nas duas últimas décadas.

Recentemente, com a mobilização dos meios de comunicação em prol do assunto, é fundamental que especialistas sejam ouvidos e colocados em evidência para que informações incorretas ou inverdades não sejam divulgadas à população. Temos de aproveitar o poder da mídia como estratégia de prevenção, e não instigação. Ver **Quadro 38.7**.

Ao tratar de uso de substâncias e comportamento suicida, múltiplos preconceitos, estigmas e inverdades precisam ser combatidos. Somente uma estratégia que vislumbre os dois lados dessa associação pode ser realmente eficaz. Se o suicídio é prevenível, é porque, em parte, podemos também prevenir e tratar o uso e a dependência de substâncias.

QUADRO 38.7
O suicídio na mídia e a mobilização em torno de *13 Reasons Why* e o jogo da "baleia azul"

Recentemente, em 2017, uma grande mobilização em relação ao suicídio se fez presente na mídia. Os motivos relacionam-se ao lançamento de uma série no serviço de TV por internet Netflix®, chamada *13 Reasons Why*, que conta a história de uma adolescente que cometeu suicídio após episódios de *bullying*, abusos e desadaptação, e à descoberta do suposto jogo "baleia azul", surgido nas redes sociais, ligado ao cumprimento de etapas que incluem automutilação e suicídio.

O lançamento da série do Netflix® relacionou-se ao aumento de 445% no número de *e-mails* enviados ao Centro de Valorização da Vida (CVV), bem como ao aumento de 170% na média diária de visitantes no *site*.[69] Associado ao suposto jogo que estaria relacionado a mais de 100 casos de suicídio pelo mundo, percebe-se a lacuna que há hoje no entendimento e no manejo do comportamento suicida entre jovens e adolescentes.[70,71]

No entendimento dos autores, a divulgação e o debate do tema do suicídio na mídia são benéficos para todos. No entanto, deve-se ter cuidado com uma possível "romantização" do tema, deixando a entender que há casos em que possa ser encarado como "a única opção". O suicídio nunca é a única opção, e, na maioria das vezes, se identificado o comportamento precocemente, intervenções simples podem preveni-lo.

REFERÊNCIAS

1. Cholbi Michael. The Stanford Encyclopedia of Philosophy [Internet]. Stanford: Stanford University; 2009. Suicide. [capturado em 15 set. 2017]. Disponível em: http://plato.stanford.edu/archives/fall2009/entries/suicide.

2. Corrêa H, Barreto SP. Suicídio: uma morte evitável. São Paulo: Atheneu; 2006. p.250.

3. World Health Organization. Preventing suicide: a global imperative. Geneva: WHO; 2014.

4. Ahmedani BK, Simon GE, Stewart C, Beck A, Waitzfelder BE, Rossom R, et al. Health care contacts in the year before suicide death. J Gen Intern Med. 2014;29(6):870-7.

5. Cho J, Lee WJ, Moon KT, Suh M, Sohn J, Ha KH, et al. Medical care utilization during 1 year prior to death in suicides motivated by physical illnesses. J Prev Med Public Health. 2013;46(3):147–54.

6. Fontanella CA, Warner LA, Hiance-Steelesmith DL, Sweeney HA, Bridge JA, McKeon R, et al. Service use in the month and year prior to suicide among adults enrolled in Ohio medicaid. Psychiatr Serv. 2017;68(7):674-80.

7. Spallek J, Reeske A, Norredam M, Nielsen SS, Lehnhardt J, Razum O. Suicide among immigrants in Europe-a systematic literature review. Eur J Public Health. 2015;25(1):63-71.
8. World Health Organization. Suicide data [Internet]. Geneve: WHO; 2017. [capturado em: 15 set. 2017]. Disponível em: http://www.who.int/mental_health/prevention/suicide/suicideprevent/en/.
9. Borges G, Nock MK, Haro Abad JM, Hwang I, Sampson NA, Alonso J, et al. Twelve month prevalence of and risk factors for suicide attempts in the WHO world mental health surveys. J Clin Psychiatry. 2010;71(12):1617-28.
10. Turecki G, Brent DA. Suicide and suicidal behaviour. Lancet. 2016;387(10024):1227-39.
11. McLean J, Maxwell M, Platt S, Harris F, Jepson R. Risk and protective factors for suicide and suicidal behaviour: a literature review. Scottish Government; 2008.
12. Botega NJ, Raeli CB, Cais CFS. Comportamento suicida. In: Botega NJ. Prática psiquiátrica no hospital geral: interconsulta e emergência. 2. ed. Porto Alegre: Artmed; 2006. p.431-46.
13. Ferrari AJ, Norman RE, Freedman G, Baxter AJ, Pirkis JE, Harris MG, et al. The burden attributable to mental and substance use disorders as risk factors for suicide: findings from the Global Burden of Disease Study 2010. PLoS One. 2014;9(4):e91936.
14. Milić CT. Age as a suicide risk factor. Vojnosanit Pregl. 2000;57(2):191-5.
15. King M, Semlyen J, Tai SS, Killaspy H, Osborn D, Popelyuk D, et al. A systematic review of metal disorder, suicide, and deliberated self harm in lesbian, gay and bisexual people. BMC Psychiatric. 2008;8:70.
16. Cabaj RP. Gay men and lesbians. In: Galanter M, Kleber HD. The american psychiatric publishing textbook of substance abuse treatment. 4th ed. Washington: American Psychiatric; 2008. p.623-38.
17. Oliveira CS, Lotufo Neto F. Suicídio entre povos indígenas: um panorama estatístico brasileiro. Rev Psiq Clín. 2003;30(1):4- 10.
18. Yoshimasu K, Kiyohara C, Miyashita K. Suicidal risk factors and completed suicide: meta-analyses based on psychological autopsy studies. Environ Health Prev Med. 2008;13(5):243-56.
19. Nock MK, Borges G, Bromet EJ, Alonso J, Angermeyer M, Beautrais A, et al. Cross-national prevalence and risk factors for suicidal ideation, plans, and attempts. Brit J Psychiat. 2008;192(2):98-105.
20. Bertolote JM, Fleischmann A. Suicide and psychiatric diagnosis: a worldwide perspective. World Psychiatry. 2002;1(3):181-5.
21. Conner KR, Bagge CL, Goldston DB, Ilgen MA. Alcohol and suicidal behavior: what is known and what can be done. Am J Prev Med. 2014;47(3):S204-8.
22. Bagge CL, Lee HJ, Schumacher JA, Gratz KL, Krull JL, Holloman G Jr. Alcohol as an acute risk factor for recent suicide attempts: a case-crossover analysis. J Stud Alcohol Drugs. 2013;74(4):552-8.
23. Cherpitel CJ, Borges GLG, Wilcox HC. Acute alcohol use and suicidal behavior: a review of the literature. Alcohol Clin Exp Res 2004;28(5S):S18S-S28.
24. Borges G, Bagge CL, Cherpitel CJ, Conner KR, Orozco R, Rossow I. A meta-analysis of acute use of alcohol and the risk of suicide attempt. Psychol Med. 2017;47(5):949-57.
25. Gustafson R. What do experimental paradigms tell us about alcohol-related aggressive responding? J Stud Alcohol Suppl. 1993;11:20-9.
26. Dougherty DM, Marsh-Richard DM, Hatzis ES, Nouvion SO, Mathias CW. A test of alcohol dose effects on multiple behavioral measures of impulsivity. Drug Alcohol Depend. 2008;96(1-5): 111-20.
27. Caswell AJ, Morgan MJ, Duka T. Acute alcohol effects on subtypes of impulsivity and the role of alcohol-outcome expectancies. Psychopharmacology. 2013;229(1):21-30.
28. Heinz A, Mann K, Weinberger DR, Goldman D. Serotonergic dysfunction, negative mood states, and response to alcohol. Alcohol Clin Exp Res. 2001;25(4):487-95.
29. Peterson JB, Rothfleisch JM, Zelazo PD, Pihl RO. Acute alcohol intoxication and cognitive functioning. J Stud Alcohol. 1990;51(2):114-22.
30. Popke EJ, Allen SR, Paule MG. Effects of acute ethanol on indices of cognitive-behavioral performance in rats. Alcohol. 2000;20(2):187-92.
31. Bagge CL, Littlefield AK, Conner KR, Schumacher JA, Lee HJ. Near-term predictors of the intensity of suicidal ideation: an examination of the 24 h prior to a recent suicide attempt. J Affect Disord. 2014;165:53-8.
32. Park CHK, Yoo SH, Lee J, Cho SJ, Shin MS, Kim EY, et al. Impact of acute alcohol consumption on lethality of suicide methods. Compr Psychiatry. 2017;75:27-34.
33. Diehl A, Laranjeira R. Suicide attempts and substance use in an emergency room sample. J Bras Psiquiatr. 2009;58(2):86-91.
34. Ponce JC, Andreuccetti G, Jesus MGS, Leyton V, Muñoz DR.Álcool em vítimas de suicídio em São Paulo. Arch Clin Psychiatr. 2008;35(1):13-6.
35. Botega NJ, Lima DD, Azevedo RCS, Gaspar KC, Silva VF, Mauro MLF. Tentativa de suicídio entre pacientes com uso nocivo de bebidas alcoólicas internados em hospital geral. J Bras Psiquiatr. 2010;59(3):167-72.
36. Wikimedia Commons. Lei seca nos Estados Unidos [Internet]. Wikimedia Commons; 2017 [capturado em: 27 set 2017]. Disponível em: https://pt.wikipedia.org/wiki/Lei_seca_nos_Estados_Unidos.
37. Borges G, Loera CR. Alcohol and drug use in suicidal behaviour. Curr Opin Psychiatry. 2010;23(3):195-204.
38. Shoval G, Shmulewitz D, Wall MM, Aharonovich E, Spivak B, Weizman A, et al. Alcohol dependence and suicide-related ideation/behaviors in an Israeli household sample, with and without major depression. Alcohol Clin Exp Res. 2014;38(3):820-5.
39. Conner KR, Pinquart M, Gamble SA. Meta-analysis of depression and substance use among individuals with alcohol use disorders. J Subst Abuse Treat. 2009;37(2):127-37.
40. Skog O. Alcohol and suicide: Durkheim revisited. Acta Sociol. 1991;34(3):193-206.
41. Hufford MR. Alcohol and suicidal behavior. Clin Psychol Rev. 2001;21(5):797-811.
42. Julien RM, Advokat CD, Comaty JE. A premier of drug action: a comprehensive guide to the actions, uses and side effects of psychoactive drugs. 11th ed. New York: Worth; 2008.

43. Conner KR, Duberstein PR, McCloskey MS. Psychiatric risk factors for suicide in the alcohol-dependent patient. Psychiatric Ann. 2008;38:742-8.
44. Bleich S, Bönsch D, Rauh J, Bayerlein K, Fiszer R, Frieling H, et al. Association of the long allele of the 5-HTTLPR polymorphism with compulsive craving in alcohol dependence. Alcohol Alcohol. 2007;42(6):509-12.
45. Diehl A, Silva D, Bosso AT. Codependency in families of alcohol and other drug users: is it in fact a disease? Rev Debates Psiquiatr. 2017; 7(1):34-42.
46. Merinov AV, Shustov DI. Suicidal and personality characteristics of women married to men with alcohol dependence and suicidal activity. Zh Nevrol Psikhiatr Im S S Korsakova. 2011;111(11):58-60.
47. Poorolajal J, Haghtalab T, Farhadi M, Darvishi N. Substance use disorder and risk of suicidal ideation, suicide attempt and suicide death: a meta-analysis. J Public Health. 2016;38(3):282-91.
48. Oquendo M. Opioid use disorders and suicide: a hidden tragedy [Internet]. National Institute on Drug Abuse. 2017. [capturado em: 17 set. 2017]. Disponível em: https://www.drugabuse.gov/about-nida/noras-blog/2017/04/opioid-use-disorders-suicide-hidden-tragedy-guest-blog.
49. Wilcox HC, Conner KR, Caine ED. Association of alcohol and drug use disorders and completed suicide: an empirical review of cohort studies. Drug Alcohol Depend. 2004;76:S11-9.
50. Borges G, Bagge CL, Orozco R. A literature review and meta-analyses of cannabis use and suicidality. J Affect Disord. 2016;195:63-74.
51. Werneck GL, Hasselmann MH, Phebo LB, Vieira DE, Gomes VLO. Tentativas de suicídio em um hospital geral no Rio de Janeiro, Brasil. Cad Saúde Pública. 2006;22(10):2201-6
52. Formiga MB, Vasconcelos SC, Galdino MKC, Lima MDC. Presence of dual diagnosis between users and non-users of licit and illicit drugs in Brazil. J Bras Psiquiatr. 2015;64(4):288-95.
53. Brower KJ, McCammon RJ, Wojnar M, Ilgen MA, Wojnar J, Valenstein M. Prescription sleeping pills, insomnia, and suicidality in the National Comorbidity Survey Replication. J Clin Psychiatry. 2011;72(4):515-21.
54. Dodds TJ. Prescribed benzodiazepines and suicide risk: a review of the literature. Prim Care Companion CNS Disord. 2017;19(2).
55. Laudo confirma suicídio de Robin Williams [Internet]. Veja Online. 12 ago 2014. [capturado em: 18 set. 2017]. Disponível em: http://veja.abril.com.br/entretenimento/laudo-confirma-suicidio-de-robin-williams/.
56. Presse F. Viúva de Robin Williams revela que o ator sofria de demência [Internet]. Portal G1 - Globo.com. 04 nov. 2015. [capturado em: 18 set. 2017]. Disponível em: http://g1.globo.com/pop-arte/cinema/noticia/2015/11/viuva-de-robin-williams-revela-que-o-ator-sofria-de-demencia.html.
57. The Biography.com website. Kurt Cobain Biography.com [Internet]. Publisher A&E Television Networks. 2017. [capturado em: 18 set. 2017]. Disponível em: https://www.biography.com/people/kurt-cobain-9542179.
58. Blummer D. The illness of Vincent van Gogh. Am J Psychiatry. 2002;159(4):519-26.
59. Botega NJ. Crise Suicida: avaliação e manejo. Porto Alegre: Artmed; 2015.
60. Baldaçara L. Comportamento suicida. In: Cordeiro DC, Baldaçara L. Emergências psiquiátricas. São Paulo: Roca; 2007. p.65-70.
61. Gysin-Maillart A, Schwab S, Soravia L, Megert M, Michel K. A Novel brief therapy for patients who attempt suicide: a 24-months follow-up randomized controlled study of the Attempted Suicide Short Intervention Program (ASSIP). PLoS Med. 2016;13(3):e1001968.
62. Yuodelis-Flores C, Ries RK. Addiction and suicide: a review. Am J Addict. 2015;24(2):98-104.
63. Karageorge KA. Treatment benefits the mental health of adolescents, young adults, and adults. Rockville: USDHHS; 2001.
64. World Health Organization. Global strategy to reduce the harmful use of alcohol [Internet]. Geneva: WHO; 2010. [capturado em: 18 set. 2017]. Disponível em: http://www.who.int/substance_abuse/activities/gsrhua/en/.
65. Xuan Z, Naimi TS, Kaplan MS, Bagge CL, Few LR, Maisto S, et al. Alcohol policies and suicide: a review of the literature. Alcohol Clin Exp Res. 2016;40(10):2043-55.
66. Callahan J. Predictors and correlates of bereavement in suicide support group participants. Suicide Life Threat Behav. 2000;30(2):104-24.
67. Hashimoto S, Ashizawa T. Does participating in AA decrease the risk for suicide in alcohol dependence?. Nihon Arukoru Yakubutsu Igakkai Zasshi. 2012;47(6):308-16.
68. Mann RE, Zalcman RF, Smart RG, Rush BR, Suurvali H. Alcohol consumption, alcoholics anonymous membership, and suicide mortality rates, Ontario, 1968-1991. J Stud Alcohol. 2006;67(3):445-53.
69. Estadão Conteúdo. Série da Netflix aumenta busca por ajuda contra suicídio em 445% [Internet]. Rev Examel. 11 abr 2017. [capturado em: 18 set. 2017]. Disponível em: http://exame.abril.com.br/brasil/serie-da-netflix-faz-crescer-busca-pelo-cvv-em-445/.
70. Pennafort R. Polícia busca 'curadores' do jogo online Baleia-Azul [Internet]. Estadão conteúdo. 21 abr. 2017. [capturado em: 18 set. 2017]. Disponível em: http://brasil.estadao.com.br/noticias/geral,policia-busca-curadores-do-baleia-azul,70001746635.
71. Mundo Estranho. Jogo suicida "Baleia Azul" chega ao Brasil [Internet]. Mundo Estranho. 13 abr. 2017. [capturado em: 18 set. 2017]. Disponível em: https://mundoestranho.abril.com.br/crimes/jogo-suicida-baleia-azul-chega-ao-brasil/.
72. Vijayakumar L. Suicide among refugees: a mockery of humanity. Crisis. 2016;37(1):1-4.
73. Straiton ML, Reneflot A, Diaz E. Mental health of refugees and non-refugees from war-conflict countries: data from primary healthcare services and the norwegian prescription database. J Immigr Minor Health. 2017;19(3):582-9.

39
Medicina do trabalho e a dependência química

Marcos Henrique Mendanha e Rodrigo Tadeu de Puy e Souza

PONTOS-CHAVE

✓ Transtornos mentais, de forma geral, e também a dependência química propriamente dita têm tido, conforme estatísticas oficiais, cada vez mais importantes incrementos numéricos entre as doenças que afastam do trabalho.

✓ Seria o trabalho um componente do tratamento da dependência química ou um fator de risco para a população e colegas de trabalho não dependentes?

✓ Tem sido uma prática médicos peritos do INSS conferirem capacidade laboral aos dependentes químicos ao mesmo tempo em que os médicos das empresas os qualificam como "inaptos", gerando o tão comum e temido "limbo previdenciário-trabalhista".

✓ Tem sido frequente aos magistrados decidir, com base na legislação e nos seus próprios valores e vivências, questões complexas e transdisciplinares relativas aos dependentes químicos e suas inserções no mercado de trabalho, necessidade dos exames toxicológicos para motoristas, etc.

✓ Quando dependentes químicos perdem seus empregos, muitos juízes têm-se posicionado no sentido de reintegrar esses trabalhadores com base no princípio da dignidade da pessoa humana, combinado com o princípio da igualdade (que veda qualquer tipo de discriminação).

✓ Não há evidências científicas que associem a solicitação de exames toxicológicos para motoristas com a respectiva diminuição do número de acidentes automobilísticos.

✓ Há uma preocupação de que os exames toxicológicos, obrigatórios para motoristas profissionais do Brasil por força legal, possam ser usados muito mais com o viés discriminatório do que com o viés protetivo.

DEPENDÊNCIA QUÍMICA E TRABALHO

O consumo de drogas no Brasil tem aumentado vertiginosamente, assim como os afastamentos junto ao mercado de trabalho. O Levantamento Nacional de Álcool e Drogas (LENAD),[1] promovido pela Universidade Federal de São Paulo (Unifesp), mostrou que, entre 2006 e 2012, o consumo de cocaína e seus derivados duplicou no Brasil. Ademais, 1 em cada 100 adultos consumiu *crack* em 2012, o que faz do País o maior mercado mundial do entorpecente.

Segundo o Instituto Nacional do Seguro Social (INSS),[2] em 2013, o total gasto com auxílios-doença relacionados a cocaína, *crack* e merla foi de R$ 9,1 milhões. Os benefícios pagos a usuários de mais de uma droga somaram R$ 26,2 milhões. E a cifra total, relativa a todas as drogas (incluindo álcool e fumo), chegou a R$ 162,5 milhões. A duração média do recebimento do auxílio-doença foi de 76 dias. Apenas os Estados de Alagoas, Roraima e Sergipe não tiveram aumento do número de auxílios-doença relacionados ao uso de drogas em relação a 2012. Em São Paulo, Estado que historicamente concentra o maior número de beneficiados, o total de auxílios-doença passou de 41 mil para R$ 42.649. Na sequência, estão Minas Gerais (de 18.527 para R$ 20.411), Rio Grande do Sul (de 16.395 para R$ 16.632), Santa Catarina (de 13.561 para R$ 14.176) e Paraná (de 9.407 para R$ 10.369).

A dependência química do trabalhador representa um grande desafio à medicina do trabalho no que se refere a (re)inserção no mercado de trabalho, gerenciamento do absenteísmo, presenteísmo, acidentes de trabalho e produtividade no âmbito dessas relações.

Inicialmente, o consumo de álcool de forma habitual por um funcionário era tratado de forma administrativa e sinalizado como motivo exclusivo de demissão por justa causa, nos termos do artigo 482, inciso "f" da Consolidação das Leis do Trabalho (CLT):[3] "Art. 482 - Constituem justa causa para rescisão do contrato de trabalho pelo empregador [...] f) embriaguez habitual ou em serviço".

Progressivamente, a jurisprudência e as empresas passaram a encarar o consumo de álcool como um problema de saúde que exige olhar médico, e não punição administrativa e indicativo de demissão. A dependência química está frequentemente relacionada a transtornos mentais que exigem tratamento e acompanhamento médico multidisciplinar.

Assim, a dispensa pode ser considerada discriminatória por ferir a dignidade da pessoa humana, um dos princípios basilares de nossa Constituição Federal. Nessa mesma linha de pensamento, está em pleno vigor a Súmula nº 443 do Tribunal Superior do Trabalho (TST):[4] "Presume-se discriminatória a despedida de empregado portador do vírus HIV ou de outra doença grave que suscite estigma ou preconceito. Inválido o ato, o empregado tem direito à reintegração no emprego".

Constata-se, ainda, que parte dos casos de dependência química pode ser vista como desencadeada pela organização e a condição de trabalho. Em um clima de pressão e ritmo intenso, o trabalhador pode procurar a compensação em uma substância psicoativa e acreditar, erroneamente, que esse alívio pode vir com o uso de droga.

Além disso, observa-se associação entre dependência química e outros transtornos mentais, notadamente os do humor, como a depressão.[5]

TRANSTORNOS MENTAIS RELACIONADOS AO TRABALHO

Considerando a associação entre transtornos mentais e o trabalho, é relevante apresentarmos o cenário atual dos transtornos mentais no contexto ocupacional.

1. Entre os tipos de transtornos relacionados ao trabalho mais frequentes, estão o transtorno de estresse pós-traumático, a depressão e a síndrome de *burnout*.[6]
2. O estresse no trabalho foi o tema adotado pela Organização Internacional do Trabalho (OIT) em 2016. Estudos revelaram relações entre o estresse e doenças musculoesqueléticas, cardíacas e do sistema digestório, entre outras. Os riscos psicossociais também preocupam 80% das empresas europeias.[6]
3. O afastamento por transtornos mentais superior a 15 dias ocupa o terceiro lugar na lista de pagamento por benefícios da Previdência Social, sem contar aqueles que não se ausentaram do trabalho e que continuam trabalhando mesmo afetados.[6]
4. A depressão está entre as 20 doenças que mais afastam trabalhadores do mercado de trabalho, ocupando o oitavo lugar no *ranking* nacional. De janeiro a novembro de 2015, foram concedidos 60.435 benefícios de auxílio-doença por episódios depressivos e transtornos depressivos recorrentes no Brasil.[7]

COMO A MEDICINA DO TRABALHO, O DIREITO DO TRABALHO, AS PERÍCIAS JUDICIAIS E O DIREITO PREVIDENCIÁRIO TÊM VISTO ESSES TEMAS?

Como a Justiça do Trabalho tem-se posicionado em relação aos transtornos mentais relacionados ao trabalho (TMRTs)? Inicialmente, vejamos as modalidades de afastamento por auxílio-doença que são concedidas pelo órgão previdenciário:

O auxílio-doença previdenciário ou comum (código B-31 no sistema do INSS) não tem contexto com o trabalho, não gera estabilidade provisória do trabalhador, não gera a obrigação do empregador a depositar o Fundo de Garantia do Tempo de Serviço (FGTS) e não eleva a alíquota do Fator Acidentário de Prevenção (FAP) para recolhimento do Seguro de Acidente de Trabalho (SAT) pela empresa.

O auxílio-doença acidentário (código B-91 no sistema do INSS) tem relação com o trabalho (acidente de trabalho, doença profissional ou doença do trabalho) e gera reflexos, entre eles, sublinhamos mais uma vez, a estabilidade provisória de, pelo menos, 12 meses para aqueles que gozem de tal benefício, como nos ensina o artigo 118 da Lei nº 8.213/91.[8] Noutra esteira, tendo como base jurídica a ofensa do constitucional e consagrado princípio fundamental da igualdade, que proíbe qualquer prática tida como discriminatória, têm sido frequentes situações de reintegração e/ou concessão de estabilidade no emprego de empregados com algum tipo de transtorno mental, dispensados por motivos diversos de várias empresas. A tese é reforçada por juristas que defendem o inafastável valor social do trabalho e o, também constitucional, princípio da dignidade da pessoa humana.

O auxílio-acidente (código B-94 no sistema do INSS), por sua vez, é um benefício de caráter indenizatório pago ao trabalhador que sofre acidente e fica com sequelas que diminuam sua capacidade laboral.

Vejamos algumas decisões judiciais atinentes ao assunto em questão:

Depressão em bancários – Processo: RR-1258-22.2013.5.15.0107:

> O TST condenou empresa do setor bancário a indenizar em 50 mil reais um bancário com depressão que sofreu assédio moral e tratamento vexatório por parte de seus superiores com cobranças de metas exageradas, sob ameaça de demissão.

> O empregado foi dispensado em 2013, quando estava doente. De acordo com testemunhas, as metas

estabelecidas pelo banco eram "quase impossíveis de serem alcançadas", gerando pressão psicológica no empregado pelo gerente da agência e pelo gerente regional.

"Esquizofrenia e depressão" em auxiliar de serviços gerais – Processo: RR-189600-04.2007.5.20.0005:

> O TST deferiu indenização por danos morais e materiais a uma auxiliar de serviços gerais de uma companhia ao ser acometida de esquizofrenia paranoide e depressão grave. A maioria dos ministros reconheceu que as condições de trabalho na fábrica da empresa contribuíram para o desencadeamento da doença (concausa), e, assim, a empresa tinha o dever de indenizar (R$ 100 mil reais de indenização por danos morais e pensão referente a 100% do salário).

Transtorno de estresse pós-traumático (TEPT) – Processo: RR-20-77.2010.5.04.0721:

> Um motorista que transportava mercadorias e valores para a empresa desenvolveu trauma após assaltos em que se viu na mira de armas de fogo e recebeu R$ 30 mil reais por dano moral.

Decisão do TST (caso de paciente com esquizofrenia) – Processo: 105500-32.2008.5.04.0101:

> A empresa teve de reintegrar ao emprego um ex-funcionário, portador de esquizofrenia (doença não ocupacional), dispensado sem justa causa logo após ter ficado afastado do trabalho, pelo INSS, para tratamento médico. A decisão, que considerou a dispensa arbitrária e discriminatória (pois se deu após a empresa ter ciência de que o empregado possuía enfermidade ligada ao uso de drogas), prevaleceu em todas as instâncias judiciais trabalhistas, inclusive no TST.

Reintegração de bipolar.[6]

> A Primeira Turma do Tribunal Superior do Trabalho manteve decisão que determinou a reintegração de ex-gerente do ramo bancário portadora de transtorno afetivo bipolar. O Tribunal Regional do Trabalho da 2ª Região (SP) considerou a dispensa discriminatória, principalmente devido à existência de atestado médico que solicitou o afastamento da bancária a partir da data em que ela foi demitida. "Faltou ao empregador sensibilidade e houve pouco acuro com a própria função social que lhe é inerente", concluiu o TST.

Circunstância em que o próprio doente pede demissão – Processo: 0000518-23.2013.5.10.0004:

> Um auxiliar de loja deverá ser reintegrado ao quadro funcional da empresa. Segundo a juíza, ficou comprovado que o trabalhador, que sofre de transtornos psíquicos, não tinha capacidade mental no momento em que pediu demissão da empresa, em janeiro de 2013. Na sentença, a juíza determinou ainda que a empresa pague ao trabalhador os salários de todo o período de afastamento até a efetiva reintegração. Esta deve ocorrer em até cinco dias, sob pena de multa diária no valor de R$ 500,00.

Após apresentarmos brevemente como a jurisprudência entende os casos de trabalhadores com doença mental, avaliaremos mais detidamente aqueles que são dependentes químicos.

COMO A JUSTIÇA DO TRABALHO TEM-SE POSICIONADO EM RELAÇÃO, ESPECIALMENTE, AOS TRABALHADORES DEPENDENTES QUÍMICOS?

Álcool e trabalho:

> O TST determinou a reintegração de um porteiro de uma companhia dispensado por alcoolismo e o ressarcimento integral de todo o período em que ficou afastado. A dispensa foi considerada discriminatória. "Na hipótese dos autos, inexiste prova de que a dispensa tenha sido motivada por ato diverso, de cunho disciplinar, econômico ou financeiro", afirmou a relatora do acórdão.[6]

Dependência química e nexo de causalidade com o trabalho – Processo: 690-85.2012.5.14.0004:

> Por demitir de forma discriminatória o trabalhador, o TRT-RO condenou a empresa ao pagamento de R$ 50 mil reais de reparação por danos morais, ressarcimento integral de todo o período de afastamento, desde a demissão até a efetiva reintegração e indenização por despesas com advogado. O trabalhador alega que a empresa tinha conhecimento que sofria da síndrome de dependência de álcool desde 2009, chegando a receber o apelido de "garrafinha". Perícia médica realizada concluiu que o trabalhador é portador de doença psiquiátrica relacionada ao trabalho, qual seja, o alcoolismo crônico e transtorno misto ansioso e depressivo.

Reintegração de dependente químico:

> O TRT-SP manteve a reintegração imposta pela decisão do Juízo da 1ª Vara do Trabalho de Presidente Prudente do bancário submetido a tratamento em decorrência de alcoolismo e que tinha sido demitido

sem justa causa pela instituição. O acórdão manteve, também, a indenização de R$ 20 mil por danos morais fixada em primeira instância.[9]

Dependência química e abandono de emprego:

> O trabalhador pediu um empréstimo à empresa e viajou até Porto Seguro (BA) para frequentar uma "cracolândia" da cidade, retornando dois meses depois para Vitória (ES). A Justiça do Trabalho anulou dispensa por abandono de emprego de um vulcanizador da Vale S.A. que é dependente de drogas. "Considerar válida a dispensa por justa causa por abandono de emprego por quem não possuía condições plenas de juízo à época seria ignorar a função social da propriedade e o princípio da dignidade da pessoa humana", afirma a sentença.[6]

Cocaína e *crack*:

> O trabalhador foi dispensado um dia antes de sua internação em clínica de tratamento. A ação, ajuizada por sua mãe, pediu a reintegração ao emprego e a suspensão do contrato de trabalho até o fim do tratamento, além de indenização por danos morais pela dispensa considerada injusta e ilegal. Segundo ela, o vício era de conhecimento da empresa.
>
> Em caso semelhante julgado pelo TST em julho de 2014, a General Motors do Brasil Ltda. conseguiu dispensar um operário dependente de *crack* e cocaína sem que a atitude fosse considerada discriminatória pela Justiça do Trabalho. Na ocasião, a GM chegou a encaminhar o trabalhador a um programa de recuperação de dependentes químicos da própria empresa e disse que o programa, sem ônus para o empregado ou prejuízo de salário, tinha como condição que ele fizesse o tratamento de forma correta, participando das reuniões com o serviço médico, o que não teria ocorrido.[6]

A Súmula nº 32 do TST[10] pacifica o entendimento judicial acerca do abandono de emprego: "Presume-se o abandono de emprego se o trabalhador não retornar ao serviço no prazo de 30 (trinta) dias após a cessação do benefício previdenciário nem justificar o motivo de não o fazer".

> Todavia, este entendimento é mitigado na circunstância de doença grave/ dependência química, por se entender que não se trata de ato de indisciplina do funcionário. A manutenção da vigência do contrato de trabalho reforça o valor social do trabalho e do princípio da dignidade da pessoa humana. (Processo: 0000075-22.2015.5.07.0025)

O município de Crateús foi condenado a reintegrar um vigilante com dependência química dispensado por justa causa. O juiz do trabalho acolheu o argumento do servidor público de que as faltas ao serviço que provocaram a demissão eram consequências de uma doença grave. Não se tratava de um ato de indisciplina. Com a decisão, o vigia voltou ao posto de trabalho. (RR - 810404-10.2001.5.12.5555)

DEPENDÊNCIA QUÍMICA E O AFASTAMENTO PREVIDENCIÁRIO

Conforme mencionado, o afastamento previdenciário do trabalhador dependente químico é de longa duração média (76 dias).

Sobre os afastamentos do trabalho, que decisão deve prevalecer, uma vez que o trabalhador apresentou atestado médico acima de 15 dias: o afastamento consubstanciado pelo psiquiatra, pelo médico do trabalho ou pelo perito do INSS?

A Lei nº 605/49, Art. 6º, Parágrafo 2º,[11] leciona:

> A doença será comprovada mediante atestado de médico da instituição da previdência social a que estiver filiado o empregado, e, na falta deste e sucessivamente, de médico do Serviço Social do Comércio ou da Indústria; de médico da empresa ou por ela designado; de médico a serviço de representação federal, estadual ou municipal incumbido de assuntos de higiene ou de saúde pública; ou não existindo estes, na localidade em que trabalha, de médico de sua escolha.

Portanto, observamos que os atestados médicos têm uma hierarquia clara. A Súmula nº 15 do TST (2003)[12] reforça esse entendimento: "A justificação da ausência do empregado motivada por doença, para a percepção do salário-enfermidade e da remuneração do repouso semanal, deve observar a ordem preferencial dos atestados médicos, estabelecida em lei".

Em outras palavras, essa súmula diz que deve ser obedecida, primeiro, a decisão do médico perito do INSS, seguida da decisão do médico do trabalho.

Superada essa questão da hierarquia dos atestados médicos, avaliemos a situação jurídica do "limbo previdenciário-trabalhista".

Imaginemos a seguinte situação: o psiquiatra dá um atestado de 70 dias para o trabalhador, mas o INSS concedeu somente 40 dias de auxílio-doença. Os primeiros 15 dias são de responsabilidade da empresa. Quem pagará o salário do trabalhador entre os dias 55 e 70? Esse é o limbo trabalhista-previdenciário!

Vejamos decisões de nossa Justiça Trabalhista sobre o tema:

> Se o empregado não tem condições de trabalhar, e o INSS não lhe fornece o benefício previdenciário

correspondente, é obrigação da empresa realizar o pagamento dos salários até que o trabalhador esteja saudável novamente ou obtenha aquele direito por parte da autarquia. (RO 01999007620085020462)

Se o empregador mantém em vigor o contrato de trabalho da empregada, mesmo após o INSS e a Justiça Federal terem indeferido o restabelecimento do benefício previdenciário, ao fundamento de existência de capacidade laborativa, ele deve arcar com todos os efeitos pecuniários da ausência de suspensão do contrato de trabalho, mesmo não tendo havido prestação de serviço. (ED 0000475-44.2011.5.03.0136)

O que a empresa pode fazer? De forma didática, elaboramos um fluxograma[13] para entendermos cada situação mais detidamente e propormos algumas alternativas para condução do caso.

Didaticamente, propomos algumas opções em resumo. Ressalte-se que em todas há algum grau de risco jurídico (ver **Fig. 39.1**) e que a melhor opção sempre dependerá das circunstâncias e condições do caso concreto.

Opção 1: Readaptação para outra função. Fundamento:

> Comprovada a tentativa do autor de retornar ao trabalho, e atestada a sua capacidade pela autarquia previdenciária, *cabia a reclamada, no mínimo, readaptar o obreiro em função compatível com a sua condição de saúde, e não simplesmente negar-lhe o direito de retornar ao trabalho* [grifo nosso], deixando de lhe pagar os salários. (RO nº 01096-2009-114-03-00-4)

Opção 2: Manutenção do pagamento do salário ao empregado, sem a devida prestação do serviço em contrapartida, até que haja completa convalescença. Fundamento:

> EMENTA: AFASTAMENTO DO EMPREGADO. INDEFERIMENTO DE BENEFÍCIO PREVIDENCIÁRIO. INAPTIDÃO DECLARADA PELO MÉDICO DA EMPRESA. Comprovada a tentativa do autor de retornar ao trabalho, e atestada a sua capacidade pela autarquia previdenciária, cabia a reclamada, no mínimo, readaptar o obreiro em função compatível com a sua condição de saúde, e não simplesmente negar-lhe o direito de retornar ao trabalho, deixando de lhe pagar os salários. *Como tal providência não foi tomada, fica a empregadora responsável pelo pagamento dos salários e demais verbas do período compreendido entre o afastamento do empregado e a efetiva concessão do benefício previdenciário* [grifo nosso]. TRT/MG (RO nº 01096-2009-114-03-00-4)

Já que o médico do trabalho não concorda com o perito previdenciário e não pode dar "inapto" (em virtude da hierarquia dos atestados médicos), a melhor solução é deixar o funcionário no "limbo", na "geladeira"? Essa é mais uma opção possível, mas não sem risco. Vejamos:

> Comprovada a tentativa do autor de retornar ao trabalho, e atestada a sua capacidade pela autarquia previdenciária, cabia a reclamada, no mínimo, readaptar o obreiro em função compatível com a sua condição de saúde, e não simplesmente negar-lhe o direito de retornar ao trabalho, deixando de lhe pagar os salários. (RO nº 01096-2009-114-03-00-4)

Opção 3: Rescisão do contrato. Fundamento:

> Se o empregador discorda da decisão do INSS que considerou seu empregado apto para o trabalho, deve impugná-la de algum modo, *ou, até mesmo, romper o vínculo* [grifo nosso], jamais deixar o seu contrato de trabalho no limbo, sem definição. (RO 0000565-04.2010.5.05.0016)

Resumindo, estas são as opções básicas para a empresa/médico do trabalho, todas com seu grau de risco jurídico e dependentes de um estudo do caso concreto:

1. remanejar o trabalhador para função compatível temporariamente
2. deixar o trabalhador em casa, mas não lhe negar o pagamento dos salários
3. dispensar trabalhador
4. reencaminhar ao INSS repetidamente (manutenção proposital do limbo jurídico trabalhista)

Em tempo, onde está escrito que uma empresa pode não aceitar um atestado médico?

Lei nº 8.213/91, art. 60,[8] e Lei nº 605/49, art. 6º,[11] respectivamente:

> § 4º A empresa que dispuser de serviço médico, próprio ou em convênio, terá a seu cargo o exame médico e o abono das faltas correspondentes ao período referido no § 3º, somente devendo encaminhar o segurado à perícia médica da Previdência Social quando a incapacidade ultrapassar 15 dias.
>
> A doença será comprovada mediante atestado de médico da instituição da previdência social a que estiver filiado o empregado, e, na falta deste e sucessivamente, de médico do Serviço Social do Comércio ou da Indústria; de médico da empresa ou por ela designado; de médico a serviço de representação federal, estadual ou municipal incumbido de assuntos de higiene ou de saúde pública; ou, não existindo estes, na localidade em que trabalhar, de médico de sua escolha.

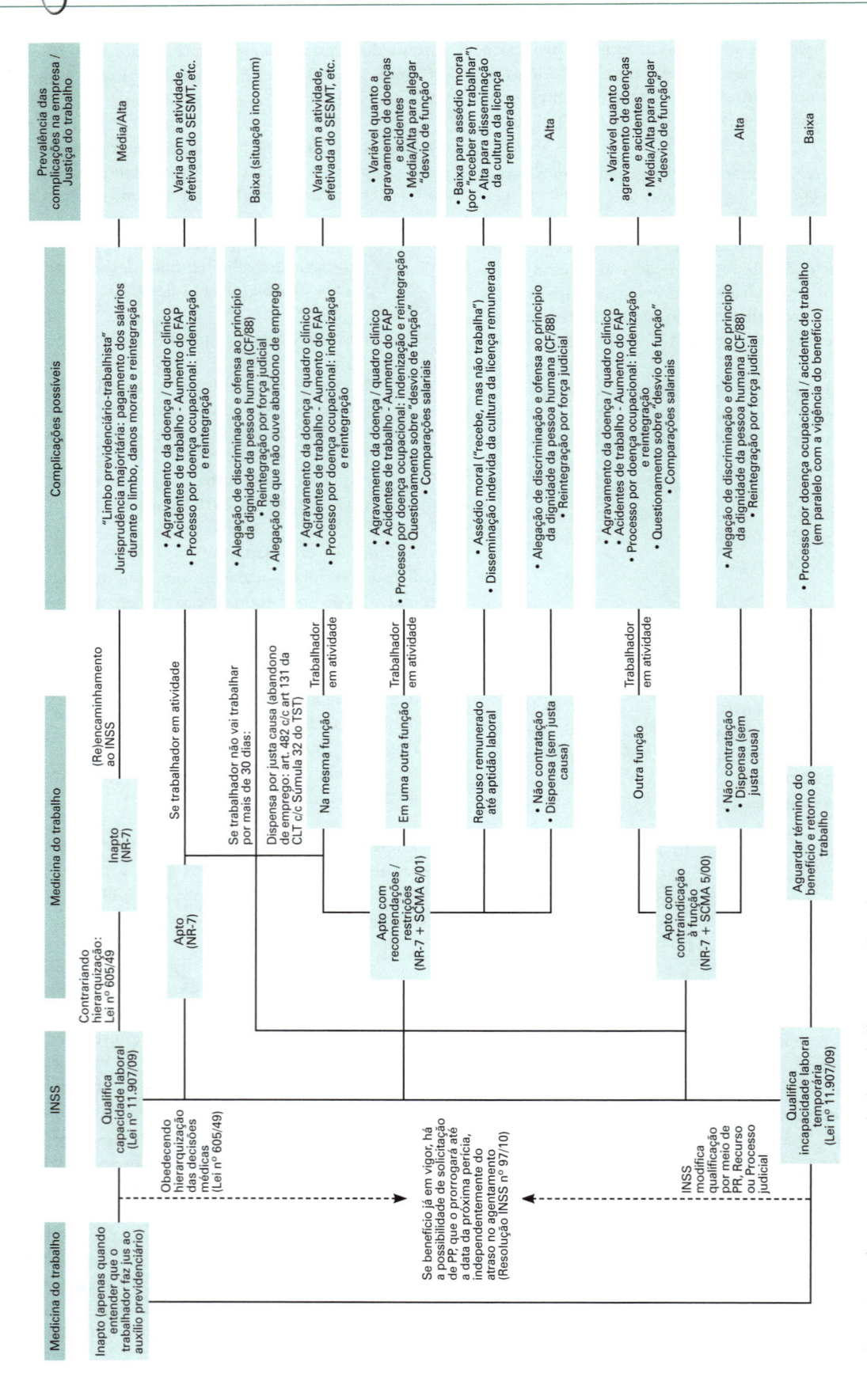

Figura 39.1 Fluxograma para o limbo trabalhista-previdenciário.
Fonte: Mendanha.[13]

Reforçando ainda mais esse entendimento, os Pareceres nº 10/12, do Conselho Federal de Medicina (CFM),[14] e nº 3.657/08, do Conselho Regional de Medicina de Minas Gerais (CRM-MG),[15] lecionam, respectivamente:

> O médico do trabalho pode discordar dos termos de atestado médico emitido por outro médico, desde que justifique esta discordância, após o devido exame médico do trabalhador, assumindo a responsabilidade pelas consequências do seu ato.

> Ao médico do trabalho, no exercício de suas atividades dentro do âmbito da empresa, é facultada a possibilidade de discordar de atestado médico apresentado pelo trabalhador, assim como estabelecer novo período de afastamento decorrente de sua avaliação médica, sempre assumindo a responsabilidade pelos seus atos.

EXAMES TOXICOLÓGICOS EM MOTORISTAS

Em 2015, foi promulgada a Lei nº 13.103/15, que norteia os exames toxicológicos para motoristas.[16]

O normativo instituiu a realização de exames toxicológicos tanto para obtenção/revalidação de Carteira Nacional de Habilitação (CNH) (tipos C, D e E) como para realização de exames admissionais e demissionais.

Desde que a lei entrou em vigor, notaram-se inúmeras dificuldades: críticas dos órgãos de classe, liminares judiciais, falta de laboratórios credenciados, discriminação e alto custo para a realização dos exames.

Enfrentaremos a questão desde a dúvida mais simples: os médicos podem pedir um exame de teor alcoólico no exame ocupacional?

Consta no Parecer do Conselho Federal de Medicina nº 26/12:[17] "[...] não é cabível a realização de exames em funcionários de empresas para detectar a presença de álcool e/ou drogas, por se tratar de postura discriminatória".

Em contrapartida, temos a Lei nº 12.619/12,[18] que dispõe: "É dever do motorista profissional submeter-se a teste e a programa de controle de uso de droga e de bebida alcoólica".

A Lei nº 13.103/15 reforça esse dispositivo ao criar a obrigatoriedade de realização do teste toxicológico com janela de detecção mínima de 90 dias para todos os motoristas profissionais portadores de Carteira Nacional de Habilitação de categorias C, D e E.

Ela alterou o artigo 168 da CLT[3] para criar a obrigatoriedade da realização do exame toxicológico previamente à admissão do motorista (exame admissional) e no momento em que ele for desligado da empresa (exame demissional).

Assim, vejamos:

> Art. 168, CLT - Será obrigatório exame médico, por conta do empregador, nas condições estabelecidas neste artigo e nas instruções complementares a serem expedidas pelo Ministério do Trabalho:

> § 6. Serão exigidos exames toxicológicos, previamente à admissão e por ocasião do desligamento, quando se tratar de motorista profissional, assegurados o direito à contraprova em caso de resultado positivo e a confidencialidade dos resultados dos respectivos exames. (Incluído pela Lei nº 13.103, de 2015).

Com a nova lei, o motorista empregado tem de submeter-se, por obrigação, ao exame toxicológico com janela de detecção de 90 dias a cada dois anos e seis meses. Além disso, deve se submeter ao programa de prevenção e controle do uso e consumo de drogas e bebida alcoólica instituído na empresa em que trabalha.

A lei explicita que "a recusa do empregado em submeter-se ao teste ou ao programa de controle de uso de drogas e de bebida alcoólica previstos no inciso VII será considerada infração disciplinar, passível de penalização nos termos da lei". Tal dispositivo está em consonância com a obrigatoriedade do funcionário em submeter-se aos exames clínico-ocupacionais da empresa, conforme leciona a CLT.

A Resolução nº 517/15[19] do Conselho Nacional de Trânsito (CONTRAN) instrumentaliza a lei dos caminhoneiros ao dispor a metodologia na realização do exame complementar. O exame deve ser feito a partir da análise de amostras de queratina (cabelo, pelo ou unhas) e é capaz de identificar o uso de drogas nos últimos meses, além de também estimar a quantidade de droga ingerida nesse período.

A Portaria nº 116/15 do Ministério do Trabalho e Previdência Social (MTPS)[20] leciona, em seu artigo 1º, a necessidade de regulamentar a realização dos exames toxicológicos previstos nos §§ 6º e 7º do artigo 168 da CLT por meio do Anexo "Diretrizes para realização de exame toxicológico em motoristas profissionais do transporte rodoviário coletivo de passageiros e do transporte rodoviário de cargas", aprovado com a redação constante no Anexo dessa Portaria. Os motoristas profissionais do transporte rodoviário coletivo de passageiros e do transporte rodoviário de cargas devem ser submetidos a exame toxicológico em conformidade com esse Anexo.

No inciso 1.1, a Portaria informa quando será realizado o exame, *in verbis*:

> 1.1. Os exames toxicológicos devem ser realizados:
>
> a) previamente à admissão;
>
> b) por ocasião do desligamento.

Em seguida, estabelece o período que deverá ser estudado (janela de detecção) nesses exames:

1.2. Os exames toxicológicos devem:

a) ter janela de detecção para consumo de substâncias psicoativas, com análise retrospectiva mínima de 90 (noventa) dias;

b) ser avaliados em conformidade com os parâmetros estabelecidos no Quadro I.

É importante ressaltar que se deve manter a confidencialidade do resultado junto ao empregador, não se devendo dar ciência no documento que confere aptidão ao trabalho (atestado de saúde ocupacional – ASO). Ademais, um resultado fora dos parâmetros da normalidade e descontextualizado com a anamnese e o exame clínico não deve definir a capacidade para o trabalho na função exercida. Por fim, esses resultados das aferições não devem ser compilados no documento base e relatório anuais do Programa de Controle Médico de Saúde Ocupacional (PCMSO) da empresa.

1.3. Os exames toxicológicos não devem:

a) ser parte integrante do PCMSO;

b) constar de atestados de saúde ocupacional;

c) estar vinculados à definição de aptidão do trabalhador.

O exame toxicológico terá validade de 60 dias, a partir da coleta da amostra. O relatório médico do exame será emitido pelo Médico Revisor, e nele deverá constar:

4.3. O relatório médico emitido pelo MR deve conter:

a) nome e CPF do trabalhador;

b) data da coleta da amostra;

c) número de identificação do exame;

d) identificação do laboratório que realizou o exame;

e) data da emissão do laudo laboratorial;

f) data da emissão do relatório;

g) assinatura e CRM do Médico Revisor - MR.

4.3.1. O relatório médico deve concluir pelo uso indevido ou não de substância psicoativa, sem indicação de níveis ou tipo de substância.

O trabalhador deve entregar ao empregador o relatório médico emitido pelo MR em até 15 dias após o recebimento (inciso 4.3.2). A pesquisa do consumo por drogas tem um espectro que envolve diversas substâncias que produzem, no sistema nervoso central, as mais variadas ações. O inciso 5 da Portaria pontua em rol taxativo (*numerus clausus*) quais são essas drogas:

5. Os exames toxicológicos devem testar, no mínimo, a presença das seguintes substâncias:

a) maconha e derivados;

b) cocaína e derivados, incluindo *crack* e merla;

c) opiáceos, incluindo codeína, morfina e heroína;

d) anfetaminas e metanfetaminas;

e) *ecstasy* (MDMA e MDA);

f) anfepramona;

g) femproporex;

h) mazindol.

Em que pese esse amplo normativo que visa proteger inicialmente a saúde do trabalhador condutor de veículos de grande porte e a sociedade como um todo (visando menos acidentes de trânsito), há dissenso na forma de entender a questão da prevenção e do controle do uso das drogas por esses trabalhadores.

O posicionamento oficial da Associação Nacional de Medicina do Trabalho (ANAMT) referente à Portaria nº 116 do Ministério do Trabalho e Previdência Social (MTPS) é claro.

A ANAMT[21] manifesta-se contra a resolução do CONTRAN, os artigos da Lei nº 13.103/15, que tratam especificamente dos testes toxicológicos de larga janela de detecção, e a recente Portaria nº 116/MTPS.

A importância das prevenções primária, secundária e terciária

A ANAMT defende a importância da prevenção primária, incluindo ações de promoção da saúde, educação sobre o uso de álcool e drogas, além de outros fatores de risco para motoristas profissionais, como os distúrbios do sono e a fadiga, tão importantes na gênese de acidentes.

Em relação à prevenção secundária (circunstância na qual se estabelece o diagnóstico e o tratamento precoce), a ANAMT reconhece que existem outras formas de detecção do uso de álcool e outras drogas que não foram contempladas pelos normativos. Essas formas são igualmente ou mais eficientes do que a proposta dos testes de larga janela de detecção.

Proposto pela Organização Mundial da Saúde (OMS) e validado no Brasil em 2004, o Teste de Triagem de Envolvimento com Álcool, Tabaco e Outras Substâncias (Alcohol Smoking and Substance Involvement Screening Test – ASSIST)[22] poderia ser incentivado e usado por médicos e outros profissionais da saúde como ferramenta de rastreamento.

Testes de detecção do uso precoce e que efetivamente identificam o comprometimento da capacidade de dirigir ou operar equipamentos no momento de sua realização poderiam ser propostos no lugar dos testes de larga janela de detecção. O teste de saliva, por exemplo, que indica a presença de substâncias usadas recentemente, seria uma melhor ferramenta, podendo ser comparada aos testes de ar expirado ("bafômetro"), usados com sucesso para a detecção do consumo de álcool.

Os testes de detecção de drogas e suas limitações técnicas

Os testes de larga janela de detecção propõem-se a identificar o uso pregresso em até 90 dias pela análise de cabelos, pele (queratina) ou pelos. No entanto, não são capazes de identificar o comprometimento da capacidade de dirigir no ato de sua realização. Assim, um teste de larga janela de detecção não pode ser usado como critério de inaptidão. Além disso, estudos recentes colocam em dúvida a confiabilidade do teste para o uso de canabinoides (derivados da maconha). Constata-se que "canabinoides podem estar presentes no cabelo de indivíduos não usuários porque podem ser transferidos por mãos, sebo, suor de usuários ou mesmo pela fumaça do ambiente" (tradução livre). Esse tema é abordado em mais detalhes no Capítulo 69 desta obra.

O dilema ético

Existe um contrassenso no texto proposto. Apesar da suposta garantia de confidencialidade, o trabalhador/motorista deverá apresentar relatório do teste válido ao empregador em um prazo de até 15 dias de sua realização. Certamente, a entrega desse relatório fere a confidencialidade.

Ainda, a recusa para a realização do teste será considerada infração passível de penalização. A existência de um banco de dados de motoristas reprovados poderá discriminar o trabalhador em futuros empregos, mesmo que ele tenha sido reabilitado com sucesso.

A discriminação ao trabalhador, vedando-lhe acesso ao mercado de trabalho, já é bem sedimentada na jurisprudência pátria, além de afrontar o princípio da dignidade da pessoa humana.

Ambientes e processos de trabalho seguros e saudáveis

A atual proposta dos testes toxicológicos desvia a atenção da discussão para um problema maior e potencial causa do uso de substâncias que aumentem o tempo de vigília. É sabido que muitos motoristas consomem anfetaminas para dar conta das longas viagens que precisam fazer para cumprir os apertados cronogramas de entrega. Fica evidente a necessidade da revisão dos fatores organizacionais da atividade, para que longas e exaustivas jornadas não sejam impostas a esses trabalhadores, muitas vezes sem intervalos adequados para o descanso.

Ônus para os trabalhadores

Não vinculada a nenhuma norma regulamentadora, a Portaria nº 116/MTPS fragiliza a posição dos trabalhadores. Se os testes toxicológicos não serão incluídos no Programa de Controle Médico de Saúde Ocupacional, não serão custeados pelo empregador. Por óbvio, o ônus seria suportado pelo funcionário nos exames periódicos ou mesmo pelo candidato à vaga, na circunstância da admissão.

A experiência de outros países – como é abordado o consumo de drogas em caminhoneiros no mundo?

Nenhum país utiliza testes de larga janela de detecção. Nos Estados Unidos, por exemplo, o Departamento de Transportes propõe testes pós-acidentes, aleatórios ou devido a conduta suspeita. Nesse caso, usa-se urina ou saliva para detecção de drogas e ar expirado para detecção de álcool.

REFERÊNCIAS

1. Laranjeira R, Madruga C, Pinsky I, Caetano R, Mitsuhiro SS. II Levantamento Nacional de Álcool e Drogas – consumo de álcool do Brasil: tendências entre 2006/2012. São Paulo: INPAD; 2014.
2. Uribe G. No INSS, pedidos de auxílio-doença para usuários de drogas triplicam em oito anos [Internet]. O Globo. 2014. [capturado em: 10 jun. 2017]. Disponível em: https://oglobo.globo.com/brasil/no-inss-pedidos-de-auxilio-doenca-para-usuarios-de-drogas-triplicam-em-oito-anos-11555129.
3. Brasil. Decreto-lei n. 5.452 de 1 de maio de 1943. 20. ed. São Paulo: Rideel; 2015.
4. Brasil. Tribunal Superior do Trabalho. Súmula n. 443. 20. ed. São Paulo: Rideel; 2015.
5. Fleck MPA, Lafer B, Sougey EB, Del Porto JA, Brasil MA, Juruena MF. Diagnóstico e tratamento da depressão. Rio de Janeiro: Associação Brasileira de Psquiatria; 2001. [capturado em: 10 jun. 2017]. Disponível em: https://diretrizes.amb.org.br/_Biblioteca-Antiga/depressao.pdf.
6. Tribunal Superior do Trabalho [Internet]. Brasília: **Secretaria-Geral Judiciária**; 2017. [capturado em: 10 jun. 2017]. Disponível em: www.tst.jus.br.
7. Ministério do Trabalho e Previdência Social [Internet]. Brasília: Secretaria de Previdência; 2016. [capturado em: 10 jun. 2017]. Disponível em: http://www.previdencia.gov.br/2016.
8. Brasil. Lei n. 8.213, de 24 de julho de 1991. Dispõe sobre os Planos de Benefício da Previdência Social e dá outras providências. 20. ed. São Paulo: Rideel; 2015.
9. Tribunal Regional do Trabalho da 2ª Região [Internet]. São Paulo: Tribunal Superior do Trabalho; 2017. [capturado em: 10 jun. 2017]. Disponível em: http://www.trtsp.jus.br/.
10. Tribunal Superior do Trabalho (BR). Súmula n. 32. Organização do texto: Anne Joyce Angher. 20. ed. São Paulo: Rideel; 2015.
11. Brasil. Lei n. 605, de 5 de janeiro de 1949. Dispõe sobre o repouso semanal remunerado e o pagamento de salário nos dias feriados civis e religiosos. 20. ed. São Paulo: Rideel; 2015.
12. Tribunal Superior do Trabalho (BR). Súmula n. 15. 20. ed. São Paulo: Rideel; 2015.
13. Mendanha MH. Medicina do trabalho e perícias médicas: aspectos práticos (e polêmicos). 4. ed. São Paulo: LTr; 2015, p. 205-16.

14. Conselho Federal de Medicina (BR). Parecer n. 10 de 23 de março de 2012.
15. Conselho Regional de Medicina de Minas Gerais. Parecer n. 3657 de 21 de maio de 2009.
16. Brasil. Lei n. 13.103, de 02 de março de 2015. 20. ed. São Paulo: Rideel; 2015.
17. Conselho Federal de Medicina (BR). Parecer n. 26 de 15 de junho de 2012.
18. Brasil. Lei n. 12.619, de 30 de abril de 2012. 20. ed. São Paulo: Rideel; 2015.
19. Conselho Nacional de Trânsito (BR). Resolução n. 517 de 29 de janeiro de 2015.
20. Ministério do Trabalho e Previdência Social (BR). Portaria n. 116 de 13 de novembro de 2015.
21. Associação Nacional de Medicina Do Trabalho. Efeito do rastreamento do uso de álcool e drogas entre trabalhadores. Brasília; 2016. [capturado em: 10 jun. 2017]. Disponível em: http://www.anamt.org.br/site/upload_arquivos/diretrizes_tecnicas_anamt_25820161127477055475.pdf.
22. Alcohol Smoking and Substance Involvement Screening Test: questionário para triagem do uso de álcool, tabaco e outras substâncias [Internet]. Geneve: WHO; 2017. [capturado em: 10 jun. 2017]. Disponível em: http://www.who.int/substance_abuse/activities/assist_portuguese.pdf.

40

O papel da equipe interdisciplinar na dependência química

Sandra Cristina Pillon, Natália Priolli Jora Pegoraro e Manoel Antonio dos Santos

> **PONTOS-CHAVE**
>
> ✓ Equipes multi e interdisciplinares são cada vez mais requeridas na área da saúde, na busca de soluções para os problemas relacionados à qualidade dos cuidados oferecidos.
> ✓ Dependência química é um problema social e de saúde complexo, a que nenhuma disciplina ou profissão pode responder apropriadamente de forma isolada.
> ✓ A atuação de uma equipe multiprofissional em dependência química tem por objetivo implementar estratégias de assistência comprometidas com uma política de enfrentamento capaz de potencializar mudanças efetivas na vida do usuário.

Na modernidade, o avanço do saber produziu o isolamento das disciplinas e o surgimento de interesses corporativos, que levaram a uma fragmentação do conhecimento. Esse fenômeno resultou na racionalidade técnico-científica que regula os processos de trabalho na área da saúde. Nas últimas décadas, tem-se demonstrado a insuficiência dessa racionalidade, o que tem colocado a interdisciplinaridade no centro das discussões acerca do desenvolvimento do conhecimento científico e das práticas sanitárias.[1] Essa discussão tem reverberado tanto na produção acadêmica como no âmbito da oferta de serviços de saúde.

Nos últimos anos, houve significativos avanços no desenvolvimento de tecnologias que norteiam o trabalho em equipe em diversos contextos, porém, diferentemente de outros domínios, nos quais os grupos multiprofissionais atuam na busca de soluções para problemas complexos, na área dos cuidados em saúde, o trabalho em equipe é mais variado e desafiador. Uma das razões para isso é que as condições clínicas do paciente podem variar em intensidade, complexidade e singularidade.[2] O cenário em constante mudança exige que os profissionais tenham flexibilidade, plasticidade e capacidade de se ajustar às novas demandas, de modo a se adaptarem às condições imprevisíveis e instáveis.

O modo de organização do trabalho tem sido apontado como elemento dificultador da produção de um cuidado integral e de mais qualidade em saúde, tanto na perspectiva daqueles que o realizam como daqueles que dele usufruem.[1] O trabalho em saúde inclui a particularidade de ser desenvolvido por seres humanos, tendo em vista alcançar outros seres humanos. A complexidade envolvida nesse campo ultrapassa os saberes de uma única profissão ou área do conhecimento. A busca de novas formas de organização e gestão do trabalho em saúde é uma decorrência da evolução do conhecimento e uma necessidade própria da complexidade que os problemas de saúde vão assumindo na contemporaneidade.[3,4]

Para dar conta dessa complexidade, que envolve um cenário no qual se reconhece a insuficiência do olhar parcelado que é proporcionado por disciplinas estanques, o trabalho em saúde deve envolver práticas em âmbito multi, pluri, inter e transdisciplinar.[1] É preciso superar a atomização produzida pela visão unidisciplinar, que fragmenta o objeto de cuidado e o reduz a dimensões moleculares que, mesmo quando integradas posteriormente, não conseguem recompor o todo parcelado. Essa fragmentação do conhecimento nas últimas décadas fomentou a produção das superespecializações no campo da saúde. Com a reificação da racionalidade técnico-científica na formação do profissional da saúde, a tendência à superespecialização acentuou ainda mais o caráter parcelar e fragmentário com que são percebidos os fenômenos que estão em jogo no processo saúde-doença-cuidado, reforçando suas contradições e dicotomias.

Ao contrapor-se a essa lógica de produção de cuidados, a perspectiva interdisciplinar possibilita o exercício de um trabalho integrador e articulado, com vistas à otimização de recursos e maximização da qualidade de resultados. Para alcançar essas metas, é necessário que os trabalhadores do campo da saúde desenvolvam uma consciência crítica e reflexiva acerca de seu papel profissional e que sejam reestruturadas as formas de organização do processo de cuidado.[4]

O trabalho em equipe interdisciplinar no cuidado em saúde pode melhorar as habilidades de diagnóstico e prognóstico dos profissionais, de forma mais eficiente e eficaz do que a prática isolada.[2,5]

INTERDISCIPLINARIDADE E A CONSTRUÇÃO DOS SABERES EM SAÚDE

A despeito de ser incessantemente evocada no plano da teoria e da prática, a interdisciplinaridade ainda encontra inúmeras barreiras para se efetivar como uma práxis consistente no cenário da saúde. Quando se investiga de forma pormenorizada o modo como acontece a perspectiva interdisciplinar em equipes de saúde, verifica-se que ainda há dificuldades significativas para afirmar seu exercício no cotidiano dos serviços e programas.

A equipe interdisciplinar tem sido considerada componente essencial da organização do trabalho na contemporaneidade e importante facilitador na obtenção de resultados positivos e na otimização da relação custo-efetividade em vários *settings* de saúde.[2] Em todos os níveis de atenção à saúde, percebe-se a necessidade do trabalho interdisciplinar, que tem como propósito alcançar uma abordagem integral sobre os fenômenos que interferem no processo saúde-doença da população. Com a adoção da perspectiva interdisciplinar, almeja-se atingir maior eficiência e eficácia dos programas e serviços oferecidos à população.[6,7]

A conceitualização de interdisciplinaridade não é ponto pacífico na literatura, pois se trata de um tema complexo e vasto, o que dá margem a múltiplas formas de interpretação. Quando se pensa na dimensão da prática profissional, essa dificuldade acentua-se ainda mais. É o caso de se perguntar: será que nos serviços de saúde a prática da interdisciplinaridade ocorre com frequência? Na maioria das vezes, o que de fato acontece são encontros multidisciplinares, em que os profissionais se mantêm aferrados às suas práticas individuais, distanciando-se dos princípios que orientam o trabalho interdisciplinar.[6]

Interdisciplinaridade remete às ações conjuntas, integradas e inter-relacionadas, desenvolvidas por profissionais de diferentes procedências quanto à área básica do conhecimento.[8] O trabalho interdisciplinar envolve criatividade, originalidade e flexibilidade ante a diversidade de formas de pensar os problemas e suas possíveis soluções.[9] Na prática interdisciplinar, não se pretende desvalorizar ou negar a legitimidade das especialidades. O que se busca é a superação da fragmentação do conhecimento e das dicotomias engendradas por seu caráter parcelar, de modo a reconhecer e respeitar as especificidades de cada área profissional. O diálogo contínuo com outras formas de conhecimento, feito de maneira compartilhada e interativa, facilita os enfrentamentos profissionais e a assistência humanizada, o que contribui para melhorar e ampliar a compreensão da realidade.[7]

EQUIPE MULTIDISCIPLINAR NA ASSISTÊNCIA AOS USUÁRIOS DE ÁLCOOL E/OU DROGAS

Em termos conceituais, equipe multidisciplinar refere-se ao trabalho e estudo de profissionais de diversas áreas do conhecimento ou especialidades sobre um determinado tema ou área de atuação. Desse modo, não implica a integração de ações desses diferentes profissionais tendo em vista o objetivo comum de alcançar um entendimento mais amplo do fenômeno abordado. Ao manter explícita essa distinção, este capítulo tratará de questões mais amplas, como a abordagem interdisciplinar, que abarca a multidisciplinar, mas que implica, necessariamente, a integração dos profissionais para uma compreensão ampliada do objeto de cuidado.

O tratamento da dependência de substâncias pode ser tomado como exemplo de um campo complexo e multifatorial, que exige abordar, de forma integrada, as diversas dimensões implicadas. Já é considerado consenso, pela literatura, que esse tratamento seja organizado segundo um enfoque interdisciplinar, para além de uma abordagem multidisciplinar.

Nesse cenário, a interdisciplinaridade exige que se pensem as questões relativas à comunicação entre as diversas áreas de conhecimento, o que implica superar os termos especializados e herméticos, criando-se uma linguagem única e acessível a todos os envolvidos no processo para expressar os conceitos e contribuições das várias disciplinas. O desafio que se coloca nesse campo é superar as limitações dos jargões de cada especialidade e a tendência a empregar uma linguagem esotérica, acessível apenas aos iniciados de cada disciplina, o que vai possibilitar a compreensão das diversas facetas do problema e o intercâmbio de possíveis estratégias de solução.[10,11] É esse salto qualitativo que possibilitará a transição da multi para a interdisciplinaridade.

A participação do profissional da saúde na equipe interdisciplinar junto aos usuários de álcool e/ou de outras drogas tem como fundamento estratégico propor uma assistência com vistas a estabelecer mudanças na vida do paciente. As possibilidades de construção de uma proposta de intervenção em comum e planificada decorrem, em grande parte, de características da equipe, como flexibilidade, criatividade, porosidade das fronteiras profissionais e compartilhamento contínuo de saberes e fazeres. É necessário que o profissional amplie seu olhar e seu campo de referências, visando potencializar sua participação na equipe,[12] o que implica poder reconhecer os limites e a insuficiência de seu saber ante a multiplicidade inesgotável do fenômeno multifacetado com o qual se defronta.

Na equipe interdisciplinar, a comunicação é um dos mais importantes elementos do cuidado em saúde, devido à complexidade das demandas e da organização do trabalho. Como mencionado, o processo de trabalho em saúde exige o domínio de conhecimentos de diferentes disciplinas, o que requer o encontro de especialistas que atuem de modo integrado para solucionar problemas que emergem na assistência aos pacientes.[2,5]

Estudos sugerem que a boa comunicação interdisciplinar proporciona melhoras no estado de saúde do paciente e no bem-estar psicológico de seus familiares, resultando em melhor controle dos sintomas, redução do tempo de hospitalização e níveis elevados de satisfação com o atendimento.[2,5] A crescente complexidade das questões relacionadas à saúde humana e ao bem-estar requer o suporte do cuidado interdisciplinar, com abordagem de equipes multi e interdisciplinares no contexto do uso de substâncias.

Tendo em vista a gravidade dos problemas colocados pelo uso e dependência de álcool e/ou outras drogas, o tratamento constitui um processo dinâmico caracterizado pelas interfaces das diversas áreas implicadas. Nessa medida, o manejo dos problemas exige uma constante negociação, capacidade de articulação e integração entre os profissionais da equipe.[13]

Os princípios envolvidos na assistência aos usuários de álcool e/ou outras drogas não se diferenciam dos eixos norteadores das demais áreas da saúde. É imperativo que se promova a aliança terapêutica por meio de um ambiente acolhedor e com a instrumentalização da empatia na relação interpessoal, fundamental para sustentar a motivação do paciente para a mudança. Deve-se garantir assistência integral e contínua, que contribua para ampliar a competência coletiva do trabalho em equipe. Para efetivar essa abordagem, é particularmente importante desenvolver habilidades sociais que permitam estabelecer boa comunicação[2,5] e coordenar as ações, de modo a fomentar o trabalho cooperativo.

O paciente deve ser entendido e abordado sob a ótica da totalidade, considerada na perspectiva da integralidade, que é a chave da intervenção terapêutica. Esta tem como foco principal o alívio do sofrimento humano, elegendo a pessoa como protagonista do processo de compreensão e tratamento.

Nessa visão da integralidade, o cuidado é centrado nas necessidades do paciente e voltado para a minimização do desconforto gerado pela dependência química. É claro que o fenômeno da dependência é também considerado como agente gerador de malefícios, que precisa ser tratado de alguma maneira, porém, o alvo primário das ações de saúde deve ser o sofrimento. É inegável que o paciente deve receber os aportes necessários para restabelecer seu equilíbrio biopsicossocial. Nesse sentido, cabe ao profissional auxiliá-lo a se reorganizar dentro de seus próprios recursos. Para tanto, deverá instrumentalizar a relação interpessoal, incentivando e apoiando o paciente a assumir a responsabilidade pela melhora na sua qualidade de vida em todos os níveis.[14,15] Todavia, o paciente precisa não apenas do tratamento disponibilizado pelos profissionais da saúde, mas também de suporte social e familiar, os quais serão, muitas vezes, conquistados em conjunto com o tratamento.

As intervenções com as famílias constituem um componente crucial das estratégias de intervenção no contexto da dependência química. O objetivo é empoderar os familiares para que compreendam o problema em suas diferentes facetas, incluindo sua repercussão no plano das interações no microssistema familiar, para que a família se conscientize da necessidade de se reposicionar ante o familiar dependente. Além disso, é preciso implementar estratégias de tratamento complementares, que permitam fortalecer e diversificar a rede social do paciente. Nessa vertente, pode-se mencionar a vinculação a grupos de apoio da comunidade, escolas, trabalho, instituições religiosas, culturais e recursos de lazer, de modo a expandir as possibilidades de pertencimento saudável do paciente em seu micro e macrocontexto social.

O PROCESSO DE TRABALHO EM EQUIPE E A PRODUÇÃO DA SAÚDE

A assistência em saúde envolve um trabalho do tipo profissional e especializado, executado por trabalhadores que tenham qualificação técnica em graus diversificados e que, portanto, dominam saberes e técnicas específicas para auxiliar indivíduos com problemas de saúde ou em situação de vulnerabilidade psicossocial que implica riscos para adoecimento. De acordo com a complexidade do serviço prestado, a demanda por cuidados de saúde envolve múltiplos saberes e fazeres que dizem respeito aos conhecimentos e práticas de diversos profissionais: médicos de diversas especialidades, enfermeiros, técnicos e auxiliares de enfermagem, psicólogos, fisioterapeutas, terapeutas ocupacionais, nutricionistas, farmacêuticos, assistentes sociais, entre outros.

A equipe de saúde que atua na área da dependência química pode assumir diferentes configurações, a depender da política pública e organizacional na qual está inclusa. Dessa forma, a composição da equipe é diretamente proporcional à disponibilidade do serviço a ser oferecido aos pacientes. Diversos protocolos podem ser estabelecidos de acordo com o local e a organização de serviço no qual os cuidados de saúde serão oferecidos.[15] Porém, basicamente, a equipe de saúde pode ser constituída por médico, equipe de enfermagem, psicólogo, terapeuta ocupacional e assistente social.

O processo de trabalho em saúde tem por finalidade coproduzir saúde, por meio de alguma ação terapêutica.[1] O trabalho em saúde deve ser pautado pelas necessidades do indivíduo que busca os serviços de saúde, tendo por horizonte a construção de estratégias de enfrentamento que se mostrem adaptativas e adequadas a cada cenário. Contudo, o que se nota é que, muitas vezes, as necessidades das instituições e dos profissionais da saúde têm precedência sobre as demandas do paciente.

Na análise das relações de trabalho nas equipes interdisciplinares, considera-se o modo como se desenvolve o processo de trabalho e a compreensão acerca dos seus componentes (finalidade, objeto, instrumentos, força de trabalho) com vistas à obtenção dos resultados pretendidos. No exercício profissional, todos os membros da equipe compartilham um mesmo objeto, que é o ser humano e seus processos vitais, que envolvem várias dimensões complementares: biológica, psicológica, social, cultural, ética, política e espiritual. As ações terapêuticas, preventivas ou de promoção da saúde requerem o uso de múltiplos instrumentos e condutas.

Para ultrapassar o âmbito individual e o caráter fragmentado que modelam o processo e a organização do trabalho contemporâneo, é necessário "conhecer e analisar o trabalho, verificando as atribuições específicas e do grupo, na unidade, no domicílio e na comunidade, como também compartilhar conhecimentos e informações".[16]

Ao considerar a importância da confluência de profissionais de diferentes especialidades para a atenção integral à população,[17] evidencia-se que, no processo de assistência, estão em jogo saberes nucleares e de campo. Ou seja, há um conjunto de saberes e responsabilidades específicos de cada profissão ou especialidade (núcleo), em permanente interação com um conjunto de saberes e responsabilidades comuns e confluentes a várias profissões ou especialidades (campo). Os conceitos de campo e núcleo são úteis para indicar a necessidade de conciliar aspectos complementares que são exigidos do profissional que atua em equipe, como polivalência e especialidade, abrangência e especificidade, autonomia e responsabilidade.

Equipes interdisciplinares são entidades complexas, que requerem recursos financeiros e serviços de apoio para manter suas atividades em bom funcionamento. As equipes precisam ser legitimadas pela organização maior na qual se incluem, de maneira que essa organização deve instituir um sistema de recompensas que funcione de modo que os recursos, tanto individuais como específicos de cada especialidade profissional, sejam devidamente reconhecidos e apreciados.[17-21]

A prática interdisciplinar pode ser potencializadora do cuidado integral, na medida em que possibilita uma compreensão ampliada do objeto de trabalho em saúde, por meio da interação entre as *expertises* de diferentes profissionais e da articulação entre os diversos saberes e fazeres em saúde. A interdisciplinaridade contribui para se pensar as características de um modo diferenciado de produzir cuidado, mediante a construção de um olhar multiprismático, fundado em um novo paradigma de organização do trabalho em saúde.[11]

PROBLEMAS RELACIONADOS AO USO DO ÁLCOOL: ARTICULAÇÃO ENTRE SABERES E FAZERES EM SAÚDE

Neste capítulo, optou-se por enfatizar o tratamento do uso e dependência do álcool, por ser a substância de uso mais frequente e disseminado na população.

O uso de álcool, tabaco e outras drogas continua a representar ameaça grave à saúde e à segurança social. O uso dessas substâncias acarreta altos índices de morbimortalidade e incapacidades quando comparado a qualquer outro problema de saúde que possa ser prevenível.[18] O consumo de álcool e/ou de outras drogas está associado a diversos problemas, relacionados aos aspectos físicos, psicológicos, familiares e sociais, que perfazem as maiores demandas de saúde e segurança social. Por diversas razões, a natureza complexa e singular do uso de substâncias tem sido pouco entendida.

Os usuários, muitas vezes, são avaliados por um prisma moralista e preconceituoso e frequentemente são vistos como refratários a qualquer abordagem, tornando-se, aos olhos da sociedade, seres intratáveis, indóceis e insubmissos. Também podem se tornar *persona non grata* nos serviços de saúde, comumente vistos como indesejáveis, irascíveis e resistentes a qualquer estratégia de aproximação, o que pode se tornar desmotivador para o profissional encarregado do tratamento.[19] Isso contribui para que a dependência do álcool seja subdiagnosticada. Além de ser uma doença de difícil tratamento, principalmente quando o diagnóstico e o início do tratamento ocorrem tardiamente, esses problemas alimentam uma falsa crença de que os dependentes de álcool raramente se recuperam.[20]

De fato, os pacientes habitualmente apresentam problemas de saúde complexos e persistentes, que repercutem no plano individual, familiar e social e que resultam em elevados custos para o sistema de saúde e de assistência social. Por conseguinte, os problemas relacionados à dependência têm implicações substanciais no âmbito da saúde pública global, que requerem o desenvolvimento e a implantação de estratégias e políticas de enfrentamento multissetoriais.

Desse modo, reconhece-se que, no contexto da dependência química, nenhuma disciplina ou profissão, de forma isolada, pode responder satisfatoriamente aos desafios que compareçam nesse campo. Devido ao seu caráter multidimensional, a problemática requer uma abordagem compreensiva, com ações coordenadas de profissionais capacitados a atender os diversos pacientes e serviços que atuem de maneira colaborativa com os demais profissionais envolvidos nessa área.[21] Quando os recursos humanos e materiais não estão articulados de maneira eficiente na prática cotidiana, o profissional que atua na área de dependência química pode se sentir impotente diante da complexidade dos aspectos físicos, mentais, sociais, legais, culturais e vocacionais que o interpelam no processo de produção do cuidado. A abordagem requer uma base ampla e integrada de conhecimentos e habilidades que o profissional deve dominar, mas também exige sensibilidade e abertura para o campo interdisciplinar, que convoca a intervenção de outras especialidades e o compartilhamento de saberes/fazeres.

O profissional que não conta com uma capacitação mínima na área de conhecimento em que atua e que não tem experiência prática acumulada em sua bagagem certamente terá dificuldades de lidar adequadamente com o paciente em tratamento, uma vez que muitas decisões a serem tomadas no manejo dos casos relacionados ao uso de substâncias têm implicações éticas inerentes aos aspectos da vida e da morte, bem como dos limites da autonomia e da liberdade individual. O contato contínuo com esse âmbito de atuação também suscita, muitas vezes, sentimentos intensos e ambivalentes no profissional, o que coloca em xeque seus valores e crenças arraigadas. Frustração, raiva, desamparo, solidão, desencorajamento e desilusão são sentimentos comuns que podem ser despertados em profissionais que trabalham na área de dependência química.

Já está bem estabelecido na literatura que o tratamento para dependência química tem de se respaldar em um *setting* multidisciplinar. Para que aconteça a colaboração multiprofissional, um dos requisitos prévios necessários é o conhecimento específico da área de dependência química. Cada profissional deve reconhecer as limitações inerentes ao seu campo de atuação, respeitando as fronteiras disciplinares e as competências de cada área. De acordo com as propostas assistenciais, recomenda-se que haja uma definição clara das funções e papéis dos profissionais que atuam nos serviços especializados, com diretrizes estabelecidas por meios legais (legislações específicas que regulamentam o exercício profissional, resoluções e orientações norteadoras formuladas por entidades representativas das diferentes categorias profissionais).[19]

Tais recomendações se tornam importantes para esclarecer suas contribuições específicas, em termos da oferta de tratamento, implementação de intervenções, avaliações do custo-efetividade, mobilização de recursos sociocomunitários por meio de mecanismos de planejamento apropriados e organização de serviços especializados na assistência aos usuários de álcool e/ou outras drogas. A ausência de qualificação específica na área, por parte dos profissionais da saúde, poderá resultar em diversos problemas, como a baixa sensibilidade – e mesmo a não percepção – dos casos que recorrem aos serviços de saúde, contribuindo para o aumento dos índices de usuários subdiagnosticados, e a não contemplação dos casos identificados com o encaminhamento e a assistência adequados.

As modalidades de assistência aos usuários de álcool e/ou de outras drogas incluem:

1. atendimento individual (medicamentoso, psicoterápico, acolhimento, orientação, aconselhamento psicológico, prevenção de recaídas, entre outras estratégias de cuidado)
2. atendimento em grupos (grupoterapia, grupo operativo, grupo multifamiliar, grupo de mútua ajuda, atividades de suporte social, entre outras)
3. atendimento em oficinas terapêuticas, executadas por profissional de nível superior ou médio
4. visitas e atendimentos domiciliares
5. atendimento à família, articulado com ações da estratégia de saúde da família
6. atividades comunitárias, enfocando a integração do dependente químico na comunidade e sua inserção familiar e social
7. atendimento de desintoxicação

Um dos desafios enfrentados e que deve ser superado pelos gestores de saúde diz respeito à capacitação dos profissionais da saúde, com a necessidade de oferecer programas de educação continuada e apoio contínuo de supervisão às equipes interdisciplinares. Outro desafio é a consolidação de uma rede integrada de serviços que seja resolutiva e que ofereça apoio assistencial para a demanda de atendimento secundário e terciário que, inevitavelmente, será revelada à medida que as equipes de saúde se tornarem mais capacitadas em reconhecer e tratar os problemas relacionados ao uso de álcool.[14]

Entre as opções de tratamento, até há pouco tempo havia a quase hegemonia da internação integral em hospital psiquiátrico e o apoio dos grupos de mútua ajuda, que apareciam praticamente como as únicas alternativas terapêuticas na assistência aos dependentes e usuários de substâncias. Atualmente, o aprimoramento das intervenções psicossociais, associado ao surgimento de novos psicofármacos, a redução do caráter moral na compreensão dos transtornos relacionados ao uso de substâncias e o incentivo à participação da família no processo de tratamento têm contribuído para que uma parcela cada vez mais expressiva de pacientes seja tratada por profissionais de diversas especialidades, principalmente em ambientes ambulatoriais.[13,20,22] Esses novos recursos de tratamento justificam a necessidade de implementação de ações multi e interdisciplinares nos serviços de saúde destinados à assistência aos usuários de álcool e/ou outras drogas.

Atualmente, assiste-se à projeção de novos cenários e modelos assistenciais ante as mudanças ocorridas nas necessidades de saúde da população. Diante do desafio colocado pelo fenômeno das drogas na contemporaneidade, novas demandas têm emergido, solicitando a configuração de serviços condizentes com essa realidade. Para oferecer centros públicos e privados de atendimento à saúde em geral compatíveis com as necessidades atuais, os profissionais da saúde, no exercício de suas funções, devem estar aptos a compreender e absorver tais mudanças.

A formação da equipe para assistência especializada aos usuários de álcool e/ou outras drogas vai depender da concepção organizacional do serviço, que direcionará o trabalho para o modelo multidisciplinar ou interdisciplinar.[23] Nesse contexto, um dos modelos de organização de serviços de assistência a essa população é o implementado nos Centros de Atenção Psicossocial Álcool e Drogas (CAPS AD),[24] criados pela Portaria nº 816/GM do Ministério da Saúde. Trata-se de um dos poucos recursos gratuitos, disponibilizados pelo Sistema Único de Saúde (SUS), na assistência aos usuários de álcool e/ou outras drogas. A Portaria estabelece o atendimento do dependente de álcool e/ou outras drogas e prevê uma equipe mínima composta por médicos, enfermeiros especializados e auxiliares ou técnicos de enfermagem, além de outros profissionais de nível superior, que podem ser psicólogo, assistente social, enfermeiro não especializado, terapeuta ocupacional, pedagogo ou outros profissionais.

Se, antes do advento da legislação, a prática já solicitava os conhecimentos específicos, a exigência da inclusão desses profissionais na equipe de saúde que produz os cuidados aos dependentes consolidou essa necessidade em todo o País. Por sua vez, esses profissionais devem desenvolver habilidades técnicas e relacionais que lhes permitam atender essa demanda a partir de uma perspectiva de cuidado integral e humanizado. Além disso, os membros das equipes precisam estar motivados e capacitados para explorar alternativas, realizando adaptações necessárias e criativas nos planos assistenciais e promovendo a assistência aos pacientes com problemas relacionados ao uso de álcool e/ou outras drogas.[14]

Como mencionado, o trabalho em equipe interdisciplinar é complexo e envolve ações desempenhadas por diferentes profissionais, que atuam em conjunto e dividem *expertise*, conhecimentos, competências e habilidades que têm impacto direto nos cuidados oferecidos aos pacientes.[25]

Os membros das equipes interdisciplinares habitualmente veem os enfermeiros como aqueles profissionais que vão fornecer *feedback* sobre a evolução do paciente no tratamento, compartilhando informações que podem ser úteis para o restante da equipe planejar e/ou ajustar as metas do plano terapêutico. Por estarem na linha de frente do cuidado, os enfermeiros ocupam uma posição singular para promover diversas ações em prevenção e promoção de saúde. Pacientes e familiares frequentemente solicitam dos enfermeiros explicações sobre questões relacionadas à saúde e ao tratamento, sobretudo quando os médicos não estabelecem uma comunicação clara e em linguagem compreensível. Desse modo, o trabalho integrado pode maximizar a sinergia entre os saberes e fazeres das diversas categorias profissionais.

O terapeuta ocupacional centraliza suas ações explorando diferentes modos de realizar as adaptações que favoreçam maior independência do paciente nas atividades da vida diária. Psicólogos atuam no estabelecimento e fortalecimento dos vínculos entre pacientes, familiares e profissionais da equipe interdisciplinar de saúde, buscando otimizar as estratégias de enfrentamento utilizadas. Os farmacêuticos podem trabalhar, de forma integrada com os enfermeiros, no manejo, dispensa e orientações sobre o uso seguro de medicamentos junto aos pacientes e familiares. Assistentes sociais são profissionais especializados na mediação da relação entre pacientes/familiares e a comunidade, apoiando a busca de recursos junto à rede de atenção social e de saúde. Além disso, promovem as condições que viabilizam os diversos encaminhamentos para os demais serviços, trabalham a inserção social e fornecem apoio emocional aos pacientes e seus familiares. Os esforços dos assistentes sociais são maximizados quando os demais profissionais estão aptos a fornecer informações específicas sobre a situação doméstica do paciente, obtidas por meio das visitas domiciliares.

O modelo que preconiza reunir diferentes profissionais da saúde para resolverem problemas complexos no atendimento de saúde é consequência natural de um processo de transformação do paradigma assistencial, que vem-se processando nos últimos anos, com vistas à melhora na qualidade da assistência oferecida pelos profissionais do serviço.[26] Há que se ressaltar que, na interdisciplinaridade, a união de diferentes profissionais vai além da mera junção de pessoas; ela se refere a um grupo altamente diversificado, com diferentes habilidades profissionais, que, pela combinação de seus talentos e capacidades específicas, pode voltar sua atenção para uma mesma direção (o paciente), com uma proposta comum focada na busca de resultados integrados.[21] A equipe é uma entidade dinâmica com estrutura, definição, direção e identificação própria, que funciona segundo a lógica de um processo de desenvolvimento contínuo e mudança constante.[21]

A assistência em saúde aos usuários de álcool pode ser planejada seguindo a ideia de *continuum* na sua dimensão prática, incluindo atividades terapêuticas, assim como a intervenção primária (orientações breves e objetivas), a identificação precoce por meio de testes padronizados (AUDIT, CAGE), a avaliação do estado de saúde, possíveis comorbidades clínicas e psiquiátricas, o diagnóstico das necessidades em jogo, a prevenção de recaída, o aconselhamento e direcionamento do usuário para a abstinência ou a minimização dos danos potenciais à saúde.

Ao considerar o cenário em permanente mudança, pode-se pensar que o paciente também é um membro integrante da equipe, particularmente na área de dependência química. O empoderamento do paciente, por meio do desenvolvimento de suas habilidades de colaborar com o próprio tratamento, torna-se fundamental para alcançar os objetivos programados. Além disso, a importância da avaliação não pode ser subestimada, pois ela pode funcionar como um poderoso fator terapêutico.[21]

FACILIDADES E BARREIRAS AO TRABALHO INTERDISCIPLINAR

A natureza das relações de trabalho nas equipes interdisciplinares constitui uma das barreiras mais salientes para a implementação da interdisciplinaridade. A organização taylorista-fordista, que ordena o campo das relações de trabalho na saúde, impõe uma fragmentação e hierarquização de tarefas.[1] O trabalho em equipe, por sua vez, exige uma lógica cooperativa, diferente do modelo fragmentado de organização do trabalho, em que cada profissional realiza parcelas da tarefa sem uma integração com as demais áreas envolvidas. A abordagem interdisciplinar pressupõe novas formas de relacionamento, tanto no que diz respeito à hierarquia institucional, à gestão, à divisão e à organização do trabalho, quanto no que diz respeito às relações que os trabalhadores estabelecem entre si e com os usuários do serviço.[1,25]

As barreiras que se interpõem a um trabalho efetivo da equipe interdisciplinar compreendem: formação e capacitação profissional, definição dos objetivos e papéis, manejo dos conflitos, padrões de comunicação e fatores institucionais.

Formação e capacitação profissional

Evidências mostram que o manejo dos problemas relacionados ao uso e dependência de álcool e/ou outras drogas requer um enfoque abrangente e multidimensional. A formação e a qualificação representam oportunidades de expansão e aquisição de novos conhecimentos, desenvolvimento profissional e educação continuada, fomentando a troca de saberes e fazeres.[25] No entanto, o trabalho em equipe impõe diversos desafios, notadamente quando se propõe a desenvolver práticas de saúde na perspectiva interdisciplinar.

Uma das barreiras à prática da interdisciplinaridade é a formação dos profissionais da saúde, que prioriza conhecimentos técnicos adquiridos e desconsidera o valor dos saberes e práticas populares da comunidade na qual a equipe está inserida.[7] Não é apenas uma questão de que a formação acadêmica, nos moldes convencionais, deixa de contemplar uma série de conteúdos que se mostram fundamentais para a assistência. A educação do profissional da saúde habitualmente privilegia o trabalho individual em detrimento ao coletivo. Essa visão gera deformações, pois dificulta a integração da equipe e a articulação que os profissionais devem fazer dos diversos recursos terapêuticos que estão em jogo e que sustentam a dimensão prática da atuação.[9]

Definição dos objetivos e papéis

É importante que cada membro tenha clareza em relação aos limites e alcances do papel que desempenha na equipe. Também deve estar apto a reconhecer a especificidade do papel dos demais profissionais. Essa percepção clara e objetiva contribui para delimitar lugares e funções que cada profissional assume dentro da equipe. São pré-requisitos essenciais para modelar o trabalho em grupo, definindo limites e possibilidades de atuação, tanto na esfera individual como no plano da atuação integrada.

Para que esse ideal seja alcançado, é preciso aprender a entender e respeitar os papéis desempenhados pelos outros profissionais, com suas peculiaridades e limitações, discernindo o impacto potencial de cada ação de saúde sobre o paciente. Os integrantes da equipe também devem estar conscientes do modo como seus papéis se encaixam dentro do trabalho interdisciplinar e precisam estar dispostos a refletir sobre como vão assumir suas tarefas ao compartilharem as responsabilidades com os demais membros.[25]

Nesse sentido, a literatura recomenda que os profissionais da equipe interdisciplinar necessitam ter uma visão clara sobre as metas almejadas no trabalho, o que requer o estabelecimento de critérios bem definidos de encaminhamento dentro e fora da equipe, organizando adequadamente o fluxograma.[25]

Muitas vezes, há conflitos na equipe quando os objetivos do tratamento não são claros ou específicos, ou quando as metas são muito complexas e as prioridades deixam de ser estabelecidas. Outra fonte potencial de tensões é quando os objetivos propostos pelos integrantes da equipe estão em conflito com os preconizados por outros profissionais ou com as expectativas dos pacientes, ou quando os membros defendem diferentes valores devido à diversidade de concepções filosófica, ideológica, cultural ou de socialização profissional.[21]

A redução dos conflitos entre objetivos requer, por parte da equipe, uma definição clara dos seus propósitos, com vistas a alcançar um consenso em relação às prioridades e planos de ação, com ênfase na combinação de habilidades e *expertise*, instituindo como foco os resultados almejados.[21] As fontes potenciais de conflitos de papéis profissionais incluem: papéis ambíguos, sobreposição de responsabilidades e de capacitações, bem como preconcepções estereotipadas sustentadas pelos membros da equipe em relação às demais especialidades e ao paciente. Para reduzir o conflito na equipe, é necessário estimular a discussão e a clarificação da percepção dos papéis e das expectativas que lhes são associadas. Isso requer também a identificação dos talentos e competências profissionais de cada membro da equipe e a exploração da eventual sobreposição de responsabilidades, mantendo-se uma postura de permanente abertura ao novo e flexibilidade para negociação e renegociação da atribuição de papéis.[27]

Manejo dos conflitos

Como superar as dicotomias produzidas pela fragmentação dos saberes e fazeres e seus desdobramentos na prática profissional no campo da dependência química? O desafio permanente de ultrapassar o âmbito individual da atuação e do paradigma biomédico exige mudanças na organização do trabalho.[7] Essa tarefa demanda alta complexidade de saberes e sua articulação no plano de uma práxis restauradora da unidade de cuidado. Nesse processo de transformação do modo de atuar, cada profissional precisa desempenhar suas funções por meio do engajamento ativo em um processo de trabalho coletivo. O resultado desse processo compartilhado deve espelhar o trabalho de cada um e, ao mesmo tempo, de todos, alcançando, então, uma terceira dimensão, que é resultado de análise e síntese, a partir da contribuição específica das diversas áreas de conhecimento científico e profissional.[28]

O manejo de conflitos na equipe interdisciplinar tende a ser exitoso quando é possível sustentar uma posição colaborativa, na qual se valoriza o acolhimento de novas ideias e se administram as divergências, que inevitavelmente vão emergir e que devem ser entendidas como expressões saudáveis das tensões inerentes ao trabalho em equipe. É preciso cultivar uma relação de abertura que considere a existência de modos alternativos de compreender os problemas humanos, ao mesmo tempo que se deve encorajar interações e trocas constantes entre os profissionais de diferentes especialidades. Esse processo é interessante porque fornece um modelo de gerenciamento de conflitos de papéis para os pacientes dependentes químicos, que frequentemente lidam com seus dilemas e problemas de forma destrutiva e ineficaz.[21]

Nessa perspectiva, um estudo elencou cinco questões-chave que devem ser contempladas nos processos de tomada de decisão pela equipe:[29] (1) quais são as necessidades prioritárias? (2) quem deve estar envolvido nesse processo? (3) que estratégias de tomada de decisão devem ser privilegiadas? (4) quem será responsável pela coordenação desse processo, conduzindo-o rumo à tomada de decisão? (5) quem necessita ser informado sobre tal decisão?

Para o processo de tomada de decisão ocorrer de maneira efetiva, a equipe deve definir claramente o problema, obter dados suficientes e relevantes sobre sua configuração, gerar uma variedade de opções, testar alternativas e ter uma ação comprometida com responsabilidades específicas.[21] A contribuição de cada membro da equipe deve ser respeitada e valorizada, assim como a do pacientes, e todos os membros devem dividir responsabilidade na busca dos resultados, o que implica a corresponsabilização de todos. Mais do que buscar unanimidade, deve-se ter como meta a construção gradual de consensos. Alcançar uma decisão consensual requer que se ofereça igualdade de oportunidades para que cada membro da equipe possa influenciar os resultados finais. Desse modo, a arte de cultivar consensos implica valorizar o potencial transformador subjacente ao reconhecimento da diferença.

Padrões de comunicação

No nível mais primário dos padrões de comunicação, tem-se a comunicação intraequipe, que inclui sentimentos e pensamentos que os profissionais sentem, refletem, ouvem ou verbalizam dentro de seu contexto de trabalho, bem como a habilidade de discutir e resolver questões cotidianas no âmbito da própria equipe.[25]

Uma boa comunicação requer uma postura de abertura e maleabilidade, que encoraja o compartilhamento, além de saber escutar o outro com respeito e empatia, ter consideração pelas diferenças sem pretender impor autocraticamente seus pontos de vista, oferecer *feedbacks* construtivos sem apelar para ataques pessoais e abster-se de formular juízos morais. Essa postura dialógica contribui para criar um ambiente permissivo e confiável, que possibilita cultivar um clima propício para negociações, sem ameaças de retaliação. Tais atitudes e padrões de comunicação podem ser aprendidos e mantidos se os membros da equipe desenvolverem vínculos de confiança recíproca e valorizarem-se mutuamente. Cada equipe deve se sentir à vontade para desenvolver seu próprio estilo e ritmo de trabalho, respeitando seu próprio tempo.

Fatores institucionais

Os fatores institucionais tanto podem facilitar como constranger o funcionamento da equipe que opera em uma base de interdisciplinaridade. Questões relativas a espaço e localização física, tempo disponível para o desenvolvimento das ações de saúde, disponibilidade de recursos e incentivos são fatores institucionais que podem funcionar tanto como facilitadores quanto como barreiras à implementação do trabalho interdisciplinar. Por sua vez, a proximidade emocional dos membros da equipe pode facilitar a comunicação.[25]

A alocação de espaços para o desenvolvimento das atividades pela equipe frequentemente reflete o grau de compromisso (ou descompromisso) por parte da organização. O tempo é outra variável fundamental para que a equipe interprofissional adquira condições de maturidade para lidar com a necessidade de implementar mudanças em seu processo de trabalho, até que possa explorar e resolver de forma satisfatória os conflitos e contradições do próprio grupo de profissionais.

A natureza multidimensional do cuidado da dependência química requer um sistema de registro bem elaborado e integrado, que incorpore todas as informações essenciais no prontuário do paciente. É preciso entender que o prontuário é o ponto de convergência das ações desenvolvidas pelos membros da equipe. É o estuário onde deságuam os registros do trabalho e, nesse sentido, deve ser um instrumento de comunicação interpares por excelência.

A capacidade de comunicação verbal e escrita facilita o planejamento terapêutico, bem como as ações de cuidados realizadas por meio de consultas, orientações, aconselhamentos, oficinas, grupos, reuniões, atendimentos, visitas domiciliárias e telefonemas, além de favorecer a documentação com o registro das ações implementadas no prontuário do paciente.[25]

O tratamento também necessita de um mecanismo efetivo de contato com o sistema externo, ou seja, a rede de serviços disponíveis na comunidade, o que implica um refinamento do sistema de referência e contrarreferência. A falta de atenção a essas dimensões impede a coordenação necessária entre os vários sistemas de tratamento da dependência química.[21]

CONSIDERAÇÕES FINAIS

A perspectiva interdisciplinar no contexto do cuidado ao dependente químico possibilita aprimorar as relações de trabalho entre os profissionais da saúde e entre estes e os pacientes, familiares e comunidade. O exercício da interdisciplinaridade também contribui para aproximar os profissionais das reais necessidades do paciente, produzindo condições favorecedoras de uma assistência de mais qualidade.

A prática interdisciplinar contribui para repensar as formas de organização do trabalho em saúde, na medida em que favorece decisivamente o fortalecimento do vínculo, o acolhimento, a identificação de necessidades e prioridades de atendimento, bem como o acesso equânime aos recursos disponíveis, de modo a consolidar a efetivação do Sistema Único de Saúde.

REFERÊNCIAS

1. Matos E, Pires DEP, Campos GWS. Relações de trabalho em equipes interdisciplinares: contribuições para a constituição de novas formas de organização do trabalho em saúde. Rev Bras Enferm. 2009;62(6):863-69.
2. Kuziemsky CE, Borycki EM, Purkis ME, Black F, Boyle M, Cloutier-Fisher D, et al. An interdisciplinary team communication framework and its application to healthcare 'e-teams' systems design. BMC Med Inform Decis Mak. 2009; 9:43.
3. Morin E. A cabeça bem-feita. Rio de Janeiro: Bertrand Brasil; 2000.
4. Pires DEP. Organização do trabalho em saúde. In: Leopardi, MT, Organizadora. O processo de trabalho em saúde: organização e subjetividade. Florianópolis: Papa-Livros; 1999.
5. Wittenberg-Lyles E, Oliver DP, Demiris G, Baldwin P, Regehr K. Communication dynamics in hospice teams: understanding the role of the chaplain in interdisciplinary team collaboration. J Palliat Med. 2008;11(10):1330-35.
6. Pires DEP. Reestruturação produtiva e trabalho em saúde no Brasil. São Paulo: Annablume; 2008.
7. Loch-Neckel G, Seemann G, Eidt HB, Rabuske MM, Crepaldi MA. Desafios para a ação interdisciplinar na atenção básica: implicações relativas à composição das equipes de saúde da família. Cien Saúde Colet. 2009;14(1):1463-72.
8. Jansen L. Collaborative and interdisciplinary health care teams: ready or not? J Prof Nurs. 2008;24(4):218-27.
9. Gomes DCR, organizador. Equipe de saúde: o desafio da integração. Uberlândia: Universidade Federal de Uberlândia; 1997.
10. Rocha RM. O enfermeiro na equipe interdisciplinar do centro de atenção psicossocial e as possibilidades de cuidar. Texto Contexto Enferm. 2005;14(3):350-57.
11. Peduzzi M. Equipe multiprofissional de saúde: conceito e tipologia. Rev Saúde Pública. 2001;35 (1):103-9.
12. Marzano MLR, Sousa CAC. O espaço social do CAPS como possibilitador de mudanças na vida do usuário. Texto Contexto Enferm. 2004;13(4):577-84.
13. Brasil. Portaria n.º 336, de 19 de fevereiro de 2002. Atualiza normas constantes da Portaria MS/SAS n.º 224, de 29 de janeiro de 1992 e estabelece os Centros de Atenção Psicossocial nas modalidades CAPS I, CAPS II e CAPS III, CAPS i II e CAPS ad II. In: Ministério da Saúde. Legislação em Saúde Mental: 1990-2004. 5. ed. Brasília: Ministério da Saúde. 2004; p. 125-36.
14. Pillon SC, Luis MAV, Laranjeira R. Nurses' training on dealing with alcohol and drug abuse: a question of necessity. Rev Hosp Clin. 2003;58(2):119-29.
15. Da Silva CJ. Impacto de um curso em diagnóstico e tratamento do uso nocivo e dependência do álcool sobre a atitude e conhecimento de profissionais da rede de atenção primária à saúde [Tese]. São Paulo: Escola Paulista de Medicina; 2005.
16. Ministério da Saúde (BR). Secretaria de Políticas de Saúde. Manual para a Organização da Atenção Básica. Brasília: Departamento de Atenção Básica; 2001.
17. Campos GWO. Um método para análise e cogestão de coletivos. São Paulo: HUCITEC; 2000.
18. World Health Organization. Global status report on alcohol and health. Geneva: WHO; 2011.
19. Royal College of Psychiatrists. Role of consultants with responsibility for substance misuse (addiction psychiatrists): position statement. London: Royal College of Psychiatrists; 2004.
20. Myrick H, Wright T. Clinical management of alcohol abuse and dependence. In: Galanter M, Kleber HD, Eds. The American psychiatric publishing textbook of substance abuse treatment. 4th ed. Washington: American psychiatric; 2008. p. 129-42.
21. Mariano C. Interdisciplinary collaboration in the treatment of addictions. J Addict Nursing. 1989;1(4):7-9.
22. Diehl A, Cordeiro DC, Laranjeira R. Tratamentos farmacológicos para dependência química: da evidência científica a prática clinica. Porto Alegre: Artmed; 2010.
23. Kirschbaum DIR, Paula FKC. O trabalho do enfermeiro nos equipamentos de saúde mental da rede pública de Campinas - SP. Rev Latin enferm. 2001;9(5):77-82.
24. Brasil. Portaria 816 de 30 de abril de 2002. Dispõe Programa Nacional de Atenção Comunitária Integrada a Usuários de Álcool e Outras Drogas. Diário Oficial da União 2002 maio 03: Seção 1; 29-30.
25. Nancarrow SA, Booth A, Ariss S, Smith T, Enderby P, Roots A. Ten principles of good interdisciplinary team work. Hum Resour Health. 2013;11:19.
26. Al Sayah F, Szafran O, Robertson S, Bell NR, Williams B. Nursing perspectives on factors influencing interdisciplinary teamwork in the Canadian primary care setting. J Clin Nurs. 2014; 23(19-20):2968-79.
27. Crookes PA, Perkins D, Taggart JR, Schwartz A, Fanaian M, Proudfoot JG, et al. Facilitating teamwork in general practice: moving from theory to practice. Aust J Prim. Health. 2009;15(1):24-28.
28. Silva IZQJ, Trad LAB. O trabalho em equipe no PSF: investigando a articulação técnica e a interação entre os profissionais. Interface. 2004/2005;9(16):25-38.
29. Choi B, Pak A. Multidisciplinarity, interdisciplinarity and transdisciplinarity in health research, services, education and policy: 1. Definitions, objectives and evidence of effectiveness. Clin Invest. Med. 2006;29(6):351-64

41
Complicações clínicas comuns em dependentes químicos

Nicole Ferraz Nunes e Natália Saldanha

> **PONTOS-CHAVE**
>
> ✓ Os profissionais da saúde envolvidos no atendimento de dependentes químicos devem reconhecer as complicações clínicas agudas e crônicas decorrentes do uso de substâncias.
> ✓ Esses profissionais devem realizar o diagnóstico das comorbidades clínicas mais frequentes relacionadas ao consumo de álcool, cocaína e *crack*, anfetaminas, benzodiazepínicos (BZDs), solventes, inalantes, opioides e tabaco.
> ✓ É fundamental a investigação da presença de HIV e infecções sexualmente transmissíveis (ISTs) em pacientes usuários de substâncias.

Considerando o uso atual de substâncias em proporções crescentes e a necessidade de estabelecer o diagnóstico de dependência química no contexto de uma visão dimensional, a qual deve incluir a avaliação de vários aspectos do mesmo indivíduo, é importante que os profissionais da saúde envolvidos no atendimento de dependentes químicos – seja no ambulatório, nas situações de emergência, seja em diversos outros serviços que integram a rede de cuidados – estejam habilitados a reconhecer as complicações clínicas agudas e crônicas do uso de substâncias, que podem desencadear ou piorar o prognóstico de morbidades preexistentes. Portanto, este capítulo objetiva elencar as principais complicações clínicas comuns em dependentes químicos e suas respectivas abordagens.

COMPLICAÇÕES CLÍNICAS RELACIONADAS AO USO DE ÁLCOOL

EFEITOS NEUROLÓGICOS

Os efeitos do álcool sobre o sistema nervoso central (SNC) são bem conhecidos, e os sintomas decorrentes de seu uso podem advir de qualquer nível do neuroeixo, incluindo o encéfalo e os nervos periféricos. Nesta seção, serão abordadas as complicações mais importantes do álcool sobre o SNC.

Os efeitos neurológicos observados na intoxicação alcoólica aguda, na síndrome de abstinência de álcool e no *delirium tremens* são descritos no Capítulo 10.

Algumas das complicações que serão descritas a seguir são encaminhadas ao neurologista para confirmação diagnóstica, tratamento e seguimento. No entanto, é responsabilidade do clínico geral reconhecê-las e realizar a abordagem terapêutica inicial, visto que isso implica, comprovadamente, a mudança do prognóstico final da maioria dessas complicações.[1]

SÍNDROME DE WERNICKE-KORSAKOFF

A síndrome de Wernicke-Korsakoff (SWK) refere-se a alterações neurológicas causadas pela deficiência de tiamina, ocorrendo sobretudo em usuários crônicos de álcool. Também pode ocorrer em outras situações clínicas nas quais a absorção de tiamina esteja comprometida, como na hiperêmese gravídica, na nutrição parenteral prolongada, no carcinoma gástrico, na obstrução pilórica, nas doenças inflamatórias intestinais crônicas, em pacientes gastrectomizados e em pacientes dialíticos.[2] Essa síndrome inclui a encefalopatia de Wernicke e a psicose de Korsakoff.

A encefalopatia de Wernicke pode ocorrer em até 12,5% dos usuários crônicos de álcool. É uma doença aguda caracterizada pela tríade: alterações oculomotoras, ataxia da marcha e estado confusional.[1]

1. **Alterações oculomotoras:** consistem em nistagmo (horizontal ou vertical) e paralisia ou paresia dos músculos retos externos e do olhar conjugado. São comuns achados como diplopia e estrabismo convergente. Já a miose e a não reatividade pupilar podem ocorrer em estágios avançados da doença.
2. **Ataxia:** varia desde casos mais brandos, em que ocorre marcha cambaleante e de base ampla, até casos mais graves, em que a marcha inviabiliza a deambulação ou a postura sem suporte.
3. **Estado confusional:** os distúrbios da consciência e do estado mental ocorrem sobretudo como um estado confusional global, em que o paciente se encontra apático, desatento e com mínima expressão verbal espontânea.

Tais sintomas desenvolvem-se de forma aguda, e não é necessária a presença de todos eles para o diagnóstico. É mais frequente que a encefalopatia de Wernicke ocorra com sintomas isolados, sendo a tríade clássica completa verificada em menor parcela dos casos.

Já a psicose de Korsakoff é marcada por transtorno amnésico que envolve prejuízo do aprendizado (amnésia anterógrada) e perda da memória passada (amnésia retrógrada). A memória imediata está intacta, mas a de curto prazo se encontra comprometida. Tais alterações são responsáveis pela incapacitação do paciente na sociedade, uma vez que está apto apenas para executar tarefas simples e habituais. A confabulação é um achado característico da psicose de Korsakoff, sendo evidente e significativa na fase inicial da doença.[1]

O diagnóstico é baseado em achados clínicos e na resposta à reposição de tiamina. Exames de neuroimagem podem corroborá-lo. Achados de ressonância magnética nuclear (RMN) incluem áreas de hipersinal em T2 e hipossinal em T1 no tálamo, corpos mamilares e áreas adjacentes ao terceiro ventrículo. A atrofia dos corpos mamilares é achado relativamente específico em pacientes com lesões crônicas da SWK.[3,4]

O tratamento da SWK objetiva repor o estoque vitamínico de tiamina e otimizar o balanço metabólico do organismo. Portanto, devem ser pesquisados e devidamente corrigidos possíveis distúrbios hidreletrolíticos associados à síndrome de abstinência alcoólica aguda.[5] O tratamento amplamente estabelecido consiste na administração intravenosa de tiamina, visto que essa conduta não só previne a progressão da SWK, como também reduz as anormalidades cerebrais potencialmente presentes no momento do diagnóstico e que, no entanto, não tenham provocado danos estruturais estabelecidos. Todavia, as recomendações de tiamina relacionadas a dose ideal, via de administração, frequência e duração do tratamento não são uniformes na literatura científica.[6]

Há variações nas indicações propostas pelos autores pesquisados: entre 50 e 500 mg de tiamina, de 1 a 3 vezes ao dia, por via intravenosa ou intramuscular, por um período entre 3 e 15 dias ou até que não mais se observe melhora dos sintomas. Após esse período de risco, deve-se manter a administração de 50 a 100 mg/dia, por via oral, entre 1 e 4 semanas, até que uma dieta normal seja retomada ou, então, manter a suplementação de tiamina de forma rotineira.[6]

Já no consenso sobre síndrome de abstinência alcoólica,[7] é preconizada a dose intramuscular de 300 mg/dia nos primeiros 7 a 15 dias, sendo essa a via de administração preferível. Caso se opte pela administração intravenosa, está indicada a diluição de 250 mg de tiamina em 50 a 100 mL de solução glicosada a 5%. Nessa via de administração, o risco de intoxicação vitamínica no paciente é maior, e a administração de doses superiores a 400 mg de tiamina parenteral está associada a sintomas como náuseas, anorexia, letargia, ataxia leve, diminuição do tônus intestinal e reação anafilática.[8] A suplementação de tiamina por via oral, após finalizado o tratamento parenteral, deve ser mantida a critério médico.[7]

O prognóstico da SWK depende basicamente da pronta instituição do tratamento, sendo a letalidade elevada.[1] Em relação à encefalopatia de Wernicke, a oftalmoplegia tende a melhorar em horas a dias; o nistagmo, a ataxia e a confusão mental, em dias a semanas. Cerca de 60% dos pacientes apresentarão nistagmo residual ou ataxia como sequelas em longo prazo. Já a psicose de Korsakoff tem prognóstico pobre; cerca de 80% dos pacientes terão prejuízo crônico de memória.[9,10]

DEGENERAÇÃO CEREBELAR ALCOÓLICA

A degeneração cerebelar alcoólica (DCA) está relacionada à encefalopatia de Wernicke, sendo sua principal característica a ataxia cerebelar crônica. A DCA ocorre em decorrência de deficiência nutricional, sobretudo de tiamina, associada aos efeitos tóxicos diretos do álcool no cerebelo. A atrofia cerebelar observada parece ser causada pela perda de neurônios corticais cerebelares, sobretudo células de Purkinje, com predileção especial para o vérmis cerebelar.[1]

A história natural da DCA é variável, mas costuma instalar-se após 10 anos ou mais de consumo de álcool. A forma de início mais frequente é o desenvolvimento lento, entre semanas e meses, de ataxia da marcha. Pode ocorrer disartria associada, assim como nistagmo. Ressalta-se que a instalação da marcha atáxica na DCA é mais insidiosa que a observada na SWK.

O diagnóstico é realizado por meio de dados obtidos na anamnese e na avaliação clínica, sendo indicados exames de neuroimagem a fim de excluir outras causas de ataxia. O principal achado da DCA em tomografia ou RMN consiste em atrofia cortical cerebelar. O tratamento consiste na administração parenteral de tiamina. A ataxia costuma se estabilizar ou amenizar após cessação do consumo de álcool e melhora da condição nutricional.[1]

Mielinólise pontina central

A mielinólise pontina central (MPC) foi descrita, em 1959, como uma doença potencialmente fatal e neurologicamente debilitante, em um estudo realizado com pacientes etilistas e desnutridos.[11] A MPC é uma doença desmielinizante do encéfalo que compromete sobretudo a região da ponte. Também pode atingir regiões extrapontinas, então caracterizando a mielinólise extrapontina (MEP).[12] Apesar de sua importante associação com distúrbios metabólicos e hidreletrolíticos, particularmente a iatrogênica correção rápida de hiponatremia, a MPC pode ocorrer em pacientes sem evidências de tais distúrbios, sendo o consumo crônico de bebida alcoólica com frequência associado à MPC.[13]

Postula-se que o alcoolismo crônico seja a causa mais comum da MPC; também já foram relatados casos em que ela ocorreu durante a síndrome de abstinência de álcool.[13,14] Quando a MPC se instala como comorbidade relacionada ao álcool, os pacientes apresentam-se, em sua maioria, normonatrêmicos.[15]

A lesão patológica característica da MPC consiste na destruição focal da mielina na ponte ventral, com comprometimento bilateral e simétrico. Em cerca de 10% dos casos, ocorrem lesões fora da base da ponte, como tálamo, cerebelo, gânglios da base, córtex cerebral, comissura anterior, núcleo subtalâmico e corpo caloso.[16]

Os sintomas clássicos da mielinólise são a tetraparesia espástica e a paralisia pseudobulbar, que refletem o comprometimento dos tratos corticospinal e corticobulbar na base da ponte e estão presentes em mais de 90% dos casos. Dependendo da extensão das lesões, outros sintomas podem estar presentes, como alterações pupilares e oculomotoras, disartria, disfagia, ataxia, distúrbios do movimento. É comum a progressão da doença para estado confusional e coma.[12]

Considerando as complicações neurológicas relacionadas ao uso de álcool, deve-se pensar nos seguintes diagnósticos diferenciais da MPC: SWK, condição que, inclusive, pode estar superposta ao quadro, e *delirium tremens*, cujo quadro clínico tipicamente tem duração de 1 a 5 dias. Já a presença de encefalopatia prolongada levanta a suspeita de MPC.[17]

Os exames de neuroimagem são imprescindíveis para a confirmação diagnóstica da MPC. Na tomografia computadorizada, observam-se áreas simétricas de hipodensidade na ponte ou áreas hipodensas extrapontinas. A RMN é considerada o melhor exame para a identificação dessas lesões, sendo encontrada área de sinal hipointenso em T1 e hiperintenso em T2, cuja característica é apresentar diferentes formatos de acordo com o corte: triangular em cortes axiais, ovais e sagitais e em forma de asa de morcego nos cortes coronais.

A MPC é uma doença que não tem tratamento específico. O sucesso terapêutico depende do diagnóstico precoce e de suporte em unidade de tratamento intensivo. O prognóstico varia desde recuperação total sem sequelas até óbito. A taxa de mortalidade é de cerca de 50% nas primeiras duas semanas e chega a 90% aos seis meses do início da doença.[12,18]

Encefalopatia hepática

A encefalopatia hepática (EH) é uma síndrome com sintomas neurológicos e mentais, cuja apresentação clínica varia entre diferentes graus de gravidade. É sempre secundária à enfermidade hepática e está associada à presença de hipertensão portal.[19] Acomete mais de 50% dos pacientes com cirrose hepática. Trata-se de um distúrbio metabólico; portanto, é potencialmente reversível desde que diagnosticada precocemente e corretamente tratada.

A EH ocorre devido a intoxicação cerebral resultante da não metabolização hepática de substâncias nitrogenadas procedentes sobretudo dos intestinos. A amônia é considerada o principal agente responsável por essa intoxicação. As manifestações clínicas incluem sintomas neurológicos, como tremores, *flapping*, sinais piramidais, estados confusionais agudos, *delirium* e coma.

Entre os principais fatores precipitantes da EH, os mais graves são a hemorragia digestiva e infecções bacterianas. Constipação intestinal, desidratação e desequilíbrio hidreletrolítico decorrente do uso de diuréticos também podem precipitar a síndrome. O diagnóstico da EH é clínico e deve incluir a investigação de possíveis fatores precipitantes associados.

O tratamento inclui o manejo terapêutico dos fatores precipitantes e medidas específicas. Tais medidas têm como objetivo a redução do substrato amoniogênico intestinal, a inibição da produção de amônia e a redução de sua absorção, assim como o aumento de sua eliminação. Para essa finalidade, usam-se sulfato de neomicina e outros antibióticos orais pouco absorvíveis, como a rifaximina. Em casos específicos, indica-se administração de antagonistas benzodiazepínicos (BZDs), como o flumazenil, uma vez que na EH há presença de produtos endógenos com características de atividade benzodiazepínica no SNC. Substâncias que melhoram a metabolização da amônia no fígado, como os aminoácidos L-ornitina e L-aspartato (LOLA), também têm sido usadas, embora as evidências na literatura ainda sejam escassas. Considera-se como tratamento definitivo da EH o transplante hepático.[19]

Demência

Demência refere-se a um processo de doença marcado pelo declínio cognitivo, responsável por prejuízos significativos nas esferas social, laboral e interpessoal. As principais doenças que cursam com prejuízo cognitivo em pacientes com síndrome de dependência de álcool serão descritas a seguir.

Pelagra

Doença decorrente da deficiência de ácido nicotínico (niacina) ou de seu aminoácido precursor, o triptofano. Pode causar demência em pacientes com alcoolismo crônico, e estão presentes manifestações sistêmicas, incluindo diarreia, glossite, anemia e lesões cutâneas eritematosas em áreas fotoexpostas. Sintomas neurológicos como tremor, rigidez muscular, polineuropatia, neurite óptica e surdez podem estar presentes. A pelagra pode progredir para encefalopatia por deficiência de ácido nicotínico, caracterizada por estado confusional, alterações da sensopercepção e delírio de conteúdo paranoide; geralmente o sinal de Babinski está presente, assim como paresia espástica.[1]

Doença de Marchiafava-Bignami

A doença de Marchiafava-Bignami (DMB) se caracteriza por desmielinização e degeneração do corpo caloso e da substância branca subcortical adjacente. É uma doença rara, que afeta, em sua maioria, pessoas entre 40 e 60 anos, sendo quase todos os pacientes dependentes de álcool e desnutridos. A principal hipótese etiopatogênica é a de que a doença ocorra primariamente por deficiência de vitaminas do complexo B. A morbidade e a mortalidade são elevadas: em 2004, entre cerca de 250 casos conhecidos, 200 faleceram, 30 evoluíram com demência e apenas 20 apresentaram evolução favorável.[20]

Os sinais clínicos são inespecíficos, e o diagnóstico muitas vezes é feito *post-mortem*. A doença apresenta instalação aguda, subaguda ou crônica; pode ser letal dentro de semanas a meses. Na forma aguda, ocorrem convulsões, diminuição do nível de consciência e rápida evolução para o óbito. Na forma subaguda, há graus variados de confusão mental, disartria, anomalias comportamentais, déficits de memória, sinais de desconexão inter-hemisférica, apraxia e distúrbios da marcha. A forma crônica é menos comum e se caracteriza por síndrome demencial progressiva.[20]

No passado, o diagnóstico de DMB só era possível de ser realizado na necropsia. Atualmente, a definição diagnóstica consiste em perfil clínico típico com história pregressa de consumo de álcool. Devem ser solicitados exames de neuroimagem, como tomografia computadorizada e ressonância magnética, sendo o achado característico a presença de lesões patológicas no corpo caloso.

O tratamento habitualmente inclui a abstinência de álcool e suporte nutricional. O tratamento com tiamina e outras vitaminas do complexo B, inclusive vitamina B12 e ácido fólico, tem sido utilizado em muitos pacientes que evoluíram para a recuperação. No entanto, a falha terapêutica é comum, mesmo quando o tratamento é instituído no início dos sintomas.[1] Os sobreviventes devem manter abstinência de álcool e receber orientação e terapia de reabilitação, além de aconselhamento nutricional.

Degeneração hepatocerebral adquirida

A degeneração hepatocerebral adquirida (DHA) é uma síndrome neurológica rara que acomete pessoas com hepatopatia crônica e avançada. A incidência é maior entre os 50 e os 60 anos.[21] Estima-se que a prevalência de hepatopatia crônica na população em geral seja de 17%.[22] Um estudo retrospectivo demonstrou que a prevalência de DHA em pacientes com cirrose é menor que 1%.[23]

A DHA é caracterizada por parkinsonismo, ataxia ou outros distúrbios do movimento do sistema motor extrapiramidal e manifestações neuropsiquiátricas e cognitivas. Os sintomas psiquiátricos podem incluir apatia, letargia e sonolência excessiva. O prejuízo cognitivo é parte dessa síndrome, e os pacientes costumam demonstrar déficits atencionais, principalmente no componente visuoespacial.[13] O quadro é irreversível, e podem ocorrer episódios de EH superpostos. O óbito, em geral, decorre de complicações da doença hepática avançada ou de complicações infecciosas.[1]

Demência alcoólica

A demência persistente induzida por álcool é um problema cognitivo de longo prazo, heterogêneo e pouco estudado, que pode se desenvolver no curso da síndrome de dependência de álcool. Caracteriza-se por reduções globais do funcionamento intelectual, declínio cognitivo e da memória. Seu mecanismo fisiopatogênico permanece controverso devido à dificuldade em se diferenciar os efeitos tóxicos do uso crônico de álcool das lesões do SNC decorrentes do mau funcionamento de outros órgãos, como fígado, pâncreas, rins, e de deficiências nutricionais que induzem síndromes amnésticas.[14]

Independentemente de seu polêmico mecanismo etiopatogênico, sabe-se que a abstinência do consumo de bebida alcoólica pode levar a uma melhora do funcionamento cerebral. No entanto, até metade dos pacientes apresentará deficiências cognitivas em longo prazo e até mesmo permanentes na memória e no pensamento. Em cerca de 50 a 70% dos pacientes que apresentam síndrome demencial induzida por álcool, são observados aumento do tamanho dos ventrículos laterais e diminuição dos sulcos cerebrais em exames de neuroimagem. Tais alterações parecem ser parciais ou completamente reversíveis durante o primeiro ano de abstinência.[14]

NEUROPATIA PERIFÉRICA

Trata-se do distúrbio neurológico crônico mais comum relacionado ao consumo de álcool. A neuropatia periférica ocorre devido à degeneração axonal e da bainha de mielina de nervos sensitivos, motores e autonômicos devido aos efeitos tóxicos diretos do álcool ou secundários aos estados de desnutrição.[24]

A neuropatia periférica costuma se instalar após vários anos de ingestão de bebida alcoólica e se manifesta como polineuropatia sensitivo-motora, distal e simétrica, de início gradual, mais intensa em membros inferiores. Inicialmente, ocorre perda da sensibilidade superficial com progressão para perda da sensibilidade profunda e hiporreflexia, sendo o reflexo aquileu o primeiro a ser acometido. As manifestações clínicas incluem fraqueza, dor, parestesias, cãibras musculares, disestesias em queimação, edema, deformidades ósseas e alterações cutâneas, como úlceras e hiperpigmentação. A neuropatia periférica alcoólica pode predispor à compressão de nervos periféricos após episódios de intoxicação alcoólica.

O tratamento inclui suplementação vitamínica, especialmente tiamina, e abstinência do consumo de álcool. Nos estágios iniciais, a descontinuação do uso de álcool pode reverter os sintomas. Tratamento farmacológico pode ser instituído para alívio da dor neuropática.

ALTERAÇÕES DO TRATO GASTRINTESTINAL

Fígado

O fígado é o principal órgão responsável pelo metabolismo do álcool e alvo de seus efeitos tóxicos. Tanto o etanol quanto seus metabólitos são considerados hepatotoxinas, por causarem lesões celulares e indução de necrose e fibrose hepática. O álcool representa a segunda causa mais comum de hepatopatias crônicas em países industrializados, sendo a principal causa as hepatites relacionados ao vírus da hepatite C.[24] Estima-se que aproximadamente 25% dos casos de cirrose hepática estejam relacionados à exposição ao álcool.[25] O espectro da doença hepática alcoólica é bastante variável e engloba um processo contínuo e progressivo caracterizado por esteatose, esteato-hepatite e cirrose hepática.[26]

A hepatopatia alcoólica é provocada pelo uso prolongado de álcool e não está necessariamente ligada à síndrome de dependência de bebida alcoólica. Os mecanismos de agressão hepática induzidos pelo etanol consistem em estresse oxidativo e modificações proteicas que tornam os hepatócitos sensíveis a outras agressões.[19] O desenvolvimento da hepatopatia necessita de associação com outros fatores genéticos e ambientais, que isoladamente não produziriam lesão hepática. Portanto, os efeitos do etanol nas células hepáticas deixam-nas predispostas às lesões.

Inicialmente, ocorre a esteatose hepática. A evolução das lesões hepáticas, então, progride para apoptose de hepatócitos, com presença de necrose e inflamação, que pode provocar um quadro clínico grave de falência hepática aguda, que se designa hepatite alcoólica aguda.[20] Esse processo pode evoluir para formas graves de hepatopatia alcoólica, em que há presença de fibrose hepática associada à insuficiência hepática e ao desenvolvimento de cirrose.[19]

Em decorrência dos efeitos deletérios do etanol nos hepatócitos, a avaliação de um paciente com história de uso de bebida alcoólica deve incluir a investigação de doenças hepáticas.

O quadro clínico da hepatite alcoólica aguda caracteriza-se por icterícia de início súbito, febre, taquicardia, anorexia, náuseas, vômitos, ascite e hepatomegalia dolorosa. As manifestações clínicas geralmente são precedidas por episódios de consumo intenso de álcool, e entre 56 e 90% dos casos os pacientes também se apresentam desnutridos.[21] Os casos mais graves de hepatite alcoólica envolvem a instalação de insuficiência hepática aguda, com encefalopatia, coagulopatia, hipertensão portal e falência de múltiplos órgãos e sistemas. Nesses casos, a mortalidade é de cerca de 50 a 60%.[22]

A investigação laboratorial inclui a avaliação das aminotransferases, que se encontram elevadas, e a relação AST/ALT é > 2. Essa elevação não excede 500 UI/L na aspartato aminotransferase (AST) e 200 UI/L na alanina aminotransferase (ALT). Níveis superiores sugerem outra etiologia de hepatopatia. Podem estar presentes leucocitose com neutrofilia, elevação da bilirrubina, da creatinina, da proteína C reativa e alterações do coagulograma. O diagnóstico de doença hepática alcoólica deve incluir o rastreio e a investigação de infecções bacterianas associadas, inclusive peritonite bacteriana espontânea.

As últimas recomendações da European Association for the Study of the Liver indicam a biópsia hepática como mandatória para o diagnóstico de doença hepática alcoólica.[17] A ultrassonografia hepática deve ser realizada em todos os pacientes com suspeita de hepatite alcoólica aguda. Ela auxilia a investigação etiológica das lesões hepáticas ao excluir obstruções das vias biliares, abscessos hepáticos e carcinoma hepatocelular.[22]

A abstinência de álcool é essencial, pois modifica drasticamente o prognóstico da hepatopatia alcoólica.[17] O tratamento de suporte e sintomático requer internação hospitalar, que assegura a abstinência alcoólica e possibilita uma investigação completa do quadro. Algumas medidas especiais podem ser adotadas em algumas situações específicas, como emprego de corticosteroides, suplementação nutricional e emprego de pentoxifilina.

Pâncreas

Estima-se que a prevalência de pancreatite em pessoas com síndrome de dependência de álcool seja cerca de quatro vezes maior quando comparadas a pessoas que não consomem bebida alcoólica.[23] Após o primeiro episódio de pancreatite aguda em pacientes com dependência de álcool, o risco de desenvolver pancreatite crônica é de 14% se a pessoa mantiver abstinência. Esse risco chega a 41% se o consumo de bebida alcoólica persistir.[24]

Pancreatite aguda

A principal causa de pancreatite aguda é a colelitíase, representando 45% dos casos. Já o álcool é segunda maior causa de desenvolvimento de pancreatite aguda, responsável por cerca de 35% dos casos. Cerca de 10% dos casos são considerados idiopáticos, e 10% estão relacionados a outros fatores. As pancreatites causadas por álcool são mais frequentes em homens entre 35 e 40 anos.[25]

As manifestações clínicas da pancreatite aguda podem ter duas formas de apresentação: uma com resolução rápida em cerca de uma semana; outra prolongada, cuja duração varia de semanas a meses. Na forma prolongada da doença, podem ocorrer intercorrências locais e sistêmicas que poderão evoluir para resolução completa ou deixar sequelas.[25]

O quadro clínico caracteriza-se por dor abdominal, que consiste frequentemente no sintoma inicial da doença. Seu aparecimento é agudo ou subagudo, em região epigástrica. Em aproximadamente 50% dos casos, há irradiação para dorso e flancos, ocorrendo a dor abdominal em faixa.[27] O quadro álgico é intenso e constante e pode ser precipitado pela ingestão de bebida alcoólica ou mesmo de alimentos. A dor é aliviada em decúbito lateral e flexão das coxas sobre o abdome, além de a melhora ser obtida com jejum ou aspiração gástrica.[26] Geralmente associados à dor abdominal, ocorrem náuseas e vômitos. Pancreatite aguda indolor é rara e potencialmente fatal, visto que seu diagnóstico é tardio e os pacientes com frequência estão em choque circulatório ou coma.

Ao exame físico, podem ser encontradas sudorese e icterícia, geralmente relacionadas às formas mais graves. Na maioria dos casos, o paciente está afebril, embora possa ocorrer elevação da temperatura devido a lesão tecidual. Curva febril séptica sugere o desenvolvimento de infecção bacteriana, como abscesso pancreático, pneumonia, colecistite ou colangite.[26] Hipotermia pode ocorrer como consequência de choque circulatório, acompanhada de taquicardia e hipotensão arterial. Na propedêutica do segmento abdominal, inicialmente se detecta hipersensibilidade e dor à palpação profunda. Sinais de comprometimento peritoneal, como rigidez da parede abdominal e dor à descompressão brusca, surgem com a progressão das lesões pancreáticas. Em casos com envolvimento locorregional grave, pode existir plastrão palpável doloroso na região epigástrica. A presença de pigmentação esverdeada ou preta nas regiões lombares (sinal de Grey-Turner) ou na região umbilical (sinal de Halstead) é decorrente da dissecção do tecido retroperitoneal por hemorragia; trata-se de quadro raro, que só aparece depois de vários dias da instalação da pancreatite. Os ruídos hidroaéreos intestinais estão diminuídos, e, nos primeiros dias, há distensão abdominal.

Na maioria dos casos, o diagnóstico é baseado na presença de dor abdominal e indicadores bioquímicos de lesões pancreáticas. Ocorrem elevações das enzimas pancreáticas (amilase e lipase) em mais de três vezes seu valor de referência; em geral, seus valores séricos não se correlacionam com a gravidade do quadro clínico. Após o início da inflamação pancreática, há elevação da amilase e da lipase séricas. A amilase reduz-se mais rapidamente que a lipase, retornando à normalidade em 24 horas. A elevação persistente da amilase é indício de complicações. Hemograma, ionograma, ureia, creatina, glicemia e gasometria devem ser realizados para diagnosticar alterações metabólicas e hidreletrolíticas. Exames de imagem auxiliam tanto o diagnóstico como o seguimento evolutivo da pancreatite aguda, sendo a tomografia computadorizada o melhor exame de imagem para diagnosticar as lesões pancreáticas e estratificar a doença.

Pancreatite crônica

A pancreatite crônica é uma afecção complexa e de etiologia diversa. O álcool é o principal fator etiológico da doença e também atua como cofator em pessoas que são suscetíveis a desenvolvê-la por outras razões, que incluem fatores genéticos e ambientais. O tabagismo aumenta o risco de pancreatite crônica ao menos em sete vezes quando comparados fumantes a não fumantes. Dados obtidos em estudos epidemiológicos realizados em Belo Horizonte e São Paulo demonstram que o álcool representa a causa de 90% dos casos de pancreatite crônica em nosso meio.[26] A maior parte dos pacientes com pancreatite crônica tem entre 40 e 50 anos, sendo a doença mais comum no sexo masculino.

Existem dois tipos de pancreatite crônica, as obstrutivas e as calcificantes. O consumo alcoólico precoce, intenso, regular e prolongado está mais relacionado ao desenvolvimento de pancreatite crônica do tipo calcificante. Seu quadro clínico caracteriza-se por inapetência e crises álgicas abdominais desencadeadas pela alimentação e ingestão de bebida alcoólica. Nas fases mais avançadas da doença, em que a fibrose acomete mais de 70% do órgão, ocorre comprometimento da função exócrina e endócrina pancreática, levando à síndrome disabsortiva e diabetes, respectivamente.[26]

ESÔFAGO

O álcool provoca diminuição do tônus do esfíncter inferior do esôfago e aumenta a frequência de seus relaxamentos transitórios e espontâneos.[28] Tais fatores permitem a ocorrência de contato mais prolongado entre o ácido gástrico e a mucosa esofágica.[29] Portanto, o consumo intenso de bebidas alcoólicas está associado a doença do refluxo gastresofágico.[30] Bebidas de menor teor alcoólico aumentam a produção do ácido clorídrico gástrico, agravando seu potencial lesivo ao epitélio esofagiano. Em adição, o etanol tem efeito lesivo direto sobre esse epitélio, prejudicando a resistência da mucosa esofagiana à agressão representada pelo ácido.

Além da ação direta do álcool sobre a mucosa esofagiana, pacientes com dependência de álcool de longa data que desenvolvem cirrose hepática podem apresentar varizes esofagianas, cuja ruptura pode ser causa de hemorragia digestiva alta.

A síndrome de Mallory-Weiss refere-se ao sangramento digestivo alto devido a lacerações longitudinais na mucosa esofágica, adjacente à cárdia. Tais lacerações são secundárias a vômitos frequentes, que podem estar associados ao alcoolismo.[2] Alguns estudos demonstraram que 15% dos sangramentos do trato digestivo alto são decorrentes da síndrome de Mallory-Weiss,[31] e cerca de 40% dos pacientes com essa síndrome são usuários crônicos de bebida alcoólica.[32]

Estômago

O álcool induz diversas alterações gástricas morfológicas e funcionais.[33] Ele prejudica os mecanismos de defesa da mucosa gástrica, por alterar a composição e a liberação de muco e bicarbonato, além de interferir na renovação do epitélio gástrico.[36] Portanto, pode ser considerado um agente tanto causador como potencializador na formação de úlceras pépticas. Também foi apontado como fator de risco para hemorragia gastrintestinal, sobretudo decorrente de complicações da doença ulcerosa péptica e de outros problemas relacionados a hipertensão portal.

Duodeno, intestino delgado e grosso

No epitélio intestinal, o álcool pode causar agressão celular decorrente de citotoxicidade direta, com erosões e hemorragias microscópicas, principalmente na região do duodeno. Tais lesões podem ocasionar má absorção de micronutrientes, como aminoácidos, ácidos graxos e algumas vitaminas – sobretudo B1, B12 e ácido fólico. O álcool também interfere de forma significativa na imunidade local, alterando a permeabilidade da mucosa a patógenos.[34]

ALTERAÇÕES HEMATOLÓGICAS

O consumo excessivo de álcool provoca efeito tóxico na medula óssea e consequentes alterações nas linhagens eritrocítica, granulocítica e megacariocítica.[35] Anemia, leucopenia e trombocitopenia são alterações hematológicas que podem ocorrer em pacientes com consumo excessivo de álcool.

A anemia ocorre não só devido ao efeito tóxico do álcool na medula óssea, mas também devido às deficiências nutricionais frequentemente encontradas em pacientes com consumo excessivo da substância. Pode ser decorrente da deficiência de folato, devido à redução em sua ingestão, de menor absorção intestinal (pelo efeito do etanol e da desnutrição) e de menor recaptação hepática (pela fibrose hepática parenquimatosa). Em menor frequência, ocorre a anemia por deficiência de vitamina B12 e ferro. É comum a ocorrência de macrocitose sem anemia em pacientes com consumo crônico de álcool; sua regressão ocorre entre 2 a 4 meses após a abstinência, pois é o período de substituição dos eritrócitos.[36]

O álcool interfere na formação de granulócitos, principalmente neutrófilos, provocando leucopenia. Já a trombocitopenia é decorrente não só da ação tóxica do etanol sobre as células hematopoiéticas como também do hiperesplenismo – condição frequente em pacientes com cirrose hepática e congestão vascular.[36]

ALTERAÇÕES CARDIOVASCULARES

Estudos epidemiológicos observacionais têm demonstrado efeito benéfico do consumo moderado de bebidas alcoólicas na morbimortalidade da doença aterosclerótica coronariana. Benefício adicional tem sido atribuído ao vinho, provavelmente devido a efeitos antioxidantes e antiplaquetários.[37] No entanto, os dados da literatura referentes ao efeito protetor do álcool para eventos coronarianos e à promoção do colesterol HDL são controversos. A American Heart Association não recomenda o consumo de bebida alcoólica, devido aos inúmeros efeitos prejudiciais da substância no organismo e à impossibilidade de prever para quem o álcool poderá se tornar um problema. Ressalta-se que o estabelecimento de um valor de ingestão diária de álcool como definição de consumo moderado de bebida alcoólica é também controverso, visto que desconsidera a suscetibilidade genética e as diferenças individuais observadas na velocidade do metabolismo do álcool. É bem estabelecido o efeito cardioprotetor da atividade física e sua capacidade em aumentar os níveis de colesterol HDL de maneira mais efetiva e segura que o consumo de bebida alcoólica. A seguir, serão listadas as principais complicações cardiovasculares relacionadas ao consumo excessivo de álcool.

1. **Miocardiopatia alcoólica:** É mais frequente em homens entre 35 e 60 anos. A probabilidade de desenvolvê-la parece estar intimamente relacionada com a dose de álcool consumida ao longo da vida. O álcool reduz a contratilidade miocárdica e exerce efeitos tóxicos diretos sobre o coração, provocando o desacoplamento do sistema excitação-contração, diminuindo o sequestro de cálcio no retículo endoplasmático e inibindo a bomba de sódio-potássio ATPase. Há piora da taxa respiratória mitocondrial e aumento da síntese proteica intersticial e extracelular, podendo inicialmente provocar disfunção ventricular esquerda diastólica devido à fibrose intersticial. Esse quadro pode progredir para uma hipertrofia ventricular esquer-

da, com função ventricular ainda preservada, e, logo a seguir, levar a descompensação da função ventricular sistólica e instalação da miocardiopatia dilatada e consequente insuficiência cardíaca congestiva.[37] A abstinência nas fases iniciais da doença pode levar à resolução das manifestações da insuficiência cardíaca congestiva (ICC); caso contrário, ocorrerá progressão para insuficiência cardíaca refratária.[38]

2. **Hipertensão arterial:** Há dados na literatura que demonstram associação entre hipertensão arterial e consumo de bebida alcoólica. A elevação da pressão arterial ocorre devido ao efeito direto do álcool no músculo cardíaco e nas artérias, ao estímulo do sistema renina-angiotensina-aldosterona e à ativação do sistema nervoso autônomo simpático.[39] Deve-se considerar que o consumo de bebida alcoólica interfere no tratamento medicamentoso anti-hipertensivo, e a abstinência facilita e promove melhores resultados das intervenções não farmacológicas destinadas ao melhor controle da pressão arterial.

3. **Arritmias:** Associação entre ingestão aguda de bebida alcoólica e surgimento de arritmia foi reportada pela primeira vez no início da década de 1970. Foi descrita a *holiday heart syndrome* (HHS), que consiste na ocorrência de arritmia, em pessoas sem doenças cardíacas associadas, após a ingestão de grande quantidade de álcool e que geralmente cursa com fibrilação atrial. Essa síndrome consiste em episódio único, caso a pessoa mantenha abstinência de álcool, e torna-se recorrente com o uso contínuo de bebida alcoólica. O sintoma mais frequente é a palpitação, podendo ocorrer dor precordial, síncope e dispneia. Casos em que a HHS se instala sem a presença de sintomas associados também podem ocorrer.[40] Sabe-se que a fibrilação atrial, a arritmia frequentemente encontrada na HHS, é fator de risco para a ocorrência de acidente vascular cerebral (AVC).[41] Também está associada a aumento da mortalidade e pode causar morte súbita.[42] O uso crônico de álcool também está relacionado ao desenvolvimento de arritmias cardíacas; novamente, a fibrilação atrial é a arritmia mais frequente, podendo ocorrer taquicardias supraventriculares, extrassístoles e *flutter*, além de arritmias ventriculares. O efeito arritmogênico do álcool resulta de sua interferência na condução elétrica cardíaca, o que facilita o fenômeno de reentrada (um dos principais mecanismos patogênicos do desenvolvimento de fibrilação atrial), o encurtamento do período refratário e o aumento da atividade simpática, que provoca prolongamento de onda P (também consiste em mecanismo patogênico do desenvolvimento de arritmias atriais).[43]

4. **AVC:** A associação entre uso compulsivo e crônico do álcool e acidentes cerebrovasculares está bem estabelecida. A prevalência é maior no período da manhã, em que há aumento dos níveis pressóricos e da atividade simpática.[44]

ÁLCOOL E COMPLICAÇÕES RESPIRATÓRIAS

PNEUMONIA

O consumo de álcool está associado a diversos mecanismos que predispõem ao desenvolvimento de pneumonia. O consumo crônico de bebida alcoólica altera a flora bacteriana orofaríngea, que passa a apresentar mais bactérias Gram-negativas.[45] A intoxicação reduz o reflexo das vias aéreas superiores e, portanto, aumenta o risco de aspiração dessas bactérias.[46] Considerando que a exposição crônica ao álcool prejudica os mecanismos de defesa das vias aéreas, por exemplo, diminuindo a atividade mucociliar e a do sistema imune celular, o risco de a pneumonia evoluir com complicações é elevado.[47]

Em pacientes com consumo crônico de bebida alcoólica, as pneumonias atípicas são mais frequentes, e seu agente causal são as bactérias *Legionella pneumophila* e *Klebsiella pneumoniae*. A prevalência de pneumonia aspirativa também é maior, causada por *Moraxella catarrhalis*, *Haemophilus influenzae* e por anaeróbios. A pneumonia por *Streptococcus pneumoniae* é comum em pacientes com comorbidade hepática associada.[47]

SÍNDROME DA ANGÚSTIA RESPIRATÓRIA AGUDA

A síndrome da angústia respiratória aguda (SARA) ocorre devido a inflamação pulmonar e insuficiência respiratória por hipoxemia. Sua taxa de mortalidade varia entre 20 e 50% dos casos. É um diagnóstico comum em unidade de terapia intensiva e ocorre em 15 a 20% dos pacientes que requerem intubação orotraqueal. Os fatores de risco relacionados à SARA incluem sepse, trauma, pneumonia e aspiração – tais fatores são significativamente mais encontrados em pacientes que fazem uso crônico de álcool. A incidência de SARA é duas vezes maior nesses pacientes em relação a pessoas que não fazem uso de bebida alcoólica.[48]

TUBERCULOSE

O uso crônico de álcool relaciona-se a diminuição da atividade do sistema imunológico, desnutrição, exposição a situações de risco e vulnerabilidade social. Portanto, é considerado importante fator de risco para o desenvolvimento de tuberculose, cuja prevalência e necessidade de tratamento prolongado são maiores em pacientes com dependência de álcool.[49] Nesses casos, a tuberculose (TB) apresenta pior prognóstico, sendo que a mortalidade ocorre cerca de cinco anos antes da média dos demais óbitos por TB de pacientes que não consomem bebida alcoólica.[50]

O esquema básico da profilaxia e do tratamento da TB envolve medicações que apresentam interações farmacológicas com outras drogas e entre si, aumentando o risco de hepatotoxicidade. Logo, devem ser administradas com cautela a pacientes com história de uso de álcool, uma vez que esse grupo é considerado de alto risco para desenvolver esse tipo de toxicidade. A adesão à profilaxia e ao tratamento da TB também é menor em pacientes com dependência de álcool, sendo verificada estreita relação entre abandono do tratamento e consumo de bebida alcoólica.[51]

COMPLICAÇÕES CLÍNICAS RELACIONADAS AO USO DE COCAÍNA/*CRACK*

A cocaína apresenta ações no SNC e no periférico, relacionadas ao seu efeito estimulante, sendo os principais sistemas afetados o SNC e o cardiovascular. Substâncias estimulantes como cocaína e *crack* atuam em transportadores de dopamina, norepinefrina e sertralina. A ação serotonérgica confere uma propriedade anestésica local na mucosa.[52] A hiperatividade autonômica leva ao desenvolvimento de vasoconstrição da mucosa, midríase, espasmos musculares e hipertermia, além das repercussões cardiorrespiratórias já citadas. As principais complicações clínicas correlacionam-se com ações simpaticomiméticas.[53] Além disso, ocorre diminuição da fadiga, redução do sono e do apetite e psicomotricidade exacerbada.

A intoxicação aguda tem como repercussões clínicas hipertensão, taquicardia, irritabilidade ventricular, hipertermia, taquipneia e depressão respiratória. A superdosagem de substâncias estimulantes pode culminar em insuficiência cardíaca aguda e predisposição a arritmia ventricular, AVC e crises convulsivas.[53,54]

A *overdose* caracteriza-se pela falência de um ou mais órgãos em consequência do uso agudo da substância, mediante o mecanismo de hiperestimulação central e simpática. É uma emergência clínica que necessita de internação imediata.[55] Sinais clínicos a serem identificados são midríase, taquicardia, hipertensão e hipertermia, semelhantes aos da intoxicação aguda. Podem surgir angina, estando o infarto agudo do miocárdio (IAM) associado ou não, hemorragia intracraniana e rabdomiólise, estando esta última associada a falência renal, com alta chance de culminar em óbito.[56]

Em geral, os efeitos da intoxicação aguda são autolimitados. O paciente deve ser monitorado, e devem ser implementadas medidas de suporte. Complicações psiquiátricas podem ocorrer em até 40% dos casos, e o manejo para agitação psicomotora, com frequência por *delirium* hipercinético, deve ser realizado. Essa condição pode associar-se a irritabilidade, agitação psicomotora e hipertermia e, devido a sua gravidade, deve ser manejada em ambiente hospitalar com cuidados intensivos.[53] Mesmo quando os sintomas psiquiátricos se sobressaem, as complicações clínicas devem ser pesquisadas, com investigação para quadros hipoglicêmicos e distúrbios metabólicos e hidreletrolíticos e realização de diagnóstico diferencial de quadros confusionais (incluindo traumatismo craniencefálico ou quadros infecciosos).[57]

Após o uso de estimulantes, a dor precordial pode estar associada a quadro de infarto agudo do miocárdio.[53] A dor torácica pode surgir minutos após o uso da substância, e o uso concomitante de cigarro e álcool potencializa a dor.[58] Tanto as repercussões clínicas como o efeito estimulante da cocaína e do *crack* são ampliados com o uso de álcool em associação, e o composto cocaína-etanol tem ação cronotrópica cardíaca.[53] O manejo deve se basear em um quadro de síndrome coronariana aguda (SCA), com realização de eletrocardiograma, enzimas cardíacas (CK-MB e troponina), eletrólitos e função renal e hepática.[53] Vale ressaltar que os betabloqueadores estão contraindicados na fase aguda da intoxicação, pois seu bloqueio beta-adrenérgico impede a vasodilatação. Portanto, a predominância da ação em receptores alfa-adrenérgicos, que causam vasoconstrição, pode desencadear uma emergência hipertensiva.[59] O **Quadro 41.1** apresenta as complicações clínicas relacionadas ao uso de cocaína/*crack* de acordo com os sistemas.

As principais complicações crônicas relacionadas ao sistema cardiovascular ocorrem pela influência das catecolaminas. O bloqueio da recaptação de norepinefrina nos terminais pré-sinápticos terá como consequência, via sistema autonômico simpático, o aumento da frequência cardíaca e da pressão arterial e maior resistência vascular periférica. Estes são precursores da remodelação cardíaca, causando hipertrofia e dilatação miocárdica e alterando a função do ventrículo esquerdo, o que culmina nas miocardiopatias e na maior predisposição para arritmias.[2] Em relação à angina de peito e ao infarto agudo do miocárdio, a cocaína atua como fator contribuinte para aumento da viscosidade e da agregação plaquetária, além de para espasmo coronariano, que leva a isquemia cardíaca.[60]

As alterações vasculares e o aumento da viscosidade também contribuem com repercussões no SNC. Alterações vasculares isquêmicas causam acidentes isquêmicos transitórios ou o próprio AVC isquêmico. Hemorragia intracraniana ou AVCs hemorrágicos podem ser influenciados pelo aumento pressórico. As alterações de fluxo sanguíneo cerebral em longo prazo ocasionam prejuízo cognitivo.[54]

As principais alterações no aparelho respiratório são dose-dependentes e correlacionadas com a via de administração. A cocaína aspirada causa complicações locais, como rinite crônica e sangramento de mucosa e, em casos graves, pode culminar em ulcerações e perfuração do septo nasal. No entanto, o efeito do *crack* na sua forma fumada causa repercussões alveolares, como dor torácica, dispneia, hemoptise e tosse com expectoração escura. A absorção pela mucosa alveolar é rápida, e efeitos tóxicos são causados no epitélio brônquico e nos capilares.[61]

Devido à variedade de repercussões clínicas em diversos sistemas, a avaliação clínica e laboratorial é parte importan-

QUADRO 41.1
Complicações clínicas relacionadas ao uso de cocaína/*crack* de acordo com os sistemas

Sistema acometido	Complicações agudas	Complicações crônicas
Sistema cardiovascular	Angina de peito/IAM; arritmias, dissecção de aorta, endocardite bacteriana	Hipertensão, aterosclerose, cardiomiopatias, arritmias
Sistema nervoso central	Ataque isquêmico transitório, acidente vascular cerebral, convulsão	Prejuízo cognitivo
Sistema respiratório	Broncopneumonias, exacerbação de asma, broncoespasmo	Hipertensão pulmonar, hemorragia alveolar, enfisema e edema pulmonar, fibrose intersticial
Sistema gastrintestinal	Úlceras gástricas perfuradas, colite isquêmica, pneumoperitônio	Úlcera gastroduodenal, esofagite
Sistema urinário	Insuficiência renal aguda, rabdomiólise, alterações eletrolíticas, acidose lática	Insuficiência renal crônica

Fonte: Amaral, Malbergier e Andrade.[53]

te da propedêutica do paciente intoxicado, especialmente em serviços de pronto atendimento. Sugere-se avaliação do usuário de cocaína/*crack* com exames de rastreio (**Quadro 41.2**).

Os exames devem ser solicitados com base nas queixas clínicas e nos achados no exame físico presentes no momento do atendimento inicial. Deve-se ter em mente, ainda, a possibilidade de infecções sexualmente transmissíveis (ISTs) associadas a essa população de pacientes, bem como a possibilidade de gestação em mulheres.[55]

O manejo em pronto-socorro consiste em suporte cardiovascular e hidratação. Fármacos de longa ação em nível cardiovascular devem ser evitados, devido a risco de hipotensão após algumas horas do uso de cocaína. Os betabloqueadores devem ser evitados pelo risco piora da vasoconstrição. Os fármacos de escolha são os BZDs, com ação para ansiedade, quadros de agitação e convulsão, além de auxiliarem no manejo de complicações cardiovasculares, como taquicardia, SCA e emergências hipertensivas. Outros fármacos específicos para complicações pelo uso de estimulantes são a nitroglicerina, utilizada no edema de pulmão e na SCA, e o nitroprussiato de sódio, utilizado no manejo de emergências hipertensivas, como o AVC e a dissecção de aorta.[62]

COMPLICAÇÕES CLÍNICAS RELACIONADAS AO USO DE ANFETAMINAS

Apesar de terem seu papel como psicofármacos, algumas anfetaminas vêm sendo sintetizadas para fins recreacionais, apresentando uma relação estreita com usuários conhecidos como *clubbers*, que frequentam as chamadas festas *raves*.[63] Algumas dessas anfetaminas são o MDMA (3,4-metilenodioximetanfetamina), conhecido como *ecstasy*, o metilaminorex (*ice*) e o derivado metanfetamínico (*crystal*).[64]

Complicações clínicas graves estão associadas à intoxicação aguda por essas substâncias, culminando em hipertermia, desidratação, elevação da enzima CPK, podendo causar rabdomiólise, coagulação intravascular disseminada (CIVD), convulsão e até mesmo óbito.[64] Muitas dessas repercussões correlacionam-se com uma descarga serotonérgica, após liberação excessiva desse neurotransmissor. Essa consequência não é dose-dependente. Algumas dessas condições têm uma alta taxa de mortalidade associada.[65]

A hipertermia maligna é uma das condições mais graves decorrentes do uso de anfetaminas. Um quadro clínico semelhante ocorre com a exposição a anestésicos voláteis, como halotano e isoflurano, bem como após exposição ao bloquea-

QUADRO 41.2
Exames laboratoriais de rastreio em usuários de cocaína/*crack* que podem ser importantes na avaliação do usuário dessa droga

Hemograma e coagulograma	Eletrólitos	Perfil lipídico
Enzimas hepáticas	Radiografia de tórax	Glicemia
Amilase	Eletrocardiograma	Função renal

Fonte: Grossi e Oliveira.[55]

dor neuromuscular succinilcolina; também tem correlação com a síndrome neuroléptica maligna (SNM), uma reação idiossincrática causada por exposição recente a antipsicóticos.[66] O quadro clínico da hipertermia maligna consiste em taquicardia, taquipneia, rigidez muscular, conhecida como "cano de chumbo", cianose, arritmias, hipertermia e disautonomia. As alterações laboratoriais que confirmam o quadro consistem em acidose respiratória evidenciada pela gasometria, acidose metabólica, aumento de ácido lático, elevação de CPK e aumento de creatinina.[66]

O tratamento da hipertermia maligna consiste em interrupção da substância desencadeadora do quadro, fornecimento de medidas de suporte, como hidratação, e uso de medicação específica, o dantrolene sódico.[66] No entanto, diferentemente da hipertermia maligna decorrente de outras causas, a causada por anfetaminas não tem uma boa resposta ao dantrolene, ineficaz no efeito termogênico induzido pelo MDMA. Esse fato sustenta a possibilidade de um provável mecanismo de ação diferente para essa etiologia.[67]

As anfetaminas, por provocarem aumento na liberação de serotonina, são substâncias capazes de causar síndrome serotonérgica. Diferentemente da SNM, ela não é uma reação idiossincrática. É causada por agonismo em excesso dos receptores de serotonina. O aparecimento do quadro clínico ocorre de forma aguda, até 24 a 48 horas após a exposição à substância. A tríade de seus sintomas baseia-se em alterações cognitivo-comportamentais, autonômicas e neuromusculares. Sintomas maiores consistem em confusão mental, humor exaltado, coma, febre, hiperidrose, rigidez muscular e hiper-reflexia. Sintomas menores que confirmam essa hipótese diagnóstica são agitação psicomotora, insônia, elevação da frequência cardíaca e respiratória, alterações pressóricas, midríase e prejuízo da coordenação.[62]

O manejo da síndrome serotonérgica, inclusive a causada por uso de anfetaminas, consiste em fornecer medidas de suporte, como hidratação, e manejo da hipertermia. Devem ser monitorados marcadores de mionecrose, eletrólitos, gasometria, função renal e hepática. BZDs podem ser utilizados para manejo de sintomas de ansiedade, e pode ser utilizado um antagonista 5-HT_{1A}, a ciproeptadina.[62]

A rabdomiólise é uma complicação do uso de anfetaminas que pode ocorrer associada às condições citadas anteriormente, bem como de forma isolada. Com o uso frequente de anfetaminas em *raves*, os usuários se expõem a fatores de risco, como exercício físico extenuante com excesso de atividade muscular e desidratação.[63] A rabdomiólise é um quadro desencadeado por destruição muscular com liberação de componentes celulares na circulação, que, ao serem filtrados pelos glomérulos, podem levar a disfunção renal. A importância do diagnóstico precoce é prevenir uma insuficiência renal grave, que pode ser letal.

Os achados clínicos da rabdomiólise consistem em mudança da coloração da urina para um tom avermelhado, pela presença de componente heme; sintomas inespecíficos, como dor e fraqueza muscular, edema, febre; e sintomas associados às causas de rabdomiólise, como agitação psicomotora e quadros confusionais. O diagnóstico é confirmado com um achado laboratorial de aumento da CPK acima de 1.000 U/L e evidência de lesão de órgão-alvo. O acometimento renal leva a aumento abrupto da creatinina sérica. O tratamento dessa condição consiste na prevenção da insuficiência renal aguda, com hidratação vigorosa, alcalinização da urina e, em casos graves, terapia dialítica.[62]

As repercussões cardiovasculares são as mais evidentes e mais graves no contexto de uma intoxicação aguda por anfetaminas. Achados comuns são aumento da pressão arterial, aumento da contratilidade cardíaca, taquicardia sinusal e arritmias. O excesso de catecolaminas pode causar vasoespasmo das artérias coronárias, culminando em infarto agudo do miocárdio. Essas consequências são dose-dependentes.[64]

O uso crônico de anfetaminas provoca alterações neuropsiquiátricas, que podem ser irreversíveis, devido à toxicidade dessas substâncias nos neurônios serotonérgicos. Podem ocorrer manifestações crônicas de ansiedade, fenômenos de *flashback*, psicoses e comprometimento de cognição e memória.[68]

A abordagem dos casos de intoxicação no pronto-socorro é semelhante às citadas para o manejo da intoxicação por cocaína.

COMPLICAÇÕES CLÍNICAS RELACIONADAS AO USO DE MACONHA

A *Cannabis* é a droga ilícita mais utilizada atualmente. A taxa de morbimortalidade referente ao seu uso pode estar relacionada principalmente a acidentes de trânsito e desenvolvimento de câncer.[52]

Durante a intoxicação aguda pela substância, ocorrem hiperemia conjuntival, midríase, hipotensão postural, xerostomia e dificuldade de coordenação motora. Sensação de lentificação de tempo e prejuízo de memória em curto prazo também ocorrem na fase aguda de intoxicação.[69]

O prejuízo na coordenação correlaciona-se com acidentes automotivos. Uma revisão sistemática evidenciou que usuários têm o hábito de dirigir poucas horas após o uso. Há, ainda, uma correlação dose-dependente, visto que maiores níveis de tetra-hidrocanabinol no sangue de indivíduos envolvidos em acidentes de trânsito estiveram associados com acidentes mais graves, por vezes fatais.[70]

O uso de maconha pode desencadear taquicardia sinusal. Esse sintoma clínico potencializa sintomas de ansiedade que podem ocorrer durante o uso ou abstinência da substância, culminando, inclusive, em ataques de pânico. Condições de estresse e indivíduos principiantes no uso da droga apresentam com maior frequência esses sintomas, e a percepção de realidade alterada pela ansiedade pode surgir também com ideação paranoide induzida pela substância. Sintomas persecutórios que geram heteroagressividade devem ser manejados de maneira semelhante à intoxicação por cocaína em emergências.[52]

O uso crônico de maconha tem repercussões clínicas relacionadas a infertilidade. A principal via de administração da maconha é a respiratória, por meio do fumo. Portanto, os riscos são semelhantes aos do uso de cigarro. O uso regular e prolongado está associado com tosse produtiva e broncoespasmo, podendo evoluir para doença pulmonar obstrutiva crônica. Há maior predisposição para desenvolvimento de câncer de vias aéreas e carcinoma aerodigestivo de células escamosas em língua, orofaringe, laringe e pulmão.[71] Ocorre, ainda, uma relação direta com câncer de cabeça e pescoço, referente à frequência e à duração do uso.[72] Além disso, o uso crônico associa-se com maior grau de infertilidade, atingindo ambos os sexos de formas distintas. Nos homens, ocorre diminuição na produção de testosterona e alteração na espermatogênese, enquanto nas mulheres há diminuição dos níveis do hormônio folículo-estimulante e surgimento de ciclos anovulatórios.

COMPLICAÇÕES CLÍNICAS RELACIONADAS AO USO DE BENZODIAZEPÍNICOS

Os BZDs são fármacos cujo uso vem crescendo nas últimas décadas, e tem havido um maior conhecimento de suas propriedades farmacológicas. Esses fármacos têm um significativo papel terapêutico, podendo ser usados para sintomas ansiosos, insônia, epilepsia e como relaxante muscular. São bem tolerados pela população em geral, apresentando boa margem de segurança inclusive com superdosagens. No entanto, seu efeito pode variar de acordo com a duração da ação e da potência, com subpopulações de risco envolvidas, sobretudo idosos e pacientes com comorbidades clínicas graves.[73]

Os BZDs são fármacos metabolizados pelo fígado, pelo citocromo P450. Portanto, interagem com uma gama de outros fármacos que atuam nesse sítio, podendo inibir ou acelerar sua metabolização. Devem ser evitados em hepatopatas. Além disso, sua excreção renal torna-os contraindicados a pacientes com comorbidades renais graves.[73]

Os BZDs têm como mecanismo de ação a ligação a um modulador alostérico positivo (PAM) no receptor $GABA_A$, ligado a um canal de cloro. O neurotransmissor GABA (ácido gama-aminobutírico) é o principal neurotransmissor de natureza inibitória e tem ampla ação no SNC, especialmente no córtex e no sistema límbico.[73]

Os efeitos agudos dos BZDs incluem sonolência, prejuízo na coordenação motora, fadiga, letargia, vertigem, diminuição de reflexos e prejuízo de memória.[74] Casos de intoxicação mais graves dependem da idade do paciente e da dose administrada. Uso por período prolongado pode causar acúmulo do fármaco em tecido adiposo.[75] A letalidade da intoxicação por BZDs geralmente está associada a uso concomitante de outros depressores do SNC, como álcool e opioides. Essas combinações podem ocasionar hipotensão, hipotermia, bradicardia, ataxia, depressão respiratória, nistagmo, miose e diplopia.[74] Durante a intoxicação aguda grave, o flumazenil pode ser usado para reversão de sintomas sedativos, sendo o principal fármaco usado como antídoto dos BZDs.[62]

Durante o período de uso, já foi bem estabelecido um prejuízo na cognição e na memória, porém consequências a longo prazo estão sendo elucidadas recentemente.[76]

Entre os prejuízos a longo prazo, estudos demonstram uma correlação entre o uso de BZDs, sobretudo por longo período de tempo, e prejuízo cognitivo, especialmente na população de idosos. Uma coorte com seguimento de 20 anos, realizada com 1.063 pacientes, demonstrou de forma consistente aumento de 50% do risco de demência em usuários dessa classe de fármacos.[76] Os principais motivos para a prescrição de BZDs consistem em insônia, depressão e ansiedade. No entanto, esses sintomas podem surgir como pródromo de um quadro demencial, justificando uma prescrição indiscriminada de BZDs nesse subgrupo da população e representando um fator de piora para o quadro.[76]

Além disso, um estudo de caso-controle específico correlacionou o uso de BZDs, levando em consideração o padrão de uso, e teve achados significativos de aumento para doença de Alzheimer. Apesar da associação importante (43 a 51%), ainda é preciso uma maior exploração do nexo causal.[76] Como ainda não existe um tratamento efetivo para quadros demenciais, o foco é atuar de forma preventiva em fatores modificadores da doença, sendo os BZDs um importante fator de risco.

Esse aspecto deve ser enfatizado para os prescritores, visto que, apesar de recomendações de que essa classe medicamentosa deva ser usada com cautela e por um período curto (cerca de 3 meses), devido ao seu potencial de dependência, nos deparamos com usuários crônicos dessa medicação, o que aumenta o risco das complicações citadas anteriormente.

COMPLICAÇÕES CLÍNICAS RELACIONADAS AO USO DE SOLVENTES E INALANTES

Em relação às consequências do uso de inalantes no sistema nervoso, pode haver prejuízo cognitivo, com alteração de memória e atenção e apatia. Em longo prazo, podem surgir quadro demencial, neuropatia periférica e quadros de encefalopatia. Em exames de imagem, evidencia-se alargamento de ventrículos e de sulcos corticais, atrofia cerebral e cerebelar.[77] Esta última correlaciona-se com o achado clínico característico de comprometimento da coordenação com ataxia de marcha. O uso crônico de tolueno gera achados neurológicos que se assemelham a esclerose múltipla.[78]

As consequências hepáticas são causadas por radicais livres que acometem as membranas dos hepatócitos, e podem ser encontradas esteatose hepática e hepatomegalia. O acometimento renal pode predispor a cálculos renais, sendo comum o achado laboratorial de hematúria e proteinúria. Síndrome de Goodpasture, que envolve hemorragia pulmonar e glomerulonefrite, tubulopatia proximal (síndrome de Fanconi) e acidose tubular também são achados que surgem a longo prazo nos usuários.[59]

O **Quadro 41.3** apresenta outras complicações crônicas decorrentes do uso de inalantes e solventes nos mais diversos sistemas.

COMPLICAÇÕES CLÍNICAS RELACIONADAS AO USO DE OPIOIDES

Os opioides são substâncias com ação no SNC que atuam em áreas como hipotálamo, amígdala e região límbica.[59] Seus efeitos principais são analgesia, euforia e sedação. Exemplos dessas substâncias incluem drogas tanto lícitas, usadas em prescrições clínicas, como analgésicos, quanto substâncias ilícitas. Alguns exemplos de opioides são a codeína, a morfina, o fentanil, a meperidina e a heroína.[62]

O edema pulmonar é uma das complicações mais temidas na intoxicação e ocorre tanto por ação tóxica direta sobre vasos pulmonares como por hipóxia tecidual, levando a aumento da permeabilidade capilar. Outras complicações respiratórias do uso específico de heroína são bolhas no parênquima pulmonar e talcose, quadro que se caracteriza por febre e dor torácica, além de microinfartos pulmonares, fibrose e pneumonias aspirativas.[68]

Além da gravidade dos sintomas da intoxicação, a síndrome de abstinência de opioides requer intervenção, devido a sintomas de irritabilidade, hiperatividade autonômica, taquicardia, tremor, sudorese, piloereção e dor abdominal. Esses sintomas são causados pela interrupção ou diminuição do uso de opioides, podendo ser desencadeados também pelo antagonista naloxona. Os sintomas são desconfortáveis a ponto de ser necessária a reinstituição de outro opioide de meia-vida mais longa, por via oral, geralmente a metadona.[51]

O manejo da intoxicação consiste em lavagem gástrica seguida de carvão ativado na primeira hora. No entanto, esse tempo pode ser estendido devido à ação de opioides no trato gastrintestinal, diminuindo sua motilidade e alargando o tempo de eficácia dessa conduta. Caso haja rebaixamento do nível de consciência, devem ser avaliadas a proteção das vias aéreas e a necessidade de suporte ventilatório. O antídoto naloxona pode ser usado em caso de rebaixamento do nível de consciência, bradipneia e hiperventilação. A reposição volêmica é um passo importante no manejo, com cautela em caso de edema pulmonar.[62]

O **Quadro 41.4** lista complicações específicas decorrentes do uso de opioides de acordo com os sistemas acometidos.

TABACO E COMPLICAÇÕES CLÍNICAS

O tabaco também interfere na metabolização de outras substâncias pelo fígado, ao induzir a enzima CYP1A2. Portanto, provoca interação farmacológica com fármacos que são metabolizados por essa mesma enzima, como teofilina, duloxetina, clozapina, olanzapina, zotepina, agomelatina e muitos antidepressivos tricíclicos.[53] O tabagismo constitui fator de risco e agrava e prejudica o tratamento de diversas patologias, algumas das quais listadas a seguir.[79]

QUADRO 41.3
Sistemas acometidos pelo uso de inalantes e solventes em longo prazo

Sistema respiratório	Pneumopatias por componentes químicos, hipóxia e perda da consciência
Sistema hematológico	Supressão medular com anemia, leucopenia, plaquetopenia; hemólise
Sistema cardiovascular	Miocardite, insuficiência cardíaca congestiva, fibrose
Sistema reprodutor	Diminuição da atividade sexual
Pele e mucosas	Reações alérgicas, rinite, tosse com expectoração, conjuntivite, hemorragia nasal, prejuízo olfativo

Fonte: Osterne e colaboradores.[59]

QUADRO 41.4
Complicações decorrentes do uso de opioides de acordo com sistemas

Sistema acometido	Complicações
Sistema cardiovascular	Endocardite, miocardite, arritmia, tromboflebite e alterações pressóricas
Sistema neurológico	Convulsão, mielite transversa e meningite bacteriana
Sistema osteomuscular	Artrite séptica, osteomielite, rabdomiólise
Alterações dermatológicas	Veias esclerosadas, edema de mãos, abscessos, úlceras cutâneas e retrações cicatriciais
Doenças infecciosas	Infecções por HIV e hepatites virais
Outras complicações	Insuficiência renal crônica, cirrose hepática e pancreatite

Fonte: Terra Filho e colaboradores.[61]

1. **Úlcera péptica:** O tabagismo provoca desequilíbrio entre os fatores de proteção e de agressão à mucosa gástrica, pois estimula a liberação de ácido clorídrico e pepsinogênio na mucosa, além de aumentar o refluxo da bile. Diminui a produção de ácido gástrico, do fluxo sanguíneo da mucosa, da proteção da superfície ativa de fosfolipídeos e de prostaglandinas E2, aumentando a suscetibilidade da mucosa a lesões ulcerosas. O tabaco é também associado à perpetuação e à recidiva da doença ulcerosa péptica.
2. **Doença de Crohn:** O tabagismo aumenta a suscetibilidade ao desenvolvimento dessa doença inflamatória intestinal, assim como piora seu prognóstico e diminui a resposta ao tratamento. Está associado à recorrência da enfermidade após intervenção cirúrgica, assim como eleva sua mortalidade.
3. **Doença hepática:** O tabagismo está associado ao desenvolvimento de cirrose biliar primária. Acelera a evolução de hepatopatia crônica a fibrose hepática, devido à ação dos mediadores inflamatórios sistêmicos e do estresse oxidativo na fibrogênese do fígado.
4. **Diabetes melito:** O tabagismo aumenta o risco de desenvolvimento dessa doença, assim como se relaciona a mau controle glicêmico e dificuldade em seu tratamento. Está associado a maior risco de desenvolvimento de complicações micro e macroangiopáticas.
5. **Doenças da tireoide:** O tabagismo diminui os níveis séricos do hormônio estimulante da tireoide (TSH), portanto consiste em fator de risco para doença de Graves.
6. **Osteoporose:** O tabagismo acelera a velocidade da perda óssea, sobretudo em mulheres após a menopausa. Também exerce efeito tóxico na célula óssea, diminuindo a absorção do cálcio e provocando hipercortisolismo.
7. **Doença pulmonar obstrutiva crônica:** O tabagismo aumenta o risco de desenvolvimento da doença e provoca declínio acentuado da função respiratória.
8. **Asma:** O tabagismo está relacionado à piora da sintomatologia da doença, assim como interfere negativamente na resposta ao tratamento. Aumenta a frequência de crise asmática grave.
9. **Doenças intersticiais pulmonares:** Por provocar processo inflamatório no parênquima pulmonar, o tabagismo é fator de risco para algumas etiologias: histiocitose X, bronquiolite respiratória, pneumonite descamativa e fibrose pulmonar idiopática.
10. **Doenças cardiovasculares:** O tabagismo está associado a elevado risco de doença arterial coronariana, acidente vascular cerebral, doença vascular periférica, aterosclerose, aneurismas arteriais e tromboangeíte obliterante.
11. **Câncer:** O tabaco e outras substâncias presentes no cigarro promovem a oncogênese, sendo demonstradas fortes evidências na literatura como fatores de risco para vários tipos de cânceres – pulmão, trato gastrintestinal, rim, bexiga e leucemia mieloide.

CONSUMO DE SUBSTÂNCIAS E HIV/AIDS

Hoje, cerca de 35 milhões de pessoas vivem com HIV no mundo. Destas, ao menos 3 milhões usam drogas injetáveis.[80] No Brasil, os usuários de drogas são considerados um grupo vulnerável à infecção por HIV, e estima-se que apenas 0,5% deles use drogas injetáveis.[81] Há evidências na literatura que indicam que os estudos e os programas de prevenção ao HIV entre dependentes químicos são focados sobretudo nos usuários de drogas injetáveis.[81]

Considerando que grande parte dos usuários de substâncias psicoativas não utiliza drogas injetáveis, e levando em conta o contexto da epidemia de aids no Brasil – a taxa de novos infectados pelo HIV cresceu em 11% entre 2005 e 2013, conforme dados recentemente divulgados pelo Programa Conjunto das Nações Unidas sobre HIV/aids (UNAIDS) –, há uma grande necessidade de realizar intervenções de prevenção ao HIV direcionadas a esse público específico.[81]

No contexto do uso de substâncias, há evidências científicas relacionadas à estreita associação entre o uso de álcool, tabaco e outras drogas e comportamentos sexuais de risco.[81] Isso porque tais substâncias tendem a diminuir a capacidade de tomar decisões racionais, provocando prejuízo do funcionamento cognitivo e do julgamento crítico, levando ao aumento da suscetibilidade de se engajar em comportamentos sexuais de risco – como relação sexual sem uso de preservativo e prática sexual com múltiplos parceiros.[81]

Apesar de o risco de transmissão do HIV poder ser considerado baixo após uma única exposição de contato sexual (0,8 a 3% no intercurso anal receptivo; 0,05 a 0,15% no intercurso pênis-vagina de homem para mulher; 0,03 a 0,09% no intercurso pênis vagina de mulher para homem), ele tende a aumentar devido à importante presença de cofatores para a transmissão do vírus.[81] Entre eles, a presença de ISTs não tratadas, uma vez que provocam ruptura da integridade epitelial normal e aumento da quantidade de linfócitos e macrófagos, contribuindo para maior risco da infecção por HIV.

Portanto, o profissional da saúde que atende pessoas usuárias de substâncias deve sempre considerar a possibilidade de o paciente ser portador do HIV ou já apresentar aids, mesmo que ele não seja usuário de drogas injetáveis, devendo proceder à investigação laboratorial para o diagnóstico dessas condições.

Faz-se necessário realizar, também, uma abordagem direcionada às ISTs, que são divididas em cinco síndromes, cuja prevalência é elevada em usuários de drogas ilícitas: úlceras genitais, corrimentos uretrais, corrimentos vaginais, dor pélvica e verrugas genitais. No Brasil, em uma investigação realizada com 125 usuários de *crack* de uma comunidade na Bahia, estimou-se a prevalência de vírus da hepatite B, vírus do HIV, vírus da hepatite C e sífilis de 0,8, 1,6, 2,5 e 4,0%, respectivamente (comportamento de risco).

Também é importante ressaltar que muitos medicamentos que fazem parte da terapia antirretroviral do vírus HIV (TARV) são metabolizados pelo sistema enzimático citocromo P450, sobretudo os inibidores da transcriptase reversa e os inibidores da protease. A principal isoenzima responsável por grande parte desse metabolismo é a CYP3A4, embora também haja participação das isoenzimas 2C19, 2D6 e, em menor escala, da 1A2. Como é frequente a indicação de tratamento com medicações psicotrópicas em pacientes com dependência química, deve-se avaliar as possíveis interações farmacológicas destas com a TARV.

CONSIDERAÇÕES FINAIS

Conforme discutido, o uso de substâncias pode ocasionar complicações clínicas significativas, tanto de apresentação aguda como consequência de uso em padrão de dependência em longo prazo. Percebe-se a existência de complicações específicas inerentes a cada uma das substâncias abordadas. No entanto, há alguns aspectos comuns de acordo com a forma de administração, destacando-se os usuários de substâncias por via injetável e a frequência de ISTs, colocando-os como representantes da população de risco.

Diante dessa realidade, defrontamo-nos com a necessidade de capacitar profissionais da saúde para identificar e tratar essas comorbidades, a fim de que uma maior assistência seja prestada de forma abrangente, garantindo a segurança dessa população. Além disso, é necessária uma organização nas políticas públicas para permitir o maior acesso dessa população não apenas a serviços de emergência, mas a serviços ambulatoriais de seguimento, facilitando a assistência de serviços de saúde em geral.

REFERÊNCIAS

1. Haes TM, Clé DV, Nunes TF, Roriz-Filho JS, Moriguit JC. Álcool e sistema nervoso central. Medicina (Ribeirão Preto). 2010;43(2):153-63.
2. Lopes AC. Tratado de clínica médica. São Paulo: Roca; 2006.
3. Chu K, Kang DW, Kim HJ, Lee YS, Park SH. Diffusion-weighted imaging abnormalities in Wernicke encephalopathy: reversible cytotoxic edema? Arch Neur. 2002;59(1):123-7.
4. Doherty MJ, Watson NF, Uchino K, Hallam DK, Cramer SC. Diffusion anormalitires in patients with Wernicke encephalopathy. Neurology. 2002;58(4):655-7.
5. Thompson AD, Cook CCH, Touquet R, Henry JÁ. The Royal college of physicians report on alcohol: guidelines for managing Wernicke's encephalopathy in the accident and emergency department. Alcohol Alcohol. 2002;37(6):513-21.
6. Antunes MCB, Madruga CS, Ribeiro M. Tiamina e Álcool: Uma revisão da literatura sobre interações nutricionais, possíveis complicações e tratamento. São Paulo: Unidade de Pesquisa em Álcool e Drogas; 2015.
7. Laranjeira R, Nicastri S, Jerônimo C, Marques AC. Consenso sobre a síndrome de abstinência ao alcool (SAA) e o seu tratamento. Rev bras psiquiatr. 2000;22(2):62-71.
8. Manzanares W, Hardy G. Thiamine supplementation in the critically ill. Curr Opin Clin Nutr Metabc Care. 2011;14(6):610-17.
9. Sechi G, Serra A. Wernicke's encephalopathy: new clinical settings and recents advances in diagnoses and management. Lancet Neurol. 2007;6(5):442-55.
10. Zubaran C, Fernandes J, Martins F, Souza J, Machado R, Cadore M. Aspectos clínicos e neuropatológicos da síndrome de Wernicke-Korsakoff. Rev Saúde Pública. 1996;30(6):602-8.
11. Laureno R, Karp BI. Myelinolysus after correction of hyponatremia. Ann Intern Med. 1997;126(1):57-62.
12. Germiniani FM, Roriz M, Nabhan K S, Teive H A G, Werneck L C. Mielinólise pontina central e extrapontina em paciente alcoolista sem distúrbios hidroeletrolíticos. Arq Neuro-psiquiatr. 2002;60(4):1030-3.
13. Martin RJ. Central Pontine and extrapontine myelinolisis: the osmotic demyeliniation syndromes. J Neurol Neurosurg Psychiatry. 2004;75(3):222-28.
14. Sadock BJ, Sadock VA, Ruiz P. Compêndio de psiquiatria: ciência do comportamento e psiquiatria clínica. 11. ed. Porto Alegre: Artmed; 2017.
15. Yoon B, Shim YS, Chng SW. Central pontine and extrapontine myelinolysis after alcohol withdrawal. Alcohol Alcohol. 2008;43(6):647-9.
16. Garzon T, Mellibovsky L, Roquer J, Perich X, Diez-Perez A. Ataxic form of central pontine Myelinolysis. Lancet Neurol. 2002;1(8):517-8.
17. Mohanmed AS, Boddu P, Yazdani DF. Clinical evolution of central pontine myelinolysis in a patinte with alcohol withdrawal: a blurred clinical horizon. Case Rep Med. 2016;16:6065259.
18. Feng XM, Zhao T, Zhou CK, Liu JY. Psychiatrc symptons and limb tremors associates with central pontine myelinolysis: a case of alcoholism without hyponatremia. Exp Ther Med. 2016;12(5):3485-6.
19. Strauss E. Enfalopatia hepática: atualização terapêutica. Gaz Méd Bahia. 2006;76(1):43-5.
20. Carrilho PEM, Santos MBM, Piasecki L, Jorge AC. Doença de Marchiafava-Bignami: uma rara entidade com prognóstico sombrio. Rev Bras Ter Intensiva. 2013;25(1)68-72.
21. Burkhard PR, Delavalle J, Du Pasquier R, Spahr L. Chronic parkinsonism associated with cirrhosis: a distinct subset of acquired hepatocerebral degeneration. Arch Neurol. 2003;60(4):521-8.
22. Bellentani S, Tiribelli C, Saccocio G, Sodde M, Fratti N, De Martin C, et al. Prevalence of chronic liver disease in the general population of norther Italy: the Dionysos Study. Hepatology. 1994;20(6):1442-9.
23. Fernandez-Rodriguez R, Contrras A, De Villoria Jg, Grandas F. Acquired hepatocerebral degeneration: clinical characteristics and MRI findings. Eur J Neurol. 2010;17(12):1463-70.
24. Rocco A, Compare D, Angrisani D, Zamparelli MS, Nardone G. Alcoholic disease: liver and beyond. World J Gastroenterol. 2014;20(40):14652-659.
25. Singal AK, Anand BS. Recent trends in the epidemiology of alcoholica liver disease. Clin Liv Dis. 2013;2(2):53-6.
26. Beckngham J, Bornman PC. ABC of disease of liver, pancreas, and biliay system. Acute pancreatitis. BMJ, 2001;322(7286):595-8.

27. Matos L, Batista P, Monteiro N, Henriques P, Carvalho A. Hepatite alcoólica aguda: artigo de revisão. J Port Gastrenterol. 2013;20(4):153-61.
28. Grande L, Monforte R, Ros E, Toledo-Pimentel V, Estruch R, Lacima G, et al. High amplitude contractions in the middle third of the oesophagus: a manometric marker of chronic alcoholism? Gut 1996;38(5):655-62.
29. Dent J, Holloway TJ, Dodds WJ. Mechanisms of lower esophageal sphincter incompetence in patients with symptomatic gastro-oesophageal reflux. Gut 1988;29(8):1020-28.
30. Bor S, Bor-caymaz C, Tobey NA, Abdulnour-Nakhou S, Orlando RC. Esophageal exposure do ethanol increases risk of acid damage in rabbit esophagus. Dig Dis Sci. 1999;44(2):290-300.
31. Turk EE, Anders S, Tsokos M. Mallory-Weiss syndrome as the cause of sudden, unexpected death. Arh Kriminol. 2002;209(1-2):36-44.
32. Saylor JL, Tedesco FJ. Mallory-Weiss syndrome in perspective. Am J Dig Dis. 1991;20(12):1131-4.
33. Figuinha FCR, Fonseca FL, Moares, Filo JPP. Ações do álcool sobre o esôfago, estômago e intestino. São Paulo: Moreira Jr; 2005.
34. Slomianu A, Piotrowski J, Piotrowski E, Slominay BL. Impact of ethanol on innate protection of gastric mucosal epthelial surfaces and the risk of injury, J Physiol Pharmacol. 2000;51(3):433-47.
35. Costa AC, Ribeiro B, Costa E. Índices plaquetários em indivíduos com doença hepática alcoolica crônica. Arq gastroenterol. 2007;44(3).
36. Paladino SF. Alterações hematológicas ligadas ao alcoolismo. Rev Psiquiatr Clín. 2000;27(1):36-42.
37. Batlouni M. Álcool e sistema cardiovascular. Arq Med ABC. 2006;31(2):14-6.
38. Gonçalves AM, Correa AM, Falcao LM, Ravara AL. Miocardiopatia alcoólica: significado clínico e prognóstico. Rev Soc Port Med Int. 2005;12(2):89-96.
39. Sesso HD, Cook NR, Buring JE, Manson JE, Gaziano JM. Alcohol consumption and the risk of hypertension in woman and men. Hypertension. 2008; 51(4):49-54.
40. Tonelo D, Providencia R, Gonçalves L. Holiday heart syndrome revisited after 34 years. Arq Bras Cardiol. 2013;101(2):183-9.
41. Wolf PA, Abbot RD, Kannel WB. Atrial fibrillation as na independent risk factor for stroke: the Frammingham Study. Stroke. 1991;22(8):938-8.
42. Benjamin EJ, Wolf PA, D´Agostino RB, Silbershatz H, Kannel WB, Levy D. Impact of atrial fibrillation on the risk of death: the Frammingham Heart Study. Circulation. 1998;98(10):946-52.
43. Preedy VR, Atkinsons LM, Richardson PJ, Peters TJ. Mechanisms of ethanol-induced cardiac damage. BR Heart J. 1993;69(3):197-200.
44. Ohira T, Tanigawa T, Tabata M, Imano H, Kitamura A, Kiyama M, et al. Effects of habitual alcohol intake on ambulatory blood pressure, heart rate and its variability among Japanese men. Hypertension. 2009;53(1)13-9.
45. Fuxench-Lopes Z, Ramirez-Ronda CH. Pharingeal flora in ambulatory alcoholic patients: prevalence of gram-negative bacilli. Arch Intern Med. 1978;138(12):1815-6.
46. Joshi PC, Guidot DM. The alcoholic lung: epidemiology, pathophysiology, and potential therapies. Am J Physiol Lung Cell Mol Physiol. 2007;292(4):813-23.
47. Sisson JH, Pavlik JÁ, Wyatt TA. Alcoohol stimulates ciliary motility of isolated airways axonemes through a nitric oxide, cyclase, and cyclic nucleotide-dependent kinase mechanism. Alcohol Clin Exp Res. 2009;33(4):610-16.
48. Mehta AJ. Alcoholism and critical ilnessa: a review. World J Crit Care Med. 2016;5(1):27-35.
49. Ministério da Saúde (BR). Fundação Nacional de Saúde. Centro de referência Prof. Hélio Fraga. Sociedade Brasileira de Pneumologia e Tisiologia. Controle da tuberculose: uma proposta de integração ensino-serviço. Rio de Janeiro: FUNASA/CRPH/SBPT; 2002.
50. Santo AH, Pinheiro CE, Jordani MS. Causas múltiplas de morte relacionadas à tuberculose no Estado de São Paulo, 1998. Rev Saúde Pública. 2003;37(6):714-21.
51. Morrone N, Solha MSS, Cruvinel MC, Morrone Jr N, Freire JAS, Barbosa ZLM. Tuberculose: tratamento supervisionado vs. tratamento auto-administrado. J Pneumol. 1999;25(4):198-206.
52. Stahl SM. Psicofarmacologia: bases neurocientíficas e aplicações práticas. 4. ed. Rio de Janeiro: Guanabara Koogan; 2016.
53. Amaral RB, Malbergier A, Andrade AG. Manejo do paciente com transtornos relacionados ao uso de substância psicoativa na emergência psiquiátrica. Rev Bras Psiquiatr. 2010;32(2).
54. Diehl A, Cordeira DC, Laranjeira R. Tratamento farmacológico para dependência química: da evidência científica à prática clínica. Porto Alegre: Artmed; 2010.
55. Grossi FT, de Oliveira RM. Manejo clínico do usuário de crack. Belo Horizonte: FHEMIG; 2013.
56. Conselho Federal de Medicina. Diretrizes gerais médicas para assistência integral ao dependente do uso de crack. Brasília: CFM; 2011.
57. Lingford-Hughes AR, Wech S, Peters L, Nutt DJ. BAP update guidelines: evidence-based guidelines for the pharmacological management of substance abuse, harmful use, addiction and comorbidity: recommendations from BAP. J Psychopharmacol. 2012;26(7):899-952.
58. Silveira MS, Silveira FS, Oliveira DP. Infarto agudo do miocárdio em jovem usuário de cocaína. Rev SOCERJ. 2009;22(1):56-8.
59. Osterne ECV, Alexim GA, Motta VP, Mendes JCM, Osterne EMC, Brito RK, et al. Infarto do miocárdio associado ao uso de cocaína. Rev Centro-Oeste Cardiol. 2000;8(2):19-23.
60. Gazoni FM, Truffa AAM, Kawamura C, Guimarães HP, Lopes RD, Sandre LV, et al. Complicações cardiovasculares em usuário de cocaína: relato de caso. Rev Bras Ter Intensiva. 2006;18(4).
61. Terra Filho M, Yen CC, Santos UP, Muñoz DR. Pulmonary alterations in cocaine users. São Paulo Med J. 2004;122(1).
62. Martins HS, Brandão Neto RA, Scalabrini Neto A, Velasco IT. Emergências clínicas: abordagem prática. 8. ed. São Paulo: Manole; 2013.
63. Greene SL, Dargan PI, O'Connor N, Jones AL, Kerins M. Multiple toxicity from 3,4-methylenedioxymethamphetamine ("ecstasy"). Am J Emerg Med. 2003;21(2):121-4.
64. Lester SJ, Baggott M, Welm S, Schiller NB, Jones RT, Foster E, et al. Cardiovascular effects of 3,4- methylenedioxymethamphetamine. A double-blind, placebo-controlled trial. Ann Intern Med. 2000;133(2):969-73.
65. Azevedo RCS, Botega NJ, Magalhães GLA. Usuários de crack, comportamento sexual e risco de infecção pelo HIV. Rev Bras Psiquiatr. 2007;29(1):26-33.
66. Amaral JLG, Carvalho RB, Cunha LBP, Batti MAS, Issy AM, Habib AK, et al. Projeto Diretrizes: hipertermia maligna. Brasília: Associação Médica Brasileira; Conselho Federal de Medicina; 2009.

67. Moro ET, Ferraz AAF, Módolo SNP. Anestesia e o usuário de ecstasy. Rev Bras Anestesiol. 2006;56(2):183-8.
68. Almeida SP, Silva MTA. Histórico, efeitos e mecanismo de ação do êxtase (3-4 metilenodioximetanfetamina): revisão de literatura. Rev Pan Salud Publica. 2000;8(6):393-402.
69. Ribeiro M, Marques MCR. Projeto diretrizes: abuso e dependência - maconha. Brasília: Associação Médica Brasileira; Conselho Federal de Medicina; 2002.
70. Asbridge M, Hayden JA, Cartwright JL. Acute cannabis consumption and motor vehicle collision risk: systematic review of observational studies and meta-analysis. BMJ. 2012;344:e536.
71. Hall W, MacPhee D. Cannabis use and cancer. Addiction. 2002;97:243-7.
72. Carriot F, Sasco AJ. Cannabis and cancer. Rev Epidemiol Sante Publique. 2000;48(5):473-83.
73. Griffin CE, Kaye AM, Bueno FR, Kaye AD. Benzodiazepine pharmacology and central nervous system-mediated effects. Ochsner J. 2013;13(2):214-23.
74. Cordeiro DC, Baldaçara L. Emergências psiquiátricas. São Paulo: Roca; 2007.
75. Palhares H, Saad AC, Zilberman M, Poyares D, Ribeiro M, Marques ACPR, et al. Abuso e dependência de benzodiazepínicos. São Paulo: Associação Brasileira de Psiquiatria; 2002.
76. Billiot ide Gage S, Bégaud B, Bazin F, Verdoux H, Dartigues JF, Pérès K, Kurth T, et al. Benzodiazepine use and risk of dementia: prospective population based study. BMJ. 2012;345:e6231.
77. Anderson CE, Loomis GA. Recognition and prevention of inhalant abuse. Am Fam Physician. 2003;68(5):869-74.
78. Diehl A, Cordeiro DC, Ratto LRC, Ramos AAM, Marques ACPR, Ribeiro M, et al. Projeto Diretrizes: abuso e dependência de inalantes. Brasília: Associação Médica Brasileira; Conselho Federal de Medicina; 2012.
79. Reichert J, Araujo AJ, Gonçalves CMC, Godoy I, Chatkin JM, Sales MPU, et al. Diretrizes para cessação do tabagismo.. J Bras Pneumol. 2008;30(2).
80. Suohu K, Humtsoe C, Saggurt N, Sabarwal S, Mahapatra B, Kermode M. Understanding the association between injecting and sexual risk behaviors of injecting drugs users in Manipur Nagaland, India. Harm Redct. J. 2012;9:40.
81. Diehl A. Sexualidade: do prazer ao sofrer. 2.ed. Rio de Janeiro: Roca; 2017.

42

Sexualidade, saúde sexual e dependência química

Alessandra Diehl, Flávio Henrique Barros De Simoni e Maria Elisa Bezerra

PONTOS-CHAVE

✓ Saúde sexual é um dos direitos fundamentais de todos os seres humanos.
✓ Há estreita relação entre os diversos comportamentos sexuais e o uso de substâncias.
✓ Episódios de lapsos e recaídas em dependentes químicos podem estar ligados a comportamentos sexuais de risco.
✓ A sexualidade e a saúde sexual devem ser parte integrante dos centros de tratamento para a dependência química.
✓ Uma abordagem respeitosa, inclusiva e ética, em uma atmosfera de não julgamento e com mais acolhimento, deixa as pessoas confortáveis e favorece o compartilhamento de suas experiências sobre sexualidade e problemas sexuais.

SAÚDE SEXUAL E SAÚDE PÚBLICA

Saúde sexual é um direito fundamental e extremamente importante para indivíduos, casais e famílias, bem como para o desenvolvimento social e econômico de comunidades e países.[1,2] Em 2006, a Organização Mundial da Saúde (OMS) ampliou o conceito de saúde apresentado em 1948, ao declarar que a saúde sexual não é apenas "o completo bem-estar emocional, físico e mental dos indivíduos e ausência de doenças ou enfermidades", mas também o entendimento de elementos como identidade sexual e de gênero, expressão sexual, relacionamento e prazer.[2] A OMS também cita condições ou consequências negativas, como infecções sexualmente transmissíveis (ISTs), vírus da imunodeficiência humana (HIV), infecções do trato reprodutivo, infertilidade, gestação não planejada, aborto, disfunções sexuais, violência sexual e práticas nocivas, como a mutilação genital feminina praticada em alguns países da África por razões não médicas.[1,3,4]

A saúde sexual deve abranger o direito de todas as pessoas de terem conhecimento e oportunidades para alcançar uma vida sexual segura e prazerosa. Entretanto, as habilidades de homens e mulheres de atingirem a saúde sexual e o bem-estar dependem da compreensão completa e adequada de informações sobre sexualidade e dos riscos que podem enfrentar, suas vulnerabilidades e as consequências adversas da atividade sexual.[2] Além disso, as pessoas devem ter acesso tanto a cuidados em saúde sexual de boa qualidade e a um ambiente que promova a saúde sexual de forma holística e afirmativa como a serviços de saúde sexual que incluam programas de contracepção, atenção a aspectos da saúde mental relacionados a condições sexuais, tratamento de ISTs e câncer cervical, aconselhamento quanto à violência contra mulheres e meninas e acolhimento das necessidades de saúde sexual e reprodutiva de adolescentes. O acesso universal à saúde sexual e reprodutiva é essencial não só para alcançar o desenvolvimento sustentável, mas também para garantir que esse paradigma atenda às necessidades e aspirações das pessoas ao redor do mundo e possibilite a realização de sua saúde e de seus direitos humanos fundamentais.[1,2]

Entre os principais elementos conceituais de saúde sexual estão aqueles que valorizam a segurança e a liberdade de opinião e expressão, sem discriminação, coerção, tortura, crueldade e violência, respeitando os direitos humanos e o direito à privacidade. A saúde sexual é relevante ao longo da vida, não somente para aqueles em idade reprodutiva, mas também para jovens e idosos. Outro elemento importante é o fato de a saúde sexual poder ser expressada de diversas formas, sendo influenciada por normas de gênero, papéis de gênero, expectativas e dinâmicas de poder, devendo ser compreendida em contextos sociais, culturais, econômicos e políticos específicos.[2]

Saúde sexual não pode ser entendida e definida sem uma ampla consideração do que vem a ser, de fato, a sexualidade, que assinala importantes comportamentos e desfechos relacionados à saúde sexual:

> [...] um aspecto central do ser humano através da vida que engloba sexo, gênero, identidade e papéis, orientação sexual, erotismo, prazer, intimidade e reprodução. Sexualidade é experimentada e expressa em pensamentos, fantasias, desejos, crenças, atitudes, valores, comportamentos, práticas, papéis e relacionamentos. Enquanto a sexualidade pode incluir todas estas dimensões, nem todas elas são sempre experienciadas e expressadas. Sexualidade é influenciada pela interação de fatores biológicos, psicológicos, sociais, econômicos, políticos, históricos, religiosos e espirituais.[5]

Entende-se por comportamento sexual uma gama de possibilidades de expressão da sexualidade e práticas sexuais. Trata-se de um conjunto complexo de atitudes e posicionamentos que vão muito além da atividade sexual, a qual, em geral, se limita ao intercurso sexual.[5]

Saúde sexual e políticas públicas devem caminhar juntas, uma vez que muitas das questões envolvidas com a sexualidade podem ter profundas implicações para a saúde pública. Convencionalmente, a saúde pública tem focado nos efeitos adversos do comportamento sexual.[6] Um deles, a questão do HIV/aids, teve um grande impacto na sociedade, uma vez que mudou conceitos, pesquisas e políticas em termos de saúde e sexualidade, trazendo grande ônus de morbidade para as sociedades ao redor do mundo.[6,7]

Quando o primeiro caso sintomático de aids apareceu, no início dos anos de 1980, ser portador do HIV foi considerado uma "sentença de morte". Apesar de ainda ser uma questão de saúde muito grave em todo o mundo, mais de 30 anos após seu surgimento, esse não é mais o caso em muitos países onde há políticas de saúde e acesso a tratamento. Em todo o mundo, 61% das pessoas soropositivas para o HIV de países de baixa e média renda recebem terapia antirretroviral.[8]

No Brasil, em 2012, o número estimado de pessoas vivendo com HIV foi de 530 a 660 mil. A taxa de prevalência entre os adultos (15-49 anos) foi de 0,4 a 0,5%, e o número de mortes decorrentes da aids foi de 11 a 19 mil.[9] As taxas de mortalidade devidas ao HIV/aids caíram, em média, 50%, e a sobrevida aumentou cinco vezes. Muitos fatores contribuíram para esses resultados, entre eles o movimento da reforma sanitária, o contexto sociocultural de ativismo e estratégias adotadas para a mobilização social, a solidariedade e o processo de democratização do País.[9,10]

A epidemia de HIV/aids é um fenômeno global, dinâmico e instável, constituindo um mosaico de subepidemias regionais.[11] Como consequência das profundas desigualdades existentes na sociedade brasileira, a propagação da infecção pelo HIV revelou uma epidemia de múltiplas dimensões, que vem sofrendo transformações epidemiológicas significativas. Inicialmente restrita aos grandes centros urbanos (São Paulo e Rio de Janeiro) e com predomínio do sexo masculino, a epidemia de HIV/aids está, atualmente, caracterizada pela heterossexualização, feminização, interiorização e pauperização.[9]

A evolução do perfil da aids no Brasil dá-se, sobretudo, devido à difusão geográfica da doença em direção aos médios e pequenos municípios do interior, ao aumento da transmissão heterossexual e ao persistente crescimento dos casos entre dependentes de substâncias.[8,9,12] Na verdade, entre os dependentes de substâncias, a questão é bastante relevante do ponto de vista de saúde pública, uma vez que o contexto epidemiológico e sociocultural do País revela níveis crescentes de consumo de muitas substâncias, associados a elevadas taxas de preconceito com relação a usuários de drogas e estigmas somados quando se analisam outras populações igualmente vulneráveis, como as profissionais do sexo, os moradores de rua e as travestis.[10,13,14]

O aumento de vulnerabilidades predispõe dependentes de substâncias a diversos desfechos negativos com relação ao comportamento sexual, o que torna a saúde sexual dessa população de interesse da saúde pública.[15] No entanto, apesar da abundante literatura internacional sobre comportamentos sexuais e uso de drogas, poucos estudos, sobretudo no Brasil, têm explorado a prevalência de relações sexuais desprotegidas em usuários de drogas não injetáveis e seus comportamentos sexuais, tanto em contextos epidemiológicos quanto em ambientes clínicos, como de *outreach treatment*, ou em locais de "bolsões e cenas" de maior concentração de uso de drogas em grandes centros urbanos, os quais muitas vezes não são captados por levantamentos domiciliares. Os locais de tratamento tradicionais, em geral, captam apenas uma parte dessa população, ou apenas os mais motivados.[16]

Nesse contexto, os dependentes de substâncias constituem uma população bastante interessante e particularmente complexa para o desenvolvimento de estudos, intervenções terapêuticas, prevenção e promoção de saúde com relação à associação de uma ampla gama de possibilidades de expressão de comportamentos sexuais, que incluem risco sexual, vulnerabilidades, disfunções sexuais, comportamento hipersexual e violência, por exemplo.[16]

Assim, é objetivo deste capítulo explorar essas diversas dimensões da sexualidade que estão ou podem estar atreladas ao uso de álcoool e outras drogas, englobando comportamentos sexuais de risco, aborto, violência e prostituição, entre outras.

COMPORTAMENTOS SEXUAIS DE RISCO EM DEPENDENTES QUÍMICOS

O termo "risco" pode ser entendido como a chance ou a probabilidade da ocorrência de algum evento cujas consequências constituem oportunidades para se obter vantagens ou, então, ameaças ao sucesso.[17-20] A grande maioria das substâncias tende a causar prejuízo no funcionamento cognitivo, com diminuição da capacidade de tomada de decisão, da capacidade de julgamento crítico e da percepção de prejuízos, o que aumenta a suscetibilidade do engajamento em comportamentos sexuais de risco.[21] Muitos estudos clínicos, incluindo alguns estudos brasileiros, têm consistentemente relatado taxas elevadas de relações sexuais desprotegidas na população de usuários de substâncias e maior número de parcerias sexuais.[12,16,22,23]

Entende-se por sexo desprotegido a prática de sexo não seguro durante aquela relação sexual que acontece sem o uso do preservativo. Inclui-se o intercurso vaginal, tanto para a vulnerabilidade da ocorrência de gravidez não desejada quanto para a contaminação por IST/aids, somando-se as práticas de intercurso anal e oral. O risco da transmissão do HIV após uma única exposição de contato sexual pode ser considerado baixo no intercurso anal receptivo (0,8-3%), no intercurso pênis na vagina de homem para mulher (0,05--0,15%) e no intercurso pênis na vagina de mulher para homem (0,03-0,09%), sendo que o risco no intercurso oral não é certo, mas acredita-se que seja 10 vezes menor do que no intercurso vaginal.[24]

Entretanto, esse risco de contaminação tende a aumentar devido à importante presença dos chamados cofatores para a transmissão do HIV. Entre esses cofatores, um dos principais é a presença de uma IST não tratada, uma vez que, em geral, nessas situações existe destruição da barreira epitelial normal e aumento do *pool* de linfócitos e macrófagos, e o processo inflamatório gerado pelas ISTs pode aumentar a carga viral do HIV nas secreções genitais. Sobretudo em países de baixa renda, o risco de transmissão do HIV 1 pode ser maior devido à alta prevalência de ISTs.[25,26]

A relação sexual anal representa o mais alto risco de transmissão para a infecção do HIV, mas muito do que se sabe sobre sexo anal ainda é baseado em estudos de homens que fazem sexo com homens (HSH). Poucos estudos têm avaliado a questão do sexo anal entre adultos heterossexuais, sobretudo aqueles que podem estar em risco para o HIV, como usuários de substâncias.[27]

A OMS tem informado que a forma mais eficiente de prevenção contra a aids e outras ISTs é o uso do preservativo em todas as relações sexuais. Se usado corretamente, o risco de transmissão cai para 5%.[28] A pesquisa de conhecimento, atitudes e práticas na população brasileira conduzida pelo Ministério da Saúde com 8 mil pessoas entre 15 e 64 anos, realizada no ano de 2008 e publicada em 2011, mostra que 45,7% dos entrevistados fizeram uso de preservativo em todas as relações sexuais com parcerias ocasionais nos últimos 12 meses da pesquisa. Além disso, 77,3% foram sexualmente ativos nos últimos 12 meses, 8,8% tiveram mais de cinco parcerias sexuais nos últimos 12 meses da pesquisa, 17% dos homens e 9,5% das mulheres já tiveram alguma IST na vida, e 26,8% tiveram sua primeira relação sexual antes dos 15 anos. Os jovens são os que mais fazem sexo protegido em relação aos mais velhos.[29]

Entre os preservativos disponíveis no mercado, existem basicamente dois tipos: o feminino e o masculino. O feminino é uma bolsa cilíndrica de poliuretano com dois anéis flexíveis. O anel menor é colocado no fundo da vagina e recobre o colo uterino, e a bolsa recobre a vagina, e o segundo anel protege parte da vulva. Os aspectos positivos desse método incluem: prevenção das ISTs, se usado corretamente; bom custo-benefício; facilidade de ser inserido antes da relação sexual, sem necessidade de parar as preliminares para colocá-lo; uso no controle da mulher, não havendo, portanto, a necessidade de negociação com a outra pessoa.

Entre os aspectos negativos, citam-se a baixa adesão das usuárias e o fato de não estar integralmente disponível nas redes públicas de todo o País e de outros locais do mundo.[30] Além disso, muitas mulheres, que não desenvolveram o hábito de tocar seus genitais antes do uso desse método, têm receios, tabus, medos, preconceitos de usá-lo. Alguns casais também se queixam de ser pouco prático, e outros de que pode ser barulhento durante o ato sexual.[31,32] Entre outras queixas de falha no uso do preservativo feminino, estão: rompimento, deslizamento, invaginação e pouca educação sexual e/ou orientação de como usá-lo. Um estudo conduzido por Beksinska e colaboradores[32] mostra que as falhas de uso tendem a diminuir quando a mulher se apropria mais da prática e tenta usar o preservativo feminino mais vezes.

Já o preservativo masculino é um dos métodos mais acessíveis, por estar amplamente disponível na maioria das Unidades Básicas de Saúde (UBS) do País ou em outros serviços governamentais, de onde apenas 27,2% dos indivíduos entre 15 e 64 anos de idade relataram ter retirado esse insumo de prevenção. Além disso, ele é considerado pela OMS o método de escolha para a prevenção das ISTs, entre elas o HIV, devendo ser indicado em concomitância a outros métodos.[29]

O uso do preservativo é um importante método de planejamento familiar e, como já mencionado, é também um extraordinário aliado na prevenção de ISTs, sobretudo HIV/aids. No entanto, o uso do preservativo envolve normas sociais complexas e dinâmicas interpessoais influenciadas pela cultura, por cognições sociais, por questões de poder, de gênero e pelo estabelecimento de limites para a autonomia, as quais acabam por instalar uma escolha irracional ou racional de usar ou não usar preservativos.[33-36]

Há diferenças entre as estruturas cognitivas subjacentes ao uso do preservativo para o gênero masculino e o feminino.[37] O aumento da incidência de HIV/aids em mulheres nos remete para as questões de gênero que construíram os papéis sociais de homens e mulheres, cuja assimetria provoca aumento da vulnerabilidade das mulheres à infecção.[38,39] Embora a geração atual de adolescentes e adultos jovens seja, sem dúvida, mais autônoma, recebeu, como herança cultural, a ideia de que as mulheres têm menos liberdade em sua vida sexual e menos poder de decisão sobre o sexo protegido. A desigualdade entre os gêneros produz uma ideia de submissão e interiorização e mantém a crença de que a mulher se faz alguém a partir do homem, tornando-as dependentes afetivamente, carentes e crentes no romantismo.[39,40] Espera-se da mulher um papel passivo. Assim, preparar-se para uma atitude contraceptiva ou de prevenção de saúde é assumir papel ativo, o qual ainda, nas relações de gênero, é delegado ao homem. Mesmo que a virgindade não seja mais tão importante para a maior parte da sociedade, ainda assim a vivência da sexualidade para os mais jovens é considerada socialmente aceitável se for inocente, movida pela paixão, sem premeditação e por condução masculina. Ou seja, trocou-se um valor (o da virgindade) por seu significado (passividade).[39,40] Em contrapartida, não se reforça aos meninos a importância de sua responsabilidade na contracepção e nos cuidados com sua saúde e da sua parceria sexual.[41]

A distribuição de preservativos e as campanhas preventivas no Brasil não conseguem ainda atingir boa camada da população,[29] até porque não é fácil lidar com as questões subjetivas que envolvem gênero e relações amorosas. Sabe-se, também, que apenas a informação por si só não é capaz de mudar comportamentos.[39,42]

Historicamente, o uso do preservativo traz a ideia de comportamento desviante. Por isso, mesmo na atualidade, se a mulher não estiver consciente de seu desejo pela relação sexual, fatalmente abrirá mão de negociá-lo, por ter medo de ser mal interpretada ou porque – na verdade – aquela relação sexual é entendida por ela como mais comum e esperada do homem. A recusa dos homens em usar o preservativo é o foco do problema, já que a maioria não gosta de usá-lo por acreditar que não sentirá o orgasmo da parceira, nem o seu próprio, com tanta intensidade.[43,44] O medo de perder o parceiro é, sem dúvida, um dos grandes motivos para se "abrir mão" do preservativo para as mulheres.[39]

O comportamento pessoal de uso de preservativo de forma responsável tem relação direta, nos homens, com o grau de intenção de uso de preservativo com sua última parceria sexual. Já nas mulheres, a intenção de uso está ainda fortemente influenciada por normas subjetivas pessoais e sociais; em *gays*, o não uso do preservativo pode estar relacionado ao desejo de atingir intimidade ou à crença de que, estando em um relacionamento monogâmico, não há necessidade de usar preservativo. O uso incorreto e inconsistente de preservativos tende a limitar o sucesso de programas de prevenção de ISTs e HIV em todo o mundo, sobretudo em populações vulneráveis, como os usuários de drogas.[44,45]

Compreender os padrões de uso de preservativos, as razões de ambos os gêneros – masculino e feminino – para fazer escolhas em usar preservativo com suas parcerias sexuais (fixa ou ocasional) e as atitudes gerais em relação ao uso do preservativo é importante tanto para o desenvolvimento quanto para a implementação de intervenções adequadas, as quais podem aumentar a promoção do uso do preservativo entre usuários de drogas.

Para aumentar o uso de preservativos, os programas de tratamento devem considerar a segmentação específica do gênero com relação a atitudes específicas em relação ao uso do preservativo nesse tipo de população.[33] Deve-se prestar especial atenção ao usuário de *crack*, pois estudos têm mostrado que o risco sexual associado ao uso da droga varia de acordo com os diferentes contextos em que ela é usada (p. ex., econômicos, sociais, fissura, locais de uso, etc.).[46] A vulnerabilidade para as práticas sexuais de risco, como trocas de sexo por dinheiro ou drogas, e a vitimização sexual são, provavelmente, mais elevadas nessa população, em razão das características farmacológicas, sociais e culturais atreladas a essa droga de escolha.[35,47]

O estudo de Nunes e colaboradores,[48] que avaliou uma amostra de 125 mulheres usuárias de *crack* provenientes de comunidades carentes de Salvador, mostra que 90% delas têm baixo nível de escolaridade e elevada taxa de desemprego. Ainda, 37% das mulheres relataram fazer sexo por dinheiro ou drogas, e 58% relataram que não usaram preservativos durante as relações sexuais nos últimos 30 dias. O estudo reforça que mulheres usuárias de *crack* são um grupo de vulnerabilidade importante no que diz respeito à transmissão de ISTs.[48]

Outros estudos a respeito do não uso de preservativos no gênero feminino têm mostrado outras razões para isso, as quais incluem: achar que conhece bem a parceria sexual; ter uma "antipatia" geral pelo uso de preservativos; ter atitudes e conceitos negativos relacionados ao preservativo (p. ex., diminui a sensibilidade); não ter fácil acesso e disponibilidade de preservativos no momento da relação sexual; apresentar questões conjugais (ser casado vs. outra classificação de estado civil); apresentar questões de religiosidade (menor); ter problemas com drogas (quanto maior o problema com drogas, maiores as atitudes negativas com relação ao uso de preservativos); não ter a percepção de que existe a necessidade de uso de preservativos naquela relação sexual.[33,34,49] Outras razões comuns para usuários de drogas não usarem o preservativo são: menor percepção do risco de contrair HIV/ISTs; atitudes negativas em relação aos efeitos do preservativo no prazer e no desejo sexual; alta excitação sexual quando sob a influência de drogas; e dificuldade em convencer as parcerias sexuais a usar preservativo.[50]

Em uma revisão sistemática e metanálise realizada por Malta e colaboradores,[12] com 13.063 participantes no Brasil entre 1999 e 2009, foram identificados 29 estudos de amostras provenientes de pacientes dependentes de substâncias. Esses estudos, consistentemente, têm reconhecido que o usuário de drogas injetáveis (UDI) e o compartilhamento de agulhas e seringas estão entre os preditores-chave da infecção pelo HIV, bem como a mulher profissional do sexo e homens que fazem sexo com homens (HSH). Os resultados mostraram que a prevalência do HIV combinado nos estudos destinados a usuários de drogas, tanto injetáveis quanto não injetáveis, foi de 23,1% (intervalo de confiança [IC] 95% 16,7-30,2), e, nos indivíduos que relataram que nunca usam ou quase nunca usam preservativos com parcerias sexuais ocasionais, de 38,3%.[12]

Um estudo conduzido pela Fundação Fio Cruz, no período entre o fim de 2011 a junho de 2013, com 7.381 usuários de crack no Brasil, mostrou que 39,5% dos entrevistados relataram não ter usado preservativo nas relações sexuais vaginais no último mês da pesquisa e que 53,9% nunca realizaram testagem para HIV. Nessa amostra, os usuários de crack têm prevalência oito vezes maior que a população em geral de ser portadores do HIV (5 vs. 0,6%). Além disso, 2,9% dos usuários de crack que vivem nas capitais do País têm hepatite C.[51]

Outros estudos também têm sinalizado a vulnerabilidade de usuárias de drogas a outras ISTs, como sífilis, vírus do papiloma humano (HPV), hepatites B e C.[52-54] Um estudo conduzido por Pinto e colaboradores,[54] com uma amostra de 598 mulheres provenientes do Centro de Referência e Treinamento DST/aids (CRT-DST/aids) da cidade de São Paulo, indicou prevalência de sífilis prévia de 6,2% (IC 95% 4,3-8,1). Observou-se que o crack foi identificado entre os principais fatores de risco associados à alta prevalência de sífilis prévia (razão de chances [RC] = 6,8 [IC 95% 1,7-27,5]).

Usuários de club drugs (p. ex., ecstasy, GHB) compõem outra população que aumentou drasticamente ao longo das últimas duas décadas, segundo o último Relatório de Drogas do Escritório das Nações Unidas sobre Drogas e Crime.[55] Alguns estudos têm documentado maior prevalência do uso inconsistente do preservativo e de múltiplas parcerias sexuais entre os usuários de club drugs em comparação com a população em geral.[27,56] Em um estudo nacional realizado por Remy e colaboradores[23] com 240 usuários de club drugs, 80% relataram ter usado álcool/drogas para fazer a relação sexual durar mais tempo, 52,5% relataram ter tido relações sexuais desprotegidas, 63% relataram ter mais de duas parcerias sexuais, 40% relataram ter feito sexo anal, e 15% haviam trocado dinheiro por sexo ou sexo por dinheiro (trading sex) nos 12 meses anteriores à entrevista. Por fim, 84% relataram ter feito sexo com um homem que provavelmente tinha tido relações sexuais com outro homem nos 12 meses anteriores à entrevista.[23]

Evidências recentes sugerem uma associação entre o uso de maconha e comportamentos sexuais de risco, como iniciação sexual precoce, não uso de preservativo e aumento do número de parcerias sexuais em homens e mulheres.[57] Outros fatores importantes na questão do comportamento sexual de risco são número de parcerias sexuais, tipo ou padrão de relacionamento amoroso (monogâmico, não monogâmico) ou arranjos sexuais (casual ou fixo), tipo de intercurso sexual (anal, vaginal, oral), práticas sexuais variantes, uso de "brinquedos sexuais" e uso de álcool e drogas, os quais podem indicar mais ou menos propensão a riscos de contaminação se não houver uso de preservativo.[58-60]

Infelizmente, as tentativas de mudar os comportamentos sexuais de risco nas mulheres usuárias de cocaína na forma de crack têm tido menos sucesso do que os esforços para mudar o comportamento de risco com compartilhamento de agulhas e seringas em usuários de drogas injetáveis.[61] Intervenções breves em grupo, como escolhas positivas e intervenções educativas ou motivacionais, já foram avaliadas com algum sucesso para aumentar o uso de preservativos, a intenção de usar o preservativo e mudar as atitudes do uso do preservativo e as crenças entre fumantes de crack e outras drogas.[62-64]

Uma revisão de Cochrane conduzida por Meader e colaboradores[65] avaliou 35 estudos com 11.867 participantes a fim de analisar a eficácia de intervenções psicossociais do tipo multisessão em comparação com a educação padrão e controles de intervenção mínimos para a redução do uso de seringas e de comportamento sexual de risco em usuários tanto de cocaína injetável quanto na forma de crack. Os resultados mostram que todos os grupos foram eficazes em promover alguma redução do comportamento de risco. Além disso, houve alguma evidência de benefício para intervenções psicossociais multisessão quando comparadas com os controles mínimos. As análises de subgrupos sugerem que as pessoas em tratamento formal são propensas a responder a intervenções psicossociais multisessão. Parece, também, que grupos de gênero único (somente mulheres ou somente homens) podem estar associados a um maior benefício.[65]

ABORTO E DEPENDÊNCIA QUÍMICA

A palavra "aborto", do latim ab, de privação, e ortus, derivado de nascimento, é a privação ou impedimento do nascimento, resultando em morte do concepto ou feto. Entende-se por aborto induzido ou aborto provocado a interrupção do desenvolvimento do feto durante a gravidez que ocorre antes das 20 semanas de gestação.[66]

Trata-se de um assunto delicado, polêmico em muitas sociedades e em diferentes culturas. Muitas vezes, está associado a tabus e controvérsias, além de ter implicações e conexões importantes com aspectos religiosos, psicológicos, legais, sociais, ético-morais e de saúde pública.[4,66-68]

No Brasil, proíbe-se a indução do aborto, exceto quando a gravidez é uma ameaça à vida para a mãe ou quando foi resultado de violência sexual e estupro. Casos em que há malformações fetais graves, como a anencefalia, o aborto só é permitido após autorização judicial.[3,69] Mesmo sendo uma prática ilegal, portanto criminalizada no País, isso não tem impedido que o aborto aconteça, o que acarreta, em muitos casos, o uso de técnicas de saúde inseguras, reduzindo a confiabilidade das estatísticas sobre esse tipo de prática.[70]

Acredita-se que, todos os anos, cerca de 46 milhões de mulheres recorram a essa prática em todo o mundo. Desse total, cerca de 20 milhões praticam os chamados abortos inseguros, que envolvem uma série de práticas sujeitas a riscos diversos, estando as complicações do aborto entre as maiores causas de mortalidade materna.[3,70]

Em 2008, houve 1 aborto para cada 4 gestações no Brasil (25%).[3] Muitos métodos têm sido usados para induzir o aborto, variando de procedimentos domésticos àqueles realizados em clínicas de saúde privadas ilegais, expondo as mulheres ao risco de complicações e mortalidade. Devido a desigualdades socioeconômicas no Brasil, as mulheres negras têm três vezes mais chances de morrer durante um aborto inseguro do que as mulheres brancas.[3,71] O perfil de vulnerabilidade de morte por aborto inseguro inclui aquelas mulheres que são jovens e têm recursos limitados.[3,72]

Sabe-se que as reações de qualquer mulher ao descobrir que está grávida são variáveis (surpresa, alegria, preocupação, medo, frustração ou uma mistura desses sentimentos). A gravidez é sempre um acontecimento novo que requer esforço adaptativo e que, portanto, envolve estresse. A resposta individual depende de muitos fatores, que incluem idade, condição física, disponibilidade e atitude do pai da criança, situação econômica e laboral, apoio social, entre outros.[73]

Nesse contexto, vale ressaltar que usuários de substâncias são uma população vulnerável para a gestação não planejada e a prática do aborto induzido.[74] No entanto, poucos estudos, tanto nacionais quanto internacionais, sobre esse tema têm sido conduzidos em usuários de álcool e outras drogas. Os estudos que investigaram a relação entre aborto e o uso de substâncias têm sugerido diversos caminhos pelos quais o uso de substâncias está associado ao aborto induzido, incluindo o envolvimento em comportamentos sexuais de risco sob a influência de álcool e drogas, que aumenta os riscos potenciais de gravidez não planejada, podendo levar a aumento das taxas de aborto.

É de interesse particular também conhecer a saúde mental daquelas que se submeteram a um aborto, observando-se possíveis complicações psiquiátricas de tal evento. Entre os poucos estudos encontrados, como o de Abdala e colaboradores,[75] a taxa de história de aborto induzido em usuárias de drogas injetáveis de uma amostra da Rússia foi de 67%, que pode ser considerada extremamente alta.[75] Outros estudos sobre o tema versam a respeito do papel do consumo de substâncias pós-abortamento,[74] e outros sobre o uso de substâncias ou a presença de transtornos por uso de substâncias como um dos fatores de aborto em geral, e não somente do aborto induzido.[76]

Em um estudo realizado na Califórnia,[77] observou-se que a reincidência de aborto (representando aqui 59% do número total de abortos) esteve relacionada a idade maior, raça negra, uso de álcool e drogas, além de ao uso de anticoncepcional de depósito de medroxiprogesterona. Em Ontário, onde os abortos reincidentes representam 32% do total de abortos, estão associados a maior idade, ser imigrante, uso de anticoncepcionais orais, história de abuso sexual e de doenças sexualmente transmissíveis, além de a agressão física por parte do companheiro.[78]

O aborto induzido, por toda a carga emocional (sentimentos de culpa, vergonha, entre outros) das mulheres que buscam esse recurso, tem-se mostrado também como um risco maior ao desenvolvimento de comorbidades psiquiátricas. Um estudo com uma amostra de 3 mil mulheres, representativa da população dos Estados Unidos, das quais 13% tinham história de ao menos um aborto induzido, analisou a associação entre ter o antecedente de aborto com diferentes diagnósticos psiquiátricos, controlando o efeito confundidor de 22 variáveis. A intensidade da associação (RC ajustada) do aborto induzido com diferentes transtornos psiquiátricos foi: transtorno bipolar tipo I, 2,7; dependência de álcool, 2,4; depressão, 2,4; dependência de alguma droga ilícita, 2,3; transtorno de pânico, 2,1; agorafobia, 1,9; primeiro episódio de mania, 1,7; transtorno de estresse pós-traumático, 1,6. Esses valores reforçam o risco aumentado de desenvolver comorbidade psiquiátrica nas mulheres que se submeteram a procedimento de aborto induzido.[79]

Em outro estudo, longitudinal e prospectivo, de mulheres australianas de até 21 anos, o aborto induzido também mostrou aumentar o risco de uso ou dependência de alguma droga ilícita diferente de *Cannabis*, dependência de álcool, dependência de nicotina e transtornos de ansiedade.[80]

É notório que são necessárias mais evidências sobre o aborto induzido em usuárias de substâncias para ajudar os planejadores de programas e formuladores de políticas a identificar grupos de maior risco para a gravidez indesejada e para reduzir os riscos de saúde relacionados ao aborto entre as usuárias de álcool e drogas, ampliando os esforços de prevenção e promoção da saúde para essa população vulnerável.[81]

DISFUNÇÃO SEXUAL E USO DE SUBSTÂNCIAS

Para falarmos sobre disfunções sexuais, é preciso entender as fases da resposta sexual humana. Os pioneiros nesse campo de pesquisa sobre as respostas da sexualidade humana foram William Masters e Virginia Johnson,[82] que descreveram o ciclo de resposta sexual nas seguintes fases: excitação, platô, orgasmo e resolução (**Fig 42.1**).

Algum tempo depois, em 1974, Helen Kaplan propôs a importância do estágio do desejo para que haja engajamento sexual no seguinte esquema: desejo, excitação, orgasmo e resolução.[83] Já os sexólogos brasileiros Mabel e Ricardo Cavalcanti[84] propuseram:

- **apetência**: fase subjetiva, em que há resposta a um estímulo, caracterizando-se pelo desejo ou apetência sexual
- **excitação**: resposta fisiológica (ereção no homem e tumescência e lubrificação na mulher)

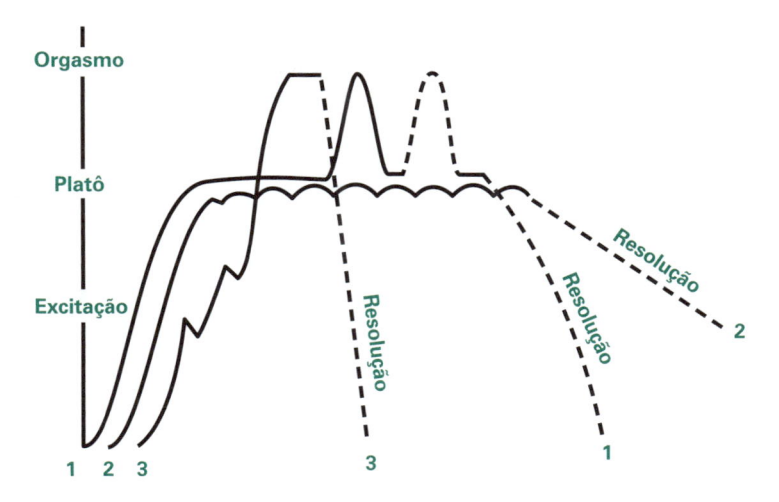

Figura 42.1 Ciclo de resposta sexual.
Fonte: Adaptada de Masters e Johnson.[82]

- **orgasmo**: contrações musculares reflexas e sensação de clímax do prazer sexual
- **relaxamento**: retorno progressivo do organismo às condições basais, com relaxamento muscular e descongestão sanguínea

Cabe mencionar que, para a pesquisadora canadense Rosemary Basson,[85] o ciclo de resposta sexual na mulher deve ser compreendido diferentemente do modelo dos homens, uma vez que, segundo ela, nas mulheres, a intimidade emocional é extremamente relevante, podendo sair do estágio de neutralidade sexual para, então, sob estímulos, engajar-se na atividade sexual.[85] A **Figura 42.2** ilustra esse esquema.

A função sexual baseia-se em complexa rede de vias neurais periféricas e centrais.[86] Classicamente, os receptores externos do corpo transmitem informações a partir do ambiente para o córtex cerebral, por meio do tálamo, de modo que a resposta sexual humana envolve a participação de múltiplos tipos de estímulos (psicológicos, biológicos, ambientais), e o processamento do entendimento do controle sexual e da resposta sexual supõe a integração entre os mecanismos fisiológicos clássicos e os processos mais complexos da mente humana.[87] Assim, a cognição e a sexualidade são duas funções relacionais dependentes de todos esses estímulos.[88] Estudos de imagem funcional cerebral em humanos têm indicado o papel essencial das regiões corticais, como o córtex cingulado anterior, na participação da função sexual e do amor romântico. No entanto, pode-se dizer que ainda se sabe muito pouco sobre os substratos neurais envolvidos em evocar estados afetivos do amor romântico.[89]

O desejo sexual desperta nos seres humanos o estímulo para buscar experiências sexuais ou se tornar receptivo a elas. A percepção de um estímulo positivo desencadeia uma ativação em centros específicos localizados em áreas cerebrais conhecidas como centros de recompensas cerebrais ou centro do prazer. A ativação biológica ocorre, em linhas gerais, por ação tanto de hormônios quanto de neurotransmissores, os quais estão ilustrados sumariamente nas **Figuras 42.3 e 42.4**. Os ritmos sexuais biológicos nos homens e nas mulheres são modulados pelos hormônios sexuais por meio de sua ação sobre os centros sexuais do cérebro. Assim, homens e mulheres podem controlar esses estímulos, modificá-los ou submetê-los a sua vontade. Pode-se dizer que o cérebro é o órgão sexual mais importante no ser humano e que a regulação fisiológica da função sexual ocorre pelo envolvimento de várias regiões encefálicas. Destaca-se o hipotálamo na área pré-óptica medial, que determina a regulação excitação/inibição e é considerado decisivo no comportamento sexual. Também merece destaque o papel, na modulação do comportamento erótico e emocional, do sistema límbico e da amígdala, ou corpo amigdaloide, situado no lobo temporal. No ser humano, o córtex tem grande importância na regulação sexual, pois define a modulação psíquica e de aprendizagem, definindo, portanto, a ação de ser inibidor ou facilitador desse processo.[90]

Quanto aos hormônios, o papel da testosterona é o mais significativo, sendo considerado o "hormônio do desejo". Outro hormônio que atua nos centros sexuais do cérebro é o fator liberador do hormônio luteinizante (LH-RF), que pode "incrementar" o desejo sexual, mesmo na ausência da testosterona. O papel desses hormônios influencia o comportamento sexual por sua interação com neurotransmissores que modulam os impulsos neurais nos circuitos sexuais. As bases neurofisiológicas e neuroanatômicas do desejo sexual não foram tão bem delineadas como outros impulsos, como a fome, a sede ou a necessidade de dormir. No entanto, sabe-se que dois neurotransmissores estão bastante envolvidos na fase de desejo: a dopamina e a serotonina. A dopamina estimula o desejo sexual, e a serotonina atua como inibidora dele.[90]

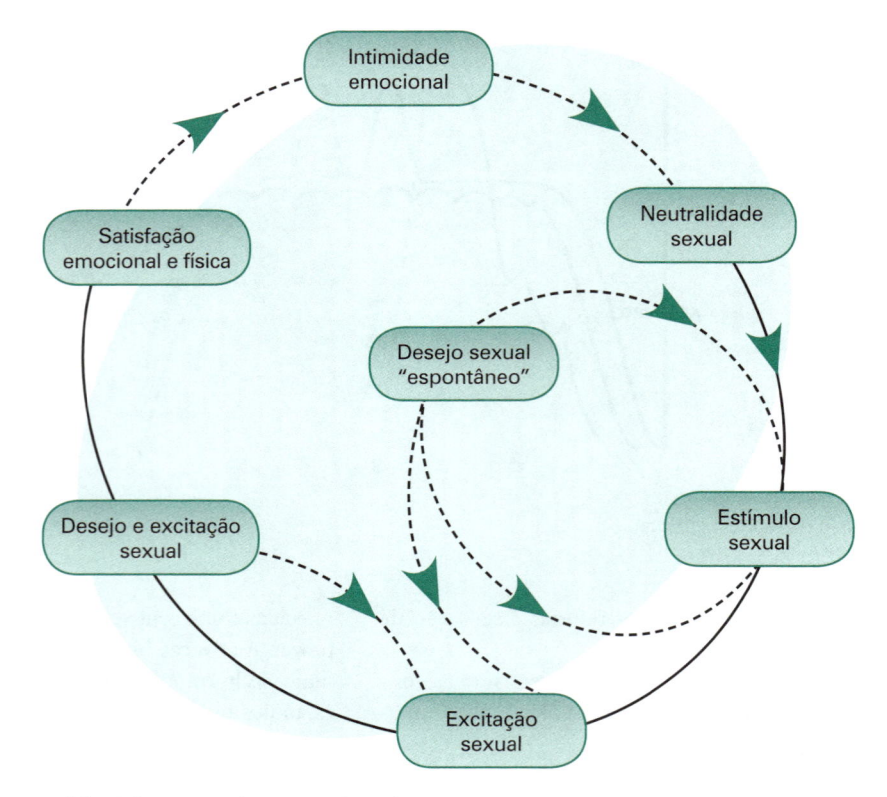

Figura 42.2 Ciclo da resposta sexual feminina, segundo Basson (2001).
Fonte: Basson.[85]

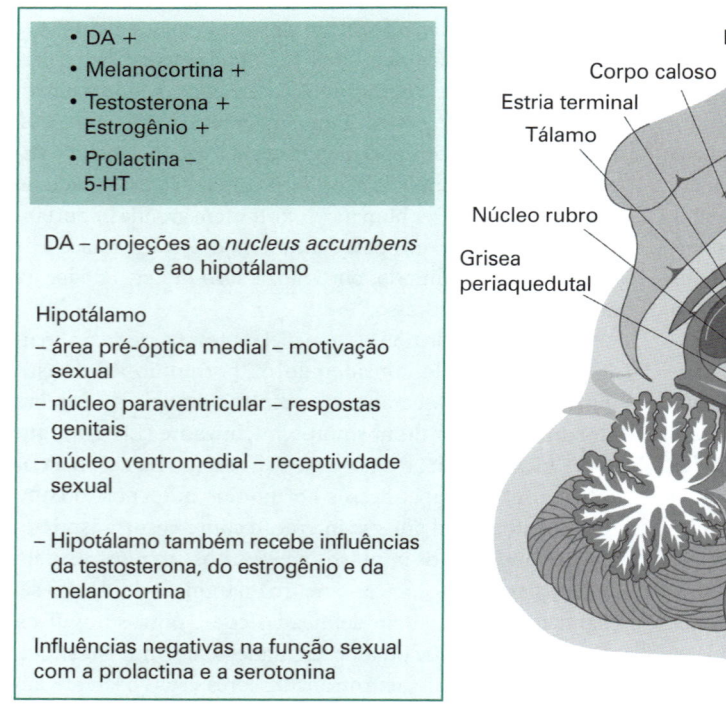

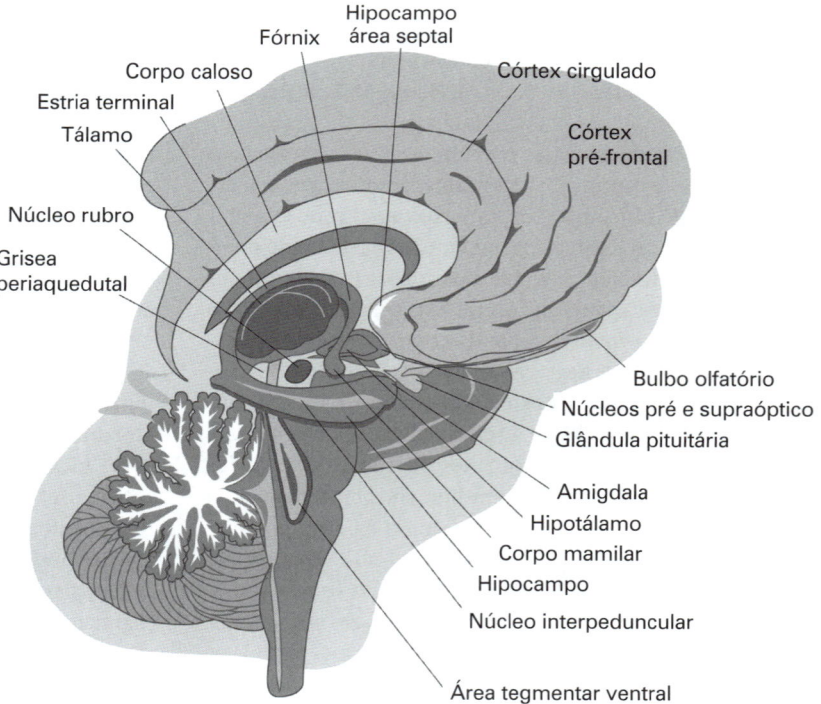

- DA +
- Melanocortina +
- Testosterona +
  Estrogênio +
- Prolactina –
  5-HT

DA – projeções ao *nucleus accumbens* e ao hipotálamo

Hipotálamo
– área pré-óptica medial – motivação sexual
– núcleo paraventricular – respostas genitais
– núcleo ventromedial – receptividade sexual

– Hipotálamo também recebe influências da testosterona, do estrogênio e da melanocortina

Influências negativas na função sexual com a prolactina e a serotonina

Figura 42.3 Neurotransmissores envolvidos na função sexual.
DA, dopamina; +, estimula o desejo sexual; -, inibe ou diminui o desejo sexual; 5-HT, serotonina.
Fonte: Zanetti.[91]

Disfunção sexual é definida por Cavalcanti e Cavalcanti como um "bloqueio" parcial ou total da resposta psicofisiológica, ou seja, entre uma fase e outra.[84] Se o bloqueio ocorre entre o estímulo e a apetência/desejo, caracteriza-se disfunção de apetência ou desejo hipoativo. Disfunção de excitação ocorre quando existe um bloqueio entre a apetência e a excitação (disfunção erétil no homem e alterações na lubrificação vaginal na mulher). Disfunção orgástica é a ausência do orgasmo, ou anorgasmia. É importante ressaltar que, no homem, o orgasmo geralmente coincide com a ejaculação, e, assim, têm-se as disfunções ejaculatórias (ejaculação rápida ou precoce e ejaculação bloqueada ou retardada). Outras disfunções são a dispareunia (dor na relação sexual) e o vaginismo (contração involuntária da vagina, que impede a penetração). Vale lembrar que, para ser considerada, de fato, uma síndrome clínica de disfunção sexual, os sintomas devem estar presentes por um período igual ou superior a seis meses.

Essas terminologias estão em processo de modificação, sendo que algumas já foram incorporadas à 5ª edição do *Manual diagnóstico e estatístico de transtornos mentais* (DSM-5), e outras serão incluídas na 11ª *Classificação internacional de doenças e problemas relacionados à saúde* (CID-11), que está propondo uma categoria única para as disfunções sexuais, ou seja, uma classificação unificada de disfunções sexuais sem o subitem orgânico e não orgânico, eliminando, assim, a falsa dicotomia entre mente e corpo. Também existe a tentativa de unificar as disfunções sexuais masculinas e femininas, quando possível. Acredita-se que isso possa reduzir o estigma e incentivar a busca pelo tratamento. Assim, a categoria requer um novo capítulo que provavelmente sairá do Capítulo V, de transtornos mentais. Está sendo sugerido um novo capítulo para questões da saúde sexual e condições relacionadas. Também está sendo proposta a remoção das categorias "aversão sexual" e "falta de prazer sexual", as quais estão amarradas a velhas noções de "frigidez" feminina.[92-94]

A disfunção sexual é um problema que pode se tornar crônico. É muito comum e prevalente na população em geral e em especial entre as pessoas que usam drogas.[95-99] Está associada a baixa autoestima, sintomas de depressão, prejuízo na qualidade de vida e na saúde física, aspectos que podem agir como um gatilho para a recaída no uso droga, percebida, muitas vezes, como benéfica pelo usuário para sua resposta sexual.[97,100-102]

No entanto, a maioria dos psicólogos, clínicos e psiquiatras que atuam na área do tratamento das dependências de substâncias raramente realiza uma anamnese sexual sumária nas consultas de rotina, incluindo diretrizes sobre as disfunções sexuais em pacientes dependentes de drogas. Portanto, essa conduta ainda não é uma prática generalizada em ambientes clínicos, e, como resultado, a disfunção sexual é ainda muitas vezes negligenciada e inexplorada no atendimento clínico de rotina de pacientes dependentes de drogas.[15,103,104] A identificação da magnitude desses transtornos e a gestão de questões relacionadas com a saúde sexual nessa população podem ter impacto significativo na promoção da saúde desses indivíduos.[15,105]

Gerenciar os problemas sexuais e o uso de drogas é muito importante para a melhora dos sintomas relacionados à disfunção sexual, já que sua não resolução pode resultar em uma busca de alívio no uso de drogas, em resposta à frustração de não atingir o prazer sexual.[15] Acredita-se que a percepção desses problemas por parte dos profissionais da saúde tende a contribuir para que se desenvolva uma atenção integral e mais humanizada aos pacientes.[106]

Portanto, a disfunção sexual em pacientes com transtornos por uso de substâncias é uma questão a ser considerada no campo da medicina sexual.[104] No entanto, esse assunto ainda é sub-representado nos estudos científicos,[98,107] pois há escassez de estudos descritivos com foco na disfunção sexual em homens e mulheres dependentes de álcool e outras drogas, e isso inclui os estudos brasileiros.

Muitos dos estudos sobre o tema na literatura científica internacional têm sido realizados sobretudo com usuários de opioides ou conduzidos de forma a avaliar os efeitos de medicamentos (metadona e buprenorfina) usados para tratar usuários de heroína sobre a resposta sexual.[102,108,109] Os relatos são provenientes de adultos jovens do sexo masculino dependentes de opioides, com idade média de 28 a 49 anos, cujas taxas de prevalência de disfunção erétil variaram, em média de 21 a 52%.[102,109,110] A prevalência de ejaculação precoce em dependentes de opioides tem sido referida como quase três vezes maior do que a relatada na população em geral (1 em cada 4 homens pode sofrer de ejaculação precoce).[111,112] Em longo prazo, os opioides afetam o eixo hipotalâmico-hipofiário-gonadal (HHG) e interferem na produção de hormônios sexuais, o que contribui para a disfunção erétil. Além disso, os opioides exógenos se ligam a receptores μ (mu) no hipotálamo, diminuindo a liberação do hormônio liberador de gonadotrofina (GnRH). Os opioides também aumentam a liberação de prolactina pela hipófise e modificam a produção de de-hidroepiandrosterona (DHEA) nas glândulas suprarrenais, o que afeta tanto a produção quanto a liberação de testosterona. Isso leva à diminuição na liberação do hormônio luteinizante e do hormônio folículo-estimulante da hipófise e a uma queda na produção gonadal de esteroides (testosterona e estradiol).[113]

Existem relatos de que o consumo sistemático e em longo prazo de altas quantidades de álcool pode acarretar disfunção sexual em homens, uma vez que se acredita que o álcool pode causar danos neurológicos.[114] Um estudo sobre esse tema, da década de 1970, mostra que a prevalência de disfunção sexual na população dependente de álcool era em torno de 8% e que persistiu em 50% mesmo após longa abstinência da substância.[95] Outros autores encontraram taxas de disfunção sexual variando de 40 a 95% em pacientes dependentes de álcool. As disfunções sexuais comumente relatadas foram disfunção erétil, seguida de ejaculação precoce, ejaculação retardada e diminuição do desejo sexual, entre os homens. Entre as mulheres dependentes de álcool, observa-se a presença de dispareunia e secura vaginal. Outra correlação consistente de disfunção sexual relatada em pacientes dependentes de álcool é o avanço da idade. Outros correspondentes de disfunção sexual incluem a idade de início de consumo de álcool, a duração do alcoolismo (quanto mais crônico, maior a presença de disfunção sexual), a presença de doença hepática, o uso de cigarro, o baixo nível de escolaridade e o desemprego.[104,115-117]

A principal limitação dos dados existentes é a maneira como a disfunção sexual foi avaliada em estudos com indivíduos dependentes de álcool. Alguns estudos têm avaliado a disfunção sexual usando a notificação espontânea ou questões abertas, que podem ser interpretadas de forma diferente por diferentes pacientes, e, portanto, os resultados podem não ser comparáveis. Outros estudos usaram medidas inconsistentes e não validadas de disfunção sexual. Além disso, os grupos foram mistos de homens e mulheres, não avaliaram outros fatores contextuais que podem contribuir para a disfunção sexual ou, em sua maioria, não usaram controles pareados[96-98,107,118,119].

Apesar de a disfunção sexual feminina ter sido investigada em grupos de mulheres com vários problemas de saúde, como aquelas com síndrome dos ovários policísticos, diabetes, HIV e câncer de mama, as mulheres com transtorno por uso de substâncias têm sido pouco estudadas com relação à disfunção sexual. Mulheres dependentes de álcool e outras drogas representam uma população única para fatores de vulnerabilidade e continuam a sofrer baixas taxas de detecção e a ter acesso limitado ao tratamento para questões relacionadas às disfunções sexuais.[120-122] Fatores sociodemográficos como idade, estado civil, renda e educação têm sido fortemente preditivos de sintomas de disfunção sexual nas mulheres, cujas taxas de prevalência variam de 12 a 63%[106,123,124]

PROPOSTA DE PROGRAMA DE SAÚDE SEXUAL NO TRATAMENTO DE DEPENDENTES QUÍMICOS

Em 2001, ao observar o comportamento de recaída de residentes de uma clínica de recuperação em San Diego, Califórnia, o terapeuta de família e casal especializado em comportamentos sexuais compulsivos ("fora de controle") Douglas Braun-Harvey percebeu que parte dos episódios de lapsos e recaídas estava ligada ao comportamento sexual dos pacientes. Alguns desses pacientes, inclusive, foram banidos do tratamento devido ao seu comportamento sexual, provocando expulsões motivadas pela política impulsiva, reativa e julgadora do tratamento usado na clínica no que diz respeito à sexualidade dos residentes. Diante desse problema, Harvey, a pedido da diretoria da clínica, prontificou-se a desenvolver um programa focado na saúde sexual dos residentes, que pudesse ser incluído no programa de tratamento de dependência química e que criasse um ambiente amigável e produtivo para o debate. Assim, em 2003, o programa de saúde sexual foi incluído pela primeira vez no tratamento dos pacientes da clínica, em modelo de teste, e foi aprimorado por pesquisas e questionários aplicados aos pacientes até 2007.[125]

O programa baseia-se em três teorias complementares: motivação, redução de danos e terapia cognitivo-comportamental, como mostra o **Quadro 42.1**.

O programa pode ser liderado por um profissional habilitado em psicoeducação com educação sexual básica e interesse em aprender sobre educação e saúde sexual. Os demais palestrantes não precisam ter formação em saúde/educação sexual, sendo requerido apenas mente aberta ao tema e desejo de aprendizado.

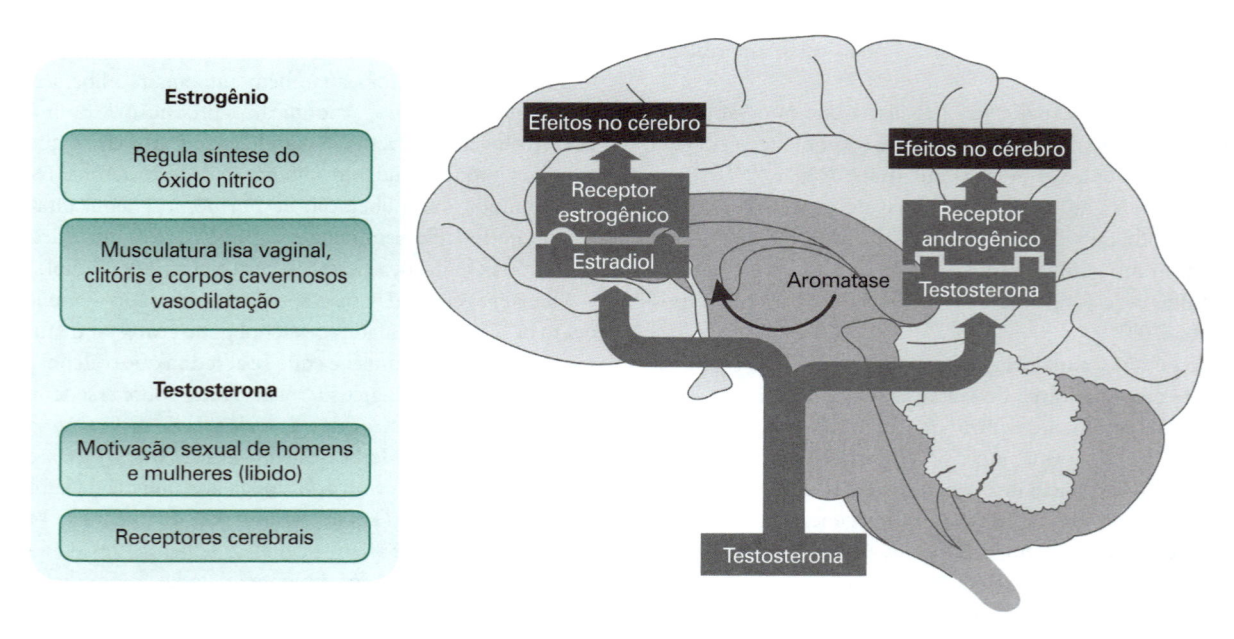

Figura 42.4 Hormônios envolvidos na função sexual.
Fonte: Zanetti.[91]

> **QUADRO 42.1**
> **Teorias complementares do programa de saúde sexual para dependentes de substâncias desenvolvido por Douglas Braun-Harvey**
>
> 1. **Motivação**
>   Este é o ponto central do programa de saúde sexual. Necessita-se de motivação para a mudança, por parte do paciente, para o sucesso do tratamento.
> 2. **Redução de danos**
>   O programa não está baseado na política do "tudo ou nada". Acredita-se que a saúde sexual seja um processo de mudança que vai incorporando, ao longo do tratamento, comportamentos sexuais saudáveis a fim de fortalecer o processo de recuperação.
> 3. **Terapia cognitivo-comportamental**
>   A terapia cognitivo-comportamental é direcionada para o manejo de sentimentos e pensamentos que ocorrem em resposta a situações que envolvam a sexualidade e são gatilhos conhecidos para lapsos e recaídas.
>
> *Fonte:* Braun-Harvey.[125]

Composto por quatro núcleos de aprendizado, cada um com três sessões como subtema, o programa totaliza 12 sessões, realizadas semanalmente, com duração de 90 minutos.

Cada sessão é autônoma, e não há obrigatoriedade em seguir a ordem das sessões proposta pelo autor, embora ele encoraje a segui-la nas primeiras aplicações. O **Quadro 42.2** mostra as lições de cada sessão e seus objetivos. Cada sessão é dividida em sete partes, que estão em destaque no **Quadro 42.3**.

Desde sua implementação na clínica, o programa de saúde sexual na recuperação para a dependência química tem objetivamente aumentado a adesão dos participantes ao tratamento. Como resultado, obteve-se uma elevação de 50% na retenção dos pacientes ao tratamento de dependência química em comparação aos três anos anteriores, após a implementação do programa na clínica, o que indica que o comportamento sexual pode ser causa direta para o surgimento de lapsos e recaídas durante o tratamento.

Esse fato chama a atenção para o risco que se corre ao negligenciar o papel da sexualidade no desfecho do tratamento para dependência química. Sabe-se que os métodos mais usados no tratamento da dependência química hoje tendem a subtrair o tema da saúde sexual de suas pautas ou a negar ativamente a conversa sobre o assunto. A sexualidade é parte integrante da vida de todo ser humano, e solicitar abstinência sexual ao indivíduo que busca tratamento para dependência química pode gerar uma tensão maior naquele que já se encontra em situação de vulnerabilidade. Esse trabalho nos mostra que o meio mais eficiente de evitar comportamentos sexuais disruptivos e recaídas ligadas ao sexo consiste em falar sobre o assunto em ambiente neutro, de maneira clara e verdadeira, de modo que os pacientes se sintam seguros para partilhar suas dúvidas e angústias.

> **QUADRO 42.2**
> **Lições de cada sessão do programa de saúde sexual e seus objetivos**
>
> **Núcleo 1: Saúde sexual ligada ao uso de drogas**
> 1. Risco de recaída no uso de drogas ligada à atividade sexual: desenvolver a habilidade de identificar situações sexuais relacionadas com alto risco para a recaída.
> 2. Decisões sexuais na recuperação: aprender a realizar uma reflexão honesta antes de tomar decisões em situações sexuais, levando em consideração o risco de recaída.
> 3. Namoro e relações sexuais na recuperação: preparar-se para habilidades sexuais saudáveis em namoros e relacionamentos.
>
> **Núcleo 2: Atitudes e valores sexuais**
> 4. Motivações para o sexo na recuperação: identificar quais motivações para a atividade sexual, entre uma rede geral de motivações pessoais, apresentam maior risco de recaída.
> 5. Conversando sobre saúde sexual: suspender o julgamento moral e reações a fim de possibilitar discussões mais abertas sobre sexo.
> 6. Sexualidade e espiritualidade na recuperação: conectar princípios universais de saúde sexual com valores espirituais e éticos pessoais.
>
> **Núcleo 3: Passado sexual**
> 7. Desenvolvimento sexual: aumentar a vigilância sobre o papel das drogas e do álcool no desenvolvimento sexual.
> 8. Sexo não consentido: gerenciar sentimentos ligados à história da sexualidade ou da atividade sexual não consensual.
> 9. Comportamento sexual compulsivo: obter informação sobre os sinais e sintomas de um comportamento sexual compulsivo.
>
> **Núcleo 4: Saúde sexual**
> 10. Funcionamento/funcionalidade sexual na recuperação: entender a funcionalidade sexual na recuperação.
> 11. Limites sexuais na recuperação: desenvolver limites na prática sexual que apoiem e fortaleçam a recuperação.
> 12. Relacionamento com o meu corpo: manter uma imagem pessoal positiva.
>
> As sessões do programa são bem estruturadas e seguem roteiro pré-estabelecido pelo autor, que inclui textos a serem lidos pelo líder em cada sessão e questionários em anexo ao fim de cada capítulo a serem aplicados aos participantes.
>
> *Fonte:* Braun-Harvey.[125]

QUADRO 42.3
Descrição das partes de cada sessão do programa de saúde sexual desenvolvido por Harvey

1. Crença nuclear: explica o ponto-chave da sessão.
2. Declaração: explica a relação entre a lição de saúde sexual e o processo de recuperação da dependência química.
3. Objetivos: estabelece as metas a serem atingidas pelos participantes durante a sessão.
4. Alvos de mudança: aponta mudanças nas atitudes, conhecimentos ou crenças que são esperadas na sessão.
5. Abertura: permite propiciar ambiente favorável e livre de preconceitos ao se preparar para a sessão.
6. Meio da sessão: inclui discussão em grupo, exercícios, questionários a serem respondidos e práticas do aprendizado.
7. Encerramento: permite ao líder realizar um resumo do aprendizado e reforçar os pontos da lição aos participantes.

Fonte: Braun-Harvey.[125]

CONSIDERAÇÕES FINAIS

Ante o exposto, a sexualidade não pode mais seguir sendo invisível, marginalizada ou delegada a segundo plano nos inúmeros locais disponíveis para o tratamento de pessoas com transtornos decorrentes do uso de substâncias.[105] É urgente a necessidade de aumentar a compreensão dos profissionais da saúde, em especial daqueles que lidam diretamente com comportamentos aditivos, sobre sexualidade, saúde sexual, diversidade sexual, comportamento sexual de risco e disfunção sexual entre usuários de drogas. Da mesma forma, também é preciso que compreendam a importância de se avaliar a história de trauma sexual, abuso sexual, aborto e estupro, bem como a necessidade de incorporar a avaliação de fatores de risco e o estímulo a práticas sexuais mais seguras à rotina dos tratamentos atualmente disponíveis para a dependência química.[126-128]

Também é urgente que a abordagem seja respeitosa, inclusiva, ética, em uma atmosfera de não julgamento e com mais acolhimento, para que as pessoas possam se sentir abertas a falar sobre sua sexualidade e seus problemas sexuais.[105]

Embora a mudança de comportamento individual seja fundamental para melhorar a saúde sexual, também são necessários esforços para lidar com os determinantes mais amplos de comportamento sexual, particularmente aqueles que se relacionam ao contexto social. Intervenções comportamentais abrangentes são necessárias e devem considerar o contexto social na estruturação de seus programas em âmbito individual, assim como tentar modificar as normas sociais que apoiam a manutenção de mudança de comportamento, e trabalhar de forma assertiva os fatores que contribuem para o comportamento sexual de risco.[6]

REFERÊNCIAS

1. Temmerman M, Khosla R, Say L. Sexual and reproductive health and rights: a global development, health, and human rights priority. Lancet. 2014;384(9941):30-1.
2. World Health Organization. Developing sexual health programmes: a framework for action [Internet]. Geneva: WHO; 2010. [capturado em: 6 mar. 2015]. Disponível em: www.who.int/reproductivehealth/publications/sexual_health/rhr_hrp_10_22/en.
3. Victora CG, Aquino EM, Leal MC, Monteiro CA, Barros FC, Szwarcwald CL. Maternal and child health in Brazil: progress and challenges. Lancet. 2011;377(9780):1863-76.
4. Pistani ML, Ceccato MB. Voluntary practice and subjective impact of abortion on women. Representations, meanings and social imaginary in clandestine scenario.Vertex. 2014;25(117):363-9.
5. World Health Organization. Defining sexual health: report of a technical consultation on sexual health, 28–31 January 2002, Geneva [Internet]. Geneva: WHO; 2006. [capturado em: 6 mar. 2015]. Disponível em: www.who.int/reproductivehealth/publications/sexual_health/defining_sh/en.
6. Wellings K, Collumbien M, Slaymaker E, Singh S, Hodges Z, Patel D, et al. Sexual behaviour in context: a global perspective. Lancet. 2006;368(9548): 1706-28.
7. Global Burden of Disease 2013 mortality and causes of death collaborators. Global, regional, and national age-sex specific all-cause and cause-specific mortality for 240 causes of death, 1990-2013: a systematic analysis for the Global Burden of Disease Study 2013. Lancet. 2015;385(9963):117-71.
8. UNAIDS. Global aids response progress reporting 2014: construction of core indicators for monitoring the 2011 UN political declaration on HIV/AIDS [Internet]. Geneva: UNAIDS; 2014. [capturado em: 16 jul. 2014]. Disponível em: www.unaids.org.
9. Silva H, Santos A, Stosic T. Estudo de comparação da tendência da aids no Brasil, regiões e estados, de 1990 a 2012, por sexo e faixa etária. Rev Estat Univ Fed OP. 2014;3(3):446-50.
10. Grangeiro A, Holcman MM, Onaga ET, Alencar DR, Placco ALN, Teixeira PR. Prevalence and vulnerability of homeless people to HIV infection in Sao Paulo, Brazil. Rev Saude Publica. 2012;46(4):674-84.
11. Brito AM, Castilho EA, Szwarcwald CL. AIDS and HIV infection in Brazil: a multifaceted epidemic. Rev Soc Bras Med Trop. 2001;34(2):207-17.
12. Malta M, Magnanini MM, Mello MB, Pascom AR, Linhares Y, Bastos FI. HIV prevalence among female sex workers, drug users and men who have sex with men in Brazil: A systematic review and meta-analysis. BMC Public Health. 2010;10:317.
13. Venturi G. Diversidade sexual e homofobia no Brasil: intolerância e respeito às diferenças sexuais [Internet]. São Paulo: Fundação Perseu Abramo; 2009. [capturado em: 18 out. 2009]. Disponível em: http://www2.fpa.org.br/portal/modules/news/index.php?storytopic=1770.
14. Laranjeira R, Madruga C, Pinsky I, Caetano R, Mitsuhiro SS. II Levantamento Nacional de Álcool e Drogas – consumo de álcool do Brasil: tendências entre 2006/2012. São Paulo: INPAD; 2013. [capturado em: 17 ago 2017]. Disponível em: http://inpad.org.br/lenad/resultados/comportamento-de-riscos/resultados-preliminares/.
15. Harvey DB. Sexual Health in Drug and Alcohol Treatment: Group Facilitator's Manual. New York: Springer Publishing Company; 2009.
16. Diehl A, Pillon SC, Dos Santos MA, Rassool GH, Laranjeira R. Criminality and sexual behaviours in substance dependents seeking treatment. J Psychoactive Drugs. 2016;48(2):124-34.

17. Tyler K, Melander L. The effect of drug and sexual risk behaviours with social network and non-network members on homeless youths' sexually transmissible infections and HIV testing. Sex Health. 2010;7(4):434-40.
18. Varma DS, Chandra PS, Callahan C, Reich W, Cottler LB. Perceptions of HIV risk among monogamous wives of alcoholic men in South India: A qualitative study. J Womens Health (Larchmt). 2010;19(4):815–21.
19. Sherman SG, Reuben J, Chapman CS, Lilleston P. Risks associated with crack cocaine smoking among exotic dancers in Baltimore, MD. Drug Alcohol Depend. 2011;114(2-3):249-52.
20. Wechsberg WM, Myers B, Reed E, Carney T, Emanuel AN, Browne FA. Substance use, gender inequity, violence and sexual risk among couples in Cape Town. Cult Health Sex. 2013;15(10):1221-36.
21. Kopetz CE, Reynolds EK, Hart CL, Kruglanski AW, Lejuez CW. Social context and perceived effects of drugs on sexual behavior among individuals who use both heroin and cocaine. Exp Clin Psychopharmacol. 2010;18(3):214–20.
22. Nappo SA, Sanchez Z, De Oliveira LG. Crack, AIDS, and women in São Paulo, Brazil. Subst Use Misuse. 2011;46(4):476-85.
23. Remy L, Narvaez J, Sordi A, Guimarães LS, Von Diemen L, Surratt H, et al. Correlates of unprotected sex in a sample of young club drug users. Clinics (Sao Paulo). 2013;68(11):1384-91.
24. Royce RA, Seña A, Cates Jr W, Cohen MS. Sexual transmission of HIV. N Engl J Med. 1997;336(15):1072-8.
25. World Health Organization. Department of Reproductive Health and Research. Global strategy for the prevention and control of sexually transmitted infections: 2006 – 2015: breaking the chain of transmission [Internet]. Geneva: WHO; 2007. [capturado em: 6 mar. 2015]. Disponível em: www.who.int/reproductivehealth/publications/rtis/9789241563475/en.
26. Boily MC, Baggaley RF, Wang L, Masse B, White RG, Hayes RJ, Alary M. Heterosexual risk of HIV-1 infection per sexual act: systematic review and meta-analysis of observational studies. Lancet Infect Dis. 2009;9(2):118-29.
27. Ibañez GE, Kurtz SP, Surratt HL, Inciardi JA. Correlates of heterosexual anal intercourse among substance-using club-goers. Arch Sex Behav. 2010;39(4):959-67.
28. World Health Organization. People who inject drugs [Internet]. Geneva: WHO; 2014. [capturado em: 12 dez. 2014]. Disponível em: http://www.who.int/hiv/topics/idu/en/.
29. Ministério da Saúde (BR). Secretaria de Vigilância em Saúde. Departamento de DST Aids e Hepatites Virais. Pesquisa de conhecimento, atitudes e práticas na população brasileira. Brasília: Ministério da Saúde; 2011.
30. Dowdy DW, Sweat MD, Holtgrave DR. Country-wide distribution of the nitrile female condom (FC2) in Brazil and South Africa: a cost-effectiveness analysis. AIDS. 2006;20(16):2091-8.
31. Wang X, Xi M, Zhang L, Jia L, Wang Y, Cheng Y..Awareness of female condoms and failures reported with two different types in China. Int J Gynaecol Obstet. 2014;128(2):152-6.
32. Beksinska M, Smit J, Greener R, Piaggio G, Joanis C. The female condom learning curve: patterns of female condom failure over 20 uses. Contraception. 2015;91(1):85-90.
33. Miranda AE, Figueiredo NC, McFarland W, Schmidt R, Page K. Predicting condom use in young women: Demographics, behaviorsand knowledge from a population-based sample in Brazil. Int J STD AIDS. 2011;22(10):590-5.
34. Norman LR, Garriga CA, Cintron L. Condom-use patterns among women who live in public housing developments in Ponce, Puerto Rico. J Health Care ePoor Underserved. 2011;22(4):122-45.
35. Ober AJ, Iguchi MY, Weiss RE, Gorbach PM, Heimer R, Ouellet LJ, et al. The relative role of perceived partner risks in promoting condom use in a three-city sample of high-risk, low-income women. AIDS Behav. 2011;15(7):1347-58.
36. Maticka-Tyndale E. Condoms in sub-Saharan Africa. Sex Health. 2012;9(1):59-72.
37. Silva CM, Vargens OM. A percepção de mulheres quanto à vulnerabilidade feminina para contrair DST/HIV. Rev Esc Enferm USP. 2009;43(2):401-6.
38. Montoya ID. Social network ties, self-efficacy, and condom use among women who use crack cocaine: a pilot study. Subst Use Misuse. 1998;33(10):2049-73.
39. Diehl A, Canosa ACG, Rodrigues Jr O, Vieira DL. A interface da sexualidade e do uso de álcool e drogas na promoção da prevenção. In: Diehl A, Figlie NB. Prevenção ao uso de álcool e drogas: o que cada um de nós pode e deve fazer. Porto Alegre: Artmed; 2014. p. 289-313.
40. Gonçalves ACC. Relações amorosas na adolescência: uma reflexão para educadores. Rev Bras Sexual Humana. 2006;17(2):113--22.
41. Zuilkowski SS, Jukes MC. The impact of education on sexual behavior in sub-Saharan Africa: a review of the evidence. AIDS Care. 2012;24(5):562-76.
42. Azevedo RC, Botega NJ, Guimarães LA. Crack users, sexual behavior and risk of HIV infection. Rev Bras Psiquiatr. 2007;29(1):26-30.
43. Siegler AJ, Mbwambo JK, McCarty FA, DiClemente RJ. Condoms "contain worms" and "cause HIV" in Tanzania: Negative condom beliefs scale development and implications for HIV prevention. Soc Sci Med. 2012;75(9):1685-91.
44. Zou H, Xue H, Wang X, Lu D. Condom use in China: Prevalence, policies, issues and barriers. Sex Health. 2012;9(1):27-33.
45. Sanders SA, Yarber WL, Kaufman EL, Crosby, RA, Graham CA, Milhausen RR. Condom use errors and problems: a global view. Sex Health. 2012;9(1):81-95.
46. Schönnesson LN, Atkinson J, Williams ML, Bowen A, Ross MW, Timpson SC. A cluster analysis of drug use and sexual HIV risks and their correlates in a sample of African-American crack cocaine smokers with HIV infection. Drug Alcohol Depend. 2008;97(1-2):44-53.
47. Dickson-Gomez J, McAuliffe T, Rivas de Mendoza L, Glasman L, Gaborit M. The relationship between community structural characteristics, the context of crack use, and HIV risk behaviors in San Salvador, El Salvador. Subst Use Misuse. 2012;47(3):265-77.
48. Nunes CL, Andrade T, Galvão-Castro B, Bastos FI, Reingold A. Assessing risk behaviors and prevalence of sexually transmitted and blood-borne infections among female crack cocaine users in Salvador--Bahia, Brazil. Braz J Infect Dis. 2007;11(6):561-6.
49. Bungay V, Johnson JL, Varcoe C, Boyd S. Women's health and use of crack cocaine in context: Structural and 'everyday' violence. Int J Drug Policy. 2010;21(4):321-9.
50. Mitchell MM, Latimer WW. Unprotected casual sex and perceived risk of contracting HIV among drug users in Baltimore, Maryland: Evaluating the influence of non-injection versus injection drug user status. AIDS Care. 2009;21(2):221–30.
51. Fundação Oswaldo Cruz. Perfil dos usuários de crack e/ou similares no Brasil [Internet]. Rio de Janeiro: FIOCRUZ; 2013. [capturado em: 15 dez. 2014]. Disponível em: http://www.icict.fiocruz.br/sites/www.icict.fiocruz.br/files/livreto_epidemiologico_17set.pdf.
52. Islam MM, Topp L, Conigrave KM, Haber PS, White A, Day CA. Sexually transmitted infections, sexual risk behaviors and perceived barriers to safe sex among drug users. Aust N Z J Public Health. 2013;37(4):311-5.

53. Nguyen PL, Bruno R, Alati R, Lenton S, Burns L, Dietze PM. Self-reported recent testing and diagnosis for sexually transmitted infections among regular ecstasy users in Australia, 2011-2012. Drug Alcohol Rev. 2014;33(2):211-4.
54. Pinto VM, Tancredi MV, Buchalla CM, Miranda AE. History of syphilis in women living with aids and associated risk factors in São Paulo, Brazil. Rev Assoc Med Bras. 2014;60(4):342-8.
55. United Nations Office on Drugs and Crime. World Drug Report 2014 [Internet]. New York: United Nations; 2014. [capturado em: 7 jun. 2014]. Disponível em: www.unodc.org/documents/wdr2014/World_Drug_Report_2014_web.pdf.
56. Zuckerman MD, Boyer EW. HIV and club drugs in emerging adulthood. Curr Opin Pediatr.2012;24(2):219-24.
57. Hendershot CS, Magnan RE, Bryan AD. Associations of marijuana use and sex-related marijuana expectancies with HIV/STD risk behavior in high-risk adolescents. Psychol Addict Behav. 2010;24(3):404-14.
58. Li J, McDaid LM. Alcohol and drug use during unprotected anal intercourse among gay and bisexual men in Scotland: what are the implications for HIV prevention? Sex Transm Infect. 2014;90(2):125-32.
59. El-Bassel N, Shaw SA, Dasgupta A, Strathdee SA. People who inject drugs in intimate relationships: it takes two to combat HIV. Curr HIV/AIDS Rep. 2014;11(1):45-51.
60. Parsons JT, Starks TJ. Drug use and sexual arrangements among gay couples: frequency, interdependence, and associations with sexual risk. Arch Sex Behav. 2014;43(1):89-98.
61. Malchy LA, Bungay V, Johnson JL, Buxton J. Do crack smoking practices change with the introduction of safer crack kits? Can J Public Health. 2011;102(3):188-92.
62. Harris E, Kiekel P, Brown K, Sarmiento A, Byock G. A multicultural approach to HIV prevention within a residential chemical dependency treatment program: the Positive Steps Program. J Evid Based Soc Work. 2010;7(1):58-68.
63. Williams M, Bowen A, Atkinson JS, Nilsson-Schönnesson L, Diamond PM, Ross MW, et al. An assessment of brief group interventions to increase condom use by heterosexual crack smokers living with HIV infection. AIDS Care. 2012;24(2):220-31.
64. Fischer B, Blanken P, Da Silveira D, Gallassi A, Goldner EM, Rehm J, et al. Effectiveness of secondary prevention and treatment interventions for crack-cocaine abuse: A comprehensive narrative overview of English-language studies. Int J Drug Policy. 2015;26(4):352-63.
65. Meader N, Li R, Des Jarlais DC, Pilling S. Psychosocial interventions for reducing injection and sexual risk behaviour for preventing HIV in drug users. Cochrane Database Syst Rev. 2010;(1):CD007192.
66. Menezes G, Aquino EM. Research on abortion in Brazil: gaps and challenges for the public health field. Cad Saude Publica. 2009;25(2):S193-204.
67. Pazol K, Creanga AA, Burley KD, Jamieson DJ. Abortion surveillance - United States, 2011. MMWR Surveill Summ. 2014;63(11):1-41.
68. Sorhaindo AM, Juárez-Ramírez C, Díaz OC, Aldaz E, Mejía-Piñeros MC, Garcia S. Qualitative evidence on abortion stigma from Mexico City and five states in Mexico.Women Health. 2014;54(7):622-40.
69. Duarte GA, Osis MJ, Faúndes A, Sousa MH. Brazilian abortion law: the opinion of judges and prosecutors. Rev Saude Publica. 2010;44(3):406-20.
70. Morse ML, Fonseca SC, Calil MB, Eye FP. Maternal mortality in Brazil: what has the scientific literature shown in the last 30 years? Cad Saude Publica. 2011;27(4):623-38.
71. Barros FC, Matijasevich A, Requejo JH, Giugliani E, Maranhão AG, Monteiro CA, et al. Recent trends in maternal, newborn, and child health in Brazil: progress toward Millennium Development Goals 4 and 5. Am J Public Health. 2010;100(10):1877-89.
72. Fusco CL, Silva RS, Andreoni S. Unsafe abortion: social determinants and health inequities in a vulnerable population in São Paulo, Brazil. Cad Saúde Pública. 2012;28(4):709-19.
73. Gurpegui M, Jurado D. Psychiatric complications of abortion. Cuad Bioet. 2009;20(70):381-92.
74. Pedersen W. Childbirth, abortion and subsequent substance use in young women: a population-based longitudinal study. Addiction. 2007;102(12):1971-8.
75. Abdala N, Kershaw T, Krasnoselskikh TV, Kozlov AP. Contraception use and unplanned pregnancies among injection drug-using women in St Petersburg, Russia. J Fam Plann Reprod Health Care. 2011;7(3):158-64.
76. Steinberg JR, Finer LB. Examining the association of abortion history and current mental health: a reanalysis of the National Comorbidity Survey using a common-risk-factors model. Soc Sci Med. 2011;72(1):72-82.
77. Prager SW, Steinauer JE, Foster DG, Darney PD, Drey EA. Risk factors for repeat elective abortion. Am J Obstet Gynecol 2007;197(6):575.e1-6.
78. Fisher WA, Singh SS, Shuper PA, Carey M, Otchet F, MacLean-Brine D, et al. Characteristics of women undergoing repeat induced abortion. CMAJ. 2005;172(5):637-41.
79. Coleman PK, Coyle CT, Shuping M, Rue VM. Induced abortion and anxiety, mood, and substance abuse disorders: isolating the effects of abortion in the national comorbidity survey. J Psychiatr Res. 2009;43(8):770-6.
80. Floyd RL, Jack BW, Cefalo R, Atrash H, Mahoney J, Herron A, et al. The clinical content of preconception care: alcohol, tobacco, and illicit drug expo- sures. Am J Obstet Gynecol. 2008;199(2):S333-9.
81. Martino SC, Collins RL, Ellickson PL, Klein DJ. Exploring the link between substance abuse and abortion: the roles of unconventionality and unplanned pregnancy. Perspect Sex Reprod Health. 2006;38(2):66-75.
82. Masters WH, Johnson VE. Human sexual response. New York: Bantam Books; 1966.
83. Kaplan HS. The new sex therapy: active treatment of sexual dysfunctions. New York: Random House; 1974.
84. Cavalcanti M, Cavalcanti R. Tratamento clínico das inadequações sexuais. 4. edição. São Paulo: Roca; 2012. 400p.
85. Basson R. Human sex response cycles. J Sex Marital Ther. 2001;27(1): 33-43.
86. Wu LJ, Kim SS, Li X, Zhang F, Zhuo M. Sexual attraction enhances glutamate transmission in mammalian anterior cingulate cortex. Mol Brain. 2009;6:2-9.
87. Motofei IG, Rowland DL. The ventral-hypothalamic input route: a common neural network for abstract cognition and sexuality. BJU Int. 2014;113(2):296-303.
88. Heaton JP, Adams MA. Update on central function relevant to sex: remodeling the basis of drug treatments for sex and the brain.Int J Impot Res. 2003; 15(Suppl 5): S25-32.
89. Bartels A, Zeki S. The neural basis of romantic love. Neuroreport. 2000;11(17):3829-34.
90. Pereira C. Anatomia, fisiologia e neurobiologia sexual. In: Diehl A, Vieira DL. Sexualidade: do prazer ao sofrer. São Paulo: Roca; 2013. p.39-64.
91. Marina Milograna Zanetti, 2014, e Google Imagens
92. Waldinger MD, Schweitzer DH. Changing paradigms from a historical DSM-III and DSM-IV view toward an evidence-based de-

finition of premature ejaculation. Part II--proposals for DSM-V and ICD-11. J Sex Med. 2006;3(4):693-705.
93. Perelman MA. Commentary on the DSM-V considerations regarding premature ejaculation. J Sex Marital Ther. 2011;37(2):145-50.
94. Clayton AH, DeRogatis LR, Rosen RC, Pyke R. Intended or unintended consequences? The likely implications of raising the bar for sexual dysfunction diagnosis in the proposed DSM-V revisions: 2. For women with loss of subjective sexual arousal. J Sex Med. 2012;9(8):2040-6.
95. Lemere F, Smith JW. Alcohol-induced sexual impotence. Am J Psychiatry. 1973;130(2): 212-3.
96. Rosen RC. Alcohol and drug effects on sexual response: human experimental and clinical studies. Ann Rev Sex Res. 1991;2:119-79.
97. Okulate G, Olayinka O, Dogunro AS. Erectile dysfunction: prevalence and relationship to depression, alcohol abuse and panic disorder. Gen Hosp Psychiatry. 2003;25(3):209-13.
98. Cheng JY, Ng EM, Chen RY, Ko JS. Alcohol consumption and erectile dysfunction: meta-analysis of population-based studies. Int J Impot Res. 2007;19(4):343-52.
99. Palha AP, Esteves M. Drugs of abuse and sexual functioning. Adv Psychosom Med. 2008;29:131-49.
100. Bang-Ping J. Sexual dysfunction in men who abuse illicit drugs: a preliminary report. J Sex Med. 2009;6(4):1072-80.
101. Mialon A, Berchtold A, Michauld PA, Gmel G, Suris JC. Sexual dysfunction among young man: Prevalence and association. factors. J Adolesc Health. 2012;51(1):25-31.
102. Cioe PA, Anderson BJ, Stein MD. Change in symptoms of erectile dysfunction in depressed men initiating buprenorphine therapy. J Subst Abuse Treat. 2013;45(5):451-56.
103. Diehl A, Vieira DL, Santoro L. Dependência química e diversidade sexual. In: Silva GL. Drogas: políticas e práticas. São Paulo: Roca; 2011a. p.125-142.
104. Zaazaa A, Bella AJ, Shamloul R. Drug addiction and sexual dysfunction. Endocrinol Metab Clin North Am. 2013;42(3):585-92.
105. Diehl A, Vieira DL. Sexualidade do prazer ao sofrer. In: Diehl A, Vieira DL. Sexo e drogas: comportamento de risco. Rio de Janeiro: Roca; 2017. p. 309-36.
106. Worly B, Gopal M, Arya L. Sexual dysfunction among women of low-income status in an urban setting. Int J Gynaecol Obstet. 2010;111(3):241–4.
107. Chew KK, Bremner A, Stuckey B, Earle C, Jamrozik K. Alcohol consumption and male erectile dysfunction: An unfounded reputation for risk? J Sex Med. 2009;6(8):1386-94.
108. Diehl A. Outras Drogas de Abuso. In: Figlie NB, Bordim S, Laranjeira R. Aconselhamento em Dependência Química. 2 ed. São Paulo: Roca; 2010. p. 153-76.
109. Babakhanian M, Mehrjerdi AZ, Shenaiy Y. Sexual dysfunction in male crystalline heroin dependents before and after MMT: A pilot study. Arch Iran Med. 2012;15(12):751-5.
110. Hallinan R, Byrne A, Agho K, McMahon C, Tynan P, Attia J. Erectile dysfunction in men receiving methadone and buprenorphine maintenance treatment. J Sex Med. 2008;5(3):684-92.
111. Abdo CHN. Estudo da vida sexual do brasileiro. São Paulo: Bregantini; 2004. 202p.
112. Chekuri V, Gerber D, Brodie A, Krishnadas R. Premature ejaculation and other sexual dysfunctions in opiate dependent men receiving methadone substitution treatment. Addict Behav. 2012, jan.; 37 (1): 124-126.
113. Cicero TJ, Schainker BA, Meyer ER. Endogenous opioids participate in the regulation of the hypothalamus-pituitary-luteinizing hormone axis and testosterone's negative feedback control of luteinizing hormone. Endocrinology. 1979;104(5):1286-91.
114. Pandey AK, Sapkota N, Tambi A, Shyangwa PM. Clinico-demographic profile, sexual dysfunction and readiness to change in male alcohol dependence syndrome inpatients in a tertiary hospital. Nepal Med Coll J. 2012;14(1):35-40.
115. Arackal BS, Benegal V. Prevalence of sexual dysfunction in male subjects with alcohol dependence. Indian J Psychiatry. 2007;49(2):109-12.
116. Krupnov AN, Shustov DI, Novikov SA, Kiselev DN. Peculiarities of erectile dysfunction in men with alcohol dependence. Zh Nevrol Psikhiatr Im S S Korsakova. 2011;111(11 Pt 2):55-7.
117. Vieira DL, Diehl A. Sexualidade, uso, abuso e dependência de substâncias psicoativas. In: Diehl A, Cordeiro DC, Laranjeira R. Dependência química: prevenção, tratamento e políticas públicas. Porto Alegre: Artmed; 2011.
118. Fahrner EM. Sexual dysfunction in male alcohol addicts: prevalence and treatment. Arch Sex Behav. 1987;3(16):247-57.
119. O'Farrell TJ, Choquette KA, Birchler GR. Sexual satisfaction and dissatisfaction in the marital relationships of male alcoholics seeking marital therapy. J Stud Alcohol. 1991;52(5):441-7.
120. Lau JT, Kim JH, Tsui HY. Prevalence, health outcomes, and patterns of psychotropic substance use in a Chinese population in Hong Kong: a population-based study.Subst Use Misuse. 2005;40(2):187–209.
121. Hayes RD, Bennett CM, Fairley CK, Dennerstein L. What can prevalence studies tell us about female sexual difficulty and dysfunction. J Sex Med. 2006;3(4):589–95.
122. Niv N, Hser YI. Women-only and mixed-gender drug abuse treatment programs: service needs, utilization and outcomes. Drug Alcohol Depend. 2007;87(2-3):194–201.
123. Burri A, Spector T. Recent and lifelong sexual dysfunction in a female UK population sample: prevalence and risk factors. J Sex Med. 2011;8(9):2420–30.
124. Lewis RW. Epidemiology of sexual dysfunction in Asia compared to the rest of the world. Asian J Androl. 2011;13(1):152–8.
125. Braun-Harvey D. Sexual health in drug and alcohol treatment: group facilitator's manual. 2nd ed. New York: Springer Publishing Company; 2009.
126. Zule WA, Costenbader EC, Coomes CM, Wechsberg WM. Effects of a hepatitis C virus educational intervention or a motivational intervention on alcohol use, injection drug use, and sexual risk behaviors among injection drug users. Am J Public Health. 2009;99(1):S180–6.
127. Washington TA, Brocato J. Exploring the perspectives of substance abusing Black men who have sex with men and women in addiction treatment programs: a need for a human sexuality educational model for addiction professionals. Am J Mens Health. 2011;5(5):402-12.
128. Diehl A. Disfunção sexual, aborto, diversidade sexual, comportamento sexual de risco e crime em uma amostra de usuários de drogas não injetáveis [Tese]. São Paulo: Univesidade Federal de São Paulo; 2016.

Parte VII

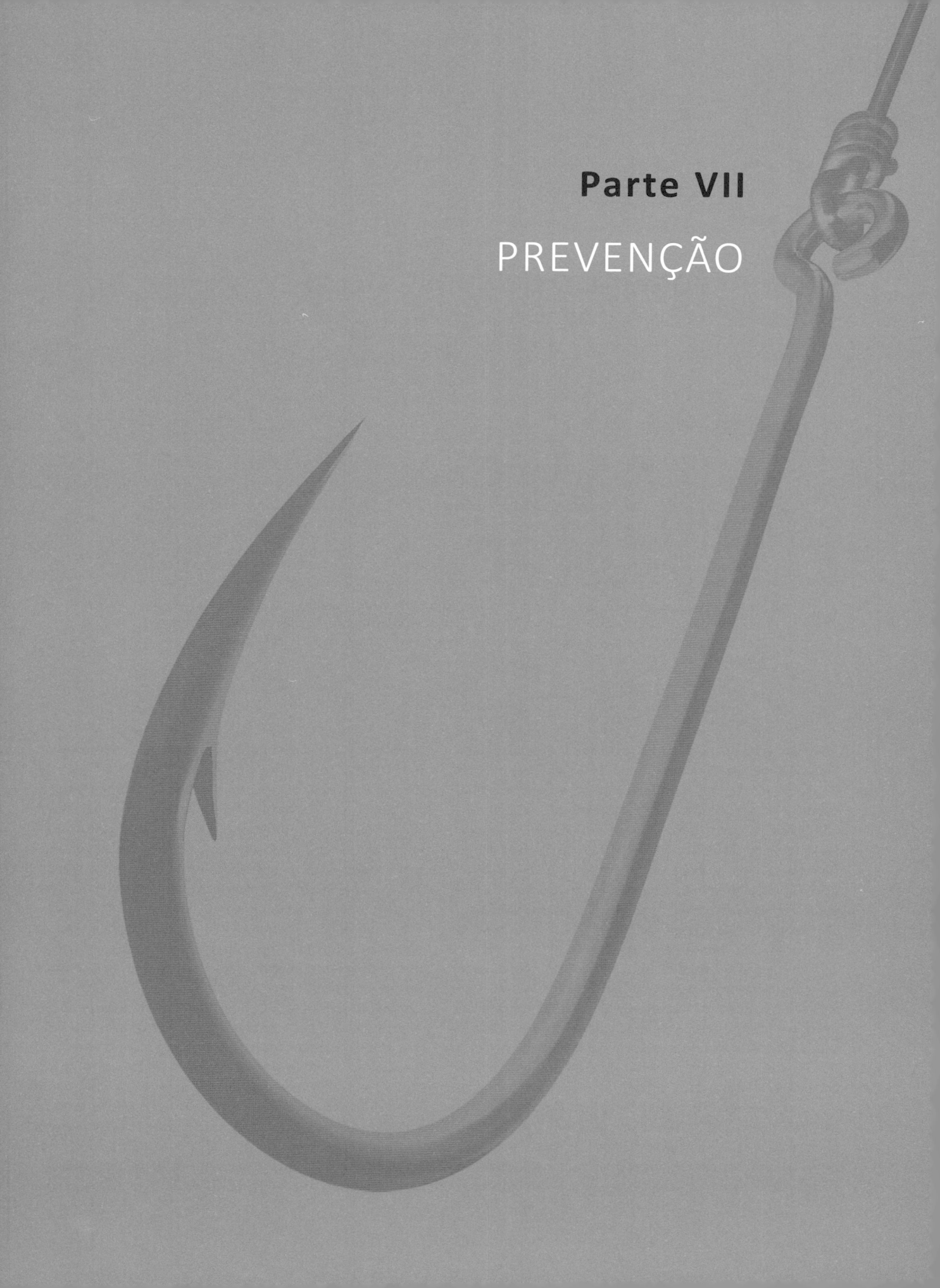

PREVENÇÃO

43

Prevenção ao uso de substâncias

Alessandra Diehl, Neliana Buzi Figlie e Geraldo M. Campos

PONTOS-CHAVE

✓ A tendência dos programas de prevenção atuais é agir de maneira multifatorial e multidimensional. Ou seja, é desejável que vários domínios da vida do indivíduo recebam a atenção preventiva.

✓ Os programas de prevenção devem ser planejados de modo a reforçar aspectos positivos (fatores de proteção) da vida do indivíduo ou de uma determinada coletividade e diminuir aspectos negativos (fatores de risco) que possam vir a ser prejudiciais a eles.

✓ Uma sociedade organizada poderá cobrar ações governamentais e não governamentais que visem a disponibilização de serviços e políticas públicas que possam minimizar os riscos do uso de substâncias.

✓ Ações de prevenção ao uso de substâncias não precisam, necessariamente, abordar direta e unicamente questões relacionadas a álcool e outras drogas. Também são estratégias preventivas aquelas que se dedicam à melhora da qualidade de vida na comunidade, ao fortalecimento dos vínculos familiares e institucionais e à atenção à saúde física e emocional da população.

A prevenção ao uso de álcool, tabaco e outras drogas (ATOD), tanto as de prescrição médica como as de não prescrição médica, deve ter como meta principal evitar a experimentação e reduzir os danos causados por essas substâncias antes que problemas comecem de fato a surgir. Assim, a prevenção pode oferecer outras possibilidades e alternativas, tanto de resiliência na família, na escola, nos ambientes de trabalho e na comunidade como de promoção de comportamentos mais saudáveis, tendo seu alcance ampliado quando alinhada ou em sintonia com as políticas públicas do local onde os indivíduos vivem e aculturada para suas vivências.[1]

São chamados fatores de risco aquelas situações ou eventos que afetam negativamente o indivíduo, colocando-o em uma situação de maior vulnerabilidade e maior probabilidade de experimentação, uso e consequentes transtornos por uso de drogas. Por sua vez, fatores associados à redução do potencial de uso, que aumentam a resistência à experimentação, são chamados de fatores de proteção.[1,2]

Pesquisas têm-se esforçado para identificar quais seriam os vários padrões de risco e fatores de proteção que contribuem para a experimentação e a consequente dependência de ATOD entre crianças, adolescentes e adultos jovens e em outras populações que podem estar em vulnerabilidade, como idosos, imigrantes, mulheres profissionais do sexo, moradores de rua, refugiados e transexuais.[2-4]

Um dos mais importantes princípios dos programas de prevenção que são bem-sucedidos é que eles almejam aumentar os fatores de proteção e reverter ou reduzir os de risco.[1] O risco de se tornar um usuário de drogas envolve a complexa relação entre a qualidade e os tipos de fatores de risco. Um exemplo são adolescentes com alto índice de desregulação emocional, que estão sob risco aumentado de desenvolver dependência de substâncias, e a quantidade e tipos de fatores de proteção – como a coesão comunitária, a importância do apoio e da presença da família e um forte sentido de espiritualidade/religiosidade.[5,6]

O potencial impacto de fatores de risco específicos e de fatores de proteção pode sofrer mudanças com a idade ou com situações de trauma, luto, violência e alta exposição a estresse na vida. Assim, os fatores de risco familiares, em geral, têm um impacto maior sobre a criança mais nova, enquanto a associação com seus pares que usam drogas pode ser um importante fator de risco na adolescência. A intervenção precoce em fatores de risco (p. ex., comportamento agressivo e baixo autocontrole), muitas vezes, tem um impacto maior do que uma intervenção que visa mudar a trajetória de vida da criança, colocando-a longe de problemas e promovendo sua exposição a comportamentos positivos. Embora os fatores de risco e de proteção possam afetar pessoas de todas as faixas etárias, eles podem ter um efeito diferente dependendo do gênero, da raça, da cultura, da orientação sexual, de fatores psicológicos, da genética, do estilo de vida e do meio ambiente em que a pessoa vive.[1,7]

Além disso, a decisão de experimentar uma droga tem geralmente um grau de motivação pessoal, e sabe-se que a exposição repetida a esse consumo tende ao desenvolvimento da dependência. Esta, por sua vez, é resultado de uma combinação complexa de fatores genéticos, fisiológicos e ambientais. É difícil apontar exatamente quando um indivíduo se torna dependente de determinada droga, porque a dependência não é um fenômeno claramente demarcado, visto que se desenvolve ao longo de um *continuum*, que se inicia com problemas associados ao consumo sem a presença da dependência propriamente dita e vai até a dependência grave com consequências físicas, mentais e socioeconômicas.[1,8]

O uso de drogas por uma pessoa ou por um grupo de pessoas raramente é causado por um único fator isolado. Trata-se de uma interação entre um grande número de condições e fatores individuais, sociais, culturais, psicológicos e ambientais que colocam as pessoas em risco, variando de comunidade para comunidade e de pessoa para pessoa. A maior contribuição da prevenção baseada em riscos centra-se em seu valor preditivo, que possibilita a adequação do desenho da intervenção.[1]

Nesse contexto, este capítulo tem por objetivo discorrer a respeito dos principais fatores de risco e de proteção para o desenvolvimento de problemas e de dependência de álcool e outras drogas, assim como apresentar os princípios essenciais para a promoção da prevenção e os domínios e modelos para a prevenção.

OS 13 PRINCÍPIOS PARA A PREVENÇÃO

A Mentor Foundation* vem adotando um conjunto de 13 princípios considerados desejáveis para o desenvolvimento, a implantação e a sustentabilidade de projetos de prevenção eficazes:

Princípio 1. As metas e os objetivos do programa precisam estar claramente descritos. A identificação clara das metas a serem alcançadas em curto, médio e longo prazos é a base para a eficácia do programa.

Princípio 2. O programa precisa estar adequado à prevenção do uso da substância desejada. Embora muitos programas procurem abranger a prevenção de uso de todas as substâncias, aqueles que forem específicos para uma única substância precisam ter atividades e propostas adequadas para ela.

Princípio 3. O programa precisa estar adequado à idade do público-alvo desejado. Programas direcionados aos mais jovens precisarão fornecer competências destinadas a impedir o início do uso de substâncias, enquanto os programas destinados aos mais velhos poderão ter de incluir competências associadas à forma de interromper o uso ou reflexões sobre as razões que possibilitaram seu início.

Princípio 4. O programa precisa ser sensível à cultura e às normas da comunidade das pessoas envolvidas no projeto preventivo. Isso inclui linguagem, visão cultural sobre drogas, políticas públicas, etc.

Princípio 5. As metas do programa precisam ser adequadas aos fatores de risco e de proteção da população envolvida. Programas eficazes visam organizar as atividades a fim de reduzir os fatores de risco e aumentar os fatores de proteção associados ao início e à manutenção do uso de substâncias. Assim, as metas do programa poderão incluir a redução da violência, da delinquência e de influências de pares com comportamentos transgressores; a intensificação do relacionamento com os pais e familiares e das relações com outros modelos protetores; o aumento da autoestima; e a inserção na escola e em atividades de lazer. Além disso, um programa com enfoque ambiental e comunitário poderá atuar no problema do fácil acesso às drogas.

Princípio 6. O conteúdo do programa deve estar baseado em uma prévia avaliação das necessidades da comunidade local, da magnitude do problema com drogas e dos fatores de risco e de proteção. Deve incluir uma revisão dos dados existentes e compará-los com a percepção e as normas da comunidade local.

Princípio 7. O programa deve conter estratégias que promovam a participação e sua continuidade pela população. Programas efetivos dão alta prioridade à implantação de estratégias que promovam o engajamento dos participantes e que sejam vistas como acessíveis, relevantes, desafiadoras e divertidas. Devem insistir na remoção de barreiras à participação (p. ex., fornecer transporte, considerar a disponibilidade dos participantes, etc.).

Princípio 8. Planejamento, manutenção e direções futuras do programa devem envolver as principais partes interessadas (agências, organizações e grupos-alvo) em um processo colaborativo. Todos os membros devem ter voz ativa nos destinos do programa.

Princípio 9. Devem ser oferecidos o treino de habilidades e a construção de conhecimentos importantes, desde que sejam consistentes com as metas do projeto de prevenção – treinamento de habilidades sociais, aumento de experiências positivas e de liderança em contextos sociais, construção de habilidades de enfrentamento contra a pressão dos colegas

---

* A Mentor Foundation é uma organização não governamental sem fins lucrativos que tem a missão de impedir o uso de substâncias e promover a saúde e o bem-estar de crianças e jovens. Foi criada em 1994, em Genebra, com Sua Majestade a Rainha da Suécia como presidente. Tem um mandato internacional para a prevenção de drogas e desenvolve organizações nacionais que funcionam como parte da família Mentor. Atualmente, são as seguintes: Mentor Saudita, Colômbia Mentor, Mentor Alemanha, Lituânia Mentor, Mentor Suécia, Reino Unido Mentor e Mentor EUA. A Mentor International é o órgão central de coordenação da Mentor Foundation.[9]

para usar drogas, incentivo à participação em atividades sociais que não impliquem uso de drogas e ações delinquentes. Com relação aos programas dirigidos aos pais, é importante focar na construção de competências para uma educação eficaz, no envolvimento, no acompanhamento e na fiscalização dos filhos, visando melhorar a união da família e a solidariedade entre seus membros.

Princípio 10. O projeto precisa apresentar orçamento e planejamento específico da atividade ou estratégia, previamente definidos.

Princípio 11. É necessário haver um plano de sustentabilidade. O planejamento geral do programa deve incluir a forma como ele poderá ser sustentado.

Princípio 12. É necessária a existência de avaliações e plano de divulgação. A avaliação do programa é fundamental para a equipe verificar sua eficácia, propondo ajustes, se necessário. Além disso, os resultados dessas avaliações precisam ser divulgados aos colaboradores, participantes e grupos de interesse na comunidade.

Princípio 13. O programa precisa ser dirigido por pessoal qualificado. Um programa eficiente e eficaz necessita de uma equipe devidamente capacitada e treinada. Treinamentos regulares atualizam as competências dos colaboradores.

O **Quadro 43.1** sumariza alguns dos principais aspectos sobre os quais os princípios versam, de modo a facilitar o entendimento daquilo que os programas de prevenção necessitam fazer para serem efetivos.

A INTERAÇÃO ENTRE FATORES DE RISCO E DE PROTEÇÃO NOS DOMÍNIOS DA VIDA

A prevenção é uma intervenção que almeja mudanças de fatores pessoais, sociais e ambientais que podem contribuir para retardar ou impedir o consumo de substâncias e/ou evitar que esse consumo se torne problemático. Assim, a prevenção é o compromisso com ações que diminuirão o consumo de substâncias e auxiliarão na promoção de saúde e bem-estar de um indivíduo, de um grupo de pessoas na família, na escola, no trabalho/empresa ou de uma comunidade, de modo a reduzir os efeitos dos fatores de risco e fortalecer os processos protetores.[1]

Além de avaliar os fatores de risco e de proteção, é necessário avaliar os domínios que interagem com a pessoa, nos quais os fatores, sejam de risco, sejam de proteção, serão processados, interpretados e sofrerão influência da pessoa mediante as situações. Os principais domínios são: individual, de pares, familiar, escolar, comunitário e da sociedade. A **Figura 43.1** mostra a rede de influências que uma pessoa sofre quando se trata do uso de substâncias. Esse modelo propõe uma interação entre os fatores de risco e de proteção nos domínios, oferecendo uma noção de atuação para a elaboração de programas preventivos.[1]

QUADRO 43.1
O que os programas de prevenção necessitam fazer?

- Reforçar os fatores de proteção e reduzir ou reverter os fatores de risco conhecidos.
- Evitar formas de uso de substâncias, incluindo o uso de tabaco e álcool.
- Incluir o desenvolvimento de habilidades para resistir ao uso de substâncias, fortalecer o compromisso pessoal de evitação do uso de substâncias e reforçar a competência pessoal (p. ex., habilidades de comunicação, relacionamento entre colegas, autoeficácia e assertividade).
- Incluir um componente familiar que reforce o que os filhos estão aprendendo e abra oportunidades para discussões em família sobre uso de substâncias lícitas e ilícitas.
- Ter longa duração, com intervenções repetidas ao longo do tempo, para reforçar as metas de prevenção originais.
- Ser dirigidos à natureza específica do problema de uso de substâncias na comunidade local.
- Ter claramente delimitado o risco do público-alvo que usa substâncias e iniciar o esforço preventivo o mais cedo possível.
- Elaborar programas adequados à faixa etária e ao público-alvo e adaptados à cultura do local.
- Saber que programas de prevenção que são aplicados desde a primeira infância são mais efetivos.
- Saber que programas de prevenção cuja equipe é simpática, calorosa, receptiva, competente e não usa substâncias são mais efetivos que aqueles que não apresentam essas características.

Fonte: Diehl e Figlie.[1]

Daí a importância de estratégias preventivas direcionadas ao uso de substâncias de modo a atuar nos contextos biológico, psicológico, social e legal com vistas à promoção da saúde mental.

FATORES DE RISCO E DE PROTEÇÃO

O **Quadro 43.2** fornece uma lista de fatores de risco e de fatores de proteção para a prevenção do uso de álcool e drogas em domínios de prevenção. A seguir, alguns desses fatores são abordados em maior profundidade.[1]

FATORES DE RISCO

- **Pais ou irmãos mais velhos que fazem uso de álcool e outras drogas (ou a percepção de uso):** familiares que têm consistentemente o comportamento de consumo de álcool são um forte preditor de uso de álcool na adolescência, sendo que o

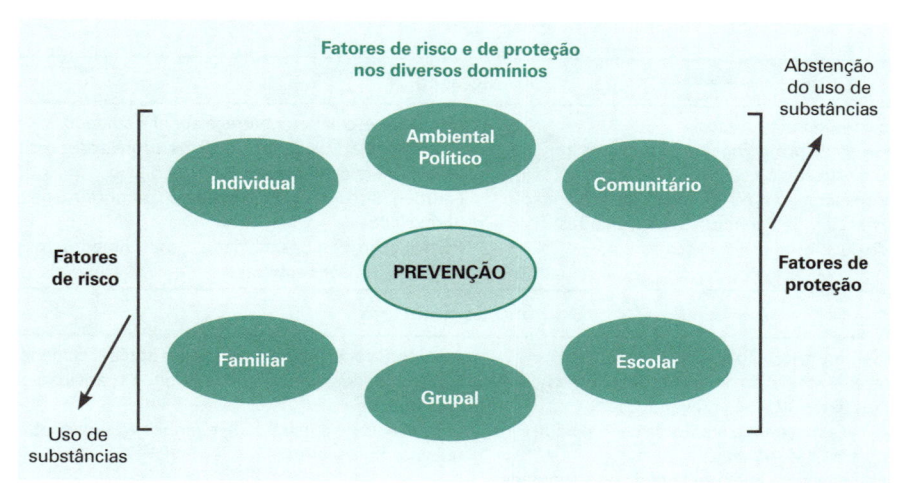

Figura 43.1 Diversos domínios dos fatores de risco e de proteção
Fonte: Adaptada de Diehl e Figlie.[1]

QUADRO 43.2
Principais fatores de risco e de proteção nos diferentes domínios da vida dos jovens

Fatores de risco	Fatores de proteção
Domínio individual	
Falta de habilidades, ou habilidades deficitárias, relacionadas ao consumo de álcool e substâncias Falta de autocontrole, assertividade e habilidade de recusa Autoestima e autoconfiança baixas Atitudes favoráveis em relação ao uso de substâncias Predisposições biológicas e psicológicas Fracasso ou dificuldade escolar Comportamento antissocial prematuro, como mentiras, furtos, roubos e agressividade, sobretudo em meninos que normalmente apresentam vergonha ou hiperatividade Rejeição a valores de religião ou ateísmo	Características pessoais positivas (habilidades sociais, alta autoestima, senso de cooperação, flexibilidade, habilidades para solução de problemas e baixos níveis de atitudes excessivamente defensivas) Fortes vínculos com instituições sociais (ligação com os pais e com a família em geral, compromisso com a escola, envolvimento regular com instituições religiosas e crença nos valores sociais) Competência social e emocional (receptividade, boas habilidades sociais, empatia, bom humor, cuidado/responsabilidade por alguém, comportamentos sociais adequados, senso de autonomia, metas claras e objetivas e autodisciplina)
Domínio familiar	
Uso de substâncias e aprovação do uso por pais ou irmãos Disfunção familiar Falta de envolvimento dos pais na vida dos filhos Expectativas irreais a respeito do desenvolvimento Falta de coesão familiar e baixa ligação com seus membros Falta de regras ou ambiguidade em relação ao uso de substâncias Falta de supervisão ou disciplina	Ligação positiva entre os membros da família Altos níveis de acolhimento familiar Relacionamento familiar que evita críticas severas e desmedidas Senso de confiança básica Regras consistentes e claras, inclusive sobre sexualidade e consumo de substâncias Encorajamento à participação das crianças nas decisões e responsabilidades da família e dos familiares Ambiente de sustentação emocional: atenção dos pais aos interesses dos filhos, relacionamento entre pais e filhos estruturado e ordenado e envolvimento dos pais nas atividades relacionadas à escola
Domínio grupal	
Ligação a grupos que usam ou valorizam o uso de substâncias Ligação a grupos que rejeitam atividades e ocupações socialmente esperadas Controle externo rígido Suscetibilidade à pressão negativa do grupo	Ligação a grupos que estejam envolvidos com atividades organizadas por instituições como escola, igreja, clubes, etc. Senso de autoeficácia e controle interno forte

(Continua)

(Continuação)

Domínio escolar	
Falta de senso comunitário na escola	Ambiente escolar que ofereça apoio e cuidado
Atitudes favoráveis de profissionais e estudantes em relação ao uso de substâncias	Altas expectativas de funcionários, professores e direção da escola em relação aos alunos
Regras e punições ambíguas ou inconsistentes em relação ao uso de substâncias ou à conduta dos estudantes	Padrões claros e consistentes para comportamentos apropriados
Disponibilidade de substâncias na escola ou nas redondezas	Participação, responsabilidade e envolvimento dos jovens nas tarefas e decisões escolares
Domínio comunitário	
Falta de entrosamento/ligação com a comunidade	Ambiente comunitário que ofereça apoio e cuidado
Normas favoráveis em relação ao uso de substâncias	Oportunidade de atuação dos jovens nas atividades da comunidade
Falta de recursos para trabalhos preventivos	Consciência de comunidade e mobilização para obtenção de recursos necessários
Falta de consciência ou conhecimento da comunidade em relação ao problema das substâncias	
Serviços inadequados para jovens e falta de oportunidades para atividades sociais, esportivas e comunitárias	
Desvalorização em relação à própria cultura	
Aumento da disponibilidade de substâncias	
Domínio ambiental/político	
Normas tolerantes quanto ao uso de substâncias	Informações, na mídia, baseadas em evidências, e não apenas em ideologias
Não cumprimento de leis desenvolvidas para prevenir o uso de substâncias	Diminuição do acesso a substâncias
Inexistência, na mídia, de mensagens sobre as vantagens de não usar substâncias	Maior taxação de impostos sobre as substâncias, para aumento do preço
Desemprego ou subempregos	Políticas públicas e leis severas associadas ao uso e à condução de veículos
Discriminação de várias espécies	

Fonte: Pereira e colaboradores.[19]

início do consumo ocorre com mais frequência durante reuniões de família. Além disso, história familiar de alcoolismo representa um fator de risco significativo para o desenvolvimento de probelmas associados ao beber em adolescentes.

- **Busca precoce por sensações de risco com problemas de comportamento persistentes:** a agressividade precoce ou comportamentos antissociais precoces (p. ex., roubos, furtos, agressividade para com animais, desrespeito para com os mais velhos, com baixo arrependimento) e a busca incessante por sensações de prazer que envolve riscos ou situações de perigo (p. ex., dirigir em alta velocidade, praticar esportes radicais, envolver-se em relações sexuais sem uso de preservativo), que persistem na adolescência, são preditores de agressividade na adolescência, uso de drogas e problemas com álcool.
- **Colegas/pares envolvidos com o uso de álcool e drogas e com problemas de comportamento:** associar-se com amigos e/ou pares que fazem uso de drogas ou álcool pode levar a problemas de comportamento, que, por sua vez, podem vir a influenciar na experimentação e no consumo regular de substâncias. Aqueles que bebem em um ambiente social, ou que têm colegas que fazem isso, são mais propensos a usar o álcool no futuro.
- **O fracasso ou o baixo rendimento escolar:** as crianças e os adolescentes que têm baixo comprometimento com a escola ou que a abandonam precocemente são mais propensos a se envolver com álcool, tabaco e outras drogas.
- **Monitoramento dos pais (ou percepção de monitoramento):** estilo parental positivo e acompanhamento de perto pelos pais são comprovadamente fatores de proteção para o uso de álcool e outras drogas por adolescentes. Saber com quem o filho está, onde está e com quem vai sair pode auxiliar na proteção contra o uso de drogas, assim como buscá-lo e levá-lo aos lugares, acompanhar suas tarefas escolares, saber de sua vida escolar são todos fatores que aumentam o monitoramento.
- **Baixa percepção de dano:** baixa percepção de danos/prejuízos para o uso de álcool e drogas é um fator de risco para o consumo. Indivíduos com atitudes ou valores favoráveis ao uso de álcool ou drogas têm mais propensão a iniciar o uso da substância.
- **Percepção dos jovens de que os pais aprovam seu uso de álcool e/ou drogas:** um dos fatores de risco mais consistentes para o uso de álcool na adolescência é a percepção de que há aprovação dos pais para esse consumo. Estudos têm apontado que o chamado "uso supervisionado", no qual os pais ensinam o beber responsável e com moderação durante a adolescência, em suas casas, ou o beber junto com eles, por exemplo, traz importantes riscos de evolução para uso em um padrão nocivo e até mesmo dependente,

quando os jovens vão para a faculdade. O chamado "uso supervisionado" parece não transmitir uma mensagem de "beber seguro". Já adolescentes que não bebem dessa forma chamada de "supervisionada" e postergam o início do uso de álcool para além da adolescência têm menos chances de desenvolver alcoolismo ou de beber de forma perigosa e nociva à saúde no futuro.

- **Bullying:** segundo Cleo Fante,[10]

  > [...] o termo *bullying* refere-se aos comportamentos violentos e antissociais na escola, bem como à vontade constante de colocar outra pessoa sob tensão, intimidando-a física e emocionalmente. O processo se dá na ambição do autor do *bullying* de assegurar sua dominação, numa violência simbólica, por meio de ações físicas, verbais e agressivas repetitivas e permanentes contra seus alvos. Na maior parte das vezes, as vítimas sofrem caladas por vergonha de se expor ou por medo de represálias de seus agressores, tornando-se reféns de emoções traumáticas destrutivas, tais como o medo, a insegurança, a raiva, os pensamentos de vingança e de suicídio e as fobias sociais e outras reações que impedem o bom desenvolvimento escolar. O *bullying* estimula a delinquência e induz outras formas de violência explícita, produzindo cidadãos estressados, deprimidos, com baixa autoestima e incapacidade de autoaceitação.

  Daí a maior vulnerabilidade à experimentação e ao uso de substâncias como uma forma de lidar com esse fator estressor, bem como por desejo de pertencimento e identificação com os pares, de uma forma negativa.[11]

- **Dificuldade em lidar com orientação sexual não heteronormativa e identidade de gênero não cisgênero:** Adolescentes e adultos jovens com uma identidade sexual minoritária geralmente relataram taxas mais altas de uso de substâncias e uma idade mais precoce de início em comparação com seus pares heterossexuais e cisgêneros. As taxas de consumo de substâncias são geralmente mais elevadas entre bissexuais do que entre homossexuais de ambos os gêneros. Várias vulnerabilidades – entre elas a discriminação na escola, na família e em outros setores de pertencimento, como a igreja, por exemplo – acabam por somar em evasão escolar, maior probabilidade de ir morar na rua, aumento de ideação e tentativa de suicídio e, consequentemente, uso de substâncias.[12]

Fatores de proteção

- **Relação entre pais e adolescentes com forte coesão familiar:** os adolescentes que têm uma relação estreita de afeto e respeito com seus pais são menos propensos a se envolver com álcool e drogas. Medidas de prevenção de uso e dependência de álcool e drogas entre os adolescentes têm adotado o lema "comece a falar antes que eles comecem a beber". Cabe notar que pais e mães precisam falar a mesma linguagem com seus filhos a respeito de muitos outros assuntos que envolvem a vida deles, mas principalmente sobre o uso de substâncias. O **Quadro 43.3** apresenta alguns mitos e fatos sobre essa questão.

- **Fácil acesso e disponibilidade de drogas:** a maioria das bebidas alcoólicas consumidas por jovens é obtida por meio de fontes sociais, como pais e amigos, em festas para menores ou na própria casa. A fácil disponibilidade de álcool ou drogas ilegais e também prescritas leva a maior utilização. Vale lembrar das chamadas "farmácias domésticas", que podem representar uma fonte de uso de substâncias, como medicamentos psicotrópicos usados por outras pessoas da casa, benzodiazepínicos ou estimulantes e moderadores de apetite, uma série de inalantes, como removedores de esmalte, *sprays* e aerossóis diversos e gás de isqueiro. O cloridrato de benzidamina, por exemplo, é um anti-inflamatório que, em superdosagem, causa alteração da percepção da realidade e, consequentemente, alucinações visuais; a efedrina, um broncodilatador usado no tratamento de afecções respiratórias, melhora de forma ilegal o desempenho de atletas; laxantes, que, devido à crescente imposição da sociedade por padrões de beleza rígidos, têm seu uso aumentado sobretudo entre mulheres adolescentes, que tentam perder peso para alcançar o tão sonhado "corpo sarado".

- **Carinho e suporte de redes familiares, sociais e sistemas de suporte que podem promover e manter a coesão social e familiar na comunidade:** quanto maior a familiaridade, a simpatia (com relação aos relacionamentos interpessoais) e a noção de respeito pelo outro, maiores as chances de não uso de substâncias.[7]

- **Espiritualidade/religiosidade:** pesquisas têm revelado que a religiosidade pode proteger adolescentes de comportamentos de risco para o uso de álcool e drogas. A religiosidade e as normas sociais compartilhadas pouco permissivas para intoxicação alcoólica e valorizadas pelos pais, amigos e colegas mantêm uma forte associação protetora do consumo excessivo de álcool pelos adolescentes.[14]

- **Senso de pertencimento:** é a crença subjetiva em uma origem comum que une diferentes indivíduos que se identificam e percebem a si mesmos como membros de uma coletividade na qual símbolos expressam valores, crenças, tradições, medos e aspirações. Esse sentimento pode fazer destacar características culturais, religiosas e raciais. Tal sentimento faz bastante sentido também para jovens imigrantes e sobretudo para adolescentes que se identificam como *gays*, lésbicas, bissexuais e transexuais. Quanto maior o senso de pertencimento, menores as chances de envolvimento problemático e de dependência de álcool e drogas.[12,15]

QUADRO 43.3
Alguns mitos e fatos sobre o beber entre adolescentes e jovens

Mitos	Fatos
Adolescentes bebem. Não o meu filho.	Alguns pais assumem que seus filhos não estão bebendo (e que apenas outras crianças/adolescentes usam álcool). Alguns pais podem suspeitar que seus filhos e filhas estejam bebendo, mas não tomam mais medidas para investigar porque têm medo do que poderiam encontrar.
Somente jovens com problemas bebem.	É verdade que os jovens que enfrentam desafios de vida são vulneráveis ao uso de álcool. Muitos jovens que começam a beber em tenra idade têm problemas de saúde mental que não são tratados. Os jovens que sofreram abuso físico ou sexual, ou que viveram com um membro da família que sofria de doença mental e/ou problema com substâncias, também são mais propensos a começar a beber no início da vida. No entanto, vale lembrar que muitos jovens bem ajustados – brilhantes, felizes, universitários – também estão bebendo, muitas vezes de forma perigosa.
O beber na adolescência não é tão perigoso assim. Eu já bebi quando tinha essa idade e estou aqui, eu sobrevivi.	Mesmo que pais fossem capazes de garantir a abstinência de álcool de seu filho, ainda assim é preciso considerar a possibilidade do risco de beber dos amigos do filho que, por ventura, estão em uma festa, bem como a possibilidade de serem fisicamente agredidos ou de pegar carona com alguém que tenha bebido. Em algumas cidades dos Estados Unidos, a probabilidade da ocorrência de brigas com agressão física dobrou para meninos e meninas que bebem, em comparação com aqueles que não bebem, e as chances de dirigir depois de beber ou de andar com alguém que tenha bebido aumentam constantemente.
Meu filho está bebendo agora, mas logo ele crescerá e não vai mais fazer isso. É apenas uma fase.	Supor simplesmente que o atual comportamento do adolescente de beber não o acompanhará durante seu desenvolvimento parece ingenuidade. O beber que começa durante o Ensino Médio geralmente aumenta quando os jovens chegam à faculdade. É verdade que alguns jovens vão diminuir seu consumo de álcool ao longo do tempo, geralmente por volta dos 20 anos. O que os pais podem não perceber é que metade dos homens e um terço das mulheres que bebem muito quando adolescentes ainda estão bebendo de forma pesada aos 30 anos.
Se eu proibir o uso de álcool, isso só fará ele querer beber mais. Então por que eu deveria ficar perturbando para que ele pare de beber?	Os pais tendem a subestimar a influência que podem ter sobre o consumo de álcool de seus filhos. Além disso, há muita evidência de que a definição de limites – mesmo as expectativas de "não uso" (abstinência) – em termos de beber entre adolescentes reduz, em vez de aumentar, o consumo de álcool.

Fonte: Provini.[13]

- **Altas expectativas da juventude:** normas que estabelecem altos padrões culturais de comportamento para os jovens, incluindo normas claras relativas ao uso de álcool e drogas na comunidade.
- **Oportunidades de participação em grupos sociais saudáveis e reforçadores positivos:** alternativa para a juventude atuar de forma ativa e contribuindo com os membros da comunidade na participação, na aprendizagem cooperativa e na tomada de decisões de grupos sociais ou de esportes. Exemplos: criação de grêmios e associações, participação no conselho deliberativo da escola ou do local de trabalho.
- **Desenvolvimento de competências, responsabilidade e resiliência:** sobretudo a resiliência – definida como um processo capaz de superar os efeitos negativos da exposição ao risco, uma forma de lidar com experiências traumáticas ou evitar trajetórias negativas associadas a riscos – tem sido uma teoria que tem atraído grande atenção de pesquisadores e profissionais de saúde mental nos últimos 20 anos, porque vem sendo considerada uma função protetora ou compensatória dos bens e recursos para ajudar os jovens a resistir aos efeitos negativos da adversidade. A resiliência também pode ser aplicada a crianças migrantes e/ou abandonadas e institucionalizadas que estão em risco de internalizar (p. ex., depressão, ansiedade) e de externalizar (p. ex., comportamento delinquente, uso de cigarro e álcool).[16]
- **Escolas inclusivas:** jovens lésbicas, *gays*, bissexuais e transexuais (LGBT) evidenciam menor risco de uso de substâncias ilícitas quando suas escolas contam com *gay-straight alliances* (GSA). Programas inclusivos em escolas podem ser fatores de proteção para a juventude LGBT. Um fator que parece promover resultados de saúde positivos para os jovens LGBT envolve participar de uma escola secundária com GSA. As GSA consistem em um clube escolar que trabalha para criar um ambiente de apoio para todos os alunos, independentemente da orientação sexual e/ou identidade de gênero e expressão de gênero. Pesquisas sugerem que frequentar uma escola secundária com GSA pode reduzir o fardo dos estressores minoritários. Especificamen-

te, os jovens LGBT que frequentam escolas com GSA relatam experimentar menos vitimização escolar, maior senso de pertença à escola e menos ocultação de seus *status* de minorias sexuais. As GSA também foram associadas com menor risco de suicídio na adolescência.[17] Toomey e colaboradores[18] descobriram que essa redução no risco de suicídio também se estendeu até a idade adulta jovem. Frequentar escolas com GSA também parece estar associado a níveis mais baixos de consumo de cigarro e álcool e de problemas relacionados ao álcool entre adolescentes e adultos jovens LGBT. Daí a importância de haver escolas que trabalham a inclusão da diversidade em uma cultura de paz.

DOMÍNIOS DA PREVENÇÃO

Além de avaliar os fatores de risco e de proteção, faz-se necessário também avaliar os domínios com os quais esses fatores podem interagir para proteção ou risco, como serão processados, interpretados e como sofrerão influência nos indivíduos mediante as diversas situações. Os principais domínios são descritos a seguir.[1]

Domínio pessoal/individual

Trata-se de um dos domínios mais importantes e que contém variáveis não mutáveis, como predisposições genéticas e determinadas características biológicas. Também pertencem a esse domínio as características como idade e gênero. Isso tem uma relevância especial, pois sabe-se que os mais jovens, em especial os adolescentes, mostram-se mais vulneráveis ao uso de substâncias e que, quanto mais precoce ocorrer a experimentação de álcool, cigarro e outras drogas, maiores as probabilidades do desenvolvimento de problemas relacionados a esse uso. Quanto ao gênero, sabe-se que as mulheres, por características constitutivas biológicas (p. ex., mais água corporal, menor atividade da enzima aldeído desidrogenase), são mais propensas a desenvolver dependência em curto espaço de tempo quando comparadas aos homens da mesma idade.[1]

A percepção de risco também é altamente relacionada ao uso ou ao não uso de substâncias, com destaque a altos índices de impulsividade, hostilidade, desinibição, alienação ante valores sociais dominantes e altos índices de rebeldia. A atuação preventiva almeja estabelecer fatores protetivos, como habilidades sociais, cooperação, estabilidade emocional, autoconceito positivo, flexibilidade, habilidade em resolução de problemas e baixos níveis de defesa. Na área emocional e parental, inclui atenção parental aos interesses dos filhos, vínculo familiar, relacionamentos estruturados e participação dos pais nas atividades escolares dos filhos. Na área social, compromisso escolar, identificação familiar e satisfação, envolvimento religioso e crença em valores positivos compartilhados pela comunidade e família em que vive.

Nesse domínio, é necessária a existência de competência social, que inclui habilidades de comunicação, responsividade, empatia, senso de humor, apoio e cuidado e senso de comportamento social, com habilidades em resolução de problemas, autonomia, independência e perspectiva de futuro.

Domínio familiar

A família é uma das influências cruciais no desenvolvimento de crianças e adolescentes.[20] Alguns fatores de risco, como privação econômica, supervisão e monitoramentos reduzidos ou inexistentes, ausência de apoio social, moradia em regiões com altas taxas de crimes e roubos, empobrecimento em disciplina, resolução de problemas e gerenciamento familiar, bem como o uso de álcool e/ou drogas por parte de familiares e atitudes permissivas e positivas em relação a estes, mostram-se como um importante preditor de uso no início da adolescência e na vida adulta.

Uma intervenção preventiva almeja estreitar os vínculos familiares, aumentar níveis de afeto e diminuir críticas severas e criar o senso de confiança e expectativas parentais realistas e positivas, com regras familiares claras e participação em conjunto nas decisões familiares. A ligação familiar é a base da relação entre pais e filhos. A ligação pode ser fortalecida mediante o treinamento de habilidades sobre o apoio dos pais às crianças, a comunicação entre pais e filhos e o envolvimento dos pais. Além disso, o monitoramento e a supervisão dos pais são fundamentais para a prevenção do uso de substâncias. Essas habilidades podem ser aprimoradas com treinamento sobre definição de regras; técnicas de monitoração de atividades; recompensas pelo comportamento adequado; e disciplina moderada e consistente que impõe regras familiares definidas. A educação e a informação sobre drogas para os pais ou cuidadores reforçam o que as crianças estão aprendendo sobre os efeitos nocivos das drogas e abrem oportunidades para discussões familiares sobre o uso de substâncias legais e ilegais. Intervenções breves e centradas na família para a população em geral podem mudar positivamente o comportamento específico dos pais, o que pode reduzir os riscos posteriores de uso de substâncias (NIDA).[21] Entre outras abordagens sugeridas, estão a (1) *multidimensional family therapy* (MDFT), ou seja, a terapia familiar multidimensional, que, em geral, se destina a adolescentes de maior vulnerabilidade ou em risco, a (2) terapia comportamental familiar e a (3) *brief strategic family therapy* (BSFT), terapia breve familiar estratégica (NIDA).[21]

Domínio escolar

Um dos mais fortes preditores do uso de substâncias é o insucesso escolar. Apesar de ele ser influenciado pelas experiências da pessoa na primeira infância, no ambiente familiar, e durante os anos pré-escolares, alguns fatores relacionados com a escola podem exacerbar problemas e disposições preexistentes, a destacar: *bullying*, ambiente escolar negativo, desordenado e inseguro, baixas expectativas dos professores em relação ao aluno e ausência de políticas escolares relacionadas ao uso de substâncias. Os principais fatores de proteção na escola são: ambiente com carinho e apoio, expectativas positivas e realistas, normas claras e regras para o comportamento adequado, participação, responsabilidade e envolvimento dos jovens nas tarefas e decisões escolares.

O projeto Northland é um exemplo de boas práticas de prevenção escolar que mais tem apresentado alguma evidência de sucesso nos últimos anos. Lívia Pires Guimarães e Moises Andrade Júnior,[22] no livro *Prevenção ao uso de álcool e outras drogas: o que cada um de nós pode e deve fazer?*, descrevem detalhadamente como esse projeto funciona. Apontam que se trata de uma estratégia de prevenção pontual, ou seja, que sua execução tem a duração inicial (Fase I) de três anos, acompanhando o desenvolvimento do aluno ao longo dos anos escolares, partindo da premissa de que intervenções isoladas junto ao adolescente sem uma continuidade articulada podem se perder com o passar do tempo. Na primeira parte da intervenção (Fase I), as estratégias de prevenção dão-se no início no 6º ano escolar do modelo norte-americano (o que equivale mais ou menos ao 5º ou 6º ano escolar no Brasil), com estratégias que promovem a comunicação entre os jovens e seus pares sobre o uso de álcool. Considera-se o indivíduo alvo das intervenções em um esquema de complexidade crescente de relações sociais, que vão do círculo social mais íntimo (pais, irmãos e melhores amigos), passando por um nível intermediário de relações (outros grupos que possam estar inseridos, professores, parentes e adultos próximos) e, por fim, incluindo o ambiente social, que abarca as redes sociais, a mídia de massa, governo e empresas, os quais também influenciam no consumo e no comportamento desses indivíduos.[22]

O trabalho realizado abrange os três domínios, fortalecendo seus pontos positivos (afeto entre pares, bons modelos de comportamento, influências construtivas, entre outros) e minimizando pontos negativos (fontes geradoras de estresse e ansiedade, comunicação inexistente, truncada ou agressiva entre os diversos círculos sociais, entre outros). Essas ações, por sua vez, têm seguimento no 7º e no 8º anos, nos quais são trabalhadas as influências do álcool sobre o indivíduo, as expectativas sobre o consumo e as expectativas, normas e regras da sociedade, abordando-se informações e realizando-se debates que abrangem a comunidade da qual os alunos fazem parte, além de ser feita a discussão sobre a política em torno do consumo de álcool.[22] O foco da primeira fase abrange, necessariamente, comportamentos problemáticos ou disruptivos, envolvimento dos pais e liderança positiva entre grupos de alunos. Uma segunda parte do programa pode ser aplicada até a 12ª série no modelo das escolas norte-americanas, o que equivaleria mais ou menos ao Ensino Médio brasileiro (Fase II). Assim, na primeira fase do projeto, o foco é encorajar os alunos a não utilizar o álcool, e, na segunda parte, o foco está no desestímulo do consumo e na redução da disponibilidade de álcool para alunos do Ensino Médio. Seis regras são seguidas à risca na escola para a prevenção do consumo de álcool entre essa população:

1. É inaceitável o uso de álcool entre jovens alunos.
2. É inaceitável para qualquer um (pais, amigos mais velhos, comerciantes ou qualquer outro adulto) oferecer álcool para os alunos.
3. Adultos e demais alunos devem agir e intervir quando outros alunos menores de idade estiverem bebendo.
4. Pais têm influência no comportamento de beber de seus filhos e, portanto, devem prover apoio social, oferecer expectativas claras sobre o comportamento que esperam deles, monitorá-los e supervisioná-los e evitar punições inconsistentes ou excessivas.
5. Eventos comunitários ou públicos são oportunidades de modelar comportamentos saudáveis para os alunos.
6. Jovens devem se divertir, estabelecer sua maturidade e independência, aliviando o estresse e o tédio sem a necessidade de consumir álcool.

Nessa perspectiva, o Projeto Northland precisa do engajamento não apenas da população-alvo, mas também da comunidade que cerca o indivíduo, modela seu comportamento e disponibiliza ou não o acesso ao álcool. Quanto às ferramentas de trabalho, o Projeto Northland tem como componentes-chave para sua eficácia na prevenção técnicas interativas, como

a. dramatizações
b. orientações que modificam crenças e apresentam dados de prevalência
c. treino de desenvolvimento de habilidades sociais
d. formação de grupos para explorar lideranças e competências

O protagonismo dos alunos, portanto, é promovido nas intervenções, que, ao longo do processo, são exploradas na Fase I, por meio de ações que fortalecem aspectos como liderança positiva, envolvimento/engajamento dos pais, realização de mudanças na comunidade e iniciativas que incentivam os jovens a não fazer uso do álcool, e na Fase II. Nesta, esse protagonismo surge na compreensão e aceitação das regras comunitárias quanto à disponibilidade de álcool para jovens. A todo momento, os pais são incentivados e orientados a detectar e minimizar fatores de risco para o uso de álcool entre seus filhos e a fortalecer os fatores de proteção em suas casas, ao mesmo tempo que são levadas a cabo estratégias voltadas para a participação dos jovens, campanhas de mídia e aprimoramento do currículo escolar. Estratégias como essas, que visam à interlocução de diversos saberes diferentes por meio da articulação de atores distintos, oferecem

QUADRO 43.4
Tarefas divididas de acordo com cada grupo no Projeto Northland

Escola	Oferecer informações sobre álcool e outras drogas, realizar atividades baseadas no conhecimento de fatores de risco e de proteção, desenvolver habilidades sociais que permitam ao aluno lidar com pressões internas e externas, realizar técnicas de aprendizagem interativas que favoreçam a participação e o senso de pertencimento do aluno à escola, promover o envolvimento da família e da comunidade no processo de educação e mostrar sensibilidade à diversidade cultural, ética, religiosa e sexual dos alunos.
Atividades extracurriculares	Favorecer o desenvolvimento de habilidades que auxiliem o aluno a lidar com as dificuldades e obstáculos da vida, os problemas psicológicos, os comportamentos de risco, a delinquência juvenil e a evasão escolar. Tais tarefas devem ser levadas à cabo pela escola, professores, pais e demais membros adultos da comunidade.
Família	Aprimorar a relação entre pais e filhos por meio de reforço positivo, escuta sensível e comunicação, promover disciplina e regras claras em casa e o fortalecimento dos laços familiares.
Polícia	Reforçar as leis que estabelecem a idade mínima para beber, por meio da fiscalização do comércio e da atenção a comportamentos disruptivos dos jovens e adolescentes, do esclarecimento e da conscientização da comunidade sobre a importância dessas leis e sua aplicação.
Comunidade	Promover o envolvimento da comunidade nos objetivos e na concretização do projeto, no cumprimento das leis e das regras sobre o acesso de bebida a menores de idade e em meios de comunicação que aumentam a conscientização sobre os problemas causados pelo álcool.

Fonte: Guimarães e Andrade Júnior.[22]

poder, recursos e dispositivos para a ação, a autonomia, a auto-organização e a autorreflexão dos sujeitos. A perspectiva de trabalho do Projeto Northland pode ser compreendida como uma rede, caracterizada por forças existentes no território para uma ação conjunta multidimensional e com responsabilidade compartilhada e negociada por meio de parcerias, trazendo possibilidades de integração da diversidade.[22] Como se trata de um trabalho necessariamente em várias dimensões e que acaba envolvendo diversos atores e diversos grupos em uma comunidade, as estratégias de prevenção incluem tarefas específicas para cada grupo, cada qual com um papel a cumprir (**Quadro 43.4**).[22]

A amplitude do projeto reforça a noção de que a problemática que envolve o consumo de álcool e outras substâncias pelos jovens envolve a todos. Trata-se de um grande erro estratégico pensar que fazer prevenção para crianças, adolescentes e jovens é uma ação restrita a determinado saber ou a determinado seguimento profissional. Nenhuma área deve se abster dessa responsabilidade, que é, na verdade, coletiva, uma vez que os resultados maléficos do uso de substâncias tendem a trazer prejuízos em várias dimensões da vida das pessoas e de suas famílias. Nesse sentido, a integração da diversidade possibilita a ampliação de possibilidades. Dessa forma, as ações não precisam se sobrepor, tampouco competir umas com as outras: ao contrário, sua interlocução aumenta os recursos, de forma que o indivíduo seja alcançado em suas necessidades da maneira mais integral possível. O **Quadro 43.5** reúne os elementos-chave do processo de trabalho do Projeto Northland.[22]

Trata-se, portanto, de uma iniciativa que combina estratégias para os adolescentes que visam retardar o início do uso de álcool, combinadas com ações junto à comunidade, a fim de modificar práticas e atitudes que disponibilizam ou favorecem o consumo de álcool. Por esse motivo, o Projeto Northland não trabalha com a redução de danos por não encontrar nela uma coerência com sua visão. Dessa forma, busca, junto ao seu público-alvo, o respeito à proibição do consumo de bebidas alcoólicas para menores. Trata-se de uma visão de "não uso" nessa fase da vida.[22]

QUADRO 43.5
Elementos-chave trabalhados no Projeto Northland

- Uso de técnicas interativas
- Orientações por meio do modelo do conhecimento científico
- Treinamento de habilidades sociais
- Formação de lideranças e competências
- Envolvimento dos pais
- Iniciativas para promover mudanças na comunidade

Fonte: Guimarães e Andrade Júnior.[22]

Domínio dos pares/grupal

A influência negativa dos pares ou de um grupo de indivíduos é bem estabelecida como um dos fatores determinantes do início do uso de álcool e drogas entre os jovens e continua a ser importante até a idade adulta. A importância dessa influência aumenta na adolescência. No entanto, vale ressaltar que nem todos os jovens são igualmente suscetíveis à pressão dos pares ou de um grupo de indivíduos. Em geral, jovens que são altamente influenciados por seus pares ou por grupos de garotos mais velhos em conflito com a lei, ou pertencentes a "gangues", por exemplo, podem apresentar uma visão negativa de si mesmos, mostrar-se menos confiáveis e mais hostis, com maior probabilidade de desobedecer adultos e quebrar regras pré-acordadas, assim como podem se mostrar menos interessados nos estudos e apresentar menor orientação positiva para o futuro.

Dada a importância crucial dos pares na adolescência, um dos fatores de proteção fundamentais em jovens é a habilidade de resistir às influências negativas por meio do envolvimento positivo de pares em atividades do grupo, em competências sociais, resolução de problemas, assertividade e comunicação interpessoal. O Teen Institute trabalha uma intervenção preventiva com pares, cujo objetivo é o treinamento de adolescentes para serem agentes multiplicadores na prevenção ao consumo de álcool, tabaco e drogas. Esse trabalho é desenvolvido em mais de 20 Estados americanos ao longo de mais de 20 anos. Os jovens recebem um amplo programa de treinamento desenvolvido com o objetivo de ensiná-los a crescer saudáveis e responsáveis, com vistas a fortalecer autoestima, habilidade de comunicação, resgate de valores e qualidade de vida e a adquirir informações sobre álcool, tabaco e drogas. Um dos objetivos finais desse treinamento é capacitar os jovens para que elaborem um plano de ação e assim promovam a qualidade de vida em suas comunidades locais. Para tal, existem fatores que "protegem" o jovem, facilitando seu desenvolvimento saudável, por meio da valorização de fatores como apoio, capacitação, limites e expectativas, uso construtivo do tempo, compromisso com o aprendizado, valores internos positivos, sociabilidade, identidade positiva e prevenção ao consumo de álcool, tabaco e drogas.[23]

Domínio comunitário

Os fatores de risco listados a seguir têm influência direta na experimetação, no uso e no desenvolvimento de dependência de substâncias na comunidade:

- normas comunitárias que promovem ou permitem o uso de substâncias
- pobreza/falta de capacitação
- falta de união e desorganização na comunidade (comunidade fortemente relacionada com a pobreza e sem participação ativa de lideranças positivas)
- alienação cultural: percepção, entre os jovens, de que a cultura dominante não é relevante; de que eles podem ser discriminados devido a sua cultura, religião, orientação sexual, expressão de gênero, imigração, raça ou etnia; de que pouco valor será agregado ao grupo
- políticas pouco efetivas e tolerantes ao uso de substâncias entre jovens – p. ex., tolerância das vendas de tabaco e álcool para menores
- mensagens na mídia que estimulem o uso de substâncias entre jovens – p. ex., programas de televisão e música popular que reforçam a mensagem de que a diversão só pode ser alcançada com bebidas alcoólicas
- mensagens que estimulem o uso de substâncias entre jovens, especificamente em publicidade (distinta de outras mídias) – p. ex., publicidade de bebidas alcoólicas orientada para a juventude, por meio da propaganda com identidade de jovens, figuras públicas de grande impacto entre os adolescentes, etc.

As coalizões comunitárias vêm sendo cada vez mais usadas como veículo para promover melhorias na saúde comunitária. Uma coalizão é tradicionalmente definida como um grupo de indivíduos que representam diversas organizações, setores ou círculos sociais que concordam em trabalhar em conjunto para alcançar um objetivo comum. As coalizões comunitárias diferem de outros tipos de coalizões, na medida em que incluem times que combinam profissionais de nível superior, como psicólogos, médicos, assistentes sociais, enfermeiros, entre outros, e também líderes comunitários empenhados em trabalhar juntos a fim de influenciar as práticas de saúde e bem-estar em longo prazo na comunidade.[24] Além disso, dada sua capacidade de alavancar os recursos existentes na comunidade e convocar diversas organizações, as coalizões comunitárias denotam um tipo de colaboração que é considerado sustentável ao longo do tempo. Reduzir o uso de substâncias entre os jovens e, ao longo do tempo, entre os adultos, abordando os fatores, em uma comunidade, que aumentam o risco de uso, bem como promover os fatores que minimizam esse risco, estão entre as estratégias que as coalizões comunitárias realizam. Por essa razão, muitas comunidades apoiam os recursos que nela surgem para diminuir os problemas de seu entorno relacionados ao ônus gerado pelo uso de substâncias. As comunidades querem, sobretudo, um cenário de empoderamento, no qual os líderes comunitários e os moradores tenham relações que permitam a troca de recursos e a distribuição igualitária de poder entre os agentes que articulam uma rede a fim de alcançar seus objetivos em comum.[25]

Governos de outros países, como os Estados Unidos, têm usado cada vez mais as coalizões comunitárias como uma abordagem programática para abordar questões emergentes de saúde da comunidade. As atividades das coalizões comunitárias incluem atividades de divulgação, educação, prevenção, prestação de serviços, capacitação, ação comunitária e mudança de sistemas. A presunção é que as coligações comunitárias bem-sucedidas são capazes de identificar novos recursos para continuar suas atividades e sustentar seu impacto na comunidade ao longo do tempo. Dado o grande investimento em coalizões comunitárias, os pesquisadores estão começando a explorar sistematicamente os fatores que afetam sua sustentabilidade, uma vez que seu financiamento inicial tende a ser finito e, daí, uma das limitações desses projetos no que se refere a sustentatbilidade.[24]

O fenômeno do Jardim Ângela, bairro da periferia da Zona Sul da cidade de São Paulo, com mais de 280 mil habitantes, também pode servir como um exemplo nacional de intervenção comunitária que diminuiu as taxas de violência. Duas autoras deste capítulo puderam testemunhar essa realidade retratada na comunidade, pois trabalharam durante muitos anos em projetos do bairro e conhecem com o olhar de fora, ou seja, de quem não reside no Jardim Ângela, o que a vivência as ensinou. Esse bairro já foi considerado o mais violento do mundo pela Organização das Nações Unidas (ONU), no ano de 1996. Muitos fatores sinérgicos estavam gerando violência, como desemprego, pobreza, falta de oportunidades de lazer, aviltamento de direitos à saúde e, sobretudo, o grande número de bares (1 bar para cada 10 casas)[26] e o alto consumo de álcool, assim como o tráfico de drogas. Em 1999, o índice de homicídios chegou a 128 para cada 100 mil habitantes, sendo maior que o de Cali (Colômbia), na época, cidade reconhecidamente violenta. No fim dos anos de 1990, uma organização não governamental (ONG) chamada Santos Mártires, liderada pelo padre irlandês radicado no Brasil Jaime Crowe, percebeu que algo precisava ser feito (*site* Revista Época), e uma grande mobilização social começava a crescer. Uma das imortalizadas frases desse líder comunitário, amplamente divulgada na mídia informal, diz: "Minha rotina incluía velar os cadáveres, rezar missas de sétimo dia e consolar os parentes desolados. Eu não podia continuar apenas enterrando e rezando missas de sétimo dia. Não há o que se diga para consolar e recuperar famílias que enterraram seus entes queridos. Certamente é mais difícil que reduzir índices de violência".[27]

Atualmente, o Jardim Ângela virou uma espécie de "vitrina" de como a sociedade civil, líderes comunitários, especialistas de grandes universidades e a polícia podem trabalhar em conjunto fazendo prevenção no ambiente comunitário. A violência e a taxa de homicídios diminuíram bastante de 1996 a 2013. Ocorreram 52 homicídios entre janeiro e setembro, e a taxa caiu para 28 por 100 mil habitantes. Por isso, não há corpos estirados no chão com a frequência que ocorria no fim da década de 1990. Além disso, para diminuir a violência, é preciso mais que apenas leis. Jardim Ângela, bairro antes tão desamparado e carente de serviços, agora conta com mais aparelhos de lazer, hospitais, postos de saúde, Centros de Atenção Psicossocial Álcool e Drogas (CAPS AD) e diversos projetos sociais e de inclusão, com protagonismo juvenil na liderança de alguns deles. A Sociedade Santos Mártires atende a comunidade do Jardim Ângela por meio de 29 serviços, realizando aproximadamente 10 mil atendimentos diretos e 30 mil atendimentos indiretos por mês, além de participar ativamente junto a outras organizações de ações visando ao desenvolvimento sustentável da região. Essa iniciativa se configura em um benefício para a população e incita o sentimento de orgulho em promover saúde e bem-estar à comunidade.[27]

Domínio da sociedade

Os riscos no âmbito social são relevantes porque todos os sistemas anteriormente mencionados – os indivíduos, o grupo de pares, famílias, escolas e comunidades – existem na sociedade. Alguns fatores de risco no domínio social estão relacionados a economia nacional, empregabilidade, condições financeiras, discriminação e marginalização de grupos, empobrecimento, empregos e subempregos e, consequentemente, à discriminação, que contribui para formar uma sociedade que pode marginalizar grupos de pessoas, aumentando, assim, o risco para o uso de substâncias.

Políticas sociais podem trabalhar na proteção da experimentação de substâncias entre jovens.[8] Mensagens que promovem o uso de substâncias por meio da mídia podem perder seu impacto se crianças e adolescentes forem ensinados a enxergá-las de forma crítica, assim como propagandas preventivas que descrevem os efeitos nocivos do uso de substâncias podem, por meio da reinterpretação do conteúdo, garantir que a mensagem seja compreendida entre os jovens. Adicionalmente, a diminuição do acesso às substâncias também pode proteger a juventude de iniciar o uso. O acesso às substâncias pode ser reduzido mediante a adoção de uma variedade de estratégias de prevenção, como o aumento dos preços por meio da tributação, o aumento da idade de compra, com a aplicação de leis mais rigorosas,[8] e a orientação às famílias para diminuir o acesso às chamadas "farmácias domésticas", às geladeiras repletas de cervejas e às adegas, nas quais existe uma série de medicamentos e bebidas alcoólicas, produtos de higiene/beleza e produtos de limpeza, que podem ser utilizados de forma indevida. Tal ênfase nesse domínio tende a promover o desenvolvimento saudável de crianças, adolescentes, famílias e comunidades.

Todas as esferas da saúde pública precisam ser reorientadas em relação à *advocacy*, como forma de serem ouvidas em suas reivindicações, de interesse da população. A questão da prevenção ao uso de ATOD é uma delas; se não for organizada e coletivamente defendida, continuará sendo negligenciada pelos tomadores de decisão, enquanto bilhões continuarão sendo gastos com uma morbidade que pode ser prevenida. O termo *advocacy* se refere à busca de apoio para os direitos de uma pessoa ou de uma causa. No aspecto de apoio a uma causa, *advocacy* se constitui na proteção da qualidade de vida de pessoas em condição de vulnerabilidade pessoal ou social e, consequentemente, na garantia de seus direitos.

Por muito tempo, a saúde mental vem sendo negligenciada. Várias causas defendidas pelos profissionais da área recebem forte oposição de setores do governo, da indústria, de grupos religiosos, comunitários e outros. Essa oposição pode se dar devido a interesses implícitos ou, simplesmente, por serem – as causas – consideradas irrelevantes.

Advocacy está intimamente ligada à ideia de luta: luta por direitos, por dignidade, por cidadania, por voz, por representatividade, pelo autodesenvolvimento. Contra setores organizados, só a organização. Por isso, a luta pela causa da prevenção exige *advocacy*. Defender uma causa, em saúde pública, significa buscar apoio para a implantação de políticas públicas que possam beneficiar populações inteiras, seja por meio do apoio popular, seja por meio daqueles que têm o poder para tal.

Assim, a *advocacy* eficiente exige um planejamento estratégico cuidadoso. Chapman[28] apresenta 10 questões norteadoras para esse planejamento:

1. Quais são os interesses para a saúde pública defendidos por esta causa? Defina se todos eles recebem oposição e necessitam de *advocacy*.
2. Pode haver um resultado "ganha-ganha" na negociação com os tomadores de decisão? Políticos e outros gestores de decisões-chave evitam ser pressionados e se interessam em serem vistos como os condutores de iniciativas simpáticas à opinião pública. Busque, inicialmente, acordos que visem à união de interesses.
3. Quem nomeia ou elege os gestores de decisão e como podem ser influenciados? Faz-se necessário estudar formas de acesso àqueles que influenciam os tomadores de decisão.
4. Quais são os pontos fortes e fracos da sua posição? E da oposição? Suas posições serão questionadas fortemente por aqueles cujo apoio se está buscando e pela própria oposição. Esteja preparado.
5. Quais são seus objetivos em relação ao uso da *advocacy*? A defesa de suas posições deve sempre servir a objetivos de saúde pública, e não a interesses particulares.
6. Que enquadre será dado para a causa? O debate político se dá por vários aspectos de um mesmo evento. Deverá ser adotado aquele que circule de forma dominante na comunidade. Trabalhe para que seja o seu.
7. Que palavras, símbolos e imagens poderão ser associados à defesa da causa? A brevidade característica dos meios de comunicação exige a maximização de todas as oportunidades de influência da opinião pública.
8. Como utilizar ao máximo as oportunidades de divulgação da causa? O tempo oferecido na mídia é muito escasso, e quanto maior a audiência, menor esse tempo. Cada entrevista deve ser vista como uma possibilidade de divulgar a causa, nem que seja por um segundo.
9. A causa pode ser personificada? Histórias de pessoas reais afetadas por um problema de saúde são mais impactantes do que o conhecimento demonstrado pelos especialistas. A causa precisa, também, do apoio do cidadão comum, muito mais impactado pelas histórias reais.
10. Como se pode organizar um grande número de pessoas para expressar suas preocupações? Utilize todas as ferramentas disponíveis para acessar o maior número de pessoas, no menor tempo possível. A internet é uma grande ferramenta para isso.

MODELOS DE PREVENÇÃO

Os principais modelos de prevenção sugeridos na literatura para desenvolver programas de prevenção ao uso indevido de drogas são apresentados a seguir.[1]

1. **Modelo do amedrontamento:** visa fornecer informações que enfatizam as consequências negativas do uso de drogas de modo dramático. A prevenção ao uso de substâncias nesses moldes tem pouca eficácia, pois muitas vezes o medo parece ser um argumento pouco convincente ante o suposto prazer que o adolescente atribui às drogas.
2. **Educação para o conhecimento científico:** visa fornecer informações sobre substâncias de modo imparcial e científico. A partir dessas informações, os jovens podem tomar decisões críticas e bem fundamentadas sobre seu padrão de consumo. Entretanto, cabe notar que informação em excesso e detalhista sobre os efeitos das diferentes drogas também pode ter o efeito contrário ao almejado, ou seja, o de despertar a curiosidade e, portanto, induzir a experimentação. Lembramos que, para prevenir o uso de substâncias, é preciso informar os jovens, mas também abordar e discutir o prazer e os riscos que eles atribuem ao uso de substâncias, como uma forma de sensibilizá-los e desmistificar algumas crenças e concepções acerca dos efeitos do uso de drogas. Oficinas e debates com profissionais da saúde, leitura de livros e discussão de filmes são algumas alternativas eficientes para essa proposta.
3. **Treinamento para resistir:** desenvolver habilidades para resistir às pressões do grupo e da mídia para experimentação ou uso de substâncias. Para tanto, são desenvolvidos exercícios que treinam os jovens a recusar a substância oferecida. Durante muito tempo, essa foi uma das estratégias adotadas em campanhas dos Estados Unidos, sob o título *Just say no*. Sua eficácia não se mostrou consistente ao longo do tempo se aplicada de forma isolada.
4. **Treinamento de habilidades pessoais e sociais:** entende o ensino de habilidades e competências como um fator de proteção necessário para lidar melhor com as dificuldades da vida. Também procura desenvolver competências mais gerais, como lidar com a timidez ou desenvolver amizades saudáveis.
5. **Pressão de grupo positiva:** essa pressão dos pares ocorre, por exemplo, quando os adolescentes começam a pensar "todo mundo está fazendo isso" e, por isso, "devo fazer também". Essa pressão é mais manifesta do que a pressão para fazer amigos e é, por vezes, instigada por amigos mais velhos. O modelo da pressão de grupo positiva acredita que os próprios jovens podem liderar atividades de prevenção.

Líderes naturais entre os adolescentes são identificados e treinados por adultos para desenvolver ações preventivas.

6. **Educação afetiva:** defende que jovens emocional e psicologicamente saudáveis correm menos riscos de usar substâncias. Esse modelo visa ao desenvolvimento interpessoal dos jovens, estimulando e valorizando a autoestima, a capacidade de lidar com a ansiedade, a habilidade de decidir e relacionar-se em grupo, a comunicação verbal e a capacidade de resistir às pressões de grupo.
7. **Oferecimento de alternativas:** trata da oferta de desafios e alívio do tédio; pretende oferecer alternativas interessantes e saudáveis ao uso de substâncias, propiciando aos jovens possibilidades de lazer, prazer e crescimento pessoal. Pode incluir atividades profissionalizantes, esportivas, artísticas e culturais, além do desenvolvimento de atividade de monitoria ou mútua ajuda entre os alunos, com alunos com melhor desempenho escolar auxiliando aqueles com desempenho inferior ou alunos de séries mais adiantadas, devidamente preparados para contribuir com seus colegas.
8. **Modificação das condições de ensino:** sugere a modificação das práticas educacionais, a melhora do ambiente escolar, o incentivo à responsabilidade social, o comprometimento da escola com a saúde de seus alunos, o envolvimento dos pais em atividades curriculares e a inserção do tema em sala de aula como atitudes importantes na prevenção ao uso de drogas. Nesse modelo, a preocupação incide na formação integral do jovem. As iniciativas devem ser intensas e duradouras, iniciando-se na pré-escola e abrangendo pais, professores/educadores e a comunidade.
9. **Educação para a saúde ou para o estilo de vida saudável:** educar para uma vida saudável é a proposta central desse modelo. Assim, ele orienta para uma alimentação adequada, para atividades não propiciadoras de estresse, para uma vida sexual segura, para a prática de exercícios físicos, o uso adequado de medicamentos e até para a escolha correta da pessoa que dirigirá o carro em um passeio de grupo. Portanto, compõe um currículo em que a orientação sobre os riscos do uso de substâncias também se faz presente. Muitas vezes, são discutidos temas mais gerais, como meio ambiente, poluição e trânsito, visando formar um estudante com consciência de algumas características problemáticas do mundo que o cerca e com capacidade de escolher uma vida mais saudável para si, sua família e sua comunidade.
10. **Modelo moral:** acredita que o uso e os problemas decorrentes do consumo de álcool e substâncias estão associados com uma característica relativa à moral dos indivíduos envolvidos. É como se esse indivíduo tivesse uma "falha de caráter" e, por isso, tivesse esses problemas. Esse modelo está em completo desuso na atualidade, muito embora, durante muito tempo, tenha sido um modelo explicativo para a questão.[8] Ele compreende que os indivíduos são considerados responsáveis tanto pelo início e o desenvolvimento do problema quanto pelas soluções, e acredita-se que necessitam apenas de motivação apropriada. Uma das principais limitações do modelo moral é que as pessoas são levadas a sentir-se culpadas pelo desenvolvimento do problema e a pensar que, de alguma forma, lhes falta "força de vontade", por não conseguirem alterar com sucesso seu comportamento.[28]
11. **Modelo médico ou de doença:** compreende o uso e os problemas com álcool e substâncias do ponto de vista científico como síndrome de dependência, ou seja, um dos transtornos mentais mais prevalentes na sociedade nos dias atuais. Trata-se de uma morbidade de caráter crônico, passível de muitas recaídas e responsável por inúmeros prejuízos clínicos, sociais, trabalhistas, familiares e econômicos.[8] A intervenção preventiva, nesse modelo, centra-se no valor que as pessoas dão à saúde e fundamenta a educação no conhecimento da ação e dos prejuízos de determinadas substâncias sobre o organismo, bem como das modificações que provocam sobre o comportamento e a atitudes das pessoas. Nesse modelo, considera-se que o indivíduo sensibilizado pela educação recebida evita o uso de substâncias.[29]
12. **Modelo de saúde pública:** é a aplicação de conhecimentos (médicos ou não) para organizar sistemas e serviços de saúde e atuar em fatores condicionantes e determinantes do processo saúde-doença e, assim, controlar a incidência e a prevalência de doenças nas populações por meio de ações de vigilância e intervenções governamentais, com influência de fatores econômicos e sociais. Compreende os problemas do consumo de substâncias sob uma perspectiva de doença e de saúde, mas com repercussão na coletividade, com frequência associados a situações de violência (sexual, doméstica, suicídio, assalto, homicídio), acidentes de trânsito e traumas.[8]
13. **Modelo do aumento do controle social:** compreende que o uso e os problemas decorrentes do consumo de ATOD necessitam de regras claras de controle social, como taxação, proibição de venda para menores, proibição de beber e dirigir, restrição de propaganda, restrição de horário de consumo e restrição de locais de venda de bebidas e cigarros, para que haja minimização dos danos à sociedade causados pelo consumo.[8]
14. **Modelo de aprendizagem social:** para Bandura,[30] principal autor expoente na área e defensor desse modelo, o homem não é totalmente influenciado pelo meio, pois suas reações e estímulos são autoativados. Assim, na teoria social e cognitiva, o homem não é visto como um ser passivo dominado pelas ações ambientais, e sim como um ser influente em todos os processos. O comportamento não precisa ser reforçado para ser aprendido ou adquirido; o homem aprende e adquire experiências observando as consequências em seu ambiente, assim como as vivências das pessoas com as quais convive. Esse modelo entende que a aprendizagem social é uma ferramenta importante, já que trata da aprendizagem de novos comportamentos a par-

tir da observação de modelos comportamentais de adultos por crianças, como também de mídias diversas (televisão, *videogames*, quadrinhos, etc.).³⁰

15. **Modelo de enfrentamento de estressores:** estratégias de enfrentamento são esforços cognitivos e comportamentais para lidar com situações de dano, de ameaça ou de desafio quando não estão disponíveis uma rotina ou uma resposta automática. Apenas esforços conscientes e intencionais são considerados estratégias de enfrentamento, e o estressor deve ser percebido e analisado como algo ameaçador. Na prevenção, esse modelo visa ensinar formas de desenvolvimento de habilidades e resiliência diante de adversidades, dificuldades ou situações que podem, em geral, causar estresse e levar a experimentação e transtornos por uso de drogas como forma de lidar com esses estressores.

16. **Modelo racionalista:** o racionalismo é uma corrente filosófica que introduziu o conceito do raciocínio como uma operação mental, discursiva e lógica que usa uma ou mais proposições para extrair conclusões. Em outras palavras, avalia se uma proposição é verdadeira, falsa ou provável. Essa foi a ideia central comum ao conjunto de doutrinas conhecidas tradicionalmente como racionalismo. O racionalismo é, em parte, a base da Filosofia, ao priorizar a razão como caminho para se alcançar a verdade. Na prevenção, esse modelo visa, por meio do raciocínio – na qualidade de uma operação mental, discursiva e lógica –, priorizar a busca da razão para o entendimento de processos individuais para proposições da experimentação e manutenção do consumo de substâncias.

17. **Modelo social:** concebe a problemática do consumo de álcool e drogas como resultado de um número de forças sociais. Sua explicação a respeito do uso de substâncias enfatiza a função do meio cultural, com suas crenças, valores e atitudes, que conduzem a comunidade ou seus grupos específicos no caminho da abstenção ou do uso de drogas. É um modelo ambientalista, que destaca a importância do ambiente na conduta do indivíduo e na interação de elementos sociológicos (do grupo ou subcultura ao qual ele pertence) e culturais (costumes e tradições). A ação preventiva proposta por esse modelo tem como objetivo fundamental a mudança nas condições sociais, dirigida a grupos marginalizados, visando melhora da qualidade de vida e sua integração na comunidade.²⁹

PREVENÇÃO FOCADA NO AMBIENTE DE SAÚDE

Em geral, os ambientes de saúde são mais utilizados para questões relativas às esferas de tratamento, e não de prevenção. Isso não significa dizer que os diversos segmentos que compõem o sistema saúde não devam atuar como agentes de prevenção ao uso de ATOD. Uma vez que diversos agravos de saúde estão relacionados ao consumo de substâncias, os profissionais da saúde podem assumir a responsabilidade da identificação precoce ou da interrupção da progressão do uso de risco, seja na atenção pública, seja na privada.

Embora com números impressionantes e assustadores – 24% dos homicídios, 11% dos suicídios, 20% dos acidentes de trânsito, 33% dos acidentes intencionais e 26% dos não intencionais estão relacionados apenas ao consumo de álcool³¹ –, pode-se perceber que pouca atenção é dada, por exemplo, a programas de medicina preventiva nas operadoras de planos de saúde. Talvez uma exceção seja a atenção ao tabagismo, mas, de maneira geral, a saúde privada pouco faz para prevenir os agravos de saúde causados pelo consumo de substâncias, tanto ao próprio indivíduo quanto à sociedade.

Ações preventivas, mesmo que tímidas, estão mais presentes na esfera da saúde pública. Embora existam diretrizes federais e estaduais para a prevenção ao uso de ATOD, não se pode considerá-las como existentes em todo o País. O que vem sendo percebido é que os esforços direcionados à prevenção estão fortemente vinculados a ações isoladas de alguns municípios.

Isso pode estar associado à questão da municipalização da saúde pública, cabendo aos gestores municipais a responsabilidade de propiciar a sensibilização, a capacitação e a mobilização de suas equipes, para a atuação preventiva junto à população.

Torna-se fundamental, então, que os diversos segmentos do Sistema Único de Saúde (SUS) vigentes no Brasil atuem, em suas especificidades, como agentes de prevenção ao uso de ATOD.

Na atenção primária, os agentes comunitários e demais profissionais do Programa de Saúde da Família (PSF) e das Unidades Básicas de Saúde (UBS) são elementos-chave na detecção do uso de ATOD. A proximidade com a população de seus territórios de atuação permite a esses profissionais, desde que capacitados para tal, o reconhecimento precoce de sinais de problemas com ATOD. Pode favorecer, também, a identificação de pacientes que apresentem algumas patologias geralmente associadas a esse transtorno, além de outras possíveis consequências do uso de substâncias em outros membros da família, como violência doméstica, evasão escolar, absenteísmo profissional, episódios depressivos e ansiosos, angústia, isolamento social, etc.

O espaço comunitário configurado pelo PSF e pelas UBS pode ser utilizado para a realização de ações preventivas orientadas para a educação de uma vida saudável e para a promoção da saúde física e mental nas comunidades atendidas, diminuindo, assim, os riscos associados ao uso de ATOD.

Embora já tenha sido dito, é importante ressaltar – sobretudo aos profissionais que atuam na atenção básica – que ações de prevenção ao uso de ATOD não precisam, necessariamente, abordar direta e unicamente questões relacionadas às substâncias. Também são estratégias preventivas aquelas que se dedicam à melhora da qualidade de vida da comunidade, ao fortalecimento dos vínculos familiares e à atenção da saúde física e emocional da população. Além disso, as UBS podem se envolver e participar de ações que visem à integração dos diversos serviços existentes na comunidade, como escolas, igrejas, centros de esporte e lazer, policiamento, entidades do terceiro setor, sociedades de "amigos de bairro", etc., a fim de realizarem ações conjuntas.

Outra razão para a insistência na utilização desse espaço para ações de prevenção se dá pelo fato de que entre 60 e 75% da população local procura anualmente os serviços das UBS.[32] Destes, 50% dos homens e 40% das mulheres fazem uso de álcool.[33] Por isso, estratégias de rastreamento do uso de ATOD e a utilização de técnicas breves de aconselhamento, nesses ambientes, poderiam permitir a identificação de usuários de risco antes da evolução dos agravos de saúde.[34] Por esse motivo, pesquisadores e gestores de saúde do mundo todo vêm intensificando a implantação de ações preventivas em UBS ou seus correlatos em diferentes países.[35]

Com características diferentes, os serviços de pronto atendimento e os de especialidades, em geral, são marcados pelo grande fluxo de atendimentos e, consequentemente, a necessidade de fazê-los no menor tempo possível. Nessas circunstâncias, a atenção e os cuidados aos usuários de substâncias ficam restritos às complicações físicas decorrentes do uso, sejam elas gastrenterológicas, endócrinas, cardiovasculares, sejam elas respiratórias, metabólicas, neuropsiquiátricas, etc.

Sem dúvida, essa realidade dificulta qualquer ação que fuja do "extremamente necessário". Mesmo assim, os diferentes profissionais que compõem essas equipes – assistentes sociais, enfermagem, clínico geral, médicos especialistas, etc. – também devem atuar na prevenção. Provavelmente, serão os únicos profissionais da saúde a ter contato com usuários de risco, pois estes dificilmente procuram serviços especializados para dependência química.[36]

Uma possibilidade rápida e efetiva de estratégia de prevenção se dá pelo foco educativo. As equipes dos pronto-atendimentos e dos centros de especialidades podem orientar seus pacientes sobre a relação existente entre suas patologias e o padrão atual de consumo de ATOD. Em muitos casos, o entendimento dessa relação já é suficiente para que ocorram mudanças no comportamento aditivo do indivíduo. Como consequência dessa mudança, a própria equipe e o serviço de saúde também se beneficiam, pela redução na demanda a atendimentos, diminuição dos retornos e reincidências, interrupção dos agravos e progressão das patologias, etc.

Outra área de atenção para ações preventivas em unidades de pronto atendimento é a de traumas físicos, devido a sua relação direta com o consumo de substâncias. Essa associação foi constatada em 11% dos casos, para álcool, 13% para maconha, 3% para cocaína e 4% para benzodiazepínicos.[37] Outro estudo encontrou relação entre traumas em pronto atendimento e uso de álcool em 24 a 29% dos casos, principalmente em um período de 6 horas anteriores ao momento do acidente.[38] Diante disso, vem sendo recomendada a utilização de instrumentos de rastreamento (screening) para melhores avaliações, associada à realização de intervenções breves (IB) no próprio ambiente do pronto atendimento.[34]

Existem diversas evidências sobre a eficácia da IB aplicada em serviços de saúde.[39] Entre elas, pode-se citar a redução de 20 a 30% no consumo daqueles usuários de risco submetidos a um aconselhamento de 5 minutos durante a consulta de rotina.[40] Eles apresentam o dobro de chances de diminuição do consumo se comparados àqueles que não receberam nenhuma intervenção.[41]

Essas atitudes simples e rápidas, muitas vezes, são responsáveis pela evitação de maiores agravos de saúde e danos à vida de usuários de risco e seus familiares. Entretanto, a implantação dessas intervenções na rotina dos serviços de saúde esbarra na falta de engajamento de profissionais e gestores que, por vezes, não acreditam ser possível motivar um usuário a iniciar um percurso rumo à modificação de seu comportamento e que disso poderá resultar a diminuição de vários outros problemas relacionados.[34]

Por isso, os CAPS AD podem se posicionar, também, como referências para as ações preventivas, em suas áreas de abrangência. O CAPS AD é o serviço responsável pelos cuidados oferecidos à população dependente de ATOD, especificamente pelo tratamento da dependência química em seus aspectos biopsicossociais. Por ser um serviço especializado, é de se esperar que nesses centros se encontrem os profissionais mais capacitados para atuar com questões relativas às substâncias.

Embora não deva ser caracterizado como o único responsável pela implantação das ações preventivas, o CAPS AD pode funcionar como o "assessor" técnico dessas ações, mesmo que ocorram em outras esferas que não a saúde pública. Seria ele não o executor, mas o agente capacitador das equipes dos diversos segmentos da sociedade que se proponham a atuar na prevenção ao uso de ATOD, sejam eles públicos (escolas, cultura, esporte, trabalho e emprego, assistência social e outros), sejam eles privados (entidades, instituições, associações comunitárias, conselhos, etc.).

Outro local propício para as ações de prevenção são os Centros de Referência para a Infância e/ou Adolescência. Esses centros, nos municípios onde existirem, devem se configurar como o mais importante agente no desenvolvimento e execução de estratégias preventivas no âmbito da saúde pública, tanto diretas quanto indiretas.

Pensando a prevenção em suas três dimensões – universal, seletiva e indicada –, todas as atividades desenvolvidas pelos Centros de Referência para a Infância e/ou Adolescência devem ser elaboradas a partir de uma preocupação constante com o adiamento de início do uso de ATOD e/ou a interrupção da progressão do consumo. Novamente, ressalta-se que não se trata, apenas, de atividades que tratem diretamente da questão "drogas", e sim quaisquer outras que visem à melhora da qualidade de vida, da saúde física e mental, dos relacionamentos inter e intrapessoais, do envolvimento escolar e comunitário, da busca por atividades saudáveis, entre outros aspectos.

Por fim, destaca-se que, mesmo sendo um ambiente prioritariamente de tratamento, a saúde pode desempenhar um papel fundamental na prevenção ao uso de ATOD. Para isso, seus gestores e profissionais precisam estar sensibilizados quanto a essa questão, atentos a sinais clínicos, capacitados e dispostos a assumir mais esse importante papel em benefício da sociedade, auxiliando, assim, na diminuição dos inúmeros problemas sociais decorrentes do uso e dependência de substâncias.

PREVENÇÃO FOCADA NO AMBIENTE EMPRESARIAL

Há algum tempo, algumas organizações empresariais vêm atentando para o uso e a dependência de substâncias entre seus colaboradores. A constatação dos prejuízos acarretados por esse transtorno fez algumas empresas implantarem políticas de combate, assistência e prevenção ao consumo de substâncias.

Entre as várias razões que podem ter motivado empresas brasileiras a adotar programas preventivos que busquem a redução do uso de substâncias por parte de seus colaboradores, destacam-se:

- 25% da produtividade das empresas brasileiras fica comprometida pelo uso e dependência de substâncias de seus funcionários[29]
- o álcool é o principal causador de aposentadorias precoces e acidentes de trabalho; é o terceiro motivo para absenteísmo e o oitavo motivador de concessões de auxílio-doença pela Previdência Social[30]
- o investimento nesses programas resulta em um retorno financeiro médio da ordem de 7 vezes o valor investido, sob forma de aumento de produtividade[42]
- grandes empresas multinacionais condicionam a celebração de novos contratos à existência desses programas nas empresas parceiras e fornecedores[42]

Independentemente do agente motivador que possa ter impulsionado a empresa em direção aos projetos preventivos, o que está sendo observado é que os programas de prevenção no âmbito empresarial vêm-se mostrando eficazes em proporcionar aumento de frequência e produtividade.[20]

Mesmo assim, a resistência à implantação desses programas ainda é muito grande. Na prática, o que se vê é que a maioria das empresas opta pela implantação quando seus diretores e executivos são convencidos dos benefícios dos programas pelos próprios colaboradores, hierarquicamente "de baixo para cima".

PROJETOS DE PREVENÇÃO EM EMPRESAS

Podemos pensar a prevenção ao uso de substâncias no âmbito empresarial de duas maneiras. A primeira visaria à implantação de políticas internas focadas no estabelecimento de vínculos institucionais entre empresa e trabalhadores e à melhora da qualidade de vida destes, de forma mais ampla. A segunda trataria diretamente da questão "álcool e drogas", apoiada no tripé: políticas claras de proibição; apoio e assistência aos usuários; e programas estruturados de prevenção a novos casos.

Embora aqui separadas, essas opções não são excludentes entre si. Pelo contrário, podem perfeitamente atuar em conjunto. Como exemplo dessa possibilidade, podemos imaginar determinada empresa que mantenha um programa de qualidade de vida para seus colaboradores. Esse programa ofereceria atividades físicas (como ginástica laboral, práticas esportivas), culturais (promoções, concursos, festivais), de lazer (festas, encontros, gincanas), avaliações clínicas periódicas, educação para a saúde, treinamentos, entre outras. Todas essas ações contribuem para que os trabalhadores dessa empresa busquem uma vida saudável, incompatível com o uso de substâncias. Vê-se aí a prevenção sendo feita, embora de forma indireta.

Essa mesma empresa também adotaria políticas claras em relação ao uso de substâncias (p. ex., a proibição do uso de álcool e tabaco em suas dependências); realizaria periodicamente campanhas informativas e educacionais sobre álcool, tabaco e outras drogas; e utilizaria as avaliações clínicas como instrumento de detecção de doenças que podem ter sua origem no uso de substâncias, dando a assistência necessária.

Então, pode-se perceber que também no ambiente empresarial a intenção preventiva precisa ser precedida da análise do problema e do público-alvo. Disso se originariam as possibilidades da ação:

- prevenção universal, que visaria à melhora da saúde geral e da qualidade de vida, atingindo, preventivamente, a maioria dos trabalhadores (estes não usuários de risco)
- prevenção seletiva, destinada àqueles trabalhadores que exercem funções estressantes, que apresentam alto índice de faltas ou de adoecimento, que trabalham diretamente com substâncias tóxicas ou psicoativas e/ou fazem uso de alguma substância, visando à cessação ou redução dos riscos decorrentes desse uso
- prevenção indicada, para aqueles que já demonstrem prejuízos em função do uso ou dependência, na tentativa de reduzir suas consequências negativas e problemas decorrentes

Pode não ser simples, no ambiente empresarial, a identificação, por parte dos gestores – geralmente não capacitados para tal –, dos trabalhadores que estejam tendo problemas com álcool ou outras substâncias.

Por isso, terminamos este tópico apresentando três áreas em que possíveis alterações no comportamento do trabalhador podem indicar que algo errado esteja acontecendo:

a. **compromisso com o trabalho:** atrasos, faltas, queda na produtividade e na qualidade, mentiras, solicitações constantes de adiantamento salarial, etc.

b. **mudanças psicológicas:** apatia, capacidade de julgamento prejudicada, estado depressivo, redução da energia, perda do interesse pela aparência, nervosismo, ansiedade, irritabilidade, pensamentos paranoides, etc.
c. **mudanças nos relacionamentos:** volta para casa cada vez mais tarde do dia; relacionamentos extraconjugais; dívidas; mudança de amizades; isolamento; queixas sobre a família, a esposa, os filhos, os colegas e a própria empresa; queixas de familiares e colegas a respeito do funcionário; etc.[28,]

CONSIDERAÇÕES FINAIS

Um recente estudo nacional, conduzido por Pereira e colaboradores,[42] constatou que apenas 42,5% das escolas avaliadas pelos 263 dirigentes escolares do município de São Paulo tinham um programa de prevenção ao uso de drogas. Observou-se que, a cada ano de atuação do dirigente na educação, a chance de a escola ter um programa aumentava em cerca de 4%. O fato de experimentar técnicas de ensino inovadoras também aumentou em cerca de seis vezes a chance de a escola desenvolver um programa de prevenção ao uso de drogas. As dificuldades na implantação dos programas foram mais presentes nas redes estadual e municipal, quando comparadas à rede privada, destacando-se: a falta de material didático, a falta de verba/orçamento e as demandas concorrentes para ensino de outras disciplinas.[42]

A partir dessa experiência, é possível notar que prevenção não é uma tarefa fácil, pois exige perseverança e, sobretudo, uma vasta gama de atores e personagens interagindo entre si a fim de diminuir os fatores de risco e aumentar os fatores de proteção em diferentes domínios e em vários modelos. O uso de substâncias e o comportamento humano são questões complexas que requerem uma perspectiva holística de modo contínuo em vários focos.[29] No entanto, cada pequena conquista significa muito na aquisição e na proteção de crianças, adolescentes e adultos jovens, e as estratégias lúdicas e interativas podem ser mais uma ferramenta importante na implementação da prevenção.

REFERÊNCIAS

1. Diehl A, Figlie N. Fatores de risco e fatores de proteção. In: Diehl A, Figlie N. Prevenção ao uso de álcool e drogas: o que cada um de nós pode e deve fazer? Porto Alegre: Artmed; 2014. p. 39-49.
2. Garcia F, Costa MR, Guimarães LP, Neves MCL. Vulnerabilidades e uso de drogas. Belo Horizonte: 3i Editora; 2016.
3. Cleveland MJ, Collins LM, Lanza ST, Greenberg MT, Feinberg ME. Does individual risk moderate the effect of contextual-level protective factors? A latent class analysis of substance use. J Prev Interv Community. 2010;38(3):213-28.
4. Morales BN, Plazas M, Sanchez R, Ventura CA. Risk and protection factors related to the consumption of psychoactive substances in undergraduate nursing students. Rev Lat Am Enfermagem. 2011;:673-83.
5. Wills TA, Simons JS, Sussman S, Knight R. Emotional self-control and dysregulation: A dual-process analysis of pathways to externalizing/internalizing symptomatology and positive well-being in younger adolescents. Drug Alcohol Depend. 2016;163(1):S37-45.
6. Senreich E, Olusesi OA. Attitudes of West African Immigrants in the United States toward substance misuse: exploring culturally informed prevention and treatment strategies. Soc Work Public Health. 2016;31(3):153-67.
7. Ma M, Malcolm LR, Díaz-Albertini K, Sánchez JC, Simpson B, Cortes L, et al. Cultural Assets and substance use among hispanic adolescents. Health Educ Behav. 2017;44(2):326-31..
8. Diehl A, Cordeiro DC, Laranjeira R. Dependência química: prevenção, tratamento e políticas públicas. Porto Alegre: Artmed; 2011.
9. Mentor Foundation [Internet]. [capturado em: 28 ago. 2017]. Disponível em: http://www.mentorfoundation.org.
10. Fante C. Fenômeno bullying: como prevenir a violência nas escolas e educar para a paz. 2. ed. Campinas: Verus; 2005. p. 80.
11. Bouris A, Everett BG, Heath RD, Elsaesser CE, Neilands TB. Effects of victimization and violence on suicidal ideation and behaviors among sexual minority and heterosexual adolescents. LGBT Health. 2016;3(2):153-61.
12. Goldbach JT, Tanner-Smith EE, Bagwell M, Dunlap S. Minority stress and substance use in sexual minority adolescents: a meta-analysis. Prev Sci. 2014;15(3):350-63.
13. Provini C. A parent's guide to preventing underage drinking [Internet]. New York: The Governor's Prevention Partnership; 2010 [capturado em 28 ago. 2017]. Disponível em: www.preventionworksct.org/.../04a05ba0-c1a8-4736-93a0-5d9f.
14. Gryczynski J, Ward BW. Religiosity, heavy alcohol use, and vicarious learning networks among adolescents in the United States. Health Educ Behav. 2012;39(3):341-51.
15. Napoli M, Marsiglia FF, Kulis S. Sense of belonging in school as a protective factor against drug abuse among native american urban adolescents. J Soc Work Pract Addict. 2003;3(2):25-41.
16. Wang JL, Zhang DJ, Zimmerman MA. Resilience theory and its implications for chinese adolescents. Psychol Rep. 2015;117(2):354-75.
17. Heck NC, Livingston NA, Flentje A, Oost K, Stewart BT, Cochran BN. Reducing risk for illicit drug use and prescription drug misuse: high school gay-straight alliances and lesbian, gay, bisexual, and transgender youth. Addict Behav. 2014;39(4):824-8.
18. Toomey RB, Ryan C, Diaz RM, Russell ST. High school gay-straight alliances (GSAs) and young adult well-being: an examination of GSA presence, participation, and perceived effectiveness. Appl Dev Sci. 2011;15(4):175-185.
19. Pereira CA, Campos GM, Bordin S, Figlie NB. Prevenção ao abuso de álcool e outras drogas. In: Figlie NB, Bordin S, Laranjeira R. Aconselhamento em dependência química. 2. ed. São Paulo: Roca; 2012.
20. Payá R. Intervenções familiares para abuso e dependência de álcool e outras drogas. São Paulo: Roca; 2017.
21. National Institute on Drug Abuse. Family based approaches [Internet]. 2014 [capturado em 22 abr. 2017]. Disponível em: https://www.drugabuse.gov/publications/principles-adolescent-substance-use-disorder-treatment-research-based-guide/evidence-based-approaches-to-treating-adolescent-substance-use-disorders/family-based-approaches.

22. GUIMARÃES, LP, Andrade Júnior M. Boas práticas: aprenda com quem faz. In: Diehl A, Figlie NB. Prevenção ao uso de álcool e outras drogas: o que cada um de nós pode e deve fazer? Porto Alegre: Artmed; 2014.
23. National Association of Teen Institutes. Teen Institute [Internet]. 2009 [capturado em 25 abr. 2017]. Disponível em: http://www.teeninstitute.org.
24. Substance Abuse and Mental Health Services Administration. Prevention of substance abuse and mental illness: community coalitions [Internet]. Rockville: SAMHSA; 2016 [capturado em 08 set. 2016]. Disponível em: https://www.samhsa.gov/prevention.
25. Neal JW. Exploring empowerment in settings: mapping distributions of network power. Am J Community Psychol. 2014;53(3-4):394-406.
26. Laranjeira R, Hinkly D. Evaluation of alcohol outlet density and its relation with violence. Rev Saude Publica. 2002;36(4):455-61.
27. Diehl A, Figlie N, Vieira DL, Grube J. Prevenção no ambiente comunitário. In: Diehl A, Figlie NB. Prevenção ao uso de álcool, tabaco e outras drogas: o que cada um de nós pode e deve fazer? Porto Alegre: Artmed; 2014. p. 221-32.
28. Chapman S. Advocacy for public health: a primer. J Epidemiol Community Health. 2004;58(5):361-5.
29. Pillon SC, Luis MA. Modelos explicativos para o uso de álcool e drogas e a prática da enfermagem. Rev Latino Am Enfermagem. 2014;12(4):676-82.
30. Bandura A. Social foundations of thought and action: a social cognitive theory. Englewood Cliffs: Prentice-Hall; 1986.
31. Room R, Babor T, Rehm J. Alcohol and public health. Lancet. 2005;365(9458):519-30.
32. Aalto M, Pekuri P, Seppa K. Primary health care nurses' and physicians' attitudes, knowledge and beliefs regarding brief intervention for heavy drinkers. Addiction. 2001;96(2):305-11.
33. Aalto M, Seppa K, Kiianmaa K, Sillanaukee P. Drinking habits and prevalence of heavy drinking among primary health care outpatients and general population. Addiction. 1999;94(9):1371-9.
34. Ronzani TM, Ribeiro MS, Amaral MB, Formigoni ML. Implantação de rotinas de rastreamento e intervenção breve na atenção primária à saúde. Cad Saúde Pública. 2005;21(3):852-61.
35. Babor T, Caetano R, Casswell S, Edwards G, Giesbrecht N, Graham K, et al. Alcohol: no ordinary commodity – research and public policy. Oxford: Oxford University; 2003.
36. Miller WR, Rollnick S. Entrevista motivacional: preparando as pessoas para a mudança de comportamentos adictivos. Porto Alegre: Artmed; 2001.
37. Reis AD, Figlie NB, Laranjeira R. Prevalence of substance use among trauma patients treated in a Brazilian emergency room. Rev Bras Psiquiatr. 2006;28(3):191-5.
38. Cherpitel CJ, Ye Y, Bond J, Rehm J, Poznyak V, MacDonald S, et al. Multi-level analysis of alcohol-related injury among emergency department patients: a cross-national study. Addiction. 2005;100(12):1840–50.
39. Foxcroft DR, Ireland D, Lister-Sharp DJ, Lowe G, Breen R. Longer-term primary prevention for alcohol misuse in young people: a systematic review. Addiction. 2003;98(4):397-411.
40. Roche AM, Parle MD, Stubbs JM, Hall W, Saunders JB. Management and treatment efficacy of drug and alcohol problems: what do doctors believe? Addiction. 1995;90(10):1357-66.
41. Wilk AI, Jensen NM, Havighusrt TC. Meta-analysis of randomized control trials addressing brief interventions with problem drinkers. J Gen Intern Med. 1997;12:274-83.
42. Pereira AP, Paes AT, Sanchez ZM. Factors associated with the implementation of programs for drug abuse prevention in schools. Rev Saude Publica. 2016;50:44.

Parte VIII

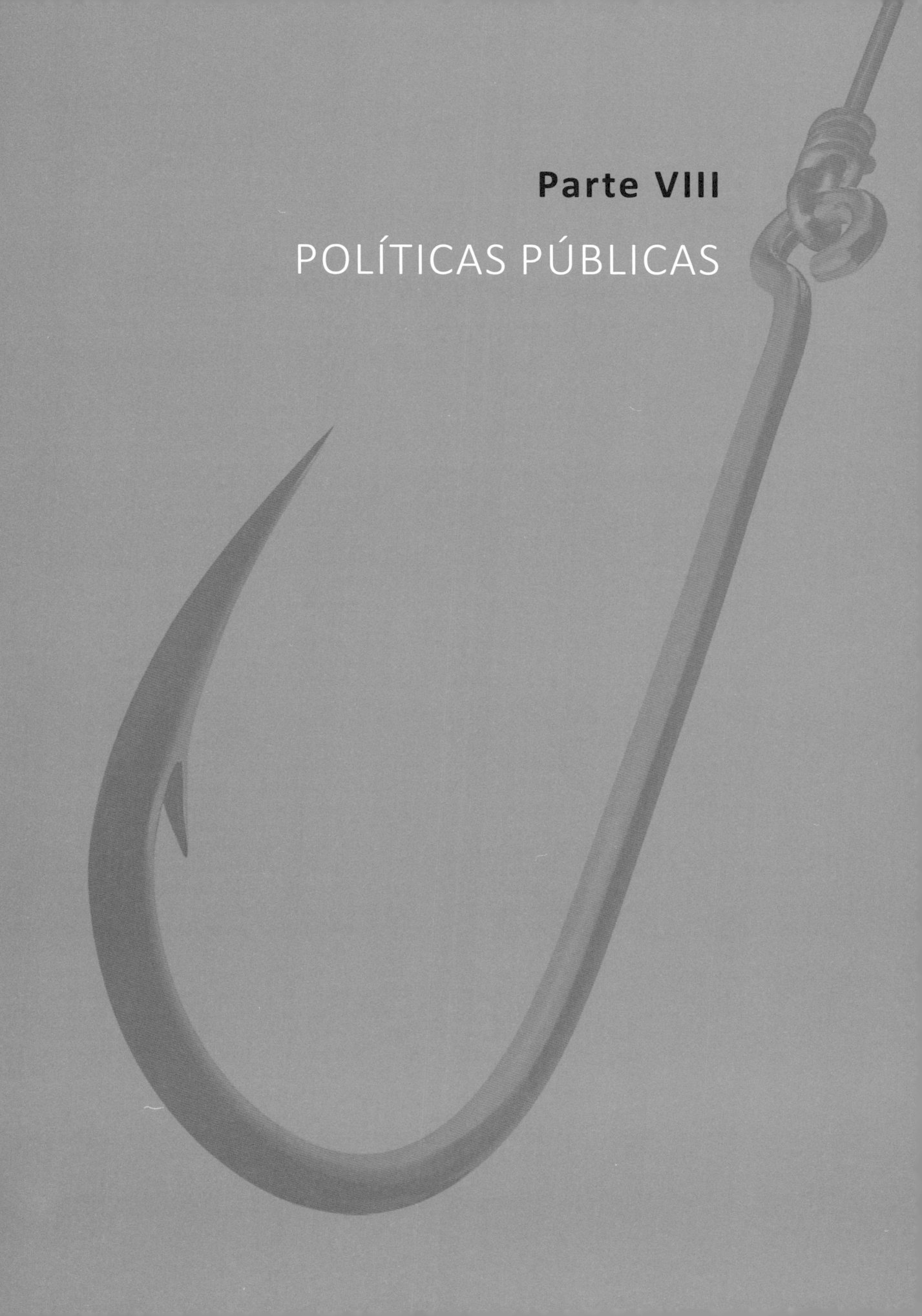

POLÍTICAS PÚBLICAS

44

Políticas públicas para o controle de álcool, tabaco e outras drogas

Paulo Roberto O. H. Santana e Alessandra Diehl

PONTOS-CHAVE

✓ Políticas públicas são intervenções voltadas a toda a sociedade e que precisam ser baseadas em evidências científicas para ser implementadas.

✓ As políticas do álcool que consideram o aumento do preço e da taxação e a diminuição da disponibilidade física têm maior nível de evidência que as estratégias educacionais e publicitárias.

✓ Não há evidências suficientes que demonstrem que a legalização de drogas traga mais benefícios do que riscos à sociedade.

✓ Várias políticas para controle do tabagismo foram implementadas no Brasil, com bons resultados, como a proteção de pessoas contra a fumaça do tabaco, a oferta de ajuda medicamentosa e psicossocial para a cessação do tabagismo e o reforço à proibição de propaganda do cigarro.

QUAL É A RELAÇÃO DA METÁFORA DA "GUERRA CONTRA AS DROGAS" COM AS POLÍTICAS PÚBLICAS SOBRE DROGAS?

A "guerra contra as drogas" não é, de fato, uma guerra real. Parece tratar-se de uma metáfora, e, assim como a grande maioria das metáforas, pode nos ajudar muito na compreensão da natureza de um problema e sua provável resolução. As metáforas nos permitem compreender problemas complexos a partir de pensamentos ou ideias mais simples. A metáfora da "guerra contra as drogas", por exemplo, nos informa que o complexo problema de drogas enfrentado por muitas nações ao redor do mundo pode ser entendido de forma semelhante à invasão de um exército estrangeiro. Se aceitarmos a metáfora como válida, então podemos continuar a comparação dizendo que a solução para a analogia é também a solução para o nosso problema-alvo. Lutar contra as drogas invasoras, traficantes de drogas e usuários de substâncias nos permite quase que uma única maneira de resolver o problema. No entanto, as metáforas podem ser "uma espada de dois gumes". A obediência servil a uma metáfora carrega o risco de aceitarmos de uma maneira excessivamente simplificada um problema complexo que pode, por sua vez, colocar uma esperança indevida em uma solução ingênua. Assim, entendemos que a metáfora "guerra contra as drogas" pode falhar em muitos níveis, como também podemos ter dificuldades em saber reconhecer, de fato, quem são os reais inimigos.[1]

As metáforas e os quadros que elas evocam influenciam de forma potente como as pessoas entendem as questões. Esses conceitos presentes nos discursos metafóricos têm sido usados de forma produtiva em uma série de estudos, incluindo no campo da dependência química.[2] Na saúde pública e no discurso clínico sobre pessoas que usam drogas, o uso de determinados discursos pejorativos e estigmatizantes, em conjunto com "guerra contra drogas", pode reforçar percepções negativas sobre as pessoas que usam álcool e outras substâncias.[2,3]

Evitar metáforas "militantes" e alavancar explicitamente para metáforas que enfatizam a humanidade, a coesão social, o respeito e a empatia e que trabalham em prol da promoção da saúde e da prevenção, do aumento da busca de tratamento e recuperação, do acesso a medicações para tratar as adições[4] e da proteção e segurança das comunidades parece ter maior potencial de melhorar a saúde pública para as pessoas que usam drogas e evitar que outras tantas iniciem esse processo.[2,5]

Tomando o álcool e os problemas relacionados ao consumo dessa substância como exemplo, sabemos, há muitos anos, o quanto de agravos e acometimento à sociedade o uso dessa substância é capaz de gerar. A associação entre consumo de álcool e resultados desfavoráveis à saúde é complexa e multidimensional. Estima-se que o álcool esteja causalmente relacionado com mais de 60 condições médicas, e cerca de 4% da carga global de doenças é atribuível ao álcool, com desfechos negativos como mortes e incapacidades. A intervenção precoce, na atenção básica de saúde, é uma das estratégias mais viáveis e eficazes, recomendada há muitos anos, associada a uma variedade de terapêuticas comportamentais e farmacológicas. No entanto, a intervenção precoce é raramente implementada na grande maioria dos países. Assim, apesar dos avanços dos estudos, os problemas decorrentes do álcool continuam a representar um grande desafio para a medicina e a saúde pública, em parte porque as abordagens orientadas à saúde coletiva foram negligenciadas em favor de abordagens orientadas somente ao indivíduo.[6]

Um dos princípios básicos das políticas públicas sobre o álcool é o reconhecimento de que as intervenções no meio ambiente são mais poderosas do que aquelas dirigidas aos indivíduos. As intervenções no ambiente visam controlar preço, lugar, produto e sua promoção.[6] Além de pensar no ambiente, as intervenções locais trazem outras vantagens: são mais flexíveis, provocam maior mobilização e apoio social, seus benefícios são mais fáceis de serem visualizados e são mais fáceis de serem ampliadas e avaliadas.[6]

Formadores de políticas em saúde em sociedades onde existe um forte trabalho científico têm conhecimento do que funciona, em que circunstâncias, para quem e o quanto funciona. Em outras palavras, os princípios gerais baseados nos desfechos encontrados podem ser aplicados a outros países, desde que sejam respeitadas as devidas adaptações para cada cultura específica.[7] Um exemplo é o conhecimento mais que solidificado de que a informação pública sobre drogas, principalmente em escolas, é uma medida muito popular, mas ineficaz, sobretudo se aplicada de forma isolada. Um dos primeiros recursos que os gestores conhecem e para o qual apelam são as campanhas de informação pública como forma de prevenção nas escolas. Apesar de essas campanhas aumentarem o conhecimento e poderem mudar algumas poucas atitudes, afetar comportamento de beber por meio de programas nas escolas é uma tarefa difícil, porque ações como essa não conseguem efeitos duradouros. As experiências de campanhas para informar a população também se mostraram negativas. O ideal é concentrar os esforços para formar alicerces de suporte para implementar estratégias comprovadas de prevenção.[6]

A noção de reduzir os danos causados por muitos tipos de comportamento humano é central para a política pública nas áreas de segurança no trânsito, regulação do tabaco e álcool, alimentação saudável, segurança no esporte e recreação e em muitas outras áreas da vida humana em que o comportamento em questão não é proibido. Políticas de drogas que desprezam evidências extensas de seu próprio impacto negativo e de abordagens que poderiam melhorar os resultados de saúde são nocivas para todos os interessados e, em especial, para as sociedades. Muitos países encarceram pessoas por delitos menores relacionados a drogas, mas depois negligenciam seu dever de prestar serviços de saúde em locais prisionais, por exemplo. Outros desperdiçam recursos públicos em políticas que comprovadamente não impedem o funcionamento dos mercados de drogas e perdem oportunidades de investir em serviços de saúde com reconhecida evidência de eficácia para pessoas usuárias de substâncias que muitas vezes têm medo de procurar serviços ou que apresentam outras dificuldades de acesso.[5]

Nesse contexto, é objetivo deste capítulo apresentar uma visão geral das complexas políticas públicas que se mostraram eficazes para o controle do álcool e do tabaco e as experiências internacionais de algumas políticas para outras drogas à luz de evidências científicas.

O QUE SÃO POLÍTICAS PÚBLICAS E QUAIS OS PRINCIPAIS DESAFIOS EM AVALIÁ-LAS?

Políticas públicas são decisões tomadas por governantes baseadas em normativas de leis, regras ou regulações que devem provir do alcance legítimo de legisladores ou outras autoridades constituídas em prol do interesse público. O valor da perspectiva da saúde pública para as políticas de álcool e outras drogas é sua habilidade de identificar os riscos e/ou grupos de risco e sugerir intervenções apropriadas para beneficiar o maior número de pessoas. Baseadas na sua natureza e no seu propósito, as políticas públicas sobre drogas podem ser divididas em duas categorias: as de alocação e as de regulação. Políticas de alocação são as que promovem um recurso a um grupo ou organização específicos, de forma a obter determinados objetivos de interesse comum. Já as políticas regulatórias procuram influenciar comportamentos e decisões dos indivíduos por meio de ações mais diretas.[8]

As políticas públicas têm o potencial de prevenir as consequências adversas do consumo de álcool e outras drogas em uma escala maior do que qualquer outra categoria de intervenções. No entanto, medir os efeitos de políticas específicas sobre comportamentos relacionados a álcool, tabaco e outras drogas e os resultados em saúde é uma tarefa difícil e complexa, que apresenta uma variedade de enormes desafios.[9]

As consequências econômicas, socias e sanitárias do consumo de substâncias são uma preocupação global. Entende-se que cerca de 8% da incapacidade global de todas as causas ajustadas por anos de vida é atribuível ao uso de drogas ilícitas e ao álcool.[10] Os governos de muitos países enfrentam a difícil tarefa de encontrar a melhor forma de alocar os limitados recursos disponíveis com o objetivo de proporcionar o maior benefício para a saúde e para a sociedade. O uso de variáveis econômicas pode desempenhar um papel vital na avaliação desses benefícios. No entanto, indentificar qual ferramenta é a mais apropriada nem sempre é tarefa fácil, tendo em vista os múltiplos desfechos individuais e coletivos decorrentes do uso de substâncias. Uma revisão sistemática das abordagens de avaliação econômica das intervenções em saúde identificou que a maioria dos artigos adotou um longo prazo de avaliação para refletir os custos e benefícios dessas intervenções. Contudo, foi bastante comum entre os artigos revisados a adoção de uma perspectiva estreita que leva em conta apenas os benefícios do setor da saúde, sendo que decisões sob a perspectiva de custos e benefícios podem ter impactos substanciais em múltiplas áreas, como segurança pública, qualidade de vida e previdência.[10]

Um desafio importante decorre da natureza não experimental da maioria das pesquisas sobre políticas públicas, o que torna difícil distinguir entre relações causais e associações não causais. Outro desafio fundamental surge da complexidade dos comportamentos e resultados relacionados com o álcool e o tabaco, por exemplo, e da grande variedade de efeitos potenciais que as intervenções políticas podem provocar sobre diferentes grupos e atores em vários contextos. Um terceiro desafio importante envolve a dificuldade em caracterizar com precisão as políticas a serem estudadas, que pode ser atribuída, em grande parte, ao viés ideológico e a embasamentos questionáveis em que as políticas são criadas em alguns países. Esse desafio é ampliado pela enorme variedade de políticas públicas relacionadas com o álcool e o tabaco que foram adotadas em todos os níveis de governo e pelas inúmeras variações em disposições específicas que estão embutidas nas leis e nos regulamentos dos países.[9]

Uma análise válida dos efeitos das políticas públicas depende do êxito em superar todos esses desafios, caracterizar com precisão as políticas e discernir os verdadeiros efeitos causais dessas políticas sobre os desfechos de interesse bem definidos e delimitados.[9]

O QUE DIZ A POLÍTICA BRASILEIRA SOBRE DROGAS?

Com o objetivo de proteger a sociedade do uso de drogas ilícitas e do uso indevido de drogas lícitas, o Conselho Nacional Antidrogas (CONAD) publicou, em outubro de 2005, a Resolução nº 03, que aprovou a Política Nacional sobre Drogas (PND). Essa resolução prioriza a prevenção do uso de drogas por julgar ser a intervenção de maior eficácia e de menor custo para a sociedade, considerando a redução de danos como uma estratégia dentro do arsenal de prevenção de danos.[11]

A PND também objetiva garantir a toda pessoa com problemas decorrentes do uso de drogas ilícitas e do uso indevido de substâncias lícitas o direito de receber tratamento adequado, buscando tratá-la de forma igualitária e sem discriminação e reconhecendo as diferenças entre o usuário, a pessoa em uso indevido, o dependente e o traficante, tratando-os de forma diferenciada. Reconhece a importância das ações e das atividades de redução de demanda, oferta e danos, legitimando o controle social. Fundamenta-se no princípio da responsabilidade compartilhada para garatir os esforços de coordenação entre os diversos segmentos do govenrno e da sociedade, em todos os níveis.[11]

A Resolução ainda propõe que o Sistema Nacional Antidrogas (SISNAD) seja implementado por meio dos Conselhos em todos os níveis de governo e que estes tenham caráter deliberativo, articulador, normativo e consultivo, assegurando a composição paritária entre sociedade civil e governo.[11]

É importante que os meios necessários para garantir, estimular, fomentar, realizar e assegurar o desenvolvimento permanente de estudos, pesquisas e avaliações possam ser garantidos. O aprofundamento do conhecimento sobre drogas, assim como sobre a extensão do consumo e sua evolução, a prevenção do uso, a repressão, o tratamento, a reabilitação, a redução de danos e a reinserção social e ocupacional tendem a orientar a continuidade ou a reformulação dessas práticas.[11]

PREVENÇÃO

Segundo a Resolução, a efetiva prevenção é fruto da "responsabilidade compartilhada", ou seja, cooperação e parceria dos diferentes segmentos da sociedade brasileira e dos órgãos governamentais, federais, estaduais e municipais para a construção de redes sociais que visem à melhora das condições de vida e à promoção geral da saúde. A execução dessa política deve ser descentralizada nos municípios, com o apoio dos Conselhos Estaduais de Políticas Públicas sobre Drogas, e adequada às peculiaridades locais, priorizando as comunidades mais vulneráveis. Para tanto, os municípios devem ser incentivados a instituir, fortalecer e divulgar seu Conselho Municipal sobre Drogas. As mensagens utilizadas em campanhas e programas educacionais e preventivos devem ser claras, atualizadas e fundamentadas cientificamente, considerando as especificidades do público-alvo, as diversidades culturais e as vulnerabilidades e respeitando as diferenças de gênero, raça e etnia.[11]

TRATAMENTO, RECUPERAÇÃO E REINSERÇÃO SOCIAL

O Estado deve estimular, garantir e promover ações para que a sociedade possa assumir com responsabilidade e ética o tratamento, a recuperação e a reinserção social, apoiada técnica e financeiramente, de forma descentralizada, pelos órgãos governamentais em cada esfera do governo, pelas organizações não governamentais e entidades privadas. O acesso às diferentes modalidades de tratamento deve ser identificado, qualificado e garantido como um processo contínuo de esforços disponibilizados de forma permanente para os usuários, dependentes e seus familiares. As ações devem ser avaliadas e vinculadas às pesquisas científicas, de modo a serem incentivadas aquelas que tenham obtido resultados mais efetivos, com garantia de alocação de recursos técnicos e financeiros. Deve ser garantida a capacitação continuada, avaliada e atualizada de todos os setores envolvidos com o tratamento, a recuperação, a redução de danos e a reinserção social e ocupacional.[11]

Na etapa da recuperação, deve ser priorizada a promoção de ações de reinserção familiar, social e ocupacional, em razão de sua constituição como instrumento capaz de romper o ciclo consumo/tratamento para grande parte dos envolvidos.[11]

Redução de danos

A PND reconhece a estratégia de redução de danos, amparada pelo artigo 196 da Constituição Federal, como medida de intervenção preventiva, assistencial, de promoção da saúde e dos direitos humanos. Essas ações devem ser realizadas de forma articulada inter e intrassetorialmente, visando à redução dos riscos, das consequências adversas e dos danos associados ao uso de álcool e outras drogas para a pessoa, para a família e para a sociedade.[11] Esse tema será discutido com mais profundidade no Capítulo 46 desta obra.

Redução da oferta

Ações contínuas devem ser promovidas para reduzir a oferta de drogas ilegais e/ou de abuso, erradicar e apreender permanentemente as drogas produzidas no País, bloquear o ingresso das oriundas do exterior, destinadas ao consumo interno ou ao mercado internacional, e identificar e desmantelar as organizações criminosas. A redução substancial dos crimes relacionados ao tráfico de drogas ilícitas e ao uso de substâncias, responsáveis pelo alto índice de violência no País, deve proporcionar melhoras nas condições de segurança das pessoas.[11]

Apesar de buscar integrar as diversas esferas do governo e convocar a sociedade para participar das atividades, tendo a responsabilidade compartilhada como fundamento, a PND é carente de medidas realmente integrativas de impacto que extrapolem o aspecto teórico e que tragam intervenções com efetividade à prática clínica. Em âmbito local, é perceptível a dificuldade de articular os *settings* terapêuticos, o que demonstra a necessidade de elaboração de uma rede de políticas interligadas.

QUAIS SÃO AS POLÍTICAS PARA O CONTROLE DO ÁLCOOL?

O uso de álcool pode trazer inúmeras consequências à maioria dos países, independentemente de seu nível de desenvolvimento. A sociedade, ao longo de sua história, elaborou um conjunto de crenças que, cada uma a seu tempo, foi responsável por determinar a forma como a relação homem *versus* álcool foi encarada. A partir dessas crenças, foram desenvolvidas diversas respostas na forma de políticas públicas. Algumas dessas políticas tinham como meta a diminuição do consumo de álcool e do comportamento de beber, enquanto outras se baseavam em situações e ambientes específicos ou em determinados grupos, como jovens e motoristas.[12]

Apesar de, em algumas sociedades, as respostas da saúde pública às consequências do álcool terem sido incisivas e até mesmo confusas, em outros lugares e épocas, as intervenções se caracterizaram pela total ausência de qualquer iniciativa de saúde a essa finalidade. Entendemos que existem múltiplas influências econômicas, sociais e culturais que se relacionam entre si, as quais permanecerão fora do controle governamental e têm um difícil manejo. No entanto, há uma sensibilidade crescente da população em relação à necessidade de revisar e estabelecer políticas de forma mais objetiva, o que tem levado grupos de indivíduos a discutir o tema de forma científica.[12]

Há muitas décadas, a Organização Mundial da Saúde (OMS) vem buscando um consenso internacional sobre as ações com maior potencial de trazer benefícios sociais. Tentando responder a essa questão, um grupo de especialistas, representando várias organizações médicas e universidades brasileiras, criou um consenso sobre as principais políticas que deveriam ser implementadas nas diversas esferas de governo, utilizando estratégias com comprovada eficácia para reduzir os custos e os danos relacionados ao uso de álcool. Os resultados demonstram que é possível influenciar tanto a redução da quantidade de álcool consumida por uma população quanto os comportamentos de consumo de álcool e os contextos de alto risco causadores dos problemas a ele relacionados.[8]

Discutiremos, a seguir, algumas estratégias e intervenções cuja efetividade já foi avaliada, mostrando alguma evidência de resposta favorável. O **Quadro 44.1** ilustra resumidamente quais são essas estratégias recomendadas para a política do uso de álcool.

QUADRO 44.1
Estratégias efetivas recomendadas para a política do uso de álcool

- Preço e taxação
- Regulação da disponibilidade física do álcool
- Modificação do contexto de beber
- Estratégias direcionadas ao trânsito
- Regulação da promoção do álcool
- Educação e persuasão
- Programas de treinamento para servir com responsabilidade ou "treinamento de garçons"
- Políticas de redução de danos voltadas aos estabelecimentos e pontos de venda

Fonte: Laranjeira e Romano.[8]

Preço e taxação do álcool

A regulação do preço tem-se mostrado uma das medidas mais populares entre as múltiplas intervenções usadas para atenuar os problemas associados ao álcool. Essas estratégias partem do princípio de que o aumento do preço e da taxação sobre bebidas alcoólicas pode resultar na diminuição do consumo e dos problemas relacionados. Apesar de promover uma maior arrecadação financeira, essas atividades não têm propriamente essa finalidade.[8]

A literatura mostra uma relação direta entre o aumento dos preços de bebidas alcoólicas e a redução da mortalidade por cirrose, dos índices de acidentes de trânsito fatais e não fatais, dos homicídios e de comportamentos violentos.[7,8] A relação inversa também pode ser notada, ou seja, a redução dos impostos e das taxações sobre bebidas pode ter consequências negativas. Em 2004, em decorrência da adesão da Estônia à União Europeia, as taxações de bebidas alcoólicas e dos impostos referentes à importação foram reduzidas naquele país. Em consequência dessa redução, foi observado um aumento de 10% do consumo de álcool naquele ano, e mortes por doenças hepáticas induzidas pelo álcool tiveram um aumento de 46% no período do estudo, em comparação com anos anteriores. Os danos aumentaram mais entre os indivíduos de meia-idade e idosos e em segmentos mais desfavorecidos da população.[13]

Grupos de maior vulnerabilidade, como jovens e "bebedores pesados", são particularmente mais sensíveis às alterações do preço de bebidas alcoólicas do que bebedores leves e esporádicos. Portanto, estratégias de taxação e regulação do preço tendem a ser eficazes em reduzir tanto o consumo quanto os desfechos associados, particularmente nesses grupos de maior vulnerabilidade.[8] Um estudo desenvolvido em 2011, em Maryland, nos Estados Unidos, identificou os efeitos do aumento do imposto de 6 para 9% sobre a venda de bebidas alcoólicas, por meio de análises dos dados obtidos a partir de relatórios de acidentes de trânsito pela polícia. Os resultados demonstraram que, após a implementação da taxação, houve redução do percentual de condutores com alcoolemia positva e redução de 12% nos condutores com idade entre 15 e 34 anos envolvidos em acidentes de trânsito.[14]

O uso de álcool, principalmente no padrão em *binge*, está intimamente relacionado a violência doméstica. Um estudo norte-americano que objetivou identificar os efeitos do aumento dos impostos da venda de álcool sobre a violência observou uma redução significativa dos homicídios entre parceiros íntimos.[15] O aumento das taxações do álcool também reduz consideravelmente as taxas de feminicídio, demonstrando uma relação direta entre as medidas de controle do álcool, em especial os impostos e taxações, e a extrema violência.[16]

Na ausência de qualquer intervenção regulatória sobre a produção, a distribuição e a venda, o valor econômico de uma bebida alcoólica depende exclusivamente do resultante entre a relação de oferta e demanda. Intervenções sobre o preço e a taxação têm uma logística de fiscalização simples, além de terem baixo custo e serem de fácil implementação. É necessário considerar, no entanto, que existe um limite além do qual se deixa de obter os efeitos previstos com a regulação, pois a população pode tender a procurar um contra-controle por meio do mercado ilegal ou da produção doméstica. Todavia, é discutível se esse tipo de comercialização seria suficiente para substituir os efeitos do mercado formal.[8]

Regulação da disponibilidade física do álcool

Intervenções regulatórias quanto a disponibilidade e acesso aos produtos derivados do álcool têm implicações na prevenção de problemas relacionados ao uso da substância, por meio do controle das condições de venda aos usuários e da influência direta nos desfechos relacionados ao consumo. Regulações de caráter preventivo direcionadas aos pontos de venda, quando respaldadas por controles eficientes, são mais efetivas que programas de prevenção baseados somente na educação ou persuasão direcionadas aos prováveis bebedores.[8]

Exposição à venda de álcool também tem-se mostrado, segundo a literatura, um fator de risco associado à iniciação do consumo de bebidas alcoólicas entre adolescentes. Uma revisão sistemática de estudos longitudinais encontrou evidências de associação entre o nível de exposição ao mercado e o nível de consumo de álcool nos jovens, padrão *binge* de beber, receptividade ao *marketing*, reconhecimento de marcas e expectativas para o consumo.[17]

A literatura elenca diferentes restrições que podem ser utilizadas na prática, como as horas ou os dias de venda, a localização dos pontos de venda, as propagandas e promoções de bebidas alcoólicas, quem pode ou não comprar tais produtos e limites individuais de compras. Podem ser adotadas medidas como venda exclusiva para consumo no próprio local, especificação dos volumes das doses, inibição de promoções e descontos, estabelecimento de treinamentos sobre como servir com responsabilidade, estímulo à ingesta de alimentos e outras possibilidades de entretenimento não relacionadas ao consumo de álcool.[8] Um clássico estudo retrospectivo nacional buscou identificar os efeitos da redução do horário para venda de álcool (até as 23h) em Diadema e observou uma redução significativa sobre os homicídios e uma diminuição discreta dos episódios de violência contra a mulher.[18]

Tão importante quanto definir restrições de venda de bebidas alcoólicas é fiscalizar a adesão a tais medidas. No Brasil, a venda é proibida a menores de 18 anos, porém percebe-se a iniciação precoce do consumo em idades inferiores. Um estudo realizado no Estado de São Paulo objetivou avaliar quantas vezes os jovens menores de 18 anos conseguiam comprar bebidas alcoólicas em lojas. O estudo observou que 84% dos adolescentes entre 13 e 17 anos conseguiram comprar bebidas em postos de venda na primeira tentativa de obtenção.[19] Outra medida carente de fiscalização é a proibição da venda de álcool a pessoas já intoxicadas. Apesar de prevista no Código

Civil brasileiro, não é corriqueira a responsabilização de proprietários de estabelecimentos por eventuais danos decorrentes da intoxicação de um cliente. Junto às palavras "fiscalização", "regulamentação" e "controle" deve estar associado um conjunto de medidas de responsabilização civil e criminal ao descumprimento de tais intervenções.[8]

Governos podem limitar a localização de pontos de venda e "aglomerados de bares" (densidade dos pontos de venda) mediante a aplicação de leis de zoneamento urbano, estabelecendo distâncias mínimas de escolas e igrejas ou simplesmente limitando o número de pontos de venda no bairro ou no município. Episódios de violência e acidentes de trânsito tendem a ocorrer com maior frequência nesses locais de maior concentração de bares.[8]

O ambiente tem um papel importante no aumento do consumo de substâncias pelos adolescentes e de comportamentos relacionados ao uso. Um estudo norte-americano identificou que a densidade dos postos de venda tem relação positiva com a maior percepção da disponibilidade de álcool e outras drogas. A disponibilidade percebida foi associada a aumento do uso de drogas tanto no âmbito individual como escolar, sendo mais relevante em meninas do que em meninos.[20] Quanto menor a densidade, maior a oportunidade de lucro na venda de álcool, o que tende a elevar seu preço e, consequentemente, diminuir o consumo e os problemas relacionados.[8]

O mecanismo de controle mais objetivo sobre a venda de álcool tende a ser a implantação de um sistema de licenças para o fornecimento de bebidas alcoólicas, como já bem documentado nos sistemas inglês e norte-americano. Se o sistema tiver poder de fato para suspender ou revogar a licença do estabelecimento em caso de infrações, torna-se um instrumento efetivo para reduzir problemas relacionados ao álcool. Outro ponto interessante é o controle sobre quem está habilitado a vender bebidas alcoólicas. Existem algumas práticas já estabelecidas com evidências sugestivas, mas não conclusivas, em relação a determinadas práticas, entre elas a checagem dos antecedentes criminais dos fornecedores e a idade mínima para o vendedor de bebidas.[8]

O principal efeito colateral das implantações de medidas restritivas, sobretudo quando se trata de intervenções extremas, é o aumento do mercado informal, por meio de importação e produções ilegais, que podem estar associadas ao aumento da violência e da criminalidade. No entanto, dificilmente o mercado informal seria suficiente para preencher as lacunas das atividades formais e produzir o mesmo nível de problemas. Intervenções "mais conservadoras" podem minimizar os efeitos colaterais.[8]

Em geral, as estratégias que utilizam restrições e regulamentações custam pouco se comparadas aos problemas econômicos e sociais desencadeados pelo uso de álcool. O custo dessas estratégias tende a se elevar quando são encontradas resistências, como os interesses comerciais e baixo apoio popular. No entanto, tende a diminuir quando se encontra aceitação e engajamento da sociedade para tal finalidade.[8]

MODIFICAÇÃO DO CONTEXTO DO BEBER

O álcool é usado em um contexto cultural e social. Modificando esse contexto, podemos reduzir os problemas relacionados ao consumo. As medidas utilizadas para promover essa mudança estão englobadas dentro do que se chama de "redução de danos", tendo em vista que admitem que haverá o consumo de bebida, e buscam limitar os danos pontenciais por meio de modificações do ambiente de uso. A efetividade de tais ações não depende necessariamente da adesão dos indivíduos que usam a substância, embora tal adesão possa potencializar os efeitos das medidas adotadas. Essas medidas servem como complemento às medidas mais amplas, como o aumento do preço e da taxação e as regulações voltadas à disponibilidade física do álcool.[8]

Bares e outros pontos de venda apresentam alto índice de problemas relacionados ao uso de álcool, portanto constituem um alvo prioritário para as políticas de caráter preventivo. Práticas como o oferecimento de bebidas a pessoas já intoxicadas, a inabilidade de garçons e gerentes de lidar com comportamentos disfuncionais e excesso de clientes, a permissividade de condutas inapropriadas e características próprias do estabelecimento podem intensificar o risco de intercorrências.[8]

Como já mencionado, o foco nos ambientes de venda tem um impacto mais amplo do que abordagens individuais, e diversas estratégias podem ser usadas ao mesmo tempo para amplificar os efeitos. Em geral, elas têm um bom nível de aceitação pela população e são adotadas com relativa facilidade.[8] A seguir, serão apresentadas algumas estratégias que se mostraram de maior relevância.

PROGRAMAS DE TREINAMENTO PARA SERVIR COM RESPONSABILIDADE, OU "TREINAMENTO DE GARÇONS"

Esta política tem seu foco nas atitudes, conhecimentos, habilidades e práticas das pessoas envolvidas no ato de servir bebidas. O objetivo principal é evitar a intoxicação e a venda a menores. Entre as intervenções de sucesso, estão a inibição de práticas negativas, como incentivos à intoxicação, e o estímulo a práticas positivas, como oferecer alimentos, desacelerar o serviço ou proibir a venda a clientes já intoxicados. Tais programas tendem a promover a redução das concentrações alcoólicas no sangue dos clientes e a reduzir o número de clientes intoxicados, bem como o índice de acidentes de trânsito noturnos. Podem ser associados ao programa de treinamento técnicas de manejo da agressividade e de outras alterações do comportamento; informações sobre legislação específica, efeitos do álcool e outras drogas, segurança contra incêndio e primeiros socorros; reconhecimento de sinais de alerta; habilidades de comunicação; e procedimentos para reduzir o risco na hora de fechar o estabelecimento. Iniciativas como essas devem contar com treinamento continuado, a fim de preservar seus efeitos ao longo do tempo.[8]

Como mencionado, quanto maior a fiscalização, por meio de estratégias destinadas ao cumprimento da legislação, maior a efetivdade das políticas direcionadas ao fornecimento de bebidas. O policiamento ativo, envolvendo visitas frequentes aos estabelecimetos, é uma estratégia eficaz para evitar a intoxicação e a venda irregular de bebidas. Dentro desse contexto, o uso voluntário de códigos de conduta por parte dos estabelecimentos é muito útil quando os problemas estão concentrados em uma área geográfica específica. Envolve acordos entre os proprietários de bares para limitar os fatores de risco para violência e outros problemas. Uma estratégia para a implementação de tais medidas é a intermediação do poder público junto às associações comerciais e a polícia local.[8]

POLÍTICAS DE REDUÇÃO DE DANOS VOLTADAS AOS ESTABELECIMENTOS E PONTOS DE VENDA

Esta política tem visto um interesse crescente por parte da sociedade. Embora aparente ser promissora, os custos de implantação são superiores às estratégias de controle e taxação, tendo estas últimas melhor custo-benefício. Portanto, as políticas de redução de danos não devem ser encaradas como medidas substitutivas de outras políticas de efetividade comprovada.[8]

ESTRATÉGIAS DIRECIONADAS AO TRÂNSITO

A concentração de álcool no sangue (CAS) está diretamente relacionada ao desempenho ao volante, e mesmo níveis de álcool muito baixos causam alterações significativas na capacidade de dirigir adequadamente.[8] Uma proporção significativa dos acidentes de trânsito é decorrente do uso de álcool e outras substâncias.

A venda e o uso de álcool são ilegais no Paquistão. No entanto, um estudo paquistanês identificou que cerca de 10% dos motoristas utilizavam álcool enquanto dirigiam e que quase 30% dos condutores da amostra consumiam maconha. O estudo demonstrou, ainda, associação do uso de ambas as substâncias com imperícia e acidentes automobilísticos.[21]

Resultados de testes laboratoriais mostram que os prejuízos tornam-se marcantes para CAS acima de 0,05%. O risco de acidentes aumenta de forma proporcional ao nível de alcoolemia. O impacto desse problema tem feito alguns países estipularem níveis máximos de CAS tolerados para os condutores.[8] O Brasil tem uma legislação específica que visa à redução dos níveis de concentração de álcool no sangue. Conhecida como Lei Seca, foi introduzida em 2008 e teve um impacto significativo após sua implementação.[22]

Um estudo realizado na cidade de São Paulo buscou identificar os efeitos da nova Lei de Trânsito (Lei nº 11.705/08), conhecida como Lei Seca. O estudo recolheu e analisou dados entre os anos de 2007 e 2009 e identificou que ocorreu uma redução de 45% nos resultados positivos do bafômetro após a implatação da nova legislação, demonstrando um impacto significativo na redução de lesões e mortes relacionadas ao trânsito quando políticas públicas são implantas e fiscalizadas.[22] Outro estudo, realizado na cidade de Belo Horizonte, no período de 2005 a 2009, também com o objetivo de avaliar o impacto da Lei Seca, encontrou resultados semelhantes, com redução de cerca de 50% na prevalência de indivíduos dirigindo com qualquer nível de álcool no sangue.[23]

Apesar dos efeitos significativos no ano que se seguiu a sua implementação, a Lei Seca é uma das provas de que as leis necessitam de fiscalizações sistemáticas e frequentes para ter seus efeitos atingidos. Um estudo de 2013 realizou um levantamento em vias públicas no Brasil e identificou que 24,6% dos condutores tinham concentração alcoólica detectável no sangue e que 15,9% tinham CAS acima do limite legal (0,6 g/L) no momento do estudo. É interessante relatar que, nesse estudo, os indivíduos que relatavam que o hábito de beber e dirigir era uma infração grave ou que consideravam o padrão de uso como "regular" tiveram maior probabilidade de teste positivo do que os outros participantes do estudo.[22]

A identificação de infratores e as devidas punições funcionam como uma estratégia de prevenção, induzindo outros motoristas a obedecer à legislação. As consequências nos âmbitos civil e penal são essenciais para aumentar a percepção do risco de ser punido, sendo esta influenciada pela gravidade e pela rapidez da punição.[8]

Intensificar a frequência e a visibilidade de fiscalização, por meio de ações da polícia que visem ao cumprimento da lei, é a principal estratégia para aumentar a certeza de punição. Campanhas de curta duração têm efeitos temporários, apesar de reduzirem o índice de acidentes. As fiscalizações podem ocorrer de duas formas: por meio da checagem seletiva, ou seja, somente os motoristas que a polícia julga estarem intoxicados são submetidos ao teste, e por meio da checagem aleatória, em que qualquer motorista pode ser submetido ao teste, que pode variar em frequência e local, sem aviso prévio. A checagem seletiva tende a negligenciar metade dos motoristas com CAS > 0,10%, sendo a checagem aleatória até duas vezes mais efetiva e de efeitos mais duradouros.[8]

REGULAÇÃO DA PROMOÇÃO DO ÁLCOOL

A publicidade do álcool usa as mais variadas estratégias e meios de comunicação. Por meio dela, estabelecem-se novos nichos de mercado, que são criados a partir de associações de determinada marca com um estilo de vida, prática esportiva e outros mecanismos que visam construir um sentimento de identificação com o consumidor. É evidente o conflito entre a autorregulação exercida pelas empresas e os interesses comerciais, sendo necessária, portanto, a intervenção da sociedade e do poder público para mediar esse processo.[8]

As propagandas de bebidas alcoólicas podem ter um efeito negativo em adolescentes e adultos jovens, devido a sua vulnerabilidade às sugestões contidas na mensagem publicitária. No Brasil, é proibida a veiculação de anúncios publicitários de bebidas com alto teor alcoólico. No entanto, a legislação deixa uma "brecha" para algumas substâncias com teor alcoólico reduzido. Para estas, existem mecanismos autorregulatórios que podem se mostrar frágeis.[24] A publicidade e o uso de substâncias serão abordadas de forma mais aprofundada no Capítulo 66 desta obra.

Estratégias educacionais e de persuasão

Diferentemente das abordagens citadas, as estratégias educacionais não demonstram evidências tão efetivas, apesar de estarem entre as estratégias mais populares de prevenção. Apresentam, ainda, um custo-benefício desvantajoso quando comparadas às demais abordagens descritas.[8]

Em geral, essas estratégias apresentam um forte apelo popular, mas as propagandas da indústria do álcool são mais bem produzidas, são constantemente reforçadas pelo ambiente e têm alta frequência de vinculação nos meios de informação. No entanto, as estratégias educacionais podem integrar um programa amplo de políticas, desempenhando um papel complementar.[8]

Os programas escolares têm, geralmente, a função de modificar crenças, atitudes e comportamentos de adolescentes que estejam vinculados ao álcool e modificar também os fatores de proteção, como habilidades sociais e autoestima. Está previsto, dentro desses programas, o incentivo a atividades sem relação com o álcool, como esportes e artes. No entanto, essas ações mostram-se igualmente ineficazes quando utilizadas sem o auxílio de medidas complementares. Essas atividades, no entanto, produzem ganhos em outras variáveis que não a redução do consumo.[8]

O QUE DIZ A LEGISLAÇÃO BRASILEIRA SOBRE A QUESTÃO DAS SUBSTÂNCIAS?

O governo brasileiro, por meio do Decreto nº 6.117, apresentou à sociedade a Política Nacional sobre o Álcool, que tem como objetivo geral estabelecer os princípios que orientam a elaboração de estratégias para o enfrentamento coletivo dos problemas relacionados ao consumo do álcool. São contempladas ações que visem à redução dos danos sociais e à saúde causados pelo consumo de bebidas alcoólicas, bem como das situações de violência e criminalidade associadas ao uso dessas substâncias. Entre as estratégias a serem adotadas, merecem destaque as que estão relacionadas a minimizar os impactos negativos (redução de danos) e as ações ligadas à associação álcool/trânsito, tendo em vista que os problemas relacionados ao uso de bebidas não atingem apenas as populações vulneráveis.[25]

Em junho de 2008, foi sancionada a Lei nº 11.705/08, conhecida como "Lei Seca", por ocasião da realização da X Semana Nacional sobre Drogas. Essa lei alterou alguns dispositivos do Código de Trânsito brasileiro, impondo punições mais severas para o condutor que dirigir sob a influência de álcool ou de qualquer outra substância psicoativa que determine dependência.[25]

Com essa lei, o motorista que tiver qualquer concentração de álcool por litro de sangue fica sujeito às medidas administrativas e punições previstas no artigo 165 da Lei nº 9.503/97, como retenção do veículo até a apresentação de condutor habilitado, recolhimento do documento de habilitação, multa e suspensão do direito de dirigir por 12 meses. O motorista que apresentar concentração de álcool igual ou superior a 6,0 dg/L de sangue – o que corresponde à concentração alcoólica de 0,30 mg/L no ar alveolar expirado (verificado no teste de etilometria) –, além das medidas administrativas e punições citadas, fica sujeito à pena de detenção de 6 meses a 3 anos.[25]

Foram proibidos, na faixa de domínio de rodovia federal ou em local próximo à faixa de domínio com acesso direto à rodovia, a venda varejista e o oferecimento de bebidas alcoólicas (teor superior a 0,5 grau Gay Lussac) para consumo no local. A Lei prevê também que os estabelecimentos comerciais que vendem ou oferecem bebidas alcoólicas exibam aviso informativo de que é crime dirigir sob a influência de álcool, punível com detenção.[25]

Por meio da Lei nº 12.760/12, houve nova alteração no Código de Trânsito, tornando as medidas administrativas e as punições mais severas, com ampliação da possibilidade de responsabilização penal. Entretanto, a maior inovação foi a possibilidade de enquadrar e punir criminalmente os condutores que se recusarem a fazer o teste com o etilômetro (bafômetro), mediante outros meios que comprovem capacidade psicomotora alterada em decorrência da influência de álcool ou outra substância psicoativa que determine dependência.[25]

A propaganda de bebidas alcoólicas no Brasil é regulada pela Lei nº 9.294/96, que faz restrições à publicidade de bebidas alcoólicas em relação ao horário, local e conteúdo das peças publicitárias. Contudo, as restrições não englobam as bebidas mais utilizadas no Brasil, as cervejas, tendo em vista que, para os efeitos dessa lei, somente são consideradas bebidas alcoólicas as substâncias com teor alcoólico superior a 13 graus Gay Lussac. Como resultado, as propagandas de bebidas de baixo teor alcoólico são reguladas apenas pelo Código Brasileiro de Autorregulamentação Publicitária. Esse código é uma norma infralegal e voluntária e tem sido pouco resolutiva em evitar abusos na propaganda de cervejas, que tem grande audiência entre o público adolescente.[26] Um estudo avaliou as violações nas diretrizes do Código Brasileiro de Autorregulamentação Publicitária e observou várias irregularidades, entre as quais propagandas que se mostravam altamente atraentes para jovens, que encorajavam o consumo excessivo e que descumpriam as regulamentações que visam proteger crianças e adolescentes.[24]

Com vistas a tentar diminuir o impacto da publicidade, uma decisão do Tribunal Regional Federal, em 2004, restringiu a publicidade de bebidas com teor alcoólico igual ou superior a 0,5 grau Gay Lussac. A partir dessa data, comerciais de cerveja e vinho, por exemplo, só podem ser veiculados em emissoras de rádio e televisão entre as 21h e as 6h, sendo que a veiculação até as 23h só pode ser feita no intervalo de programas não recomendados para menores de 18 anos.[27] Atualmente tramita na Câmara dos Deputados um projeto que visa alterar a lei anterior e considerar alcoólica todas as bebidas com teor alcoólico a partir de 0,5% (0,5 grau Gay Lussac). Essa medida está prevista no Projeto de Lei nº 564/15 e pode ter sua tramitação acompanhada no *site* da Câmara.[28]

QUAIS SÃO AS POLÍTICAS PÚBLICAS PARA O CONTROLE DO TABACO?

Experiências tanto nacionais quanto internacionais demonstram que as políticas de controle do tabaco mais eficientes e sustentáveis em longo prazo são aquelas que incorporaram o engajamento e a participação ativa da sociedade civil organizada. A mobilização popular, articulada com o controle social, forma ferramentas fundamentais para provocar mudanças nas pautas dos legisladores e de políticos a fim de promover conquistas de políticas públicas ou sua execução ou, ainda, o aperfeiçoamento de outras.[29] Nesse contexto, o controle social avalia, corrige, participa, fiscaliza e realinha as iniciativas de gestão dos interesses públicos. Da mesma forma que tem acontecido em vários países do mundo, cada vez mais se observa a participação da sociedade em exigir, pedir e ajudar políticas de controle do álcool, havendo já uma longa e mais estruturada tradição de alguns países para o controle social do tabaco. No Brasil, este tem seus méritos reconhecidos pela atuação da Aliança do Controle do Tabaco (ACT), uma organização social cuja missão tem sido monitorar a implementação e o cumprimento das medidas preconizadas pela Convenção-Quadro para o Controle do Tabaco (CQCT) e seus protocolos, desenvolver a capacidade de controle do tabagismo nas cinco Regiões do Brasil e promover e apoiar uma rede de organizações comprometidas com o controle do tabagismo e as atividades relacionadas.[29] A ACT é focada em ações de *advocacy* e políticas públicas para o controle dos principais fatores de risco das doenças crônicas não transmissíveis. As atividades são exercidas por meio da atuação em rede nas quatro áreas-chave da organização: controle do tabagismo, controle do álcool, alimentação saudável e atividade física.[30] Portanto, as políticas tanto para o álcool quanto para outras drogas poderiam aprender com o *advocacy* semelhante às políticas públicas e de mobilização social que vêm sendo realizadas para o controle do tabaco, sobretudo por meio de iniciativas de mobilização popular organizadas, como as da Aliança do Controle do Tabaco. O **Quadro 44.2** apresenta a missão da Convenção-Quadro para o Controle do Tabaco.

QUADRO 44.2
Missão da Convenção-Quadro para o Controle do Tabaco

A Convenção-Quadro para o Controle do Tabaco (CQCT) é o primeiro tratado internacional de saúde pública, desenvolvido sob os auspícios da OMS, entre 1999 e 2003, após audiências públicas e seis reuniões de negociações envolvendo os 192 países membros da OMS. O tratado entrou em vigor em fevereiro de 2005, e o Brasil foi um dos líderes em seu processo de desenvolvimento. Seu objetivo é "proteger as gerações presentes e futuras das devastadoras consequências sanitárias, sociais, ambientais e econômicas geradas pelo consumo e pela exposição à fumaça do tabaco". Considerada um marco histórico para a saúde pública global, a Convenção-Quadro traz, em seu texto, medidas para reduzir a epidemia do tabagismo em proporções mundiais, abordando temas como propaganda, publicidade e patrocínio, advertências, *marketing*, tabagismo passivo, tratamento de fumantes, comércio ilegal e impostos, etc.

Fonte: Aliança de Controle ao Tabagismo.[30]

Os estudos mostram que existem muitas medidas de intervenções com boa relação custo-efetividade no controle do tabaco e que podem ser usadas em locais diferentes. Isso pode ter um impacto significativo no consumo da substância. As estratégias de maior custo-efetividade são políticas públicas destinadas a grandes populações, como proibição de anúncios diretos e indiretos de tabaco, imposto sobre o tabaco, aumento do preço do cigarro, prática de ambientes livres de tabaco em todo setor público e locais de trabalho, mensagens de saúde claras e objetivas em pacotes/embalagens de cigarro, etc.[31,32]

No Brasil, o Programa Nacional de Controle do Tabagismo existe desde 1989 e tem apresentado bons resultados. De acordo com a evidência disponível, verifica-se, desde o início da década de 1990, um significativo declínio na prevalência do tabagismo e no consumo total de cigarros por adultos. Saímos de altos patamares, de 34%, na década de 1980, para menos de 17% nos dias de hoje, mas ainda com uma carga de custo anual para o sistema de saúde em torno de 21 bilhões de reais.[29]

No entanto, o tabagismo segue concentrado entre os grupos populacionais com baixo nível de educação e também os mais pobres. O governo brasileiro já cumpre várias das provisões da Convenção-Quadro para o Controle do Tabaco da OMS. O Brasil estabeleceu fundamentos sólidos para conquistas sem precedentes na saúde pública. O Programa Nacional de Controle do Tabagismo no País é considerado extremamente inovador, ainda que se tenha focalizado em ações não relacionadas aos preços dos derivados do tabaco.[31]

Várias ações combinadas têm sido implementadas para o controle do tabagismo no Brasil. Entre elas, citam-se:[29,32]

1. Monitoração do uso de tabaco e promoção de políticas de prevenção.
2. Desenvolvimento de programas educativos em escolas.
3. Proteção das pessoas contra a fumaça do tabaco.
4. Instauração de ambientes livres de tabaco em postos/departamentos de saúde e áreas de trabalho.
5. Proibição da propaganda de cigarro, promoção ou patrocínio pelas empresas de tabaco.
6. Veiculação de imagens de advertência nos maços (o segundo país a implantar, depois do Canadá).
7. Proibição da veiculação de classificações falsas, como *light* ou "baixo teor" (o primeiro país a fazer isso foi o Brasil).
8. Redução do acesso social ao tabaco por meio do aumento da contra- propaganda da substância e da fiscalização dos ambientes livres de tabaco.
9. Proibição de aditivos nos cigarros, ou seja, cigarros com aromas e sabores, os quais comprovadamente facilitam a iniciação do tabagismo em jovens. A partir de setembro de 2013, ficou proibido o uso de aditivos em produtos derivados do tabaco comercializados no Brasil, conforme a Resolução da Agência Nacional de Vigilância Sanitária nº 14, de 15 de março de 2012 (RDC 14).
10. Oferecimento de ajuda para a cessação.

Alguns desafios das políticas do controle do tabaco

Aumentar o preço do cigarro é ainda uma das metas no País. O Brasil segue tendo um dos cigarros mais baratos do mundo.[31] O aumento de preços e impostos sobre produtos fumígenos é medida de saúde pública comprovadamente eficaz para reduzir e inibir o acesso a esses produtos. No Brasil, foi adotada uma mudança no sistema de tributação do cigarro em 2001, por meio dos artigos 14 a 20 da Lei nº 12.546/11 e Decretos nº 7.555 e 7.593/11, que preveem um aumento progressivo nos preços de cigarros, de 20%, em 2012, a 55%, em 2015.[29] A Lei nº 12.546/11 determinou um aumento efetivo nas alíquotas do Imposto sobre Produtos Industrializados (IPI) dos cigarros a partir de maio de 2012, por meio de mudança do sistema tributário do IPI para um regime com alíquotas superiores às praticadas até 2011, além de estabelecer preços mínimos e reajustes periódicos anuais até 2015. Trata-se de uma boa medida, já que prevê compensar as perdas do valor real desses produtos ante a inflação e os efeitos do crescimento da renda sobre o consumo de cigarros no período.[30]

O Brasil passou muitos anos com uma política de preços e impostos reduzidos sobre os cigarros (de 1999 a 2006), com níveis de tributação sobre o preço final do produto muito inferiores aos 70% recomendados pelo Banco Mundial e pela OMS e abaixo dos de países com rendas semelhantes à brasileira, como Argentina, Uruguai e Chile.

Mesmo com o aumento do IPI, ainda há espaço para aumento de impostos estaduais (ICMS) – cerca de 25% na maioria dos Estados – e de outros impostos federais (PIS/PASEP e Cofins).

Em 2005, em toda a América Latina, foi estimado que a participação do comércio ilícito no mercado tenha alcançado 20% das vendas totais, ou seja, o equivalente a 295 bilhões de cigarros.[30] Cigarros contrabandeados, falsificados e fabricados ilegalmente são vendidos a menores preços do que os produtos legalizados, diminuindo a média de preços, aumentando o consumo, particularmente entre crianças e populações mais pobres, e contribuindo para o maior consumo e maiores índices de doenças e mortes relacionadas ao tabaco. O comércio ilícito de tabaco retira dos governos um valor estimado de 40 a 50 bilhões de dólares em rendimentos que são uma fonte de fundos cada vez mais importante para o controle do tabaco e outros programas de saúde pública. Além das consequências econômicas e à saúde pública, o comércio ilegal do tabaco apresenta uma ameaça significativa à segurança. Há evidências de que o comércio ilegal de produtos relacionados ao tabaco seja realizado por grupos criminais transacionais e de que o dinheiro ganho com o comércio ilegal do tabaco seja utilizado para financiar outras iniciativas criminais, inclusive operações terroristas.[33,34]

A estratégia de elevar os impostos aumentou as receitas do governo, reduziu a prevalência do tabagismo e resultou em um aumento do comércio ilícito, como mostra o estudo conduzido por Iglesias e colaboradores,[35] que observou que no Brasil a proporção total de consumo diário ilícito aumentou de 16,6% para 31,1% entre 2008 e 2013. Observamos um padrão de diminuição absoluta não ajustada na prevalência de tabagismo e aumento da proporção de consumo ilícito, independentemente de sexo, idade, nível educacional, área de residência e quantidade de cigarros consumidos.[35]

Entre outros desafios da política do controle do tabaco, está a ampliação do tratamento para o tabagismo na rede do Sistema Único de Saúde (SUS), conforme Portaria GM/MS nº 1.035/04, regulamentada pela Portaria SAS/MS nº 442/04, que amplia a abordagem e o tratamento do tabagismo para atenção básica e de média complexidade. Esta se encontra em fase de expansão, mas podemos afirmar que ainda poucas unidades oferecem o programa de tratamento em comparação a demanda da população-alvo. As intervenções para interromper o uso de tabaco ainda não estão integradas às rotinas dos serviços de saúde no mundo. A falta de estratégias de integração, de tempo disponível para acoplar ações assistenciais mais específicas e mesmo a percepção dos profissionais da saúde de que os tratamentos para a dependência de nicotina são pouco efetivos são algumas das barreiras para o tratamento. Muitos fumantes desconhecem ou subestimam os métodos existentes para parar de fumar; assim, a desinformação pode representar uma barreira importante para a adesão ao tratamento.[36]

Uma pesquisa conduzida por Nilan e colaboradores[37] sobre o cumprimento dos países da Convenção-Quadro para o Controle do Tabaco com relação à oferta de tratamento mostra que, dos 172 países pesquisados, 54% dos entrevistados informaram que em seu país há uma pessoa oficialmente identificada responsável pelo tratamento da dependência do tabaco, 32% relataram que existe uma estratégia oficial de tratamento nacional, 40% afirmaram haver um guia oficial de orientação no país para tratamento do tabagismo, 25% disseram haver um orçamento claramente identificado para o tratamento, 26% contam com serviços de tratamento especializado, e 23% relataram contar com tratamentos gratuitos. A maioria das medidas foi positiva e significativamente associada ao nível de renda dos países (p = 0,001). Menos da metade dos países pertencentes à Convenção-Quadro para o Controle do Tabaco implementou as recomendações do artigo 14 e suas diretrizes referentes ao tratamento, e, para a maioria das medidas, a provisão foi maior quanto maior era a renda do país. Houve pouca melhora na provisão de tratamento entre 2012 e 2015 em todos os países.[37]

Outro desafio da política do controle do tabaco é lidar com as várias estratégias que a indústria do tabaco usa para "burlar" as regras de promoção e propaganda de cigarro no País. Dois exemplos claros são a utilização dos pontos de venda de cigarros para ações de *marketing* e a utilização de embalagens de cigarro coloridas, com atrativos e brindes. Entre as ações de *marketing* que devem ser banidas, a OMS inclui aquelas realizadas nos pontos de venda: *displays*, materiais promocionais e colocação do produto à vista dos consumidores. No Brasil, o cigarro está ao lado e bem próximo de balas, doces e gomas de mascar nos pontos de venda. As embalagens são consideradas o principal veículo de comunicação da indústria do tabaco. São cada vez mais atraentes, coloridas, inovadoras, parecidas com embalagens de balas e chicletes, e são expostas nos locais de venda ao lado de produtos notoriamente destinados ao público jovem. Além disso, peças promocionais são oferecidas abaixo do preço de mercado na compra de cigarros: CDs, caixas de som para MP3, mochilas, relógios, cinzeiros, coqueteleiras, isqueiros, etc.[30]

Com as alterações introduzidas pela Lei nº 12.546/12 à Lei 9.294/96, ficou proibida a propaganda comercial de cigarros, cigarrilhas, charutos, cachimbos ou qualquer outro produto fumígeno, derivado ou não do tabaco. Até então, a propaganda comercial estava restrita a pôsteres, painéis e cartazes, que passaram a ser proibidos. A referida alteração representaria um avanço para o cumprimento do artigo 13, da CQCT, não fosse a exceção prevista na mesma lei, que permite a exposição dos referidos produtos nos locais de vendas, acompanhados das cláusulas de advertência e da respectiva tabela de preços.[30]

Apesar de proibida a publicidade, não houve revogação expressa do § 1º, do artigo 3º, da Lei nº 9.294/96, que prevê que a propaganda comercial deverá ajustar-se aos seguintes princípios: não sugerir o consumo exagerado ou irresponsável, nem a indução ao bem-estar ou saúde, ou fazer associação a celebrações cívicas ou religiosas; não induzir as pessoas ao consumo, atribuindo aos produtos propriedades calmantes ou estimulantes, que reduzam a fadiga ou a tensão, ou qualquer efeito similar; não associar ideias ou imagens de maior êxito na sexualidade das pessoas, insinuando o aumento de virilidade ou feminilidade de pessoas fumantes; não associar o uso do produto à prática de atividades esportivas, olímpicas ou não, nem sugerir ou induzir seu consumo em locais ou situações perigosas, abusivas ou ilegais; não empregar imperativos que induzam diretamente ao consumo. O artigo 3º, da Lei nº 9.294/96, proíbe a propaganda por meio eletrônico, inclusive internet; a realização de visita promocional ou distribuição gratuita em estabelecimento de ensino ou local público; o patrocínio de atividade cultural ou esportiva; a propaganda fixa ou móvel em estádio, pista, palco ou local similar; a propaganda indireta contratada, também denominada *merchandising*, nos programas produzidos no País, em qualquer horário. Com essa permissão legal, a indústria do tabaco continua autorizada a promover seu produto, e, portanto, segundo a ACT, a lei deve ser alterada para o cumprimento integral do artigo 13 da CQCT, isto é, proibição total de qualquer forma de promoção de produtos fumígenos.[30]

QUAIS SÃO AS POLÍTICAS PARA O CONTROLE DE OUTRAS DROGAS?

Em 2011, a Comissão Global de Políticas de Drogas anunciou que a "guerra contra as drogas falhou", e o debate sobre a legalização das drogas no Brasil tem aparecido com certa frequência em diferentes tipos de mídia como uma possível solução para os problemas relacionados ao tráfico de drogas, à violência, ao excessivo encarceramento e ao consumo desenfreado de drogas entre os mais jovens. Remetemo-nos à metáfora do início do capítulo, ao reafirmarmos que não existem soluções "mágicas e simplistas" para um fenômeno que acompanha praticamente toda a história da humanidade. Reforça-se, portanto, a necessidade de analisar a questão a partir de uma perspectiva científica de quais seriam os hipotéticos benefícios que resultariam da legalização das drogas, principalmente para a saúde pública.[38]

Quando a sociedade fala sobre legalização das drogas, fala, na verdade, em um amplo conjunto de conceitos ainda imprecisos e com repercussões variadas, que geralmente incluem a descriminalização e a regulamentação. Nesse sentido, como tentativa de esclarecimentos, pode-se, com algum grau de imprecisão, entender descriminalizar como meio de oficializar o uso recreativo em locais preparados para venda e uso dessa substância; regulamentar como meio de permitir o uso de propriedades terapêuticas dos derivados; e legalizar como uma ideia mais ampla e permissiva, de acordo com leis bem estabelecidas desde o cultivo até a distribuição comercial.[38]

Uma das primeiras preocupações quanto à legalização é a possibilidade de aumento do consumo de substâncias, especialmente em populações mais vulneráveis, como adolescentes e adultos jovens. Esse público é mais sensível aos efeitos das drogas, e as alterações morfológicas no cérebro são mais intensas e duradouras quando ocorrem nessa faixa etária. A puberdade marca um período de intensa reorganização cerebral, principalmente nos lobos frontais, que são responsáveis pelo comportamento e controle dos impulsos. Essa área do cérebro é extremamente vulnerável aos efeitos de substâncias, em especial dos canabinoides exógenos.[38]

Quando avaliamos de forma individual os riscos associados ao uso de canabinoides, por exemplo, eles se mostram múltiplos. Cerca 15% dos usuários de maconha ficarão dependentes da droga, e usuários crônicos correm maior risco de apresentar déficits cognitivos e motores, que podem persistir mesmo após períodos de abstinência.[39] O percentual de risco de dependência é superior, em cerca de duas vezes, entre os indivíduos que iniciam o uso antes dos 17 anos de idade e muito maior para adolescentes que usam em frequência semanal ou maior.[40]

Os transtornos por uso de substâncias estão geralmente associados a uma gama heterogênea de transtornos mentais e neurológicos. Essa associação pode ocorrer como fator causal, como consequência de transtornos primários ou apenas por uma força de associação estatística. Esses transtornos compartilham um conjunto complexo de fatores genéticos, biológicos, psicológicos e sociais, frequentemente coocorrem nos mesmos indivíduos e têm um curso crônico e recidivante, além de estarem fortemente associados a estigma e discriminação. Além disso, são tratados, em geral, de forma inadequada nos sistemas de saúde em todos os países, sobretudo naqueles em desenvolvimento[41] A maconha, por exemplo, está associada a um maior risco de psicose e, particularmente, à antecipação de quadros de esquizofrenia, transtorno incurável e com graves repercussões para a qualidade de vida do indivíduo.[39]

Nosso atual conhecimento sobre as consequências do uso de *Cannabis* baseia-se, em sua grande maioria, em estudos envolvendo o uso de baixa potência da substância. Em 2000, o teor médio de tetra-hidrocanabinol (THC) era de aproximadamente 5%. Hoje, a maior parte das flores de *Cannabis* vendidas onde a comercialização é permitida tem um teor de THC superior a 15%. Os consumidores também têm acesso a uma série de produtos com alto percentual de THC, como óleos e ceras, com um teor aproximado de 75%.[40]

O argumento pró-legalização utiliza-se de uma gama de prováveis benefícios médicos para um conjunto de indicações clínicas da *Cannabis*. Embora existam evidências de que a planta tenha eficácia clínica para náuseas, certos tipos de dores e sintomas de esclerose múltipla, sabemos que a maioria das outras indicações leva em conta experiências anedóticas, para as quais a evidência científica é pobre, e que existem outras medicações mais efetivas e com perfil de segurança mais tolerável.[39] Além disso, se existe algum papel médico para drogas contendo canabinoides, este certamente não é da droga fumada, e sim de alguma substância específica (provavelmente o canabidiol) entre as inúmeras encontradas na planta *Cannabis*.[38]

Em 2016, a Comissão de Políticas de Drogas e Saúde da Universidade Johns Hopkins publicou um artigo na revista *The Lancet* no qual são feitas algumas recomendações sobre esse tema. Entre elas, destacam-se:[5]

1. Despenalizar as infrações de menor gravidade e não relacionadas a violência, como uso, posse e venda de pequenas quantidades, oferecendo alternativas de saúde e sociais como medida substitutiva das sanções penais. Orienta-se, ainda, reduzir a violência no policiamento de drogas, dando maior enfoque aos criminosos armados e eliminando a discriminação racial e étnica nas abordagens.
2. Assegurar o fácil acesso aos serviços e às práticas de redução de danos, como parte da resposta às outras intervenções, reforçando e ampliando esses serviços. Reforçar as práticas de redução de danos em ambientes prisionais.
3. Assegurar a disponibilidade de um tratamento humano, ético e embasado cientificamente para dependência química, evitando abusos em nome do tratamento. Não negligenciar o tratamento de infecções transmissíveis, como aids, hepatites e tuberculose, garantindo o acesso a todos que necessitem de cuidados.
4. Implantar políticas que sejam sensíveis ao gênero, reduzindo impactos negativos sobre as mulheres e suas famílias – por exemplo, minimizar as penas privativas de liberdade para as mulheres que cometeram infrações não violentas e desenvolver apoio sanitário e social apropriado àquelas que necessitem.
5. Financiar e melhorar a fomentação de pesquisas sobre drogas, buscando avaliar novas experiências de políticas de forma não ideológica. É necessário, ainda, melhorar as métricas das avaliações, incluindo indicadores de saúde, e desenvolver aspectos relacionados aos direitos humanos para avaliar o sucesso da política sobre a droga avaliada. Podem ser utilizados, por exemplo, a taxa de mortes por *overdose* e o acesso ao tratamento e a programas de assistência social. Todas as políticas de drogas devem também ser monitoradas e avaliadas quanto ao seu impacto nas minorias raciais e étnicas, mulheres, crianças e jovens e pessoas que vivem em situação de pobreza.

Esse artigo considera que os danos decorrentes do mercado ilegal de drogas e as outras consequências da proibição do uso provavelmente farão vários países avançarem gradualmente na direção de mercados regulamentados. À medida que essas decisões são tomadas, é necessário que os governos e pesquisadores apliquem o método científico e assegurem uma avaliação criteriosa dessas práticas, para extrair lições e informar melhoras nas práticas regulatórias.

QUAL É A EXPERIÊNCIA DOS ESTADOS NORTE-AMERICANOS COM A LEGALIZAÇÃO DA MACONHA?

A política de legalização da maconha no Estado do Colorado, nos Estados Unidos, foi um processo gradual. Em 2000, foi aprovada a legalização da maconha medicinal, o licenciamento e o uso medicinal aumentaram em 2009. A comercialização da maconha no varejo foi aprovada em 2012, e as vendas iniciaram em 2014. Embora a posse e o uso da substância sejam proibidos por força de lei federal nos Estados Unidos, o país assistiu à legalização de seu uso em quatro Estados (Alasca, Colorado, Óregon e Washington). Desde 2012, a compra para uso recreacional da maconha no varejo tornou-se legal para pessoas maiores de 21 anos no Distrito de Colúmbia, Alasca, Califórnia, Colorado, Maine, Massachusetts, Nevada, Óregon e Washington. A seguir, são enumerados alguns reflexos desse fenômeno.

- **O turismo da maconha e o aumento de visitas a salas de emergência:** após a legalização do uso da maconha para venda em varejo e uso medicinal, foi identificado um aumento da visita ao Estado do Colorado de indivíduos interessados no "turismo da maconha", com consequentes repercussões para os serviços de saúde. Um estudo buscou indentificar se as taxas de atendimento dos serviços de emergência aumentaram entre os residentes de fora do Estado em comparação com visitantes, por problemas possivelmente relacionados à maconha, entre os anos de 2012 e 2014, período em que foi realizada a liberação para uso medicinal e venda no varejo, respectivamente. As taxas de visita às unidades de emergência duplicaram entre os anos de 2013 e 2014 (de 85 para 168 visitas por 10 mil atendimentos). Os dados foram confirmados pela análise de mais de cem hospitais no Estado, que identificaram aumentos semelhantes. No entanto, as taxas de atendimento por uso de maconha entre os residentes do Estado praticamente não se alteraram.[42] A **Figura 44.1** mostra as possíveis visitas a salas de emergência devido ao uso de maconha no Estado do Colorado segundo o estudo de Kim e colaboradores.[42]

- **Aumento de acidentes de carro após legalização do uso recreacional da maconha:** uma potencial consequência da legalização do uso recreacional da maconha é o aumento de acidentes automobilísticos. Alguns Estados em que o uso no varejo foi legalizado começaram a implementar intervenções voltadas a prevenir a condução sob o efeito de maconha, incluindo campanhas na mídia para aumentar o conhecimento das implicações legais. De acordo com um estudo realizado em Washington e no Colorado, por meio de um inquérito *on-line*, foi constatada prevalência de 43,6% de indivíduos que dirigem sob o efeito da maconha. O estudo demonstrou, ainda, que 23,9% dos entrevistados relataram ter dirigido sob efeito da maconha dentro de 1 hora do uso em pelo menos cinco ocasiões no mês anterior à pesquisa. O aumento da percepção de riscos à segurança de dirigir sob o efeito da maconha se mostrou mais significativo do que o conhecimento das repercussões jurídicas de dirigir intoxicado.[43]

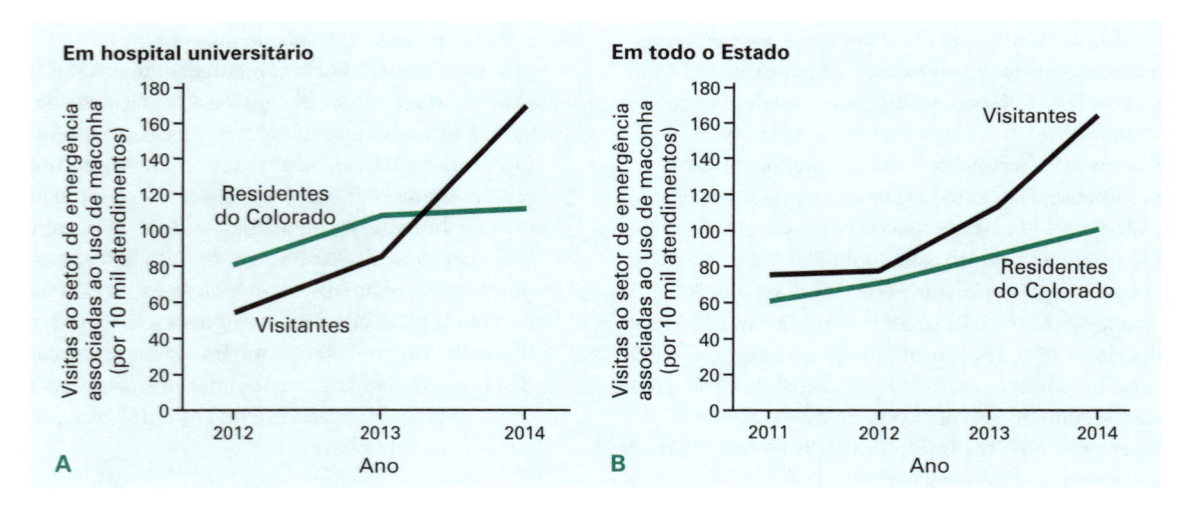

Figura 44.1 Visitas ao setor de emergência possivelmente associadas ao uso de maconha em um hospital universitário em Aurora, Colorado, e em todo o Estado.
Os dados foram obtidos da Colorado Hospital Association.
Fonte: Kim.[42]

A maioria dos estudos sugere que dirigir sob o efeito de álcool é mais perigoso do que conduzir sob a influência de maconha. No entanto, o risco de se dirigir sob o efeito da maconha é superior ao de se dirigir sóbrio, e o uso combinado de ambas as substâncias torna o indivíduo mais propenso a provocar ou se envolver em acidentes do que quando utiliza apenas uma delas.[40]

- **Efeitos para a Saúde Pública da Legalização da maconha no Estado do Colorado:** as consequências do uso medicinal e recreativo da maconha ainda são pouco compreendidas. Após a mudança da política do uso da droga no Colorado, vários autores procuraram investigar as mudanças nos indicadores de saúde pública no Estado relacionados ao uso de *Cannabis*. Um estudo observacional tentou identificar a frequência e a tendência dos resultados relacionados ao uso de maconha em altas hospitalares dos serviços de intoxicação entre períodos anteriores e posteriores a 2009. As altas hospitalares codificadas como dependentes de maconha aumentaram entre 2007 e 2013. Uma mudança de tendência detectada foi o aumento de chamadas a serviços de intoxicação mencionando maconha. Após 2009, as chamadas a esses serviços aumentaram 0,8% ao mês e 56% ao longo do período após a mudança da política. As internações para tratamento de dependência de maconha aumentaram 22% entre 2005 e 2008, e essa taxa se manteve aproximadamente no mesmo nível em 2009. No entanto, em 2011, as admissões caíram 11%, e houve tendência decrescente após 2009, com redução ao longo do tempo de 0,7% ao mês nas admissões. As detenções de usuários adultos foram relativamente constantes ao longo do tempo antes de 2009 e posteriormente diminuíram cerca de 25% ao ano. Esses dados sugerem que a opinião pública pode estar mais tolerante ao uso de maconha, diminuindo o número de indivíduos inclinados a buscar tratamento.[43] A **Figura 44.2** mostra a relação entre internações e altas de usuários de maconha medicinal.

- **Consumo de maconha entre adolescentes:** o uso regular de maconha na adolescência está associado com desempenho escolar prejudicado e risco aumentado de abandono escolar precoce. A prevenção do uso e da iniciação da maconha nos jovens pode evitar danos associados à droga. À medida que mais Estados se deslocam para legalizar a maconha para uso médico ou compra de varejo, aumenta a preocupação quanto ao acesso mais amplo à droga por parte dos jovens. Embora o uso recreativo de maconha tenha sido legalizado em Washington, em 2012, para pessoas maiores de 21 anos, um estudo demonstrou alta prevalência de uso entre estudantes do 10º ano, que em geral têm entre 15 e 16 anos. Em 2014, 18,1% dos alunos relataram usar maconha nos últimos 30 dias. Destes, 32% relataram usá-la em 10 ou mais dias. Entre os usuários de maconha, 65% relataram obter a droga com seus pares, que incluem amigos, irmãos mais velhos ou com colegas em ambientes de festa. A prevalência de uso de maconha nos últimos 30 dias foi maior entre os alunos do 10º ano que apresentaram mau desempenho escolar (32,3%), em comparação com os alunos que obtiveram notas mais altas (13,1%). O estudo, no entanto, não demonstrou aumento da prevalência de uso nessa faixa etária em comparação com os últimos anos.[44]

- **Rápido aumento do número de pessoas registradas que "precisam" de maconha medicinal:** a participação em programas de uso medicinal da maconha foi relativamente baixa entre os anos de 2001 a 2008, com menos de 5 indivíduos por 1.000 habitantes. A participação tem aumentado significativamente em alguns Estados, como Colorado, Montana e Michigan, entre 2009 e 2010, mas esse aumento não foi identificado nos demais Estados. Taxas elevadas, com cerca de 15 a 30 indivíduos por 1.000 habitantes, podem ser encontradas atualmente no Colorado, Óregon e Montana, e a média nacional encontra-se em 7,6 por 1.000. Dois terços desses indivuos são do sexo masculino, mas a diferença entre os sexos tem mostrado uma tendência de redução. Menos de 1% dos solicitantes tem menos de 18 anos, apesar de esse segmento estar aumentando em Estados como Colorado e Óregon. Tais elevações têm intensificado as preocupações com o impacto desse aumento de demanda para a saúde pública dos Estados Unidos.[45]

QUAL É A EXPERIÊNCIA DAS POLÍTICAS SOBRE DROGAS EM PORTUGAL?

Em Portugal, com o advento da Lei nº 30/2000, de 29 de novembro, o consumo, a aquisição e a posse para uso próprio de drogas se tornaram contraordenação, sujeitos a diversas sanções alternativas à prisão e multa.[46] A política de drogas portuguesa é apontada por ativistas pró-legalização como uma experiência de sucesso na descriminalização de drogas, produzindo aumento no acesso ao tratamento a usuários naquele país, segundo dados fornecidos pelo Instituto da Droga e da Toxicodependência.[38] No entanto, a lei portuguesa é, de certa forma, mais rigorosa que a brasileira com respeito às sanções aplicáveis, que se assemelham às penas restritivas de direito da legislação brasileira, caracterizando obrigações assumidas pelo usuário que comete infração administrativa.[46]

A legislação portuguesa optou por substituir a esfera criminal pela proibição administrativa do consumo de entorpecentes. A lei permite que a polícia identifique o consumidor e o conduza para que compareça às Comissões para a Dissuasão da Toxicodependência (CDT). A partir de um processo a cargo dessas comissões, que se assemelham muito a uma instrução criminal comum brasileira, são examinados diversos aspectos, como, por exemplo, se o usuário é dependente, que tipo de droga foi consumido, dados sobre a vida do indivíduo. Após essa análise, a CDT pode aplicar diversas

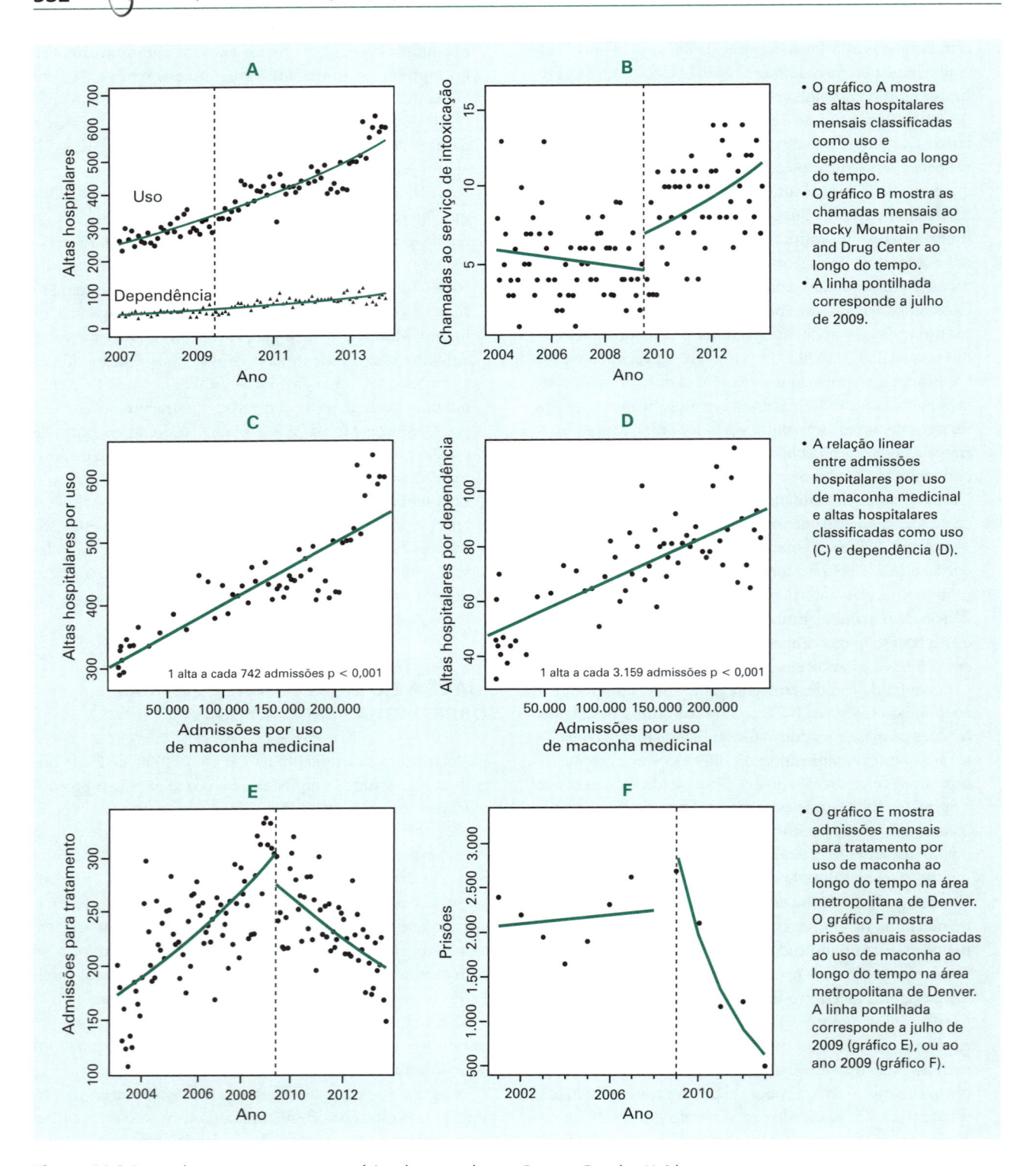

Figura 44.2 Busca de tratamento entre usuários de maconha em Denver, Estados Unidos.
Fonte: Davis e colaboradores.[43]

sanções alternativas à prisão tanto aos usuários dependentes como aos não dependentes, podendo ser suspensas caso o indivíduo inicie tratamento voluntário.[46]

Um estudo português identificou uma redução de 12% no custo social das drogas nos cinco anos após a implementação da nova legislação, resultados particularmente impulsionados pela redução dos custos indiretos à saúde, motivada pela diminuição de óbitos relacionados ao consumo de drogas. Em um período mais longo de seguimento, que observou dados de 2000 a 2010, a redução média dos custos sociais nesse estudo foi mais significativa, de 18%, devido à redução significativa dos custos diretos e indiretos relacionados à saúde e dos custos ao sistema penal. Também foi constatada maior renda e menor perda de produtividade de indivíduos presos por delitos relacionados ao consumo de drogas. No entanto, o estudo faz ressalvas com relação aos dados obtidos, devido à difícil tarefa de estabelecer relação de causalidade entre a implementação da lei e os resultados observados na redução dos custos sociais nesse período.[47]

CONSIDERAÇÕES FINAIS

Políticas públicas deveriam ter uma visão sistêmica do problema das drogas, o que pressupõe a implementação de estratégias construídas na horizontalidade, respeitando a diversidade cultural, os comportamentos dos diferentes grupos de indivíduos e suas necessidades e os direitos humanos. No entanto, um desafio adicional para a implementação das políticas sobre drogas, em especial ações de prevenção e tratamento, é também a articulação intersetorial.[48,49] Pela própria complexidade dessas ações, não se pode responsabilizar apenas um setor para desenvolver iniciativas na área de drogas. O setor da saúde dificilmente terá êxito se trabalhar sozinho com o tema. Existe a necessidade de integrar ações de diversos contextos. A ação intersetorial, assim, estaria além da simples soma de ações de diferentes setores; ela necessita de uma interlocução entre eles. Contudo, na prática, a atividade intersetorial baseada em ações que diminuam a lacuna entre aquilo que a evidência científica vem demonstrando e as reais práticas executadas é ainda um grande desafio, sobretudo para a sociedade brasileira.[49]

REFERÊNCIAS

1. Golub A, Bennett As, Elliott L. Beyond America's war on drugs: developing public policy to navigate the prevailing pharmacological revolution. Ams Public Health. 2015;2(1):142-60.
2. Perlman DC, Jordan AE. To neither target, capture, surveille, nor wage war: on-going need for attention to metaphor theory in care and prevention for people who use drugs. J Addict Dis. 2017;36(1):1-4.
3. Kerr J, Jackson T. Stigma, sexual risks, and the war on drugs: Examining drug policy and HIV/AIDS inequities among African Americans using the Drug War HIV/AIDS Inequities Model. Int J Drug Policy. 2016;37:31-41.
4. Bould MD, Enright A. The "war on drugs" you did not hear about: the global crisis of access to essential anesthesia medications. Can J Anaesth. 2017;64(3):242-244.
5. Csete J, Kamarulzaman A, Kazatchkine M, Altice F, Balicki M, Buxton J, et al. Public health and international drug policy. Lancet. 2016;387(10026):1427-80.
6. Room R, Babor T, Rehm J. Alcohol and public health. Lancet. 2005;365(9458):519-30.
7. Chrepitel CJ, Borges G, Gisbrecht N, Monteiro M, Stockwell T. Prevention of alcohol- realted injuries in the Americas: from evidence to policy action. Washington: Pan American Health Organization. World Health Organization; 2013.
8. Laranjeira R, Romano M. Brazilian consensus on public policies on alcohol. Rev Bras Psiquiatr. 2004;26(I):68-77.
9. Bloss G. The alcohol policy information system (APIS) and policy research at NIAAA. Alcohol Res Health. 2011;34(2)246-7.
10. Hoang VP, Shanahan M, Shukla N, Perez P, Farrell M, Ritter A. A systematic review of modelling approaches in economic evaluations of health interventions for drug and alcohol problems. BMC Health Serv Res. 2016;16:127.
11. Conselho Nacional Antidrogas. Resolução n°3/GSIPR/CH/CONAD, dE 27 de outubro de 2005.
12. Edwards G. A política do álcool e o bem comum. Porto Alegre: Artes Médicas; 1998.
13. Mäkelä P, Österberg E. Weakening of one more alcohol control pillar: a review of the effects of the alcohol tax cuts in Finland in 2004. Addiction. 2009;104(4):554-63.
14. Lavoie MC, Langenberg P, Villaveces A, Dischinger PC, Simoni-Wastila L, Hoke K, et al. Effect of Maryland's 2011 alcohol sales tax increase on alcohol-positive driving. Am J Prev Med. 2017;53(1):17-24.
15. Zeoli AM, Webster DW. Effects of domestic violence policies, alcohol taxes and police staffing levels on intimate partner homicide in large U.S. cities. Inj Prev. 2010;16(2):90–5.
16. Durrance CP, Golden S, Perreira K, Cook P. Taxing sin and saving lives: can alcohol taxation reduce female homicides? Soc Sci Med. 2011;73(1):169–76.
17. Jernigan D, Noel J, Landon J, Thornton N, Lobstein T. Alcohol marketing and youth alcohol consumption: a systematic review of longitudinal studies published since 2008. Addiction. 2017;112(1):7-20.
18. Duailibi S, Ponicki W, Grube J, Pinsky I, Laranjeira R, Raw M. The effect of restricting opening hours on alcohol-related violence. Am J Public Health. 2007;97(12):2276-80.
19. Romano M, Duailibi S, Pinsky I, Laranjeira R. Alcohol purchase survey by adolescents in two cities of state of São Paulo, southeastern Brazil. Rev Saude Publica. 2007;41(4):495-501.
20. Milam AJ, Johnson SL, Furr-Holden CDM, Bradshaw CP. alcohol outlets and substance use among high schoolers. J Community Psychol. 2016;44(7):819–32.
21. Mir MU, Khan I, Ahmed B, Razzak JA. alcohol and marijuana use while driving–an unexpected crash risk in Pakistani comercial drivers: a cross-sectional survey. BMC Public Health. 2012;12:145.
22. Campos VR, De Souza e Silva R, Duailibi S, Dos Santos JF, Laranjeira R, et al. The effect of the new traffic law on drinking and driving in São Paulo, Brazil. Accid Anal Prev. 2013;50:622-7.
23. Salgado RS, Campos VR, Duailibi S, Laranjeira RR. The impact of prohibition on drinking and driving in Belo Horizonte in the state of Minas Gerais. Cien Saude Colet. 2012;17(4):971-6.
24. Vendrame A, Pinsky I, Souza E Silva R, Babor T. Assessment of self-regulatory code violations in Brazilian television beer advertisements. JStud Alcohol Drugs.2010;71(3):445-51.
25. Observatório Brasileiro de Informações sobre Drogas. Política Nacional Sobre o Álcool [Internet]. Brasília: Ministério da Justiça; 2017. [Capturado em: 30 Maio 2017]. Disponível em: http://

obid.senad.gov.br/obid/pessoas-sujeitos-drogas-e-sociedade/politica-nacional-sobre-o-alcool.

26. Moreira JR S. Regulação da publicidade das bebidas alcoólicas. Brasília: Consultoria legislativa do senado federal; 2005. Disponível em: https://www2.senado.leg.br/bdsf/bitstream/handle/id/104/texto20%20-%20sebastio.pdf?sequence=4.

27. Martins H. Justiça restringe publicidade de bebidas alcoólicas [Internet]. Brasília: Agencia Brasil; 2014.[capturado em: 30 maio 2017]. Disponível em: http://agenciabrasil.ebc.com.br/direitos-humanos/noticia/2014-12/justica-restringe-publicidade-de-bebidas-alcoolicas.

28. Nobre N. Projeto prevê restrição maior a publicidade de bebida alcoólica [Internet]. Brasilia: Câmara dos Deputados; 2016 [capturado em: 30 maio 2017]. Disponível em: http://www2.camara.leg.br/camaranoticias/noticias/comunicacao/504588-projeto-preve-restricao-maior-a-publicidade-de-bebida-alcoolica.html.

29. Andreis M, Johns P. Políticas públicas para o controle do tabagismo. In: Figlie NB, Bordim S, Laranjeira R. Aconselhamento em dependência química. 3. Edição. São Paulo: Roca; 2015. p. 513-20.

30. Aliança de Controle ao Tabagismo. Convenção-quadro para o controle do tabaco [Internet]. Rio de Janeiro: ACT; 2003. [capturado em: 26 set 2017]. Disponível em: http://actbr.org.br/pdfs/CQCT.pdf.

31. Iglesias R, Jha P, Pinto M, Costa e Silva VL, Godinho J. Controle do tabagismo no Brasil. Washington: Departamento de Desenvolvimento Humano.Banco Mundial e Departamento de Saúde, Nutrição e População.Rede de Desenvolvimento Humano; 2007. Disponível em: http://actbr.org.br/uploads/conteudo/202_controle-tabagismo-brasil-BM.pdf.

32. Portes LH, Machado CV. WHO framework convention on tobacco control: adherence and establishment in Latin America. Rev Panam Salud Publica. 2015;38(5):370-9.

33. United States General Accounting Office. Terrorist financing: U.S. agencies should systematically assess terrorists' use of alternative financing mechanisms [Internet]. Whashington: Center for Public Integrity, Tobacco Companies Linked to Criminal Organizations in Lucrative Cigarette Smuggling; 2003 [capturado em: 26 set 2017]. Disponível em: http://www.publicintegrity.org/report.aspx?aid=35.

34. Organização Mundial da Saúde. Building blocks for tobacco control: a handbook. Washington: WHO; 2004.

35. Iglesias RM, Szklo AS, Souza MC, de Almeida LM. Estimating the size of illicit tobacco consumption in Brazil: findings from the global adult tobacco survey. Tob Control. 2017;26(1):53-9.

36. Marques ACPR, Campana A, Gigliotti AP, Lourenço MTL, Ferreira MP, Laranjeira R. Consenso sobre o tratamento da dependência de Nicotina. Rev Bras Psiquiatr. 2001;23(4):200-14.

37. Nilan K, Raw M, McKeever TM, Murray RL, McNeill A. Progress in implementation of WHO FCTC Article 14 and its guidelines: a survey of tobacco dependence treatment provision in 142 countries. Addiction. 2017.

38. Diehl A, Ribeiro HL. Legalizar ou não legalizar as drogas no Brasil. Rev Debates Psiquiatria. 2014:36-40.

39. Leyton M. Legalizing marijuana. J Psychiatry Neurosci. 2016;41(2):75-6.

40. Kilmer B. Recreational cannabis — minimizing the health risks from legalization. N Engl J Med. 2017;376(8):705-7.

41. Patel V, Chisholm D, Parikh R, Charlson FJ, Degenhardt L, Dua T, et al. Global priorities for addressing the burden of mental, neurological, and substance use disorders. Third ed.. Washington: The International Bank for Reconstruction and Development. The World Bank; 2016;4.

42. Kim HS, Hall KE, Genco EK, Van Dyke M, Barker E, Monte AA. Marijuana tourism and emergency department visits in Colorado. N Engl J Med. 2016;374(8):797-8.

43. Davis KC, Allen J, Duke J, Nonnemaker J, Bradfield B, Farrelly MC, Shafer P, Novak S. Correlates of marijuana drugged driving and openness to driving while high: evidence from Colorado and Washington. PLoS One. 2016;11(1).

44. Shah A, Stahre M. Marijuana use among 10th grade students - Washington, 2014. MMWR Morb Mortal Wkly Rep. 2016;65(5051):1421-4.

45. Fairman BJ. Trends in registered medical marijuana participation across 13 US states and District of Columbia. Drug Alcohol Depend. 2016;159:72-9.

46. Silva GL. Drogas: políticas e práticas. São Paulo: Roca; 2010.

47. Gonçalves R, Lourenço A, Silva SN. A social cost perspective in the wake of the Portuguese strategy for the fight against drugs. Int J Drug Policy. 2015;26(2):199–209.

48. Ribeiro M, Duailibi S, Frajzinger R, Alonso AL, Marchetti L, Williams AV, et al. The Brazilian 'Cracolândia' open drug scene and the challenge of implementing a comprehensive and effective drug policy. Addiction. 2016;111(4):571-3.

49. Ronzani TM, Silva EA. Prevenção como uma responsabilidade coletiva: a importância de políticas públicas e redução de danos. In: Diehl A, Figlie NB. Prevenção ao uso de àlcool e drogas: o que cada um de nós pode e deve fazer? Porto Alegre: Artmed; 2014. p. 150-66.

45

Organização de serviços de tratamento em dependência química

Alessandra Diehl, Daniel Cruz Cordeiro e Ronaldo Laranjeira

PONTOS-CHAVE

✓ O recurso humano (com profissional motivado e capacitado) é o grande diferencial de qualquer serviço de dependência química que se deseje organizar.

✓ O dependente químico necessita de uma ampla rede de cuidados, considerando-se a complexidade de cada caso, incluindo internação psiquiátrica.

✓ A combinação de terapêuticas de reconhecida evidência científica deve ser o norteador das estratégias.

✓ A reavaliação periódica do serviço é essencial para pautar os erros e acertos do programa.

A organização de serviços de tratamento para dependência química tem-se tornado um paradigma para profissionais e gerenciadores de saúde que atuam nessa área, uma vez que tal atividade se mostra tarefa extremamente complexa e que envolve um grande número de variáveis.[1] Observa-se que grande parte dos programas de tratamento para dependência de substâncias, tanto nacionais quanto internacionais, está organizada de forma empírica a partir do empenho e da experiência pessoal de seus profissionais, havendo ainda uma grande lacuna entre o que tem eficácia comprovada por pesquisa e o que se faz na prática clínica.[1-3]

Conforme recentemente descrito pelos professores Kimberly e McLellan,[4] a "indústria" do tratamento da dependência química está repleta de problemas estruturais e organizacionais que afetam de forma negativa a efetividade do serviço prestado. Se, por um lado, são observados importantes avanços nas intervenções farmacológicas, nas técnicas comportamentais e na integração do sistema social na prestação de cuidados a esse público, por outro, existem serviços com extrema dificuldade de trabalhar em rede, alta rotatividade de profissionais, financiamento inadequado para os serviços oferecidos e conselheiros, monitores e técnicos com baixa remuneração e não necessariamente com habilidades para exercerem as funções que ocupam e para desempenharem uma boa prática clínica com base na melhor evidência científica disponível.[4] Durante o período de 2009 a 2013, por exemplo, apenas 21% das pessoas com transtorno por uso de opioides nos Estados Unidos receberam algum tipo de tratamento.[5]

No Brasil, o panorama não é muito diferente desse descrito pelos pesquisadores norte-americanos, uma vez que se observa um cenário carente de modelos mais específicos de atendimento para dependência química e sobretudo mais eficientes.[6] Vive-se um momento de carência de leitos para internação de usuários de drogas, somada à ausência de uma real política de saúde nacional para o dependente químico e para os "ideologismos" diversos que ainda imperam nessa área.[6-8] Isso tem gerado serviços com potencial de atendimento terapêutico limitado, desvinculado, muitas vezes, das necessidades locais e pouco baseado em evidências científicas.[1,2]

Um estudo conduzido por Santos Cruz e colaboradores[9] com 160 usuários de *crack* do Rio de Janeiro e de Salvador mostrou que apenas uma pequena minoria desses usuários utilizava serviços sociais ou de saúde disponíveis localmente. Os usuários de *crack* relataram recursos limitados dos serviços para atendê-los, falta de habilidades específicas para a questão das drogas por parte dos profissionais, barreiras burocráticas organizacionais dos serviços e estigma como obstáculos para um melhor acesso aos serviços.

No entanto, a maioria dos entrevistados declarou um forte interesse e necessidade de ter acesso facilitado a serviços sociais, de saúde e de tratamento. Contudo, o estigma, o discurso por vezes ainda "muito moralizador" de profissionais da saúde sobre o consumo de drogas e a marginalização de usuários de substâncias parecem ser elementos bastante recorrentes que impactam nas barreiras de acesso a serviços de saúde e de assistência social por parte de muitos usuários e suas famílias.[10]

Nas últimas décadas, houve um aumento do interesse de pesquisadores pela forma como o contexto organizacional dos serviços para usuários de álcool e drogas é planejado e executado tanto em setores públicos quanto privados.[11] Também é relativamente recente a produção científica de possíveis indicadores organizacionais que são essenciais para a prestação de cuidados a dependentes químicos em tratamento.[12]

Esse interesse emana sobretudo da necessidade de estabelecer métodos de tratamento mais efetivos para dependentes químicos, já que o uso de álcool e outras drogas tem-se tornado um problema de saúde pública, assim como uma prioridade financeira. A análise realizada por Barrio e colaboradores[13] sobre os custos sociais do álcool, do tabaco e de outras drogas na União Europeia mostra que, apesar de haver alta variabilidade de custos, o preço *per capita* variou de € 0,38 a € 78 para drogas ilegais, de € 26 a € 1.500 para álcool e de € 10,55 para € 391 para tabaco ao ano. Dados também revelam que, em serviços públicos de tratamento para dependência de opioides na Califórnia, o engajamento no tratamento está associado com menores custos relacionados ao crime nos seis meses após o início do tratamento e que os benefícios econômicos foram muito maiores para indivíduos que recebiam tratamento sem limite de tempo.[14]

Assim, sabidamente existem diversos fatores relevantes na organização e no planejamento de serviços para usuários de substâncias, os quais apresentam íntima relação com a melhora da qualidade do acesso e com a efetividade dos diferentes programas desenhados para atender esse público.[2] Entre os princípios gerais desses cuidados, citam-se: serviços próximos à residência dos pacientes, intervenções estruturadas tanto para os sintomas quanto para as incapacidades ou deficiências, tratamento específico para o diagnóstico e para as necessidades dos pacientes, serviços que refletem as prioridades de seus usuários, serviços com coordenação e mais serviços com capacidade de mobilidade do que serviços com atuações estáticas.[15]

O objetivo deste capítulo é apontar, de forma geral, os fatores importantes que devem ser agendados quando se deseja organizar programas de tratamento em dependência química. Características específicas dos serviços e dos *settings* de intervenções serão descritas em detalhes em outros capítulos deste livro.

INFORMAÇÕES GERAIS PARA O PLANEJAMENTO DO SERVIÇO

O planejamento é uma etapa fundamental para bem organizar um serviço para dependentes químicos, sendo necessário, primeiro, considerar e responder algumas das seguintes questões:[1,16]

- Quais são os principais objetivos do serviço a ser estruturado?
- Qual é o público-alvo que esse serviço deseja alcançar?
- Existe algum subgrupo em especial nesse público-alvo que se deseje alcançar?
- Qual é o contexto socioeconômico e cultural que esse público-alvo vivencia?
- Já existe algum dado ou levantamento traçado sobre o perfil desse público-alvo? Em caso positivo, como ele poderá ser mais bem explorado para nortear as ações de implantação do serviço?
- Quais os critérios de inclusão e exclusão do serviço?
- Qual é a demanda do serviço a ser organizado?
- Qual é a caracterização da região a ser atendida?
- Qual é a facilidade de localização, como é o acesso ao serviço e quais são as possibilidades de transporte?
- Existem outros serviços similares ao que se deseja organizar? Em caso positivo, são próximos ao serviço a ser estruturado? Como esses serviços podem trabalhar juntos?
- Qual é o diferencial desse serviço?
- Existem outros serviços de saúde na região que possam trabalhar em rede?
- Quais são os equipamentos de saúde da região com os quais o serviço a ser estruturado poderá contar? Qual é o fluxo geral desses outros equipamentos?
- Quais serão a filosofia, a missão, a metodologia e as estratégias de intervenções que o serviço utilizará?
- Essa estratégia já foi utilizada por outros colegas? Tem respaldo científico?
- A equipe envolvida na organização já visitou outros serviços semelhantes em outros municípios, Estados e/ou países?
- É possível adequar o modelo visitado à realidade local?
- Qual é o recurso humano disponível?
- Qual é a motivação desse recurso humano para trabalhar com dependentes químicos? Ou seja, por que exatamente eles querem estar ali?
- Esse recurso é capacitado para tal função? Existe a possibilidade de capacitação, treinamento e educação continuada?
- Existe relato de como cada setor/equipe/profissional envolvido no serviço a ser organizado pretende exercer suas ações terapêuticas? Qual o modelo teórico e prático que norteará as intervenções?
- Qual é o fluxograma geral do serviço a ser organizado, desde o acesso até o dia da alta do serviço?

- Qual é o tempo estimado para que esse fluxograma aconteça?
- Quais serão as normas gerais de funcionamento?
- Como se darão os níveis de coordenação do serviço a ser organizado? Quem e como?
- Qual é o recurso material disponível?
- É necessário adaptar o recurso material existente?
- Existe financiamento, patrocínio ou investimento?
- Quais são as necessidades do serviço para se adequar a esse público?
- Quais são os limites desse serviço?
- Como o serviço pretende se organizar em curto, médio e longo prazos?
- Existem fins lucrativos nessa atividade? Como eles serão empregados?
- Quais são os custos envolvidos com atividades, equipe, bens perecíveis e recursos duráveis?
- Existe uma rede de apoio?
- Quais são as responsabilidades individuais e conjuntas dessa equipe de organização?
- Com que frequência a equipe pretende se reunir? Existem formas mais dinâmicas de comunicação entre uma reunião e outra (p. ex., e-mail)?
- Qual o órgão de saúde, organização ou entidade em que o serviço irá se cadastrar?
- Qual é o cronograma das atividades de planejamento até a abertura do programa de atendimento?

De posse dessas informações, o passo seguinte é compilar esse planejamento na forma de um projeto escrito, com todos os itens de maneira clara e objetiva, a fim de apresentá-lo ao segmento que irá executar as ações planejadas. Depois, é apenas "arregaçar as mangas, e mãos à obra"! Que bom seria se fosse simples assim! No entanto, certamente, o primeiro passo já foi dado. Serão apresentados, agora, outros elementos importantes nesse processo de estruturação de um serviço para dependentes químicos.

SELEÇÃO E ORGANIZAÇÃO DA EQUIPE

Trabalhar com dependentes químicos, em geral, é uma atividade que exige dos profissionais envolvidos capacidade de acolher, de receber, de estar aberto para a vivência do outro. Além disso, somam-se muita capacidade de tolerar frustrações e grau elevado de reafirmação interna e externa de regras e de limites. O recurso humano para essa função é, portanto, o grande diferencial de qualquer serviço de dependência química que se deseje organizar.[17]

A combinação do conhecimento do profissional com mais anos de experiência e das vicissitudes dos profissionais mais jovens é um ingrediente que pode ser facilitador desse processo. Cabe destacar, inclusive, que uma campanha de 2014 da Organização das Nações Unidas (ONU), intitulada "Livres e Iguais", reforça que equipes de trabalho diversificadas e inclusivas com relação a gênero, orientação sexual e identidade de gênero tendem a ser mais produtivas e mais criativas, e isso tende a gerar, em última instância, maior capacidade de lucro para as empresas, além de respeito e garantia de que a atividade laboral se desenvolva em condições de liberdade, equidade, segurança e dignidade humana.[18]

É importante, sobretudo, que haja treinamento específico e educação continuada sobre a área de atuação, por meio dos vários cursos de capacitação existentes, mas principalmente daqueles ligados a especializações em comportamentos aditivos.[3,19]

Equipes que trabalham com coesão de grupo, demonstrando satisfação em suas atividades diárias, promovem adequação da comunicação em rede e são mais assertivas em suas ações com os membros da equipe e com os usuários do serviço. O maior engajamento do paciente no tratamento (rapport, satisfação e participação) tem relação com aquelas equipes que apresentam maiores atributos relacionados a uma atmosfera acolhedora e empática.[12]

A composição dos diversos profissionais (p. ex., psiquiatras, médicos generalistas, agentes comunitários, enfermeiros, assistentes sociais, nutricionistas, educador físico, terapeutas ocupacionais, oficineiros, psicólogos, conselheiros ou monitores dependentes químicos em recuperação, redutores de danos) da equipe vai depender do grau de complexidade do serviço oferecido, uma vez que idealmente é possível ter serviços que estão compreendidos desde o nível hospitalar até serviços de atenção comunitários.[20] A equipe mínima de uma Unidade Básica de Saúde (UBS), por exemplo, pode ser composta por um enfermeiro e um agente comunitário. O ponto importante é que esse serviço esteja integrado e articulado à rede de prestação de cuidados e opere exatamente de acordo com suas complexidades e limitações.[1] A chamada estratégia de saúde da família no Brasil presta atendimento primário, principalmente a indivíduos em comunidades empobrecidas, por meio de equipes de médicos, enfermeiros e agentes comunitários de saúde. Esses profissionais têm sido convidados a oferecer serviços a usuários de substâncias por meio de contrarreferências e/ou aconselhamento, uma vez que o uso de álcool e outras drogas tem representado um grave e urgente problema de saúde pública, que certamente também tem nesse setting sua relevância. Novas iniciativas federais estão sendo implementadas para fortalecer a capacidade da força de trabalho para fornecer serviços aos usuários de substâncias, mas ainda não se sabe se os profissionais da estratégia de saúde da família estão prestando serviços de uso de drogas. Um estudo que examinou os fatores associados com o fornecimento de serviços de uso de drogas por parte dos profissionais desse nível de atenção à saúde mostrou que apenas 39% relataram fornecer algum tipo de prestação de serviços a usuários de substâncias.[21]

NÍVEIS DE CUIDADOS

O nível de cuidados de atenção ao dependente químico mais amplamente difundido no mundo e bastante recomendado por especialistas em saúde mental é o modelo britânico de cuidados. Tal modelo incorpora a atenção ao usuário mediante um *continuum* de cuidados sem solução de continuidade do intra ao extra-hospitalar, por meio do chamado *stepped care model* (modelo de cuidados em degraus),[22] como ilustra a **Figura 45.1**.

MODELOS/*SETTINGS* DE ATENDIMENTO

Os modelos de atendimento podem ser divididos em três categorias:[3]

a. Serviços de atenção primária à saúde mental com retaguarda de especialistas
b. Serviços gerais de saúde mental
   1. serviços ambulatoriais
   2. equipes comunitárias de saúde mental
   3. cuidados de internação para quadros agudos
   4. residências terapêuticas comunitárias de longa permanência
   5. reabilitação, ocupação e trabalho
c. Serviços altamente especializados
   1. clínicas especializadas para transtornos específicos
   2. equipes especializadas (p. ex., para intervenção precoce, para acompanhamento terapêutico)
   3. alternativas de admissão hospitalar aguda (tratamentos domiciliares, equipes de resolução de crises)
   4. residências terapêuticas de longa permanência
   5. reabilitação com supervisão e estrutura

"O TRATAMENTO IDEAL"

Desde a década de 1970, a pesquisa científica tem mostrado que o tratamento pode ajudar pessoas a interromper o uso de drogas, a evitar a recaída e a viver em sobriedade, praticando hábitos de vida mais saudáveis.[23,24] Com base nessas pesquisas, o National Institute on Drug Abuse (NIDA) estabeleceu 13 princípios-chave para que os programas de tratamento possam ser efetivos.[23] O **Quadro 45.1** ilustra esses princípios.

Os melhores programas de tratamento tendem a oferecer uma ampla gama de estratégias terapêuticas e a combinação de recursos necessários para atender as demandas específicas e múltiplas de usuários de substâncias.[25] A **Figura 45.2** ilustra algumas dessas necessidades.

É essencial, para o processo de entrada, que exista uma avaliação adequada, por meio do estabelecimento de um diagnóstico do problema. Este pode ser obtido com o auxílio de instrumentos de rastreamento, avaliação e mensuração de comportamentos relacionados ao uso de substâncias[22] (ver Cap. 7).

QUADRO 45.1

Os 13 princípios do tratamento eficaz segundo o National Institute on Drug Abuse (NIDA)

1. Não há um único tratamento apropriado para todas as pessoas.
2. O tratamento deve estar disponível o tempo todo.
3. Deve abarcar as múltiplas necessidades do indivíduo (não apenas o uso de drogas).
4. Deve ser avaliado e modificado permanentemente, de acordo com as necessidades do usuário.
5. Deve ter duração adequada.
6. A psicoterapia (individual e/ou de grupo) é componente essencial.
7. O tratamento deve promover abordagens farmacoterápicas.
8. Deve ser oferecido um tratamento integrado das comorbidades.
9. A desintoxicação é apenas o primeiro passo.
10. O tratamento não precisa ser voluntário para ser efetivo.
11. O uso de drogas durante o tratamento deve ser monitorado.
12. Deve-se desenvolver programas para DSTs e aids.
13. O tratamento da dependência é um processo em longo prazo, que requer múltiplas etapas.

Fonte: National Institute on Drug Abuse.[23]

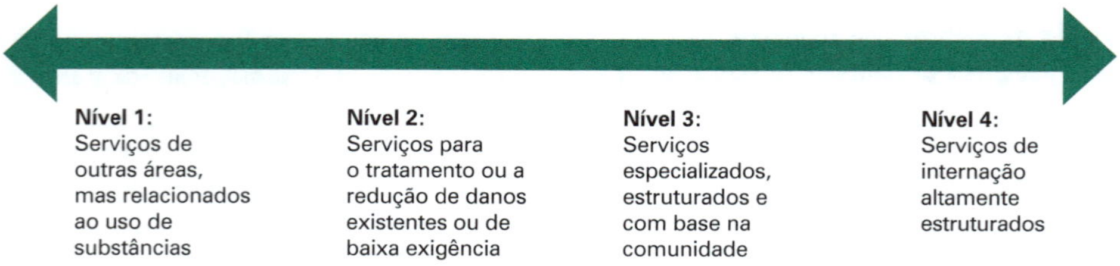

Nível 1: Serviços de outras áreas, mas relacionados ao uso de substâncias

Nível 2: Serviços para o tratamento ou a redução de danos existentes ou de baixa exigência

Nível 3: Serviços especializados, estruturados e com base na comunidade

Nível 4: Serviços de internação altamente estruturados

Figura 45.1 Níveis de cuidado ao dependente químico. Adaptado do modelo britânico.
Fonte: National Treatment Agency for Substance Misuse.[22]

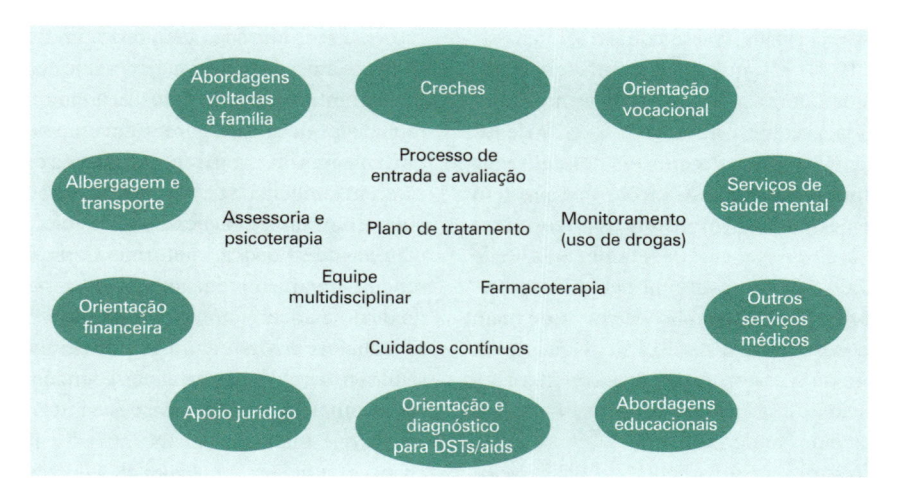

Figura 45.2 Combinação de recursos necessários para dependentes químicos.
Fonte: Adaptada de Ribeiro.[1]

Serviços que operam com longas listas de espera tendem a ser menos eficazes, uma vez que usuários de álcool e drogas, especialmente dependentes de *crack*, são muito difíceis de ser manejados enquanto estão em lista de espera. A prioridade deve ser dada para métodos que encorajem e ofereçam apoio aos usuários assim que eles passam pela porta de entrada dos serviços, ou seja, incorporam o sistema chamado em outros países como modelo drop in, ou, aqui no Brasil, "porta aberta". Assim, de maneira ideal, os serviços devem oferecer um contato inicial e rápido, para garantir que a motivação do paciente para entrar em tratamento não seja perdida.[22]

A farmacoterapia para os períodos de desintoxicação e alívio de sintomas de abstinência, diminuição da fissura, prevenção de recaída e tratamento das comorbidades psiquiátricas associadas é essencial nesse processo. Clínicos e psiquiatras devem adequar suas tomadas de decisão na prática clínica com base em intervenções farmacológicas com respaldo e evidência científica.[26] A tendência atual é oferecer o chamado "cardápio de opções terapêuticas", isto é, estratégias de reconhecida evidência científica, as quais combinam farmacoterapia, abordagens comportamentais (p. ex., terapia cognitivo-comportamental, entrevista motivacional, prevenção de recaída, treinamento de habilidades sociais e manejo de contingência), intervenções de grupo de 12 passos, espiritualidade e terapias complementares (p. ex., relaxamento, acupuntura, educação física).[20,27] Todas essas abordagens são descritas em detalhes em outros capítulos desta obra.

Um erro técnico nesse aspecto é oferecer estratégias ou abordagens terapêuticas que não foram devidamente avaliadas do ponto de vista científico, com replicação para o "mundo real". Por exemplo, não existe evidência científica suficiente de que o *Tai Chi Chuan* (técnica oriental de meditação e movimento) seja efetivo para o tratamento de dependentes químicos como abordagem isolada, e não complementar.[28]

Outro erro técnico comum é o frequente conflito de papéis entre a equipe de profissionais, gerado muitas vezes pela confusão entre multidisciplinaridade e interdisciplinaridade. A equipe deve trabalhar de forma a cooperar em suas especificidades para a melhor condução de cada caso nos diversos *settings* terapêuticos destinados ao tratamento da dependência química, sem, contudo, exercer tarefas que interfiram na área de atuação do outro colega.[29] Citam-se como exemplos: não é papel de terapeuta ocupacional fazer dispensação de medicação, ou, não cabe à enfermagem fornecer medicações aos pacientes sem a devida prescrição.

A falta de leitos públicos e o desespero e a urgência de famílias diante da destruição causada pelo *crack* aumentaram rapidamente o comércio vergonhoso de clínicas de tratamento e de comunidades terapêuticas mal estruturadas sem qualquer registro na Vigilância Sanitária. Muitos desses serviços são desenhados a partir da experiência pessoal do gestor, do profissional contratado ou do voluntário. Nesses casos, aumentam as chances de pouca resolutividade e, sobretudo, de prática de abordagens inadequadas e pouco efetivas. São constantes os noticiários nos jornais e na televisão fazendo referências a "clínicas para tratamento da dependência química" nas quais existe extremo desrespeito, maus-tratos, imperícia, negligência e aviltamento de direitos.[30]

Muitas comunidades terapêuticas, até bem-intencionadas inicialmente, multiplicam-se pelo Brasil, mas algumas delas, em médio prazo, podem reproduzir modelos ultrapassados, em que se emprega o modelo moral para entendimento da dependência química, ou apenas o recurso da espiritualidade para tratar questões complexas de comorbidades psiquiátricas associadas ao uso de substâncias. Além disso, algumas podem cronificar seus residentes ou, ainda, reproduzir práticas iatrogênicas de cuidados em saúde mental.[31]

Para tanto, foram formuladas algumas regulamentações por meio de leis e portarias que visam melhorar o entendimento e a prática desses serviços. Nesse contexto, citam-se, por exemplo, a Lei nº 10.216/01, que regulamenta, entre outras questões, os tipos de internações psiquiátricas no Brasil, assim como a conhecida Resolução RDC nº 29, de 30 de junho de 2011,[32] que dispõe sobre os requisitos de segurança sanitária para o funcionamento de instituições que prestem serviços de atenção a pessoas com transtornos decorrentes do uso ou dependência de substâncias. Há, também, a Rede de Atenção Psicossocial (RAPS), instituída pela Portaria nº 3.088 de 23 de dezembro de 2011, republicada em 21 de maio de 2013,[33] que institui a Rede de Atenção Psicossocial para pessoas com sofrimento ou transtorno mental e com necessidades decorrentes do uso de *crack*, álcool e outras drogas, no âmbito do Sistema Único de Saúde (SUS).

Idealmente, quando se propõe uma política pública nacional assistencial, é necessário o desenvolvimento de protocolos e diretrizes para que todos os serviços de categorias semelhantes possam se orientar e uniformizar as estratégias de tratamento. Por exemplo: qual seria a estratégia nacional para o tratamento do alcoolismo em território brasileiro? E para o *crack*? Outras questões que partem desse questionamento inicial são: quais protocolos seguir para o tratamento medicamentoso e psicossocial da síndrome de dependência de álcool? O modelo de atenção nacional reconhece os grupos de mútua ajuda como aliados e encoraja a participação do modelo dos 12 passos *on site* na rede de cuidados ao dependente químico no Brasil?[6]

A isso se soma a necessidade de haver diretrizes gerais para o tratamento de populações específicas envolvidas com substâncias e em consonância com suas necessidades. A prioridade assistencial deve ser sempre os adolescentes, gestantes e os adultos jovens, com a ampliação e a criação de serviços específicos para o tratamento ambulatorial e de internação para essa população. Nenhum adolescente deveria ficar sem receber o melhor atendimento possível e disponível, incluindo o ensino escolar, uma vez que as repercussões e os prejuízos do uso de substâncias nessa população são demasiadamente conhecidos. Da mesma forma, nenhuma gestante deveria ficar sem realizar um pré-natal adequado.[34]

Atenção também deve ser dada às chamadas populações de difícil acesso, que geralmente apresentam maior dificuldade de ingresso em serviços de saúde e não buscam os equipamentos de forma espontânea, necessitando de um trabalho de busca (*outreach work*), como moradores de rua e profissionais do sexo, que merecem fornecimento de cuidados e sensibilização *in loco*, com estratégias de redução de danos.[22]

Tanto os agentes comunitários inseridos na rede do Programa de Saúde da Família (PSF) como os mais recentes programas de "consultórios de rua" – que contam com equipe volante, profissionais da saúde mental, da atenção básica e pelo menos um profissional da área de assistência social, realizando uma rotina de atividades e intervenções psicossociais e educativas na rua, com os usuários de drogas – tendem a ampliar o acolhimento e o acesso a usuários de drogas em situação de vulnerabilidade social e talvez possam ser recursos úteis na mobilização e na sensibilização para busca de tratamento, assim como na busca ativa daqueles pacientes que não aderem ao tratamento em centros especializados, seja por situação de alta vulnerabilidade social, seja por estigma, medo, preconceito.[35] É importante ressaltar que esses programas de "consultórios de rua" carecem também de devida avaliação de custo-benefício e efetividade no Brasil. O dependente químico necessita de uma ampla rede de cuidados, conforme a complexidade de cada caso, sendo o tratamento de longo prazo, uma vez que se está falando de uma doença crônica e que cursa com recaídas. Entretanto, trabalhar em rede é um grande desafio para profissionais da saúde em geral, em especial na dependência química. Reconhecer a complexidade dessas ações e integrar tais práticas são esforços que merecem ser incentivados para que haja maiores chances de sucesso.[3] A **Figura 45.3** ilustra a rede de cuidados ao dependente químico. A **Figura 45.4** ilustra a tendência atual dos tratamentos para dependência química.

Muito embora os tratamentos atuais para dependência química caminhem no sentido estimular o caráter comunitário e vinculado à comunidade, isso não pode ser confundido com tratamento sem necessidade de internação. Tanto a internação psiquiátrica em hospital psiquiátrico quanto a internação em leitos de hospital geral são recursos extremamente necessários em algum momento do processo de recuperação do dependente químico. Internação também não significa que já seja o tratamento em si, uma vez que, como bem foi discutido nesta obra, o tratamento deve ser longo e englobar uma série de etapas que vão muito além da mera internação.[23,36]

Pelo fato de os transtornos por uso de substâncias terem implicações em diversas comorbidades clínicas que podem estar associadas (ver Cap. 41) e de frequentemente existir a necessidade de avaliação de outras especialidades médicas é que esse perfil de pacientes também irá se beneficiar de internação em leitos de psiquiatria em hospital geral.[37] No Brasil, infelizmente, as unidades psiquiátricas em hospitais gerais nunca foram prioridade, e a situação nacional atual mostra que existem 415 hospitais gerais, com apenas 2.568 leitos em todo o território.[7,8] Esses números, sem dúvida, são muito inferiores à demanda de saúde mental, em especial da dependência química.

O caráter voluntário ou involuntário da internação necessita seguir critérios médicos que orientem essa indicação com base mais em insucesso de tratamento ambulatorial prévio, presença de ideação ou risco de suicídio, risco de morte iminente, riscos para terceiros e presença de sintomatologia psicótica grave associada ao uso de substâncias do que em celeumas dogmáticas e ideológicas diante da questão da internação psiquiátrica e da involuntariedade.[8,36] Deve ser lembrado que um dos 13 princípios de tratamento eficaz sugerido pelo NIDA refere que o tratamento não necessita ser voluntário para ser eficaz, assim como outros pesquisadores internacionais já documentaram por meio de revisões clínicas que a involuntariedade pode ser fundamental em determinados casos em que a premissa da negação seja duradoura e com riscos.[38]

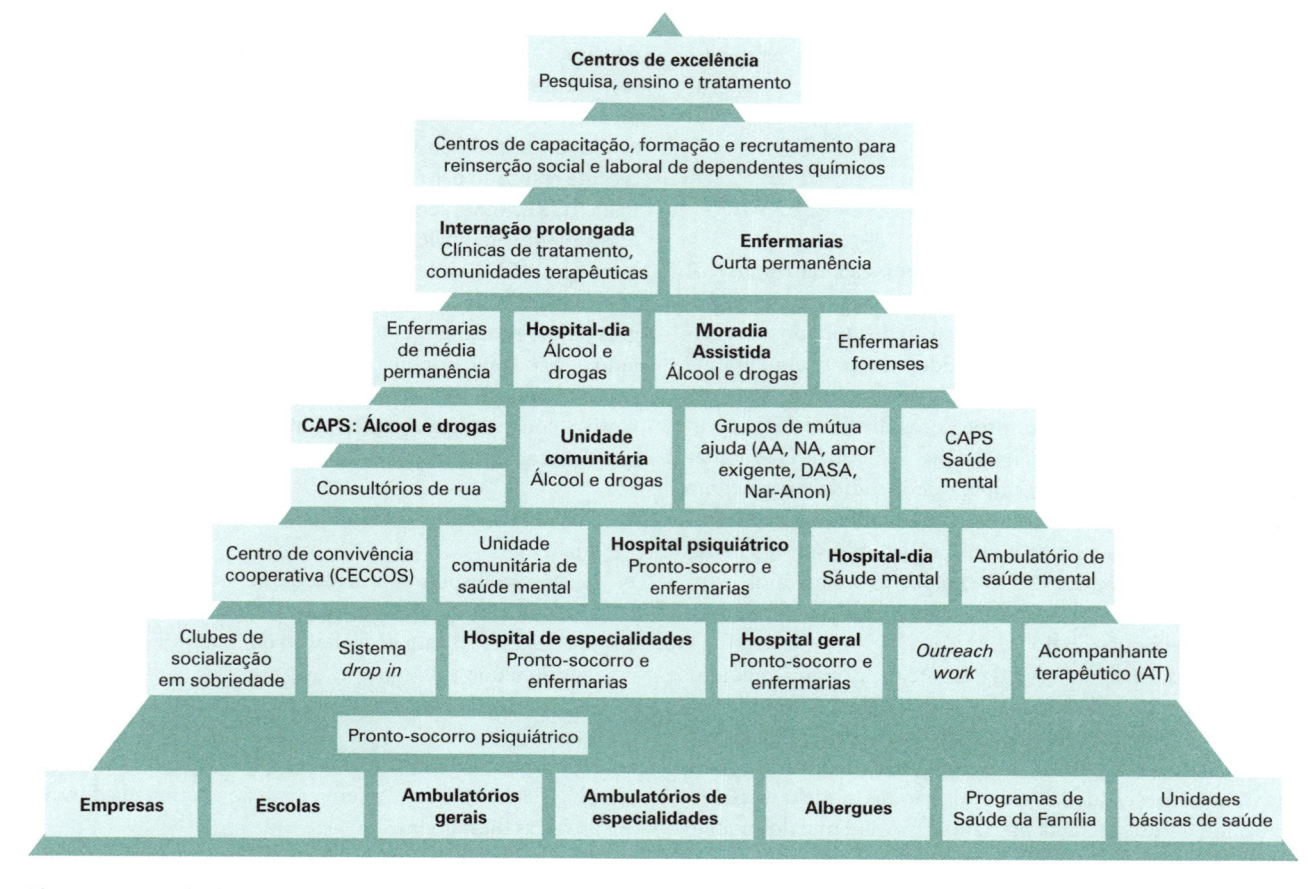

Figura 45.3 Rede de cuidados ao dependente químico.
Fonte: Adaptada de Ribeiro.[1]

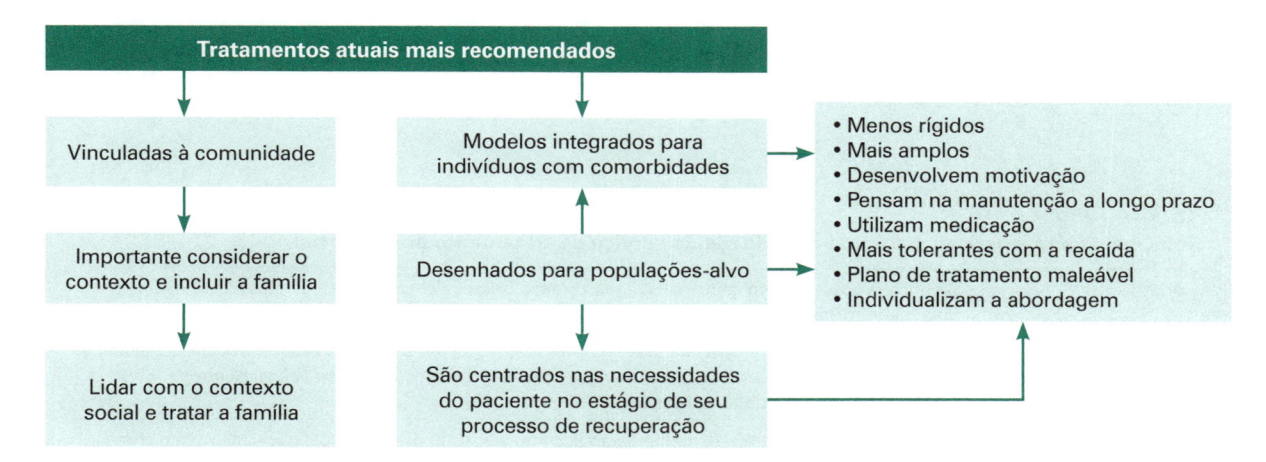

Figura 45.4 Tratamentos atuais mais recomendados para dependência química.

O cronograma de atividades dos serviços pode ser extremamente rico e também irá depender da complexidade do serviço prestado. Por exemplo, em uma enfermaria ou clínica de desintoxicação, o cronograma de atividades se inicia às 6h15 da manhã e termina às 21h. Na grade de programação, estão grupo de saúde sexual, psicoeducação, grupo de prevenção de recaída, grupo de 12 passos, oficina de salsa e ritmos caribenhos, momento de espiritualidade, atividade física pela manhã, videoterapia, entre outras atividades. Já algumas comunidades terapêuticas que atuam como uma organização social incluem em sua grade de programação a participação ativa de seus membros nos cuidados do ambiente terapêutico, na preparação das refeições, além de frequência em grupos para a busca da sobriedade.[39]

AVALIAÇÃO E MONITORAMENTO DO SERVIÇO

É importante que, de tempos em tempos sistematizados, todo o serviço possa ser monitorado quanto a seu desempenho, qualidade e impacto da prestação de cuidados oferecidos. Para tanto, é necessário que todo serviço minimamente tenha um banco de dados com um perfil geral de seus pacientes, assim como utilize protocolos diversos de estruturação das atividades desenvolvidas.[1,3] Escalas elaboradas para avaliação do perfil da população atendida, assim como escalas que avaliem impacto do tratamento, custos, necessidades, qualidade de vida e satisfação com o serviço oferecido, são fundamentais.[22,40] O **Quadro 45.2** ilustra os principais pontos para avaliação da efetividade do serviço de tratamento ambulatorial.[1]

É essencial a reavaliação da estratégia, principalmente se o serviço implantado for uma política de saúde municipal, estadual ou federal. São as chamadas "lições aprendidas" com erros e acertos.[41] No Brasil, o exemplo mais recente que pode ilustrar essa necessidade de reavaliação do modelo de política nacional de assistência ofertado é proveniente do modelo CAPS (Centro de Atenção Psicossocial).

Tal modelo é um dos principais serviços de atendimento a pessoas com transtornos mentais graves e persistentes, incluindo dependência de álcool e drogas, que integra a Política Nacional de Saúde Mental no Brasil desde 2002. Durante todos esses anos, houve poucas informações de que o modelo escolhido tenha sido reavaliado de modo crítico e metodológico. Ainda que sistematicamente as principais associações psiquiátricas nacionais venham de longa data promovendo debates, mesas-redondas e formulações de críticas e sugestões de melhora a esse modelo no âmbito da chamada Reforma Psiquiátrica brasileira, as primeiras informações de avaliação do modelo CAPS são provenientes de um estudo recente realizado pelo Conselho Regional de Medicina de São Paulo (CREMESP), conduzido entre 2008 e 2009 e divulgado oficialmente em abril de 2010.[8] O roteiro de pesquisa e vistoria do CREMESP teve como referência o cumprimento da Portaria do Ministério da Saúde n°336/02, que define as regras para o funcionamento dos CAPS. Dos 230 CAPS do Estado de São Paulo, foram avaliados 85, da capital e do interior, em todas as suas diferentes modalidades (CAPS I, II, III), infantil, álcool e drogas e mental. Entre os principais resultados que denotam falhas do atendimento, citam-se:[8]

- 42% não contam com retaguarda para internação psiquiátrica
- 66,7% não disponibilizam atendimento médico clínico
- 69,4% fizeram referência a falta de profissionais
- 45,2% não realizam capacitação das equipes de profissionais da saúde
- 64,3% não fazem supervisão técnica entre os membros da equipe
- 30% dos CAPS III (de maior complexidade) não acataram a legislação no que se refere à atenção continuada durante 24 horas diariamente
- em 10 dos CAPS avaliados havia apenas um único psiquiatra
- 16,7% não têm um responsável médico
- 66,2% dos CAPS não têm registro no CREMESP, que é obrigatório

Recentemente, os professores Jair Mari e Graham Thornicroft forneceram uma entrevista à *Folha de São Paulo* comen-

QUADRO 45.2
Principais pontos para avaliação da efetividade do serviço de tratamento ambulatorial

Adesão	Verificar a porcentagem daqueles que marcaram a primeira consulta e não compareceram, aqueles que não retornaram após a primeira consulta e os que abandonaram o tratamento após 30, 90 e 180 dias.
Padrão de consumo	Relacionar se houve aumento ou diminuição do padrão de consumo de substâncias, em comparação ao relatado na admissão.
Qualidade de vida	Buscar avaliar indicadores de melhora social, como aquisição de emprego, envolvimento em crimes, estabelecimento de vínculos afetivos e rede social mais saudável. Outros indicadores relacionados a esse tema são presença de comorbidades físicas e psiquiátricas.
Direitos dos usuários	Instituir normas internas que legitimem os direitos das minorias, como *gays*, lésbicas, travestis e transgêneros, mulheres, deficientes físicos, negros, estrangeiros.
Satisfação do usuário e de seus familiares	Avaliar se o serviço conseguiu atingir as expectativas de tratamento, acolhimento do paciente e de seus familiares.

Fonte: Adaptado de Ribeiro.[1]

tando a força-tarefa que a Associação Mundial de Psiquiatria tem formado para produzir diretrizes sobre fases, entraves e erros a serem evitados na implantação de um sistema de saúde mental comunitário no mundo todo. O primeiro ponto a ser considerado é que não existem planejamento e implantação de serviços em saúde mental sem a participação de psiquiatras e de usuários. O segundo aspecto refere que a implantação de serviços deve ser acompanhada por uma sequência racional de acontecimentos, de modo a evitar o fechamento de um hospital psiquiátrico antes que o serviço comunitário de assistência esteja solidamente estabelecido na mesma região. Parece claro que nenhum sistema de saúde mental pode operar sem a disponibilidade de leitos suficientes para acolher os pacientes em crise. Outro erro técnico comum apontado pelos professores é associar a reforma psiquiátrica a um interesse ou grupo político em particular, o que pode fazer qualquer mudança de governo comprometer as ações realizadas por antecessores.[42]

Portanto, este parece ser o momento crucial para buscar um consenso para a adequação e a melhoria de serviços de dependência química com qualidade e, sobretudo, capazes de atender milhões de pessoas desassistidas, especialmente em nosso país.

ORGANIZAÇÃO DE ALGUNS PROGRAMAS ESPECÍFICOS

Determinados grupos com características próprias podem se beneficiar de atenções específicas. Nesses casos, os programas são construídos visando ao atendimento de suas necessidades únicas. A seguir, são apresentados dois programas que servem como exemplo desse modelo.

PROGRAMA DE TRATAMENTO PARA MULHERES

O uso de substâncias entre as mulheres tem diversas características particulares ao gênero, que englobam desde os aspectos etiológicos e desencadeantes até a progressão da doença e demandas psicológicas distintas, quando comparadas aos homens. Mulheres usuárias de álcool e drogas têm maior probabilidade de apresentar uma família de origem mais disfuncional e falta de modelos parentais identificatórios adequados do que seus companheiros homens em tratamento. Pobre interação com os filhos pode ser uma fonte significativa de estresse, que, por sua vez, pode interferir de forma negativa em melhores desfechos no tratamento. Daí a justificativa da necessidade de estratégias terapêuticas direcionadas exclusivamente para esse público.[43]

Vários estudos têm sinalizado que programas de tratamento para dependência química desenhados sobretudo para atender a uma demanda feminina, com suas necessidades únicas, demonstram melhores resultados, uma vez que trabalham diminuindo as barreiras que costumam ser encontradas nos serviços mistos.[43] As principais recomendações dos estudos avaliados para que o programa de tratamento de dependência química para mulheres seja bem-sucedido são:[43,44]

1. O programa deve ser exclusivamente de mulheres, tanto em regime de internação quanto ambulatorial. Neste último, pode haver a possibilidade de determinados dias da semana serem dedicados apenas para que mulheres frequentem o serviço.
2. Quanto mais específico for o desenho do programa para o público feminino, melhores são os resultados. Deve-se dar preferência a um projeto terapêutico mais personalizado, que pode incluir: expressão corporal, trabalho intensivo com os sentimentos e as demandas específicas dessa população, como as temáticas de filhos, culpa, exigências estéticas, gestação, violência doméstica, abuso sexual, prostituição feminina, estigmas, passividade, autoestima, além de oficinas de autocuidado com cabeleireiro e oficinas de culinária.
3. Incluir a participação dos filhos durante o tratamento. Essa participação pode ser desde a visita de filhos menores, com atividades desenvolvidas para a interação de mãe e filhos, até regimes intensivos, que não afastam os filhos da mãe e permitem que estes sejam cuidados de forma concomitante.
4. Incluir cuidados pré-natais, ginecológicos e prevenção ao HIV.
5. Abordar, em *workshops* ou terapias de grupo, questões do universo feminino.
6. Atenção à saúde mental, e não somente à dependência química, buscando o diagnóstico e o tratamento adequados das comorbidades psiquiátricas.
7. A equipe (*staff*) deve ser predominantemente feminina, uma vez que essa estratégia tende a facilitar a identificação por meio dos chamados *female role models*.
8. Incluir suporte social, como atenção a creches e transporte.
9. Desenvolver programas abrangentes.
10. Envolver líderes comunitários.
11. Os programas devem considerar as diferenças culturais do local onde está inserido.

PROGRAMA DE TRATAMENTO PARA PESSOAS EM REGIME JUDICIAL/FORENSE

Sabe-se que a prevalência de uso e dependência de substâncias em populações em regime forense é extremamente alta. No entanto, a oferta de cuidados específicos para essa doença é quase inexistente nesse ambiente. Nos Estados Unidos, por exemplo, acredita-se que existam 4,5 milhões de homens e 1,5 milhão de mulheres envolvidos com questões judiciais que apresentam uso ou dependência de álcool e outras drogas, porém menos de 10% têm acesso a tratamento.[45]

Entre as principais recomendações dos pesquisadores dessa área, estão:[46]

- *staff* motivada
- provisão de desintoxicação e farmacoterapia para aqueles que estão em cadeias e prisões; medicamentos como naltrexona, acamprosato, dissulfiram, naltrexona injetável, buprenorfina e metadona promovem o bem-estar do prisioneiro, diminuem custos e evitam o uso de seringas nesse ambiente penitenciário e a exposição a HIV e hepatites B e C
- estruturação de grupos de prevenção de recaída

CONSIDERAÇÕES FINAIS

Sabe-se que 20 a 30% da população global têm uma doença mental a cada ano, sendo que infelizmente mais de dois terços das pessoas com doença mental não recebem tratamento. Essa insuficiência de tratamento não é primazia de países pobres, uma vez que, nos Estados Unidos e na Europa, 67 e 74% dos indivíduos com doença mental, nessa ordem, não recebem tratamento. Em comparação, apenas 8% das pessoas com diabetes tipo 2 na Europa não recebem cuidados.[47-49]

Apesar do extremo impacto social das doenças mentais em geral, sobretudo da dependência química, existe uma insuficiência de tratamento em todo o mundo, sendo o investimento e os recursos alocados de modo impróprio.[41] No Brasil, parece mais razoável que cada Estado assuma a política assistencial para dependência química mais bem ajustada a sua localidade, para enfrentar a epidemia de várias drogas que acarretam enormes repercussões econômicas e sociais, deixando milhões de pessoas vivendo sob constante risco de morte todos os dias. Para tanto, cada Estado poderia gerenciar o financiamento da implantação e da avaliação de uma rede de serviços, e a Federação Nacional, por meio do SUS, forneceria os recursos necessários e os orçamentos específicos para o tratamento dessa dependência.

Portanto, não existem dúvidas de que o diabetes seja uma doença e de que mereça atenção, mas a doença mental, especialmente a dependência química, é um terreno ainda cheio de estigmas, mitos e preconceitos que necessitam ser diminuídos para que mais serviços com vocação se articulem com a comunidade, os usuários, os familiares, os profissionais, os planejadores, os elaboradores e provedores de políticas públicas, e os pesquisadores possam trabalhar em prol do direito humano do melhor cuidado, consonante com sua necessidade.[50]

REFERÊNCIAS

1. Ribeiro M. Organizações de serviços de tratamento para a dependência química. In: Figlie NB, Bordin S, Laranjeira R. Aconselhamento em dependência química. São Paulo: Roca; 2010. p. 588-624.
2. D'Aunno T. The role of organization and management in substance abuse treatment: review and roadmap. J Subst Abuse Treat. 2006;31(3): 221-33.
3. Thornicroft G, Tansella M. Better mental health care. Cambridge: Cambridge University; 2009.
4. Kimberly JR, McLellan AT. The business of addiction treatment: a research agenda. J Subst Abuse Treat. 2006;31(3):213-9.
5. Schiff DM, Drainoni ML, Bair-Merritt M, Rosenbloom D. A Police-led addiction treatment referral program in Massachusetts. N Engl J Med 2016;375(25):2502-3.
6. Mello D. Brasil precisa de programas específicos no tratamento dos dependentes químicos, avalia especialista. São Paulo: Agência do Brasil; 2010 [capturado em: 2010 abr 17]. Disponível em: http://www.uniad.org.br/index.php?option=com_c on tent&view=article&id=3450:brasil-precisa-de-programas-especificos-no-tratamento-dos-dependentes-quimicos-avalia-especialista&catid=29:dependencia-quimicanoticias&Itemid=94.
7. Gentil Filho V. More for the same? Rev Bras Psiquiatr. 2007;29(2):188-99.
8. CREMESP. Cremesp constata falhas no atendimento dos Centros de Atenção Psicossocial. J Cremesp. 2010;269: 8-9.
9. Santos Cruz M, Andrade T, Bastos FI, Leal E, Bertoni N, Lipman L, et al. Patterns, determinants and barriers of health and social service utilization among young urban crack users in Brazil. BMC Health Serv Res. 2013;13:536.
10. Krawczyk N, Filho CL, Bastos FI. The interplay between drug-use behaviors, settings, and access to care: a qualitative study exploring attitudes and experiences of crack cocaine users in Rio de Janeiro and São Paulo, Brazil. Harm Reduct J. 2015;12:24.
11. Roman PM, Ducharme LJ, Knudsen HK. Patterns of organization and management in private and public substance abuse treatment programs. J Subst Abuse Treat. 2006;31(3):235-43.
12. Greener JM, Joe GW, Simpson DD, Rowan-Szal GA, Lehman WE. Influence of organizational functioning on client engagement in treatment. J Subst Abuse Treat. 2007;33(2):139-47.
13. Barrio P, Reynolds J, García-Altés A, Gual A, Anderson P. Social costs of illegal drugs, alcohol and tobacco in the European Union: a systematic review. Drug Alcohol Rev. 2017;36(5):578-88.
14. Krebs E, Urada D, Evans E, Huang D, Hser YI, Nosyk B. The costs of crime during and after publicly funded treatment for opioid use disorders: a population-level study for the state of California. Addiction. 2017;112(5):838-51.
15. Thornicroft G, Tansella M. Components of a modern mental health service: a pragmatic balance of community and hospital care: overview of systematic evidence. Br J Psychiatry. 2004;185:283-90.
16. National Treatment Agency for Substance Misuse. Care planning practice guide. London: National Treatment Agency for Substance Misuse; 2006. p. 44.
17. Oliveira MPMT, Tedesco S. O acolhimento. In: Silveira DX, Moreira FG. Panorama atual de drogas e dependências. São Paulo: Atheneu; 2006.
18. Jesus B, Douek B, Bulgarelli R. Promoção dos Direitos Humanos de pessoas LGBT no Mundo do Trabalho: projeto "construindo a igualdade de oportunidades no mundo do trabalho, combatendo a homo-lesbo-transfobia". Brasília: UNAIDS; 2014. [capturado em: 27 set 2017]. Disponível em: unaids.org.br/wp.../01/2015_ManualPromocaoDireitosLGBTTrabalho_PT_V2.pdf.
19. Cruz MS, Filho JFS. A formação de profissionais para a assistência de usuários de drogas e a constituição de um novo habitus de cuidado. J Bras Psiquiatr. 2005;54(2):120-6.

20. Galanter M, Kleber HD. The American psychiatric publishing textbook of substance abuse treatment. 4th ed. Washington: American Psychiatric; 2008.
21. Spector AY, Pinto RM, Rahman R, da Fonseca A. Implementation of Brazil's "family health strategy": factors associated with community health workers', nurses', and physicians' delivery of drug use services. Int J Drug Policy. 2015;26(5):509-15.
22. National Treatment Agency for Substance Misuse. Models of care for the treatment of drug misusers. London: National Treatment Agency for Substance Misuse; 2002 [capturado em: 5 maio 2010]. Disponível em: http://www.nta.nhs.uk/ publications/documents/nta_modelsofcare2_2002_moc2. Pdf.
23. National Institute on Drug Abuse. Thirteen principles of effective drug addiction treatment. NIDA Notes. 1999;14(5).
24. Washton AM, Zweben JE. Prática psicoterápica eficaz dos problemas com álcool e drogas. Porto Alegre: Artmed; 2009.
25. National Institute on Drug Abuse. Treatment approaches for drug addiction. Bethesda: National Institute on Drug Abuse; 2009. P.1-5 [capturado em: 17 abr 2010]. Disponível em: http://www.drugabuse.gov/PDF/InfoFacts/ IF_Treatment_Approaches_2009_to_NIDA_92209.pdf.
26. Diehl A, Cordeiro DC, Laranjeira R. Tratamentos farmacológicos para dependência química: da evidência científica a prática clínica. Porto Alegre: Artmed; 2010.
27. Florentinos C, Lopes C. Modelo Matrix para tratamento da dependência química. In: Gigliotti A, Guimarães A. Diretrizes gerais para tratamento da dependência química. Rio de Janeiro: Rubio; 2010. p.219-30.
28. Jones AY, Dean E, Scudds RJ. Effectiveness of a community based Tai Chi program and implications for public health initiatives. Arch Phys Med Rehabil. 2005;86(4):619-25.
29. Iribarry IN. Aproximações sobre a transdisciplinaridade: algumas linhas históricas, fundamentos e princípios aplicados ao trabalho de equipe. Psicol Reflex Crit. 2003; 6(3):483-90.
30. Faustini E. Clínicas clandestinas maltratam dependentes químicos. São Paulo: Globo; 2010 [capturado em: 22 maio 2010]. Disponível em: http://fantastico.globo.com/Jornalismo/FANT/0,,MUL1354427-15605,00-CLINICAS+CLANDESTINAS+MALTRATAM+DEPENDENTES+QUIMICOS.html.
31. Perrone PAK. The therapeutic community for recuperation from addiction to alcohol and other drugs in Brasil: in line with or running counter to psychiatric reform?. Cien Saude Colet. 2014;19(2):569-80.
32. Ministério da Saúde (BR). Resolução - RDC nº 29, de 30 de junho de 2011. Brasília: Ministério da Saúde, 2011. [capturado em: 27 set 2017]. Disponível em: http://bvsms.saude.gov.br/bvs/saudelegis/anvisa/2011/res0029_30_06_2011.html.
33. Ministério da Saúde (BR). Portaria nº 3.088, de 23 de dezembro de 2011. Brasília: Ministério da Saúde; 2011. [capturado em: 27 set 2017]. Disponível em: http://bvsms.saude.gov.br/bvs/saudelegis/gm/2011/prt3088_23_12_2011_rep.html.
34. Estatuto da criança e do adolescente: lei n. 8.069, de 13 de julho de 1990, lei n. 8.242, de 12 de outubro de 1991. 3. ed. Brasília: Câmara dos Deputados; 2001.
35. SUS implantará 14 projetos de consultório de rua para aumentar o acesso para usuários de drogas. Brasília: Ministério da Saúde; 2010. [capturado em: 29 maio 2010]. Disponível em: http://www.ccs.saude.gov.br/saude_mental/pdf/consultorioderua.pdf.
36. Weiss RD, Potter JS, Iannucci RA. Inpatient treatment. In: Galanter M, Kleber HD. The American Pyschiatric publishing textbook of substance abuse treatment. Washington: American Pyschiatric; 2008. p. 445-58.
37. Botega NJ. Prática psiquiátrica no hospital geral: interconsulta e emergência. 2. ed. Porto Alegre: Artmed; 2006.
38. Miller NS, Flaherty JA. Effectiveness of coerced addiction treatment (alternative consequences): a review of the clinical research. J Subst Abuse Treat. 2000;18(1):9-16.
39. De Leon G. A comunidade terapêutica: teoria, modelo e método. São Paulo: Loyola; 2003.
40. Thornicroft G, Becker T, Knapp M, Knudsen HC, Schene A, Tansella M, et al. International outcome measures in mental health. London: Gaskel; 2006.
41. de Girolamo G, Bassi M, Neri G, Ruggeri M, Santone G, Picardi. The current state of mental health care in Italy: problems, perspectives, and lessons to learn. Eur Arch Psychiatry Clin Neurosci. 2007;257(2):83-91.
42. Mari J, Tornicroft G. A luta antimanicomial e a psiquiatria. São Paulo: Unidade de Pesquisa em Alcool e Drogas; 2005 [capturado em: 22 maio 2010]. Disponível em: http://abp.org.br/portal/clippingsis/exibClipping/?clipping=11755
43. Ashley OS, Marsden ME, Brad TM. Effectiveness of substance abuse treatment programming for women: a review. Am J Drug Alcohol Abuse. 2003;29(1): 19–53.
44. United Nations Office on Drugs and Crime. Substance abuse treatment and care for women: case studies and lessons learned. New York: United Nations Office on Drugs and Crime; 2004.
45. Taxman FS, Henderson CE, Belenko S. Organizational context, systems change, and adopting treatment delivery systems in the criminal justice system. Drug Alcohol Depend. 2009;103(1):S1-6.
46. Oser CB, Knudsen HK, Tindall MS, Taxman F, Leukefeld C. Organizational level correlates of the provision of detoxification services and medication-based treatments for substance abuse in correctional institution. Drug Alcohol Depend. 2009;103(1):S73-S81.
47. Thornicroft G. Most people with mental illness are not treated. Lancet. 2007;370(9590): 807-8.
48. Alonso J, Codony M, Kovess V, Angermeyer MC, Katz SJ, Haro JM et al. Population level of unmet need for mental healthcare in Europe. Br J Psychiatry. 2007;190:299-306.
49. Wang PS, Aguilar-Gaxiola S, Alonso J, Angermeyer MC, Borges G, Bromet EJ, et al. Use of mental health services for anxiety, mood, and substance disorders in 17 countries in the WHO world mental health surveys. Lancet. 2007;370(9590):841-50.
50. Gregório G. Better mental health care. Rev Bras Psiquiatr. 2009;31(3):293-9.

46

Redução de danos

Julia Machado Khoury, André Augusto Corrêa de Freitas e Frederico Garcia

PONTOS-CHAVE

✓ A redução de danos é um conjunto de políticas e programas estruturados para reduzir os danos associados ao uso das drogas, e não necessariamente para alterar o padrão de uso das drogas.

✓ A redução de danos surgiu na Inglaterra e se expandiu após o aumento exponencial da transmissão do HIV entre os usuários de drogas injetáveis.

✓ Entre as principais técnicas da redução de danos, estão a troca de seringas e agulhas, a substituição de heroína por metadona, a distribuição de preservativos e o aconselhamento para seu uso e o aconselhamento e testagem para o HIV.

✓ A efetividade da redução de danos parece ser reduzida no Brasil pela falta de consistência conceitual na definição das abordagens e nas estratégias propostas e pela falta de compreensão plena de seus pressupostos e bases.

A redução de danos pode ser definida como um conjunto de políticas e programas estruturados com o propósito de reduzir as consequências adversas das drogas do ponto de vista sanitário, social e econômico.[1] Ela pode compreender: (1) a abstinência ou redução do consumo de drogas; (2) a prevenção da transmissão do HIV e de outras doenças infectocontagiosas entre usuários de drogas injetáveis; e (3) o uso de drogas menos danosas em substituição àquelas mais danosas.[1]

A redução de danos é uma abordagem alternativa às técnicas tradicionais de tratamento dos usuários de substâncias. Ela deve ser aplicada de forma estratégica no tratamento, na prevenção ou nas políticas públicas, com o principal propósito de controlar os problemas decorrentes do uso das drogas e de sua forma de utilização. Ela tem como valores e princípios básicos os seguintes:[2]

1. A redução de danos é uma alternativa de saúde pública para os modelos moral, criminal e de doença pelo uso de drogas e pela dependência química.
2. A redução de danos reconhece a abstinência como resultado ideal, mas aceita e propõe alternativas para reduzir os danos. Ela busca auxiliar na diminuição do consumo das drogas e reduzir os riscos associados até que a abstinência seja atingida.
3. A redução de danos surgiu como uma abordagem de "baixo para cima", baseada na defesa e nos direitos do dependente, em vez de uma política de "cima para baixo", promovida pelos formuladores de políticas de drogas.
4. A redução de danos promove acesso a serviços de baixa exigência como uma alternativa para abordagens tradicionais de alta exigência.
5. A redução de danos baseia-se nos princípios do pragmatismo empático em vez de no idealismo moralista.

HISTÓRICO

A redução de danos surgiu em 1926 na Inglaterra.[3,4] Esta estratégia pioneira é, até hoje, uma das mais controversas da redução de danos: a prescrição de heroína a pacientes dependentes para minimizar as complicações decorrentes do consumo de droga contaminada por outras substâncias. Décadas depois, nos anos 1990 e 2000, países como Suíça e Holanda passariam a permitir, de forma semelhante aos ingleses, a prescrição de heroína para sujeitos dependentes.[5] Técnicas como a administração das drogas sob cuidados médicos em ambiente protegido foram introduzidas devido ao aumento exponencial do número de usuários de heroína injetável. Com a disseminação da sífilis e de outras infecções sexualmente transmissíveis (ISTs), as medidas de redução de danos começaram a surgir como uma proposta para controlar a disseminação dessas infecções na população de usuários de drogas injetáveis.[3-6]

Em 1940, a metadona, um opioide da mesma classe farmacológica da heroína, com meia-vida maior e menor potencial de causar adição, passou a ser utilizada como uma terapia de substituição no tratamento da dependência de opioides. A técnica de redução de danos por meio da substituição por metadona foi inicialmente adotada no Reino Unido, e hoje os estudos comprovam que ela é uma medida efetiva, desde que realizada de forma controlada e em ambiente médico.[7]

Com o surgimento da aids, em 1970, a transmissão do vírus HIV entre usuários de drogas injetáveis cresceu de forma alarmante, criando demanda para o uso das técnicas de redução de danos.[3,8] Na década de 1980, de 60 a 80% dos usuários de drogas injetáveis eram soropositivos para o HIV no Reino Unido.[9] A Suécia adotou em 1984, pela primeira vez, a estratégia de troca de seringas para os usuários de drogas que não conseguiam aderir às formas existentes de tratamento.[10] Essa medida foi seguida por outros países da Europa, da América do Norte e pela Austrália, que também adotaram outras estratégias, como a distribuição de preservativos e o aconselhamento sobre sexo seguro, assim como testagem para HIV e encaminhamento para tratamento.[11]

No Brasil, as medidas de redução de danos foram adotadas inicialmente na cidade de Santos, no Estado de São Paulo, em 1989. Nessa época, a prevalência de infecção por HIV em usuários de drogas injetáveis era próxima de 60%, e 25% dos indivíduos com o vírus faziam uso de drogas injetáveis.[12] Na falta de uma política pública de tratamento do HIV, a estratégia para a redução desses danos iniciou-se com a criação de leis municipais que permitiam as trocas de seringas.[12] Apenas seis anos mais tarde, o Ministério da Saúde incluiu a distribuição de seringas entre as estratégias de prevenção da contaminação pelo HIV. Na segunda metade dos anos de 1990, houve o surgimento de programas e associações de redução de danos em diversos Estados, e somente em 2002 a estratégia de redução de danos foi incluída na Política Nacional Antidrogas.[13] Como resultado da implementação das estratégias de redução de danos no Brasil, houve a diminuição da taxa de infecção por HIV entre as pessoas que fazem uso de drogas injetáveis de 60% para 14%.[14] Entretanto, apesar de o comportamento de compartilhar seringas entre os usuários de drogas injetáveis ter reduzido, o comportamento de praticar sexo sem preservativos não mudou; atualmente, 70% dos usuários de drogas injetáveis praticam sexo sem proteção.[14]

OS CENÁRIOS INTERNACIONAL E LATINO-AMERICANO

Entre os países pioneiros na redução de danos estão Suíça, Holanda, Canadá, Austrália, Reino Unido, Espanha, Alemanha, Suécia e Nova Zelândia. Tais países têm utilizado técnicas heterogêneas que associam intervenções socioeducativas, intervenções breves, programas de trocas de seringas, programas de substituição de drogas, salas "limpas" para uso de drogas, programas prevenção de *overdose*, com a distribuição de naloxona e treinamento de pares em ressuscitação cardiopulmonar, chegando até a mudanças legislativas e regulatórias.[10]

Na América Latina, a redução de danos ainda é incipiente na maior parte dos países. Dados da Harm Reduction International[15] apontam que há legislação federal nos seguintes países explicitamente incluindo a redução de danos na política de abordagem de pessoas que fazem uso de drogas: Argentina, Brasil, Colômbia, México, Paraguai e Uruguai. Nesses países, as principais estratégias de redução de danos são programas psicossociais, de substituição de seringas e de oferta de terapia de substituição de opioides (Colômbia e México apenas).

VALORES E PRINCÍPIOS BÁSICOS DA REDUÇÃO DE DANOS

1. A redução de danos é uma alternativa de saúde pública para os modelos moral, criminal e de doença do uso de drogas e da dependência química: o modelo moral de compreensão da dependência química, o único utilizado por muitos anos, tem como pressuposto que o uso de drogas, além de ser moralmente incorreto, é considerado um crime e, portanto, merecedor de punição. O objetivo principal dos modelos moral e criminal é a "redução da oferta", por meio da "guerra às drogas", para que a sociedade fique "livre" delas. De forma semelhante, o modelo de doença é pautado nos fundamentos biológicos e genéticos da dependência química e realça que a única forma de alcançar sucesso terapêutico seja por meio da abolição do uso das drogas. Em oposição aos modelos moral, criminal e de doenças, a redução de danos aceita o fato concreto de que muitas pessoas usam drogas e não se tornam dependentes e de que visões idealistas de uma sociedade livre de drogas não têm chance de se tornar realidade.[16] A redução de danos surge, então, como alternativa a esses modelos, reduzindo o foco do uso/consumo de drogas e aumentando o foco para os danos provenientes do comportamento aditivo.

2. A redução de danos reconhece a abstinência como resultado ideal, mas aceita e propõe alternativas para reduzir os danos produzidos pelo consumo de drogas. A redução de danos não é contra a abstinência, mas surge como uma proposta de redução gradual do uso de drogas. Ela oferece a possibilidade de reduzir as consequências negativas de comportamentos de risco aos indivíduos que não têm como objetivo inicial a abstinência completa ou não são capazes de atingi-la. A redução de danos não compactua com a proposta de "tolerância zero", que parte do princípio de que qualquer uso de substâncias é condenado, não distinguindo o comportamento de um usuário ocasional de um dependente químico. A redução de danos também

não compactua com a ideia de que o tratamento só se torna possível quando o indivíduo resolve cessar por completo e definitivamente o uso de todos os tipos de drogas. As pessoas que a utilizam como estratégia acreditam que o tratamento é necessário em todos os estágios motivacionais e que a redução da quantidade e da frequência do uso de uma droga, ou a manutenção do uso de um tipo de droga enquanto se atinge a abstinência de outro tipo de droga, são possíveis e aceitáveis e fazem parte do "caminho para se atingir a abstinência total".

3. A redução de danos surgiu como uma abordagem de "baixo para cima", baseada na defesa e nos direitos do dependente, em vez de uma política de "cima para baixo", promovida pelos formuladores de políticas de drogas: o modelo moral de compreensão da dependência química promove uma visão estigmatizante do usuário, gerando uma série de dificuldades para seu acesso e prejudicando o exercício de seus direitos básicos. A redução de danos propõe que os objetivos e as formas de tratamento sejam propostos pelos usuários, após aconselhamento pelos profissionais da saúde. Essa proposta tem como objetivo "dar voz ao usuário". É nessa perspectiva que a redução de danos se propõe a atuar, dando espaço para que a vontade do usuário tenha importância, o que estreita o laço terapêutico e contribui para o engajamento no tratamento.

4. A redução de danos promove acesso a serviços de baixa exigência como uma alternativa para abordagens tradicionais de alta exigência: as abordagens tradicionais de alta exigência têm como pré-requisito a abstinência e a procura dos serviços pelos usuários, já as abordagens de baixa exigência entendem que a abstinência não é um objetivo inicial fundamental e que é importante que o serviço vá até o indivíduo, e não necessariamente que o indivíduo tenha a iniciativa de buscar o serviço. Além disso, por oferecer uma possibilidade de intervenção ampla, a redução de danos é uma abordagem aberta à construção e à consolidação de parcerias e cooperação entre os usuários, a população, os serviços de saúde e os serviços comunitários.

5. A redução de danos baseia-se nos princípios do pragmatismo empático em vez de no idealismo moralista: o princípio do pragmatismo empático reconhece com naturalidade que os comportamentos prejudiciais podem acontecer e não entra no mérito do julgamento do "certo ou errado" e do "bom ou ruim"; ele se preocupa com o manejo dos comportamentos de risco na prática do cotidiano. Em contraste ao idealismo moralista, que preconiza uma sociedade livre de drogas, o pragmatismo empático reconhece que algumas pessoas sempre usaram drogas e continuarão usando e, até mesmo, assumirão comportamentos de alto risco. Vale ressaltar, contudo, que a redução de danos não é conivente com esses comportamentos e não os incentiva. O que a redução de danos propõe são estratégias para reduzir as consequências dos comportamentos de risco, sem denegrir as pessoas que se envolvem neles.

EFETIVIDADE

A maioria das técnicas foi desenvolvida para a redução de danos em usuários de drogas ilícitas, e a maior efetividade foi demonstrada nesses grupos.[11] A redução de danos, desde sua implementação, vem demonstrando boa efetividade e custo-benefício na prevenção de doenças infectocontagiosas (principalmente HIV e hepatites virais) nos usuários de drogas injetáveis por meio da troca e do não compartilhamento de seringas.[11] A troca de seringas tem como objetivo primário a redução da contaminação por doenças infectocontagiosas e como objetivo secundário o aumento do acesso aos serviços de suporte de redução de danos e aos serviços de tratamento. Tal estratégia não tem evidenciado efeitos deletérios,[17] e uma extensa revisão bibliográfica, de 45 estudos, entre 1989 e 2002, concluiu que os programas de troca de seringas são efetivos, seguros e custo-efetivos.[18]

Outra estratégia que vem se mostrando efetiva para a redução de danos nos usuários de drogas ilícitas é a estratégia de alcance, que busca contatar os usuários no meio onde vivem. As intervenções mais comuns são o fornecimento de informação sobre os comportamentos de risco e sobre as estratégias comportamentais para reduzir os riscos; a distribuição de equipamentos limpos para a injeção de drogas; a testagem para doenças infectocontagiosas; e o encaminhamento para o tratamento dessas doenças. A estratégia de alcance pode ser realizada pelos pares, ou seja, usuários ou ex-usuários de drogas após treinamento, assistentes sociais ou trabalhadores de saúde, sendo que a maior efetividade ocorre com o trabalho realizado por pares.[11] A redução do comportamento de risco em países que utilizam a estratégia de alcance está em torno de 27%.[19-22] Por fim, a substituição da heroína pela metadona também é um estratégia de redução de danos que apresenta comparada efetividade com base em evidências científicas.[23]

Para o uso de álcool, as únicas estratégias de redução de danos que se mostraram eficazes foram as campanhas educativas e leis que proíbem a direção de automóveis após a ingestão de bebidas alcoólicas. Essas medidas, principalmente as proibitivas que associam o uso do bafômetro, reduziram o índice de acidentes automobilísticos.[11]

Para o tabaco, as evidências são controversas, já que não há consenso, entre os especialistas, a respeito da adequação das medidas de redução de danos. A estratégia de redução de danos relacionada ao tabagismo que apresentou melhor evidência científica de efetividade foi a proteção do ambiente de fumo.[11] Essa estratégia protege, em especial, o tabagismo passivo e inclui principalmente a proibição do fumo em lugares fechados. Quanto à terapia de substituição da nicotina, uma revisão de 2010 revelou aumento de 50 a 100% nas taxas de cessação, além de efetividade na redução de consumo, havendo maior efetividade se combinada com intervenções comportamentais.[24] Outras estratégias são promissoras, mas ainda não têm evidência de efetividade, como a redução da emissão de substâncias tóxicas pelo cigarro.[11]

O principal fator que pode reduzir a efetividade e a eficácia da redução de danos é a falta de consistência conceitual na definição das abordagens e nas estratégias propostas às pessoas que fazem uso de drogas. Os princípios internacionais da redução de danos orientam que, para que haja um tratamento efetivo, não deve ser utilizada uma estratégia única para todos. As evidências mostram uma maior efetividade quando se individualizam as abordagens, respeitando a individualidade e a idiossincrasia de cada sujeito, de cada droga e de cada meio em que os indivíduos estão inseridos. Os usuários de drogas variam amplamente em relação às metas pessoais relacionadas ao uso da substância, motivação e estágios de prontidão para a mudança, estado emocional e psiquiátrico, traços de personalidade, vulnerabilidades e variáveis socioeconômicas.[25] Por isso, o tratamento deve ser individualizado e ter outros objetivos além da abstinência completa. Dependendo do estágio motivacional e de outras variáveis individuais, a abstinência completa pode até mesmo não ser um objetivo inicial do tratamento.[25] Enquanto o usuário não está preparado para alcançar a abstinência total, as técnicas de redução de danos propiciam uma melhor qualidade de vida enquanto a substância está sendo utilizada, além de possibilitarem um estreitamento do laço terapêutico entre o usuário e a equipe de saúde.[25] Na verdade, o engajamento do usuário no tratamento e o estreitamento dos laços terapêuticos são os principais objetivos da redução de danos, e qualquer redução dos riscos associados ao uso da substância é valorizada.[25]

Outro fator que dificulta a implementação e a efetividade da redução de danos é a falta de compreensão plena de seus pressupostos e bases, tanto teóricas quanto éticas. A redução de danos efetiva não se limita à troca de seringas e à provisão de outros equipamentos estéreis para a injeção das drogas. Ela também deve incluir medidas educacionais e informativas continuadas aos usuários e seus parceiros sobre a aids e outras doenças infectocontagiosas, acesso a testagem e aconselhamento sobre o HIV, provisão de preservativos, tratamento e reabilitação da dependência de drogas, tratamento de ISTs e oferta de outros serviços de saúde. Nenhuma dessas medidas deve ser utilizada isoladamente, e sim de forma integrada e individualizada para cada usuário. Além disso, devem ser estimuladas as participações das comunidades locais e dos grupos de mútua ajuda nas estratégias de redução de danos. Se implementados dessa maneira, os programas de redução de danos não promovem o uso de drogas e podem ser executados em conjunto com programas de prevenção primária de drogas e outras iniciativas de redução da demanda.[1]

Por fim, para que seja maximizada a efetividade da redução de danos, ela não pode ser considerada a única prática possível para a abordagem dos usuários de substâncias. Ela deve ser considerada um meio, e não uma finalidade no tratamento desses indivíduos, sobretudo quando é necessária a criação de vínculo entre o usuário e o sistema de saúde e quando o usuário não tem como objetivo inicial a abstinência completa.

CONSIDERAÇÕES FINAIS

Diante do exposto, pode-se concluir que a estratégia de redução de danos deve ser desenvolvida para criar um vínculo com o usuário de drogas, inicialmente focando nos danos relacionados ao consumo e, depois, motivando-o para a redução do uso ou para o tratamento da dependência. No tratamento da dependência, a meta final deve ser a abstinência.

No Brasil, nos dias atuais, muitas ações sob a denominação de redução de danos têm sido realizadas sem a comprovação de evidências científicas, marcadas por um discurso ideológico e político que nem sempre favorece a assistência ao usuário de drogas.[23] A inclusão de estratégias de redução de danos deve ser realizada após avaliação das necessidades, levando em consideração as evidências, e preparando-se para avaliar o processo e a efetividade. Além disso, devem ser observados e seguidos os valores e princípios básicos da redução de danos, e os resultados devem ser avaliados de forma contínua.

REFERÊNCIAS

1. Federal HIV/AIDS Prevention, Control Office. Report on progress towards implementation of the UN Declaration of Commitment on HIV/aids. Addis Ababa: Federal Democratic Republic of Ethiopia; 2010.
2. Marlatt GA, Bueno D. Redução de danos: estratégias práticas para lidar com comportamentos de alto risco. Porto Alegre: Artmed; 1999.
3. Stimsom G. A Aids e o uso de drogas injetáveis no Reino Unido, 1987-1993: as políticas públicas e a prevenção da epidemia. In: Mesquita F, Bastos F. Troca de seringas: ciência, debate e saúde pública. Brasília: Ministério da Saúde; 1998.: p. 9-54.
4. Departmental Committee on Morphine and Heroin Addiction. Report of the Departmental Committee on Morphine and Heroin Addiction. London: American Imago; 1926. p. 195-218.
5. Hunt N. A review of the evidence-base for harm reduction approaches to drug use. London: Forward Thinking on Drugs; 2003.
6. Stimson GV, Oppenheimer E, Thorley A. Seven-year follow-up of heroin addicts: drug use and outcome. Br Med J. 1978;1(6121):1190-2.
7. Battjes RJ, Leukefeld CG, Amsel Z. Community prevention efforts to reduce the spread of AIDS associated with intravenous drug abuse. AIDS Educ Prev. 1990;2(3):235-43.
8. Berridge V. Harm reduction: an historical perspective. In: International Conference on Reduction of Drug-Related Harm, 3; 1992; Melbourne: [s.n.]; 1992.
9. Donoghoe MC, Dolan KA, Stimson GV. Life-style factors and social circumstances of syringe sharing in injecting drug users. Br J Addict. 1992;87(7):993-1003.
10. Venning G. The Swiss heroin trials. BMJ. 1998;317(7164):1011.
11. Ritter A, Cameron J. A review of the efficacy and effectiveness of harm reduction strategies for alcohol, tobacco and illicit drugs. Drug Alcohol Rev. 2006;25(6):611-24.
12. Bueno R. Estratégias de redução de danos em Santos, SP. In: Bastos F, Mesquita FE, Marques L, organizadores. Trocas de seringas: drogas e aids, ciência, debate e saúde pública. Brasília: Ministério da Saúde; 1998. p. 163-9.

13. Santos JAT, Oliveira MLF. Políticas públicas sobre álcool e outras drogas: breve resgate histórico. J Nursing Health. 2012;2(1):82-93.
14. Lima MAM, Justo LP, Formigoni MLOS. Troca de seringas na cidade de São Paulo: uma estratégia de redução de danos para usuários de drogas injetáveis. J Bras Psiquiatr. 2005;54(4):286-92.
15. Stone K. The global state of harm reduction 2014. London: Harm Reduction International; 2016.
16. Marlatt GA, Marlatt G. Princípios básicos e estratégias de redução de danos. In: Marlatt GA, Marlatt G. Redução de danos: estratégias práticas para lidar com comportamento de alto risco. Porto Alegre: Artmed; 1999. p. 45-58.
17. Strathdee SA, Vlahov D. The effectiveness of needle exchange programs: A review of the science and policy. AIDScience. 2001;1(16):1-33.
18. Wodak A, Cooney A. Do needle syringe programs reduce HIV infection among injecting drug users: a comprehensive review of the international evidence. Subst use misuse. 2006;41(6-7):777-813.
19. Needle RH, Burrows D, Friedman SR, Dorabjee J, Touzé G, Badrieva L, et al. Effectiveness of community-based outreach in preventing HIV/aids among injecting drug users. Int J Drug Policy. 2005;16:45-57.
20. Coyle SL, Needle RH, Normand J. Outreach-based HIV prevention for injecting drug users: A review of published outcome data. Public Health Reports. 1998;113(1):19-30.
21. Latkin CA, Sherman S Knowlton A. HIV prevention among drug users: outcome of a network-oriented peer outreach intervention. Health Psychol. 2003;22(4):332-9.
22. Wendell DA, Cohen DA, LeSage D, Farley TA. Street outreach for HIV prevention: effectiveness of a state-wide programme. Int J STD AIDS. 2003;14(5):334-40.
23. Diehl A, Cordeiro DC, Laranjeira R. Dependência química: prevenção, tratamento e políticas públicas. Porto Alegre: Artmed; 2009.
24. Logan DE, Marlatt GA. Harm reduction therapy: a practice-friendly review of research. J clin psychol. 2010;66(2):201-14.
25. Tatarsky A. harm reduction psychotherapy: extending the reach of traditional substance use treatment. J subst abuse treat. 2003;25(4):249-56.

Índice

Os números de páginas seguidos pela letra *h* remetem aos capítulos disponíveis no *hotsite* do livro.

A

Álcool, 92
  alucinose alcoólica, 101
    manejo, 101
  conceitos relacionados ao beber, 93
    beber de baixo risco, 94
    beber em *binge*, 94
    dependência *versus* problemas, 95
    unidades de álcool, 93
  deficiências cognitivas/síndromes demenciais, 106
    manejo, 106
  delirium tremens, 101
    manejo, 101
  diagnóstico diferencial, 106
  exames complementares, 106
  grupos de mútua ajuda, 107
  prognóstico, 107
  quadro clínico e manejo, transtornos mentais, 95
    intoxicação alcoólica aguda, 95
      manejo, 96
    intoxicação patológica, 97
      manejo, 97
    uso nocivo de álcool, 97
      manejo, 98
      passos da intervenção breve, 98
      valores de marcadores biológicos, 98
  síndrome de abstinência de álcool, 98
    internação *versus* tratamento ambulatorial, 99
    manejo, 99
    nível grave, 99
    nível leve/moderado, 99
  síndrome de dependência de álcool, 102
    manejo, 102
      acamprosato, 104
        orientações clínicas, 104
      dissulfiram, 102
        contrato de consentimento de uso, 103
        orientações clínicas, 102
      nalmefeno, 104
      naltrexona, 103
        orientações clínicas, 104
      topiramato, 104
        orientações clínicas, 104
      perspectivas futuras no tratamento, 105
        baclofen, 105
        ondansetron, 105
          orientações clínicas, 105
Álcool, publicidade e propaganda, 736*h*
  locais de pesquisa, 736*h*
    bebidas alcoólicas TV aberta, 737*h*
    cerveja em revistas, 737*h*
    estratégias empresariais em pontos de venda, 737*h*
    principais resultados, 738*h*
      análise dados coletados pontos de vendas, 742*h*
  análise propagandas de TV em relação aos períodos do dia, 739*h*
  análise propagandas de TV em relação às categorias de programas, 738*h*
  análise propagandas em revistas, 740*h*
  por estação do ano, 741*h*
Alucinógenos, 177
  aspectos clínicos, 178
    alucinógenos naturais, 178
      amanita muscaria, 181
      ayahuasca, 178
        uso medicinal, 179
      beladona, 179
        uso medicinal, 180
      claviceps purpurea, 181
        uso medicinal, 181
      cogumelos alucinógenos, 180
      datura, 182
        uso medicinal, 182
      ibogaína, 182
      jurema, 183
        uso medicinal, 184
      mandrágora, 184
        uso medicinal, 184
      paricá, 184
      peiote, 184
      sálvia, 185
    alucinógenos sintéticos, 185
      DOM, 186
      LSD, 185
        uso medicinal, 186
    anestésicos psicodélicos, 187
      cetamina, 187
        uso medicinal, 187
      PCP, 187
    anfetaminas psicodélicas, 186
      MDMA, 186
      NBOMe, 186
  diagnóstico, 187
  diagnóstico diferencial, 188
  exames complementares, 188
  histórico, 177
  tratamento, 188
    intoxicações agudas, 188
    outros fenômenos, 189
Anabolizantes, 192
  aspectos clínicos, 193
    alterações clínicas relacionadas ao uso e à dependência, 196
      sistema cardiovascular, 196
      sistema hepático, 197
      sistema neuroendócrino, 197
      sistema reprodutor, 197
    alterações psiquiátricas relacionadas ao uso e à dependência, 195
      agressividade e ansiedade, 195
      dependência de anabolizantes, 195
      síndrome da dismorfia muscular, 195
      transtornos do humor, 195
        depressão, 195
        hipomania, 195
        mania, 195
    classificação, 193
    meia-vida e tempo de detecção, 194
  definição, 192
  diagnóstico, 197
    diagnóstico diferencial, 197
    exames/testes complementares, 198
  tratamento, 198
Aspectos econômicos da dependência química, 680*h*
  avaliações econômicas dos programas de tratamento, 682*h*
  diferentes tipos de custos, 681*h*
  economia da saúde, 680*h*
  impacto econômico da dependência química, 682*h*
  impacto social e econômico da dependência química no Brasil, 683*h*
  custo social do beber e dirigir, 683*h*
Aspectos históricos sobre o uso de drogas, 670*h*
  antiguidade, 670*h*
  idade média, 671*h*
  idade moderna, 671*h*
  mundo contemporâneo, 672*h*
  século XX, 671*h*
    anos 1970, 672*h*
    anos 1980, 672*h*
Aspectos transculturais, sociais e ritualísticos do consumo de substâncias, 674*h*
  combate às drogas, 678*h*
  contextos social, histórico e cultural, 675*h*
    álcool e bebidas energéticas, 677*h*
    cerveja, 675*h*
    cocaína/*crack*, 676*h*
    maconha, 676*h*
    tabaco, 676*h*
    vinho, 675*h*
  homem e drogas, 674*h*
  outros contextos, 677*h*
    características sazonais ou socioeconômicas, 677*h*
    open bar, 677*h*
    religiosos, 677*h*
Avaliação, 49
Avaliação inicial, 50
  critérios diagnósticos, 54
    risco, 54
    uso nocivo, 54
    critérios da CID-10, 54
    uso problemático, 54
  fatores de risco relacionados a transtornos, 52
  formulário pesquisa sobre uso de drogas, 51
  identificação para o uso de substâncias, 50
  intervenção mínima para o uso de substâncias, 50
  recomendações para serviço de saúde, 54
  triagem ou rastreamento, 55
    escalas ou questionários, 55
    uso e dependência de álcool, 54
    equivalência de doses, 55
    unidade de álcool/dose, 55
    uso e dependência de nicotina, 55
    questionário de tolerância, 56
    sinais físicos do uso de drogas, 51
    sintomas de uso problemático de substâncias, 51
  triagem, 50

B

Benzodiazepínicos, 144
  complicações do uso, 150
  efeitos colaterais, 145
    potencial de abuso, tolerância e dependência, 145
    avaliação, 145, 147
    diagnóstico diferencial, 147
    intoxicação aguda, 147
    manejo após a alta, 150
    manejo da intoxicação aguda, 147
      flumazenil, 148
    manejo das complicações da síndrome de abstinência severa, 149
    manejo geral da dependência de BZDs, 148
    síndrome de abstinência, 148
    sinais e sintomas, 148
    tratamento ambulatorial para desintoxicação, 150
    tratamento hospitalar para desintoxicação, 149
  efeitos terapêuticos, 145
  propriedades farmacológicas, 145
    classificação farmacológica, 146
    sedativos hipnóticos não BZDs (drogas Z), 152
  situações especiais, 152
    transtornos comórbidos e complicações, 152
Benzodiazepínicos, hipnóticos e ansiolíticos, 144B

C

Centro de Atenção Psicossocial – álcool e drogas (CAPS AD), 584*h*
  características do modelo psicossocial, 584*h*
  CAPS AD Sacomã, 587*h*
    agitação, 589*h*
    intoxicação, 589*h*
    propostas futuras, 591*h*
    risco de agressão, 589*h*
    rotina, 590*h*
    unidades de acolhimento, 589*h*
  centros de atenção psicossocial, 585*h*
  diretrizes, 585*h*
  tipos de CAPS, 586*h*

Ciências básicas, 1
Cocaína e *crack*, 135
   definição, 137
   diagnóstico, 138
      critérios de acordo com CID-10, 139
      critérios para transtornos relacionados de acordo com DSM-5, 139
   diagnóstico diferencial, 140
   epidemiologia, 136
   prognóstico, 141
   quadro clínico, 137
      abstinência, 138
      intoxicação aguda, 137
      overdose, 138
      uso crônico e de altas doses, 137
   tratamento, 140
      farmacológico, 141
      para dependência, 140
      para intoxicação, 140
Comorbidades psiquiátricas, 75
   causas, 76
      hipótese, 76, 77
         bidirecional, 77
         etiologia comum, 76
         transtorno psiquiátrico secundário ao uso de substâncias, 77
         uso de substâncias secundário ao transtorno psiquiátrico, 77
   comorbidades psiquiátricas associadas à dependência química, 77
      ciúme patológico, 82
      compulsão sexual, 83
      dependência de sexo, 83
         tratamento medicamentoso, 84
      depressão, 79
         diagnósticos diferenciais, 85
      esquizofrenia, 78
      transtorno bipolar, 80
      transtorno de déficit de atenção/hiperatividade, 81
      transtorno hipersexual, 83
         critérios diagnósticos, 84
      transtornos alimentares, 82
      transtornos da personalidade, 82
      transtornos de ansiedade, 80
      transtornos do humor, 79
      transtornos do sono, 83
      transtornos parafílicos, 83
   diagnóstico, 84
      diagnóstico diferencial, 85
      exames complementares, 85
   prognóstico, 87
   tratamento, 86
      boas práticas e barreiras, 86
      medicamentoso, 87
      psicoterápico, 87
Complementação diagnóstica, 49
Complicações clínicas comuns, 464
   álcool e complicações respiratórias, 471
      pneumonia, 471
      síndrome da angústia respiratória aguda, 471
      tuberculose, 471
   alterações cardiovasculares, 470
      arritmias, 471
      AVCs, 471
      hipertensão arterial, 471
      miocardiopatia alcoólica, 470
   alterações do trato gastrintestinal, 468
      duodeno, 470
      esôfago, 469
      estômago, 470
      fígado, 468
      intestino delgado, 470
      intestino grosso, 470
      pâncreas, 468
      pancreatite aguda, 469
      pancreatite crônica, 469
   alterações hematológicas, 470
   consumo de substâncias e HIV/aids, 477
   tabaco, 476
      câncer, 477
      diabetes melito, 477
      doença de Crohn, 477
      doença hepática, 477
      doença pulmonar obstrutiva crônica, 477
      doenças cardiovasculares, 477
      doenças da tireoide, 477
      doenças intersticiais pulmonares, 477
      osteoporose, 477
      úlcera péptica, 477
   uso de álcool, 464
      degeneração cerebelar alcoólica, 465
      degeneração hepatocerebral adquirida, 467
      demência, 466
      demência alcoólica, 467
      doença de Marchiafava-Bignami, 467
      efeitos neurológicos, 464
      encefalopatia hepática, 466
      mielinólise pontina central, 466
      neuropatia periférica, 468
      pelagra, 467
      síndrome de Wernicke-Korsakoff, 464
   uso de anfetaminas, 473
   uso de benzodiazepínicos, 475
   uso de cocaína/*crack*, 472, 473
   uso de maconha, 474
   uso de opioides, 477
   uso de solventes e inalantes, 475
Comunidades terapêuticas, 616*h*
   abordagem, 620*h*
      concepção da pessoa, 620*h*
      concepção de recuperação, 621*h*
      concepção do transtorno, 620*h*
      tratamento e recuperação, 620*h*
   características da abordagem, 618*h*
   características da comunidade psiquiátrica, 617*h*
   comunidades contemporâneas, 617*h*
   eficácia do programa, 621*h*
      ambiente físico, 623*h*
      aprendizagem social, 624*h*
      cinco áreas, 622*h*
      companheiros, 623*h*
      comunicação, 623*h*
      equipe profissional, 623*h*
      mútua ajuda, 622*h*
      recaída, 624*h*
      rotina diária, 623*h*
      sistematização, 623*h*
      trabalho, 623*h*
   regulamento técnico, 619*h*
   Synanon, 617*h*
Consultório na rua, 661*h*, 663*h*
   atribuições gerais das equipes, 665*h*
   saúde das pessoas em situação de rua, 662*h*
Crianças e adolescentes, 326
   acompanhamento, 338
   aspectos epidemiológicos, 327
      diferenças entre os países, 327
      drogas mais consumidas, 327
   condutas, 338
   definição/descrição, 328
   diagnóstico e classificação, 332
      critérios DSM-5, 332
      perspectiva da doença, 334
      perspectiva de história de vida, 334
      perspectiva de quem é o paciente, 334
      perspectiva do que a pessoa faz, 334
   diagnósticos diferenciais e comorbidades psiquiátricas, 334
      esquizofrenia e outras psicoses, 336
      transtorno da conduta, 336
      transtorno de déficit de atenção/hiperatividade, 335
      transtorno de oposição desafiante, 336
      transtornos de ansiedade, 337
      transtornos do humor, 337
   exames complementares/testes, 338
   fatores de risco e vulnerabilidade, 330
   prevenção, 342
   prognóstico, 343
   quadro clínico/aspectos clínicos, 329
   tratamentos, 338
      continuidade, 342
      intervenções farmacológicas, 342
      intervenções não farmacológicas, 340
         12 passos, 341
         entrevista motivacional breve, 341
         manejo de contingências, 341
         terapia cognitivo-comportamental, 341
         terapia familiar, 341
      modalidades, 339
Critérios diagnósticos e classificação, 60
   códigos internacionais classificação das doenças mentais, 62
   organização CID-10, 63, 65
   organização do DSM-5, 63, 64, 66, 68
   organização do RDoC, 63, 66
   principais diferenças entre a CID e o DSM, 68
   transtornos por uso de substâncias, 62, 66
      CID-10, 62
      DSM-5, 62, 66, 68
      RDoC, 62
   síndrome de dependência, 61
   uso nocivo, 62
Cuidando de quem cuida, 687*h*
   equipe multidisciplinar, 687*h*
      cuidar o cuidador, 688*h*
      definições e complicações, 688*h*
      estresse, 688*h*
      fatores de risco do indivíduo, 690*h*
      fatores de risco na organização e no trabalho, 690*h*
      gênero como fator de risco, 690*h*
      por que ajudar o outro?, 691*h*
      olhar psicodinâmico, 692*h*
      o que fazer?, 692*h*
      síndrome de *burnout*, 689*h*
      diagnóstico estudos sobre a síndrome, 689*h*
      sintomas específicos e do uso de substâncias pelo estresse, 691*h*
Currículo da graduação e pós-graduação de profissionais da saúde, 722*h*
   avaliação do treinamento, 728*h*
   conteúdo do treinamento, 727*h*
   dilemas e desafios, 722*h*
   tipos de treinamentos, 726*h*
   treinamento modificando atitudes e comportamentos, 725*h*
   treinamento profissional para atendimento de pessoas com problemas, 724

D

Deficientes físicos, 415
Dependência química
   aspectos econômicos, 680
   ciências básicas, 1
   como tratar pacientes, 317
   direitos humanos, 39
   epigenética, 30
   equipe interdisciplinar, 455
   espiritualidade, 696
   ética, 39
   farmacogenética, 30
   genética, 30
   genômica, 30
   intervenções, 221
   intervenções complementares, 730
   medicina do trabalho, 445
   neuropsicologia, 70
   organização de serviços de tratamento, 535
   outras dimensões, 669
   psiquiatria forense aplicada, 424
   reabilitação cognitiva, 70
   residências terapêuticas, 602
   saúde sexual, 481
   sexualidade, 481
   sober houses, 602
   terapias cognitivo-comportamentais aplicadas ao tratamento, 231
   terapia familiar, 278
Diagnóstico, 49
Dimensões da dependência química, 669*h*
Direitos humanos e dependência química, 39
   concretização do respeito, 40
   cuidado da vida, 44
      cuidado, 44
      interdependência, 44
      vulnerabilidade, 44
   dignidade humana, 40
   liberdade, 42
      autonomia responsável, 43
      vida e dimensão corporal, 42
      vida é um bem, não um valor, 42
Drogas específicas de abuso e dependência, 91

E

Entrevista motivacional, 247
   aplicabilidade e eficácia no tratamento da dependência química, 254
   como ajudar clientes para mudança, 253
   essência da entrevista motivacional, 248
   quatro princípios orientadores da prática, 249
      entender e explorar as motivações do cliente, 249
      escutar com empatia, 249
      fortalecer o cliente, 249
      resistir, 249
   três estilos de comunicação, 249
      acompanhar, 251
      direcionar, 251
      orientar, 251
   três habilidades de comunicação, 251
      escutar, 251
      informar, 251
      perguntar, 251
   metodologia, 252
      afirmação, reforço positivo, 253
      oferecer informações, 253
      perguntas abertas, 252
      refletir, 252
      resumir, 253
   oito estágios do aprendizado, 255
   o que é entrevista motivacional, 247
   o que não é entrevista motivacional, 248
Epigenética da dependência química, 30, 35
Equipe interdisciplinar, 455
   assistência aos usuários de álcool, 456
   facilidades e barreiras ao trabalho interdisciplinar, 460
   definição dos objetivos e papéis, 461
   fatores institucionais, 462
   formação e capacitação profissional, 461
   manejo dos conflitos, 461
   padrões de comunicação, 462
   interdisciplinaridade e construção dos saberes, 456
   problemas relacionados ao uso de álcool, 458
   articulação entre saberes e fazeres em saúde, 458
   processo de trabalho em equipe e produção da saúde, 457
Espiritualidade e dependência química, 696*h*
   espiritualidade e religião na saúde, 698*h*
   espiritualidade, religiosidade e crenças pessoais, 700*h*
   índice de religiosidade da Universidade Duke, 701*h*
   grupos anônimos, 706*h*
   oração da serenidade, 706*h*
   uso de plantas na espiritualidade, 704*h*
   ayahuasca, espiritualidade e dependência química, 705*h*
   religiões ayahuasqueiras, 704*h*
   uso de substâncias e cristianismo, 699*h*

evangélicos, 702*h*
religião católica, 699*h*
  oração da Pastoral da Sobriedade, 702*h*
uso de substâncias em religiões espírita, umbanda e candomblé, 703*h*
Estimulantes do tipo anfetamina, 166
aspectos clínicos, 171
  sinais e sintomas da síndrome de abstinência, 173
classificação ou tipos de anfetaminas, 168
  ecstasy, 170
    efeitos agudos e crônicos, 170
  metanfetamina, 170
    efeitos agudos e crônicos, 171
  metilfenidato, 170
    efeitos agudos e crônicos, 171
diagnóstico, 173
  diagnóstico diferencial, 173
farmacologia, 168
histórico, 167
prevenção, 175
tratamento, 173
  farmacológico, 173
  psicossocial, 174
  abordagens, 175
Ética, direitos humanos e dependência química, 39
cuidado da vida, 44
  cuidado, 44
  interdependência, 44
  vulnerabilidade, 44
dignidade humana, 40
liberdade, 42
  autonomia responsável, 43
  vida e dimensão corporal, 42
  vida é um bem, não um valor, 42
orientações éticas, 45
ser humano, 39

F

Farmacogenética da dependência química, 30, 36
alcoolismo, 36
tabagismo, 37

G

Genética da dependência química, 30
Genética e genômica do uso de substâncias, 31
álcool, 31
  enzimas metabolizadoras do álcool, 31
  GWAS e uso de álcool, 32
  outros sistemas e álcool, 32
  sistema dopaminérgico, 32
cocaína, 33
  GWAS e uso de cocaína, 35
nicotina, 32
  GWAS e consumo de tabaco, 33
  receptores nicotínicos, 33
  sistema dopaminérgico, 32
  sistema serotonérgico, 33
Genômica da dependência química, 30
Gestantes e perinatal, 354
estágios reprodutivos, 354
síndrome de abstinência neonatal, 368
toxicologia reprodutiva, 355
  adaptações e mudanças fisiológicas, 355
    farmacocinética das drogas durante a gestação, 355
  placenta, 355
  respostas do organismo à toxicidade, 355
uso de drogas, 356
  álcool, 356
    diagnóstico de transtorno do espectro alcoólico fetal, 358
    efeitos sobre o feto, 357
    recomendações, 358
  anfetaminas, 366
  benzodiazepínicos, 362

recomendações, 365
tratamento de cessação do uso, 364
cafeína e xantina, 360
  farmacocinética e farmacodinâmica, 361
  recomendações, 362
  síndrome de abstinência, 362
  toxicidade, 361
  tratamento para cessação do uso, 362
Cannabis, 365
  desfechos neonatais, 365
  recomendação, 366
cocaína aspirada e *crack*, 366
  cocaína, 366
  crack, 367
LSD e outros alucinógenos, 367
  ácido lisérgico (LSD), 367
  fenciclidina, 368
  mescalina, 367
  psilocibina, 368
  recomendação, 368
MDMM (*ecstasy*), 366
  recomendação, 366
opioides, 362, 363
  síndrome de abstinência, 364
  tratamento, 364
  tratamento para cessação do uso, 363
tabaco, 358
  abordagem terapêutica para cessação, 359
  complicações na gestação, 359
  doenças na infância, 359
  recomendações, 360
Grupos de mútua ajuda, 307
dependentes químicos e familiares, 307, 312
  alcoólicos anônimos como exemplo, 309
  12 passos dos alcoólicos anônimos, 308
  12 tradições dos alcoólicos anônimos, 309
  o que esperar dos alcoólicos anônimos?, 310
  o que os alcoólicos anônimos não se propõem a fazer?, 310
  AL-ANON, 314
  ALATEEN, 314
  Amor-Exigente, 314
  princípios, 315
  centros de atenção psicossocial álcool e drogas, 312
  diferenças entre CAPS AD e grupos de 12 passos, 313
  eficácia baseada em 12 passos, 311
  histórico, 307
  NAR-ANON, 314

H

Hospital-dia, 608*h*
critérios de indicação de internação, 611*h*
dependência química, 610*h*
  Santa Casa de Misericórdia de São Paulo, 611*h*
  atividades promovidas no serviço, 613*h*
  característica do serviço, 612*h*
  indicações para acompanhamento, 613*h*
  princípios do modelo, 612*h*
  experiência, 611*h*
histórico do surgimento na psiquiatria, 609
Hospital geral, 594*h*
abordagem individual, 599*h*
intervenções, 596*h*
perspectivas de intervenção no consumo de risco de substâncias, 598*h*
relato de experiência, 599*h*
  implantação de unidade de internação psiquiátrica livre de tabaco, 599*h*

relevância epidemiológica e clínica, 594*h*

I

Idosos, 372
drogas ilícitas, 376
  epidemiologia, 376
  fatores de risco, 378
  padrões de uso, 376
  reconhecimento do uso de substâncias, 377
  uso de drogas específicas, 377
    cocaína, 377
    heroína, 377
    maconha, 377
drogas lícitas, 372
  álcool, 373
    condições clínicas, neuropsiquiátricas e funcionais, 375
    critérios diagnósticos de acordo com DSM-5, 374
    definição dos problemas relacionados, 374
    dificuldades na identificação do consumo, 375
    epidemiologia, 374
    farmacologia, 374
    prescrição médica, 372
    tabaco, 375
  manejo ou especificidades para o tratamento, 378
  principais recomendações, 378
principais drogas lícitas e ilícitas, 373
uso de substâncias, 372
Imigrantes e refugiados, 413
Inalantes e outras drogas, 200
  inalantes, 200
    classificação, 202
    cloreto de metileno (B 25), 204
    nitratos, 203
    tratamento, 203
  outras drogas, 204
    cafeína e bebidas alcoólicas cafeinadas, 206
    cápsula do vento, 206
    catinonas sintéticas, 210
      mefedrona, 211
      sais de banho, 211
    cetamina, 204
    chá de fita, 206
    cloridrato de benzidamina, 205
    efedrina, 208
    GHB, 205
    khat, 210
      efeitos agudos, 210
      efeitos do uso crônico, 210
    laxantes, 208
    salvia divinorum, 209
      efeitos agudos, 210
      efeitos do uso crônico, 210
    sildenafila e outros inibidores da fosfodiesterase-5 (PDE-5), 208
    spice, 209
      efeitos agudos, 209
      efeitos do uso crônico, 209
Internação em hospital psiquiátrico e clínica de recuperação, 635*h*
  Instituto Bairral e unidades de tratamento para dependência química, 638*h*
    critérios para não admissão, 640*h*
    desafios da prática clínica diária, 649*h*
      agressão física, 650*h*
      ausência de familiar ou responsáveis, 651*h*
      comorbidades psiquiátricas, 650*h*
      dificuldade de encaminhamento para comunidades terapêuticas femininas, 651*h*
      entrada de substâncias no espaço, 650*h*
      evasão, 650*h*
      exames toxicológicos, 650*h*

intercorrências sexuais, 650*h*
internação compulsória, 649*h*
pacientes com ideação suicida, 650*h*
recém-admitidos, 649*h*
equipe multidisciplinar, 641*h*
atividades grupais, 643*h*
  grupos conduzidos pelo conselheiro de 12 passos, 646*h*
    grupos de espiritualidade, 646*h*
    grupos de 12 passos, 646*h*
    grupos de família, 645*h*
  grupo de culinária, 646*h*
  grupo de dinâmicas de estimulação cognitiva, 645*h*
  grupo de esquema corporal, 645*h*
  grupo de estimulação cognitiva, 645*h*
  grupo de gestantes, 646*h*
  grupo de horta, 645*h*
  grupo de integração, 644*h*
  grupo de psicoeducação, 644*h*
  grupo de reflexão, 643*h*
  grupo de relaxamento, 646*h*
  grupo de rotina diária, 645*h*
  grupos conduzidos pelo psicólogo, 644*h*
  grupos conduzidos pelo terapeuta ocupacional, 644*h*
  grupos de música, 647*h*
  grupos operativos, 643*h*
  grupos realizados pelo educador físico, 647*h*
    educação física para gestantes, 648*h*
  reuniões de terapia ocupacional, 646*h*
responsabilidades e atribuições de cada membro, 642*h*
  assistentes sociais, 642*h*
  conselheiros de 12 passos, 642*h*
  educador físico, 642*h*
  enfermeiros e técnicos de enfermagem, 642*h*
  médico clínico, 642*h*
  monitores, 643*h*
  nutricionista, 643*h*
  psicólogos, 642*h*
  psiquiatra, 642*h*
  residentes de psiquiatria, 642*h*
  terapeutas ocupacionais, 642*h*
espaço terapêutico, 641*h*
evolução do programa em dependência química, 651*h*
experiências adquiridas, 651*h*
  manejo de contingência em regime de internação, 651*h*
  relação mãe/bebê no tratamento das dependentes químicas, 651*h*
metodologia de programa terapêutico, 638*h*
normas e rotina da internação do modelo SUS e privado, 649*h*
pesquisas em andamento, 651*h*
prontuário eletrônico multiprofissional, 641*h*
proposta terapêutica para gestantes, 639*h*
  acompanhamento pré-natal, 640*h*
público-alvo para admissão, 640*h*
papel das internações no tratamento, 635*h*
políticas de internação no Brasil, 636*h*
Intervenção breve, 222
atenção primária à saúde, 222
eficácia baseada em evidências, 227
estrutura, 225
  frames, 226
consultas, 227
  descrição as quatro consultas, 228
  passos da intervenção, 227
fundamentação teórica, 223
procedimentos necessários, 223
  intervenção, 225

Índice

conceitos sobre estágios de motivação, 225
triagem, 223
   AUDIT – Questionário de Identificação de Transtornos pelo Consumo de Álcool, 224
   CAGE – Cut down/ Annoyed/ Guilty/Eye, 225
   principais itens da anamnese, 225
   sinalizadores de problemas, 225
Intervenções complementares na dependência química, 730h
   medicina complementar alternativa, 730h
   intervenções de mente e corpo, 732h
     espiritualidade e afiliação religiosa,732h
   medicina energética, 733h
     Qi gong, 733h
     reiki, 733
     toque terapêutico,733h
   práticas de base biológica, 732h
     fitoterapia, 732h
   práticas de base corporal e manipulativa,733h
     acupuntura e acupressão, 733h
   sistemas médicos holísticos, 731h
     ayurveda,731h
     homeopatia, 732h
     naturopatia, 732h
Intervenções em dependência química, 221

L

Lésbicas, *gays*, bissexuais, transexuais, intersexuais LGBTTQQIA+, 381
   diversidade sexual, termos e definições, 382
   políticas de saúde pública, 391
   prevenção, 389
   principais drogas entre a população LGBTI, 385, 386
   teoria do estresse das minorias, 384
   tratamento, 389, 390
   uso de substâncias na população LGBTI, 384
   vulnerabilidades associadas, 385
     bullying, 385
     depressão e ansiedade, 387
     discriminação, 387
     estigma, 387
     HIV/aids e outras infecções sexualmente transmissíveis, 388
     homofobia, 387
     homofobia internalizada, 387
     outras formas de violência, 387
     preconceito, 387
     processo de *coming out*, 387
     suicídio e tentativas de suicídio, 387

M

Maconha, 125
   abstinência e dependência, 131
     tratamento farmacológico, 132
     tratamento não farmacológico, 131
   diagnóstico dos transtornos por uso de maconha, 130
   efeitos de curto prazo, 127
     ansiedade e sintomas psicóticos, 127
     cognição, 127
     overdose, 127
   efeitos de longo prazo, 128
     associação com psicose, 130
     ansiedade e humor, 129
     cognição, 129
     fora do sistema nervoso central, 128
   farmacologia, 126
   prognóstico, 133
   quadro clínico, 127
   tratamentos, 131
     intoxicação aguda, 131
        tratamento farmacológico dos efeitos agudos fisiológicos, 131
        tratamento farmacológico dos efeitos agudos psiquiátricos, 131

Manejo de contingência, 270
   eficácia baseada em evidência, 276
   estudos iniciais, 273
     manejo baseado em fichas, 273
     manejo baseado em prêmios, 274
   fundamentação teórico-experimental, 271
   manejo no Brasil, 275
   tratamento, 272
Medicina do trabalho, 445
   dependência química e afastamento previdenciário, 448
   dependência química e trabalho, 445
   justiça do trabalho, 447
   exames toxicológicos em motoristas, 451
     ambientes e processos seguros e saudáveis, 453
     dilema ético, 453
     experiência de outros países, 453
     ônus para os trabalhadores, 453
     prevenção, 452
        primária, 452
        secundária, 452
        terciária, 452
     testes de detecção e limitações técnicas, 453
   transtornos mentais e trabalho, 446
     direito do trabalho, 446
     direito previdenciário, 446
     perícias judiciais, 446
Médicos e profissionais da saúde, 395
   abordagem, 401
     programas de saúde específicos, 401
        como funcionam, 402
        modelo, 403
        vantagens da instituição de programas de saúde específicos, 401
        questões éticas, 402
   epidemiologia, 396
     anestesiologistas, 398
     enfermeiros, 399
     farmacêuticos, 399
     psiquiatras, 399
     uso de substâncias ilícitas entre estudantes de medicina, 398
   histórico, 396
   personalidade e alexitimia, 400
   prevenção, 403
   vulnerabilidades e aspectos causais, 399
     burnout, 399
Mídia *advocacy*, 745h
   advocacy, 745h
     comunicando o público sobre drogas, 745h
     definindo comunicação, 746h
     processo de comunicação, 746h
   advocacy e saúde pública, 746h
     enquadramento da mensagem, 747h
     integrando ao modelo de prevenção comunitária, 747h
     prevenção comunitária, 747h
   articulação, 745h
   comunicação, 750h
   empoderamento, 745h
   estratégias de comunicação, 745h
   meios disponíveis para mídia *advocacy*, 748h
     cartas para o editor, 748h
     conferência ou eventos para mídia, 748h
     programas de debates e entrevistas, 749h
     internet, 749h
     mídia paga, 749h
     reuniões com equipe editorial, 748h
     relações com mídia, 749h
     monitoração e avaliação, 749h
Mulheres, 346
   adolescentes, 349
   epidemiologia, 347
   melhor idade, 349
   mulheres, 347
     consequências à saúde, 348
     da gestante e do feto, 349
     fatores biológicos, 347
     fatores genéticos, 348
     fatores psicológicos, 348
   prevenção, 351
   tratamento, 350
     curto prazo, 351
     imediato, 351
     longo prazo, 351

N

Neurobiologia do uso de substâncias, 2
   neurotransmissores, 3
   sistema de recompensa, 3
     circuito cerebral, 3
Neurobiologia dos comportamentos, 2
   relacionados ao uso de substâncias, 2
Neuroimagem dos comportamentos, 2
   relacionados ao uso de substâncias, 2
Neuroimagem e uso de substâncias, 4
   como e onde agem no cérebro, 5
   regiões do cérebro, 7
   técnicas e utilizações, 4, 5
Neuropsicologia na dependência química, 70
   conceitos fundamentais, 70
   avaliação neuropsicológica, 70
   avaliação neuropsicológica na dependência química, 71
Nicotina, 109
   definição de tabagismo, 110
     cigarro eletrônico, 110
     narguilé, 110
     tabaco aquecido, 111
   diagnóstico e avaliação do fumante, 111
     apoio social, 112
     comorbidades clínicas, 112
     comorbidades psiquiátricas, 112
     dependência, 112
     grau de motivação, 112
     história do tabagismo, 112
     tentativas anteriores, 112
   estratégias de tratamento, 116
     farmacológico, 116
        não nicotínicos, 116
           bupropiona, 117
           clonidina, 117
           melhor tipo de tratamento, 118
           nortriptilina, 117
           vareniclina, 117
        nicotínicos, 116
           adesivo de nicotina, 116
           goma de nicotina, 116
           inalador, 116
           spray nasal, 116
     não farmacológicas, 118
        comportamentos e crenças relacionados ao fumar, 118
        crenças que mantêm o hábito de fumar, 119
        motivação, 120
        formas de cessação do tabagismo, 120
        recaída, 120
        mudança de hábitos, 118
   populações especiais, 120
     crianças e adolescentes, 122
     gestantes, 122
     mulheres, 121
     pacientes com comorbidade psiquiátrica, 121
     pacientes hospitalizados, 122
     população LGBT, 121
     portadores de HIV/aids, 120
     tuberculosos, 121
   exames complementares, 114
     abordagem ao fumante, 114
     aconselhamento breve *versus* intensivo
   quadro clínico, 111

O

Opioides, 155
   causas, 158
     farmacocinética, 159
     farmacologia, 158
   classificação, 156
   definição/descrição, 156
     opiáceo, 156
     opioide, 156
   diagnóstico, 159
     estado de abstinência por opioides, 159, 160
        síndrome e abstinência aguda, 159
        síndrome de abstinência crônica, 159
     estado de intoxicação por opioides, 159
     CID-10, 159
     DSM-5, 159
   diagnóstico diferencial, 160
     alucinógenos e estimulantes do sistema nervoso central, 160
     depressão do sistema nervoso central, 160
   exames complementares, 160
   intervenções farmacológicas, 161
     agonista-antagonista, 162
        buprenorfina, 162
     agonistas opioides, 161
     antagonistas opioides, 162
        clonidina, 163
        nalmefeno, 163
        naloxona, 163
        naltrexona, 162
     LAAM, 162
     metadona, 162
   intervenções psicossociais, 163
     intervenções psicoterápicas, 164
        terapia comportamental, 164
        terapia do ambiente motivacional, 164
        treinamento de habilidades sociais, 164
     intervenções sociais, 163
     suporte psicossocial, 163
   principal droga de abuso entre ingleses em tratamento, 157
   prognóstico, 164
   quadro clínico, 157
     aspectos clínicos, 157
     exame físico, 157
     exame psíquico, 157
   tratamentos, 160
     desintoxicação, 161
        de curto prazo (até 30 dias), 161
        de longo prazo (até 180 dias), 161
     internação, 161
     manutenção, 161
     reversão da intoxicação aguda, 160
   uso de heroína por estudantes, 155
   usuários por região, 2007, 156
Outras populações, 407

P

Pacientes com dependência química, 317
   abordagem, 320
   avaliação inicial, 319
   considerações iniciais, 318
   construção do vínculo, 320
   farmacoterapia, 321
   psicoterapia sequencial, 322
   vinheta clínica, 317
Pessoas em situação carcerária, 409
Pessoas em situação de rua, 407
   cuidados na prescrição medicamentosa, 409
   principais barreiras, 409
   principais recomendações, 410
Pessoas no sistema de justiça/criminal, 409
   recomendações, 411
Políticas públicas, 517
   controle de álcool, tabaco e outras drogas, 518
   desafios, 519
   "guerra contra as drogas", 518
   legislação brasileira sobre substâncias, 525
   política brasileira, 520

prevenção, 520
recuperação, 520
redução da oferta, 521
redução de danos, 521
reinserção social, 520
tratamento, 520
estados norte-americanos e legalização da maconha, 530
experiência, 530
políticas para controle de outras drogas, 528
políticas para controle do álcool, 521
estratégias direcionadas ao trânsito, 524
estratégias educacionais e de persuasão, 525
estratégias efetivas, 521
modificação do contexto do beber, 523
preço e taxação, 522
programas de treinamento servir com responsabilidade, 523
redução de danos, estabelecimentos e pontos de venda, 524
regulação da disponibilidade física, 522
regulação promoção do álcool, 524
treinamento de garçons, 523
políticas para controle do tabaco, 526
desafios, 527
Portugal, 531
experiência, 531
organização de serviços de tratamento, 535
avaliação e monitoramento do serviço, 542
modelo/*settings* de atendimento, 538
planejamento do serviço, 536
programas específicos, 543
tratamento para mulheres, 543
tratamento para pessoas em regime judicial/forense, 543
rede de cuidados, 541
seleção e organização da equipe, 537
"tratamento ideal", 538
tratamentos mais recomendados, 541
redução de danos, 546
cenário internacional e latino-americano, 547
efetividade, 548
histórico, 546
valores e princípios básico, 547
Poliusuários de substâncias, 214
aspectos neurobiológicos, 215
dados epidemiológicos e clínicos, 214
definição e descrição, 214
diagnóstico, 216
ambulatório, 218
usuário em situação de rua, 219
emergência, 217
abordagem e acompanhamento, 217
quadro clínico, 215
cocaína e álcool, 215
cocaína e *Cannabis*, 216
cocaína e opioides, 216
MDMA e outras substâncias, 216
População rural, 414
Populações especiais, 325
Populações indígenas, 415
ações do agente de saúde, 418
Portadores do HIV, 411
Prevenção, 497
Prevenção ao uso de substâncias, 498
domínios de prevenção, 505
comunitário, 508
da sociedade, 509
dos pares, 507
escolar, 505
familiar, 505
pessoal/individual, 505
fatores de risco e proteção, 500, 501
domínio ambiental/político, 502
domínio comunitário, 502
domínio escolar, 502
domínio familiar, 501
domínio grupal, 501
domínio individual, 501
fatores de proteção, 503
carinho e suporte de redes familiares, sociais e sistemas, 503
desenvolvimento de competências, responsabilidade e resiliência, 504
escolas inclusivas, 504
espiritualidade/religiosidade, 503
expectativas da juventude, 504
fácil e disponibilidade de drogas, 503
participação em grupos sociais saudáveis, 504
relação entre pais e adolescentes, 503
mitos e fatos sobre o beber entre adolescentes e jovens, 504
senso de pertencimento, 503
fatores de risco, 500
baixa percepção de dados, 502
bullying, 503
busca precoce por sensações de risco, 502
colegas/pares envolvidos com o uso de álcool e drogas, 502 503
dificuldade em lidar com orientação sexual, fracasso ou baixo rendimento escolar, 502
monitoramento dos pais, 502
pais ou irmãos mais velhos que fazem uso de álcool e outras drogas, 500
percepção dos jovens de aprovação do uso de álcool e/ou drogas, 502
focada no ambiente de saúde, 512
focada no ambiente empresarial, 514
interação entre fatores de risco e proteção da vida, 500
modelos de prevenção, 510
amedrontamento, 510
aprendizagem social, 511
aumento do controle social, 511
educação afetiva, 511
educação para a saúde ou estilo de vida saudável, 511
educação para o conhecimento científico, 510
enfrentamento de estressores, 512
médico ou de doença, 511
modificação das condições de ensino, 511
moral, 511
oferecimento de alternativas, 511
pressão de grupo positiva, 510
racionalista, 512
saúde pública, 511
social, 512
treinamento de habilidades pessoais, 510
treinamento para resistir, 510
projetos de prevenção em empresas, 514
compromisso com o trabalho, 514
mudanças nos relacionamentos, 515
mudanças psicológicas, 515
13 princípios, 499
Prevenção de recaída, 258
antecedentes encobertos, 260
determinantes interpessoais, 262
determinantes intrapessoais, 261
autoeficácia, 261
craving, 261
estados emocionais, 262
estratégias de enfrentamento, 262
expectativa de resultado, 261
motivação, 262
conceituação, 259
construtos teóricos, 259
efetividade da prevenção nos tratamentos para dependência de substâncias, 262
modelo cognitivo de uso de substâncias, 263
modelo cognitivo, 260
prevenção baseada em *mindfulness*, 264
prevenção na prática clínica, 265
sessão, 265-267
contemplando e refletindo sobre a recaída, 265
evidenciando os antecedentes encobertos de uma situação de risco e lidando com decisões irrelevantes, 266
identificando situações de alto risco e desenvolvendo estratégias de enfrentamento cognitivas e comportamentais, 266
manejando ou prevenindo o lapso e evitando recaída, 266
modificando amplamente o estilo de vida, 267
Prevenção seletiva com filhos de dependentes químicos, 709*h*
comunidade e rede social, 714*h*
implantação projetos preventivos, 717*h*
convivência na família e suas repercussões, 709*h*
Jardim Ângela, 712*h*
estudos realizados, 712*h*
lições aprendidas, 717*h*
dificuldades, 719*h*
alto índice de desistência, 719*h*
desgaste da equipe, 720*h*
fonte de financiamento única, 720*h*
lazer de risco, 720*h*
violência física e sexual, 719*h*
potencialidades, 718*h*
abordagem familiar x tratamento da dependência, 718*h*
apoio da comunidade e integração com a rede, 719*h*
espaço para adolescentes, 718*h*
oficinas terapêuticas, 718*h*
rituais familiares, festas e passeios, 718*h*
organização do serviço, 713*h*
fluxograma, 714*h*
planejamento estratégico, 713*h*
público-alvo, 713*h*
sistema de monitoramento e avaliação, 714*h*
Projeto Cuida, 709*h*
atividade do serviço, 714*h*, 716*h*
estudos realizados, 712*h*
implantação, 711*h*
Pronto-socorro, 564*h*
álcool e outras drogas, 564*h*
diagnóstico diferencial, 573*h*
encaminhamento, observação e internação, 569*h*
encaminhamento tratamento extra-hospitalar, 570*h*
internação hospital psiquiátrico ou unidade de psiquiatria, 571*h*
observação no PS, 571*h*
importância, 565*h*
paciente sem queixas relacionadas a substâncias, 573*h*
princípios gerais do atendimento de emergência, uso de substâncias, 566*h*
possível substância/diagnóstico diferencial, 568*h*
aumento da temperatura corporal, 569*h*
bradicardia, 569*h*
cianose, 569*h*
crise hipertensiva, 569*h*
diminuição da temperatura corporal, 569*h*
hipotensão, 569*h*
pulsos periféricos cheios, 569*h*
pulsos periféricos fracos, 569*h*
pupilas midriátricas, 569*h*
pupilas mióticas, 569*h*
taquicardia, 569*h*
principais exames, 567*h*
sinais e sintomas de transtorno, 566*h*
abstinência de anfetaminas, 568*h*
abstinência de maconha, 567*h*
abstinência de opioide, 567*h*
abstinência por benzodiazepínicos, 567*h*
comportamento suicida, 572*h*
intoxicação aguda por álcool, 566*h*
intoxicação aguda por anfetaminas, 567*h*
intoxicação aguda por cocaína, 567*h*
intoxicação aguda por opioide, 567*h*
intoxicação aguda por solventes, 568*h*
intoxicação por anticolinérgicos, 568*h*
intoxicação por benzodiazepínicos, 567*h*
intoxicação por *crack*, 568*h*
intoxicação por maconha, 567*h*
problema das "mulas", 572*h*
síndrome de abstinência de álcool, 566*h*
procedimentos nas emergências, 571*h*
crises hipertensivas, 572*h*
lavagem gástrica, 571*h*
manejo medicamentoso da agitação, 571*h*
manejo medicamentoso da ansiedade, 572*h*
manejo medicamentoso dos sintomas psicóticos, 572*h*
Psicoterapia de grupo, 285
dinâmicas de grupo, 300
entrevista motivacional grupal, 287
como trabalha com o grupo, 288
efeitos da entrevista no desfecho do tratamento, 290
efeitos da entrevista no tratamento, 289
evidências da entrevista, 288
estrutura do funcionamento, 297
contrato terapêutico, 298
itens do contrato, 299
evitar segredos entre os membros do grupo, 299
faltas, 300
férias e outras intervenções, 300
grupos abertos ou fechados, 297
grupos homogêneos ou heterogêneos, 297
honorários, 300
horário, 300
local das sessões, 300
número de participantes, 300
objetivos do tratamento, 299
recursos adicionais, 300
seleção dos pacientes, 298
sigilo sobre conteúdo da sessão, 299
grupo no tratamento da dependência química, 285
operativos, 286
psicoterapêuticos, 286
papel do psicoterapeuta, 302
coterapeuta, 302
equipe multidisciplinar, 302
questões práticas, 302
abstinência no dia da sessão, 303
discriminação ou preconceito, 302
eventos importantes de vida, 303
gatilhos para a recaída, 303
hábitos do psicoterapeuta, 302
pacientes e abordagem dos 12 passos, 302
pacientes monopolizadores e silenciosos, 303
pacientes resistentes a frequentar o grupo, 303
referencial teórico, 287
terapia cognitivo-comportamental em grupo, 290
atenção plena baseada em prevenção de recaída, 293

modo existente x modo atuante, 294
programa de oito semanas, 295
construção do grupo, 291
objetivos das sessões no modelo de automudança guiada, 293
orientação sobre a prática de atenção plena, 296
principais estratégias, 292
Psiquiatria forense, 424
capacidade volitiva, 427
comorbidade, 428
dependente, 428
dependente-traficante, 428
dificuldades diagnósticas, 425
legislação na esfera civil, 429
nova lei de drogas, 426
dependentes, 426
responsabilidade penal, 427
traficante, 428

R

Reabilitação neuropsicológica na dependência química, 70, 71, 73
conceitos fundamentais, 70, 71
principais funções cognitivas, 72
atenção, 72
funcionamento executivo e dependência, 74
funções executivas, 72
memória, 71
Residências terapêuticas (*sober house*) para dependência química, 602h
definição, 603h
histórico, 603h
modelo e filosofia, 604h
barreiras, 605h
evidências de sucesso, 605h
novos modelos, 604h
tipos de programas, 603h

S

Screenings, 49
Settings de intervenção e reabilitação, 551h
Sexualidade, saúde sexual, 481
aborto e dependência, 485
comportamentos de risco em dependentes, 483
disfunção sexual e uso de substâncias, 486
ciclo de resposta sexual, 487
ciclo de resposta sexual feminina, 488
hormônios envolvidos na função sexual, 490
neurotransmissores, 488
programa de saúde sexual no tratamento de dependentes, 490
saúde pública, 481
Sober house, 602h
tipos de programas, 603h
Suicídio e uso de substâncias, 432, 435
álcool, 435
benzodiazepínicos e outros sedativo-hipnóticos, 439
drogas ilícitas, 437
fatores de risco e de proteção, 435
manejo clínico/abordagem, 439
mitos e verdades, 433
populações especiais, 435
prevenção, 439
intervenções, 442
problema global de saúde pública, 433
fatores de risco, 434

T

Terapia familiar, 278
compreendendo as famílias de dependentes químicos, 279
intervenções familiares, 281
abordagens, 281
aplicabilidade, 281
modelos, 281
Terapias cognitivo-comportamentais aplicadas ao tratamento, 231
prática clínica, 238
avaliação funcional, 239
conceituação do caso, 239
duração das sessões, 238
estrutura das sessões, 238
número de sessões, 238
sessão, 240, 241, 242, 243, 244
construindo assertividade e aprendendo a dizer "não", 242
objetivos da sessão, 242
procedimentos, 242
tarefa de casa, 242
construindo e mantendo a motivação à mudança, 240
objetivos da sessão, 240
procedimentos, 240
identificando e lidando com situações de alto risco e prevenção de recaída, 241
objetivos da sessão, 241
procedimentos, 241
tarefa de casa, 241
lidando com a angústia e alimentando as atividades prazerosas, 243
objetivos da sessão, 243
procedimentos, 244
tarefa de casa, 244
lidando com a fissura, 241
objetivos da sessão, 241
procedimentos, 241
tarefa de casa, 241
lidando com decisões aparentemente irrelevantes, 242
objetivos da sessão, 242
procedimentos, 242
tarefa de casa, 242
modificando o estilo de vida, 243
objetivos da sessão, 243
procedimentos, 243
tarefa de casa, 243
prevenindo a recaída, mantendo a estabilidade e terminando o tratamento, 244
objetivos da sessão, 244
procedimentos, 244
tarefa de casa, 244
resolução de problemas, 243
objetivos da sessão, 243
procedimentos, 243
tarefa de casa, 243
temas centrais e específicos das sessões, 238
teoria e terapia cognitivas, 231
teoria e terapia comportamentais, 232
evidências da efetividade, 233
terapia cognitivo-comportamental, 232
aceitação e compromisso, 235
compaixão, 236
dependência de substâncias, 233
enfrentamento de situações de risco, 235
habilidades sociais, 235
técnicas cognitivo-comportamentais, 236
técnicas cognitivas, 236
análise das vantagens e desvantagens, 237
cartões de enfrentamento, 237
distração, 237
questionário socrático ou descoberta orientada, 236
registro de pensamentos automáticos, 236
seta descendente, 237
técnicas comportamentais, 237
diário de automonitoramento, 237
ensaio comportamental, 238
manejo de contingências, 238
treinamento em relaxamento, 238
Testes toxicológicos, 761h
aplicações clínicas dos testes de drogas, 765h
atletas, 768h
justiça/criminalidade, 766h
locais de trabalho, 765h
pacientes com dor crônica, 766h
pesquisas clínicas, 767h
profissionais da saúde dependentes químicos, 766h
testes de drogas em neonatos e gestantes, 767h
toxicologia em emergência ou pronto-socorro, 767h
tratamento da dependência de substâncias, 766h
principais metodologias dos testes de drogas, 762h
cromatografia líquida de alta resolução, 763h
gás cromatografia/espectrometria de massa, 763h
imunoensaio, 762h
fluxo lateral, 763h
imunoensaios enzimáticos, 762h
interação cinética de micropartículas em solução, 763h
polarização fluorescente, 762h
radioimunoensaio, 762h
vantagens e desvantagens dos diferentes métodos, 763h
Tópicos de interesse especial, 423
Transtornos relacionados ao uso de substâncias, 9
antecedentes históricos, 10
etiologia, 9
modelos etiológicos da dependência química, 10
colapso dos modelos iniciais, 10
contemporâneos, 11
aconselhamento confrontativo, 11
biológicos, 11
ecletismo informado, 13
espirituais, 13
naturais, 11
psicológicos, 12
saúde pública, 13
sociais, 12
degenerescência neurológica, 10
moral, 10
temperança, 10
Tratamento ambulatorial, 576h
dependência química, 577h
acompanhamento terapêutico, 577h
ambulatórios especializados x gerais, 578h
assistência social, 577h
atendimento em terapia ocupacional, 577h
avaliação nutricional, 577h
desafios no tratamento, 581h
implantação de serviço ambulatorial, 578h
pós-tratamento, 581h
tratamento de usuários de maconha, 580h
perfil do usuário, 580h
tratamento farmacológico, 577h
tratamento psicoterápico individual, 577h
unidade de pesquisa de álcool e drogas, 579h
experiência brasileira, 579h

U

Unidade básica de saúde e atenção primária, 552h
atenção básica, 553h
fundamentos e diretrizes, 554h
problemas e estratégias, 561h
unidade básica de saúde, 553h
atendimento ao dependente químico, 556h, 558h
consultório de rua, 557h
estratégia de saúde da família, 554h
limitações, 559h
matriciamento, 556h
núcleo de apoio à saúde da família, 555h
equipe, 555h
modalidades, 555h
telessaúde Brasil redes, 558h
Uso de substâncias
avaliação inicial, 50
identificação, 50
intervenção mínima, 50
triagem, 50
etiologia dos transtornos, 9
neurobiologia e neuroimagem dos comportamentos, 2
prevenção, 498
suicídio, 432
Uso de substâncias no Brasil, 15
epidemiologia, 15
consumo abusivo, 18
dirigir após beber, 18
homens, 18
mulheres, 18
definição e conceitos, 15
levantamento sobre uso de psicotrópicos no Brasil, 16
risco entre universitários, 24
uso na vida, 24
uso nos últimos 12 meses, 24
uso nos últimos 30 dias, 24
tabaco, 21
tendências no uso de álcool, 2006 a 2015, 18
Vigitel, 18
tendências no uso de tabaco, 2006 e 2015, 21
Vigitel, 21
tipos de estudos, 16
uso de álcool e problemas associados, 17
indicadores, 17
uso de álcool no Brasil, 20
PNS 2013, 20
uso de tabaco no Brasil, 22
PNS 2013, 22
uso de substâncias ilícitas, 23
LENAD 2012, 23
Usuários de drogas injetáveis, 411

V

Violência e uso de substâncias, 751h
drogas ilícitas e ato infracional, 756h
violência e consumo de substâncias, 752h
violência doméstica e consumo de álcool, 753h
violência no trânsito e consumo de álcool, 752h
violência social e consumo de álcool, 752h
violência social e consumo de drogas ilícitas, 755h
Visita domiciliar motivacional, 625h, 626h
e família, 627h
e profissionais, 628h
protocolo, 630h
resultados alcançados, 628h
síntese do problema, 625h